Praxis der Zahnheilkunde
Band 6

Praxis der Zahnheilkunde

Begründet von
D. Haunfelder, L. Hupfauf, W. Ketterl und G. Schmuth

Herausgegeben von
H.-H. Horch, München,
L. Hupfauf, Bonn, W. Ketterl, Mainz, und
G. Schmuth, Bonn

Band 1   Grundlagen der Zahn-, Mund- und Kieferheilkunde
Band 2   Zahnerhaltung I
Band 3   Zahnerhaltung II
Band 4   Parodontologie
Band 5   Festsitzender Zahnersatz
Band 6   Teilprothesen
Band 7   Totalprothesen
Band 8   Myoarthropathien
Band 9   Zahnärztliche Chirurgie
Band 10 Mund-Kiefer-Gesichtschirurgie
Band 11 Kieferorthopädie I
Band 12 Kieferorthopädie II

2. Auflage

Urban & Schwarzenberg · München–Wien–Baltimore

Teilprothesen

Herausgegeben von L. Hupfauf

Mit Beiträgen von
S. Borelli, K. Fuhr, L. Hupfauf, T. Kerschbaum,
E. Kraft, W. Kühl, H. Landt, W. Niedermeier, A. Roßbach,
B. Seifert, H.-U. Seifert, D. Setz, U. Stüttgen,
K.-H. Utz, R. Voß

Mit 290 Zeichnungen
und
155 Fotos

Urban & Schwarzenberg · München–Wien–Baltimore

Anschriften der Herausgeber des Gesamtwerkes

Prof. Dr. Dr. H.-H. Horch
Klinikum rechts der Isar, Klinik und Poliklinik für Zahn-, Mund- und Kieferkrankheiten
Ismaninger Straße 22, 8000 München 80

Prof. Dr. L. Hupfauf
Klinik und Poliklinik für Zahn-, Mund- und Kieferkrankheiten
Welschnonnenstraße 17, 5300 Bonn

Prof. Dr. Dr. W. Ketterl
Klinik und Poliklinik für Zahn-, Mund- und Kieferkrankheiten
Augustusplatz 2, 6500 Mainz

Prof. Dr. Dr. G. Schmuth
Klinik und Poliklinik für Zahn-, Mund- und Kieferkrankheiten
Welschnonnenstraße 17, 5300 Bonn

CIP-Kurztitelaufnahme der Deutschen Bibliothek

Praxis der Zahnheilkunde / begr. von D. Haunfelder ... Hrsg.
von H.-H. Horch ... – 2. Aufl. – München ; Wien ; Baltimore :
Urban u. Schwarzenberg.
   Früher Losebl. Ausg.
NE: Haunfelder, David [Begr.]; Horch, Hans-Henning [Hrsg.]

Bd. 6. Teilprothesen / hrsg. von L. Hupfauf. Mit Beitr. von
S. Borelli ... – 2. Aufl. – 1988
   ISBN 3-541-15260-5
NE: Hupfauf, Lorenz [Hrsg.]; Borelli, Siegfried [Mitverf.]

Lektorat und Planung: Dr. med. Monika Flasnoecker, München
Redaktion: Ursula Illig, München
Herstellung: Peter Sutterlitte, München
Zeichnungen: Henriette Rintelen, Velbert
Einbandgestaltung: Dieter Vollendorf, München

Gebrauchsnamen, Handelsnamen, Warenbezeichnungen und dergleichen, die in diesem Buch ohne besondere Kennzeichnung aufgeführt sind, berechtigen nicht zu der Annahme, daß solche Namen ohne weiteres von jedem benützt werden dürfen. Vielmehr kann es sich auch dann um gesetzlich geschützte Warenzeichen handeln.

Alle Rechte, auch die des Nachdruckes, der Wiedergabe in jeder Form und der Übersetzung in andere Sprachen behalten sich Urheber und Verleger vor. Es ist ohne schriftliche Genehmigung des Verlages nicht erlaubt, das Buch oder Teile daraus auf fotomechanischem Weg (Fotokopie, Mikrokopie) zu vervielfältigen oder unter Verwendung elektronischer bzw. mechanischer Systeme zu speichern, systematisch auszuwerten oder zu verbreiten (mit Ausnahme der in den §§ 53, 54 URG ausdrücklich genannten Sonderfälle).

Reproduktionen: Reprotechnik, Kempten · rms-Offsetreproduktionen, München
Satz und Druck: Kastner & Callwey, München · Printed in Germany
© Urban & Schwarzenberg 1988
ISBN 3-541-15260-5

Geleitwort

Das Fach Zahn-, Mund- und Kieferheilkunde hat in den letzten Jahrzehnten in wissenschaftlicher Hinsicht und demzufolge auch in der praktischen Anwendung eine derartige Erweiterung erfahren, daß die Fortschritte in der jeweiligen Fachrichtung für den einzelnen kaum noch überschaubar sind. Vor allem für den Zahnarzt in der Praxis wird es immer schwieriger, mit dem ständig wachsenden Wissensstand Schritt zu halten, ihn rationell zu verarbeiten und sinngemäß zu koordinieren.

Die Neuauflage der „Praxis der Zahnheilkunde" löst das im Lose-Blatt-System vor über 20 Jahren von den Herausgebern D. Haunfelder, L. Hupfauf, W. Ketterl und G. Schmuth ins Leben gerufene Werk ab, in dem fast 100 Autoren die Zahn-, Mund- und Kieferheilkunde dargestellt haben. Nach seiner Emeritierung ist Herr Professor Dr. Dr. Haunfelder als Herausgeber ausgeschieden und hat diese Aufgabe vertrauensvoll an Herrn Professor Dr. Dr. Horch weitergegeben.

Aufgabe der neuen „Praxis der Zahnheilkunde" soll es sein,

– eine Standortbestimmung unseres Faches vorzunehmen,
– praktische Nutznießung und kritische Betrachtung bewährter alter sowie neuer Erkenntnisse aufzuzeigen und
– aktuelle Informationen über die gesamte Zahn-, Mund- und Kieferheilkunde als unerläßliche Basis für die Tätigkeit in den verschiedenen Bereichen dieses Berufes zu geben.

Unter diesen Gesichtspunkten erscheint es zweckmäßig, dem Zahnarzt ein Hilfsmittel an die Hand zu geben, aus dem er das für seine tägliche Arbeit erforderliche Wissen in Verbindung mit reichhaltigem Bildmaterial rasch und zuverlässig schöpfen kann. Gemäß diesen Gedankengängen wird bewußt auf die Darstellung elementarer Grundlagen sowie auf die Diskussion spezieller wissenschaftlicher Fragen verzichtet. Auch wenn sich Grundlegendes kaum geändert hat, werden die wichtigsten Fundamente, die unverrückbar Leitsätze unseres Handelns bleiben müssen, nicht vernachlässigt; die Entwicklung neuer diagnostischer und therapeutischer Methoden wird aufgezeigt und dargestellt. Wir sind dem Grundsatz treu geblieben, daß Zahn-, Mund- und Kieferheilkunde eine Wissenschaft darstellt, die in erster Linie der klinischen Anwendung dient.

In dem genannten Bestreben wird der Therapie besonderes Gewicht beigemessen; ihre Erörterung gewinnt noch dadurch an Wert, daß die Autoren frei von doktrinärer Einstellung allgemeine Richtlinien aufzeigen, im besonderen aber konkrete Vorschläge aus ihrer eigenen Erfahrung beisteuern.

Der Umfang des zu bewältigenden Stoffes mit seinen vielen, nachgerade in unserem Fachgebiet eigenen technischen Details fordert die Aufteilung der einzelnen Sachgebiete auf eine große Anzahl von Autoren. So sind Mitarbeiter der meisten deutschsprachigen Universitäten am Zustandekommen der neuen „Praxis der Zahnheilkunde" beteiligt; neben älteren, erfahrenen Lehrern unseres Faches kommen auch jüngere Kollegen zu Wort.

Moderne Techniken und intensive Verlagsarbeit, die Wiedergabe vieler farbiger Abbildungen und die einheitliche graphische Gestaltung nach Angaben der Autoren lassen trotz dieser vielen Mitarbeiter die Bände der neuen „Praxis der Zahnheilkunde" als ein in sich geschlossenes Werk erscheinen. Für das Verständnis, das die einzelnen Autoren im Interesse des Gesamtwerkes dieser Aufgabe der Herausgeber entgegengebracht haben, möchten wir allen danken.

Unser ganz besonderer Dank gebührt dem Verlag Urban & Schwarzenberg, hier insbesondere Frau Dr. M. Flasnoecker und ihren Mitarbeitern, die stets aufgeschlossen unseren Wünschen Rechnung getragen und keine Mühe gescheut haben, das bereits traditionelle Werk in einer Form zu gestalten, die heutigen Ansprüchen gerecht wird.

Prof. Dr. Dr. H.-H. Horch
Prof. Dr. L. Hupfauf
Prof. Dr. Dr. W. Ketterl
Prof. Dr. Dr. G. Schmuth

Vorwort

Die Indikation zum Einfügen von abnehmbaren Teilprothesen verlagerte sich in dem vergangenen Jahrzehnt zugunsten des festsitzenden Zahnersatzes. Dazu hat zum einen eine verbesserte Zahnpflege beigetragen; zum anderen ist die Wende vielleicht durch die bessere zahnärztliche Versorgung der Patienten und eine Verschiebung der Indikationsstellung bedingt. Jedenfalls besteht heute die Auffassung, daß der festsitzende Zahnersatz der abnehmbaren Teilprothese vorzuziehen ist, wenn es die Differentialindikation erlaubt.

Grundlage der Überlegungen, die sich damit auseinandersetzen, ob ein festsitzender oder ein abnehmbarer Zahnersatz eingefügt werden soll, ist die Befunderhebung. Sie beschränkt sich deshalb nicht allein auf die Begutachtung der topographischen Verteilung der Zähne in einem Kiefer, sondern berücksichtigt ebenfalls die Beurteilung der antagonistischen Beziehungen der Stützzähne zueinander. Die Einschätzung der Wertigkeit der noch vorhandenen Zähne ist für eine zukunftsorientierte Planung ebenso wichtig wie das Abwägen differentialtherapeutischer Lösungen. Ferner ist darauf zu achten, daß die Notwendigkeit der Versorgung mit dem Behandlungsbedürfnis des Patienten und seiner Bereitschaft zur Pflege in Einklang steht.

Wenn aufgrund der differentialdiagnostischen Erwägungen die Entscheidung für die abnehmbare Teilprothese getroffen wurde, dann sollte die Wahl – wenn irgend möglich – zugunsten der parodontalen Lagerung des Zahnersatzes fallen. Es ist nachgewiesen, daß die gingival gelagerte Prothese im Vergleich mit der parodontal abgestützten Teilprothese sowohl im Hinblick auf die Belastung des Tegumentes als auch hinsichtlich der Dauer ihrer Funktionstüchtigkeit signifikant schlechter zu bewerten ist. Deshalb wird die Indikation zum Einfügen tegumentgelagerter Teilprothesen sehr eng gestellt.

Trotz vieler Fortschritte auf allen Gebieten der Zahnheilkunde ist die Behandlung des Lückengebisses mit Hilfe der parodontal abgestützten Teilprothese auch heute noch ein wesentlicher Bestandteil der zahnärztlichen Prothetik. Daher ist das Wissen über die Planung des Modellgußgerüstes aus statisch-mechanischer Sicht für den Zahnarzt genauso wichtig wie Kenntnisse über die parodontalhygienisch günstige Gestaltung der Konstruktion. Der Zahnarzt muß dem zahntechnischen Labor nicht nur ausreichende Unterlagen zur Verfügung stellen, er muß ihm auch exakte Anweisungen über die Gestaltung des Modellgußgerüstes sowie die Art und Lage der einzelnen Stütz- und Halteelemente geben.

Es ist nachgewiesen, daß jede Teilprothese die Plaqueretention fördert. Daher bedarf gerade diese Art des Zahnersatzes der besonderen Pflege durch den Patienten und einer intensiven Nachsorge durch uns. Uneingeschränkt gilt dies auch für die Prothesen, die mit Attachments verankert sind.

Die aufgezeigten Nachteile der abnehmbaren Teilprothese – aber sicher auch psychologische Momente, die mit der Abnehmbarkeit des Zahnersatzes in Verbindung zu bringen sind – führen z.B. dazu, verkürzte Zahnreihen zu belassen und damit auf den Verschluß nicht zahnbegrenzter Lücken zu verzichten. Das Abwägen, ob eine Lücke versorgt werden soll oder ob man auf eine Behandlung verzichten kann, aber auch die Entscheidung, ob ein festsitzender oder ein abnehmbarer Zahnersatz einzufügen ist und welche Grundlagen beachtet werden müssen, stellen den Zahnarzt vor schwierige Entscheidungen. In diesem Rahmen bleibt die abnehmbare Teilprothese auch in Zukunft ein wesentlicher Bestandteil unserer Therapie. Sie übernimmt dabei die Aufgabe, eine Harmonie im stomatognathen System zu erhalten oder wiederherzustellen, also ungestörte Funktionen zu sichern. So ist z.B. ein wichtiges Behandlungsziel darin zu sehen, die Haltung des Unterkiefers gegenüber dem Oberkiefer in einer physiologischen Position zu sichern. Unter diesen Leitgedanken schaffen wir die Voraussetzungen für eine ausreichende Kaufunktion und tragen dazu bei, die Aussprache und die ästhetischen Belange zu erhalten, die für die Patienten und die Adaptation des Fremdkörpers „Prothese" von großer Bedeutung sind.

In der Gesamtkonzeption wurden in dem vorliegenden Band die beschriebenen Gesichtspunkte zusammengestellt. Dazu gaben qualifizierte Kollegen ihr Wissen und ihre Erfahrung. Kooperativ und mit großem Entgegenkommen haben sie zum Gelingen des Bandes beigetragen. Ihnen und den Mitarbeitern des Verlages, die uns mit Freude und großem Einsatz unterstützen, meinen herzlichen Dank. Möge der 6. Band der „Praxis der Zahnheilkunde" dazu beitragen, die Fragen zu lösen, mit denen wir in der Praxis bei der Planung, Konstruktion und Versorgung unserer Patienten mit Teilprothesen täglich konfrontiert sind.

L. Hupfauf

Inhalt

Geleitwort	V
Vorwort	VII
Befunderhebung und Planung E. Kraft	1
Differentialdiagnose festsitzender – abnehmbarer Zahnersatz L. Hupfauf	29
Abformung teilbezahnter Kiefer A. Rossbach	39
Kieferrelationsbestimmung beim teilbezahnten Patienten W. Kühl	53
Prothesenkinematik W. Niedermeier	69
Immediatprothesen R. Voss	91
Gingival gelagerte Teilprothesen D. Setz	101
Modellgußprothesen K. Fuhr	117
Kombiniert festsitzend-abnehmbarer Zahnersatz U. Stüttgen und L. Hupfauf	163
Orale Rehabilitation mit festsitzend-abnehmbarem Zahnersatz L. Hupfauf und K.-H. Utz	195
Funktionelle, pathophysiologische und geriatrische Gesichtspunkte beim Einfügen von Prothesen H. Landt	231
Sensibilisierung und allergische Reaktionen S. Borelli, H.-U. Seifert und B. Seifert	247
Langzeitergebnisse und Konsequenzen T. Kerschbaum	265

Maßnahmen zur Wiederherstellung von Zahnersatz
K.-H. Utz 291

Register 313

Autorenverzeichnis

Prof. Dr. S. Borelli
Dermatologische Klinik
und Poliklinik der Technischen
Universität München
Biedersteiner Straße 29
8000 München 40

Prof. Dr. K. Fuhr
Klinik und Poliklinik für
Zahn-, Mund- und Kieferkrankheiten
Augustusplatz 2
6500 Mainz

Prof. Dr. L. Hupfauf
Klinik und Poliklinik für
Zahn-, Mund- und Kieferkrankheiten
Welschnonnenstraße 17
5300 Bonn

Prof. Dr. T. Kerschbaum
Zahn- und Kieferklinik
der Universität
Kerpener Straße 32
5000 Köln 41

Prof. Dr. E. Kraft
Poliklinik für zahnärztliche
Prothetik der Universität
Goethestraße 70
8000 München 2

Prof. Dr. W. Kühl
Klinik und Poliklinik für
Zahn-, Mund- und Kieferkrankheiten
Pleicherwall 2
8700 Würzburg

Prof. Dr. H. Landt
Dammvägen 65
S-14144 Huddinge

Priv.-Doz. Dr. W. Niedermeier
Klinik und Poliklinik
für Zahn-, Mund- und Kieferkranke
Glückstraße 11
8520 Erlangen

Prof. Dr. A. Rossbach
Zentrum für Zahn-, Mund-
und Kieferheilkunde
Konstanty-Gutschow-Straße 8
3000 Hannover 61

Frau Dr. B. Seifert
Tegernseer Straße 35
8164 Hausham

sowie:
Dermatologische Klinik
und Poliklinik der Technischen
Universität München
Biedersteiner Straße 29
8000 München 40

Dr. H.-U. Seifert
Tegernseer Straße 35
8164 Hausham

sowie:
Dermatologische Klinik
und Poliklinik der Technischen
Universität München
Biedersteiner Straße 29
8000 München 40

Dr. D. Setz
Klinik und Poliklinik für
Zahn-, Mund- und Kieferheilkunde
Augustusplatz 2
6500 Mainz

Prof. Dr. U. Stüttgen
Klinik und Poliklinik für
Zahn-, Mund- und Kieferheilkunde
Augustusplatz 2
6500 Mainz

Dr. K.-H. Utz
Klinik und Poliklinik für
Zahn-, Mund- und Kieferkrankheiten
Welschnonnenstraße 17
5300 Bonn

Prof. Dr. R. Voss
Zahn- und Kieferklinik
der Universität
Kerpener Straße 32
5000 Köln 41

Befunderhebung und Planung

von Ewald Kraft

Inhaltsübersicht

Einleitung 3
Befunderhebung 3
    Allgemeine Anamnese 5
    Spezielle Anamnese 5
    Extraorale Befunderhebung 5
    Intraorale Befunderhebung 5
    Anatomischer Befund 5
    Funktioneller Befund 7
    Röntgenbefund 8
    Photographische Unterlagen 9
    Bisherige prothetische Therapie ... 9
    Befundschema 10
Planung 10
    Vorbehandlung 10
    Konservierende Behandlung 16
    Parodontalbehandlung 16
    Chirurgische Behandlung einschließlich Prothesenlagerkorrektur ... 16

Kieferorthopädische Behandlung 17
Einschleifen und Bißumstellung 17
Funktionstherapie 18
Immediatprothetik 18
Allgemeine Planungsrichtlinien 18

Qualität der Zahnverankerung 18
Muskelphysiologie 19
Parodontalprophylaxe 21
Gelenkprophylaxe 21

Therapie des reduzierten Gebisses
mit partiellen Prothesen 22

Allseitig zahngelagerte Teilprothesen 23
Teilprothesen einschließlich Kombinationsformen von parodontal- und schleimhautgelagertem Zahnersatz ... 23

Schlußbemerkung 25
Literatur 26

Einleitung

Eine sinnvolle Planung zahnärztlich-prothetischer Behandlung resultiert aus einem gewissenhaft erhobenen Befund und orientiert sich zielgerichtet am Zweck dieser Therapie.

Dabei bleibt zu bedenken, daß dem mandibulomaxillären Apparat nicht nur die Nahrungszerkleinerung obliegt [29]. Beim Einfügen von Zahnersatz in das orofaziale System müssen zugleich die Phonetik und die Physiognomie berücksichtigt werden. Dieses Wirkungsgefüge umfaßt also nicht nur die Mundhöhle als Anfang des Verdauungstraktes mit ihren bedeckenden Schleimhäuten sowie Zähnen, Kiefer, Kiefergelenken, Kaumuskulatur, Zunge, Speicheldrüsen, Muskeln der Lippe und Wangen, sondern ebenso entsprechend der Mannigfaltigkeit der Funktionen die mimische Muskulatur und den Rachen als ergänzenden oder ersetzenden Atemtrakt sowie die an der Lautbildung beteiligten Organe der Mundhöhle.

Nur unter einer solchen Sicht läßt sich die dem prothetisch tätigen Zahnarzt gestellte Aufgabe umfassend genug beschreiben, wenn er Zahnersatz in ein System von Organen bzw. Organteilen einfügen muß, ohne deren kompliziertes und vielschichtiges Zusammenwirken zu behindern. Erst dann kann eine Prothese Therapeutikum im weiteren Sinne des Wortes sein, welches zu dem Zweck eingegliedert wird, die verschiedenen Organfunktionen dieses Wirkungsgefüges zu bessern oder wiederherzustellen, nachdem sie durch Zahnverlust gelitten haben oder unmöglich geworden sind.

> Neben den bisherigen Aufgaben der prothetischen Therapie, nämlich der Verbesserung von Mastikation, Phonetik und Physiognomie, rückt in jüngster Zeit unter dem Einfluß funktioneller Erkenntnisse der modernen Prothetik die Behandlung und Prophylaxe des Zahnverschleißes sowie der Gebiß- und Kiefergelenkdestruktion in den Vordergrund.

Bei dieser in erster Linie auf physiologischen Grundlagen basierenden zahnärztlichen Tätigkeit handelt es sich bezüglich des Zahnverschleißes um die Kompensation entweder des Abriebs der Zahnhartsubstanz oder der Zahnlockerung. Daneben zwingt die Gebißdestruktion zum Eingreifen, wenn nach Verlust einzelner Kaueinheiten die den Lücken benachbarten Zähne kippen und die Antagonisten in den freien Raum hineinwachsen [28]. Ein solches Geschehen führt im Seitenzahnbereich und damit sekundär auch auf die Front und die Kiefergelenke wirkend zu einer Änderung der Okklusionshaltung des Unterkiefers. Mithin ist die Kompensation bzw. Verhütung solcher Gebiß- und Kiefergelenkdestruktion eine weitere und wohl eine der wichtigsten prothetischen Aufgaben.

Befunderhebung

Solche weitgesteckten Aufgaben mit umfassender Therapie und Prophylaxe verlangen eine sehr eingehende Befunderhebung und Diagnose aller Erkrankungen und Funktionsstörungen. Trotz dieser eindeutigen Erkenntnis besteht nicht selten eine beachtliche Diskrepanz zwischen Theorie und Praxis. Eine systematische Befunderhebung anhand eines bewährten Schemas wird noch nicht allgemein praktiziert; hier liegt eine der Fehlerquellen für manche Fehlplanung und den daraus resultierenden Mißerfolg.

Vor der Erhebung des Befundes hat sich in unserer Klinik das Ausfüllen eines einfachen Gesundheitsbogens durch den Patienten als Orientierungshilfe sehr bewährt (Abb. 1). Damit wird gleichzeitig die Verordnung über den Schutz vor Schäden durch Röntgenstrahlen erfüllt, die eine entsprechende Befragung vorschreibt.

Zunächst stellt sich die Frage nach der Notwendigkeit einer allgemeinen Anamnese, besonders ob diese gleich zu Beginn erhoben werden soll. Gelegentlich wird nämlich der Standpunkt vertreten, daß man aus psychologischen Gründen solche allgemeinmedizinischen Fragen erst im Anschluß an den zahnärztlichen Befund oder in direktem Zusammenhang mit diesem anschneiden möge. Es besteht aber andererseits kein Zweifel, daß bei diesem Vorgehen gar zu leicht wesentliche Dinge, die auch für den prothetischen Behandlungsplan von Belang sind, übersehen und vergessen werden. Schließlich bleibt zu bedenken, daß die Patienten in der heutigen Zeit mit Recht keinen Unterschied zwischen der Zahn-, Mund- und Kieferheilkunde und anderen Disziplinen der Medizin sehen – ja, daß gerade durch das ihnen vertraute Vorgehen entsprechend den Erfahrungen mit Ärzten und Fachärzten das Vertrauen in die Gründlichkeit und Sorgfalt des Zahnarztes gestärkt wird.

**Poliklinik für Zahnärztliche Prothetik
der Universität München**

Name: _____ Krankenkasse: _____

Vorname: _____ Arbeitgeber: _____

geb.: _____ Tel.: _____

Straße: _____ Versicherter: _____

Wohnort: _____ geb.: _____

Gesundheitsfragebogen vor der Untersuchung und Beratung
Bitte jede Frage beantworten und ankreuzen!

1. Haben Sie derzeit irgendwelche Allgemeinbeschwerden?   ja ☐ nein ☐
   Welche? _____
   _____
   _____

2. Stehen Sie derzeit in ärztlicher Behandlung?   ja ☐ nein ☐
   Weshalb? _____
   _____

   Medikamente? _____

3. Besitzen Sie einen Allergiepaß?   ja ☐ nein ☐

4. Leiden Sie an Arzneimittelüberempfindlichkeit?   ja ☐ nein ☐

5. Haben oder hatten Sie folgende Krankheiten:

   Herzfehler, Herzbeschwerden, Herzinfarkt   ja ☐ nein ☐

   Kreislaufbeschwerden   ja ☐ nein ☐

   Anfälle mit Bewußtseinsverlust   ja ☐ nein ☐

   Zuckerkrankheit (Diabetes)   ja ☐ nein ☐

   Leberleiden oder Gelbsucht (Hepatitis)   ja ☐ nein ☐

   Tuberkulose   ja ☐ nein ☐

   Geschlechtskrankheiten   ja ☐ nein ☐

6. Besteht eine HIV-Infektion (AIDS)?   ja ☐ unbekannt ☐

7. Bluten Sie bei Verletzungen oder Zahnextraktionen lange nach?   ja ☐ nein ☐

8. Bemerken Sie Kaumuskelschmerzen, Kiefergelenkknacken oder Gelenkschmerzen?   ja ☐ nein ☐

9. Tragen Sie einen Herzschrittmacher?   ja ☐ nein ☐

10. Wurden Sie in den letzten Monaten geröntgt?   ja ☐ nein ☐

Für Frauen:
11. Sind Sie zur Zeit schwanger?   ja ☐ nein ☐

_____ _____ _____
Unterschrift des Patienten   Datum   Unterschrift des Arztes
oder Erziehungsberechtigten

Abb. 1   Gesundheitsfragebogen.

Allgemeine Anamnese

Es leuchtet ein, daß Fragen nach *Stoffwechsel-* und *Vitaminmangelkrankheiten* sowie *endokrinen Störungen* unerläßlich sind, weil von ihrer Beantwortung die prothetische Planung entscheidend beeinflußt wird. Die Kenntnis von *Herz-* und *Kreislaufstörungen* bewahrt den Zahnarzt vor Überraschungen bei der Anästhesie für die Präparation der Zähne zur Eingliederung von Kronen und Brücken. *Störungen des Intestinaltraktes* sind bei der Wahl des prothetischen Behandlungsmittels von wesentlichem Einfluß. Ohne Berücksichtigung etwaiger *allergischer Erkrankungen* ist schon bei der Vorbehandlung ein Mißgriff in der Anwendung von Medikamenten nicht zu vermeiden, ganz zu schweigen von den unnötigen Irrwegen beim Einsatz bestimmter Werkstoffe, deren unüberlegte Verwendung das therapeutische Bemühen zunichte machen kann. Andererseits vermag die Dauermedikation gewisser, meist eisenhaltiger Arzneien die Oberfläche von Edelmetall-Legierungen zu beeinflussen, so daß sich der Verdacht einer Korrosion aufdrängt. Hier liegt der Grund keineswegs in einer nicht werkstoffgerechten Verarbeitung des Metalls, sondern ganz einfach in äußeren Einwirkungen, die dem Zahnarzt bekannt sein sollten, wenn er vor Fehlschlüssen bewahrt bleiben will.

Spezielle Anamnese

Durch die spezielle Anamnese ergeben sich konkrete Hinweise für die Planung. Denn Angaben darüber, warum der Gebißkranke zum gegenwärtigen Zeitpunkt zur Behandlung kommt und was er von dieser erstmaligen oder erneuten prothetischen Therapie erwartet, erleichtern ganz entscheidend die Beratung und Aufklärung und fördern damit die Mitarbeit des Patienten. Daneben sind die Angaben über Zahnverlust durch Karies, Lockerung oder Trauma sowie über Zahnfleischentzündungen von besonderer Wichtigkeit. Auch beeinflußt die Kenntnis einer vorausgegangenen Parodontaltherapie oder früheren kieferorthopädischen Behandlung die Planung ebenso wie das Wissen von früheren Krankheiten und Operationen im Bereich des Mundes und der Kiefer.

Extraorale Befunderhebung

Die Beachtung des Konstitutionstyps, des Lippenbogens und Lippenschlusses, der sichtbaren Anteile der Frontzähne beim Sprechen und Lachen ergibt Hinweise für die künftige Zahnaufstellung und Verblendung von Frontzahnkronen.

Intraorale Befunderhebung

Anatomischer Befund

In einem genormten Schema, das der Übersicht wegen so knapp wie möglich gehalten werden sollte, lassen sich mit allgemein verständlichen Zeichen und Ziffern die notwendigen Angaben fixieren (s. Abb. 8 b). Hierzu gehören in erster Linie Notizen über *fehlende Zähne, Lokalisation von Karies und Füllungen* sowie *Art und Ausdehnung von Zahnersatz*. Zugleich enthält eine solche Übersicht zweckmäßigerweise Auskünfte über Tiefe der *Zahnfleischtaschen* und das Ausmaß der *freiliegenden Zahnhälse*.

In entsprechend unterteilten Rubriken sind die mesiale und distale Taschentiefe in mm einzutragen; in der nächsten unterteilten Spalte wird der größte und der kleinste Abstand des freiliegenden Dentins zwischen Schmelz und Zahnfleisch notiert.

Besonders aufschlußreich ist die Bewertung des *Lockerungsgrades* aller Zähne des Restgebisses (s. Bd. 5, S. 11, und Bd. 4). Als gutes Hilfsmittel zur raschen Prüfung der Zahnlockerung eignet sich die Reihenperkussion, bei stärkerer Lockerung unterstützt uns dabei das Auge. Erst dann nimmt man die gezielte Kontrolle des Lockerungsgrades vor. Dabei verwenden wir die Klassifizierung der Arbeitsgemeinschaft für Parodontologie (ARPA):

0 = physiologische Bewegbarkeit
1 = Lockerung fühlbar
2 = Lockerung sichtbar
3 = bewegbar auf Lippen- und Zungendruck oder in axialer Richtung

Angaben über *Abrasionsmarken* und Ergebnis einer *Vitalitätsprüfung* ergänzen den Befund. Die Prüfung der Pulpenvitalität kann bestimmte Schwierigkeiten bereiten, einerseits täuscht gelegentlich eine feuchte Gangrän bei der Prüfung mit faradischem Strom eine Pulpensensibilität vor, andererseits ist die Untersuchung bei überkronten Zähnen mit dieser Methode nicht möglich.

Eine Probetrepanation ist zwar eine absolut zuverlässige Methode, bedeutet aber zugleich eine Beschädigung der Krone. Hier vermag das von OBWEGESER und STEINHÄUSER entwickelte Kohlensäureschnee-Gerät Odontotest® eine beachtliche Hilfe zu bringen (s. Bd. 1, S. 105) [14]. Nach den Erhebungen von RIEDEL und FICHTNER ist diese Methode mit einer

Abb. 2a–e Studienmodelle.

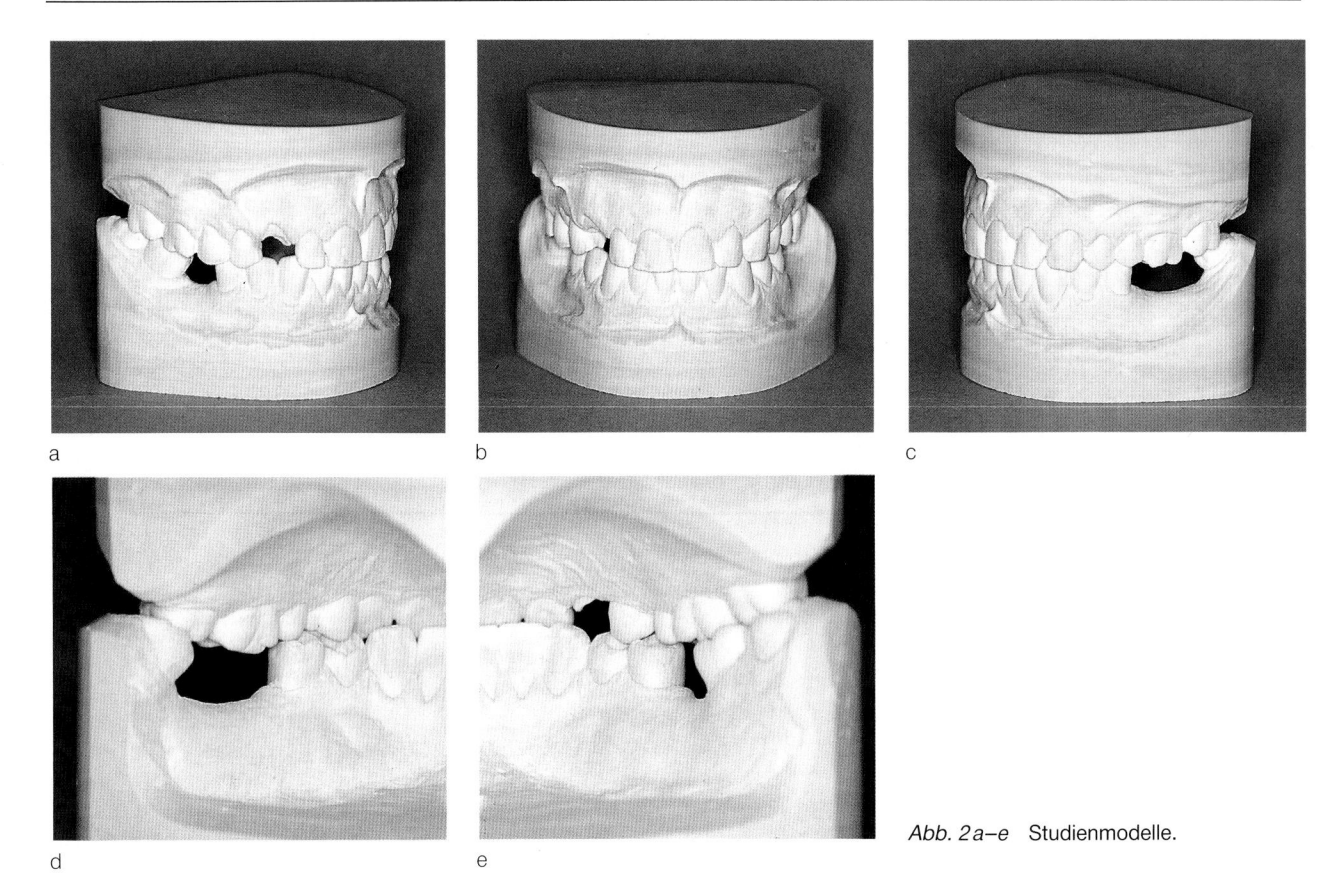

Fehlerquote von 4,6% relativ zuverlässig, wenn die Metallkronen keinen Kontakt, auch nicht über Brückenkörper, mit anderen Metallkronen oder Gußfüllungen aufweisen [19]. Das Kohlensäureschnee-Verfahren ist jedoch unzuverlässig und mit einer Fehlerquote von 33% belastet, wenn der Kältereiz von Metallkronen über einen Brückenkörper auf andere Metallkronen oder Gußfüllungen fortgeleitet werden kann. Ähnlich unsichere Ergebnisse bringt eine Untersuchung von Kunststoff- und Porzellankronen bei diesem Vorgehen. Es hat sich sehr bewährt, bei der Prüfung natürlicher Kronen auf Pulpensensibilität das faradische und das Kohlensäureschnee-Verfahren zu kombinieren, um die Irrtumswahrscheinlichkeit möglichst gering zu halten.

Unabhängig vom Schema des Zahnstatus, um dessen Übersichtlichkeit nicht zu beeinträchtigen, vermerkt man stichwortartig Besonderheiten wie *Hypoplasien, keilförmige Defekte* u.ä.; auch der Eindruck des Zahnarztes von der Zahn- und Mundpflege (Beläge, Zahnstein) ist zu notieren. Bei den Belägen unterscheiden wir zwischen sogenannter *Materia alba*, mit Bakterien durchsetzten, jedoch abspülbaren Speiseresten, und andererseits den *Plaques*; diese sind besonders festhaftend und strukturiert. Der Zahnstein findet sich supragingival und als subgingivale Konkremente.

Erwähnenswert sind weiterhin Befunde der *Gingiva propria*, der *Mundhöhlenschleimhaut* und der *Zunge* sowie die *Speichelbeschaffenheit*.

Bei parodontalen Erkrankungen ist der *Parodontalstatus*, wie ihn die ARPA empfiehlt, die unerläßliche Voraussetzung einer zielgerichteten prothetischen Therapie, speziell für die notwendige Vorbehandlung.

Die klinische Untersuchung allein reicht jedoch in vielen Fällen nicht aus. Daneben ist eine Auswertung von Anfangs- bzw. *Studienmodellen* der Ober- und Unterkiefer (Abb. 2) im einfachen Okkludator unerläßlich (s. S. 41). Oft ist eine Kontrolle der Parallelität von Brückenpfeilern lediglich auf diese Weise möglich. Manche Okklusionsmängel und Kieferanomalien sind nur am Modell zu sehen. Die ungehinderte Aufsicht auf die Einzelmodelle läßt die Zahnbogenform und eventuelle Asymmetrien ebenso wie Einknickungen leichter als im Mund erkennen. Die Wölbung des Gaumens und die unterschiedliche Form der Alveolarfortsätze kann nur sachgerecht am Modell beurteilt werden. Eine Kontrolle des Schlußbisses von allen Seiten, d.h. auch im Einblick von hinten mit der Überprüfung der palatinalen und lingualen Okklusionsverhältnisse, ist nur an den Modellen möglich. Sie haben zugleich den Charakter eines Dokuments und sind damit wie der Röntgenstatus ein unerläßlicher Bestandteil des Befundes. Dagegen kann in schwierigen Fällen, etwa bei isolierter Zahnlockerung, Kiefergelenkschmerzen, Arthrosen, neuralen Störungen im peripheren Bereich der Trigeminusäste u. ä. auf eine gelenkbezügliche Okklusionsanalyse im individuellen Artikulator nicht verzichtet werden.

Zahnlose Kieferabschnitte bzw. das *Prothesenlager* analysieren wir nach einem von UHLIG entwickelten Schema [27], in das sich die Befunde ohne Mühe schnell einzeichnen lassen (s. Abb. 8 b). Dabei ist unter dem *Vakuumring* jener Ventilrandbereich der Prothese zu verstehen, der nicht durch Lippen- und Wangenbänder unterbrochen wird. Dagegen werden als mechanischer *Haltering* jene prothetisch besonders nutzbaren Abschnitte eines Kieferstumpfes bezeichnet, die entweder unter sich gehend sind oder aber senkrecht abfallen und daher einer abkippenden Plattenprothese am Umfassungsrand einen mechanischen Halt bieten.

Die *Schleimhaut* ist nur über einem noch nicht geschwundenen Alveolarfortsatz unverschieblich und fest mit dem Periost verwachsen; mit fortschreitendem Schwund der ehemaligen Zahnfächer wird sie zunehmend verschiebbar und faltig. Über dem Tuberculum alveolare mandibulare kann die Schleimhaut fest verwachsen oder verschiebbar sein und von der Plica pterygomandibularis bei ihren Bewegungen mitgenommen werden. Das Tuberculum alveolare mandibulare dagegen besteht aus festem Bindegewebe oder aus locker gefügtem Drüsen- und Fettgewebe.

Im Vestibulum oris folgt die Schleimhaut den Bewegungen der mimischen Muskulatur und dem Musculus masseter. Die oral an den Alveolarfortsatz grenzende Schleimhaut wird durch den Musculus genioglossus und den Musculus mylohyoideus bewegt. Im retromylohyoidalen Bezirk wirkt der Musculus palatoglossus und die Pars mylopharyngea des Musculus constrictor pharyngis superior auf die Schleimhaut ein. Dem Tonus und Ansatz dieser Muskulatur entsprechend sind der vordere und seitliche Unterzungenraum sowie der retromylohyoidale Raum entweder breit oder schmal oder spaltförmig. Als günstiger Befund erweisen sich:

- guterhaltener, breitbasiger Alveolarfortsatz
- fest mit dem Alveolarfortsatz verwachsene Schleimhaut
- weiche Mundbodenmuskulatur
- Raum zwischen Kieferrand und Mündung der Unterzungen- und Unterkieferspeicheldrüsen

- normale Zungengröße und Zungenhaltung
- reichlicher und visköser Speichel
- feste, unverschiebbare Schleimhaut über dem Trigonum retromolare

Ein ungünstiger Mundbefund weist entsprechend entgegengesetzte Charakteristika auf.

Funktioneller Befund

An die anatomische schließt sich die funktionelle Befundaufnahme an. Dabei sind mutmaßliche Änderungen der Okklusion zu berücksichtigen und die erhaltenen Stützzonen nach EICHNER [4] zu registrieren (s. Abb. 8 e), um eine Klassifizierung der Lückengebisse zu ermöglichen. Zugleich erlaubt die Einteilung nach ANGLE [1] eine Beschreibung der Unterkiefer-Okklusionshaltung (s. Abb. 8 e). Von besonderer Wichtigkeit ist weiterhin die Prüfung auf Gleithindernisse und vorzeitige Kontakte. Durch Auflegen der Fingerbeere auf die bukkale Fläche der klinischen Krone läßt sich im Zusammenbiß der vorzeitige Kontakt relativ leicht erkennen. In diesem Zusammenhang sei an den Diagonaleffekt nach THIELEMANN erinnert (Abb. 3) [25]. Eine Untersuchung auf sekundäre Stellungsänderung von Zähnen gibt uns Aufschluß über Wandern, Kippen, Drehen und Herauswachsen von Zähnen als Ausdruck eines prothetisch nicht kompensierten Gebißschadens.

Ein wesentlicher Bestandteil der funktionellen Prüfung ist eine *gründliche Untersuchung der Kiefergelenke und Kaumuskeln* (s. Bd. 5, S. 18 ff., und Bd. 8). Hierzu gehört nicht nur die Feststellung von Schmerzsymptomen in bezug auf Beginn, Häufigkeit, Bereich und Seitenverteilung, sondern auch von Knack- oder Reibegeräuschen in initialer, intermittierender oder terminaler Form. Die gleichzeitige Palpation der Gelenke gibt Aufschluß über die Stellung des Gelenkköpfchens und seine Beweglichkeit. Zugleich lassen sich leicht eine Mittellinienverschiebung oder eine eingeschränkte Mundöffnung feststellen. Von einer eingeschränkten Mundöffnung sprechen wir, wenn die Schneidekantendistanz der Frontzähne des Ober- und Unterkiefers etwa 3 cm oder weniger beträgt. Unerläßlich ist zudem eine gründliche Kaumuskeluntersuchung auf Verspannungen und schmerzhafte Zonen, wobei neben dem Musculus masseter und dem Musculus temporalis dem Musculus pterygoideus lateralis eine besondere Bedeutung zukommt. Doch beschränkt sich eine solche Prüfung bei entsprechender Anamnese nicht nur auf die Kaumuskeln im engeren Sinn, sondern wird dementsprechend auf

Abb. 3a–c Diagonaleffekt nach THIELEMANN [25]. Er besagt, daß Artikulationsstörungen infolge Kippung bzw. Elongation einzelner Zähne nach Verlust der Antagonisten oder Nachbarzähne zu parodontalen Erkrankungen im diagonal gegenüberliegenden Frontzahnbereich führen.

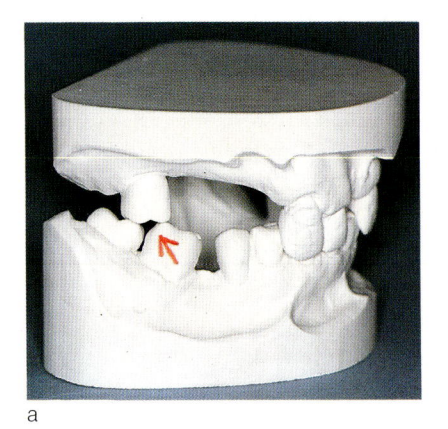

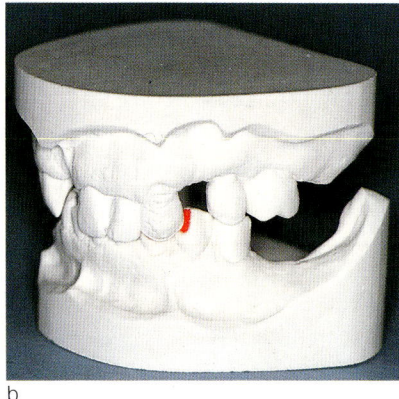

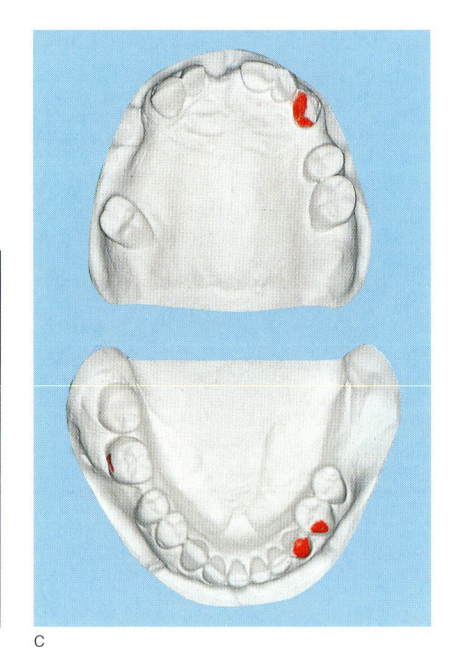

den Musculus pterygoideus medialis, Musculus digastricus, Musculus sternocleidomastoideus und Musculus geniohyoideus ausgedehnt. Während die meisten der genannten Muskeln von außen zugänglich sind, kann man die Temporalissehne an der Vorderkante des aufsteigenden Astes des Unterkiefers und den Musculus pterygoideus lateralis durch Druck mit der Fingerkuppe in kranialer Richtung hinter dem Tuber maxillare nur enoral palpieren. Ferner achtet man dabei auf eventuelle Bewegungen am weichen Gaumen, um hierdurch einen Anhalt für Hyperaktivität dieser Muskeln zu erhalten.

Röntgenbefund

Jeder noch so sorgfältig erhobene klinische Befund kann zu Fehlschlüssen Anlaß geben, wenn er nicht durch einen Röntgenstatus ergänzt und kontrolliert wird (Abb. 4). Dabei richten wir unser Augenmerk auf:

- Spongiosazeichnung
- Sklerosierung
- Knochenabbau gemessen an der Wurzellänge
- Pulpenausdehnung
- Karies
- besondere Wurzelverhältnisse
- Desmodontalspalt
- apikale Veränderungen

> Grundsätzlich muß in jedem Fall ein vollständiger Röntgenstatus gefordert werden, der auch die zahnlosen Kieferabschnitte berücksichtigt.

Ansonsten bleiben dort viele pathologische Prozesse wie retinierte Zähne, Wurzelreste oder Residualzysten unerkannt [6]. Selbst im Bereich vitaler Zähne mit einem gesunden marginalen Parodontium sind pathologische Erscheinungen, z.B. Resorptionen der Wurzel oder interne Granulome, nicht ausgeschlos-

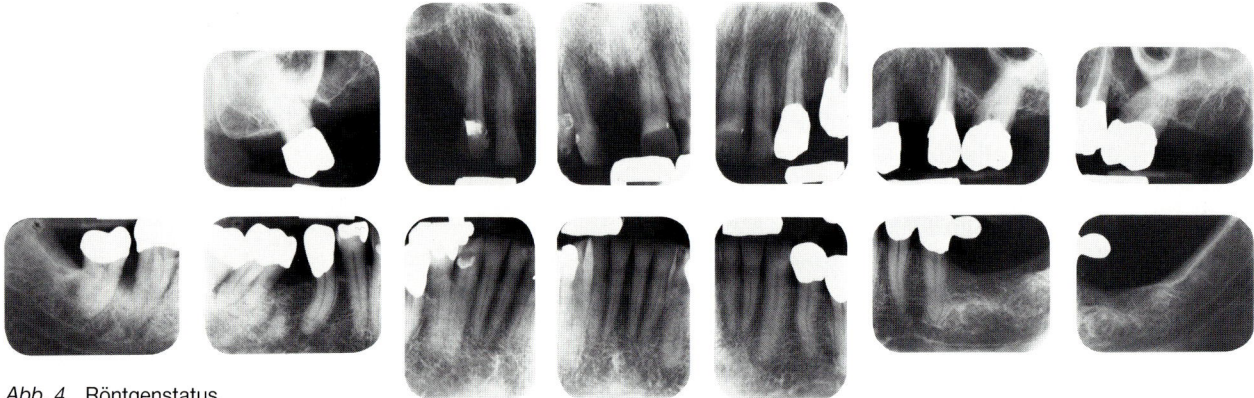

Abb. 4 Röntgenstatus.

Befunderhebung und Planung

Photographische Unterlagen

Nicht unbeachtet bleiben sollte die Bedeutung der photographischen Unterlage für eine prothetische Planung [24]. Steht eine ältere, schon längere Zeit zurückliegende Aufnahme zur Verfügung, auf der neben der Frontalansicht auch das Gebiß sichtbar ist, dann ergibt eine weitere Photographie im Sprechzimmer recht gute Hinweise für die Planung, besonders auch in ästhetischer Hinsicht. Aber nicht nur zur Dokumentation (Abb. 5) eignet sich die Photographie, sondern sie erleichtert unter Umständen die Beratung. Indem man mit einfacher Retusche arbeitet, lassen sich beabsichtigte prothetische Korrekturen veranschaulichen, die durch eine solche Demonstration praxisnah erläutert werden können.

Bisherige prothetische Therapie

Die Beurteilung des alten Zahnersatzes ist von großem Wert für die erneute Planung. Dabei erlaubt die Kenntnis des Alters und der Art der Befestigungselemente einen Rückschluß auf die individuelle Reaktionsweise des betroffenen Restgebisses. Eine Bewertung der Funktion, Phonetik und Ästhetik sowie der formalen Gestaltung kann weitere Planungshinweise ergeben. Desgleichen ist die beobachtete Prothesenhygiene und das Urteil des Patienten über seinen bisherigen Zahnersatz ein Ansatzpunkt für die Aufklärung und Beratung des Gebißkranken.

Die Kontrolle des Weichgewebes unter schleimhautbedeckendem Zahnersatz ergibt, daß die Schleimhaut fast immer mehr oder weniger deutlich irritiert erscheint (Abb. 6). Die Patienten sind sich in der Regel dieses Zustandes nicht bewußt. Solche

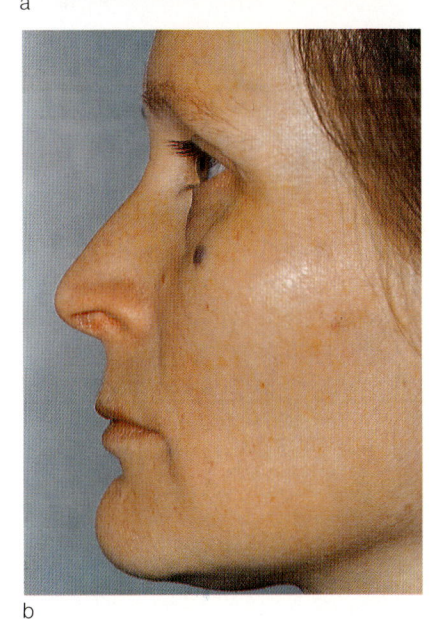

Abb. 5a und b Profilphotos vor (a) und nach (b) prothetischer Therapie.

sen [6]. Erinnert wird in diesem Zusammenhang auch an retinierte überzählige Zähne mit Follikularzysten und Zysten des Ductus nasopalatinus. So überrascht es nicht, wenn FRÖHLICH nach statistischer Auswertung einer großen Zahl von Röntgenstaten verantwortungsbewußt formuliert [6]: „Eine Einschränkung der geforderten röntgenologischen Untersuchung auf Teilstaten ist daher vom wissenschaftlichen Standpunkt aus nicht vertretbar."

Das bei entsprechender Anamnese und klinischem Befund notwendige Röntgen des Schädels und der Kiefergelenke wird man dagegen aufgrund des apparativen und diagnostischen Aufwandes vorwiegend der Klinik oder dem Facharzt für Kieferchirurgie überlassen.

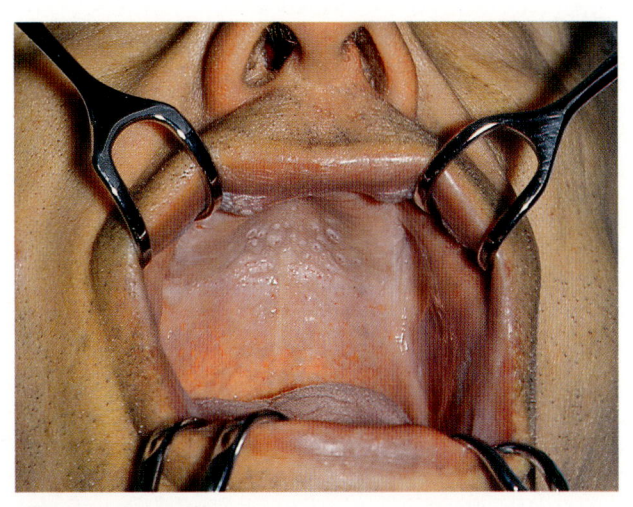

Abb. 6 Leukoplakie.

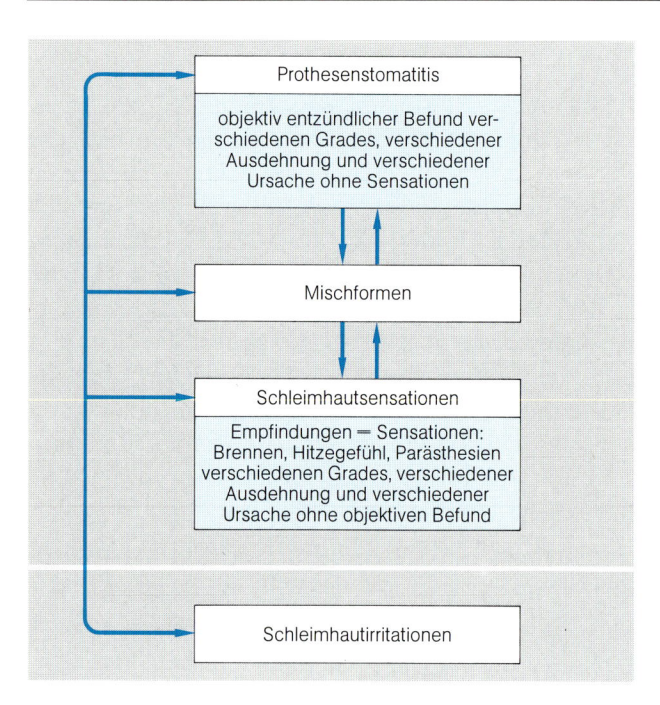

Abb. 7 Schema der Prothesenstomatopathie (nach [17]).

Schleimhautveränderungen, die SPRENG als Prothesenstomatopathie bezeichnet [23], stellen sich in erster Linie als Kontaktreaktionen unnatürlich beanspruchter Mundschleimhaut heraus, die nach UHLIG nicht so sehr von einem bestimmten Stoff verschuldet, sondern vielmehr der Existenz des Fremdkörpers Prothese an sich und seiner mechanischen Wirkungsweise zuzuschreiben sind [26]. Der Begriff der Prothesenstomatopathie ist nach REITHER sehr komplex (Abb. 7) [17].

Bei der Prothesenstomatopathie lassen sich zwei Grundformen unterscheiden, die isoliert, aber auch miteinander kombiniert auftreten können:

— Stomatitiden
— Schleimhautsensationen

Man sollte demzufolge nur die Fälle prothesenbedingter Stomatopathien als Prothesenstomatitiden bezeichnen, bei denen durch einfache Inspektion eine Schleimhautentzündung im Bereich des Prothesenlagers festzustellen ist (s. Bd. 10).

Eine Sonderstellung nehmen die *Schleimhautirritationen* ein. Man versteht darunter die einfachen Störungen der Schleimhaut, die nach dem Einfügen neuer Prothesen auftreten. Die Schleimhaut des Prothesenlagers ist dabei mehr oder weniger stark gerötet und kann durch Abschilferung der oberen Zellschichten feine weißliche Beläge zeigen. Nach Ablauf der Adaptionsphase und Anpassung des Weichgewebspolsters an die neue funktionelle Belastung kann man bei der einfachen Irritation mit einer Selbstheilung rechnen.

> Von einer Prothesenstomatopathie sollte man demzufolge erst sprechen, wenn Rötungen und Schwellungen der Schleimhaut mit oder ohne subjektive Beschwerden oder auch isolierte Sensationen über die Adaptionsphase hinaus anhalten, sich intensivieren bzw. sich erst später entwickeln.

Befundschema

Als Beispiel einer rationellen Befunderhebung mag das Krankenblatt zur „Gebißanalyse, prothetische Behandlungsplanung" (Abb. 8a–d) dienen, wie es sich an der Münchner Klinik bewährt hat. Das Beiblatt (Abb. 8e) enthält die Zeichenerklärung und Gruppeneinteilung. Die Mühe der knappen Aufzeichnung der Befunde, die gelegentlich gescheut wird, macht sich jedoch bezahlt, wenn man bedenkt, wieviel Arbeit der Zahnarzt anschließend spart, wenn er auf diese Notizen zurückgreifen kann und nicht immer wieder neu zeitraubend untersuchen muß. Eine solche gründliche Untersuchung durch den Zahnarzt fördert nicht selten Befunde zutage, die eine allgemeinärztliche oder fachärztliche Konsultation erforderlich machen. Es sei in diesem Zusammenhang nur an präkanzeröse Veränderungen sowie Tumoren im Mund- und Kieferbereich erinnert. Ebenso sind hier Zeichen von Vitaminmangel und Symptome der Erkrankungen der Verdauungsorgane zu nennen, ist doch die Mundhöhle vielfach ein getreuer Spiegel des Geschehens im Intestinaltrakt (s. Bd. 1, S. 93).

Planung

Vorbehandlung

> Die endgültige Planung ist nicht nur vom Befund, sondern auch wesentlich von einer fast immer notwendigen Vorbehandlung abhängig (s. Bd. 5, S. 39 ff.). Denn aus ihrem Ergebnis, sei nun eine konservierende Vorbehandlung, beispielsweise mit Wurzelfüllungen, oder eine Parodontalbehandlung vorausgegangen, lassen sich Rückschlüsse ziehen, die eine Planung entscheidend beeinflussen.

Hieraus wird deutlich, daß es zweckmäßig ist, eine definitive Planung erst am Ende solcher Vorberei-

Befunderhebung und Planung 11

Poliklinik für Zahnärztliche Prothetik der Universität München

Gebißanalyse, prothetische Behandlungsplanung

Krankenbuch-Nr./Kasse

Name, Vorname

Geburtsdatum

Anschrift

Behandelt von

1. ANAMNESE

1.1 Allgemeine Anamnese:

    Stoffwechsel- und Vitaminmangelkrankheiten, endokrine Störungen ....
                                                                                (Diabetes, Hepatopathien usw.)

    Herz- Kreislaufstörungen ....
                                                                           seit

    Störungen des Intestinaltraktes ....
                                                                        seit

    Allergische Erkrankungen ....
                                                                       seit

    Frage nach sonstigen Krankheiten von Belang ....
                                                                       seit

    Frage nach Dauermedikation ....
                                                                       seit

1.2 Spezielle Anamnese

    Warum kam der Patient im gegenwärtigen Zeitpunkt zum Zahnarzt ....
                                                                     (Angabe des Grundes)

    Was erwartet der Patient von der neuen prothetischen Therapie ....
                                                                     (evtl. berufsbedingt)

    Zahnverlust durch Karies ....
                             (welche Zähne/Jahr des Verlustes)

            durch Lockerung ....
                             (welche Zähne/Jahr des Verlustes)

            durch Trauma ....
                             (welche Zähne/Jahr des Verlustes)

    Beobachtet der Patient Zahnfleischentzündungen ....
                                              (Bluten, Foetor; lokalisiert, generell; seit wann; Zus.hng mit Cyclus)

    Ist pa. Behandlung erfolgt ....
                        (welcher Art; wann)

    Ist kfo. Behandlung erfolgt ....
                        (welcher Art; wann)

    Frühere Krankheiten und Operationen im ZMK-Bereich ....
                                                (Ablatio, Kieferbruch, Berufskrankheit)

    Beschwerden im ZMK-Bereich ....
                             (Zungenbrennen, freiliegende Zahnhälse)

2. BEFUND

2.1 Allgemeiner Befund ....
                            (Konstitutionstyp, AZ und EZ)

2.2 Extraoraler Befund ....

    (Narben, Gesichtsasymmetrie, Paresen, Sensibilitätsausfall, Modellierung des Lippenbogens, Lippentreppe, Lippenschluß, Entblößung der Zahnreihen beim Lachen und Sprechen, Mundwinkelrhagaden)

2.3 Intraoraler Befund

2.3.1 anatomisch

a

Abb. 8a–e Befundbogen der Poliklinik für Zahnärztliche Prothetik der Universität München für die Gebißanalyse und prothetische Behandlungsplanung.

Zahnbefund:

Abrasion + −
vital − mortal − 0 keine Pr.
Lockerungsgrade I − III
freil. Zahnhälse mm
Zahnfleischtaschen

Oberkiefer

rechts   links

Unterkiefer

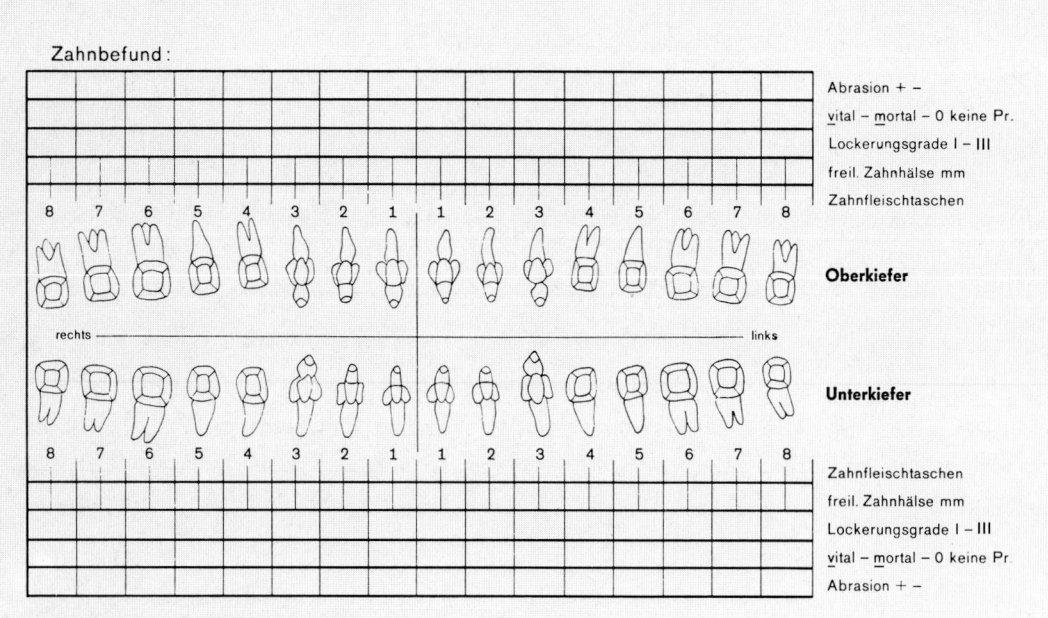

Zahnfleischtaschen
freil. Zahnhälse mm
Lockerungsgrade I − III
vital − mortal − 0 keine Pr.
Abrasion + −

Zeichenerklärung siehe Einlegeblatt

Besonderheiten: ....   Zahnpflege: ....
(Hypoplasien, keilförmige Defekte, Abrasionsmarken)   (Eindruck des Behandlers)

Gingiva propria: ....
(blaß-rosa, hochrot, blaurot; lokalisiert an, generell; Papillenbild, Aphthen)

Mundhöhlenschleimhaut: ....   Zunge: ....

Speichel: ....
(reichlich; spärlich; dünnblasig, viscös)

Zahnlose Kieferabschnitte

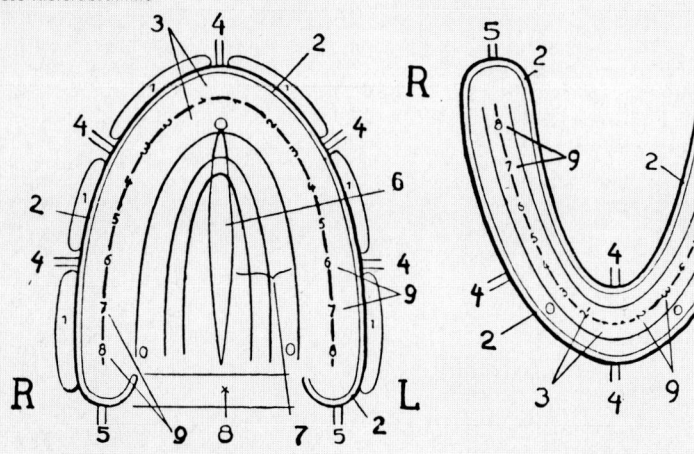

1. Vakuumring (blau, falls keine Frenula vorhanden, durchgehend zeichnen)
2. Mechanischer Haltering (rot)
3. Profilierung der Kieferkämme (schwarz)
   dachgiebelförmiger Kamm V
   breitbasig tragender Kamm ⊓
   flacher Kamm ▬
   flottierender Kamm ∽∽∽
   scharfe Knochenkante ×
4. Frenula labiorum, linguae et buccae (falls auf dem Kieferkamm inserierend, sind die Doppelstriche durchzuzeichnen)
5. Plicae pterygomandibulares
6. Torus palatinus (stark schraffieren)
7. Weite der tragenden Gaumenfläche (schwach schraffieren)
8. Phonationsbezirk (A-Linie, blau)
9. Vorhandene Zähne (durch rotes Umringen der entsprechenden Zahl, z. B. ⑤)
10. Bevorzugte Kauflächen zwischen natürlichen sowie natürlichen und künstlichen Zähnen (sagittale Schraffur)
11. Deutlich fluktuierende Schleimhautpolster (grün umgrenzen)

Abb. 8b

2.3.2 funktionell

mutmaßliche Veränderungen der Okklusion ....
(vertikal, mesial, distal)
Stützzonen nach EICHNER : (Siehe Einlegeblatt)
  Gruppe: Anzahl: wo ———|———

Bezahnt: Angle-Klasse (siehe Einlegeblatt) ....

Unbezahnt: ....
(regelrechte Lage, progene-prognathe Lage, Kopfbiß, Kreuzbiß, einseitig re. li., beidseitig)
Gleithindernisse und vorzeitige Kontakte: ....
(an welchen Antagonisten)
Stellungsänderungen ....
(Wanderung, Kippung, Drehung, Verlängerung)
Bevorzugte Kauseite: ....
(Angabe des Grundes)

Kiefergelenke:

Schmerzsymptome:	Rechts	Links
Beginn		
Häufigkeit (tageszeitl. Verteilung)		
Bereich (Gelenkregion, Ohrenschmerzen)		
Knacken oder Reibegeräusche:		
initial		
intermittierend		
terminal		

Muskeluntersuchung:

	Rechts	Links
m. masseter (Weichheit, Verspannung, Schmerzen)		
m. temporalis		
m. pteryg. lat.		

Unterkieferbewegungen:

Palpation der Gelenke ....
(Stellung des Köpfchens: retrudiert, Stellung re-li)
Beweglichkeit ....
(Vorschub, Seitwärtsbewegung re — li)
Mittellinienverschiebung ....

Mundöffnung eingeschränkt ....

2.3.3 röntgenologisch ....

(Spongiosa-Zeichnung, Sklerosierung, Knochenabbau gemessen an der Wurzellänge; Pulpenausdehnung, Karies, besondere Wurzelverhältnisse, Periodontalspalt, apikale Veränderungen)

2.3.4 bisherige prothetische Therapie:

Zahnersatzträger seit .... **Jahren**

Beschreibung des Zahnersatzes: ....
(Material, Befestigungselemente, Planungsprinzip)

Bewertung auf Funktion: ....
  auf Phonetik: ....
  auf Ästhetik: ....
Kontrolle der Okklusion ....
Ist die Basis extendiert ....
Art der Zahnaufstellung in Front- und Seitenzahnbereich ....

Abb. 8c

Stehen die Zähne auf der Kammlinie .... Trageweise: ....
(nur tagsüber, zum Essen, gelegentlich)
Prothesenhygiene: ....
War der Patient mit der bisherigen prothetischen Therapie zufrieden? ....

3. **BEURTEILUNG DES PROTHESENLAGERS** einschließlich des Gebißrestes
    Ventilrandwirkung .... mechanischer Haltering .... Tegument ....

Wertigkeit der Stützzonen	paradontal	funktionell
Mol. re.		
Praem. re.		
Praem. li.		
Mol. li.		

    (sehr gut, gut, ausreichend, schlecht)

4. **BEHANDLUNGSPLAN**
    4.1 Kons. u. parodontale Vorbehandlung ....
    4.2 Chir. Vorbehandlung ....
    4.3 Funktionsdiagnostik u. Funktionstherapie ....

    4.4 Prothetische Behandlung:
    Veränderung der Kieferhaltung ....
    Lagerungsart: OK ....
    UK ....
    (parodontal, gingival, parodontal-ging.)
    Verblockung: ....
    Besondere Maßnahmen: ....

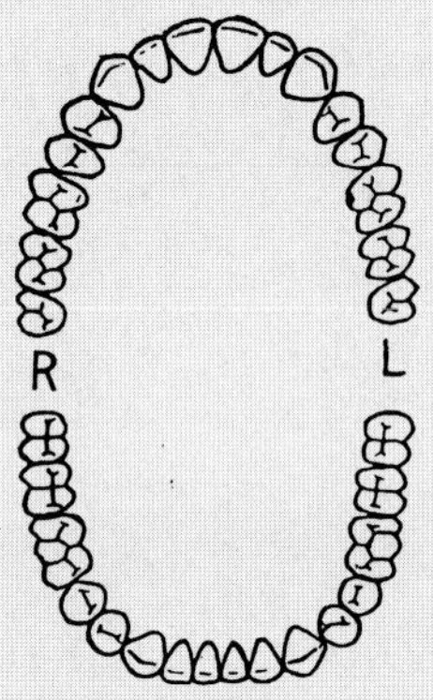

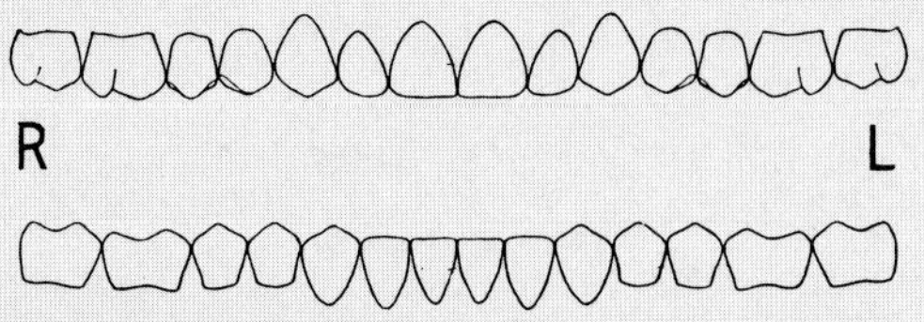

    Art der Arbeit: OK / UK ....

5. **BEMERKUNGEN**

Behandlung abgeschlossen: Datum, Assistent

Abb. 8d

Befunderhebung und Planung 15

Zeichenerklärung Zahnschema

rot = Karies	⨉/R = Wurzelrest, tiefzerst. Zahn	⨆⨅ = überkronter Zahn
v = vitale Reaktion	! = apic. Erkrankung	= Stiftzahn
m = Fehlen der vit. Reaktion	= Füllung, Wurzelfüllung	⨅⨅ = Brücke
O = kein eindeutiger Befund	= Wurzelspitzenresektion	i. D. = Zahn im Durchbruch
X = fehlender Zahn		

Zeichenerklärung Zahnlockerung

o = physiologische Beweglichkeit;
I = Lockerung fühlbar
II = Lockerung sichtbar
III = bewegbar auf Lippen- und Zungendruck oder in axialer Richtung

Stützzonen nach Eichner

A Antagonistischer Kontakt in allen vier Stützzonen

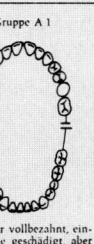

Gruppe A 1 — Beide Kiefer vollbezahnt, einzelne Zähne geschädigt, aber wiederaufbaufähig
Gruppe A 2 — Ein Kiefer vollbezahnt, ein Kiefer mit zahnbegrenzten Lücken
Gruppe A 3 — Beide Kiefer mit Lücken, volle Abstützung in vier Stützzonen

B Antagonistischer Kontakt nicht in allen vier Stützzonen

Gruppe B 1 — Antagonistischer Kontakt in drei Stützzonen
Gruppe B 2 — Antagonistischer Kontakt in zwei Stützzonen
Gruppe B 3 — Antagonistischer Kontakt in einer Stützzone
Gruppe B 4 — Antagonistischer Kontakt außerhalb der Stützzonen

C Kein antagonistischer Kontakt

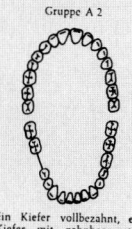

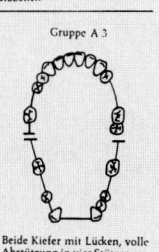

Gruppe C 1 — Restzähne in beiden Kiefern ohne antagonistischen Kontakt
Gruppe C 2 — Ein Kiefer unbezahnt, Zähne im anderen Kiefer
Gruppe C 3 — Beide Kiefer unbezahnt

Klassifikation nach Angle

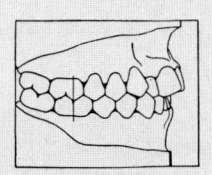

Klasse I (Neutralbiß)
Klasse II (Distalbiß), Abteilung 1
Klasse II (Distalbiß), Abteilung 2
Klasse III (Mesialbiß)

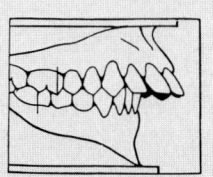

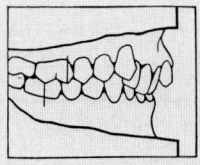

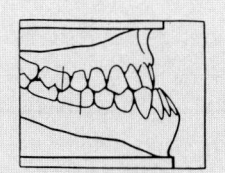

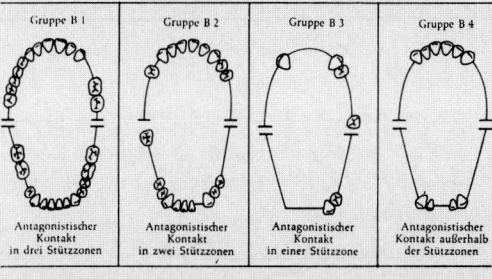

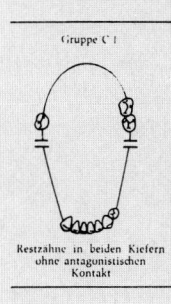

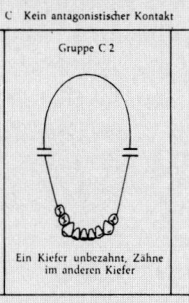

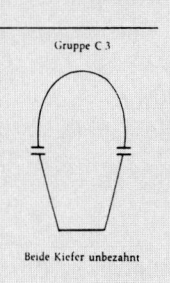

Gruppeneinteilung nach Eichner. „Im vollständigen Gebiß gibt es 4 Stützzonen, auf jeder Kieferseite zwei, die eine zwischen Praemolaren, die andere zwischen antagonistischen Molaren" (Eichner).

Abb. 8e

tungen zu fixieren. Auch dann wird selbst der Erfahrene während der Präparation gelegentlich durch kaum vorhersehbare Umstände und Ereignisse gezwungen sein, seinen Therapieplan zu ändern und der neuen Situation anzupassen.

Konservierende Behandlung

Eine notwendige konservierende Behandlung der Zähne geht immer der prothetischen Versorgung voraus. In Grenzfällen zeigt sich schon hierbei, ob noch eine Füllungstherapie möglich ist oder schon eine Überkronung aus Gründen der Zahnerhaltung erforderlich wird. Handelt es sich um ein kariesanfälliges Gebiß, so wird man ohnehin zur Vermeidung von Sekundärkaries mehr zur Überkronung im Zusammenhang mit einer prothetischen Behandlung neigen (s. S. 135 und Bd. 5, S. 149).

Alte Füllungen an Zähnen, die als Kronenstümpfe bzw. als Brückenpfeiler vorgesehen sind, werden entfernt, da sich unter ihnen Karies finden kann. Eine solche Vorsichtsmaßnahme ist besonders bei Amalgamfüllungen schon deshalb zweckmäßig, um nach Einfügen von Kronen aus Edelmetall-Legierungen der Gefahr einer Lokalelementbildung vorzubeugen.

Bei seit Jahren wurzelgefüllten, röntgenologisch einwandfreien und reaktionslosen Zähnen, die überkront werden sollen, sind der Wurzelkanal und die Wurzelfüllung auf Konsistenz und Geruch zu prüfen. Damit ist zugleich die Problematik des marktoten Zahnes unter prothetischen Aspekten angesprochen. Denn jede Art von Zahnersatz ist selbstverständlich nur so gut wie ihre schwächste Stütze. Ist ein solcher Stützpfeiler marktot, so stellt er von vornherein einen Schwachpunkt dar, denn vitale Pfeilerzähne haben nach Untersuchungen vieler Autoren bei physiologischer Belastung eine längere Lebensdauer als marktote (s. Bd. 5, S. 157 und 262) [15]. Auf die Konsequenzen hieraus wird bei der Planung der Therapie des reduzierten Gebisses noch näher eingegangen (s. S. 22 ff.). Entschließt man sich allerdings nach einer endodontischen Behandlung, einen solchen wurzelgefüllten Zahn in die Verankerung einzubeziehen, so ist es insbesondere bei festsitzendem Ersatz zweckmäßig, mit der endgültigen prothetischen Behandlung etwa ein halbes Jahr zu warten. Vor allem achte man besonders darauf, daß Insulte in Form von Frühkontakten und Überlastung ausgeschlossen sind, um nicht das Ergebnis der Wurzelbehandlung von dieser Seite zu gefährden.

Parodontalbehandlung

Die Parodontalbehandlung beginnt schon mit dem Legen einer einfachen approximalen Füllung, denn Kariesbehandlung ist zugleich Parodontalprophylaxe mit dem Ziel, marginale Reize auszuschalten. Zu den weiteren Aufgaben gehören die Behandlung des marginalen Infektes (s. Bd. 4) sowie die Beseitigung artikulärer Funktionsstörungen (s. Bd. 5, S. 15, und Bd. 8). Hinzu kommt die Aufgabe für den Patienten, nach Anleitung eine entsprechende Mundpflege zu betreiben.

> Man muß heute verlangen, daß der prothetischen Behandlung eine konsequente Parodontaltherapie vorausgeht.

Aus den Ergebnissen der Vorbehandlung, besonders aus der Bewertung der Mitarbeit des Patienten, lassen sich für die endgültige Planung wertvolle Schlüsse ziehen. Denn eine optimale orale Rehabilitation mit anspruchsvollen prothetischen Mitteln ist ohne entsprechende Mitarbeit des Patienten, vor allem auch in hygienischer Hinsicht, sinnlos.

Chirurgische Behandlung einschließlich Prothesenlagerkorrektur

Zunächst ist zu entscheiden, welche Zähne erhalten werden können und welche zu entfernen sind. Als prothetische Richtlinie hierbei gilt, möglichst viele Zähne zu bewahren und in die Planung miteinzubeziehen. Jedoch ist es im Zweifelsfall besser, einen fraglichen Zahn zu eliminieren, als durch ihn eine umfassende Behandlung zu gefährden. Dies gilt besonders für festsitzenden Ersatz, während man bei herausnehmbaren Prothesen mit deren einfachen Erweiterungsmöglichkeiten weniger besorgt sein muß. Keinen Zweifel gibt es dagegen bei beherdeten, lockeren, schief stehenden und retinierten Zähnen. Ebenso hat sich das rechtzeitige Entfernen, wenn auch vitaler, aber parodontal geschädigter Zähne bewährt. Hier ist vor allem an die Molaren mit ihren gefährdeten freiliegenden Bifurkationen zu denken. Dazu ist in vielen Fällen zuvor eine fundierte Aufklärung des Patienten, der verständlicherweise zögert, erforderlich. In geeigneten Fällen kann die *alternierende Extraktion* wertvolle Hilfe bringen, die sich die Ausschaltung und Verhinderung von Nischen zum Ziel setzt. Dies ist genauso eine Parodontalbehandlung mit chirurgischen Mitteln wie das *Abtragen von Knochen- und Zahnfleischtaschen*. Bei einer chirurgischen Behandlung der Gingivaltaschen hat sich in jüngerer Zeit die *Elektrochirurgie* gut bewährt [20].

Enge Verknüpfungen bestehen zwischen chirurgischen und konservierenden Aufgaben bei der *chirurgischen Wurzelbehandlung*, d. h. der operativen Behandlung der apikalen Parodontitis. Eine solche Vorbehandlung ist nur dann chirurgisch sinnvoll, wenn noch keine nennenswerten Einbrüche in das Parodontium von marginal her erfolgt sind, und nur dann prothetisch zweckmäßig, wenn nach dem Eingriff noch eine ausreichend lange und festverankerte Wurzel erwartet werden kann. Nach der chirurgischen Wurzelbehandlung ist es angebracht, nach Möglichkeit mit der endgültigen prothetischen Therapie, besonders mit umfangreichem festsitzenden Ersatz etwa ein halbes Jahr zu warten und das Ergebnis der Wurzelspitzenresektion zu überprüfen. Vor allem achte man besonders während dieser Zeit darauf, daß keine vorzeitigen Kontakte solche Zähne treffen, damit die Ausheilung nicht gestört wird.

Ein besonderes Aufgabengebiet ist die *chirurgische Verbesserung des Prothesenlagers*, die mit einer sachgerechten und auf das prothetische Ziel gerichteten Wundtoilette nach Extraktionen beginnt und hinreicht bis zu größeren operativen Eingriffen, die überwiegend der Klinik vorbehalten sind (s. Bd. 7, S. 21 ff.). Jedoch sollte der praktische Zahnarzt hierüber ein fundiertes Wissen und Urteilsvermögen besitzen, um diese Verbesserungen, etwa im Sinne der Überweisung, für seine prothetischen Bemühungen zu nutzen. Vor allem ist der Patient über solche Notwendigkeiten und Möglichkeiten vor Beginn der endgültigen Behandlung aufzuklären, um ihn von vornherein auf die bestehenden Schwierigkeiten aufmerksam zu machen. Entsprechende Erörterungen nach der Eingliederung, wenn sich Mißerfolge zeigen, wirken beim Patienten gar zu leicht negativ. In nicht wenigen Grenzfällen bewirkt eine entsprechende Aufklärung über eine eventuell notwendig werdende chirurgische Korrektur eine beachtliche Steigerung der Mitarbeit des Patienten, der durch eigenes Bemühen und Training die Lagesicherheit der Prothese zu verbessern sucht, um einen chirurgischen Eingriff zu vermeiden.

Kieferorthopädische Behandlung

Von Interesse sind hier in erster Linie Zahnstellungsanomalien im Sinne gekippter Zähne und Diastemen, deren Behandlung mit einfachen kieferorthopädischen Mitteln einen gegenseitigen Kontakt und damit eine Abstützung der Zähne untereinander anstrebt. In diesem Zusammenhang sind auch die sekundär eingetretenen Zahnstellungsänderungen als Folge einer Gebißdestruktion, wenn die den Lücken benachbarten Zähne in diese hineingekippt sind, zu nennen. Solche Stellungsfehler lassen sich besonders leicht, da nicht während der Gebißentwicklung „gewachsen", mit Hilfe schonend wirkender Federn, beispielsweise an einfachen Platten oder Immediatprothesen, normalisieren. Diese Vorbehandlung dient zugleich dem Zweck, eine parallele Präparation zur Aufnahme festsitzenden Ersatzes oder entsprechender Verankerungselemente zu ermöglichen (s. Bd. 5, S. 55).

Neben diesen häufig vorkommenden und in der zahnärztlichen Praxis leicht vorzunehmenden Vorbehandlungen ist es gelegentlich, in erster Linie bei jüngeren Patienten, erforderlich, vor einer endgültigen prothetischen Therapie diese mit einer umfassenden kieferorthopädischen Behandlung durch den Facharzt für Kieferorthopädie abzustimmen (s. Bd. 12, S. 75 ff.). Auch der umgekehrte Fall ist nicht selten, daß nach abgeschlossener kieferorthopädischer Therapie die endgültige Rehabilitation mit prothetischen Mitteln erfolgt.

Einschleifen und Bißumstellung

Es bedarf keiner besonderen Begründung und ist in der Praxis längst eine Selbstverständlichkeit, daß das Restgebiß vor der prothetischen Behandlung eingeschliffen wird. Damit ist noch keineswegs der Feineinschliff nach Einfügen des Zahnersatzes vorweggenommen. Zugleich werden elongierte Zähne, die antagonistenlos in die Lücken hineingewachsen sind, gekürzt.

Vor dem Einschleifen verwende man dünnes Artikulationspapier in verschiedenen Farben, z. B. Blau zum Markieren der abstützenden Okklusion und Rot zum Erkennen von Gleithindernissen bei Vorschub- und Seitwärtsbewegungen. Vorzeitige Kontakte registriert der Zahnarzt zudem durch Auflegen der Fingerbeere auf die Labial- bzw. Bukkalflächen der Zahnreihen. Zur Analyse bewähren sich hierbei die eingangs erwähnten Studienmodelle (s. Bd. 5, S. 54).

Es ist besonders wichtig, nach Korrekturen auf einer Seite auch die Gegenseite exakt zu prüfen und gegebenenfalls zu korrigieren. Sind Gleithindernisse durch Einschleifen oder prothetische Mittel nicht zu eliminieren, so müssen solche Zähne entfernt werden, denn eine aus-

> geglichene Artikulation ist für die Prophylaxe von größerer Bedeutung als die Erhaltung eines einzelnen Zahnes.

Ist jedoch eine Veränderung der Vertikalrelation erforderlich, wird man mit dem Einschleifen warten, bis die endgültige Bißrelation ermittelt ist. Mit solchen Okklusionsänderungen sollte man allerdings sehr zurückhaltend sein, denn sowohl Muskulatur als auch Kiefergelenk haben sich im Laufe der Zeit an diese individuelle Unterkieferbeziehung angepaßt. Wird eine Korrektur mit prothetischen Mitteln aus ästhetischen oder therapeutischen Gründen angestrebt, so erfordert dies besondere Erfahrung. Solche Bißumstellungen lassen sich oft nur etappenweise mit Hilfe von Aufbißplatten über eine gewisse Eingewöhnungszeit vornehmen. Auf jeden Fall sollte man sicherheitshalber im Hinblick auf Kaumuskulatur und Kiefergelenk nach Änderung der Unterkieferhaltung etwa acht Wochen abwarten, ehe man die endgültige prothetische Therapie anschließt (s. S. 206 ff.).

Funktionstherapie

Ergab der funktionelle Befund (s. Bd. 5, S. 18, und Bd. 8), daß im individuellen Fall Störungen im Kauorgan, etwa im Sinne einer Myoarthropathie, vorliegen, so ist vor jeder Planung und vor allem vor prothetischen Maßnahmen eine Entspannungsbehandlung mit entsprechenden Aufbißplatten bis zur Schmerzfreiheit unerläßlich. Um Rezidive zu vermeiden, so zeigt die tägliche Erfahrung, ist es zweckmäßig, eine Aufbißplatte nach Abklingen der Beschwerden lange genug aus Sicherheitsgründen tragen zu lassen. Je nach Schweregrad der vorausgegangenen Störungen und abhängig vom Aufwand und Umfang der beabsichtigten prothetischen Therapie warten wir mit der abschließenden Behandlung bis zu einem halben Jahr (s. S. 163 und Bd. 8).

Immediatprothetik

Über die Notwendigkeit einer sofortigen prothetischen Behandlung nach Zahnentfernung mit einer Immediatprothese gibt es in Fachkreisen keine Diskussion mehr (s. S. 91). Sie dient zur:

- Tarnung des Zahnverlustes und damit zur psychisch notwendigen Sicherheit des Patienten
- Wundheilung
- Erhaltung eines guten Prothesenlagers gegen andrängende Muskulatur
- Verhinderung der Gebißdestruktion mit den eingangs geschilderten Folgen
- Sicherung und Erhaltung der Okklusion
- Bewahrung des Mundraumgefühls im Hinblick auf eine nach Zahnlosigkeit zu fürchtende Ausdehnung der Zunge

Allgemeine Planungsrichtlinien

Die erhobenen Befunde kann man nur dann sachgerecht und kritisch für eine Planung auswerten, wenn man berücksichtigt, daß sie immer nur eine Momentaufnahme aus einem Geschehensablauf, nämlich einen biologischen Wandel, nicht zuletzt auch eines Verschleißes, darstellen. Nur wenn der Zahnarzt aus der Kenntnis solcher Zusammenhänge die voraussehbaren Folgen und Spätfolgen berücksichtigt, vermag er sinnvoll und zielgerecht zu planen. Dabei wird er nicht nur allgemein die Persönlichkeit seines Patienten, unter anderem Alter, Geschlecht und Beruf, berücksichtigen, sondern vor allem auch nach einer kurzen Vorbesprechung Interesse und Mitarbeit des Patienten werten. Diese Beurteilung fällt leichter, wenn man die Beobachtungen aus früheren Behandlungen, besonders aber die der eingangs geschilderten und im Hinblick hierauf bewußt hervorgehobene Vorbehandlung auswerten kann. In diesem Fall ist auch eine Prognose einfacher zu erstellen.

> Im Fachgebiet der Prothetik gibt es viele graduell unterschiedliche Behandlungsmittel, und es ist unsere Pflicht, Aufwand und Behandlungsergebnis in eine vernünftige Relation zu bringen. Dies ist nicht möglich ohne eine sinnvolle Berücksichtigung einer gewissenhaft gestellten Prognose. Zugleich spielen hierbei Erwägungen der Prophylaxe eine wesentliche Rolle. Folgt ein Patient unserem hierauf abgestimmten Behandlungsvorschlag mangels Interesse und Einsatzbereitschaft nicht, so haben wir die uns gesetzlich auferlegte Aufklärungspflicht zu beachten und in solchen Fällen auf die Folgen der unterlassenen Behandlung für Restgebiß und Prothesenlager hinzuweisen. Aus forensischen Gründen ist es empfehlenswert, diese spezielle Aufklärung in der Kartei zu vermerken.

Qualität der Zahnverankerung

Neben der Zahl der erhaltenen Zähne und deren Verteilung im Zahnbogen sowie die damit korrespondierende Situation im Hinblick auf die Stützzonen nach EICHNER [4] ist vor allem die registrierte parodontale Wertigkeit [16] der Zahnverankerung von besonderer Bedeutung für die Planung. Während eine größere Zahl natürlicher Zähne und deren günstige Lokalisation die prothetischen Bemühungen erleichtern, ebenso wie intakte Stützzonen – die, falls reduziert, möglichst stabil wieder zu ersetzen sind –, ergeben sich aus dem Befund der Zahnverankerung wichtige Konsequenzen für die Planung und Prognose (s. S. 29).

- Eine *parodontale Resistenz* – dieser Begriff geht auf SCHRÖDER [21] und DAVIDOFF [2] zurück – ist erkennbar an Abrasionsmarken, strafferer, meist entzündungsfreier Gingiva, engem Desmodontalspalt und gelegentlicher Zementapposition an den Wurzeln.
- Bei *parodontaler Insuffizienz* beobachten wir statt dessen oft Zahnlockerung, außerdem häufig akute oder chronische Entzündungen der Weichgewebe, vertiefte Zahnfleischfurchen und Taschen, weichen Zahnstein und Beläge, meist verbreiterten Desmodontalspalt mit trichterförmigem Eingang.

Während eine Resistenz immer veranlagt ist, kann eine Insuffizienz des Zahnhalteapparates sowohl als Bindegewebsschwäche veranlagt oder aber auch sekundär erworben sein. Bei diesen Erscheinungsformen, die fließend ineinander übergehen, kommt es vor, daß eine ursprüngliche Resistenz nach einer inneren Erkrankung als Symptom von Stoffwechselstörungen, hormonaler Dysregulation oder Vitaminmangelkrankheiten zur erworbenen Insuffizienz wird. Ebenso ist es möglich, daß sich einer primären Resistenz durch Überforderung des Halteapparates einzelner Zähne oder Zahngruppen auf dem Boden mangelhafter Artikulation oder der Wirkung nicht fachgerechten Zahnersatzes eine Insuffizienz überlagert. Mit anderen Worten, auf eine veränderte Beanspruchung hin, stellte sich in solchen Fällen kein neues statisches Gleichgewicht durch eine hypertrophe Gewebebildung als Anpassung im Sinne von HÄUPL [10] mehr ein.

Muskelphysiologie

> Eine fundierte Planung der Therapie von Gebißschäden ist nur unter Berücksichtigung der Wirkung der Kaukraft auf Zähne, Gewebe und Zahnersatz denkbar.

So haben Untersuchungen der Kaumuskulatur durch zahlreiche Autoren mit modernen, zum Teil elektronischen Geräten gezeigt [12, 13], daß der Mensch mit gesundem Gebiß zwischen je einem Antagonistenpaar unterschiedliche Kräfte zu entwickeln vermag, die vom Zahntyp abhängen. Sie sind durchschnittlich im Seitenzahnbereich doppelt so groß wie in der Front.

Die einzelnen Zähne sind demnach nicht schutzlos der vollen Kraftentfaltung der Kaumuskulatur ausgesetzt, die sich als potentielle Kraft bei einem Muskelquerschnitt von 40 cm^2 mit 400 kp errechnet, sondern die Kraftproduktion wird von der Sensibilität der Parodontien der betroffenen Zähne reflektorisch gesteuert und dosiert. Denn im gleichen Verhältnis wie die Belastbarkeit im Seitenzahnbereich nachweisbar ansteigt, nimmt im Gebiet der Prämolaren und Molaren die Wurzeloberfläche zu, so daß der Druck pro Flächeneinheit bei annähernd axialer Belastung in etwa immer der gleiche ist.

Diese Werte lassen sich im Versuch überschreiten, wenn man die Umgebung der Zähne im Meßbereich anästhesiert. In einem noch stärkeren Maße sind beispielsweise die Zahnkronen und ihre Verankerung im Kieferknochen ungeschützt der Gewalt der Kaumuskeln während eines epileptischen Anfalls ausgesetzt. Hierbei können Zähne nicht nur durch einen Sturz beschädigt werden, sondern gelegentlich bewirkt auch der Muskelkrampf Zahnfrakturen oder Luxationen.

Ein Vorkommen der sogenannten *Hasenschrotfraktur* spricht keineswegs gegen den skizzierten Schutzmechanismus. Hier entwickeln relativ geringe Kräfte, wenn unverhofft beim Kauen ein Prämolarenhöcker auf ein Schrotkorn trifft, plötzlich einen außerordentlich großen Druck. Verkleinert sich doch die Wirkungsfläche auf etwa 1 mm^2, so daß für einen kurzen Augenblick ein enormer Druck zwischen den Kauflächen entstehen kann, der ausreicht, den Zahn zu zersprengen.

Sicherlich ist es nicht korrekt, die eingangs beschriebenen, bei Bewußtsein schmerzfrei zu registrierenden Werte als Kaukraft zu bezeichnen, denn, wie EICHNER ermittelte [5], sind die zum Kauen erforderlichen Kräfte wesentlich niedriger und variieren je nach Nahrung und Konsistenz um 2 kp. Sie liegen damit noch in jener Größenordnung, die als tolerierbar zwischen Kunstzähnen und schleimhautgelagertem, totalem Zahnersatz gemessen wurde. Hier sind die entsprechenden Werte jeweils auf ein Zehntel der Kräfte des natürlichen Gebisses reduziert, weil die gequetschte Prothesenlagerschleimhaut bei auftretenden Schmerzen eine größere Kraftentfaltung bremst.

Neben solchen bei Bewußtsein dosiert und damit in verträglichen Grenzen gehaltenen Muskelkräfte sind jedoch auch jene Muskelreaktionen zu berücksichtigen, die während des Schlafes unkontrolliert möglicherweise Schäden auslösen können. Betrachtet man die häufig vorkommenden Auswirkungen an den Zähnen wie Abrieb der Zahnhartsubstanz oder Lockerung der Wurzeln, so mag sich der Verdacht aufdrängen, daß beachtliche und langanhaltende Kräfte die Ursache hierfür sein müßten. Wenn man eine genügend große Anzahl von Patienten während des Nachtschlafes in geeigneter Weise elektromyographisch überprüft (Abb. 9) – wir haben dies über Jahre getan –, um einen Aufschluß über das Verhalten der Kaumuskulatur zu erhalten, dann findet man folgendes [11]:

- Alle Menschen neigen mehr oder weniger in unterschiedlichem Ausmaß zu dieser eigenartigen Muskeltätigkeit, die ein Reiben oder Pressen der Zähne gegeneinander bewirkt.
- Ein weiterer überraschender Befund bestand darin, daß man die einzelnen Individuen nicht eindeutig als Knirscher oder Presser klassifizieren kann; es handelt sich allenfalls bei ein und demselben Patienten um die Frage, welche dieser beiden Arten der Kaumuskeltätigkeit vorherrscht. Eine solche Beobachtung hat vor allem therapeutische Konsequenzen für die Art der Kauflächengestaltung oder Wahl der Knirscherschiene.
- Man könnte zunächst vermuten, daß eine solche Kaumuskeltätigkeit vielleicht in der Einschlafphase und morgens vor dem Erwachen im Halbschlaf gehäuft zu beobachten sei. So ist man überrascht zu registrieren, daß dieses eigenartige Reiben und Pressen der Zahnreihen gegeneinander über die gesamte Zeit des Schlafes verteilt ist.
- Prüft man, von welcher Dauer solche Aktionen sind, so ist zu erkennen, daß es sich um relativ kurzzeitige Impulse handelt, kurze Perioden des Muskelkrampfes also oder des Reibens der Zähne aneinander.
- Sind während des Schlafes wirklich solch beachtliche Kräfte wirksam, wie man aufgrund der Folgen vermuten könnte? Auch hier stellt man mit Überraschung fest, daß die Größenordnung der Kraftäußerung der Kaumuskulatur bei Nacht sich nicht wesentlich von der bei Tage gemessenen unterscheidet, wenn die Sensorik des Desmodonts die Kräfte steuert und begrenzt. Dies scheint zunächst ein Widerspruch zu sein, der sich aber schnell klärt, wenn man bedenkt, daß es nicht in erster Linie eine Frage der Größe der wirkenden Kräfte ist, sondern von deren Ansatzpunkt und Wirkungsrichtung abhängt, ob ein Gebißschaden eintritt. Dann leuchtet auch ein, daß relativ geringe Kräfte, die beispielsweise in Richtung der Zahnachse einwirken, reaktionslos vom Parodontium aufgenommen werden, daß es aber zu schweren Zahnbettschäden kommen kann, wenn die gleichen Kräfte unkontrolliert in atypischer Richtung den Zahn angreifen. Hierbei werden nur umschriebene geringe Anteile des Desmodonts beansprucht und damit durch beachtliche Drucksteigerung auf kleiner Fläche schwer geschädigt. Eine solche Drucksteigerung auf kleinster Fläche ist ebenfalls auch eine Erklärung für den Abrieb resistent verankerter Zähne, wenn es zum Heraussprengen minimaler Partikel des Schmelzes kommt.

Auf die vielfältigen Schlußfolgerungen aus diesen physiologischen Grundlagen wird bei der Besprechung der Prophylaxe und der speziellen Planung einzugehen sein. Solche neuromuskuläre Aktivität ist nicht nur Ausdruck psychischer Beanspruchung, sondern auch periphere Reize und damit Steigerung

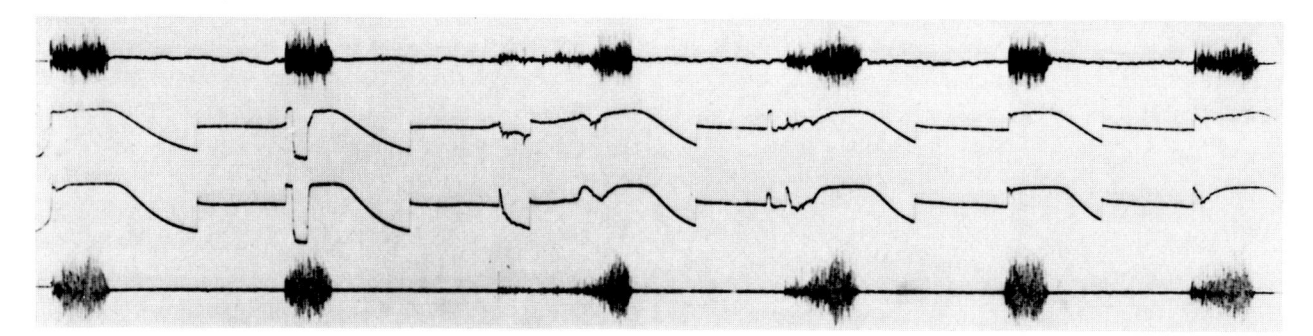

Abb. 9 Ausschnitt aus dem Registrierstreifen der Kaumuskeltätigkeit während des Schlafes. *Oben:* Aktionspotentiale des Musculus temporalis; *unten:* Aktionspotentiale des Musculus masseter (innen gleichgerichtete entsprechende Summenpotentiale für die Auswertung).

des Muskeltonus müssen berücksichtigt werden. So sind als Ursachen solcher muskulären Fehlfunktionen nicht nur benachbarte Entzündungen, ja sogar marginale Parodontopathien bekannt (s. Bd. 5, S. 32). Auch Schmerzreize im Bereich der Zähne, des Kiefergelenks und der Gesichtshaut wirken hier mit. Vor allem aber ist in diesem Zusammenhang an Okklusions- und Artikulationsstörungen zu denken. GERBER unterstreicht besonders das prothetische Ziel der Wiederherstellung des okklusalen und artikulären Gleichgewichts [9]. Denn Schäden im Funktionsdreieck von Okklusion, Kiefergelenk und Kaumuskulatur können erhebliche Störungen im sensiblen, motorischen bzw. vegetativen Bereich des Trigeminusnervs und den zugeordneten Ganglien und Zentren auslösen.

Parodontalprophylaxe

Prothetische Planung ohne Berücksichtigung der unerläßlichen Parodontalprophylaxe ist undenkbar. Solche Überlegungen sind unserem Fachgebiet keineswegs neu, und dies bedeutet nicht nur, daß etwa ein Kronenrand exakt anliegen muß, damit er keinen Reiz für das Parodontium darstellt. Auch die Materialwahl hat unter gleichem Aspekt zu erfolgen, daher wird man z. B. im parodontal anfälligen Gebiß keinen Kunststoff als Verblendmaterial in unmittelbaren Kontakt zum hochempfindlichen Gingivalsaum bringen. In diesem Zusammenhang sei auf die Modellation der Kronenwölbungen hingewiesen, die den empfindlichen Zahnfleischsaum beim Zerquetschen der Nahrung vor Irritationen schützen. Den gleichen Schutz bezweckt die Kontaktflächenwölbung für die Zahnfleischpapille, für die zudem durch entsprechende Gestaltung genügend Raum zu schaffen ist (s. Bd. 5, S. 167ff.). Ein exakter Kontaktpunkt der künstlichen Krone bewirkt außerdem die notwendige Abstützung im stabilisierenden Zahnbogen, während eine störungsfreie Artikulation der Kauflächen der sicherste Schutz der Parodontien vor traumatischen Insulten darstellt.

Sehr komplexer Natur sind die *Reaktionen zwischen Prothesenrand und Gingivalsaum*. Auf die Abdeckung durch eine Plattenprothese reagiert von allen Weichgewebepartien der Zahnfleischsaum am empfindlichsten. Hierdurch kann eine Gingivitis und damit eine progressive marginale Parodontitis eingeleitet werden. Daher sollte bei abgestütztem Zahnersatz der Zahnfleischrand frei bleiben. Diese parodontalhygienische Forderung schließt zugleich ein, daß genügend ausgespart wird, damit keinerlei Nischen mit ihren negativen Folgen für das Parodontium entstehen. Bei den rein schleimhautgelagerten partiellen Prothesen sind nach Untersuchungen von KÖRBER unter voller Schleimhautabdeckung die sekundären Veränderungen in diesem Bereich geringer [7], weil durch eine Beanspruchung der Schleimhaut durch den Plattenrand noch eine gewisse Belüftung und Bespeichelung der Schleimhautoberfläche möglich ist, also nicht jener funktionslose Raum wie bei einer abgestützten Prothese entstehen würde, der mit seiner mangelhaften Belüftung eine feuchte Kammer mit anaerober Keimbesiedelung darstellt.

Zur Parodontalprophylaxe gehört ebenfalls die rechtzeitige Verordnung von sogenannten *Knirscherschienen* in Fällen von diagnostiziertem Knirschen und Pressen. Nach Möglichkeit sollte die Schiene auf dem Zahnbogen des Oberkiefers fixiert werden, gegen den der aktive Unterkiefer-Zahnbogen wirkt und dessen untere Frontzähne sich wie Bausteine eines römischen Bogens in sich selbst stabilisieren, während die oberen Schneidezähne aufgrund ihrer nur dünnen labialen Knochenspange über den Wurzeln leicht herausgehebelt werden können. Die schützende und zugleich stabilisierende Schiene hat zweckmäßigerweise eine harte, exakt eingeschliffene und polierte Artikulationsfläche ohne jede Gleithindernisse. Eine frühere Unterscheidung verschiedener Autoren in Knirscherschienen mit harter Gleitfläche und solche mit weichem Aufbiß für Presser ist nicht mehr aktuell, nachdem eigene Untersuchungen ergeben haben, daß beide Wirkungsrichtungen der Muskelaktionen bei demselben Individuum vorkommen (s. a. Bd. 8) [11].

Aus den gleichen parodontalprophylaktischen Gründen ist ebenso partieller Zahnersatz auch nachts zu tragen, damit die Zahnreihe zu einem Block zusammengeschlossen wird und nicht Zähne oder Zahngruppen isoliert hebelnden Beanspruchungen ausgesetzt sind. Bei besonders starker Abrasion kann es in solchen Fällen zweckmäßiger sein, den Zusammenschluß der Zahngruppen durch eine Knirscherschiene während der Nacht vorzunehmen.

Gelenkprophylaxe

Im Hinblick auf die Gelenkprophylaxe ist es das Ziel prothetischer Planung, daß in dem Wirkungsgefüge Okklusion, Kiefergelenk und Kaumuskulatur die im allgemeinen recht anpassungsfähigen Kiefergelenke nicht überfordert werden. Dies bedeutet in erster Linie Erhalt bzw. Wiederaufbau der okklusionssichernden Stützzonen.

Eine prothetische Wiederherstellung der Stützzonen gelingt jedoch in befriedigender Weise nur mit den Verankerungsmitteln der eindeutigen Zahnabstützung, wenn dies anatomisch noch möglich ist. Dabei ist eine Okklusionshöhe anzustreben, in der die Muskulatur aus ihrer optimalen Ausgangslänge wirken kann.

Nicht nur eine Muskeldehnung, etwa durch eine zu hohe Okklusion, kann zu einer Hyperaktivität führen, sondern auch ein Verkürzen der Wirkungslänge, z. B. durch falsche Relationsbestimmung oder Zusammenbruch der Stützzonen. In allen Fällen kann solche Hyperaktivität der Muskulatur die Kiefergelenke schädigen. Die daraus resultierenden Entzündungen und Schmerzen können wiederum die schon abnorme Kaumuskelerregung steigern. Dadurch wird ein sich potenzierender Kreislauf unterhalten, in dem nicht mehr genügend schnell abzubauende Stoffwechselprodukte in der Muskulatur angehäuft werden. Diese stellen für die Propriozeptoren erneute Reize zur Tonussteigerung dar, die ihrerseits wiederum Rückwirkungen auf das Gelenk haben kann.

Aus den skizzierten Zusammenhängen ergibt sich außerdem, daß zahnlose Patienten während des Schlafes ihre Prothesen möglichst nicht entfernen sollen, damit der Unterkiefer abgestützt und die Kiefergelenke nicht an den Grenzen ihrer Anpassungsfähigkeit beansprucht werden können. Diese Empfehlung wird in dem Augenblick zur unabdingbaren Forderung, wenn schon Zeichen beginnender Gelenkveränderungen zu diagnostizieren sind.

Therapie des reduzierten Gebisses mit partiellen Prothesen

Die Planung der Therapie des reduzierten Gebisses gehört zu den interessantesten, aber auch schwierigsten Aufgaben des Zahnarztes (s. S. 29 und 163). Hier lassen sich zwei Gruppen unterscheiden:

– Patienten, bei denen noch Brückenzahnersatz möglich ist
– Patienten, bei denen nur partielle Plattenprothesen eingegliedert werden können bzw. eine Kombination von zahngelagertem mit schleimhautgelagertem Ersatz unter Verwendung verschiedenartiger Verbindungselemente zweckmäßig ist

Weiterhin ist im Hinblick auf eine sinnvolle Planung zu differenzieren zwischen parodontal gesunden und parodontal geschädigten, lückenhaften Gebissen. Die Konsequenz der erörterten biologischen Grundlagen der Zahnverankerung ist, daß eine prothetische Behandlung des *parodontal resistenten Gebisses* kaum problematisch ist (s. S. 149). Hier steht die Prophylaxe der Gebißdestruktion mit ihren möglichen Folgen des Kippens der Zähne in die Lücken im Vordergrund. Aus dem gleichen Grund wird man die zwei letzten Zähne einer verkürzten Zahnreihe überkronen und verlöten bzw. in geeigneter Weise miteinander verbinden, um ein rückwärtiges Ausweichen zu verhindern. Ansonsten ist für jede Form des Zahnersatzes nur eine kleinere Zahl von Stützpfeilern erforderlich.

Ganz im Gegensatz dazu gilt es im *parodontal insuffizienten Gebiß*, in erster Linie mit dem Zahnersatz eine Schienung zu erreichen. Hier besteht eine sinnvolle Therapie immer in einer Rehabilitation des gesamten Gebisses, gegebenenfalls mit Bißumstellung zur Entlastung des Kauflächenkomplexes und der Kiefergelenke sowie zur Harmonisierung des Muskelzusammenspiels.

Von entscheidendem Einfluß auf die Planung sind prothetische Aspekte hinsichtlich des *marktoten Zahnes* im Lückengebiß [18]. Wie schon dargelegt, stellt der marktote Zahn für jede Form dental gelagerten Zahnersatzes ein gewisses Risiko dar. Dies kann man nur dann eingehen, wenn ein solcher exponierter Pfeiler bei eventuell später auftretenden krankhaften Veränderungen im periapikalen Bereich mit Aussicht auf Erfolg chirurgisch wurzelbehandelt werden kann, da auch hier in entsprechenden Fällen der Verlust eines topographisch günstigen Pfeilers die gesamte Rehabilitation in Frage stellen kann. Nur wenn man planmäßig eine künftige Schleimhautlagerung mit vorgesehen hat (z. B. Plattenausdehnung), ist es vertretbar, einen devitalen Zahn zunächst noch zur Stabilisierung mit einzubeziehen.

Aus diesen Grundsätzen ergibt sich – ohne dabei auf das Pro und Kontra der Herdlehre einzugehen – eine äußerste Zurückhaltung gegenüber einer Devitalisation aus prothetischen Gründen. In den meisten Fällen ist sie heute mit den Hilfsmitteln moderner Prothetik zu umgehen. Hier stellen allenfalls Überlegungen von DOLDER eine Ausnahme dar, nach denen ein fester Wurzelstumpf mit tragfähigem Parodontium wertvoller ist als ein gelockerter Zahn mit vitalem Zahnmark und zu langer Krone (s. S. 168 f.) [3].

Allseitig zahngelagerte Teilprothesen

Neben der Zahl der zur Abstützung nutzbaren Zähne ist vor allem ihre Achsenrichtung von Bedeutung, da stark geneigte Zähne das Desmodont nur auf kleiner umschriebener Fläche belasten und dadurch die Nutzbarkeit reflektorisch einschränken oder aber in der unbewußten Phase (d. h. im Schlaf) die Gefahr der parodontalen Schädigung entsteht. Zudem müssen sie topographisch günstig im Zahnbogen verteilt sein, so daß gerade Verbindungen zwischen ihnen möglich werden, da ein bogenförmiger Verlauf schädliche Hebelwirkungen auslöst. Aus diesem Grund verbietet sich etwa eine Abstützungslinie vom Front- in den Seitenzahnbereich, wenn der Eckzahn fehlt. Es gelten also für allseitig zahngelagerte Teilprothesen gleiche Grundvoraussetzungen wie für Brückenzahnersatz, denn sie stellen dem Prinzip nach die einfachste Form abnehmbarer Brücken dar.

Zur Gruppe der abnehmbaren Brücken gehören dem Lagerungsprinzip nach ebenso alle Formen der *Modellgußprothese* aus Chrom-Kobalt-Molybdän-Legierungen, soweit sie eindeutig dental abgestützt sind. Für sie gelten die Planungsgrundsätze des Brückenzahnersatzes. In den meisten Fällen ist die Modellgußprothese das Mittel der Wahl bei Planungen unter wirtschaftlicher Einschränkung. Für den Patienten ergibt sich in ästhetischer Hinsicht, wie auch durch den größeren Raumbedarf, nicht immer eine voll befriedigende Lösung. Auch ist aus zahnärztlicher Sicht die Übertragung der Kaukräfte mittels Auflagen ein Kompromiß, denn die der Abstützung dienenden Zähne können vielfach nicht achsengerecht belastet werden. Außerdem besitzen abnehmbare Schienungen in dieser Form nur einen bedingten Stabilisierungseffekt. Zudem bleibt zu bedenken, daß sich trotz sorgfältigen muldenförmigen Einschleifens der Kauflächenauflagen nachteilige Gleithindernisse und vorzeitige Kontakte nicht immer vermeiden lassen. Dies gelingt schon eher durch Überkronen der zur Abstützung herangezogenen Zähne; eine solche Vorsorge ist im kariesanfälligen Gebiß ohnehin unerläßlich. Doch damit erhöhen sich die Kosten erheblich und kommen in die Größenordnung konventionellen Brückenzahnersatzes, so daß es in solchen Fällen naheliegt, diesen zu bevorzugen.

Unter den beschriebenen Voraussetzungen ist im allgemeinen dem konventionellen Brückenzahnersatz der Vorzug zu geben. Differentialtherapeutisch ist jedoch die allseitig zahngelagerte Modellgußprothese als vertretbare untere Grenze prothetischer Therapie das Mittel der Wahl, wenn wirtschaftliche Probleme zu berücksichtigen sind oder der Patient die eingreifenderen Vorbereitungen für den Brückenzahnersatz scheut. Eine eindeutige Indikation für eine solche Modellgußprothese ist immer gegeben, wenn aufgrund des klinischen und röntgenologischen Befundes die zur Abstützung heranzuziehenden Zähne nicht mehr die dem Brückenzahnersatz adäquate Nutzungsdauer von etwa 10–15 Jahren ermöglichen. Dann ist aus wirtschaftlichen Gründen Brückenzahnersatz weder zweckmäßig noch vertretbar (s. S. 291 ff.).

Teilprothesen einschließlich Kombinationsformen von parodontal- und schleimhautgelagertem Zahnersatz

Ist eine wünschenswerte, dem Kauorgan adäquate allseitige parodontale Abstützung nicht mehr möglich, so kommt entweder eine reine Schleimhautlagerung oder aber eine Prothese mit teilweiser dentaler Abstützung in Kombination mit Schleimhautlagerung in Frage.

Der rein schleimhautgelagerte Teilzahnersatz ist nur als sehr kompromißbehaftete Notlösung für eine begrenzte Zeit anzusehen, kann planmäßig also nur als Interimsprothese von Nutzen sein. Darüber hinaus beschränkt er sich allenfalls auf die Aufgaben einer Übergangsprothese, um den Patienten auf totalen Zahnersatz vorzubereiten.

In diesem Zusammenhang sei das stark reduzierte Gebiß angesprochen. Hier vermag oft der letzte Zahn bzw. seine Wurzel oder eine kleine Zahngruppe, speziell des Unterkiefers, wertvolle Hilfe zu leisten. Unter günstigen Voraussetzungen, etwa der parodontalen Resistenz oder gar nach Verblockung, läßt sich z. B. mit Teleskopkronen, Stegen, Druckknopfankern u. ä. oft für lange Zeit die totale Prothese vermeiden, zugleich erhält man prophylaktisch hierdurch die entsprechenden Abschnitte des Alveolarfortsatzes für später in Form.

Damit können wir uns mit dem gleichen übergeordneten Ziel der Planung der Behandlung von unvollständigen Zahnreihen zuwenden, bei denen eine allseitige parodontale Abstützung nicht mehr möglich ist. Hier handelt es sich nicht um Lücken im strengen Sinne des Wortes, sondern um verkürzte Zahnreihen und als Mischform um unterbrochenverkürzte Zahnreihen. Da nicht die vertikalen, genau in Richtung der Zahnachse auftretenden Kräfte das Parodontium gefährden, sondern vor allem horizontale Schubbelastungen und Zerrungseffekte, muß es unsere Aufgabe sein, mit dem Zahnersatz eine Schienung und Stabilisierung der restlichen Zähne im Sinne der Parodontalprophylaxe zu bewirken und dabei die auftretenden Kaukräfte nach Möglichkeit weitgehend auf die natürlichen Zähne zu übertragen.

Eine Unterteilung in parodontal, parodontal-gingival und gingival gelagerten Zahnersatz allein ergibt noch keine brauchbaren Hinweise für die Planung. Erst die Berücksichtigung des Restbestandes nach Zahl und Verteilung der Zähne läßt eine schematische Zusammenstellung der Prothesenlagerung zu, wie sie KÖRBER vorgenommen hat (Abb. 10) [7]. Diese Einteilung kann nur als allgemeine Leitlinie aufgefaßt werden. Denn Spätergebnisse der prothetischen Therapie hängen zudem entscheidend von der parodontalen Wertigkeit der Restzähne und vom Gegenbiß ab, nicht zuletzt aber auch von Parafunktionen (Knirschen und Pressen) sowie regelmäßigen Kontrollen und etwa notwendigen Nachbehandlungen.

Die schier unübersehbare Zahl der Verbindungselemente bei Kombination von Zahn- und Schleimhautlagerung lassen sich in fünf Gruppen zusammenfassen (Tab. 1). Hierbei sind die Verbindungen derart geordnet, daß, beginnend mit eindeutig starrer parodontaler Abstützung, zunehmend mehr die Schleimhautlagerung ins Gewicht fällt.

parodontale Abstützung, unterbrochene Zahnreihe	
parodontal-gingival verkürzte Zahnreihe sattelferne starre Lagerung gute Stabilisierung der Zähne	
parodontal-gingival wenige Zähne breite parodontale Auflageachse geringe Stabilisierung der Zähne	
parodontal-gingival wenige Zähne schmale parodontale Auflageachse	
gingival einzelstehende Zähne (schleimhautgetragene und federnd abgestützte Prothese)	

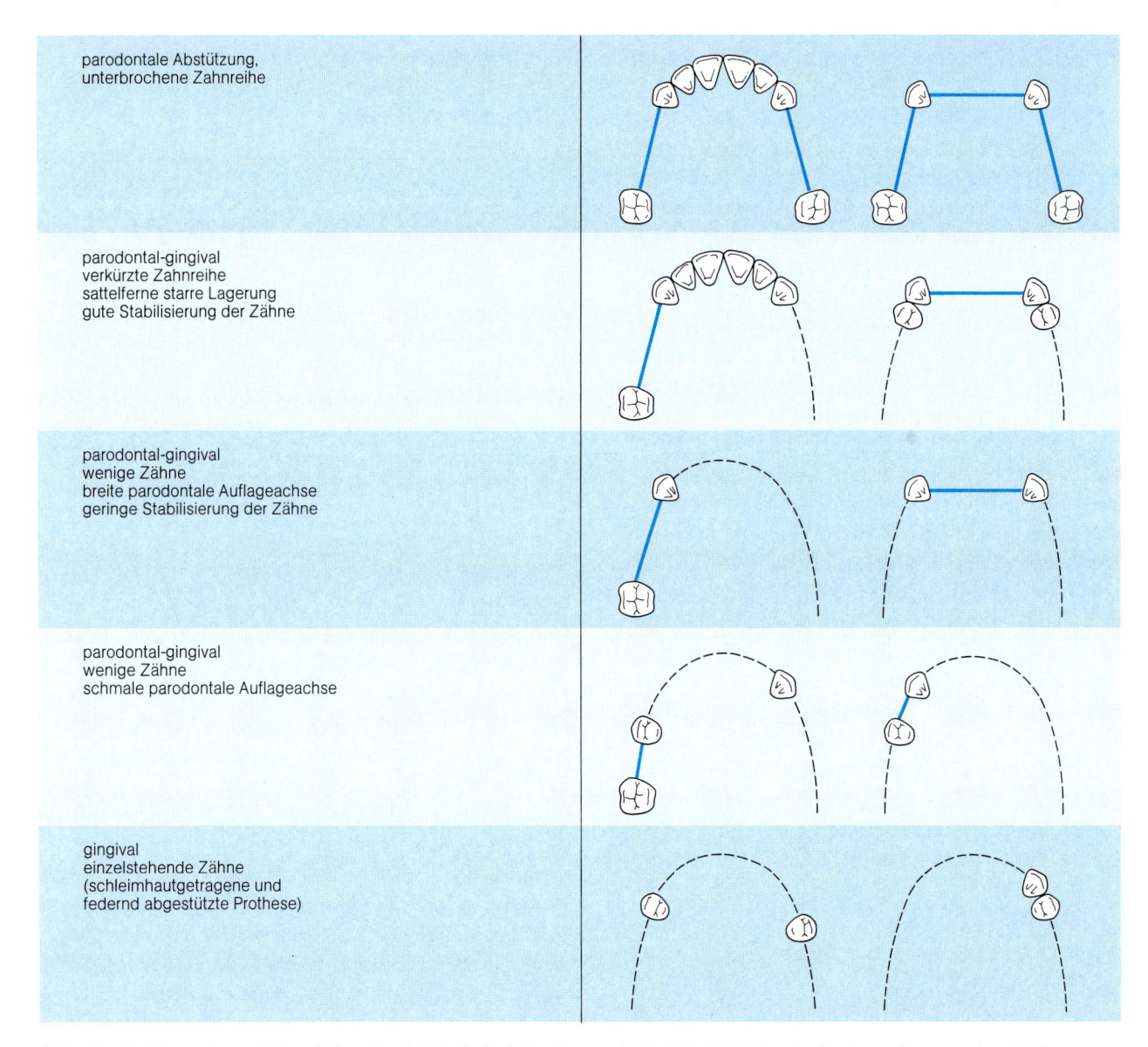

Abb. 10 Einteilung der restlichen Zähne bezüglich der Lokalisation sowie die Möglichkeiten der Prothesenlagerung (nach [7]).

Tabelle 1 Wirkungsweise der Verbindungselemente bei kombinierter Zahn- und Schleimhautlagerung partieller Prothesen.

Verbindung	Wirkungsweise des Prothesensattels
starr	wie eine Freiendbrücke
Scharnier	scharniernahe wie eine Freiendbrücke
	scharnierfern wie eine Plattenprothese
	mit distal einschneidendem Prothesenrand
offenes Geschiebe	wie eine Plattenprothese
(begrenzt absinkbar)	bei Verkantung des Geschiebes unklare Freiendbrückenwirkung
Gelenk	aufgrund der geringen parodontalen Belastung überwiegend wie eine Plattenprothese
Feder	bis zur Überwindung der Federkraft wie eine Freiendbrücke, darüber hinaus wie eine Plattenprothese

Die *offenen Geschiebe,* mit denen man im Gegensatz zu den geschlossenen Geschieben die Resilienz des Prothesenlagers berücksichtigen will, haben sich nicht bewährt, da sie entweder zu streng gehen und verklemmen und damit die Schleimhautlagerung teilweise ausschalten oder aber im Laufe der Zeit verschleißen und so zu schädigenden Schlottergelenken werden. Auf die Widersprüche in der Therapie mit komplizierten Gelenken und deren möglichen schädlichen Wirkungen haben schon frühzeitig UHLIG [27] und nach ihm SINGER [22] aufmerksam gemacht. Wir bevorzugen daher in Fällen, in denen es parodontale Wertigkeit der restlichen Zähne und Gegenbißverhältnisse gestatten, die starre Lagerung, besonders bei längeren Freiendsätteln, um hier zunehmend den Kieferkamm zu belasten [8].

Je weniger Zähne bei parodontaler Insuffizienz vorhanden sind, desto zweckmäßiger ist das Einfügen einer schleimhautgelagerten Prothese.

An sich ist zunächst eine falsch geplante und unzweckmäßige Prothese beim Kauen nicht unbedingt ein Schadensstifter, sie ist lediglich – da von der Sensorik der betroffenen Gewebe kontrolliert, weil Schmerzen oder Spannungen auslösend – nur sehr eingeschränkt nutzbar. In der unkontrollierten Phase jedoch bewirkt sie während des Schlafes infolge muskulären Fehlverhaltens schweren Schaden für Zahnhalteapparat und Prothesenlager. Hier finden wir die oft falsch beurteilten Ursachen von Prothesenschäden. Wir müssen erkennen, daß es im wesentlichen neben der Einarbeitung in die Methoden von der Erfahrung des Zahnarztes abhängt, die einzelnen Faktoren des Befundes und ihr komplexes Zusammenwirken richtig bei der Planung einzuschätzen, da es für die Therapie keine einfache Schematik gibt. Auch die Analyse von Spätergebnissen auf breiter Basis ist zum Teil noch problematisch, da eine Auswertung aufgrund der zahlreichen Komponenten und deren vielschichtigen Verflechtungen äußerst kompliziert ist.

Ziel der Planung ist somit der funktionell zweckmäßige Therapievorschlag. Die Betonung der Zweckmäßigkeit schließt die Berücksichtigung des Grundsatzes der Verhältnismäßigkeit der prothetischen Mittel logischerweise ein.

Schlußbemerkung

Detaillierte Befunderhebung und sorgfältige Planung sind unerläßliche Voraussetzungen für eine zweckmäßige Therapie. Dabei bleibt zu bedenken, daß die prothetische Prophylaxe und Therapie besonderes Wissen und große Erfahrung voraussetzen, da die vielfältigen Behandlungsmittel und technischen Behelfe unterschiedliche Auswirkungen auf das biologische Milieu haben, die bei der Planung berücksichtigt werden müssen, damit die Hilfsmittel sinnvoll mit den vielfältigen Einzelheiten des Befundes in Einklang gebracht werden können. So wird deutlich, daß es auf dem Gebiet der Zahnersatzkunde ein einfaches Diagnose-Therapie-Schema niemals geben kann.

Prothesen sind Hilfsmittel zur Therapie von Gebißschäden. Ziel der Behandlung ist die Heilung bzw. Linderung sowie die Prophylaxe der Erkrankung des Kauorgans mit prothetischen Mitteln.

Die moderne, biologisch orientierte Prothetik, die das reaktive und funktionelle Verhalten des Kauorgans auf krankhafte Veränderungen und äußere Reizeinwirkungen berücksichtigt, orientiert sich vorwiegend an den Forschungsergebnissen der Physiologie. Zugleich fordern die dargestellten Aufgaben vom Zahnarzt Verständnis für die Ausdrucksformen des Gesichtes und ein Empfinden für psychische Vorgänge, sowie ein taktvolles Eingehen auf die Nöte und Schwierigkeiten des Patienten. Weiterhin sind technisches Können, manuelle Geschicklichkeit und künstlerisches Formgefühl selbstverständliche Vorbedingungen.

Literatur

[1] Angle, E.H.: Die Okklusionsanomalien der Zähne. Meusser, Berlin 1913.
[2] Davidoff, S.: Die paradentale Insuffizienz als neue Erkenntnis auf dem Gebiet der paradentalen Erkrankungen. Dtsch. Zahn-, Mund- und Kieferhk. 9 (1942), 602.
[3] Dolder, E.: Steg-Prothetik. Hüthig, Heidelberg 1971.
[4] Eichner, K.: Über eine Gruppeneinteilung des Lückengebisses für die Prothetik. Dtsch. zahnärztl. Z. 10 (1955), 1831.
[5] Eichner, K.: Aufschlüsse über den Kauvorgang durch elektrische Kaukraftmessungen. Dtsch. zahnärztl. Z. 19 (1964), 415.
[6] Fröhlich, E.: Oral-Rehabilitation, Befunderhebung. Dtsch. zahnärztl. Z. 16 (1961), 208.
[7] Fröhlich, E., Körber, E.: Die Planung der prothetischen Versorgung des Lückengebisses. Hanser, München 1970.
[8] Gaerny, A.: Der abnehmbare Interdentalraum-Verschluß. Quintessenz, Berlin 1969.
[9] Gerber, A.: Die funktionelle Gebißanalyse als Grundlage der okklusiven Rehabilitation. Dtsch. zahnärztl. Z. 21 (1966), 28.
[10] Häupl, K.: Die durch die Teilprothese ausgelösten Gewebsreaktionen und ihre Bedeutung für den konstruktiven Aufbau der Teilprothese. In: Böttger, H., Häupl, K., Kirsten, H.: Zahnärztliche Prothetik, 2. Aufl., Bd. 2, S. 69. Urban & Schwarzenberg, München 1965.
[11] Kraft, E.: Über eine Untersuchung der menschlichen Kaumuskeltätigkeit während des Nachtschlafes. Stoma 12 (1959), 213 und 13 (1960), 7.
[12] Kraft, E.: Physiologische Grundlagen und Technik des Brückenzahnersatzes. Dtsch. Zahnärztebl. 19 (1965), 141.
[13] Kraft, E.: Physiologische Aspekte der zahnärztlichen Prothetik. Zahnärztl. Praxis 19 (1968), 109.
[14] Obwegeser, M., Steinhäuser, E.: Ein neues Gerät zur Vitalitätsprüfung der Zähne mit Kohlensäureschnee. Schweiz. Mschr. Zahnhk. 73 (1963), 1001.
[15] Reichenbach, E.: Differentialindikation für festsitzenden und herausnehmbaren partiellen Ersatz. In: Hofer, O., Reichenbach, E., Spreter von Kreudenstein, Th., Wannenmacher, E. (Hrsg.): Lehrbuch der klinischen Zahn-, Mund- und Kieferheilkunde, 4. Aufl., Bd. 2, S. 61. Barth, Leipzig 1969.
[16] Reither, W.: Die Bedeutung der Stützzonen für die Fehlbelastung des Parodontiums und des Kiefergelenkes. Dtsch. zahnärztl. Z. 22 (1967), 931.
[17] Reither, W.: Die Prothesenstomatopathie – ein polyätiologisches Krankheitsbild. Dtsch. zahnärztl. Z. 23 (1968), 851.
[18] Reither, W.: Der marktote Zahn im Lückengebiß – prothetische Aspekte. Dtsch. zahnärztl. Z. 23 (1968), 1019.
[19] Riedel, H., Fichtner, J.: Ein Beitrag zur systematischen Befunderhebung. Dtsch. zahnärztl. Z. 21 (1966), 511.
[20] Schön, F.: Elektrochirurgie in der Zahnheilkunde. Quintessenz, Berlin 1969.
[21] Schröder, H.: Ziele und Aufgaben des partiellen Zahnersatzes auf der Grundlage anatomisch-physiologischer Betrachtungen. 72. Jahrestagung der Dtsch. Ges. Zahn-, Mund- und Kieferhk., Berlin 1935.
[22] Singer, F.: Prinzipielle Gesichtspunkte bei Planung und Konstruktion von abnehmbarem Teilersatz. Zahnärztl. Welt und Reform 63 (1962), 462.
[23] Spreng, M.: Allergie und Zahnmedizin. Barth, Leipzig 1959.
[24] Thiel, H. van: Grundlagen der prothetischen Planung in der Praxis. Dtsch. Zahnärztebl. 20 (1966), 462.
[25] Thielemann, K.: Biomechanik der Paradentose, 2. Aufl. Barth, München 1956.
[26] Uhlig, H.: Erscheinungsbild, Ursachen und Behandlung der sog. Prothesenstomatitis. Dtsch. Zahnärztekal. 1957, S. 83. Hanser, München 1957.
[27] Uhlig, H.: Studentenkolleg Kiel und Fortbildungsvorträge 1959.
[28] Uhlig, H.: Frontzahnersatz im Lichte von Gebißverschleiß und Gebißdestruktion. Zahnärztl. Rdsch. 69 (1960), 353.
[29] Wild, W.: Über die planmäßige prothetische Behandlung des Lückengebisses. Dtsch. zahnärztl. Z. 4 (1949), 131.

Weiterführende Literatur

[1] Böttger, H.: Funktionelle Okklusion. Gleitbahnbezogene Diagnostik und Therapie. Quintessenz, Berlin–Chicago–Rio de Janeiro–Tokio 1982.
[2] Dolder, E., Wirz, J.: Die Steg-Gelenk-Prothese. Ein Leitfaden für Zahnarzt und Zahntechniker. Quintessenz, Berlin–Chicago–Rio de Janeiro–Tokio 1982.
[3] Franke, J.: Über die Okklusalwanderung der Zähne des Menschen; zugleich ein Beitrag zum Problem des Zahndurchbruchs. Dtsch. Zahn-, Mund-, Kieferheilk. 18 (1953), 177.
[4] Freesmeyer, W.B.: Funktionelle Befunde im orofazialen System und deren Wechselwirkung. Hanser, München–Wien 1987.
[5] Fröhlich, E.: Die Anatomie und Pathologie des Prothesenlagers. Therapiewoche 11 (1961), 754.
[6] Hofmann, M.: Die prothetische Versorgung bei einzelnen Restzähnen. Deutscher Zahnärztekalender 35 (1976), 32.
[7] Johnson, D.L., Stratton, R.J.: Grundlagen des herausnehmbaren Zahnersatzes. Quintessenz, Berlin–Chicago–Rio de Janeiro–Tokio 1983.

[8] Körber, E.: Die prothetische Versorgung des Lückengebisses. Befunderhebung und Planung. Hanser, München–Wien 1987.
[9] Körber, K.H.: Zahnärztliche Prothetik. Thieme, Stuttgart–New York 1985.
[10] Marxkors, R.: Funktioneller Zahnersatz. Hanser, München–Wien 1982.
[11] Reither, W.: Das Restgebiß als Grundlage der Prothesenplanung. Dtsch. Zahnärztebl. 13 (1959), 37.
[12] Spang, H.: Vorgefertigte Verbindungselemente in der Teilprothetik. Quintessenz, Berlin–Chicago–Rio de Janeiro–Tokio 1981.
[13] Staegemann, G.: Der Prothesenschaden der Schleimhaut im histologischen Bild. Dtsch. zahnärztl. Z. 15 (1960), 1061.
[14] Strack, R.: Problematik der Versorgung des Lückengebisses. Dtsch. zahnärztl. Z. 7 (1952), 1025, 1062.
[15] Voss, R., Kraft, E., et al.: Einheitliches Befundblatt für Zahnersatz. Dtsch. zahnärztl. Z. 21 (1966), 591.

Differentialdiagnose festsitzender – abnehmbarer Zahnersatz

von Lorenz Hupfauf

Inhaltsübersicht

Einleitung 31
Vor- und Nachteile des festsitzenden
Zahnersatzes 31
Vor- und Nachteile des abnehmbaren
Zahnersatzes 31
Prognostische Beurteilung der
Erhaltungsfähigkeit des noch vorhandenen
Zahnbestandes 32
Indikationsstellung 33

Festsitzender Zahnersatz 33
Abnehmbarer Zahnersatz 34
Differentialtherapeutische Überlegungen ... 34
Kombination von festsitzendem und
abnehmbarem Zahnersatz 35
Subtotaler Zahnersatz 36
Mundhygiene 37
Zukunftsorientierte Gesichtspunkte
der Planung 37
Literatur 37

Einleitung

Differentialdiagnostische Gesichtspunkte, die das Einfügen von festsitzendem oder abnehmbarem Zahnersatz bestimmen, waren jahrzehntelang ausschließlich von statisch-mechanischen Überlegungen geprägt. Seit einiger Zeit fließen jedoch immer stärker funktionelle Gedankengänge, parodontologische Aspekte und geriatrische Perspektiven in die Planung von Zahnersatz ein. Dies macht die Indikationsstellung komplizierter.

Daneben hat auch die verbesserte Mundhygiene [4, 6, 7, 13] zu einer Verschiebung der Indikationsgrenzen in der zahnärztlichen Prothetik geführt [32, 35, 36, 37]. Zwei Tendenzen machen sich bereits bemerkbar:

- Verglichen mit früher, wird festsitzender Zahnersatz häufiger bei Patienten im höheren Alter eingefügt.
- Das Lebensalter der Patienten, die erstmals mit Totalprothesen versorgt werden, ist deutlich gestiegen.

Diese Entwicklung wird zusätzlich durch die höhere Lebenserwartung der Bevölkerung verstärkt. Man muß daher davon ausgehen, daß sich die Schwerpunkte zahnärztlicher Behandlung immer mehr verlagern und den Behandlungsablauf erschweren werden.

Vor die Aufgabe, differentialdiagnostisch zu entscheiden, ob ein festsitzender oder ein abnehmbarer Zahnersatz eingefügt werden soll, wird man in erster Linie bei zahnbegrenzten Lücken gestellt. Neben den allgemeinen Grundsätzen der Befunderhebung (s. S. 1 ff.) sind für die Urteilsbildung folgende Aspekte wichtig:

- *Vor- und Nachteile von festsitzendem und abnehmbarem Zahnersatz:* Bei der Konsultation mißt der Patient unseren Argumenten für und wider den festsitzenden oder abnehmbaren Zahnersatz eine wesentliche, oft emotionell gefärbte Bedeutung bei.
- *Einschätzung der Erhaltungsfähigkeit des vorhandenen Zahnbestandes:* Die prognostisch richtige Bewertung ist ein wesentlicher Faktor für den Behandlungserfolg.
- *Zukunftsorientierte Gesichtspunkte der Planung:* Eine solche Sichtweise ist für den Patienten oft nur schwer zu erkennen, für ein verantwortungsvolles und weitsichtiges Handeln des Zahnarztes jedoch unerläßlich.

Vor- und Nachteile des festsitzenden Zahnersatzes

Für die differentialdiagnostischen Überlegungen ist es wichtig, Vor- und Nachteile des abnehmbaren und des festsitzenden Zahnersatzes gegeneinander abzuwägen [3, 14, 15, 18, 19, 22]. Gemeinsam mit dem Gesichtspunkt der Erhaltungsfähigkeit der vorhandenen Zahnsubstanz sind diese Argumente dem Patienten aufzuzeigen und zu diskutieren. Sie bilden die Basis des Planungskonzeptes.

Vorteile

- Der Brückenersatz ist unlösbar mit den Pfeilerzähnen verbunden.
- Er nimmt nicht mehr Raum ein, als vorher die natürlichen Zähne beanspruchten.
- Adaptation und Inkorporation des festsitzenden Zahnersatzes erfolgen sehr schnell und bereiten in der Regel keine Schwierigkeiten. Dies beruht auf seiner den natürlichen Zähnen ähnlichen Form und der identischen Übertragung der Impulse, die für die Reizweiterleitung erforderlich sind.
- Kariöse Defekte treten bis zu einem gewissen Maß verzögert auf.
- Mit der Verblockung von Zähnen ist ein parodontal stabilisierender Faktor verbunden. Aus parodontalhygienischer Sicht kann dieser Gesichtspunkt jedoch nur mit einer gewissen Einschränkung gelten.

Nachteile

- Oft müssen gesunde Pfeilerzähne beschliffen werden.
- Eine Erweiterungsmöglichkeit des Zahnersatzes ist in der Regel nicht gegeben.
- Teile der Schleimhaut sind dauernd bedeckt.
- Der Gingivalrand ist durch den festsitzenden Zahnersatz einem Fremdkörperreiz ausgesetzt, da eine supragingivale Präparation leider nicht immer erfolgen kann [39].

Vor- und Nachteile des abnehmbaren Zahnersatzes

Vorteile

- Die Herstellung ist in vielen Fällen weniger zeitaufwendig.

- Eine Erweiterung des Zahnersatzes ist im Vergleich zum Brückenersatz meist problemlos.
- Die Möglichkeit, mit Hilfe des Transversalbügels der herausnehmbaren Prothese eine Versteifung der Zahnreihen herbeizuführen, die parodontalstabilisierenden Einfluß besitzt, sollte nicht unterschätzt werden.

Nachteile

- Die abnehmbare Prothese geht häufig mit einer Irritation der Zahnfleischsäume einher.
- Es ist mit einem erhöhten Kariesrisiko zu rechnen [20, 23]. Immerhin findet man fünf Jahre nach dem Einfügen von Teilprothesen in 20–25% der Fälle kariöse Defekte im sattelnahen Bereich. Dazu ist allerdings anzumerken, daß diese Prädilektionsstelle meist auf der unzureichenden Reinigung des sattelnahen Stützzahnes durch den Patienten beruht, was häufig auf die mangelnde Unterweisung durch den behandelnden Zahnarzt zurückzuführen ist.
- Aus Sicht des Patienten ist eine abnehmbare Prothese aufgrund des Demaskierungseffektes nachteilig.

Die Gegenüberstellung der Vor- und Nachteile beider Zahnersatzformen führt zu dem Schluß, daß festsitzender Zahnersatz einer abnehmbaren Prothese immer vorzuziehen ist, wenn es die Abwägung der Befunde gestattet.

Prognostische Beurteilung der Erhaltungsfähigkeit des noch vorhandenen Zahnbestandes

Für die Entscheidungsfindung zwischen festsitzendem und herausnehmbarem Zahnersatz [16, 37] ist die prognostische Bewertung der Erhaltungsfähigkeit des noch vorhandenen Zahnbestandes eine Conditio sine qua non. Hierbei reicht es nicht aus, den Zustand der Zähne und deren parodontale Widerstandsfähigkeit zu beurteilen; man sollte sich gleichzeitig vergegenwärtigen, mit welcher Belastung der Zähne und damit der parodontalen Gewebe nach dem Einfügen der geplanten Versorgung zu rechnen ist. Auch der *Funktionsbefund* (s. Bd. 5, S. 19ff.) wird in die Beurteilung mit einfließen müssen:

- Sind Kiefergelenke, Muskulatur und okkludierende Flächen der Zähne aufeinander abgestimmt? Oder gibt uns die klinische Funktionsanalyse Hinweise auf das Vorliegen einer Disharmonie [33]?
- Deuten die klinischen Kronen noch vorhandener Zähne auf eine hohe Belastung bei gleichzeitig gutem Parodontalbefund? Abrasionen, Schmelzsprünge oder keilförmige Defekte können dafür sprechen.
- Ging der Zahnverlust mit einer sekundären Haltungsänderung des Unterkiefers einher? Ist es erforderlich, die Haltung zu rekonstruieren oder haben sich die Gewebe dem Zustand angepaßt?

Der Versuch, auch den funktionellen Befund in die Beurteilung mit einzubeziehen, macht die Prognose sicherer.

In Tabelle 1 sind einige Aspekte zusammengestellt, auf denen die differentialdiagnostische Bewertung aufbauen muß. In einem ersten Schritt wird man hierzu die positiven und negativen Befunde gegenüberstellen und abwägen müssen [14, 15, 29]. Aufgrund der Vielzahl der klinisch oft nicht eindeutigen Befunde ist dafür sicher auch eine gewisse Erfahrung erforderlich.

Unsere Planungsstrategie stellt dabei einen wesentlichen Gesichtspunkt an übergeordnete Stelle:

> Insgesamt gesehen planen wir die konstruktive Gestaltung des Zahnersatzes im Bereich des Unterkiefers stärker und damit widerstandsfähiger als die Versorgung im Oberkieferbereich. Auf der Basis dieses Konzeptes versuchen wir, die Zähne im Unterkiefer länger als die des Oberkiefers zu erhalten.

Mit diesem, an prognostischen Aspekten orientierten Behandlungskonzept wird angestrebt, eine zukünftige Ausgangssituation zu vermeiden, in der eine Versorgung eines zahnlosen Unterkiefers bei natürlicher antagonistischer Bezahnung erforderlich wird [16]. Wir vermeiden also, daß in einem höheren Lebensalter des Patienten das reduzierte Lager einer Totalprothese im Unterkiefer durch den Gegenbiß natürlicher Zähne belastet wird. Die in diesen Fällen ungewöhnlich starke Resorption des Alveolarfortsatzes im Unterkiefer und das darauf beruhende „Absinken" der Prothese mit all ihren Folgen sind ein großes Problem in der Praxis, sowohl für den Zahnarzt als auch für den Patienten.

Umgekehrt bereitet das Einfügen totaler Prothesen für den Oberkiefer bei noch vorhandenen natürlichen Zähnen im Unterkiefer bekanntlich keine besonderen Schwierigkeiten.

Tabelle 1 Differentialdiagnostische Bewertung des Gebisses.

	Positiv	Negativ
Alter und Allgemeinzustand des Patienten	keine Allgemeinerkrankungen normale psychische Reaktionslage	Diabetes Arteriosklerose psychosomatische Störungen Dyskinesien
Zahnbefund	keine Stellungsanomalien bzw. die Zahnstellung beeinflussende Dysgnathien kurze bis mittellange klinische Kronen, starke, lange Wurzeln gesundes Zahnmark keilförmige Defekte und Schmelzsprünge verbunden mit Abrasionen	Engstand, Kippung, Drehung von Zähnen oder Zahngruppen lange klinische Kronen grazile und kurze Wurzeln indirekt überkappte oder wurzelbehandelte Zähne Abrasionen in Verbindung mit schlechtem Parodontalbefund
Parodontalbefund	geringe Entzündungsbereitschaft keine oder mäßige Zahnfleischtaschen horizontaler Knochenabbau	verstärkte Entzündungsbereitschaft tiefe Zahnfleischtaschen vertikaler Knochenabbau
Einstellung des Patienten	positive Einstellung zur prothetischen Versorgung gute Zahnpflege	gleichgültig gegenüber Versorgung nicht motivierbar zur Zahnpflege

Indikationsstellung

Festsitzender Zahnersatz

An die Funktionstüchtigkeit der Pfeilerzähne müssen besonders hohe Anforderungen gestellt werden. Vorausschauend sollte man davon ausgehen, daß beim Kronen- und Brückenersatz eine Funktionstüchtigkeit von mindestens 10–15 Jahren einzuplanen ist.

Dies besagt, daß ein Brückenersatz immer eingefügt werden sollte, wenn eine entsprechende Funktionsdauer sehr wahrscheinlich ist. Zweifellos wird man in einigen Fällen zu Kompromissen gezwungen, die zu verantworten sind [12, 15, 25].

Beispiel. Bei sonst geschlossener Zahnreihe im Unterkiefer besteht eine einseitig zahnbegrenzte Lücke. Die Pulpa des endständigen Pfeilerzahnes ist jedoch überkappt, mußte wurzelbehandelt werden oder die Retentionsform der kurzen klinischen Krone ist eingeschränkt. Auf der kontralateralen Seite des Unterkiefers wurde vor einiger Zeit eine Brücke eingefügt, die noch funktionstüchtig ist.

In dieser Situation kann das Einfügen einer unilateralen Teilprothese oft nicht befriedigen. Hier besteht die Möglichkeit, dem Patienten eine labil verankerte, sogenannte *Kupplungsbrücke* (Abb. 1) einzugliedern.

Muß der endständige Pfeiler einschließlich des Brückengliedes zu einem späteren Zeitpunkt entfernt werden, dann erlaubt es die beschriebene konstruktive Lösung, nicht nur die Krone zu belassen, man kann auch die sich in der Krone befindliche „Auflage" oder das „Geschiebe" zur Abstützung bzw. Retention der in der nachfolgenden Behand-

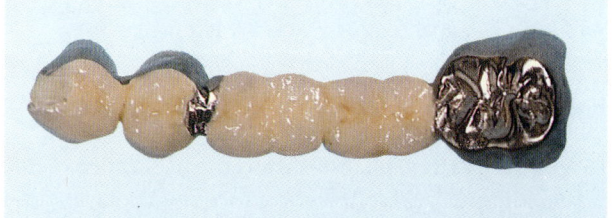

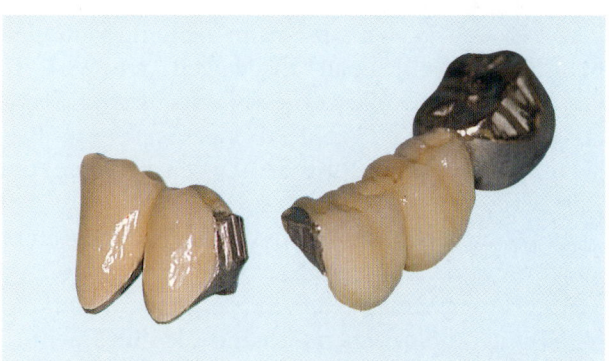

Abb. 1a und b Die labil verankerte Brücke (Kupplungsbrücke) ermöglicht es, später einen prognostisch nicht sehr hoch eingeschätzten Pfeilerzahn zu entfernen, ohne daß der gesamte Brückenverband entfernt werden muß.

lungsphase einzufügenden abnehmbaren Prothese wieder verwenden.

Aus diesen Überlegungen ist folgendes Fazit zu ziehen:

> Endständige Zähne sind, wenn irgend möglich, zu erhalten.

Sie sichern nicht nur die Kieferhaltung, sondern tragen auch dazu bei, die unphysiologische Belastung des Alveolarfortsatzes durch den abnehmbaren Zahnersatz zu verringern [8, 16, 30]. Aus diesen Erwägungen heraus ist gerade endständigen Zähnen ein hoher funktioneller Wert beizumessen.

Natürlich gibt es Grenzfälle. Das Risiko, das mit dem Versuch der Erhaltung eines solchen Zahnes einhergeht, muß deshalb bereits bei der Planung berücksichtigt werden [16]. Dies gilt insbesondere für einwurzelige Molaren oder bei der Heranziehung hemisezierter Zähne zur Abstützung von Zahnersatz [8, 28].

Abnehmbarer Zahnersatz

Vergleichbare Überlegungen beeinflussen ebenfalls die Planungsstrategie und damit die *Indikation zum Einfügen abnehmbarer Prothesen* [20, 24, 34, 36, 38]:

> Bei einer rein parodontal bzw. parodontal-tegumental gelagerten Teilprothese sollte man davon ausgehen, daß innerhalb von fünf Jahren keine Neuanfertigung zu erwarten ist.

Differentialtherapeutische Überlegungen

In einigen Fällen ist die differentialtherapeutische Entscheidung zu treffen, ob ein abnehmbarer oder ein festsitzender Zahnersatz eingefügt werden kann. Das Für und Wider wird dann den individuellen Befunden entsprechend abgewogen (s. S. 241). In Grenzfällen kann dies durchaus zu unterschiedlichen Auffassungen führen. Als viel diskutiertes Beispiel soll die Versorgung der einseitig verkürzten Zahnreihe dienen [9, 15, 17, 26]:

Zum einen ist bekannt, daß das Einfügen einer abnehmbaren, parodontal und gingival gelagerten Teilprothese Nachteile hat. Sie beruhen nicht allein in der unphysiologischen Belastung des Tegumentes, es gibt auch berechtigte parodontalhygienische Einwände. Davon abgesehen, fällt es dem Patienten auch schwer, sich an diese Art des Zahnersatzes zu gewöhnen, weil Aufwand und Nutzen oft in keinem rechten Verhältnis stehen. Aus diesen Erwägungen heraus halten die meisten Autoren die implantatgestützte Brücke (s. Bd. 5, S. 228 und 277 ff.) oder das Einfügen von festsitzendem Zahnersatz mit distalem Freiendglied für sinnvoll.

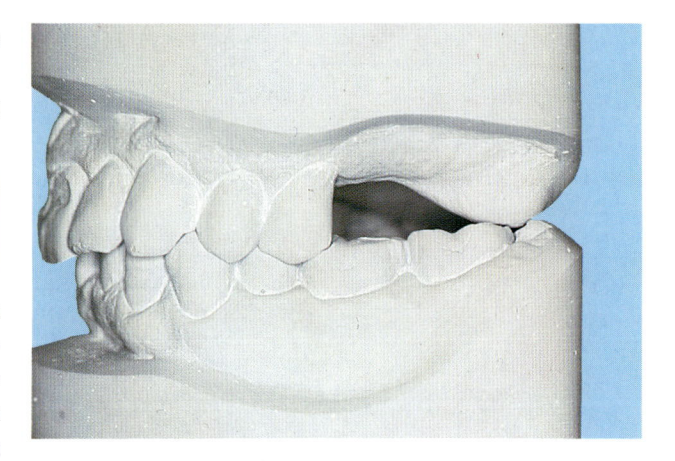

Abb. 2 Verkürzte Zahnreihe im Oberkiefer. Auf die prothetische Versorgung der Lücke wurde verzichtet. Nach fünf Jahren berührt die Schleimhaut im Tuberbereich die antagonistischen Zähne.

Seit einigen Jahren wird auch auf die Versorgung des zahnlosen Kieferabschnittes verzichtet, und zwar unter der Voraussetzung, daß

- die Verlagerung und das Kippen antagonistischer Zähne verhindert werden
- keine Hinweise auf funktionsbedingte Erkrankungen bestehen

Für die Mehrzahl der Fälle ist dies sicher richtig. Bei einigen Patienten beobachten wir allerdings, daß sich die anatomisch-topographischen Verhältnisse verändern und die Schleimhaut des zahnlosen Tubers die Antagonisten des Unterkiefers berührt (Abb. 2). Die Ursache hierfür ist unseres Erachtens nicht immer auf eine sekundäre Haltungsänderung des Unterkiefers zurückzuführen. Manchmal ist festzustellen, daß der interalveoläre Raum von fibrösem Bindegewebe und Schleimhaut ausgefüllt wird. Bei einigen Patienten ist gleichzeitig eine verstärkte Pneumatisierung der Kieferhöhle zu beobachten. Die prothetische Versorgung wird durch diese Veränderungen erheblich erschwert. Über ähnliche Beobachtungen haben BERG und Mitarbeiter berichtet [3].

Bei den differentialtherapeutischen Überlegungen ist ferner zu bedenken, daß beim Belassen größerer, nicht zahnbegrenzter Lücken die Zunge den unausgefüllten Raum beanspruchen wird. Dies hat eine Einengung des Kauschlauchs zur Folge, die später einmal die prothetische Versorgung mit abnehmba-

Differentialdiagnose festsitzender – abnehmbarer Zahnersatz

ren Prothesen erschweren wird (s. Bd. 7, S. 115 und 190). Auch Funktionsstörungen sind nicht auszuschließen. Eine regelmäßige Kontrolle zahnärztlich unversorgter Lücken ist deshalb eine Conditio sine qua non, damit rechtzeitig eingegriffen werden kann.

Kombination von festsitzendem und abnehmbarem Zahnersatz

Die Anforderungen an die Erhaltungsfähigkeit der Zähne sind hier entsprechend höher zu stellen. Deshalb ist es sinnvoll, prognostisch schwächer eingeschätzte Zähne nur dann zu belassen, wenn sie für die parodontale Lagerung der Prothese besonders wichtig sind [30]. Das gilt z. B. für endständige Zähne, die ein Absinken der Prothese noch eine gewisse Zeit verhindern können, oder für Zähne, die durch ihre Okklusion die Haltung des Unterkiefers zum Oberkiefer sichern.

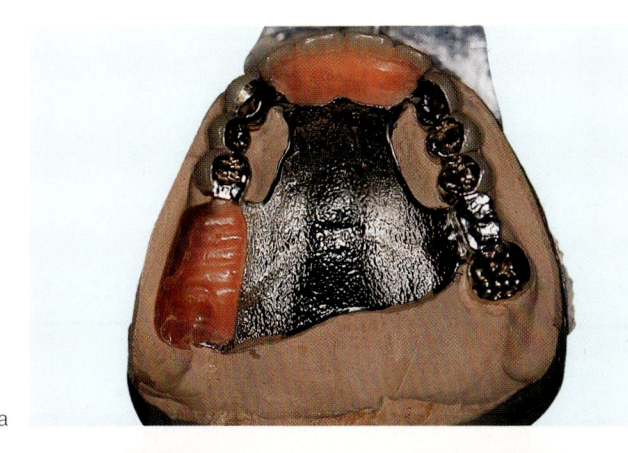

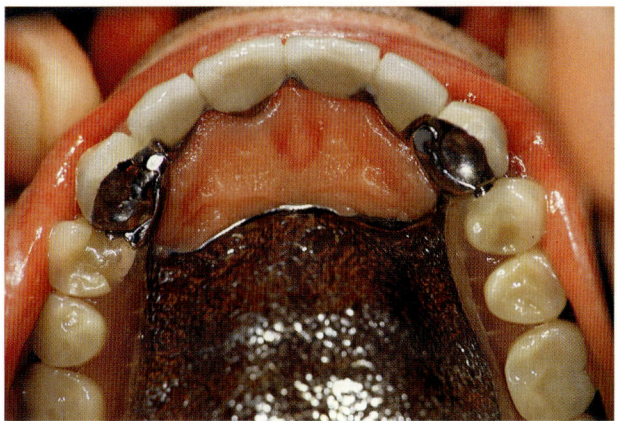

Abb. 3 Der kombiniert festsitzend-abnehmbare Zahnersatz ist vorwiegend aus parodontalhygienischen und Stabilitätsgründen indiziert.
a) Einfügen einer Brücke zum Ersatz des Zahnes 14 bei gleichzeitiger Versorgung mit einer abnehmbaren Prothese.
b) Einfügen einer Brücke zum Ersatz der Zähne 12 und 21 bei gleichzeitiger Versorgung mit einer abnehmbaren Prothese.

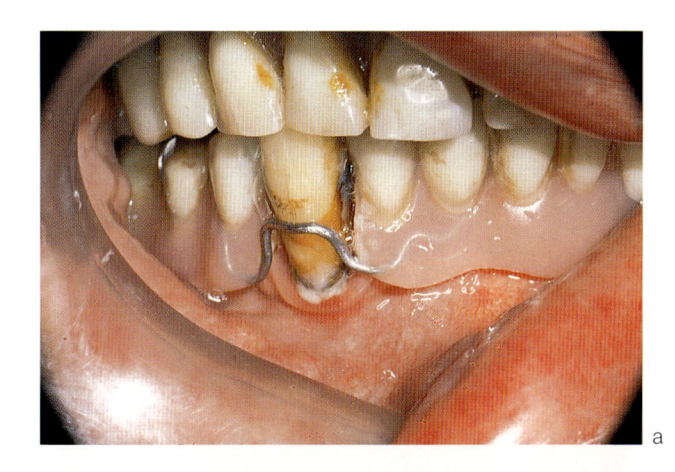

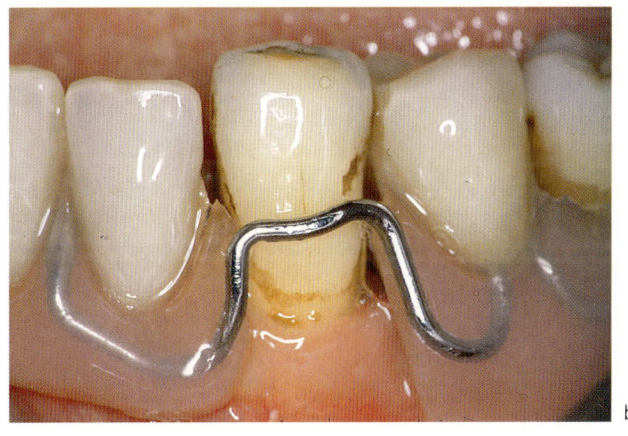

Abb. 4 Die Bereitschaft zur Zahnpflege durch den Patienten wird während der Vorbehandlung getestet. Sie bestimmt die Art der definitiven Versorgung.
a) Interimsprothese bei einem Patienten, der nicht zur regelmäßigen Pflege motiviert werden kann.
b) Zustand des reduzierten Gebisses bei guter Zahnpflege. Das bei der Interimsprothese verwendete „Halteelement" hat sich außerordentlich gut bewährt, obwohl die Retention nicht auf einer Klemmwirkung beruht.

In jedem Fall ist bei der Planung des abnehmbaren Zahnersatzes und der konstruktiven Gestaltung bereits an die Möglichkeit der Ergänzung dieser Zähne zu denken.

> Ein kombiniert festsitzender und abnehmbarer Zahnersatz ist insbesondere dann indiziert, wenn aus parodontalhygienischen und parodontal stabilisierenden Gründen das Einfügen einer einfachen, parodontal abgestützten Prothese nicht sinnvoll ist.

Beispiel. Beim Patienten liegt auf der rechten Seite des Oberkiefers eine zahnbegrenzte Lücke, auf der anderen Seite die Kombination einer zahnbegrenzten und einer nicht zahnbegrenzten Lücke vor.

In diesem Fall wäre es allein aus parodontalhygienischen Gründen sinnvoller, die kleine Lücke mit einem festsitzenden Zahnersatz zu schließen, auf dem der abnehmbare Teil der Versorgung verankert wird (Abb. 3a). Das gleiche gilt für die Versorgung zahnbegrenzter Lücken im Frontzahnbereich bei gleichzeitigen, nicht zahnbegrenzten Lücken im Seitenzahnbereich (Abb. 3b).

Dieses relativ aufwendige Behandlungskonzept setzt voraus, daß die Patienten ihre Zähne pflegen. Während der Vorbehandlung besteht genügend Zeit, ihre Bereitschaft dazu zu testen, weil nur dann unser Einsatz auch aus sozialer Sicht verantwortet werden kann (Abb. 4).

Subtotaler Zahnersatz

Grundsätzlich verschieden sind die differentialdiagnostischen Überlegungen, wenn bei einem Patienten nur noch wenige Zähne erhaltungsfähig sind. In diesem Fall kann eine subtotale Prothese angezeigt sein (s. S. 105 und 182). Ein nicht unerheblicher Anteil der Patienten steht der Versorgung mit abnehmbarem Zahnersatz mit einer gewissen Angst gegenüber. Konsultieren sie den Zahnarzt erst unter dem Zwang einer erheblichen Lockerung ihrer Zähne, dann ist deren Erhaltung oft zweifelhaft. Der ungünstige Befund erlaubt in diesem Fall nur noch bedingt, einen oder zwei Zähne mit gutem Gewissen zu erhalten. Wurde bisher keine abnehmbare Prothese getragen, dann sollte man abwägen, ob sie vielleicht noch so lange erhalten werden können, bis der Zahnersatz adaptiert ist. Dies gilt insbesondere für die Versorgung im Unterkiefer und für ältere Patienten.

Die durch den Erhalt dieser Zähne verbesserte Retention der subtotalen Prothese bewirkt, daß sich die Muskulatur der Zunge, der Wange und der Lippen nicht nur dem neu eingefügten Zahnersatz besser anpassen können.

Mit zunehmendem Lockerungsgrad der Zähne erlernt die Muskulatur auch, die Prothese zu stabilisieren. Deshalb erleichtert die subtotale Prothese die Gewöhnung an den totalen Zahnersatz, der nach einer kürzeren oder längeren Zeitspanne eingefügt werden muß.

Während des Übergangsstadiums, in dem die Interimslösung eingefügt ist, gilt es, die Pflegebereitschaft des Patienten zu prüfen (s. S. 35). Ob man als Verbindungselement der definitiven Prothese dann eine Doppelkrone, einen Knopfanker oder nur ein einfaches Halteelement wählt [24], hängt von folgenden Faktoren ab:

– parodontaler Zustand des Zahnes
– Resilienz der Schleimhaut
– prognostische Einschätzung der Dauer der Erhaltungsfähigkeit des Zahnes
– Einstellung des Patienten zu seiner prothetischen Versorgung

Wurde vor dem Einfügen der subtotalen Prothese eine funktionelle Abformung durchgeführt, dann kann nach dem Verlust der letzten Pfeilerzähne der Zahnersatz, unabhängig von der Art der aufgeführten Verbindungselemente, ohne größeren Aufwand zur totalen Prothese erweitert werden.

Tabelle 2 Einfluß der Mundpflege auf die Indikation der verschiedenen Zahnersatzformen (modifiziert nach [12]).

Zahnbestand	Parodontale Verankerung	Indikation bei guter, gesicherter Mundhygiene	Indikation bei unzureichender oder nicht beständiger Mundhygiene
zahnbegrenzte Lücken (kariesinaktiv)	gut bis mäßig	festsitzender Zahnersatz (partielle Prothese)	festsitzender Zahnersatz
zahnbegrenzte Lücken (kariesaktiv)	gut bis mäßig	festsitzender Zahnersatz	festsitzender Zahnersatz
zahnbegrenzte Lücken	stark reduziert	festsitzend-abnehmbarer Zahnersatz	Übergangsprothese
reduziertes Restgebiß mit nicht zahnbegrenzten Lücken	reduziert	festsitzend-abnehmbarer Zahnersatz	partielle Prothese
stark reduziertes Restgebiß	reduziert	festsitzend-abnehmbarer Zahnersatz	Übergangsprothese

Mundhygiene

Die bisher beschriebenen Indikationen sind nur ein Gesichtspunkt. Selbstverständlich ist die Indikationsstellung auch im Zusammenhang mit der Mundhygiene des Patienten (s. Abb. 4) sowie seiner Bereitschaft und Fähigkeit zur Mundpflege zu sehen [1, 2, 4, 20]. Dies gilt nicht nur für jüngere Menschen, sondern auch für die alten Patienten, deren Visus beeinträchtigt und deren Feinmotorik gemindert ist. Alte Menschen können sich, trotz guten Willens, nicht immer so gut pflegen, insbesondere, wenn sie sich in einem senilen Lebensabschnitt befinden. Dabei muß man davon ausgehen, daß es ganz allgemein sehr schwierig ist, Patienten jenseits des 50. Lebensjahres zu einer Verhaltensänderung zu motivieren. In Tabelle 2 wird versucht, die Zusammenhänge aufzuzeichnen, die zwischen dem Zahnbestand, der parodontalen Verankerung und der Mundhygiene bestehen. Die Gegenüberstellung dieser Befunde wird die Therapie und damit die Art des Zahnersatzes ganz wesentlich bestimmen.

Zukunftsorientierte Gesichtspunkte der Planung

Es wurde bereits gesagt, daß für unsere differentialdiagnostischen Überlegungen die Bewertung der Erhaltungsdauer der noch vorhandenen Zähne von ausschlaggebender Bedeutung ist. Das Einfügen von Brücken ist um so eher indiziert, je günstiger die Verhältnisse einzuschätzen sind. Dies gilt sowohl für die Tragfähigkeit der Stützzähne als auch für deren Erhaltungsfähigkeit.

Die Prognose einschränkend, muß man sich jedoch vergegenwärtigen, daß alle Überlegungen nur auf dem gegenwärtigen Zustandsbild beruhen. Es gelingt weder, bei allen Patienten eine lückenlose Anamnese zu erheben, noch mit ausreichender Sicherheit den zukünftigen Allgemeinzustand des Patienten abzuschätzen.

Die Gesamtplanung ist daher auch aus folgendem, für das Wohl des Patienten sehr wichtigen zukunftsorientierten Blickwinkel zu sehen:

> Ist nach sorgfältiger Einschätzung aller genannten Kriterien davon auszugehen, daß der Verlust eines geplanten umfangreichen Brückenverbandes in einen Zeitabschnitt fallen könnte, in dem Adaptationsbereitschaft und Adaptationsfähigkeit des Patienten voraussichtlich gemindert sind, dann sollte man sich rechtzeitig für die abnehmbare Prothese entschließen.

Es ist immer wieder festzustellen, daß Patienten, die mit einem umfangreichen festsitzenden Zahnersatz versorgt wurden, die Gewöhnung an einen abnehmbaren Zahnersatz im fortgeschrittenen Alter sehr schwer fällt, ja manchmal überhaupt nicht mehr gelingt. Dies hat verschiedene Ursachen:

- Die topographischen Verhältnisse in der Mundhöhle sind z.B. infolge einer starken Resorption der Kieferkämme oft ungünstig.
- Alten Patienten fällt es sehr schwer, den jetzt erheblich größeren Fremdkörper „Prothese" zu adaptieren und ein neues Bewegungsmuster einzuschleifen.

Ein anstelle der Brücke für das längere Zwischenstadium eingefügter abnehmbarer partieller Zahnersatz, der im Laufe der Zeit sukzessive erweitert werden kann, bewirkt, daß der Übergang zu einer Totalprothese für den Patienten erheblich einfacher ist (s. S. 111). Sie wird ohne weiteres adaptiert.

Dieser übergeordnete Gesichtspunkt setzt sowohl eine umfassende Einschätzung der Wertigkeit der vorhandenen natürlichen Zähne als auch eine Beurteilung des gesamten stomatognathen Systems voraus (s.a. Tab. 1). Er erfordert ebenfalls eine Bewertung des biologischen Lebensalters des Patienten, das von seinem kalendarischen Alter erheblich abweichen kann.

Kritisch ist zum Gesamtkomplex der Differentialindikation jedoch festzustellen, daß leider auch heute noch ein nicht erheblicher Bereich unserer Beurteilung und Planung auf Erfahrungswerten beruht. Sie müssen in Zukunft durch Beobachtungsstudien retrospektiv ergänzt und auf eine breite Basis gestellt werden [1, 2, 5, 6, 7, 10, 11, 19, 36]. Erst dann wird es gelingen, die Schwankungsbreite der Erfahrungswerte zu reduzieren, um zu präzisen Aussagen und besseren Erfolgsergebnissen zu kommen.

Literatur

[1] Addy, M., Bates, J.F.: Plaque accumulation following the wearing of different types of removable partial dentures. J. Oral Rehabil. 6 (1979), 111.

[2] Bates, J.F., Addy, M.: Partial dentures and plaque accumulation. J. Dentistry 6 (1978), 285.

[3] Berg, H., Carlsson, G.E., Helkimo, M.: Changes in shape of posterior parts of upper jaws after extraction of teeth prosthetic treatment. J. Prosth. Dent. 34 (1975), 262.

[4] Bergmann, B., Hugosson, A., Olsson, C.O.: Periodontal and prosthetic conditions in patients treated with removable dentures and artificial crowns. A longitudinal two years study. Acta Odont. Scand. 29 (1971), 621.
[5] Bergmann, B., Hugosson, A., Olsson, C.O.: Caries and periodontal status in patients treated with removable partial dentures. J. Clin. Periodont. 4 (1977), 134.
[6] Chandler, J., Brudvik, J.: Clinical evaluation of patients 8 to 9 years after placement of removable partial dentures. J. Prosth. Dent. 51 (1984), 736.
[7] Eichner, K.: Erkenntnisse aufgrund von Langzeitergebnissen auf dem Gebiet der zahnärztlichen Prothetik. Zahnärztl. Welt 93 (1984), 380.
[8] Erpenstein, H.: A 3 year study of hemisectioned molars. J. Clin. Periodont. 10 (1983), 1.
[9] Fuhr, K., Behneke, N.: Die Versorgung der einseitig verkürzten Zahnreihe mit Hilfe implantatverankerter Prothesen aus prothetischer Sicht. Dtsch. zahnärztl. Z. 40 (1985), 1060.
[10] Gernet, W., Adam, P., Reither, W.: Nachuntersuchungen von Teilprothesen mit Konuskronen nach K. H. Körber. Dtsch. zahnärztl. Z. 39 (1984), 844.
[11] Góverz, S., Kerschbaum, Th.: Auswirkungen und Bewährung prothetischer Planungsmaßnahmen im teilbezahnten Gebiß. Dtsch. zahnärztl. Z. 39 (1984), 844.
[12] Hedegard, B.: Reduziert festsitzender oder herausnehmbarer Zahnersatz im parodontal behandelten Gebiß – Tendenzen. Zahnärztl. Welt 88 (1979), 772.
[13] Heinrich, H., Kerschbaum, Th.: Häufigkeit von kariesbedingten Folgen im unüberwachten Gebrauch von Zahnersatz. Dtsch. zahnärztl. Z. 35 (1980), 926.
[14] Hupfauf, L.: Prinzipien für den festsitzenden Zahnersatz. Zahnärztl. Welt 87 (1978), 557.
[15] Hupfauf, L.: Grenzfälle der Zahnerhaltung im Hinblick auf die prothetische Versorgung. Dtsch. zahnärztl. Z. (im Druck).
[16] Hupfauf, L.: Prospektive Gesichtspunkte bei der Konstruktion und Ergänzungsmöglichkeiten des Zahnersatzes. Dtsch. zahnärztl. Z. 41 (1986), 151.
[17] Jüde, H.D.: Die einseitig verkürzte Zahnreihe – Therapeutische Lösungen. Dtsch. zahnärztl. Z. 40 (1985), 1053.
[18] Jung, T.: Zur Differential-Indikation von festsitzendem und herausnehmbarem Zahnersatz. Dtsch. zahnärztl. Z. 41 (1986), 127.
[19] Kerschbaum, Th.: Zustand und Veränderungen des Restgebisses nach der Versorgung mit herausnehmbaren Teilprothesen und Zahnkronen. Med. Habil.-Schrift, Köln 1978.
[20] Kerschbaum, Th.: Herausnehmbarer Teilersatz. In: Voss, R., Meiners, H.: „Fortschritte der zahnärztlichen Prothetik und Werkstoffkunde", Bd. 2. Hanser, München 1983.
[21] Koeck, B.: Auswahl von Verbindungselementen – prophylaktische Gesichtspunkte. Zahnärztl. Mitt. 73 (1983), 1976.
[22] Koeck, B.: Die Versorgung der einseitig verkürzten Zahnreihe. Grundsätzliche Überlegungen. Dtsch. zahnärztl. Z. 40 (1985), 1049.
[23] Körber, E.: Der Einfluß einiger Konstruktionselemente auf den Erfolg und Mißerfolg partieller Prothesen. Dtsch. zahnärztl. Z. 18 (1963), 992.
[24] Körber, E., Lehmann, K., Pangidis, C.: Kontrolluntersuchungen an parodontal und parodontal-gingival gelagerten Teilprothesen. Dtsch. zahnärztl. Z. 30 (1975), 77.
[25] Kühl, W.: Fester Zahnersatz im parodontal geschädigten Gebiß. Zahnärztl. Welt 78 (1969), 55.
[26] Lenz, P., Gernet, W.: Problematik der Versorgung einseitig verkürzter Zahnreihen. Dtsch. zahnärztl. Z. 34 (1979), 629.
[27] Lenz, P., Reitz, J.: Untersuchungen zur verkürzten Zahnreihe. Dtsch. zahnärztl. Z. 41 (1986), 8.
[28] Löst, C.: Hemisektion und Wurzelamputation. Hanser, München 1985.
[29] Ludwig, P.: Grundlagen zur Abstützung von herausnehmbarem Zahnersatz im Lückengebiß. Dtsch. zahnärztl. Z. 38 (1983), 967.
[30] Marxkors, R.: Grenzen der Erhaltung von Stütz- und Pfeilerzähnen. Dtsch. zahnärztl. Z. 41 (1986), 137.
[31] Marxkors, R., Bodner, I.: Experimente zum plaquefreien herausnehmbaren Zahnersatz. Dtsch. zahnärztl. Z. 35 (1980), 893.
[32] Marxkors, R., Sobanski, U., Wingert, F.: Erhebungen zur befundbezogenen Planung von Zahnersatz. Dtsch. zahnärztl. Z. 30 (1975), 682.
[33] Schulte, W.: Was leistet die klinische Funktionsanalyse. Dtsch. zahnärztl. Z. 40 (1985), 156.
[34] Spiekermann, H., Gründler, H.: Die Modellguß-Prothetik. Quintessenz, Berlin 1977.
[35] Strub, J.R., Belser, U.C.: Parodontalzustand bei Patienten mit kronen- und brückenprothetischem Einsatz. Schweiz. Mschr. Zahnheilk. 88 (1978), 569.
[36] Vermeulen, A.H.B.M.: Een Dedennium Evaluate van partiele Protheses. Habil.-Schrift, Nijmegen 1984.
[37] Voss, R.: Grenzen der prothetischen Therapie. Dtsch. zahnärztl. Z. 21 (1966), 81.
[38] Voss, R., Kerschbaum, Th.: Neue Gesichtspunkte bei der Versorgung mit herausnehmbarem Teilersatz. Dtsch. zahnärztl. Z. 36 (1981), 1.
[39] Weber, H.: Standortbestimmung der zahnärztlichen Prothetik. Quintessenz. 37 (1986), 457.

Abformung teilbezahnter Kiefer

von Albrecht Rossbach

Inhaltsübersicht

Einleitung 41
Abformmaterialien 41
    Alginatabformmassen 42
    Elastomere Abformmassen 42
    Zinkoxid-Eugenol-Abformpasten 43
Abformlöffel 43

Anatomische Abformung 45
Abformung für abnehmbaren Zahnersatz 45
Abformung für festsitzend-abnehmbaren
Zahnersatz 47
Abformung im stark reduzierten Restgebiß . . . 49
Desinfektion von Abformungen 52
Weiterführende Literatur 52

Einleitung

Eine wesentliche Erleichterung für die Planung jeder Art von abnehmbarem Zahnersatz sind Studienmodelle vom Ober- und Unterkiefer, da einerseits alle Zähne auf ihre Eignung zur Klammeraufnahme hin überprüft, andererseits aber auch die okklusalen Verhältnisse sowie die Form der Alveolarfortsätze besser als im Mund bewertet werden können. Für die Anfertigung des Zahnersatzes selbst muß darüber hinaus ein Arbeitsmodell zur Verfügung stehen, das die gesamte Mundsituation exakt und dimensionsgetreu wiedergibt.

Über die Abformung strebt man nämlich an, die Form und Stellung der Zähne untereinander und deren Beziehung zu den zahnlosen Kieferabschnitten sowie die Form und Verlaufsrichtung der Alveolarfortsätze und die angrenzenden Weichgewebe in ihrer Ausdehnung zu erfassen, um sie auf ein entsprechendes Modell übertragen zu können. Entsprechend umfangreich sind die Anforderungen, die an eine Abformung zu stellen sind:

- Die Abformung muß die Kauflächen der Zähne genauso exakt und blasenfrei wie die Zahnhalsregion und den Ansatz der marginalen Parodontien und damit die unter sich gehenden Zahnpartien wiedergeben. Aus diesem Grunde müssen die Abformmassen eine gute Anfließaffinität an die Zähne besitzen, um sicherzustellen, daß auch kleine Zahnlücken und Interdentalräume ausreichend genau erfaßt werden. Beim Entfernen der Abformung dürfen dann die in unter sich gehende Bezirke hineinreichenden Abdruckpartien nicht bleibend deformiert oder gar durch Abreißen beschädigt werden.
- Beim Einbringen des noch plastischen Abformmaterials dürfen die Zähne nicht aus ihrer Ruhelage verdrängt werden.

Gleichermaßen von Bedeutung ist die Abformung der Grenzbereiche zwischen angehefteter und beweglicher Schleimhaut. Zähfließende Abformmassen können nämlich die an das Prothesenlager angrenzenden Weichgewebe verdrängen. Dadurch werden dann häufig auf dem Modell bessere Verhältnisse für die Basisausdehnung von abnehmbarem Zahnersatz vorgetäuscht. Eine unkontrollierte Übernahme dieser Verhältnisse bei der Erstellung des Zahnersatzes führt dann in der Regel zu Funktionseinbußen. Eine weitere Schwierigkeit bei der Abformung ergibt sich aus unterschiedlich resilienten Zonen der kieferbedeckenden Schleimhaut. Ein Resilienzausgleich läßt sich aber nur über besondere Abformverfahren erreichen.

Die *anatomische Abformung* dient zur Herstellung von Situationsmodellen oder Meistermodellen für den abnehmbaren Zahnersatz. Darüber hinaus lassen sich durch geeignete Abformmethoden auch die Voraussetzungen für kombinierten festsitzend-abnehmbaren Zahnersatz schaffen. Hierzu werden in der Regel konfektionierte Abformlöffel als Träger für die plastische Abformmasse im Mund so plaziert, daß alle erwünschten Mund- und Kieferabschnitte erfaßt werden. Gleichzeitig dienen die Abformlöffel nach dem Aushärten des Materials als starres Gerüst gegen ein ungewolltes Deformieren der Abformung.

Abformmaterialien

Zur Abformung vollbezahnter oder teilbezahnter Kiefer bedient man sich heute in der zahnärztlichen Praxis aufgrund ihrer günstigen Eigenschaften überwiegend der reversibel oder irreversibel *elastischen Abformmaterialien*, während irreversibel starre Abformmassen nur noch in Ausnahmefällen zur Anwendung kommen.

Dabei ist die Auswahl des geeigneten Abformmaterials von den Mundhöhlenverhältnissen abhängig. Materialien zur Abformung von präparierten Zahnstümpfen für die Aufnahme von Kronen müssen anderen Anforderungen genügen als Abformmaterialien zur Abformung natürlicher Zähne oder zahnloser Kieferabschnitte mit unterschiedlich resilienten Schleimhautarealen und unter sich gehenden Kieferabschnitten (s. Bd. 5, S. 107 ff.). Eine weitere Schwierigkeit ergibt sich bei der Abformung von Grenzbereichen zwischen beweglicher und fester Schleimhaut in der Umschlagfalte.

Auch die *Abformlöffel* haben einen Einfluß auf die Abformgenauigkeit. Ihre Form und Größe bestimmen die Wandstärke des Abformmaterials und damit die Schrumpfung und die elastische Deformierung beim Abziehen des Abdruckes aus unter sich gehenden Partien. Gleichzeitig können aber auch aufgrund fehlender Abflußmöglichkeiten des überschüssigen Materials Stauchungen und damit Verfälschungen auftreten. Weiterhin beeinflussen das Abformverfahren und die Stabilität des Abformlöffels die Genauigkeit der Abformung.

Alginatabformmassen

> Alginatabformmassen sind ungiftig und reizlos für die Mundschleimhaut. Sie eignen sich daher besonders für die Abformung von *voll-* oder *teilbezahnten Kiefern*.

Als lösliches Salz der Alginsäure werden sie mit Wasser in einem vorgeschriebenen Mischungsverhältnis angerührt. Dadurch wird eine chemische Reaktion in Gang gesetzt, die zur Bildung eines elastischen Gels führt. Um zu verhindern, daß bereits vor dem Einbringen des mit Abformmasse beschickten Löffels auf die Zahnreihen ein Übergang von der plastischen in die elastische Phase eintritt, wird die Gelbildung durch einen Zusatz (Trinatriumphosphat) verzögert. Erst wenn der Verzögerer verbraucht ist, kommt es zur Bildung des elastischen Alginatgels. Je nach Zusammensetzung können sich die handelsüblichen Alginate daher in ihrer Abbindezeit unterscheiden. Darüber hinaus läßt sich aber auch die Abbindezeit durch die Wassertemperatur beim Anrühren beeinflussen (Abb. 1).

In der Regel weisen Alginate ein ausreichendes Fließverhalten auf, um unter sich gehende Zahn- und Kieferpartien ausreichend genau abformen zu können. Ebenfalls ist die Detailwiedergabe und die Dimensionsstabilität zufriedenstellend.

Nach dem Einbringen in die Mundhöhle bindet das Alginat, das mit der Mundschleimhaut in Kontakt gerät, infolge der höheren Mundtemperatur an

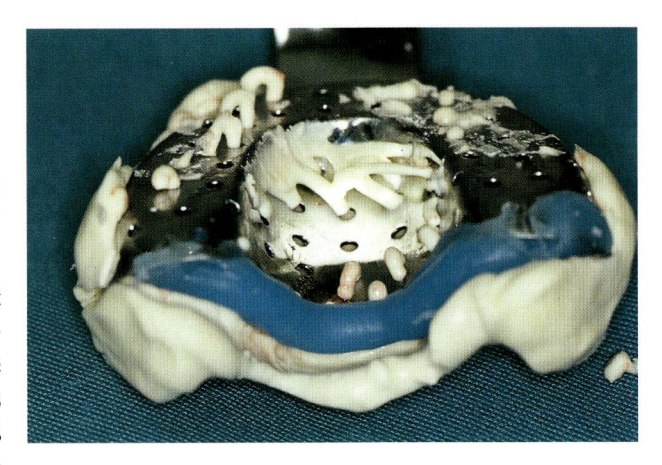

Abb. 2 Fehlerhafte Fixation der Abformmasse.

der Schleimhautseite zuerst ab. Es darf daher während des Abbindevorgangs zur Vermeidung von inneren Spannungen in der Abformmasse kein Druck mehr auf das Material ausgeübt werden. Obwohl sich Alginate im Normfall ausreichend elastisch deformieren lassen, kann es gelegentlich beim Abnehmen der Abformung zum Abreißen von Abdruckpartien kommen, wenn die unter sich gehenden Partien zu groß sind, oder wenn die Haftung des Materials am Löffel nicht ausreicht (Abb. 2). Löst sich beim Abnehmen der Abformung das Alginat vom Abformlöffel, so ist die Abformung zu verwerfen, weil sich dadurch sonst Verfälschungen am Modell ergeben. Alginate unterliegen nach dem Abbinden infolge Wasserabgabe einer *Schrumpfung*, so daß sie bis zum Ausgießen mit einem Modellwerkstoff feucht zu lagern sind.

Elastomere Abformmassen

> Als elastomere Abformmassen bezeichnet man Polysulfide, Silikone und Polyäther-Abformmassen. Sie besitzen ein hohes Rückstellvermögen, eine gute Detailwiedergabe und eine ausreichende Dimensionsstabilität. Sie sind gut lagerfähig. Sie bieten daher die besten Voraussetzungen für Abformungen von *hoher Präzision*.

Sie bestehen in der Regel aus einer Basispaste und einem Reaktormaterial. Die Abbindung findet meistens als Vernetzungsreaktion statt. Die Massen sind dadurch charakterisiert, daß sie in verschiedenen Viskositätsstufen vorliegen, so daß sich stark unter sich gehende Bereiche gut durch dünnflie-

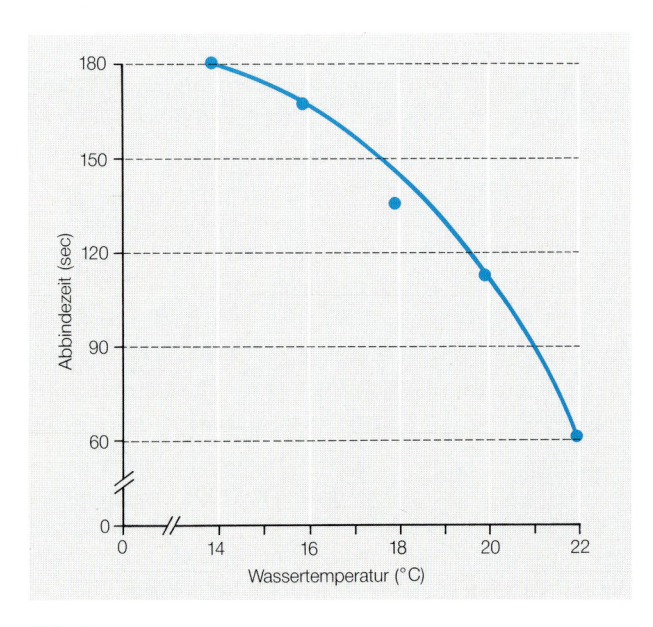

Abb. 1
Abbindezeit von Alginat bei unterschiedlichen Wassertemperaturen.

ßende Massen abformen lassen. Einige dieser Materialien lassen sich zusätzlich mit einem Verdünner in der Viskosität je nach Bedarf verändern.

Die gebräuchlichsten elastomeren Abformmassen sind *Silikone*, die in verschiedenen Konsistenzen, einer knetbaren Masse und einer dünnflüssigen Masse, zur Verfügung stehen. Im allgemeinen zeichnen die Elastomere Feinheiten sehr gut ab. Elastomere Abformmassen unterliegen einer *Schrumpfung* beim Abkühlen von der Mund- auf die Zimmertemperatur. Die thermische Schrumpfung wird auch durch die Haftung des Materials am Abformlöffel beeinflußt.

Die Materialien sind in der Regel ausreichend elastisch und lassen sich gut über stark unter sich gehende Stellen abziehen. Sie sind im allgemeinen fester als Alginate und reißen weniger leicht als diese. Besondere Schwierigkeiten können sich durch die Anwendung von Polyäther-Abformmassen dadurch ergeben, daß sie sich infolge ihrer Steifigkeit nur schwer aus dem Mund entfernen lassen. Aus dem gleichen Grund kann es auch nach der Modellherstellung leicht zum Abbrechen von Gipsstümpfen kommen. Im allgemeinen sind diese Materialien ungiftig und reizlos.

Bei den Silikonmassen werden häufig zwei Materialien unterschiedlicher Fließfähigkeit verwendet. Mit einem knetbaren Material wird zunächst ein Abdruck genommen, aus dem die interdentalen Septen und unter sich gehende Partien zu entfernen sind. Zusätzlich müssen im Bereich der Zähne Abflußrinnen eingeschnitten werden, um Stauchungen im Zweitmaterial zu verhindern. Die Genauigkeit der Abformung hängt dann vom Zweitabdruck ab.

Von den elastischen Abformmaterialien haben *Polyäther-Abformungen* die beste Lagerfähigkeit. Sie besitzen eine sehr gute Dimensionsstabilität, quellen jedoch beim Einlegen in Wasser. Sie sind daher weniger gut für galvanoplastische Modelle geeignet.

> Alle elastomeren Abformmassen eignen sich besonders zur Abformung für festsitzenden und kombinierten Zahnersatz, Silikonabformmassen außerdem für die Modellgewinnung für klammerverankerten partiellen und für totalen Zahnersatz. Dabei ist stets für mittel- und leichtfließende Massen ein individueller Löffel bzw. bei Silikonen ein Vorabdruck mit einer knetbaren Silikonmasse notwendig.

Zinkoxid-Eugenol-Abformpasten

Zinkoxid-Eugenol-Pasten eignen sich besonders für die Abformung von zahnlosen Kieferabschnitten während einer Funktionsabformung, da das Material eine hohe Zeichenschärfe aufweist. Das Abformmaterial ist ungiftig, kann aber wegen des Eugenolanteils zu Schleimhautreaktionen wie Brennen und Kribbeln führen.

Aufgrund ihrer leichtfließenden Konsistenz müssen für die Abformung formstabile individuelle Löffel verwendet werden. Obwohl es infolge ihrer Fließfähigkeit häufig zu Fehlstellen bei der Abformung kommt, lassen sich diese durch Nachlegen von Abformmasse leicht korrigieren.

Zinkoxid-Eugenol-Pasten schrumpfen beim Abbinden in einem so geringen Maße, daß sich daraus keine praxisrelevanten Konsequenzen ergeben. Diese Massen weisen jedoch auch nach dem Abbinden eine geringe Plastizität auf, die beim Abziehen über unter sich gehende Stellen leicht zu Verziehungen in der Abformung führen kann. Nach dem endgültigen Aushärten ist dann die Abformung ausreichend lang lagerfähig. Die Abformung wird üblicherweise mit Hartgips ausgegossen. Nach dem Abbinden des Gipses läßt sich durch Erwärmen im ca. 60–70°C warmen Wasserbad die Abformmasse erweichen und ohne Schwierigkeiten vom Gipsmodell trennen.

Abformlöffel*

Die Abformlöffel als Träger für das noch plastische Abdruckmaterial sollten so ausgewählt werden, daß sie vollständig und allseitig den Zahnkranz umfassen und weit genug in das Vestibulum oder den Mundboden hineinreichen. Sie unterstützen das Abformmaterial und bestimmen die Abformmassenschicht nach der Zungen- und Wangenseite sowie zum Mundboden hin. Von den Zahnkränzen und Alveolarfortsätzen sollten die Löffelflanken einen Abstand von etwa 5 mm aufweisen, um eine ausreichende Schicht des Abformmaterials sicherzustellen. Wird diese Schichtdicke nämlich unterschritten, so ist mit bleibenden Verformungen der Abformung beim Abziehen von den Zahnreihen zu rechnen.

---

* Siehe auch Bd. 5, S. 111 und 162, sowie Bd. 7, S. 82 ff.

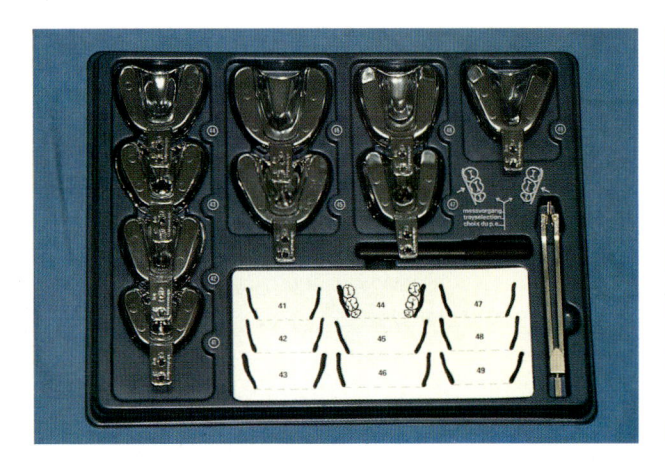

Abb. 3 Oberkiefer-Löffelsatz nach SCHREINEMAKERS.

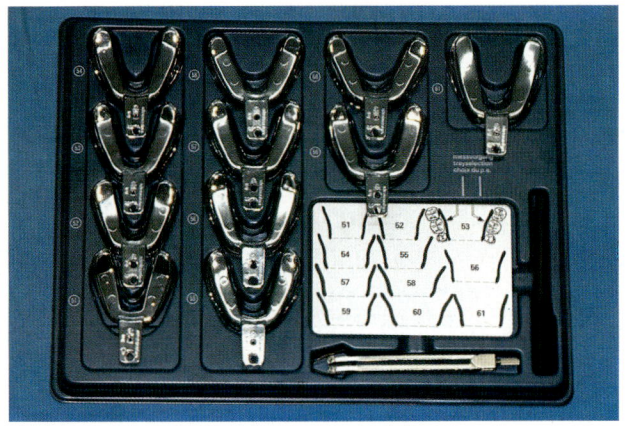

Abb. 4 Unterkiefer-Löffelsatz nach SCHREINEMAKERS.

Zur anatomischen Abformung teil- oder vollständig bezahnter Kiefer werden in der Regel *konfektionierte Löffel* verwendet. Diese liegen in Formen für den vollbezahnten Kiefer oder für ein anteriores Restgebiß vor. Konfektionierte Abformlöffel sind in perforierter oder in glatter und geschlossener Form im Handel erhältlich. In neuerer Zeit werden Abformlöffel angeboten, die mit ihren Rändern weit in das Vestibulum und den Mundboden hineinreichen. Ihre Größe läßt sich durch einen Meßzirkel bestimmen. Der Vorteil dieses Abformlöffelsatzes nach SCHREINEMAKERS besteht darin, daß er den unterschiedlichen Verlaufsformen der Zahnbögen häufig sehr genau entspricht, da für den Oberkiefer neun (Abb. 3) und für den Unterkiefer elf Löffel (Abb. 4) mit unterschiedlichen Breiten und Verlaufsrichtungen zur Verfügung stehen.

Lange Zahnreihen oder schmale Zahnbögen erfordern in Einzelfällen eine Veränderung der konfektionierten Löffel durch Verlängerung mit Hilfe von thermoplastischem Material (z.B. Kerr®-Masse), wenn kein ausreichend passender Löffel zur Verfügung steht (Abb. 5). Bei normalen Zahnbogengrößen ist die Verlängerung in den meisten Fällen ohne Schwierigkeiten möglich. In Einzelfällen führt jedoch eine Verlängerung des konfektionierten Löffels mit thermoplastischer Masse nicht zum gewünschten Erfolg, da die Kerr®-Masse sehr bruchanfällig ist und sich bereits beim Aufsetzen des Abdruckes auf die Zahnreihen von dem Löffel lösen kann. In solchen Fällen verzichtet man zunächst auf die genaue Abformung der distal stehenden Zähne, um später mit einem *individuellen Löffel* eine erneute Abformung durchzuführen. Zur Herstellung des individuellen Löffels wird das unvollständige Erstmodell etwa in der zu erwartenden Verlaufsrichtung der Zahnreihe radiert und mit Wachs ausgeblockt. Über dieses Modell kann dann der individuelle Löffel aus Autopolymerisat hergestellt werden.

Perforierte und elastisch verformbare konfektionierte Abformlöffel sind in den meisten Fällen für das voll- oder teilbezahnte Gebiß weniger gut geeignet. Bei der Entfernung der Abformung aus dem Mund kann nämlich das Abformmaterial aus den Perforationslöchern oder aus schwachen Retentionswülsten der Abdrucklöffel herausgezogen werden. Eine Reposition des Abformmaterials in die korrekte Ausgangslage ist dann nur in den seltensten Ausnahmefällen möglich. Instabile Löffel lassen dagegen von Anfang an kein exaktes Abformergebnis erwarten. Einem glatten stabilen Löffel mit kräftigen Retentionswülsten vom Typ Rim-Lock oder Typ SCHREINEMAKERS ist immer der Vorzug zu geben, weil er sich im Gegensatz zu konfektionierten Kunststofflöffeln nicht verformen läßt. Die Anwendung von Haftlacken als zusätzliche Retentionshilfe für das Abformmaterial verhindert dann ein Lösen der Abformmasse von dem Abformlöffel.

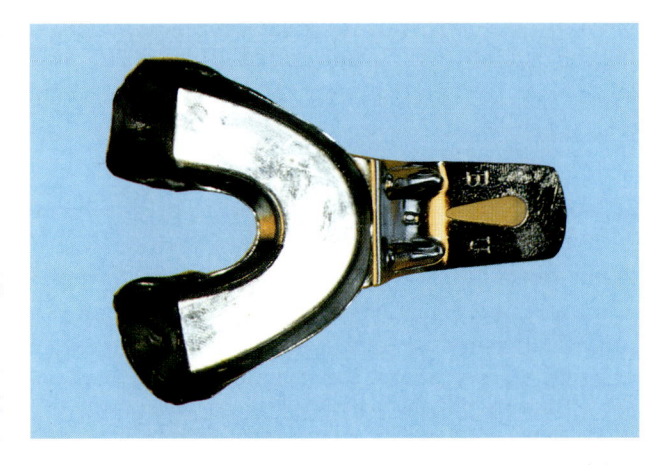

Abb. 5 Verlängerter konfektionierter Abformlöffel für schmale lange Zahnreihen.

Anatomische Abformung*

> Die anatomische Abformung dient zur Gewinnung von Meistermodellen für klammerverankerten Zahnersatz, von Situationsmodellen als Planungs- oder Dokumentationsunterlagen und zur Herstellung von Gegengebißmodellen.

Sie wird in den überwiegenden Fällen mit Alginatabformmassen durchgeführt. Vor der Abformung reinigt man die Zahnoberflächen und entfernt den Speichel durch sorgfältiges Mundspülen. Die Zähne werden nicht getrocknet. Schleimlösende Zusatzmittel zum Mundspülwasser sollten vor einer Alginatabformung nur begrenzt verwendet werden, weil sonst das Abformmaterial an den Zahnoberflächen sehr leicht haften bleibt und dann beim Abnehmen der Abformung zu Oberflächenschäden am Abformmaterial führen kann.

Für die Qualität der Alginatabformung ist unter anderem das Anmischverhältnis zwischen Alginatpulver und Wasser von Bedeutung. Da das Pulver leicht zum Entmischen neigt, wird es vor der Entnahme aus dem Behälter gleichmäßig und locker durchmischt, um zusätzlich Schwankungen im Wasser/Pulververhältnis durch gepreßtes Pulver zu verhindern. Es können sich nämlich sonst unterschiedliche Mischungsverhältnisse bis zu 15% ergeben. Unter Berücksichtigung der Herstellerangaben wird das Pulver in das Wasser eingestreut und vorsichtig verrührt, bis eine Paste entsteht, die dann kräftig gegen die Wand des Anrührbechers durchgespatelt wird. Danach beschickt man den Abformlöffel mit der Alginatmasse blasenfrei und streicht sie mit einem Spatel oberflächlich glatt. Hierbei muß auf die Glättung unter fließendem Wasser oder mit einem nassen Finger wegen des Verdünnungseffektes an der Oberfläche verzichtet werden.

Bevor der Löffel im Mund plaziert wird, streicht man zunächst etwas Abformmasse auf die feuchten, aber speichelfreien Kauflächen der Seitenzähne, auf die Schneidekanten der Frontzähne und gegebenenfalls in das Gaumengewölbe. Danach plaziert man den Löffel so auf der Zahnreihe, daß er zunächst nach hinten und oben gegen den Gaumen und dann nach vorne auf die Zahnreihe gedrückt wird, um ein Abfließen der überschüssigen Abformmasse in den Rachen zu vermeiden. Im Unterkiefer ist es sinnvoll, den Löffel zunächst auf einer Kieferseite auf die Zahnreihen aufzusetzen und dann rotierend über den Zahnkranz auf die andere Kieferseite zu schieben, wobei gleichzeitig zur Vermeidung von Lufteinschlüssen im Vestibulum die Lippe abgehalten werden muß. Anschließend wird der Löffel drucklos bis zum Abbinden des Materials gehalten. Um in jedem Fall sicherzustellen, daß das Material vor dem Entfernen aus dem Mund ausgehärtet ist, sind Abformmaterialien mit Farbindikator (z. B. Tetrachrom®-Alginatmasse) hilfreich. Nach dem Abbinden wird die Abformung ruckartig vom Zahnkranz abgehebelt, um die elastische Deformierung so gering wie möglich zu halten. Nach dem Entfernen aus dem Mund wird die Abformung mit kaltem Wasser sorgfältig ausgewaschen, um Speichel- und Blutreste zu entfernen.

> Da Alginate durch Wasserabgabe schrumpfen oder durch Wasseraufnahme quellen, sollte die Abformung möglichst in einem Zeitraum von 15 Minuten nach der Abformung ausgegossen werden. Bis dahin erfolgt eine Lagerung in einem Hygrophor oder in einer feuchten Serviette.

Zur Vermeidung von Zwischenfällen ist eine richtige *Lagerung des Patienten* von großer Bedeutung. Der Patient sollte nämlich so gelagert werden, daß kein Abformmaterial in den Rachen abfließen kann. Zweckmäßigerweise lagert man den Patienten nach dorsal gekippt, damit die zurückfallende Zunge den Eingang zum Pharynx verschließen kann. Gleichzeitig werden durch die zurückfallende Zunge die retromolaren Räume für eine Unterkieferabformung eröffnet. Dadurch werden auch die sub- und paralingualen Bereiche für die Abformmasse leichter zugänglich.

Abformung für abnehmbaren Zahnersatz

Die Abformung teilbezahnter Kiefer für die Aufnahme von abnehmbarem Zahnersatz erfolgt üblicherweise unter den gleichen Kriterien wie bei der anatomischen Abformung. In der Regel werden dazu konfektionierte Abformlöffel und Alginatabformmassen verwendet. In Einzelfällen läßt sich jedoch mit Hilfe von konfektionierten Löffeln kein befriedigendes Abformergebnis erzielen, insbesondere, wenn für die vorliegende Kieferform kein paßgenauer Löffel mit ausreichender Breite und Länge zur Verfügung steht. Ebenso führen große Höhendifferenzen

---
* Siehe auch Bd. 7, S. 82 ff.

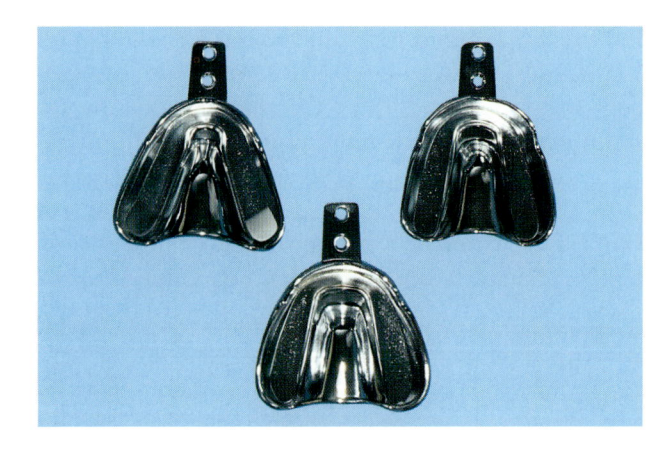

Abb. 6
Verschiedene Oberkiefer-Löffelformen nach SCHREINEMAKERS.

zwischen Restbezahnung und zahnlosen Kieferabschnitten in vielen Fällen zu Abformfehlern, weil zu kurze Löffelflanken das Material nicht genügend stützen können. Abformlöffel mit hohen Flanken bieten nämlich immer bessere Voraussetzungen als andere Löffel, weil sie weiter in das Vestibulum hineinreichen (z. B. Rim-Lock-Löffel).

Schwierigkeiten können sich aber auch dadurch ergeben, daß die Zahnbogenform infolge von Kippung der Zähne in transversaler Richtung oder durch eine dreiecksförmige Verlaufsrichtung des Zahnbogens von der Grundform der Löffel abweicht. In solchen Fällen bietet der Löffelsatz nach SCHREINEMAKERS bessere Voraussetzungen für die Abformung (Abb. 6). Der Vorteil dieses Löffelsatzes besteht in der Abstimmung der Löffel untereinander. Diese lassen eine gute Zuordnung zu nahezu jeder Kieferform zu, da die Auswahl des geeigneten Löffels mit einem Tasterzirkel getroffen wird, der im Oberkiefer lateral und im Unterkiefer medial an den Prämolaren und den Molaren angelegt wird. Mit Hilfe des im Mund festgelegten Abstandes und der Verlaufsrichtung der Zirkelbranchen läßt sich dann leicht über eine Schablone der Löffel mit der besten Paßform auswählen (Abb. 7).

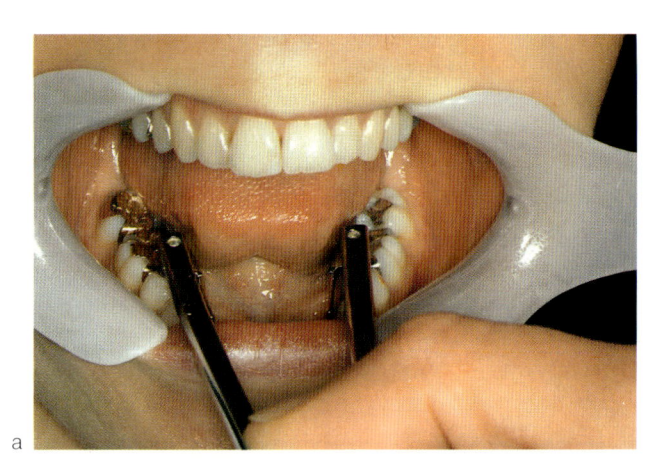

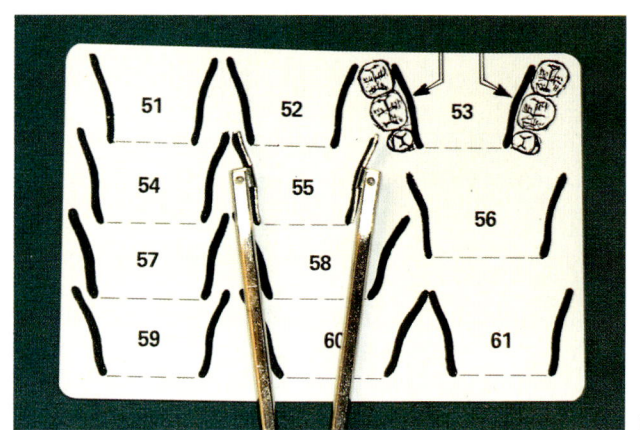

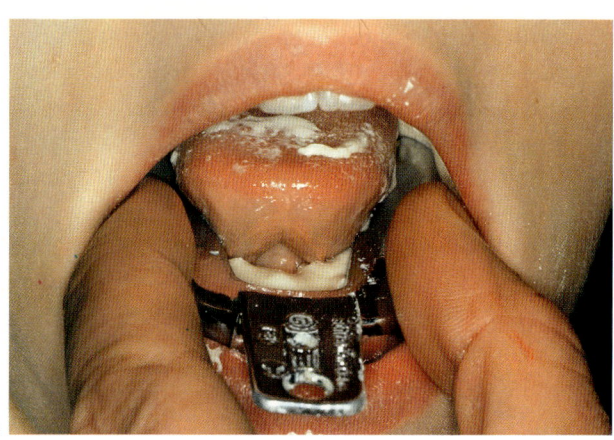

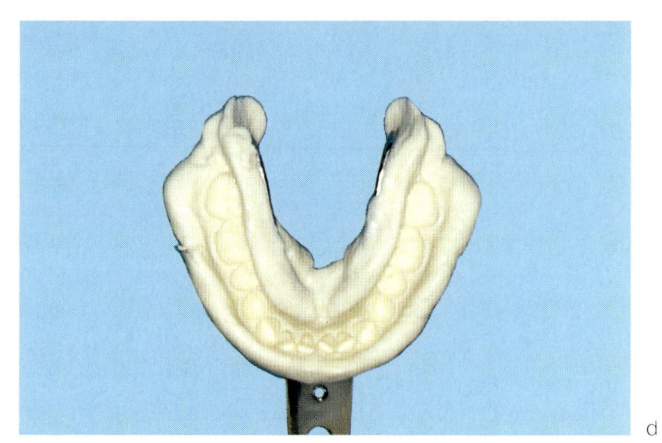

Abb. 7 Auswahl von Abformlöffeln.
a) Anlegen des Tasterzirkels.
b) Auswahl des Abformlöffels mit Hilfe der Formenkarte.
c) Abformung in situ.
d) Alginatabformung.

Abformung teilbezahnter Kiefer 47

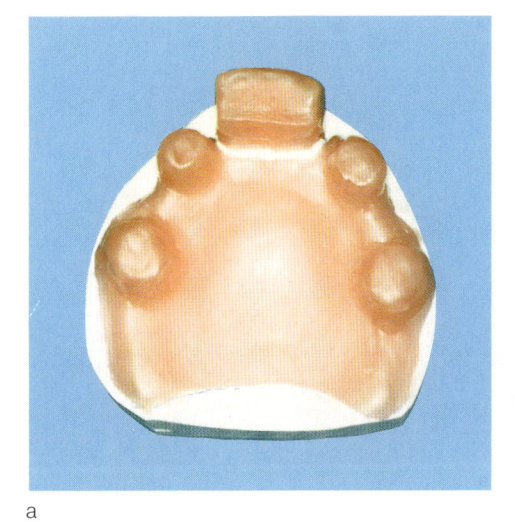

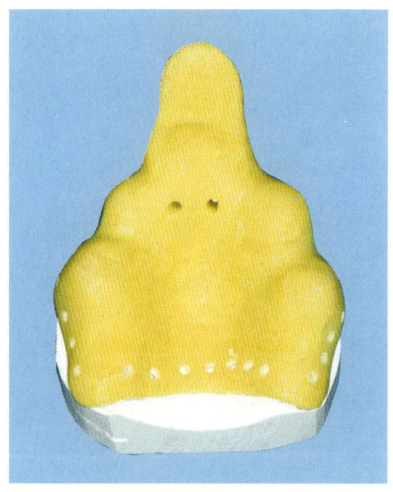

Abb. 8 Individueller Abformlöffel.
a) Vorbereitetes Modell.
b) Fertiger Abformlöffel.

In manchen Fällen lassen sich Mißerfolge bei der Abformung im Lückengebiß nur dadurch vermeiden, daß man eine Abformung mit individuell hergestellten Löffeln unter Verwendung von elastomeren Abformmassen durchführt. Die Elastizität und Festigkeit von Alginatabformmassen reicht nämlich häufig nicht aus, um stark unter sich gehende Kiefer- und Zahnpartien verzerrungsfrei wiederzugeben oder ein Abreißen von Interdentalsepten zu verhindern. Mit Hilfe der elastomeren Abformmassen lassen sich dann die genauesten Kiefermodelle erzielen, wenn die Schichtdicke der Abformmasse etwa 1 mm beträgt. Ein weiterer Vorteil dieser Massen besteht in der weitaus geringeren Kontraktion im Vergleich zu Alginatabformmassen. Gleichzeitig sind keine besonderen Vorkehrungen bei der Aufbewahrung der Abformmassen bis zum Ausgießen nötig.

Bei der Anwendung elastomerer Abformmassen wird zunächst ein anatomisches Kiefermodell nach einer Alginatabformung hergestellt. Darauf adaptiert man eine Wachsplatte als Platzhalter für das Abformmaterial. Im Anschluß daran formt man über das ausgeblockte und abgedeckte Kiefermodell mit Kaltpolymerisat einen stabilen Abformlöffel (Abb. 8a). Zur Retention des Abformmaterials wird der Löffel am Rand perforiert und vor der Abformung mit Haftlack bestrichen (Abb. 8b).

Da die Elastomere hydrophob sind und kein Wasser aufnehmen, muß vor der Abformung der Zahnkranz sorgfältig von Speichel gereinigt und getrocknet werden. Bevor man den beschickten Löffel in die Mundhöhle einführt, füllt man mit einer Abdruckspritze alle wesentlichen okklusalen Zahnpartien aus, die für die Aufnahme von Auflagen vorbereitet worden sind. Über den Zahnkranz wird dann der beschickte individuelle Löffel in typischer Weise aufgesetzt. Ein Nachteil dieser Methode ist jedoch, daß für die Gewinnung eines genauen Arbeitsmodelles zwei Sitzungen erforderlich werden, da der individuelle Abformlöffel im Labor auf einem Situationsmodell hergestellt werden muß.

Abformung für festsitzend-abnehmbaren Zahnersatz

Zur Herstellung eines Arbeitsmodelles für festsitzend-abnehmbaren Zahnersatz müssen einerseits die präparierten Pfeilerzähne bis zur Präparationsgrenze, andererseits aber auch die zahnlosen Kieferabschnitte abgeformt werden. Hierzu werden heute überwiegend ringlose Abformverfahren unter Verwendung von elastomeren Abformmaterialien angewandt, während der Ringabformung nur noch in wenigen Ausnahmefällen der Vorzug gegeben wird (s. Bd. 5, S. 114 ff. und 162 ff.).

Ringabformung

Bei der Ringabformung bedient man sich in der Regel eines Kupferringes als Träger für die Abformmasse, um die präparierten Pfeilerzähne bis zur subgingival liegenden Präparationsgrenze exakt abformen zu können. Als Abformmaterial verwendet man überwiegend *Silikone*. Dieses Verfahren eignet sich besonders dann, wenn bei straffer und jugendlicher Gingiva Stumpfpartien auch unterhalb des Zahnfleischsaumes noch erfaßt werden sollen. Voraussetzung hierfür ist jedoch, daß der Kupferring eine ausreichend dicke Wandstärke des Abformmaterials zuläßt. Bei dieser Abformmethode wird allerdings ein *Schlüsselabdruck* erforderlich, um die richtige

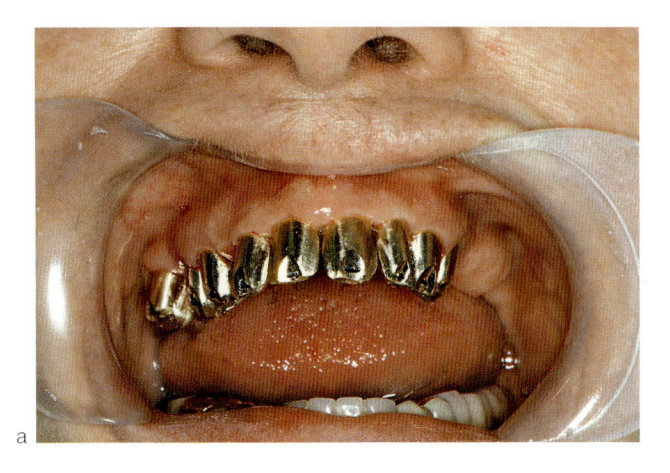

Abb. 9 Schlüsselabformung mit Übertragungskäppchen.
a) Übertragungskäppchen in situ.
b) Schlüsselabdruck.

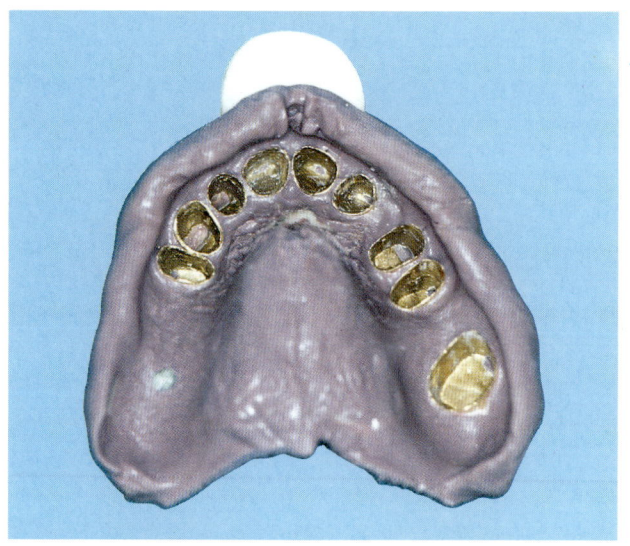

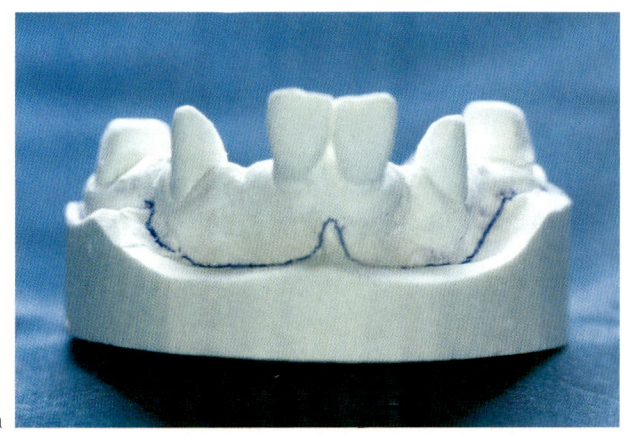

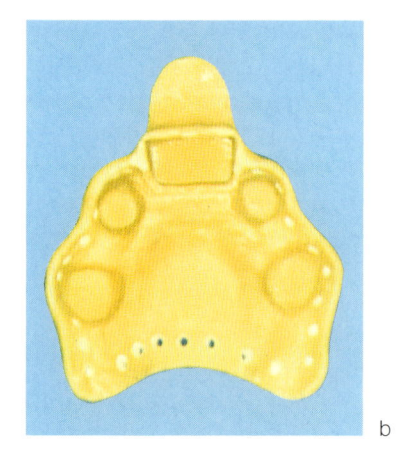

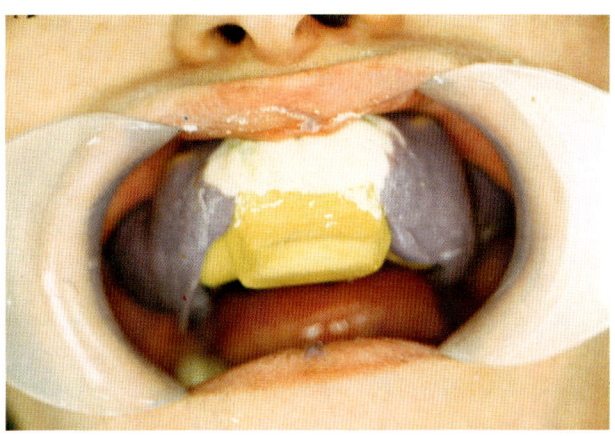

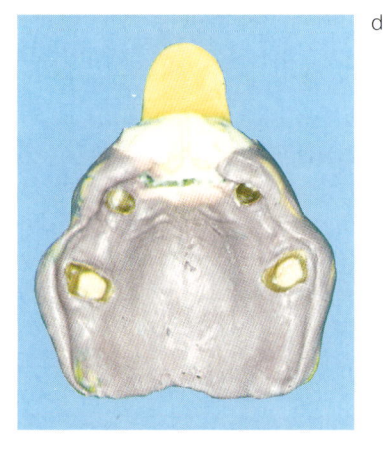

Abb. 10
Schlüsselabformung bei parodontal insuffizientem Restgebiß.

a) Situationsmodell.
b) Individueller Löffel.
c) Schlüsselabformung in situ.
d) Schlüsselabformung.

Lagebeziehung zwischen den präparierten Zähnen und den zahnlosen Kieferabschnitten festzulegen.

Unter den verschiedenen Verfahren stellt die Anwendung von *Übertragungskäppchen* die genaueste Methode dar (Abb. 9). Zunächst werden über eine Ringabformung Stumpfmodelle der präparierten Zähne hergestellt und auf diesen Übertragungskäppchen aus Kunststoff oder einer Metall-Legierung angefertigt. Die Übertragungskäppchen besitzen an der inzisalen Stumpfkante oder am Übergang zwischen Okklusalfläche und vestibulärer Zahnfläche ein Fenster, damit auf den Zahnstümpfen später der fugenlose Sitz der Übertragungskäppchen überprüft werden kann. Ein zusätzlicher Vorteil bei der Anwendung von Übertragungskäppchen aus einer Metall-Legierung ergibt sich durch die

Möglichkeit zur Überprüfung des Kronenrandbereiches. Die Schlüsselabformung wird dann mit Gips oder einer elastischen Abformmasse durchgeführt. Im Gegensatz zu anderen Schlüsselabformverfahren weist dann das Kiefermodell die gleichen parodontalen Verhältnisse wie im Mund auf.

Als zweckmäßiges Schlüsselabformverfahren im parodontal geschädigten Gebiß bei natürlicher Restbezahnung hat sich einer Empfehlung KÜHLs folgend die Kombination von Alginat- und Polyäther-Abformmasse erwiesen (Abb. 10). Bei diesem Verfahren kennzeichnet man den Abformlöffel im Bereich der natürlichen Zähne und bereitet anschließend den Löffel wie für eine Alginatabformung vor. Nachdem die Übertragungskäppchen auf die Zahnstümpfe aufgesetzt wurden, beschickt man den Abformlöffel im gekennzeichneten Bereich der Zahnstümpfe mit einer Polyäther-Abformmasse (z. B. Impregum®), während der Abformlöffel im Bereich der sonstigen Kieferabschnitte mit Alginatabformmasse aufgefüllt wird. Anschließend wird die Schlüsselabformung wie eine anatomische Abformung durchgeführt. Durch die Kombination beider Abformmassen läßt sich damit eine genaue Fixierung der Übertragungskäppchen im Polyäther-Anteil und eine ausreichend exakte Abformung der Schleimhautpartien erzielen.

Zur *Modellherstellung* steckt man die Modellstümpfe in die Übertragungskäppchen und gießt den Abdruck aus. Das Modell kann mit herausnehmbaren Gipsstümpfen dann bis zur Fertigstellung des Zahnersatzes dienen.

Ringlose Abformung

Für die ringlose Abformung werden ausschließlich *elastomere Abformmaterialien* verwendet. Nach der Präparation der Pfeilerzähne werden in die Zahnfleischfurchen Baumwollfäden zur Taschenöffnung eingelegt. Danach erfolgt in der Regel eine Abformung mit einem schwerfließenden Abformmaterial auf Silikon-Basis. Aus diesem Erstabdruck schneidet man alle die Partien heraus, die ein erneutes Aufsetzen des Erstabdruckes auf die Zahnreihen behindern können. Im wesentlichen handelt es sich hierbei um Interdentalsepten und unter sich gehende Stellen. Zusätzlich werden Abflußrillen angebracht, um später Stauchungen im Korrekturmaterial zu verhindern. Nach sorgfältigem Säubern und Trocknen des Erstabdruckes wird dieser mit leichtfließendem Korrekturmaterial aufgefüllt und nach Entfernen der Baumwollfäden unter kurzfristigem Druck auf die Zahnreihe aufgebracht (s. Bd. 5, S. 116f.). Bis zum Abbinden der Abformmasse wird dann der Löffel drucklos gehalten, um elastische Deformierungen im Abformmaterial zu vermeiden. Zur Modellherstellung gießt man dann die Abformung zweizeitig aus.

Da heute überwiegend Sägeschnittmodelle unter Verwendung von Profilrahmen angewandt werden, muß später eine zweite Abformung bei aufgesetzten Kronen nach dem von KÜHL angegebenen Verfahren oder mit einem individuellen Löffel folgen, weil durch die Anfertigung dieser Sägeschnittmodelle wesentliche Teile des Arbeitsmodelles im Bereich des Gaumens und der marginalen Parodontien verlorengehen. Ein weiterer Nachteil dieses Vorgehens besteht darin, daß die Kieferrelationsbestimmung zweimal durchgeführt werden muß, da sich die Bißschablonen nicht mit der erforderlichen Paßgenauigkeit auf verschiedene Arbeitsmodelle aufsetzen lassen.

Abformung im stark reduzierten Restgebiß

Im stark reduzierten Restgebiß wird mit Hilfe der Abformung eine gleichmäßige Belastungsverteilung auf die zahnlosen Kieferabschnitte und auf die Restbezahnung durch den Zahnersatz angestrebt. Dabei müssen – wie in der Totalprothetik – die Funktionsgrenzen im Vestibulum, im Bereich der Ah-Linie sowie im Mundbodenbereich erfaßt werden, um eine wünschenswerte Ausdehnung der Prothesenbasis zu erzielen. Durch die Verlagerung der Prothesenränder in den muskelfunktionsarmen Randbereich trägt die Funktionsabformung erheblich dazu bei, daß für den Patienten die Gewöhnungsphase an den Zahnersatz verkürzt wird, weil das Fremdkörpergefühl auf ein Minimum reduziert werden kann.

> Die *Indikation* für eine Funktionsabformung im teilbezahnten Gebiß ist immer dann gegeben, wenn im Restgebiß nur noch wenige Zähne zur Verankerung des Zahnersatzes herangezogen werden können.

Häufig sind diese Zähne zusätzlich noch parodontal so geschädigt, daß sie die auf die Prothese einwirkenden Kräfte nicht mehr alleine auffangen können. *Ziel* der Funktionsabformung ist es daher, neben der Erfassung der optimalen Basisgröße zusätzlich eine transversale Versteifung der Prothese über die Umfassung der Alveolarfortsätze zu erreichen, um dadurch die Restbezahnung zu entlasten.

Ein weiterer Vorteil läßt sich durch die Funktionsabformung erzielen, wenn später nach vorzeitigem Verlust der Restbezahnung die Teilprothese umgearbeitet werden soll. Mit geringem Aufwand kann dann die Funktion des Zahnersatzes durch eine Unterfütterung wiederhergestellt werden, wobei der Übergang zur Totalprothese dem Patienten in der Regel leichter fällt, weil er sich nicht an eine neue Prothesenform gewöhnen muß.

> Die Funktionsabformmethode im Lückengebiß muß neben der funktionellen Randgestaltung einerseits die Schleimhautverhältnisse des Prothesenlagers genau wiedergeben, andererseits aber eine exakte Zuordnung der Restbezahnung ermöglichen, ohne daß sich Fehlstellen an den Zähnen im Bereich der marginalen Parodontien oder der axialen Zahnflächen ergeben.

In diesem Zusammenhang spielt die *Resilienz der Schleimhaut* eine wesentliche Rolle. Von der Resilienz hängt es nämlich ab, ob die Abformung unter Druck erfolgen muß oder drucklos vorgenommen werden kann. *Druckanwendung* bei der Abformung führt nämlich zu einer dauernden Deformation der Schleimhaut und damit später zu Druckstellen und zur Atrophie des Prothesenlagers, wenn die Durchblutung der Schleimhaut behindert wird. Außerdem haben die Gewebe, die unter Druck abgeformt wurden, immer die Tendenz, ihre ursprüngliche Ausdehnung wieder einzunehmen. Wird die Abformung bei der Anwendung von elastischen Abformmaterialien unter Druck vorgenommen, so können sich hieraus Abformfehler ergeben und zu einem ungenauen Arbeitsmodell führen.

Bei *druckloser Abformung* wird die Schleimhaut im Ruhezustand wiedergegeben. Die Prothese lagert sich dann unter Belastung aufgrund der Schleimhautresilienz in das Prothesenlager ein. Dadurch können Kippmomente für die Restbezahnung entstehen, wobei die Prothesenbasis wie ein kurzer Hebelarm wirkt. Zweckmäßig ist es daher, zahnlose Kieferabschnitte getrennt von der Restbezahnung abzuformen und beide Abformteile miteinander zu verbinden.

Die Schleimhautbelastung wird zum einen durch den Kraftaufwand beim Festhalten des Abdrucklöffels, zum anderen durch die Fließfähigkeit des Abformmaterials bestimmt. Dünnfließenden Abformmassen ist daher immer der Vorzug zu geben, wenn das Prothesenlager entlastet abgeformt wer-

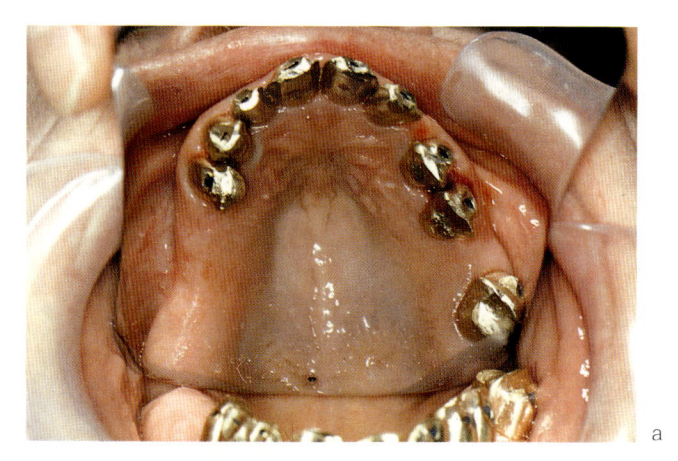

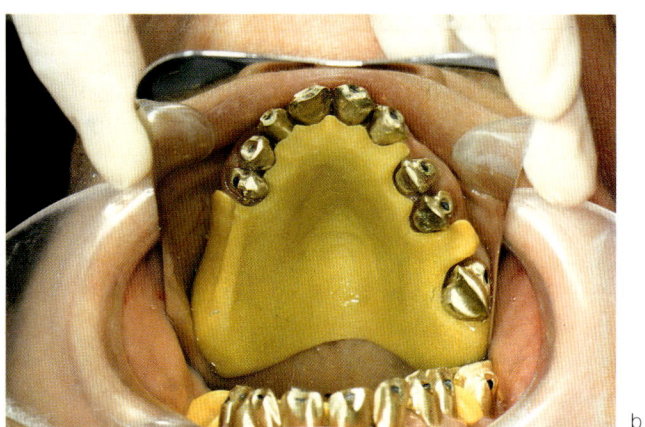

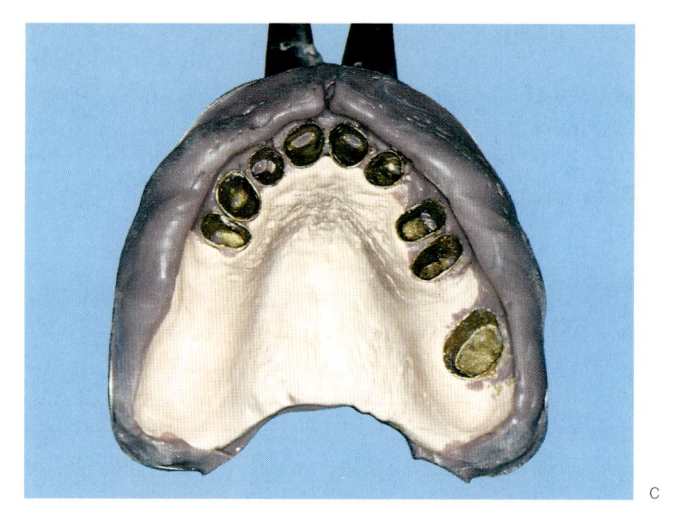

Abb. 11 Schlüsselabformung bei unterschiedlichen Sattellängen.
a) Eingesetzte Übertragungskäppchen.
b) Individueller Löffel in situ.
c) Schlüsselabformung.

den soll und wenn es bewegliche Schleimhautduplikaturen oder einen Schlotterkamm aufweist. Ist dagegen das Prothesenlager von normaler Beschaffenheit, so eignen sich für die Abformungen am besten Zinkoxid-Eugenol-Abformpasten. Diese weisen einerseits eine ausreichende Fließfähigkeit auf, lassen aber andererseits durch ihr Fließverhalten während der Abbindephase einen begrenzten Resilienzausgleich zu. Weiterhin besitzen sie den Vorzug, daß sie sich ohne großen Aufwand korrigieren lassen und die Abformung der sekundären Stützflächen problemlos ermöglichen. Dieses Vorgehen hat sich als besonders geeignet erwiesen, wenn für geschiebeverankerten Zahnersatz ein kleiner Schaltsattel mit einem längeren Freiendsattel kombiniert werden soll (Abb. 11).

Zunächst wird über eine Situationsabformung ein Kiefermodell hergestellt, auf dem ein individueller Löffel angefertigt wird, der die Restbezahnung nicht erfaßt. Der individuelle Löffel wird nach den funktionellen Erfordernissen im Mund so korrigiert, daß später der Prothesenkörper mit seinem Ventilrand im Übergangsbereich zwischen beweglicher und unbeweglicher Schleimhaut während der Funktion mit der Schleimhaut Kontakt behält. Bei der Anpassung des Löffels muß den Bänderansätzen und dem Einfluß der Muskulatur Rechnung getragen werden. Besondere Beachtung verdient dabei die Abformung des Übergangs zwischen dem harten und weichen Gaumen. Eine Abformung dieser Region sollte wie bei der Funktionsabformung für Totalprothesen erfolgen.

Während der Abformung werden zur funktionellen Ausformung der Ränder Muskelbewegungen aktiv und passiv ausgeführt. Nach dem Abbinden des Abformmaterials wird die Abformung überprüft und gegebenenfalls korrigiert. Entspricht die Abformung den Erfordernissen, so wird sie wieder in den Mund eingesetzt. Anschließend wird mit einem konfektionierten Abformlöffel entsprechender Größe über die Restbezahnung und die Funktionsabformung ein Gesamtabdruck durchgeführt.

Ein besonderes Abformverfahren stellt das biodynamische Vorgehen nach SINGER-SOSNOWSKI dar (Abb. 12). Bei diesem Vorgehen wird zusammen mit der Abformung der Restbezahnung und der zahnlosen Kieferabschnitte eine Kieferrelationsbestimmung durchgeführt, wenn durch Präparation der Zähne alle okklusalen Zahnkontakte verlorengehen. Hierbei dienen die Bißschablonen zur Abformung der zahnlosen Kieferabschnitte. Zur Festlegung der gewünschten vertikalen Kieferrelation orientiert man sich an der noch intakten oder zwischenzeitlich durch Aufbißschienen aufgebauten Okklusion unter Beachtung der natürlichen Bezahnung. Man führt bei diesem Verfahren vor der Pfeilerpräparation eine Kieferrelationsbestimmung mit Hilfe von Registrierschablonen durch. Dazu werden

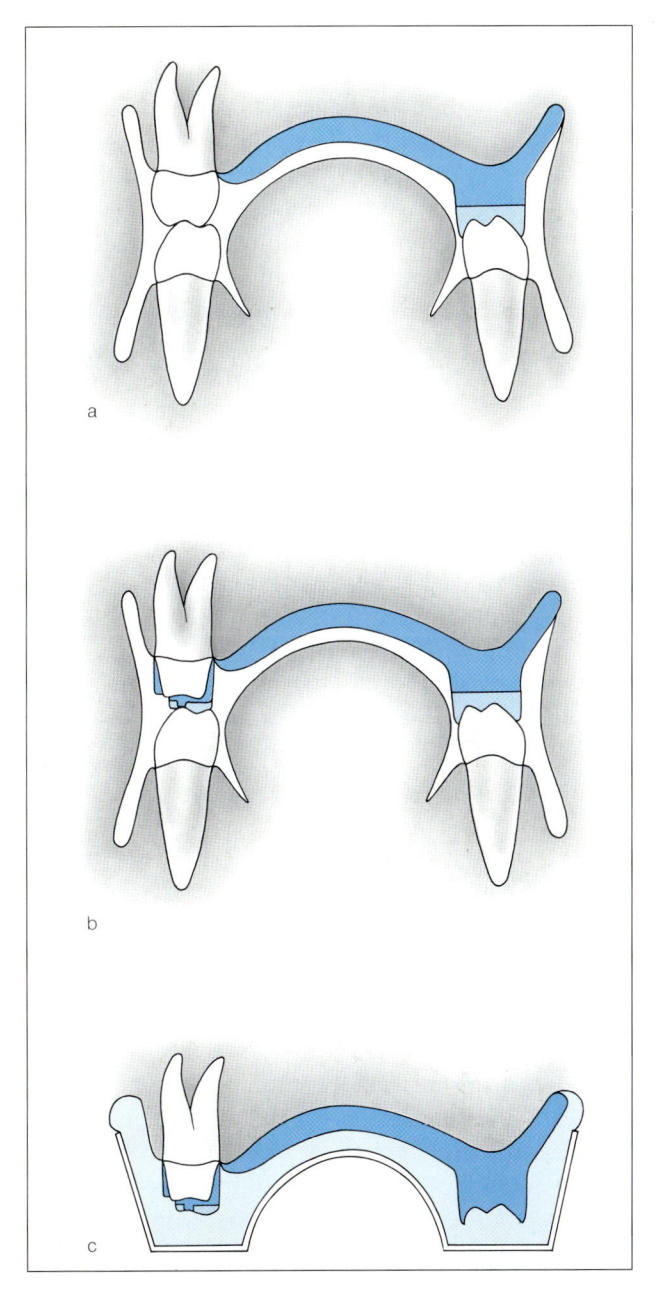

Abb. 12 Schematische Darstellung der biodynamischen Funktionsabformung nach SINGER-SOSNOWSKI.

a) Intraorale Situation von der Präparation.
b) Okklusal adjustierte Bißschablone und Übertragungskäppchen.
c) Schlüsselabformung.

auf Situationsmodellen Bißwälle aus Autopolymerisat so an den Schablonen angebracht, daß sie sich beim Zahnreihenschluß nicht berühren. Zwischen dem Bißwall und der Gegenbezahnung sollte dabei zunächst ein geringer Abstand vorhanden sein. Die Bißwälle werden dann im Mund nach den Kriterien der Kieferrelationsbestimmung mit Autopolymerisat soweit ergänzt, daß die Bißschablonen verschlüsselt sind. Das Autopolymerisat muß beim Kieferschluß bereits in zähplastischem Zustand sein, um ein ungewolltes Abfließen zu verhindern. Anschließend erfolgt die Pfeilerpräparation und die Stumpfabformung in typischer Weise.

Auf den Stumpfmodellen werden Übertragungskäppchen angefertigt, die im Mund bei eingesetzten und verschlüsselten Bißschablonen ebenfalls mit Autopolymerisat okklusal adjustiert werden. Danach unterfüttert man die Bißschablone mit Abformpaste, um die Schleimhaut des Prothesenlagers paßgenau unter Belastung abzuformen. Über die Übertragungskäppchen und die Bißschablonen wird dann ein Gesamtabdruck genommen. Zur Modellherstellung werden die bearbeiteten Stumpfmodelle in die Übertragungskäppchen eingesetzt und mit dem Abdruck in einem Stück ausgegossen. Das so hergestellte Arbeitsmodell läßt sich dann in den ursprünglich im Mund festgelegten Kieferrelationen zum Gegenbiß orientieren.

Desinfektion von Abformungen

Zur Unterbrechung der Infektionskette zwischen Zahnarztpraxis und Labor wird die Abformung desinfiziert, um die Keime der Mundhöhle, die durch den Speichel auf die Abformung übertragen werden, entweder abzutöten oder zu eliminieren (s. Bd. 5, S. 120, sowie Bd. 1, S. 322 und 326). Diese Desinfektion ist bei allen Abformmaterialien erforderlich, da sie nicht sterilisiert werden können. Voraussetzung zur Erzielung einer Keimarmut ist im allgemeinen, daß die Abformmaterialien durch die Desinfektionsmittel oberflächlich nicht angegriffen werden. Aus werkstoffkundlichen Überlegungen heraus erscheint die Desinfektion mit Peressigsäure-Präparaten am sichersten. Untersuchungen von MEINERS und SIEBERT konnten nämlich zeigen, daß verschiedene Desinfektionsmittel auf Alginat- und Silikonabformmassen zu keinen signifikanten Veränderungen im Dimensionsverhalten und in der Oberflächenqualität von Abformmaterialien führten, wenn die Desinfektion durch Versprühen einer Peressigsäure-Lösung in einer 1–6 %igen Konzentration erfolgte. Allerdings hat sich die Tauchmethode, bei der die Abformung für zehn Sekunden in eine 0,1–0,15 %ige Peressigsäure-Lösung eingelegt wird, besser bewährt als die Sprühmethode. Nachdem die Abformung kurzfristig in die Lösung eingetaucht wird, lagert man sie zur Einwirkung der Peressigsäure für fünf Minuten in einem Hygrophor, bevor der Abdruck ausgespült und weiterverarbeitet wird. Die Lösung wechselt man täglich, um die Keimbelastung und Verdünnung möglichst gering zu halten.

Weiterführende Literatur

[1] Böttger, H.: Das Teleskopsystem in der zahnärztlichen Prothetik, 3. Aufl. Barth, Leipzig 1969.
[2] Eichner, K.: Zahnärztliche Werkstoffe und ihre Verarbeitung, 4. Aufl. Hüthig, Heidelberg 1981.
[3] Engelhardt, I.P.: Sterilisation und Desinfektion in der zahnärztlichen Praxis. Zahnärztl. Prax. 20 (1969), 25.
[4] Haunfelder, D., Hupfauf, L., Ketterl, W., Schmuth, G. (Hrsg.): Praxis der Zahnheilkunde, Bd. II. Urban & Schwarzenberg, München–Berlin 1969.
[5] Hofmann, M.: Der Korrekturabdruck (Ein neues Abdruckverfahren für festsitzenden Zahnersatz). Zahnärztl. Welt 66 (1965), 100.
[6] Hupfauf, L.: Die prothetische Behandlung des alten Menschen. In: Schön, F., Singer, F. (Hrsg.): Prothetische Auslese, 3. Aufl. Hüthig, Heidelberg 1973.
[7] Jüde, H.-D., Kühl, W., Roßbach, A.: Einführung in die zahnärztliche Prothetik, 3. Aufl. Deutscher Ärzteverlag, Köln 1985.
[8] Körber, K.H.: Konuskronen, Teleskope, 4. Aufl. Hüthig, Heidelberg 1974.
[9] Meiners, H., Breitenbürger, G., Schäfer, B.: Der Einfluß von Desinfektionsmittel auf die Genauigkeit von Abformmaterialien. Dtsch. zahnärztl. Z. 37 (1982), 273.
[10] Siebert, G.: Desinfektion von Abformungen in der zahnärztlichen Praxis. In: Kerschbaum, Th., Reckort, H.-P. (Hrsg.): ZM-Fortbildung, Bd. 2. Deutscher Ärzteverlag, Köln 1983.
[11] Singer, F., Schön, F.: Die partielle Prothese, 2. Aufl. Quintessenz, Berlin 1965.
[12] Spiekermann, H., Gründler, H.: Die Modellgußprothese. Quintessenz, Berlin 1977.

Kieferrelationsbestimmung beim teilbezahnten Patienten

von WILHELM KÜHL

Inhaltsübersicht

Einleitung 55	Bißschablonen 59
Kieferrelationen beim intakten Kauorgan 55	Rekonstruktion der Kieferrelationen 59
Veränderungen der Kieferrelationen, Ursachen und Auswirkungen 55	Interokklusales Registrat 61
Prophylaktische Bißnahme 56	Intraorale Stützstiftregistrierung 62
Bestimmung der Kieferrelationen bei gesicherter Okklusion 58	Empfehlungen für den Gebrauch von Okkludatoren und Artikulatoren 67
Okklusale Registrate 58	Zusammenfassung 67
	Literatur 68

Einleitung

Früher bezeichnete man die Kieferrelationsbestimmung überwiegend als Bißnahme und bezweckte mit dieser Maßnahme beim teilbezahnten Patienten die Registrierung der vorhandenen Kieferrelationen und ihre Übertragung auf einen Okkludator oder Artikulator. Es hat sich in den letzten Jahrzehnten jedoch gezeigt, daß solch ein Vorgehen ausschließlich beim intakten Kauorgan mit wenigen Zahnlücken gerechtfertigt ist; Lückengebisse befinden sich jedoch häufig in einer destruktiven Entwicklung, bei deren Ätiologie erworbene Veränderungen der Okklusion eine bedeutende Rolle spielen. Diese destruktive Umwandlung findet ihren Niederschlag vornehmlich in Myopathien, Arthropathien und Parodontopathien.

Die vorhandenen Kieferrelationen sollten deshalb nur dann übernommen werden, wenn keine okklusionsbedingten Erkrankungen des Kausystems vorliegen. Andernfalls müssen die Kieferrelationen unabhängig von dem vorhandenen Zahnreihenschluß entweder gelenkbezüglich oder gelenk- und muskelfunktionsbezüglich ermittelt und auf einen Artikulator übertragen werden, damit die Okklusion entsprechend korrigiert bzw. neugestaltet werden kann.

Kieferrelationen beim intakten Kauorgan

Der Begriff *vertikale Kieferrelation* (früher Bißhöhe) bezieht sich auf den vertikalen Abstand des Unterkiefers vom Oberkiefer bei maximalem Zahnreihenschluß. Unter *horizontaler Kieferrelation* versteht man das sagittale und transversale Lageverhältnis des Unterkiefers zum Oberkiefer, ebenfalls bei maximalem Zahnreihenschluß. Die Zahnreihen befinden sich bei maximaler Interkuspidation in ihrer Ausgangs- bzw. Endstellung, aus der heraus alle Kieferbewegungen erfolgen bzw. in der sie enden.

Beim Kieferschluß sind die Gelenk- und Muskelfunktionen so lange positionsbestimmend, bis die Zahnreihen aufeinandertreffen. Danach wird jedoch der Unterkiefer von der Muskulatur an den Oberkiefer herangezogen, bis der maximale Zahnreihenschluß erreicht ist. Bei diesem ist deshalb die Position des Unterkiefers ausschließlich von der Anordnung der Zähne sowie ihren Kauflächenformen, also von der Okklusion, abhängig. Im gesunden Kauorgan stimmt die durch die Gelenk- und Muskelfunktionen bedingte Schlußposition mit der okklusionsbedingten überein. Die Okklusion befindet sich dann in Harmonie mit den Kiefergelenk- und Muskelfunktionen. Es besteht eine *okklusoartikuläre Harmonie*, die von GERBER folgendermaßen definiert wurde [5]:

„Okklusoartikuläre Harmonie besteht, wenn bei maximalem Kontakt wohlgeformter Zahnreihen beide Kondylen unter Beachtung des für die Gelenkzwischenscheiben notwendigen Abstandes bei aufrechter Körperhaltung im höchsten Punkt (Zenit) der Gelenkgruben stehen, und wenn alle von da ausgehenden Kontrollbewegungen des Unterkiefers frei von Gleithindernissen und im Gelenk ohne abnorme Pressungs- oder Distraktionseffekte (Überdehnungseffekte) ablaufen."

Veränderungen der Kieferrelationen, Ursachen und Auswirkungen

Veränderungen an jedem der drei beim intakten Kausystem harmonisch aufeinander abgestimmten Partner – Okklusion, Kiefergelenke, Muskulatur – können die funktionelle Koordination beeinflussen und in der Folge entweder zur Anpassung an die veränderte Situation führen oder in ungünstigen Fällen pathologische Zustände verursachen. Am häufigsten kommt es allerdings zur Störung der funktionellen Koordination durch Veränderungen der Okklusion. So führt bekanntlich der *Verlust der Stützzonen* beim Kieferschluß zur Veränderung der Kondylenpositionen und damit zur unphysiologischen Belastung der Gewebe des Kiefergelenks. Solche einschneidenden Veränderungen der Okklusion werden in einem beträchtlichen Prozentsatz nicht durch Anpassungsvorgänge kompensiert, sondern führen in der Folge zu Gelenkveränderungen im Sinne von Arthropathien [27] oder funktionellen Störungen des Kiefergelenks (s. a. Bd. 8) [4]. Diese Beschwerden können aber auch bei vorhandenen, allerdings veränderten Stützzonen auftreten. Sie beruhen dann auf einer Verringerung der vertikalen Kieferrelation in diesem Bereich, z. B. durch Kippung einzelner Zähne in Lücken oder durch Anfertigung von Zahnersatz ohne Registrierung und Übertragung der intakten Kieferrelationen auf den Artikulator, wie z. B. durch eine prophylaktische Bißnahme.

Erwähnenswert ist in diesem Zusammenhang, daß nicht nur abnorme Druckbelastungen, sondern auch Zugbelastungen (Distraktionseffekte) im Kiefergelenk und seiner Umgebung Reizzustände auslösen können. Distraktionseffekte können z.B. durch Infraokklusion im Prämolarenbereich oder durch einseitig zu niedrige Stützzonen im Gelenk der anderen Seite auftreten [5, 6]. Letztlich kann die Okklusion derart verändert sein, daß der Unterkiefer beim Kieferschluß in der Horizontalen nicht in seine ursprüngliche, auf die Gelenk- und Muskelfunktionen abgestimmte Position gerät, sondern in eine davon sagittal und transversal abweichende Zwangslage. Auch hieraus können infolge von Fehlbelastungen oder neuromuskulärer Dyskoordination schmerzhafte Zustände der Muskulatur und der Kiefergelenke resultieren.

Diese Beispiele über die Ursachen und Auswirkungen von okklusal bedingten Veränderungen der Kieferrelationen mögen zeigen, daß auch beim teilbezahnten Patienten bei der Kieferrelationsbestimmung diesen Erkenntnissen Rechnung getragen werden muß. Diese Forderung wird nicht durch die Tatsache entkräftet, daß pathogene Veränderungen der Okklusion nur bei einem Teil der Fälle, und auch dann meist nicht spontan, zu Erkrankungen des Kausystems führen.

Prophylaktische Bißnahme

Mit der prophylaktischen Bißnahme soll beim intakten Kauorgan vor Eingriffen, die Veränderungen der Kieferrelationen zur Folge haben, die Ausgangssituation fixiert werden, damit der provisorische und definitive Zahnersatz dementsprechend angefertigt werden kann.

Für die praktische Auswertung dieses Gedankenganges ist es notwendig, sich über den *Funktionszustand* des Kausystems zu informieren. In Zweifelsfällen kann darüber nur eine exakte Funktionsdiagnostik Klarheit verschaffen (s. Bd. 5, S. 6ff., und Bd. 8) [10, 18]. Häufig ist es jedoch leicht zu erkennen, ob die bestehende Situation unverändert übernommen werden kann. Dies ist der Fall, wenn weder im Bereich der Kiefergelenke noch der Kaumuskulatur Schmerzen oder Funktionsstörungen erkennbar sind und eine klinische Okklusionsdiagnostik keinen pathologischen Befund ergibt.

Okklusionsbedingte Veränderungen der Kieferrelationen sind besonders bei der Eingliederung von Kronen und Brücken im Bereich der Stützzonen zu befürchten. Die bei der *Pfeilerpräparation* notwendige Kürzung der Krone führt bei endständigen Zähnen entweder sofort oder in der Folge zur Verringerung der vertikalen Kieferrelation in diesem Bereich. Klinisch erkennt man die sofortige Veränderung daran, daß trotz Abtragens der Kaufläche beim Kieferschluß der Kontakt mit den Antagonisten anfangs erhalten bleibt und erst bei weiterem, manchmal sogar erst erheblichem Kürzen der für die künstliche Kaufläche erforderliche Platz geschaffen werden kann. Deshalb sollte man gerade in diesen Fällen die Ausgangssituation registrieren und auf den Zahnersatz übertragen. Hierfür eignet sich zum Beispiel die prophylaktische Bißnahme:

Vor der Pfeilerpräparation wird eine Bißschablone mit einem Bißwall aus Autopolymerisat angefertigt, der die Antagonisten nicht berührt (Abb. 1a). Am Patienten trägt man dann auf den Bißwall Autopolymerisat auf, setzt die Schablone ein, sobald das Autopolymerisat zähplastisch geworden ist, und läßt die Zahnreihen schließen (Abb. 1b). Das Autopolymerisat muß beim Zubeißen deshalb zähplastisch sein, damit die Bißschablone dabei fest auf die Gingiva gedrückt wird und so in ausreichendem Maß die Stützfunktion der Pfeilerzähne übernehmen kann, die bei deren okklusaler Präparation verlorengeht. Mit dieser Schablone kann dann während der Präparation das Ausmaß der okklusalen Kürzung kontrolliert werden (Abb. 1c). Nach der Präparation wird sie zur okklusalen Orientierung der Provisorien benutzt (Abb. 1d). Die Provisorien müssen stabil genug sein, um die Ausgangssituation bis zur Eingliederung der Brücke sichern zu können. Bei uns haben sich hierfür individuell hergestellte Kunststoffkäppchen bewährt, die okklusal durch Auftragen von Autopolymerisat ergänzt werden. Wir lassen sie auf einem Gipsmodell anfertigen, das durch einen Alginatabdruck gewonnen wird, der sich der Präparation unmittelbar anschließt. Bei ausreichender Pfeilerlänge und kurzen Tragezeiten eignen sich auch Zinnkäppchen, die mit zähplastischem Autopolymerisat zu einem Drittel aufgefüllt, bei eingesetzter Bißschablone auf die mit Vaseline isolierten Stümpfe gesetzt und durch Zahnreihenschluß okklusal orientiert werden. Sie sollten vor dem endgültigen Erhärten des Autopolymerisats wieder abgenommen werden. Nach der okklusalen Ausformung der Provisorien wird die prophylaktische Bißnahme in die definitive übergeführt. Dafür bringt man plastisches Autopolymerisat auf die Okklusalflächen der präparierten Stümpfe und in Kontakt mit dem Bißwall, worauf der Patient bis

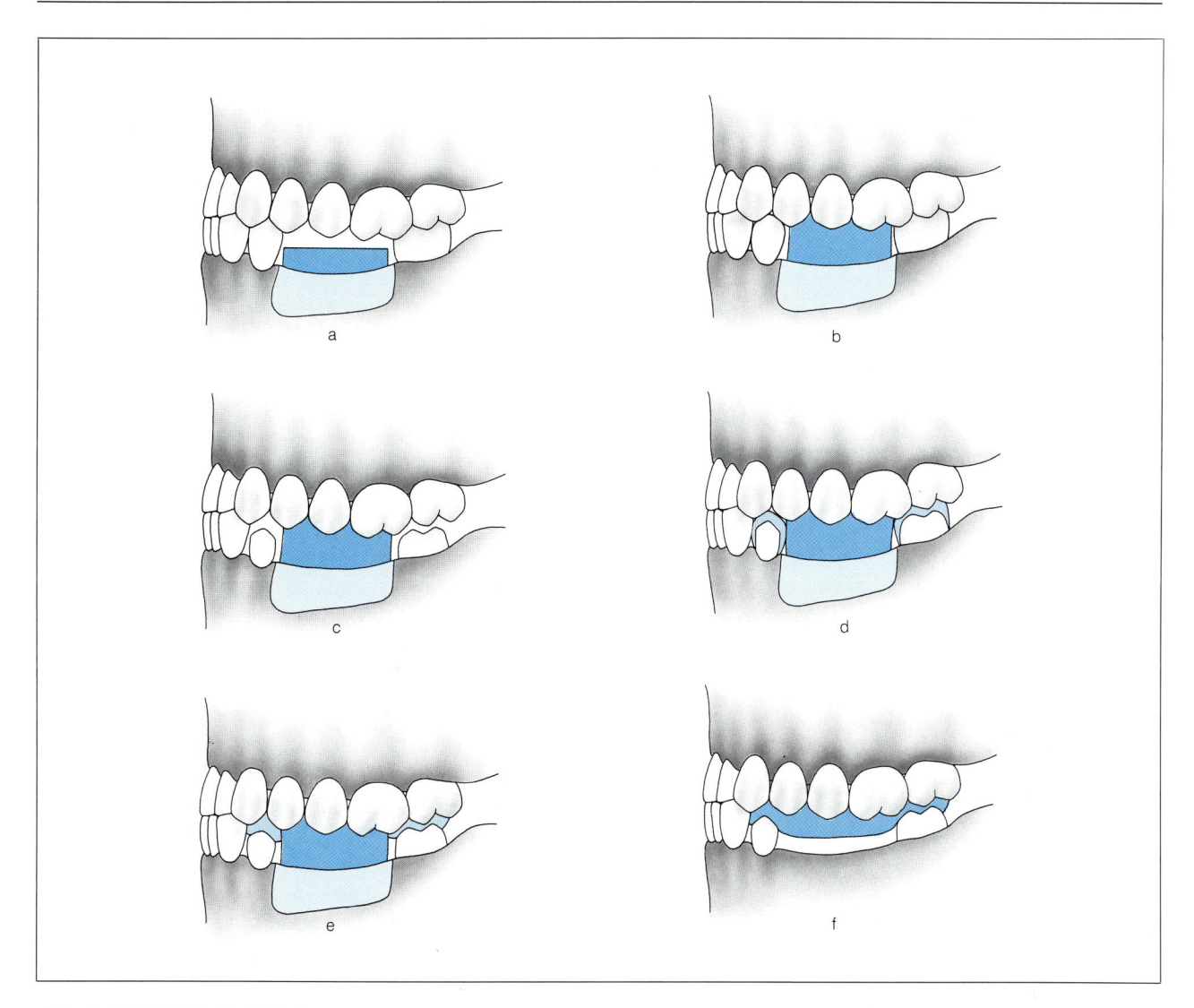

Abb. 1 Prophylaktische Bißnahme.
a) Bißschablone mit Bißwall aus Autoplast, der den Gegenbiß nicht berührt.
b) Die prophylaktische Bißnahme ist nach Ergänzung des Bißwalls mit Autopolymerisat fertiggestellt.
c) Sie übernimmt nach Abtragen der Kauflächen deren dabei verlorengehende Stützfunktion.
d) Die Provisorien werden bei eingesetzter Schablone okklusal orientiert.
e) Erweiterung zur endgültigen Bißnahme.
f) Nach der Erweiterung wird die Bißschablone abgefräst. Zur Übertragung auf das Arbeitsmodell dient nur der Bißwall.

zum Erhärten des Kunststoffes den Kiefer schließen muß (Abb. 1e). Diese Erweiterung des Bißwalls ist notwendig, weil die Bißschablone bei der prophylaktischen Bißnahme der Gingiva unter Druck auflag und diese komprimiert hat. Die Schablone kann deshalb auf dem Gipsmodell nicht mehr die richtige Relation wiedergeben. Aus diesem Grund wird die Bißschablone abschließend entfernt, so daß als definitives Registrat nur der auf die präparierten Stümpfe erweiterte Bißwall erhalten bleibt (Abb. 1f). Da die Fissuren der Antagonisten durch Alginat meistens weniger scharf abgeformt werden als durch das Autopolymerisat, müssen häufig die den Fissuren entsprechenden Anteile des okklusalen Registrats gekürzt werden.

Eine Modifikation dieses Vorgehens besteht darin, von den Okklusalflächen der Brückenpfeiler zunächst nur die lückennahe Hälfte zu kürzen, so daß auf der anderen Hälfte noch okklusale Kontakte bestehenbleiben [11]. Danach wird der Bißwall mit Autopolymerisat auf die präparierten Hälften erweitert (Abb. 2). Anschließend kann die okklusale Präparation vollendet und der Bißwall entsprechend ergänzt werden. Dieses Verfahren ist insofern vorteilhaft, als die Genauigkeit durch die Resilienz der Gingiva nicht beeinträchtigt werden kann. Die Pro-

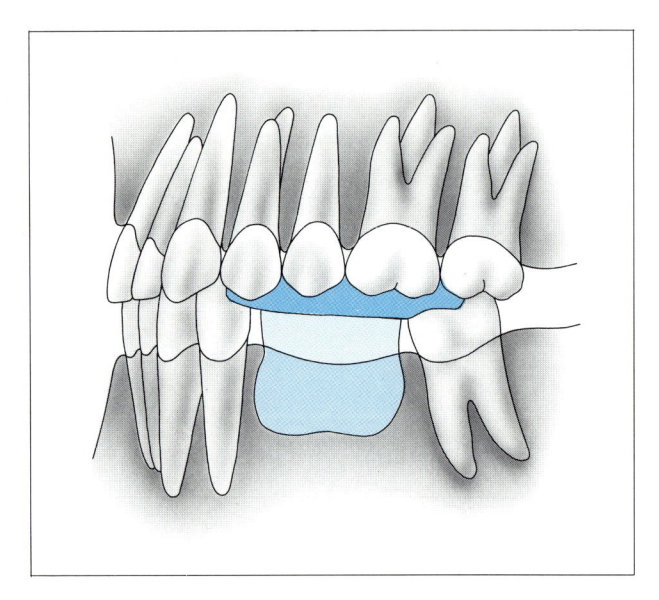

Abb. 2 Modifizierte prophylaktische Bißnahme [11].

visorien müssen dann außerhalb des Mundes angefertigt werden. Dafür genügen Gipsmodelle, die mit Hilfe von Alginatabdrücken unmittelbar nach Abschluß der Pfeilerpräparationen hergestellt werden.

Die ursprünglichen Kieferrelationen lassen sich auch in Weiterentwicklung einer Empfehlung von KOBES [13] durch Okklusionssicherungsstutzen nach HOFMANN [7] bis zum Eingliedern der Brücke erhalten. Dazu werden vor der Präparation der Pfeilerzähne deren zentrische Stützkontakte mit Hilfe von Okklusionsfolie markiert. Die Präparation der Okklusalflächen erfolgt dann derart, daß die zentrischen Kontakte als leicht konische Stutzen erhalten bleiben (Abb. 3). Als provisorische Kronen eignen sich Zinnkäppchen, die im Bereich der Okklusionssicherungsstutzen perforiert werden. Vor dem Eingliedern der Brücke werden die Stutzen abgeschliffen.

Bestimmung der Kieferrelationen bei gesicherter Okklusion

Von gesicherter Okklusion kann man beim Lückengebiß sprechen, wenn der Zahnreihenschluß durch Antagonistenkontakte eindeutig fixiert ist. Dies ist überwiegend bei beidseitig von Zähnen begrenzten Lücken und auch beim anterioren Restgebiß der Fall. Auch hier muß abgeklärt werden, ob die Okklusion unverändert übernommen werden kann oder einer Korrektur bedarf. Die einer solchen Entscheidung zugrundeliegenden Kriterien wurden bereits in den Ausführungen über die prophylaktische Bißnahme erörtert. Wenn keine Korrekturen erforderlich sind, handelt es sich bei gesicherter Okklusion also nur um die Registrierung der bestehenden Kieferrelationen. Praktisch trifft dies hauptsächlich bei der Eingliederung von kleineren Brücken und partiellem, klammerverankertem Zahnersatz zu.

Bei günstiger Anordnung der restlichen Zähne lassen sich die Kiefermodelle häufig ohne weitere Maßnahmen eindeutig zueinander orientieren. Gelingt dies nicht, so kann die Kieferrelationsbestimmung auf zweierlei Art erfolgen:

– im Bereich bezahnter Kieferabschnitte durch Registrierung okklusaler Beziehungen
– im Bereich zahnloser Kieferabschnitte durch Anwendung von Bißschablonen

Okklusale Registrate

Zur Registrierung okklusaler Relationen bei gesicherter Okklusion kommt der sogenannte *Wachsbiß* (okklusales Registrat) am häufigsten zur Anwendung. Das Wachs wird dabei den Zahnreihen entsprechend grob vorgeformt und gleichmäßig erwärmt in den Mund gebracht, worauf der Patient aus der Ruheschwebe heraus zunächst ohne wesentlichen Kraftaufwand in das Wachs einbeißen soll. Da man beim endgültigen Zubeißen den Zahnreihenschluß kontrollieren muß, wird der Wachsbiß nach dem ersten Einbeißen entnommen und so gestaltet, daß er weder auf die vestibulären Kronenflächen übergreift noch die Gingiva berührt. Nach erneutem Erwärmen und Einbringen in den Mund läßt sich

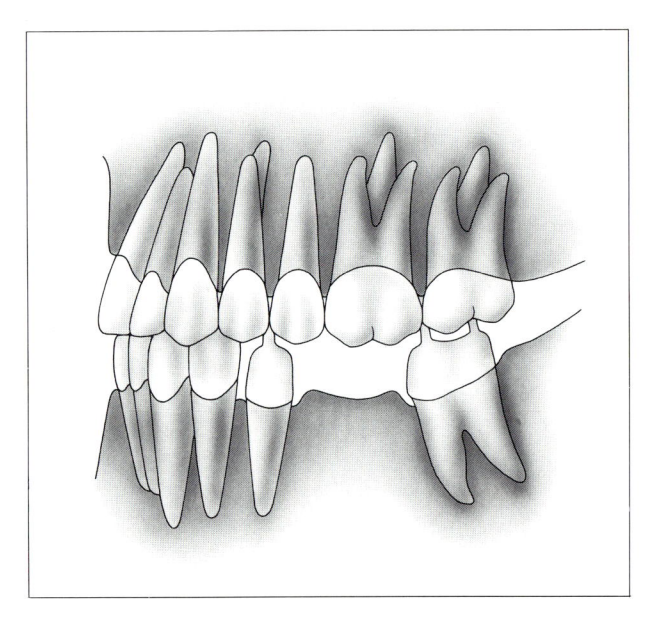

Abb. 3 Okklusionssicherungsstutzen nach HOFMANN [7].

nun kontrollieren, ob der Zahnreihenschluß richtig zustande kommt. Sorgfältiges Abkühlen durch Besprühen mit kaltem Wasser soll dann Verziehungen des Wachses vor dem Herausnehmen verhindern. Das für die Registrierung okklusaler Relationen früher häufig verwendete Basisplattenwachs ist heute durch Spezialwachse weitgehend verdrängt worden, die sich bei der Entnahme aus dem Mund weniger leicht verziehen. Um die Genauigkeit zu steigern, kann man den Wachsbiß ein- oder beidseitig mit Abformmaterial, z.B. Zinkoxid-Eugenol-Paste, bestreichen und dieses im Mund bei geschlossenen Zahnreihen erhärten lassen (s. Abb. 4).

Im Bereich von Zahnstümpfen, die für Kronen präpariert sind, hat sich zur Registrierung okklusaler Relationen auch die Anwendung von Kunststoff-Übertragungskäppchen (Copings) bewährt [28, 31]. Dafür werden auf den Stumpfmodellen Kunststoffkäppchen hergestellt. Um ihren exakten Sitz im Mund kontrollieren zu können, müssen die Käppchen am Übergang von der okklusalen zur vestibulären Fläche einen Schlitz besitzen. Nachdem ihr exakter Sitz sichergestellt ist, wird auf die Okklusalflächen zähplastisches Autopolymerisat gebracht und dessen Erhärtung bei geschlossenen Zahnreihen abgewartet. Anschließend wird die gesamte Zahnreihe einschließlich der Übertragungskäppchen abgeformt. Das danach hergestellte Modell läßt sich dann zum Gegenbiß sehr genau orientieren. In diesem Zusammenhang sei besonders auf das Verfahren von SINGER-SOSNOWSKI [28] hingewiesen (s. S. 51).

Bißschablonen

Lassen sich die Kieferrelationen nicht mit Hilfe von interokklusalen Registraten auf die Modelle übertragen, so ist man auf die Verwendung von Bißschablonen angewiesen. Hierfür werden meistens Schablonen mit Bißwällen aus *Wachs* benutzt. Nach gleichmäßiger Erwärmung der Wachswälle können dann durch Schließen der Zahnreihen die Kieferrelationen registriert werden. Bei der Herstellung der Bißschablonen reicht die manuelle Anpassung von thermoplastischen Basisplatten auf das Kiefermodell für die erforderliche Genauigkeit nicht aus. Derart hergestellte Bißschablonen liegen den Kiefermodellen nur an wenigen Stellen auf und sinken daher beim Zubeißen in die Gingiva ein. Die Genauigkeit solcher Bißschablonen kann durch Unterfütterung ihrer Unterseite mit einer Wachsschicht erheblich verbessert werden [24]. Zu diesem Zweck wird auf die zahnlosen Kieferabschnitte des gegen Wachs isolierten Modells mit einem Pinsel flüssiges Wachs aufgetragen und die erwärmte Bißschablone darübergedrückt. Anschließend muß die Wachsschicht noch mit dem Rand der Bißschablone verschmolzen werden.

Ähnliche Genauigkeit läßt sich mit Bißschablonen aus *Autopolymerisat* erzielen. Die Wachswälle sollten gleichmäßig soweit erweicht werden, daß beim Kieferschluß kein wesentlicher Druck auf die Kieferkämme zustande kommt. War der Druck zu groß, so kann man das daran erkennen, daß die Bißschablonen zwar den Kieferschluß im Mund nicht behindern, auf den Kiefermodellen jedoch zu einer „Bißsperre" führen. In solchen Fällen muß nach erneuter Erwärmung der Wachswälle die Kieferrelationsbestimmung so lange wiederholt werden, bis die Bißschablonen auf den Kiefermodellen den normalen Kontakt der Antagonisten nicht mehr behindern.

Rekonstruktion der Kieferrelationen

Die Notwendigkeit zur Rekonstruktion der Kieferrelationen zwecks Anfertigung von Zahnersatz besteht im Lückengebiß, wenn

- keine die Okklusion sichernden Antagonisten mehr vorhanden sind
- wenn die vorhandene Situation aufgrund von pathologischen Veränderungen nicht übernommen werden kann

Die erste Situation trifft zu, wenn die restlichen Zähne beim Kieferschluß nicht in Kontakt geraten oder aber beim Aufeinandertreffen voneinander abgleiten. Im letzteren Falle wird der Unterkiefer aus seiner normalen Schließbewegung abgelenkt und bei vollzogenem Kieferschluß in einer exzentrischen Stellung fixiert, woraus eine unphysiologische Beanspruchung des gesamten Kausystems resultiert. Unter den pathologischen Veränderungen der Okklusion, die einer Korrektur bedürfen, ist zunächst die aus fortgeschrittener Abrasion entstandene Verringerung der vertikalen Kieferrelation zu nennen. Weitaus häufiger ist jedoch eine Änderung der bestehenden Okklusion erforderlich, wenn aufgrund des Untersuchungsbefundes angenommen werden muß, daß die bestehende Okklusion Ursache für funktionelle Erkrankungen des Kausystems ist (s. a. Bd. 8). Darüber hinaus empfiehlt es sich, bei umfangreichen prothetischen Arbeiten, die eine Neugestaltung der Okklusalflächen eines Kiefers oder beider Kiefer erfordern, die Rekonstruktion der Kieferrelationen von vornherein mit einzuplanen.

Man bezweckt mit der Rekonstruktion der Kieferrelationen, die normalen Lagebeziehungen des Unterkiefers zum Oberkiefer unabhängig vom bestehenden Zahnreihenschluß zu ermitteln. In den meisten Fällen ist dies nur möglich, wenn dabei die vertikale Kieferrelation vergrößert, also „der Biß gesperrt" wird. In diesen Fällen können zunächst nur die horizontalen Relationen bestimmt werden. Die Verringerung der vertikalen Relation, also die „Bißsenkung" bis zur richtigen Höhe, ist dann nur im Artikulator möglich. Voraussetzung hierfür ist, daß die Schließbewegung im Artikulator in gleicher Weise abläuft wie beim Patienten. Zu diesem Zweck muß die Achse, um die sich der Unterkiefer bei reiner Scharnierbewegung dreht, ermittelt und auf den Artikulator übertragen werden. Die Scharnierachse kann individuell oder unter Zugrundelegung eines Mittelwertes (arbiträr) bestimmt werden.

Bei der *individuellen Bestimmung* versucht man die auf die Kiefergelenke gerichteten Enden eines am Unterkiefer befestigten Gesichtsbogens so einzustellen, daß sie bei der scharnierartigen Öffnungs- und Schließbewegung des Unterkiefers nur noch um die gesuchten Punkte, die Scharnierachsenpunkte, rotieren. Diese werden dann auf die Haut markiert, häufig sogar auf Dauer durch Tätowierung (s. Bd. 8).

Bei der *arbiträren Gesichtsbogenregistrierung* wird der Scharnierachsenpunkt nach Mittelwerten auf der Haut markiert, so z. B. über dem lateralen Pol des Kondylus [6] oder auf der Verbindungslinie Tragusmitte/äußerer Augenwinkel, ca. 1 cm vor dem Tragus [3].

Man ist sich bis heute in der Fachwelt noch nicht darüber einig, ob die Scharnierachsenpunkte individuell ermittelt werden müssen oder ob eine arbiträre Gesichtsbogenregistrierung ausreicht. Theoretisch ist unbestritten, daß die individuelle Bestimmung genauer sein muß als eine arbiträre. In der Praxis muß man jedoch einkalkulieren, daß auch bei der individuellen Bestimmung Fehler unterlaufen können. Deshalb ist es wichtig zu wissen, mit welchen Fehlergrößen bei Abweichungen vom wirklichen Drehpunkt zu rechnen ist. Bei Fehlregistrierungen der Scharnierachse innerhalb eines Kreises mit dem Durchmesser von 1 cm, dessen Zentrum die „wahre Scharnierachse" darstellt, treten bei einer „Bißsperre" von 5 mm okklusale Fehler von maximal 0,35 mm auf. Bei einer „Bißsperre" von 2 mm verringert sich dieser Wert auf maximal 0,14 mm [19]. In diesem Zusammenhang ist auch noch erwähnenswert, daß kinematische Studien ergeben haben, daß bei allen Kieferbewegungen derjenige Punkt, der einer reinen Rotation am nächsten kommt, sich immer innerhalb des Kondylus befindet [16]. Außerdem sollte bei diesen Überlegungen auch bedacht werden, mit welcher Genauigkeit Zahnersatz überhaupt herstellbar ist.

> Unseres Erachtens kann man deshalb in den meisten Fällen auch mit der arbiträren Gesichtsbogenregistrierung ausreichend genaue Ergebnisse erzielen, solange die Bißsperre geringfügig ist.

Zum gelenkbezüglichen Einorientieren der Modelle wird bei den meisten Verfahren ein Gesichtsbogen am Oberkiefer befestigt, dessen Enden auf die Scharnierachsenpunkte ausgerichtet werden (s. a. Bd. 8). Am Gesichtsbogen befindet sich außerdem noch ein vorderer verstellbarer Stift, der Orbitalzeiger, dessen Ende auf das Suborbitale ausgerichtet werden muß. Auf diese Weise ist die gelenk- und schädelbezügliche Montage des Oberkiefermodells im Artikulator möglich. Das untere Modell wird danach zum oberen mit Hilfe eines interokklusalen Registrats bzw. eines Stützstiftregistrats im Artikulator befestigt.

Bei der Rekonstruktion der *horizontalen Kieferrelationen* wird in der Sagittalen und Transversalen die für den Zahnreihenschluß günstigste Position ermittelt. Im intakten Kauorgan ist diese zum Teil mit der rückwärtigsten Unterkieferposition, die zwanglos eingenommen werden kann, identisch, liegt jedoch in den meisten Fällen 0,3–1 mm ventral davon [22]. Die Erfahrung der täglichen Praxis zeigt nun, daß eine Anpassung an okklusionsbedingte Abweichungen von dieser Position häufig zu beobachten ist. Dann dürfte eine Neueinschulung der Reflexe stattgefunden haben, so daß der Unterkiefer beim Schließen unbewußt in die neue Lage geführt wird. Die Annahme allerdings, daß diese veränderte Position, wenn sie nur lange genug bestanden hat, aufgrund der neu eingeschulten Reflexe in der Folge für die Funktion immer zweckmäßiger ist als die ursprüngliche, ist nach den heutigen Kenntnissen über die Ursachen von funktionellen Erkrankungen des Kausystems nicht mehr berechtigt. Denn bei einem Teil der Patienten führen gerade derart veränderte Kieferpositionen zur neuromuskulären Dyskoordination und als Folge davon zu Störungen im Bereich der Kiefergelenke, der Kaumuskulatur und den Parodontien. Solche dysfunktionell bedingten

Störungen treten offenbar überwiegend nur bei gesteigerter Beanspruchung des Kausystems im Sinne exzessiver Leerbewegungen (Parafunktionen) auf. Als Ursache sind hierfür in erster Linie Faktoren in Betracht zu ziehen, die eine Steigerung des psychomotorischen Aktivitätsniveaus bewirken (s. a. Bd. 8). Diese Störungen können jedoch letztlich nur beseitigt werden, wenn die Okklusion derart umgestaltet wird, daß der Unterkiefer beim Zahnreihenschluß wieder seine ursprüngliche Position einnehmen kann [23, 25, 27].

> In Anbetracht dieser Tatsache halten auch wir es für empfehlenswert, normalerweise bei der Festlegung der horizontalen Kieferrelationen die rückwärtigste Position des Unterkiefers zu ermitteln, die zwanglos eingenommen werden kann. In Zweifelsfällen, besonders bei Kiefergelenkbeschwerden, ist es zweckmäßig, zunächst mit Aufbißschienen oder Provisorien auszuprobieren, welche Kieferposition zur Beschwerdefreiheit führt (s. S. 206 und 213 ff. sowie Bd. 8).

Bei der Rekonstruktion der *vertikalen Kieferrelation* gilt die Regel, diese so einzustellen, daß die restlichen Zähne in günstige funktionelle Beziehungen zueinander kommen. Schwierigkeiten ergeben sich dabei aus *elongierten Zähnen*, wenn diese nicht soweit gekürzt werden können, wie es die jeweilige Situation verlangt. Aufgrund zahlreicher Veröffentlichungen [z. B. 12, 21, 25] muß jedoch bei der Rekonstruktion der vertikalen Kieferrelation garantiert sein, daß in der Ruheschwebe ein interokklusaler Abstand von 2–3 mm vorhanden ist, bzw. beim Artikulieren des Konsonanten „S" dieser Abstand mindestens 1 mm beträgt. Ist unter dieser Voraussetzung der für den Zahnersatz benötigte Vertikalabstand im Bereich elongierter Zähne nicht zu erzielen, so sollte deren Devitalisierung oder Extraktion erwogen werden. Scheint eine Vergrößerung des Vertikalabstandes über die Ruheschwebe hinaus unvermeidlich, wie in seltenen Fällen beim „tiefen Biß", so sollte zunächst mit Aufbißschienen oder anderen Provisorien einige Monate lang geprüft werden, ob die für zweckmäßig erachtete neue vertikale Kieferrelation vom Patienten toleriert wird (s. S. 207).

Im Prinzip gibt es für die Rekonstruktion der Kieferrelationen nur zwei Möglichkeiten, das *interokklusale Registrat* und die *intraorale Stützstiftregistrierung*. Bei beiden ist – wie schon erwähnt – eine Gesichtsbogenregistrierung erforderlich.

Interokklusales Registrat

Bei diesem Vorgehen wird auf dem Meistermodell eine Wachsschablone angefertigt, die den präparierten Stümpfen und den restlichen Zähnen genau anliegt. Der Patient darf nicht aktiv in diese oberflächlich erwärmte Schablone bis zum maximalen Zahnreihenschluß einbeißen, da die bestehende Okklusion dabei den Unterkiefer in eine falsche Position zwingen würde. Der Unterkiefer muß deshalb vom Zahnarzt in die rückwärtigste Position geführt werden, die zwanglos eingenommen werden kann. Aus dieser Position heraus wird dann der Unterkiefer an den Oberkiefer geführt, bis im Bereich der Höckerspitzen erste Kontakte entstehen. Durch Auftragen von Wachs in Bereichen, in denen noch keine Kontakte vorhanden sind, läßt sich das Registrat dann vervollständigen.

Die Schwierigkeit dieses Verfahrens besteht darin, den Unterkiefer richtig zu führen. Es gibt eine Anzahl unterschiedlicher Empfehlungen dafür [2, 9, 26, 27], was zumindest zeigt, daß dieser Vorgang

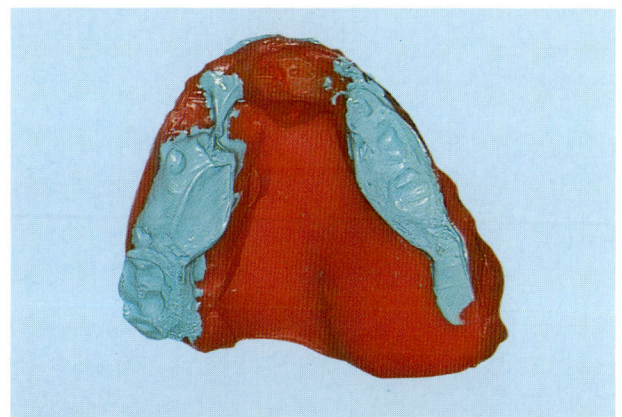

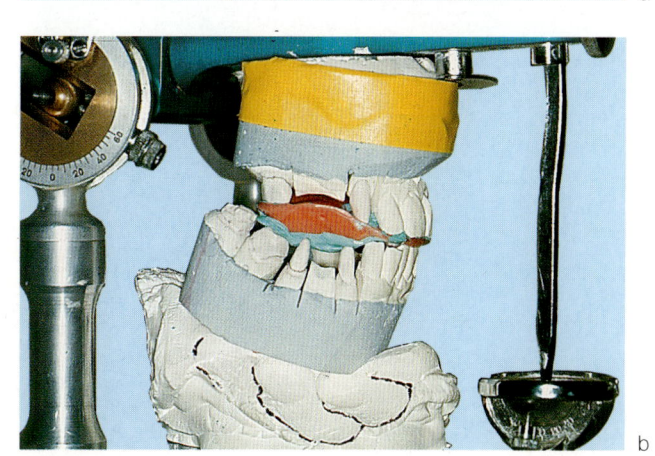

Abb. 4a und b Interokklusales Registrat; Basisplatte aus „Moyco® Beauty Pink Wax" mit frontalem Aufbiß (a), Registrierung der interokklusalen Relationen mit „Kerr® Bite Registration Paste" (b).

teilweise problematisch ist und gründlich erlernt werden muß. Es ist nicht immer einfach, zu verhindern, daß der Patient aktiv in das Registrat einbeißt. Aus diesem Grund wurde empfohlen, *Frontzahnstops* zu verwenden, die eine Berührung der Seitenzähne von vornherein ausschließen und das Führen des Unterkiefers in die erwünschte Position erleichtern sollen. Zu diesem Zweck wird an den oberen Schneidezähnen zuerst eine geringe Bißsperre aus Wachs oder Kunststoff modelliert, die so hoch ist, daß die Seitenzähne gerade außer Kontakt geraten. Im Bereich der Seitenzähne erfolgt danach die Registrierung der interokklusalen Relationen, z.B. mit Gips oder einer Biß-Registrierpaste (Abb. 4) [2].

Nach unserer Erfahrung eignet sich das interokklusale Registrat in Fällen von kleinen Zahnlücken und bei Patienten, die man zur Mitarbeit anleiten kann. Bei größeren Zahnlücken muß damit gerechnet werden, daß sowohl in der Vertikalen als auch in der Horizontalen Abweichungen von der Norm vorliegen und auch im Bereich der Kiefergelenke keine straffe Führung mehr vorhanden ist. Wir bevorzugen daher in diesen Fällen die von GERBER inaugurierte Methode der intraoralen Stützstiftregistrierung [6].

Intraorale Stützstiftregistrierung

Bei der intraoralen Stützstiftregistrierung wird die Bißsperre durch einen in der Höhe verstellbaren Stift bewirkt, der an einer Oberkieferplatte so befestigt ist, daß er im Zentrum einer im Unterkiefer angebrachten Schreibplatte auftrifft. Zur Festlegung der horizontalen Kieferrelationen wird durch Protrusions- und Lateralbewegungen ein Pfeilwinkel aufgezeichnet, dessen Spitze bei einwandfreiem Vorgehen die rückwärtigste Position anzeigt, aus der zwanglos Lateralbewegungen möglich sind. Zur vollständigen Aufzeichnung des Pfeilwinkels, die anfangs für notwendig gehalten wurde, muß der Biß gewöhnlich sehr weit gesperrt werden. Wie schon erläutert, können daraus erhebliche Fehler resultieren. Aus diesem Grund streben wir eine möglichst geringe Bißsperrung an, die zwar nur einen kleinen Pfeilwinkel ergibt, der aber für den beabsichtigten Zweck vollkommen ausreicht. Unserer Erfahrung nach kann man die einwandfreie Aufzeichnung des Pfeilwinkels leichter erlernen und mit Erfolg praktizieren, als den Unterkiefer manuell in die terminale Scharnierachsenposition zu führen. Dies gilt in

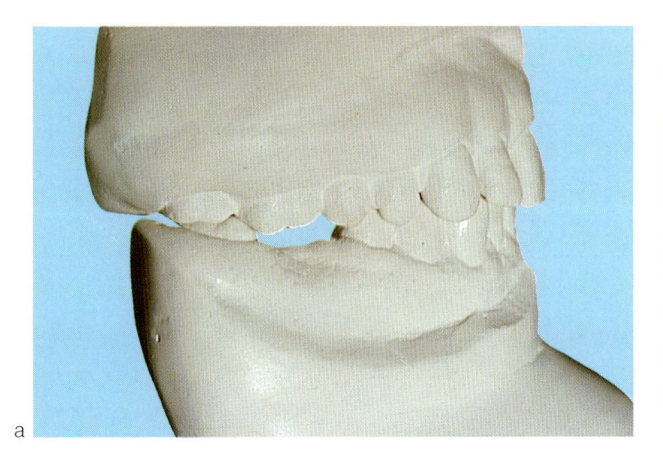

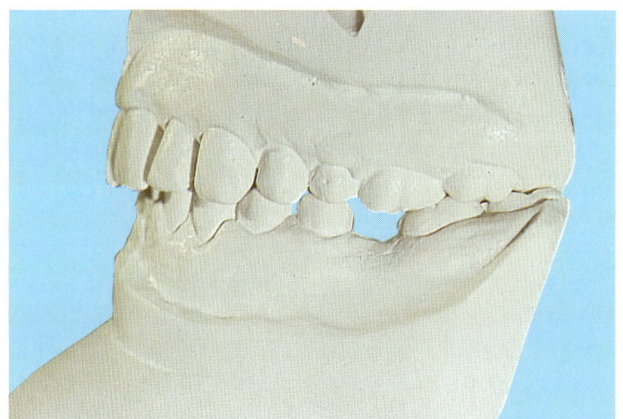

Abb. 5a und b Modelle einer Patientin, die unter Gelenkbeschwerden litt.

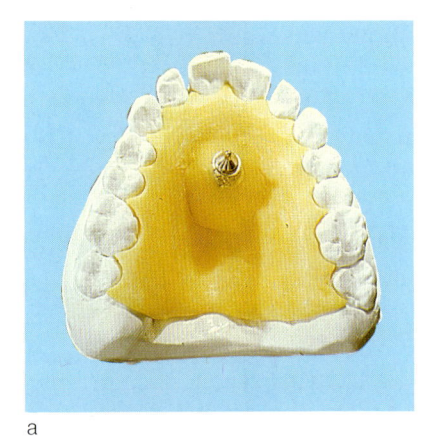

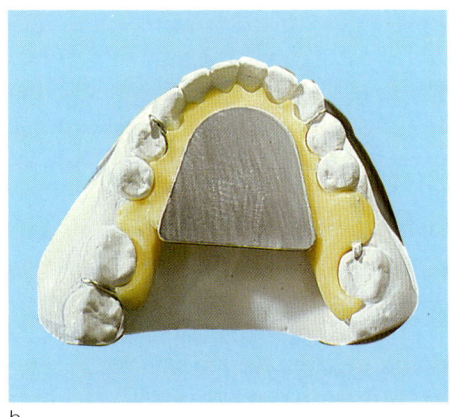

Abb. 6a und b
In die obere Registrierplatte ist ein Stützstift (a), in die untere eine Stützplatte (b) eingearbeitet.

besonderem Maße für Patienten, die ihre Kiefermuskulatur nicht völlig entspannen können. Ein weiterer Vorteil dieser Methode besteht darin, daß durch die zentrale Position des Stützstiftes eine gleichmäßige Belastung der Bißschablonen erfolgt und die Schließmuskulatur an annähernd gleichlangen Hebelarmen wirksam wird. Dies führt in der Regel dazu, daß die Kondylen in den Gelenkgruben eine zweckmäßige Position einnehmen. Ein Beispiel soll diese Feststellung verdeutlichen:

Abbildung 5 zeigt die Modelle einer Patientin, die unter Kiefergelenkbeschwerden links litt. Mit einem intraoralen Stützstiftsystem nach GERBER (Abb. 6) wurde zunächst der „Biß" völlig gesperrt und dann durch Hineindrehen des Stützstiftes in seine Gewindefassung die vertikale Kieferrelation bis zum Auftreten okklusaler Kontakte verringert. Dabei zeigte sich, daß alle Zähne bis auf Zahn 48 regelrecht okkludierten. Im Bereich von Zahn 48 bestand eine Nonokklusion von ca. 1,5 mm. Daraus läßt sich leicht schließen, daß der rechte Kondylus bei geschlossenen Zahnreihen zu tief in der Fossa stand und die Gelenkbeschwerden deshalb aus einer daraus resultierenden Kompression der Gelenkge-

Abb. 7a und b Nach gelenk- und muskelfunktionsbezüglicher Rekonstruktion der Kieferrelationen (s. Text) bestand rechts im Bereich der Molaren eine Nonokklusion. Diese Situation wurde durch Auftragen von Autopolymerisat auf die Okklusalflächen der Molaren 17 und 16 fixiert.

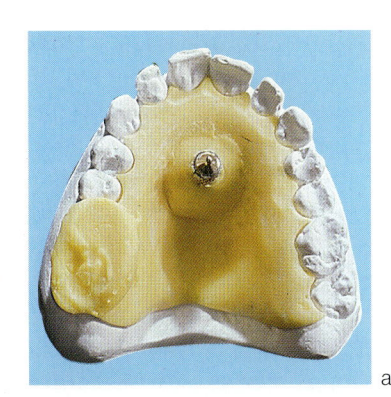

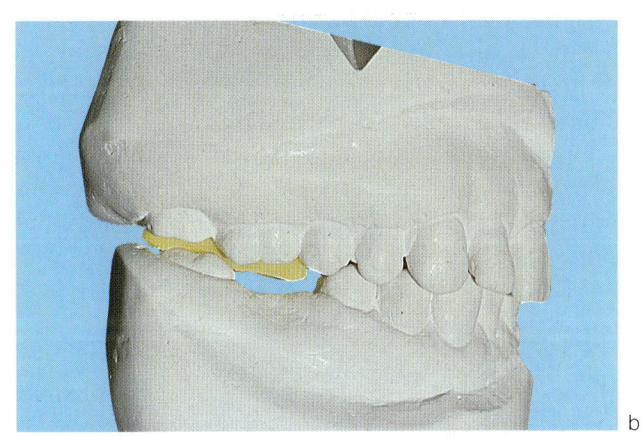

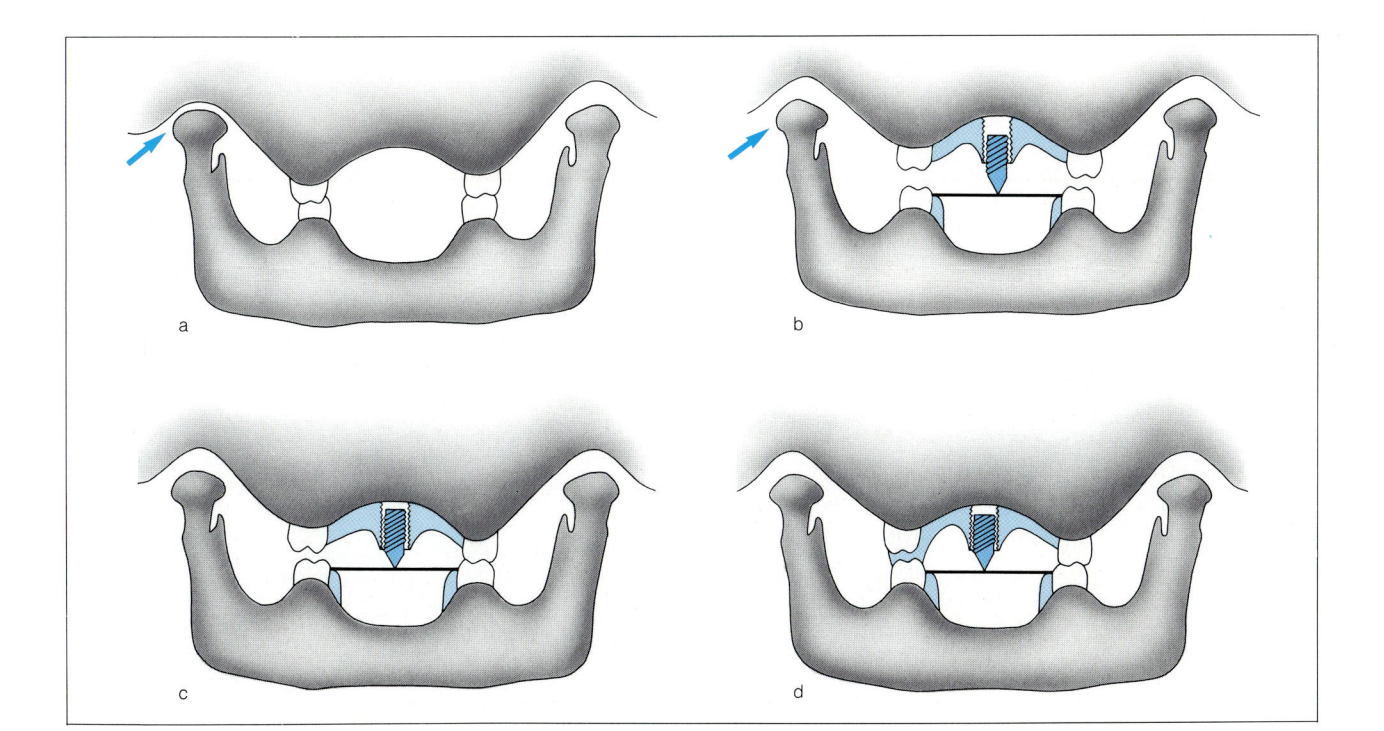

Abb. 8 Schematische Darstellung der Anwendung eines Stützstiftsystems bei der Rekonstruktion der Kieferrelationen.

a) Die Disharmonie zwischen der Okklusion und dem Kiefergelenk auf der rechten Seite ist an dem zu niedrigen unteren rechten Molaren und dem zu engen Gelenkspalt der gleichen Seite zu erkennen.
b) Der Unterkiefer gerät nach Einbau des Stützstiftsystems in eine okklusionsunabhängige Position.
c) Nach Verringerung der Bißhöhe durch Hineindrehen des Stützstiftes in sein Gewinde okkludiert zuerst die linke Seite.
d) Die obere Platte ist okklusal ergänzt und damit zur Bißnahme umgestaltet worden.

webe herrührten. Diese Situation könnte dadurch zustande gekommen sein, daß zum Zeitpunkt der Extraktion der Zähne 46 und 47 der Zahn 48 noch nicht vollständig durchgebrochen war und deshalb infolge von Mesialwanderung die vorgesehene Okklusionshöhe nicht erreichen konnte. In diesem Falle wurden die obere Platte mit Autopolymerisat auf die Okklusalflächen der Zähne 17 und 16 erweitert und die gelenk- und muskelfunktionsbedingten Kieferrelationen auf diese Weise fixiert (Abb. 7). Eine danach hergestellte Aufbißschiene ließ die Gelenkbeschwerden rasch abklingen, so daß ihre Ursache damit „ex juvantibus" bestätigt werden konnte. In Abbildung 8 ist das Vorgehen in diesem Falle noch einmal schematisch dargestellt.

Unser heute übliches Verfahren bei der Rekonstruktion der Kieferrelationen durch eine intraorale Stützstiftregistrierung soll an der Versorgung eines stark reduzierten Lückengebisses dargestellt werden: Nach der Präparation der Pfeilerzähne wird eine Kieferrelationsbestimmung mit üblichen Bißschablonen durchgeführt. Die vertikale Kieferrelation stellt man dabei so ein, daß genügend Platz für die Kronen zwischen antagonistischen Pfeilerzähnen vorhanden ist (Abb. 9). Nach Übertragung auf einen Artikulator wird auf dem Oberkiefermodell aus Autopolymerisat eine Registrierschablone angefertigt, die auf den Pfeilern okklusal abgestützt ist (Abb. 10). Die ebenfalls aus Autopolymerisat angefertigte und auf den Pfeilern okklusal abgestützte untere Registrierschablone erhält einen Bißwall, über dem unter Aussparung der Pfeilerzähne eine Registrierplatte nach GERBER befestigt wird (Abb. 11). Danach bringt man an der oberen Schablone den Stützstift so an, daß die Registrierspitze im Schnittpunkt der Medianen mit einer Transversalen, die an den mesialen Approximalflächen beider unterer erster Molaren anliegt, auf die Registrier-

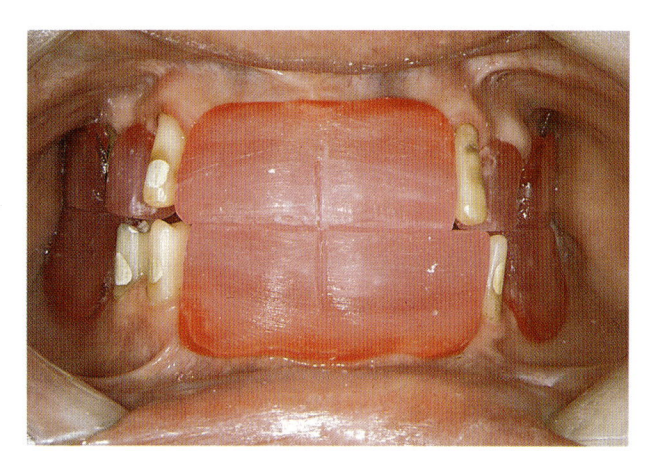

Abb. 9 Kieferrelationsbestimmung mit Bißschablonen (Handbißnahme).

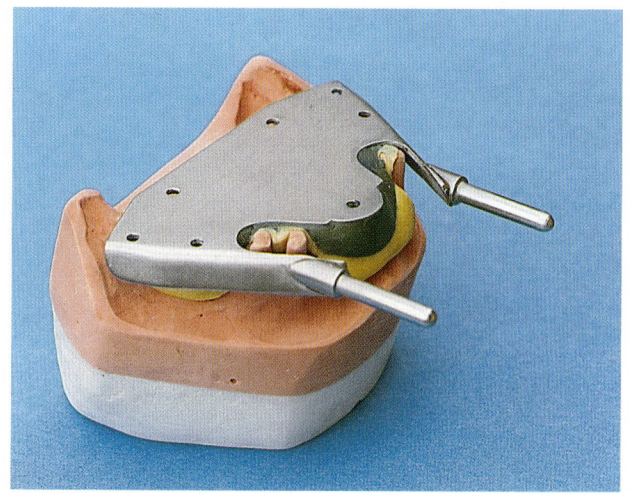

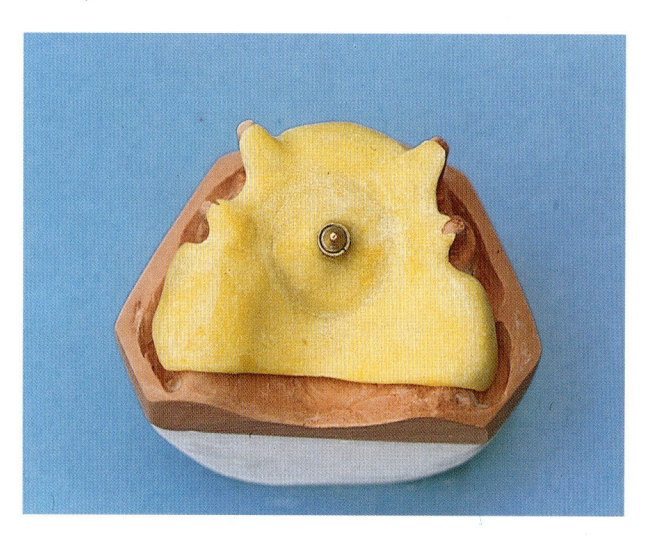

Abb. 10 Oberkiefer-Registrierschablone auf dem Modell.

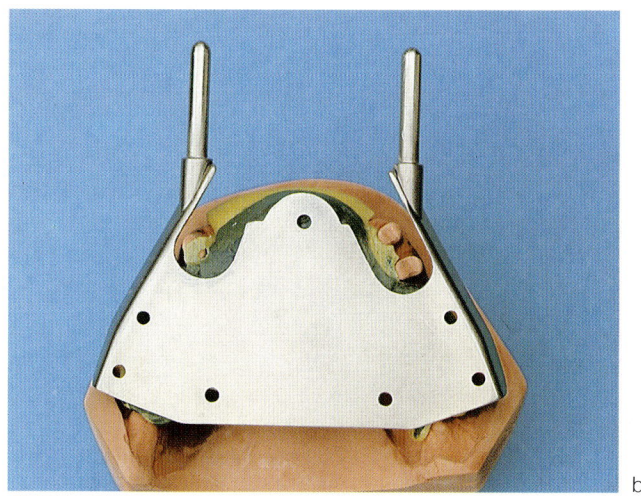

Abb. 11a und b Unterkiefer-Registrierschablone auf dem Modell.

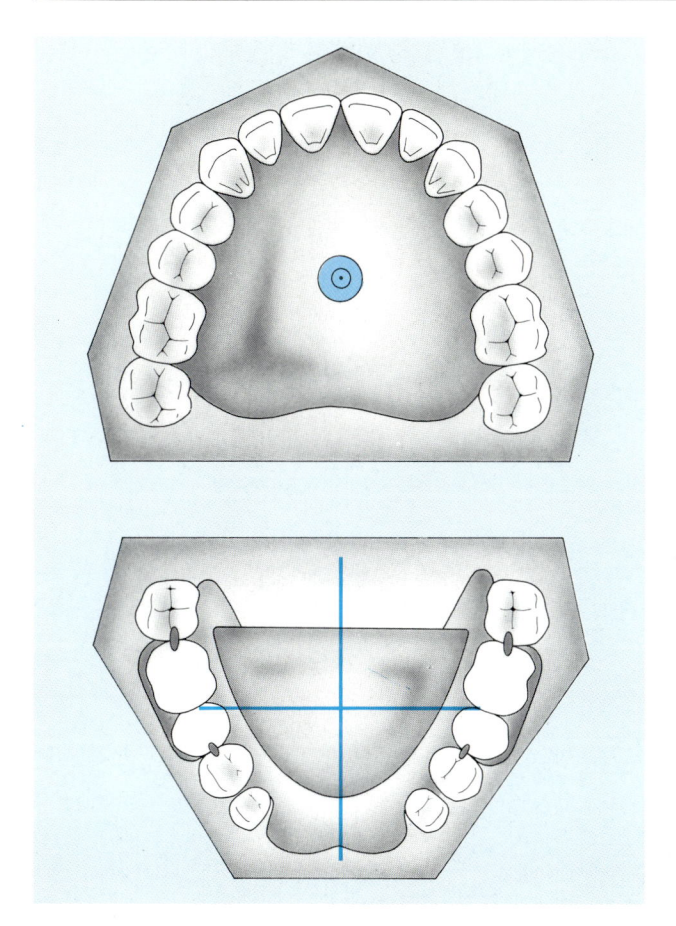

Abb. 12 Festlegen der Stützstiftposition.

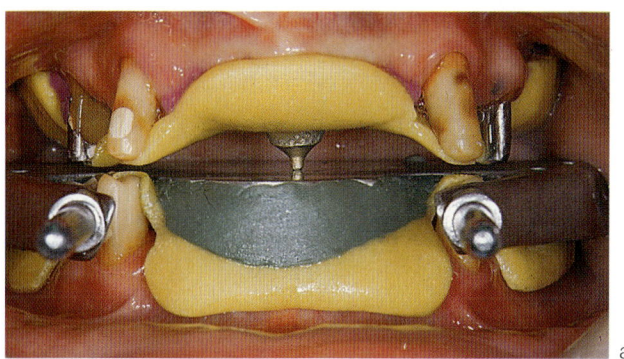

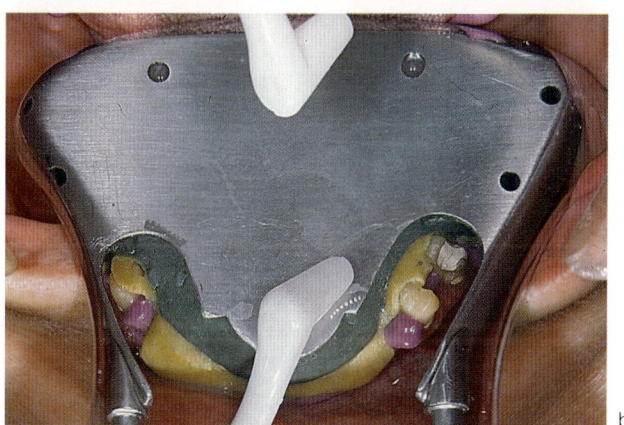

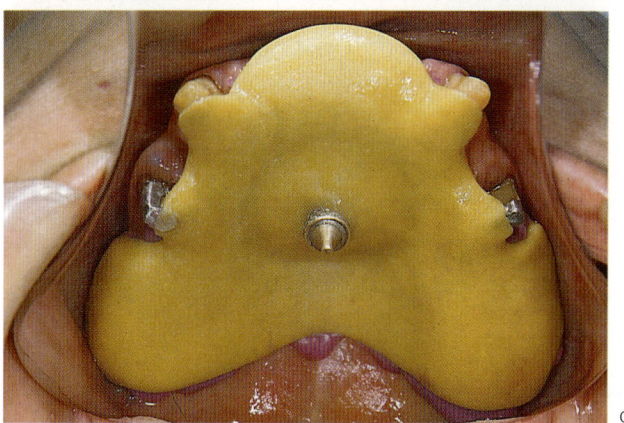

Abb. 13a–c Registrierschablonen im Mund.

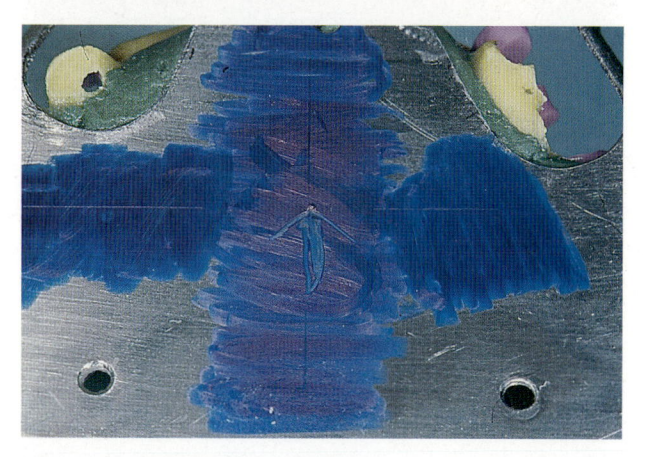

Abb. 14 Aufgezeichneter Pfeilwinkel.

platte auftrifft (Abb. 12). Im Mund wird die Höhe des Stiftes, falls dies erforderlich ist, durch Hinein- oder Herausdrehen so eingestellt, daß sich die Schablonen bei geringfügigen Protrusions- und Lateralbewegungen nicht berühren (Abb. 13). Damit die Registrierschablonen einen sicheren Sitz bekommen, werden sie zur Registrierung mit einem dünnflüssigen Silikon-Abformmaterial, z.B. Xantopren® blau, beschickt und in den Mund eingesetzt (Abb. 13). Nach dem Aufzeichnen des Pfeilwinkels durch Protrusions- und Laterotrusionsbewegungen (Abb. 14) befestigt man ein durchsichtiges Kunststoffplättchen mit einem konischen Loch mit Hilfe von Klebewachs so auf der Schreibplatte, daß die Spitze des Pfeilwinkels im Zentrum des Loches steht (Abb. 15). Vor dem Verschlüsseln der Schablonen vergewissert man sich, daß der Patient beim Kieferschluß mit dem Stützstift genau in das Lochplättchen hineintrifft (Abb. 16). Danach werden die Schablonen mit Gips verschlüsselt (Abb. 17). Anschließend erfolgt die arbiträre Gesichtsbogenregistrierung (Abb. 18). Nachdem die Schablonen aus dem Mund herausgenommen sind, wird zunächst die

Abb. 15 Aufgewachstes Lochplättchen.

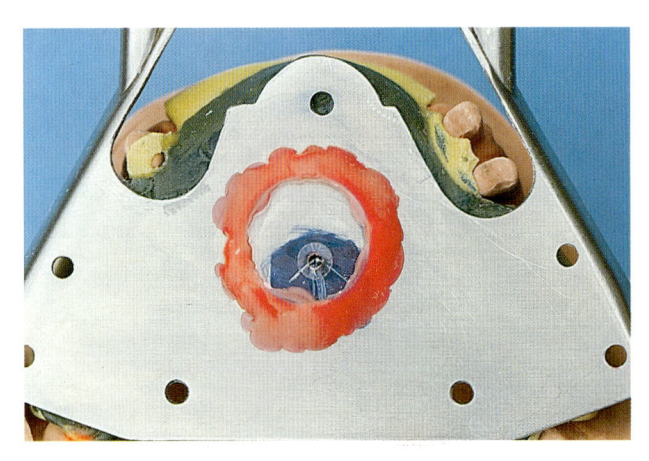

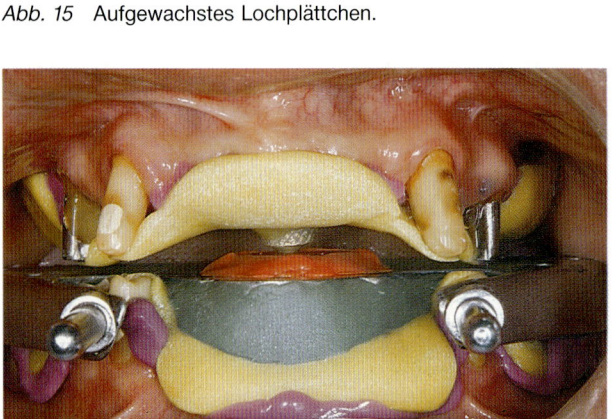

Abb. 16 Registrierschablonen im Mund vor dem Verschlüsseln.

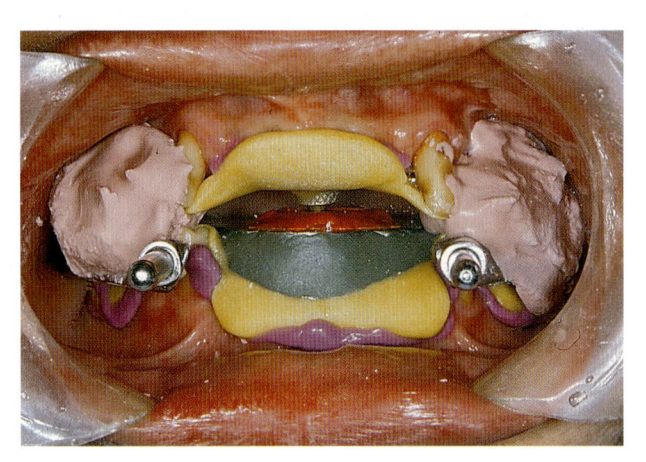

Abb. 17 Registrierschablonen mit Gips verschlüsselt.

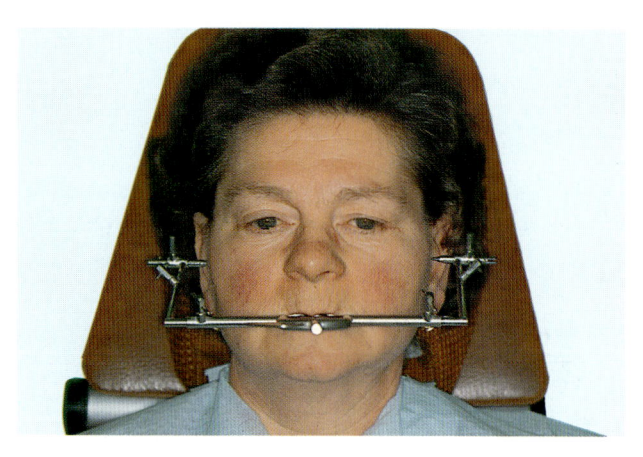

Abb. 18 Arbiträre Gesichtsbogenregistrierung.

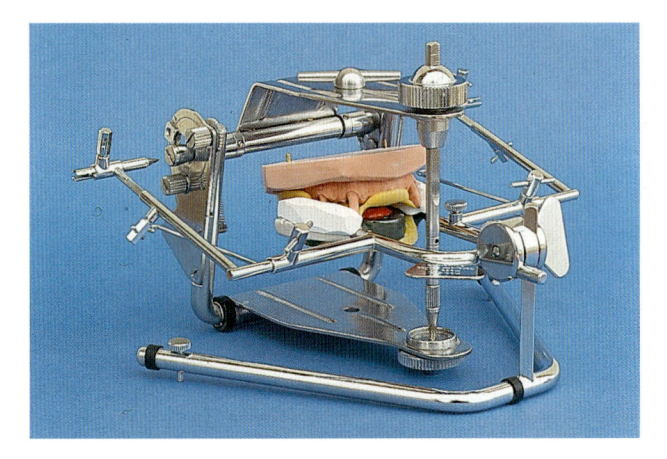

Abb. 19 Oberkiefermodell im Artikulator.

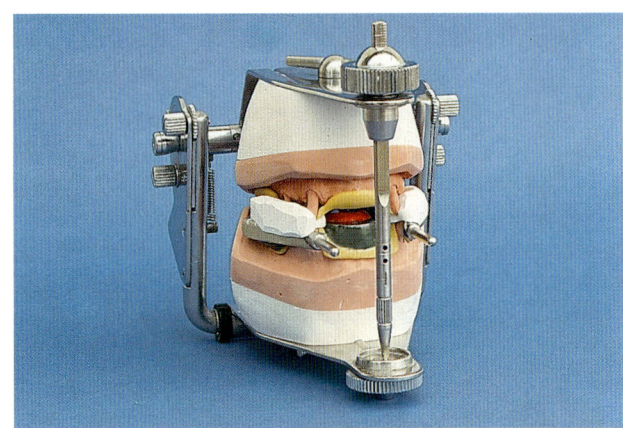

Abb. 20 Modelle mit Registrierschablonen nach dem Eingipsen.

Silikonmasse entfernt. Mit Hilfe eines Stativs kann dann der Gesichtsbogen mit den Registrierschablonen und dem oberen Modell in die richtige Stellung zum Artikulator (Condylator) gebracht werden (Abb. 19). Danach erfolgt das Eingipsen des oberen Modells, anschließend des unteren Modells (Abb. 20).

Abbildung 21 zeigt die Modelle im Artikulator nach Entfernen der Registrierschablonen. Falls die vertikale Kieferrelation zur Registrierung des Pfeilwinkels etwas erhöht worden war, muß sie nun im Artikulator durch Absenken des Schneidezahn-Führungsstiftes wieder auf die ursprüngliche Höhe eingestellt werden.

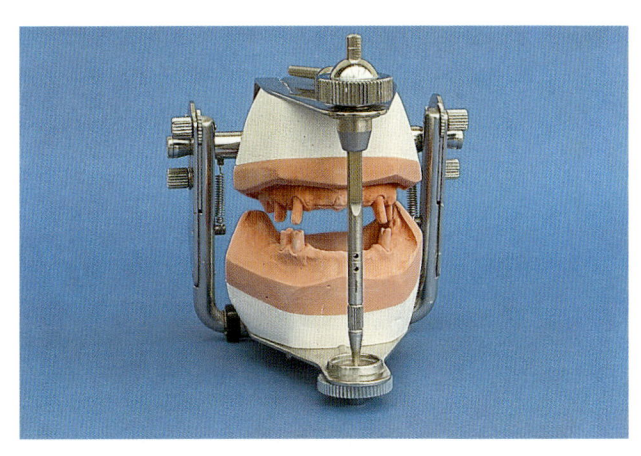

Abb. 21 Modelle nach Entfernen der Registrierschablonen.

Empfehlungen für den Gebrauch von Okkludatoren und Artikulatoren

In der Ätiologie von okklusal bedingten Erkrankungen des Kausystems sind nicht allein die Kieferrelationen in maximaler Interkuspidation von Bedeutung, sondern auch laterale, protrusive und retrale okklusale Kontaktpositionen. Dies hat dazu geführt, daß auf verschiedenste Weise versucht worden ist, diese Kontaktpositionen bzw. die dahin führenden Bewegungen des Unterkiefers in Artikulatoren möglichst genau zu reproduzieren. Heute steht eine fast verwirrende Vielfalt von Geräten zur Verfügung, deren Vor- und Nachteile nicht leicht abgeschätzt werden können. Einen Überblick über diese Thematik kann man sich u. a. in einer Veröffentlichung von KOECK [15] verschaffen, auf die in diesem Zusammenhang hingewiesen sei (s. a. Bd. 8). Im Rahmen der vorliegenden Abhandlung scheint allerdings eine Stellungnahme bezüglich der praxisbezogenen Anwendung von Okkludatoren und Artikulatoren unumgänglich (s. S. 115 ff. und Bd. 8).

Bei kleineren Zahnlücken, gesicherter Okklusion und intaktem Kauorgan sind mit *stabilen Okkludatoren* akzeptable Ergebnisse erreichbar. Ein Einschleifen im Mund wird bei diesem Vorgehen allerdings überwiegend erforderlich sein. Als Okkludator kann selbstverständlich auch jeder Mittelwert- oder ein teiljustierbarer Artikulator bei fixierten Gelenken dienen.

Genauere Ergebnisse und damit weniger nachträgliche Schleifkorrekturen sind in diesen Fällen mit Geräten möglich, mit denen okklusale Bewegungsbahnen nachgefahren bzw. reproduziert werden können. Für dieses schon von SCHRÖDER und TREBITSCH [30] empfohlene und auch in der *FGP-Technik* (functionally generated path) [20] realisierte Verfahren bietet sich heute z. B. der Gnathomat nach BÖTTGER [1] an. Dieses Vorgehen empfiehlt sich besonders dann, wenn ausgeprägte Schliff-Facetten an den restlichen Zähnen auf dementsprechende okklusale Aktivitäten hinweisen. Es ist bis heute allerdings noch strittig, ob in diesen Fällen die Schliff-Flächen belassen oder durch okklusale Restaurationen beseitigt werden sollen. Wenn das Kausystem bis auf diese Schliff-Flächen intakt ist, scheint es das geringste Risiko zu sein, wenn man sie beläßt und die künstlichen Kauflächen dementsprechend gestaltet.

Nach Rekonstruktion der Kieferrelationen, zu der ja auch eine Gesichtsbogenregistrierung gehört, lassen sich in den meisten Fällen mit *teiljustierbaren Artikulatoren* befriedigende Ergebnisse erzielen. Bei diesen Geräten sind die sagittale Gelenkbahnneigung, die Neigung des Frontzahn-Führungstellers und teilweise auch der BENNET-Winkel und der Interkondylarabstand individuell einstellbar. Befriedigende Ergebnisse sind mit diesen Geräten besonders dann zu erwarten, wenn okklusal bedingte Veränderungen der Kieferrelationen primär die Ursache von Gelenk- und Muskelbeschwerden sind. Allerdings kann auch mit diesen Geräten die Okklusion im zahntechnischen Laboratorium nur annähernd richtig gestaltet werden. Es lassen sich damit aber gute Voraussetzungen für nachträglich im Mund erforderliche Schleifkorrekturen schaffen.

Der Einsatz *volljustierbarer Artikulatoren* ist derzeit noch problembehaftet und kann nur dann empfohlen werden, wenn mit anderen Geräten die erforderliche Genauigkeit nicht realisierbar scheint. Das trifft überwiegend auf Patienten zu, deren Muskel- und Gelenkbeschwerden nicht primär aus okklusal bedingten Veränderungen der Kieferrelationen in maximaler Interkuspidation resultieren, sondern vielmehr als Folge streßbedingter okklusaler Parafunktionen angesehen werden müssen. Die Anwendung volljustierbarer Artikulatoren ist nicht einfach. Sie erfordert ein gründliches Studium der theoretischen Grundlagen, und das Erlernen dieser Technik bedarf intensiver praktischer Unterweisung.

Zusammenfassung

Vor Eingliederung von partiellem Zahnersatz muß anhand des Befundes entschieden werden, ob die bestehende Okklusion in Einklang mit den heutigen Erkenntnissen über „normale Kieferrelationen" steht. Ist dies der Fall, so sollte bei Eingliederung von festsitzendem Zahnersatz über eine prophylaktische Bißnahme oder vergleichbare Maßnahmen dafür gesorgt werden, daß keine Veränderung der Kieferrelationen eintritt. Bei abnehmbarem, klammerverankertem Zahnersatz ohne Überkronung von Klammerzähnen handelt es sich dann lediglich um die Registrierung der vorhandenen Relationen. In allen anderen Fällen müssen die Kieferrelationen okklusionsunabhängig bestimmt werden. Die aus der Sicht des Autors hierfür geeigneten und auch langjährig bewährten Maßnahmen sind Inhalt dieses Beitrages.

Literatur

[1] Böttger, H.: Funktionelle Okklusion. Gleitbahnbezogene Diagnostik und Therapie. Quintessenz, Berlin–Chicago–Rio de Janeiro–Tokio 1982.
[2] Dawson, P.E.: Grundzüge der Okklusion. Verlag Zahnärztlich-Medizinisches Schrifttum, München 1978.
[3] Fischer, R.: Die Artikulationslehre. In: Häupl, A., Meyer, W., Schuchardt, K. (Hrsg.): Die Zahn-, Mund- und Kieferheilkunde, 4. Bd., S. 116. Urban & Schwarzenberg, München–Berlin 1956.
[4] Fröhlich, F.: Symptome in Zusammenhang mit funktionellen Störungen des Kiefergelenks. Schweiz. Mschr. Zahnheilk. 75 (1965), 980.
[5] Gerber, A.: Logik und Mystik der Kiefergelenkbeschwerden. Schweiz. Mschr. Zahnheilk. 74 (1964), 687.
[6] Gerber, A.: Registriertechnik für Prothetik, Okklusionsdiagnostik, Okklusionstherapie. Zürich 1966 (zu beziehen über Condylator-Service Zürich, Postfach 114).
[7] Hofmann, M.: Pfeilerpräparation und Okklusionssicherung. Dtsch. zahnärztl. Z. 32 (1977), 138.
[8] Hupfauf, L.: Okklusions- und Artikulationsdiagnostik in der Prothetischen Zahnheilkunde. In: Haunfelder, D., Hupfauf, L., Ketterl, W., Schmuth, G. (Hrsg.): Praxis der Zahnheilkunde, Bd. III, C3. Urban & Schwarzenberg, München–Berlin–Wien 1968.
[9] Hupfauf, L.: Untersuchung und Diagnostik bei funktionellen Erkrankungen des Gebisses und Bewegungsapparates. Dtsch. zahnärztl. Z. 21 (1966), 1285.
[10] Hupfauf, L.: Vergleichende Untersuchungen verschiedener Registrierverfahren. Dtsch. zahnärztl. Z. 26 (1971), 158.
[11] Jüde, H.D., Kühl, W., Rossbach, A.: Einführung in die Zahnärztliche Prothetik, 3. Aufl. Deutscher Ärzte-Verlag, Köln 1985.
[12] Jung, F.: Über den Tiefbiss. Zahnärztl. Reform 56 (1955), 47.
[13] Kobes, L.: Bestimmung und Fixierung der intermaxillären Distanz bei der Anfertigung von festsitzendem Zahnersatz im Seitenzahnbereich. Dtsch. zahnärztl. Z. 20 (1965), 634.
[14] Kobes, L.: Darstellung von Vertikaldimension und Zentralokklusion als Aufgabe prothetischer Maßnahmen. Dtsch. zahnärztl. Z. 21 (1966), 500.
[15] Koeck, B.: Artikulatoren und Registriersysteme. In: Haunfelder, D., Hupfauf, L., Ketterl, W., Schmuth, G. (Hrsg.): Praxis der Zahnheilkunde, Bd. III, C 25. Urban & Schwarzenberg, München–Berlin–Wien 1968.
[16] Kohno, S.: Analyse der Kondylenbewegung in der Sagittalebene. Dtsch. zahnärztl. Z. 27 (1972), 739.
[17] Kraft, E.: Über elektromyographische Untersuchungen kiefergelenkkranker Patienten. Dtsch. zahnärztl. Z. 18 (1963), 1399.
[18] Krogh-Poulsen, W.: Form und Funktion im stomatognathen System. In: Haunfelder, D., Hupfauf, L., Ketterl, W., Schmuth, G. (Hrsg.): Praxis der Zahnheilkunde, Bd. III, C 23. Urban & Schwarzenberg, München–Berlin–Wien 1968.
[19] Kühl, W.: Geometrie der scharniergelenkbezüglichen Modellorientierung. Dtsch. zahnärztl. Z. 22 (1967), 873.
[20] Pankey, L., Mann, A.: Oral rehabilitation, part I and II. J. Prosth. Dent. 10 (1960), 135.
[21] Posselt, U.: Physiology of occlusion and rehabilitation, 2nd. ed. Davis, Philadelphia 1968.
[22] Posselt, U.: Studies in the mobility of the human mandible. Acta Odont. Scand. 10, Suppl. 10 (1952), 19.
[23] Ramfjord, S.P., Ash, M.M.: Occlusion, 2nd. ed. Saunders, Philadelphia–London–Toronto 1971.
[24] Schlampp, H.: Bestimmung und Bedeutung der Bißhöhe bei der Herstellung totalen Zahnersatzes. Zahnärztl. Prax. 13 (1962), 97.
[25] Schweitzer, J.: Oral rehabilitation problem cases, vol. I and II. Mosby, St. Louis 1964.
[26] Shanahan, T.E.J., Leff, A.: Interocclusal records. J. Prosth. Dent. 10 (1960), 842.
[27] Shore, N.A.: Temporomandibular joint dysfunction and occlusal equilibration, 2nd. ed. Lea & Febiger, Philadelphia 1976.
[28] Singer, F., Schön, F.: Die partielle Prothese. Quintessenz, Berlin 1964.
[29] Steinhardt, G.: Untersuchungen über die Beanspruchung der Kiefergelenke und ihre geweblichen Folgen. In: Walkhoff, O. (Hrsg.): Deutsche Zahnheilkunde, H. 91. Thieme, Leipzig 1934.
[30] Trebitsch, F.: Die Durchführung der Artikulation mit dem Universal-Artikulator nach Schröder/Trebitsch. Zahnhk. 48 (1932), 31.
[31] Wallace, F.H.: Resin transfer copings. J. Prosth. Dent. 8 (1958), 289.

Prothesenkinematik

von WILHELM NIEDERMEIER

Inhaltsübersicht

Einleitung 71
Physiologische Grundlagen 71
    Belastungsverhalten der Zähne 71
    Anatomische und physiologische Merkmale des unbezahnten Prothesenlagers 72
    Atrophieverhalten des Alveolarfortsatzes . . . 72
    Struktur und Belastungsverhalten der Kammschleimhaut 73
    Biomechanische Prinzipien der Prothesenlagerung 75

Maßnahmen zur Schonung des Prothesenlagers 76
    Parodontale Lagerung der Teilprothese 76
    Verblockung von Restzähnen 76
    Ort der Abstützung 78
    Gingivale Lagerung der Teilprothese 78
    Einfluß der Schleimhautresilienz 79

Alveolarfortsatzform und Prothesenstatik . . 80
Prothesenfläche und Sattelkinematik 80
Einschränkung der kinematischen Freiheitsgrade 81
    Festlegung von Bewegungsachsen 81
    Aufgabe der Ausgleichselemente 82
    Verbindungselemente und Bewegungsführung 83
    Federnde Lagerung 85
Okklusion und Bewegungsverhalten 85
    Statik des Kauflächenkomplexes 86
    Funktion der Zahnreihe 86
Prothesenkinematik im stark reduzierten Gebiß 87
    Topographie der Restzähne 87
    Resiliente Lagerung 87
Zusammenfassung 89
Literatur 90

Einleitung

Bei der Planung, Konstruktion und Inkorporation von Zahnersatz treten mit zunehmendem Zahnverlust neben ästhetischen auch ausgeprägte biophysikalische Probleme auf. Insbesondere in denjenigen Fällen, in denen uneinheitliche Prothesenlagerverhältnisse, also sowohl Restzähne als auch zahnlose Kieferkämme vorliegen, müssen Entscheidungen über die Lagerungsart und den Einsatz bestimmter Konstruktionselemente des Zahnersatzes getroffen werden.

Mit dem Begriff *Prothesenmechanik* faßt WILD die *Statik*, *Dynamik* und *Kinematik* der Teilprothese zusammen [41]. Während sich die Prothesenstatik mit der stabilen Lage des Zahnersatzes bei Kaubelastung befaßt, beschreiben die Prothesendynamik und -kinematik das Bewegungsverhalten unter der Einwirkung von Kräften. Beide dynamischen Begriffe können nicht isoliert betrachtet werden, da die zugehörigen Gesetzmäßigkeiten eng miteinander verflochten sind.

Das lastabhängige Bewegungsverhalten der Teilprothese wird jedoch nicht nur durch ihre konstruktiven Merkmale, sondern auch von physiologischen Größen beeinflußt. Hierzu zählen in erster Linie das Belastungsverhalten des Tegumentes und derjenigen Zähne, auf denen der Zahnersatz gelagert wird. Aber auch Form und Ausdehnung des knöchernen Stützgewebes sowie die individuell recht unterschiedlichen Kaugewohnheiten nehmen mehr oder minder großen Einfluß auf das Bewegungsverhalten des Zahnersatzes. Demzufolge ist es für das bessere Verständnis des Themas unerläßlich, vorab auf die anatomischen und physiologischen Grundlagen der Prothesenkinematik einzugehen.

Physiologische Grundlagen

Um einen langfristigen Erfolg bei der Versorgung mit Teilprothesen zu erzielen, müssen die Belastungsreaktionen der Restzähne und ihrer Parodontien sowie der unbezahnten Alveolarfortsätze richtig eingeschätzt und für die Konstruktion des Zahnersatzes sinnvoll umgesetzt werden. Daß dies in Anbetracht der unterschiedlichen Befunde und Diagnosen nicht immer leicht fällt, wurde bereits auf S. 18 herausgestellt.

> Der therapeutische Grundsatz, daß durch die prothetischen Maßnahmen das Kauorgan keinen Schaden erleiden darf, setzt exakte Kenntnisse der *Physiologie* und *Pathophysiologie* des Prothesenlagers voraus.

Belastungsverhalten der Zähne

Natürliche Zähne weisen eine, durch ihre desmodontale Aufhängung bedingte, physiologische Beweglichkeit auf. Diese liegt im Bereich weniger Hundertstelmillimeter und ist von der Größe und Richtung der einwirkenden Kraft, vom Zahntyp, Alter und Geschlecht der Person sowie vom Funktionszustand der Parodontien abhängig. Einen tieferen Einblick in das belastungsabhängige Bewegungsverhalten von Zähnen gewähren die Untersuchungen von MÜHLEMANN [24], PARFITT [32], PICTON [33], K. H. KÖRBER [14] und HOFMANN [1].

Demnach wird aufgrund der funktionellen Struktur der desmodontalen Faserbündel bei einer Belastung bis etwa 1 N der Alveolarknochen fast ausschließlich auf Zug belastet. Die resultierende Zahnbewegung ist bei horizontaler Belastungsrichtung stets größer als bei axial-intrusiver Krafteinwirkung (Abb. 1). Bei größeren Belastungen werden zunehmend Knochen und Zahnhartsubstanz verformt. Dabei liegen für die Kraftübertragung in axialer Belastungsrichtung stets günstigere anatomische Voraussetzungen als für horizontale Auslenkungen vor.

> Während in axialer Richtung die Abpufferung der Krafteinwirkung hauptsächlich von der Größe der Wurzelhautfläche abhängt, ist für die horizontale Belastbarkeit vorwiegend die Wurzellänge maßgebend [30]. Dieses Merkmal

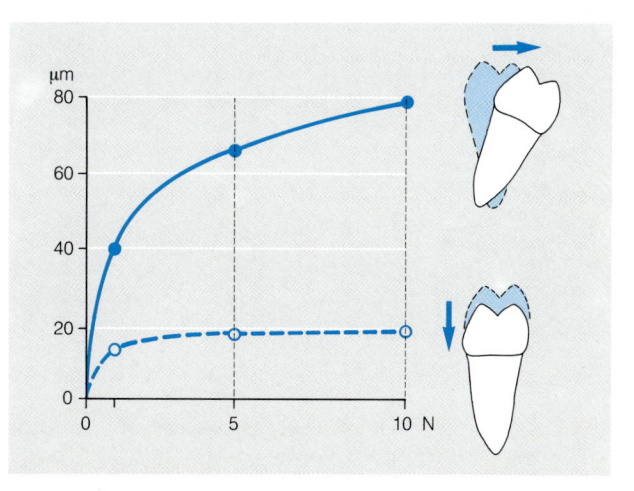

Abb. 1 Kraftabhängige horizontale (vestibuläre und orale) bzw. axial-intrusive Auslenkamplituden eines unteren Prämolaren im Bereich zwischen 0 und 10 N.

begünstigt vor allem den Eckzahn als prothetischen Pfeiler, da die durch den Zahnersatz entstehende Mehrbelastung der Restzähne generell in axialer Richtung weniger Probleme aufwirft als in horizontaler (Abb. 2).

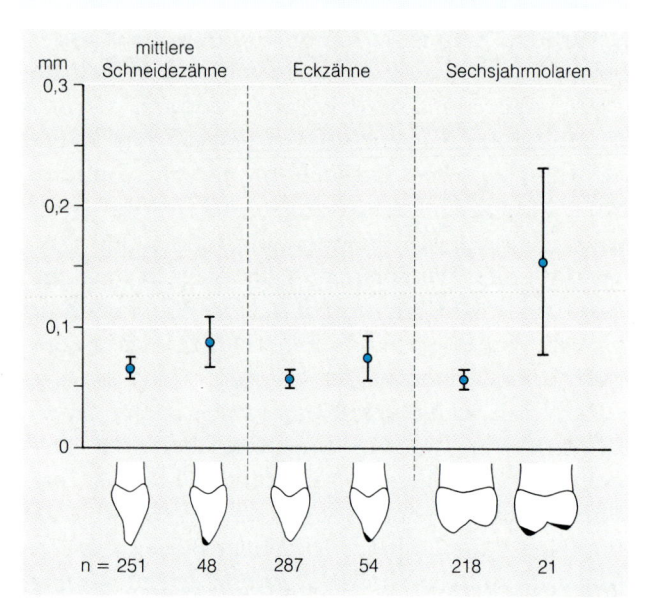

Abb. 2 Horizontalbeweglichkeit bei hyper- bzw. dysfunktionell bedingten Abrasionen an parodontal gesunden Oberkieferzähnen; Mittelwerte und Standardabweichungen von 251 befundlosen und 48 horizontal erhöht belasteten mittleren Schneidezähnen mit ausgeprägten Abrasionen, 287 befundlosen und 54 abradierten Eckzähnen, sowie 218 befundlosen und 21 abradierten Sechsjahrmolaren.

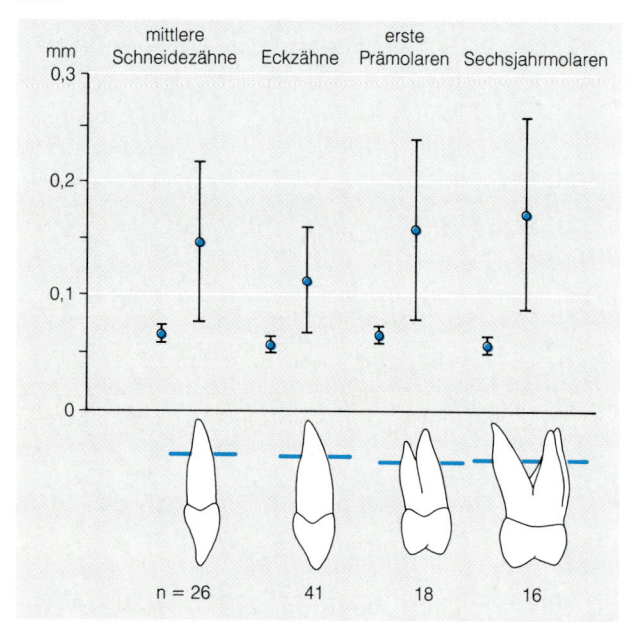

Abb. 3 Horizontalbeweglichkeit bei Oberkieferzähnen mit fortgeschrittenem Höhenabbau des Alveolarknochens zwischen ⅓ und ⅔ der Wurzellänge; Mittelwerte mit Standardabweichungen von 26 mittleren Schneidezähnen, 41 Eckzähnen, 18 ersten Prämolaren und 16 Sechsjahrmolaren im Vergleich zu Normwerten bei parodontal befundlosen Zähnen (jeweils linksstehend).

Neben diesen geometrischen Merkmalen spielt natürlich der aktuelle Funktionszustand der Parodontien für die Pfeilerkinetik eine wichtige Rolle. Als Beispiel sei die deutlich erhöhte Beweglichkeit funktionsloser Zähne angeführt. In diesem Fall führt die kaufunktionelle Beanspruchung zu einer Ausdifferenzierung des Zahnhalteapparates. Dieser kann trotz altersbedingten Höhenabbaus des Kieferknochens durchaus noch große intrusive und relativ hohe horizontale Belastungen umsetzen (Abb. 3). Bei Männern bleibt der günstige Funktionszustand der Parodontien oft bis ins hohe Lebensalter erhalten. Dagegen wird bei Frauen ab dem fünften Lebensjahrzehnt sehr häufig eine mehr oder minder rasch verlaufende Verschlechterung der parodontalen Reaktionslage beobachtet. Die Hauptursache hierfür dürfte das Nachlassen der östrogenen Aktivität und der damit verbundenen ungünstigen Auswirkungen auf das parodontale Bindegewebe sein [34].

Weitgehend alters- und geschlechtsunabhängig sind dagegen entzündliche und dystrophische Veränderungen des Zahnhalteapparates, die einen Zustand verminderter Funktionsbereitschaft der Parodontien herbeiführen. Die Belastbarkeit der Zähne kann in diesen Fällen erheblich reduziert, die Pfeilerbeweglichkeit in allen Richtungen pathologisch erhöht sein [1, 24]. Diese ungünstige parodontale Reaktionslage, die bisweilen mit dem Begriff *parodontale Insuffizienz* belegt wird, ist ein wichtiges diagnostisches Kriterium für die Planung und Konstruktion der Teilprothese (s. S. 33 und 133).

Anatomische und physiologische Merkmale des unbezahnten Prothesenlagers

Zu den für die Lagerung der Teilprothese maßgebenden Bestandteilen des Kauorgans zählen neben den Restzähnen die unbezahnten Kieferkammbereiche, der harte Gaumen sowie die Alveolar- und Gaumenschleimhaut, oft auch *Tegument* genannt. Vor allem die Bereiche der zahnlosen Alveolarfortsätze weisen ein Reaktionsverhalten auf, das für die Lagestabilität und -kontinuität von Teilprothesen bedeutsam ist.

Atrophieverhalten des Alveolarfortsatzes

Der Verlust von parodontalen Strukturen zieht eine anfangs beschleunigte und im weiteren Verlauf kontinuierliche, irreversible Resorption der knöchernen Stützgewebe nach sich. Nur der intakte Zahnhalteapparat kann Druck- in Zugbeanspruchung am Kno-

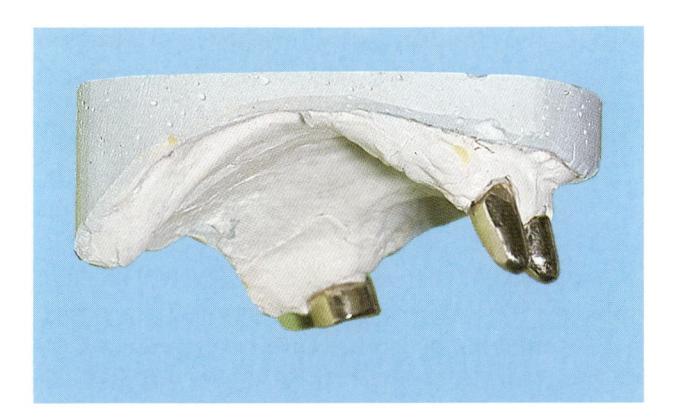

Abb. 4 Oberkiefermodell einer 64jährigen Patientin mit ausgeprägtem Substanzverlust im Bereich des unbezahnten Alveolarfortsatzes.

chen umsetzen, wodurch die Knochenstruktur erhalten bleibt (Abb. 4). Im Bereich der unbezahnten Alveolarfortsätze gibt es jedoch keinen Ort, der stets mehr auf Zug als auf Druck beansprucht wird.

Generell ist die Kieferkammatrophie am ausgeprägtesten dort, wo auch der Zahnverlust einsetzte. Zudem liegt noch eine besondere Bereitschaft zu Knochenresorptionen bei Erkrankungen und hormonell bedingten Störungen mit Auswirkungen auf den Kalzium-Stoffwechsel vor [22, 34]. Neuere autoptische Untersuchungen von MÜLLER zeigen, daß ein direkter Zusammenhang zwischen der Art der Prothesenlagerung und der Reizbeantwortung der Lagergewebe besteht [25, 26]. Demnach führt jede Form der Überbelastung des zahnlosen Prothesenlagers infolge mangelnder Abstützung von Teilprothesen am Restgebiß oder uneinheitlicher Sattelkinematik zur beschleunigten Knochenresorption. Geführte Bewegungen von Prothesensätteln, bei denen der Alveolarfortsatz fast ausschließlich senkrecht zur Kauebene belastet wird, ziehen dagegen den geringsten Knochenabbau nach sich (Abb. 5).

Struktur und Belastungsverhalten der Kammschleimhaut

Während der knöcherne Alveolarfortsatz für die Statik und räumliche Lagesicherung einer Teilprothese verantwortlich ist, stellt das Tegument des Kieferknochens das primäre Medium für die gingivale Lagerung des Ersatzes dar. Dabei sind Dicke und Qualität der fixierten Mukosa ausschlaggebend für die Abpufferung von Krafteinwirkungen, die das unbezahnte Prothesenlager treffen.

Neuere sonographische Untersuchungen über die Schleimhautdicke wurden von KYDD [17] und NIEDERMEIER [31] durchgeführt. Im Oberkiefer weist das Tegument im medianen Gaumenbereich zwischen den zweiten Molaren mit 2–2,5 mm eine minimale Stärke auf. Mehr als doppelt so große Werte liegen dagegen in der Region der Tubera maxillae (5,4 mm) vor. Nach dem Zahnverlust liegt die Dicke des Teguments im Kammfirstbereich zwischen 1,4 und 4,3 mm (Abb. 6). Während in frontalen Abschnitten des zahnlosen Alveolarfortsatzes zwischen Ober- und Unterkiefer kaum Unterschiede bestehen, ist die durchschnittliche Dicke der fixierten Mukosa im Bereich des Kauzentrums oben (3,7–4,3 mm) nahezu doppelt so groß wie unten (2,0 mm).

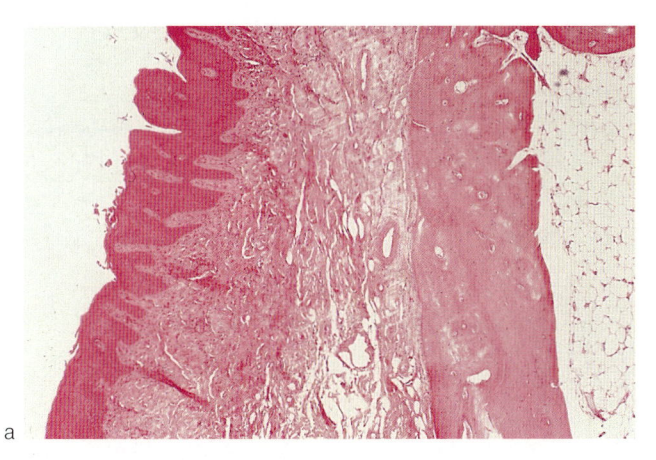

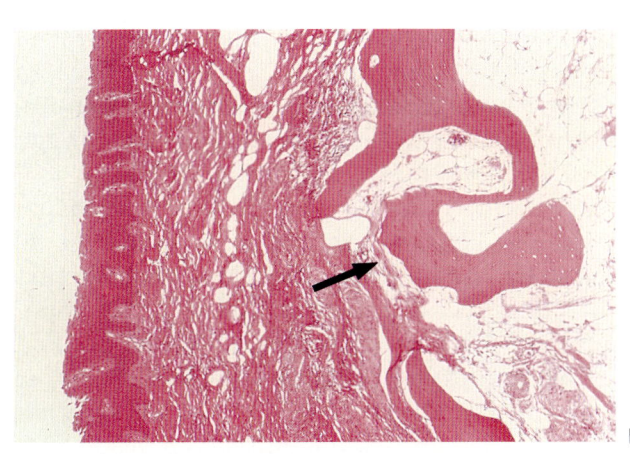

Abb. 5 Histologische Übersichtsdarstellung des unbezahnten Prothesenlagers (oberer Alveolarfortsatz) zweier Patienten mit verschiedenartig gelagerten Zahnersatzformen.
a) 58jähriger Patient mit symmetrischer, parodontal-gingival gelagerter Freiendprothese und histologisch unauffälligem Befund.
b) 71jährige Patientin mit rein gingival gelagerter Teilprothese und uneinheitlicher Sattelkinematik. Subepithelial ist eine Reduktion des Zellanteils mit Faservermehrung und eingeschränkter Gefäßversorgung zu erkennen. Die Kompakta des Alveolarknochens ist durchbrochen (Pfeil), Narbengewebe substituiert das Fettmark [25]).

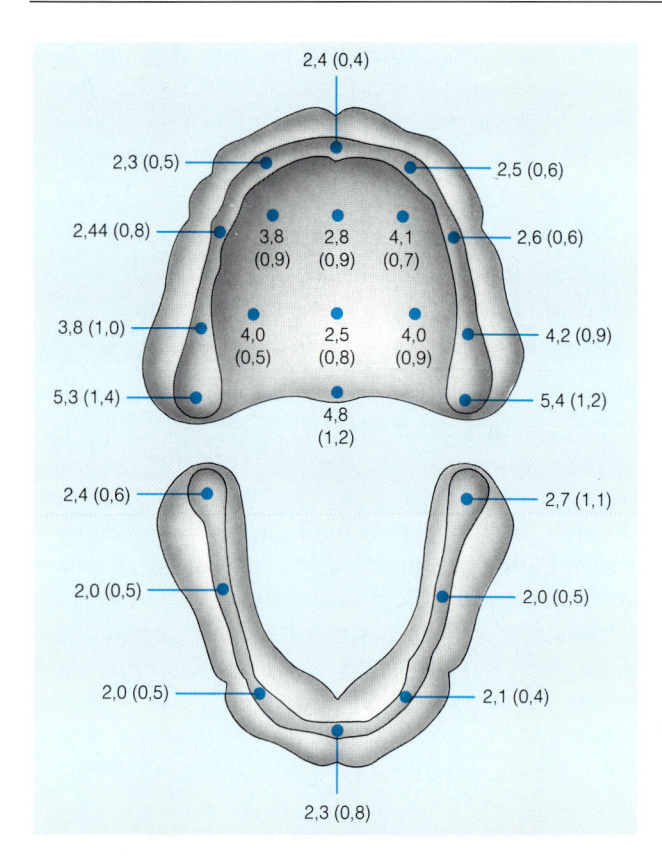

Abb. 6 Übersicht über die mittleren Schleimhautschichtdicken (in-vivo-Meßwerte in mm) des unbezahnten Prothesenlagers mit Standardabweichungen [31].

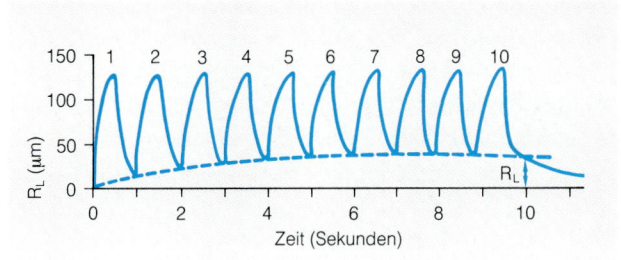

Abb. 7 Weg-Zeit-Diagramm des Belastungsverhaltens der Kammschleimhaut. Darstellung von 10 Belastungsstößen mit je 0,5 sec Dauer und der Langzeitdeformation R_L als Ausdruck einer plastoelastischen Verformung des Tegumentes (nach [16]).

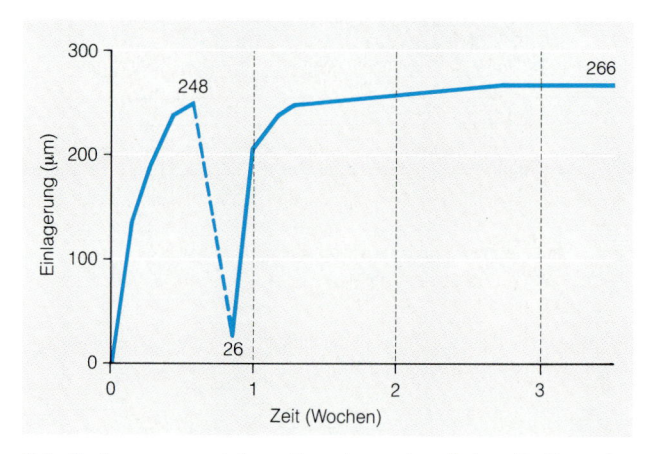

Abb. 8 Anpassungsdeformation des unbezahnten Prothesenlagers, gemessen am nicht abgestützten Ende einer parodontal-gingival gelagerten Freiendprothese im Unterkiefer. Nach zweitägiger Prothesenkarenz weist die Schleimhaut nahezu wieder ihr ursprüngliches Volumen auf (nach [28]).

Für vergleichbare Regionen zeichnet sich zwischen Vollbezahnten über Teilprothesenträger zu Totalprothesenpatienten hin ein fließender Übergang der Tegumentstärke ab. Somit muß die Dickenzunahme der Mukosa in diesen Bereichen als zeitliche Folge des Zahnverlustes bzw. der Versorgung mit Plattenersatz gewertet werden. Unabgestützte Teilprothesen und totaler Zahnersatz erzeugen neben einem beschleunigten Knochenabbau Gewebsreaktionen im Bereich der Mukosa und Submukosa, die dieses Ergebnis bestätigen [25, 26].

Die *Belastungsdeformation* der fixierten Mukosa wurde von E. KÖRBER [10], VOSS [38], KYDD [17, 18] und K. H. KÖRBER [16] untersucht. Demnach zeigt die Mukosa bei mechanischer Belastung ein quasistatisches Deformationsverhalten. Dies bedeutet, daß bei zunehmender Belastungsgröße die Werte der Schleimhautresilienz (= *aktuelle Belastungsdeformation*) ein ähnlich asymptotisches Verhalten aufweisen wie die Zahnbeweglichkeit (Abb. 7). Zudem läßt das Tegument bei wiederholter, intermittierender Krafteinwirkung eine *Langzeitdeformation* erkennen, die etwa ein Drittel des aktuellen Resilienzwertes beträgt. Diese Deformation des Tegumentes wird bei jüngeren Personen innerhalb von Minuten rückgängig gemacht, bei älteren hält sie oft mehrere Stunden an.

Eine weitere Erscheinung ist die *latente Anpassungsdeformation* des Tegumentes, die ebenfalls einen quasi-statischen Verlauf zeigt. Sie bestimmt das Maß der Protheseneinlagerung in das Schleimhautgewebe und ist erst nach Tagen bis Wochen vollzogen. Die Werte für diese Langzeitkompression des Tegumentes liegen bei Unterkiefer-Freiendprothesen, gemessen am distalen Ende, im Bereich zwischen 0,2 und 0,3 mm, also in der Größenordnung der aktuellen Belastungsdeformation [28]. Nach längerer Prothesenkarenz läßt auch die Anpassungsdeformation ein reversibles Verhalten erkennen (Abb. 8). Alle diese Erscheinungen deuten darauf hin, daß das Belastungsverhalten der Kammschleimhaut vorwiegend durch ihren Flüssigkeitsgehalt geprägt wird. Die alte These, daß das Tegument bei Belastung durch Prothesensättel wegen eines hydrostatischen Gewebeverhaltens inkompressibel sei, mußte aufgrund neuerer Untersuchungsergebnisse einer hydrodynamischen Betrachtungsweise weichen [37].

Demzufolge kommt es bei mechanischer Belastung der Kammschleimhaut zu Flüssigkeitsverschiebungen im Gefäßsystem und im Interstitium.

> Dünne, atrophische Schleimhaut weist eine geringere Resilienz und Anpassungsdeformation auf. Sie zeigt aber auch gegenüber der Einwirkung mechanischer und toxischer Reize deutlich weniger Toleranz als ein dickes, gut durchblutetes Tegument.

Biomechanische Prinzipien der Prothesenlagerung

Angesichts der höheren mechanischen Belastbarkeit der Zähne erscheint es sinnvoll, Teilprothesen immer dann parodontal abzustützen, wenn es die Anzahl, Topographie und der Funktionszustand der Restpfeiler erlauben. Jedoch gibt es auch Fälle, in denen eine parodontale Abstützung des Zahnersatzes nicht mehr möglich ist, da das Restgebiß stark reduziert ist. Generell kommen für die Lagerung der Teilprothese vier kinematisch unterschiedlich zu bewertende Formen in Betracht (Abb. 9 und Tab. 1).

Für die Fälle der rein parodontalen und der rein gingivalen (beweglichen) Lagerung von Prothesen müssen keine Alternativlösungen diskutiert werden. Dagegen bestanden seit jeher für die *parodontal-gingivale* und *federnde* Lagerung unterschiedliche Auffassungen über Art und Ort der Abstützung sowie über die Auswahl bestimmter Verbindungs-

Abb. 9 Schematische Darstellung der Lagerungsarten von Teilprothesen. Die Pfeile kennzeichnen die Kraftübertragung.

a) Rein parodontale Lagerung.
b) Parodontal-gingivale Lagerung.
c) Gingivale Lagerung.
d) Federnde Lagerung.

Tabelle 1 Lagerungsformen bei Teilprothesen.

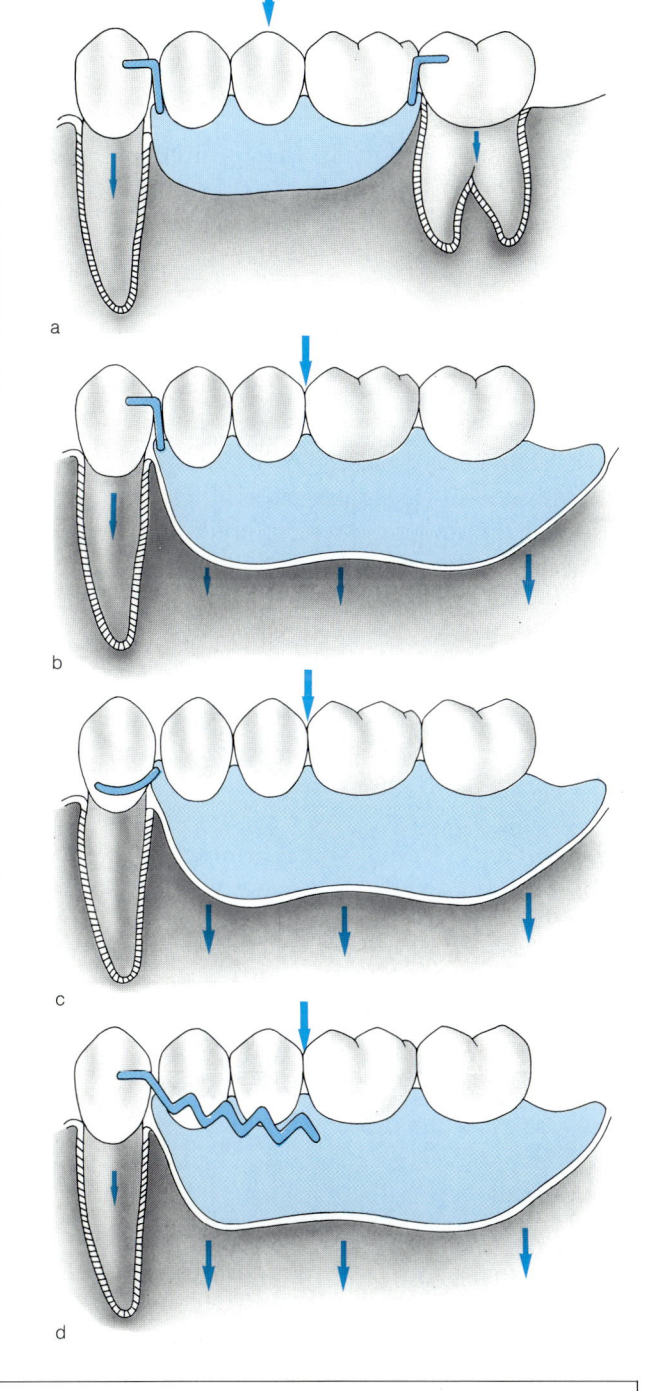

Lagerungsform	Kraftübertragung	Vorteile	Nachteile
parodontal	auf Restzähne	Schonung des Tegumentes	Pfeilermehrbelastung
parodontal-gingival	je nach Lastort anteilig auf Pfeiler und unbezahntes Lager	Schonung der marginalen Parodontien	ungleichmäßige Tegumentbelastung und Pfeilerkippmomente
gingival	auf Tegument und Kieferknochen	Schonung geschwächter Parodontien	Resorption des unbezahnten Alveolarfortsatzes
federnd	überwiegend auf unbezahntes Lager	Rückstellung des Sattels nach Entlastung	vermehrte Belastung des unbezahnten Lagers

und Ausgleichselemente. Das dadurch beeinflußte Bewegungsverhalten von Prothesensätteln war Gegenstand zahlreicher differenzierender Untersuchungen [3, 6, 7, 9, 11, 12, 15, 16, 19, 20, 21, 35, 39, 42].

Gemeinsame Merkmale dieser Untersuchungen waren die Abklärung der Prothesenkinematik und die Suche nach Möglichkeiten zur Schonung der Gewebe.

Maßnahmen zur Schonung des Prothesenlagers

Entsprechend den dargelegten physiologischen und pathologischen Reaktionen des Prothesenlagers ist es für den Erhalt der Gewebe erforderlich, folgende kinematische Prinzipien bei der Prothesenkonstruktion zu berücksichtigen:

- *Maximale Kaukraftübertragung auf das Restgebiß:* Das Ziel ist hierbei, das unbezahnte Prothesenlager zu entlasten und die reflektorische Kontrolle der Kaukraft den Zähnen und den zugehörigen Parodontien zu übertragen.
- *Belastungsausgleich und Optimierung der Prothesenfläche:* Die Druckbelastung des Alveolarfortsatzes soll im überwiegend gingival gelagerten Sattelbereich reduziert werden.
- *Einschränkung der Freiheitsgrade der Prothesenbewegungen:* Angestrebt wird eine gerichtete Belastung des unbezahnten wie bezahnten Prothesenlagers möglichst senkrecht zur Kauebene.
- *Abstimmung der okklusalen Beziehungen auf Lagerungsart und Ausdehnung des Zahnersatzes:* Ziel ist eine Verbesserung des Kaueffektes mit Entlastung des Prothesenlagers.

Parodontale Lagerung der Teilprothese

Der parodontalen Abstützung der Teilprothese liegt der Gedanke zugrunde, Kaukraft, die auf den Prothesensattel einwirkt, in möglichst *axialer* Richtung auf die Restzähne zu übertragen. Weitere Vorteile der parodontalen Abstützung sind die Schonung der marginalen Parodontien und die Erhaltung der Kontinuität der Okklusionslinie.

Bei fehlender Abstützung würde es, bedingt durch einen beschleunigten Knochenabbau des unbezahnten Lagers, über kurz oder lang zu einer Unterbre-

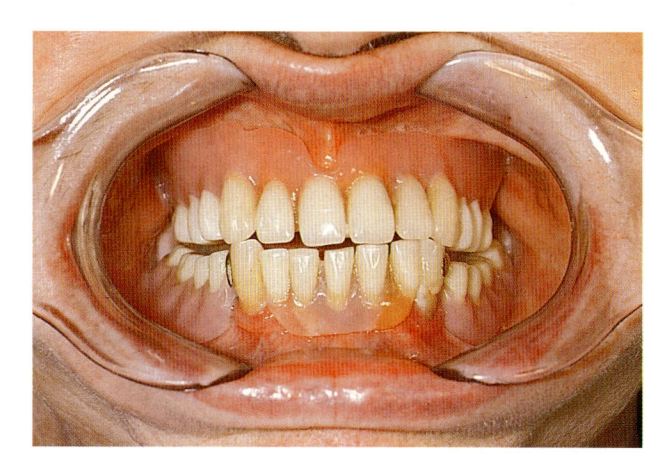

Abb. 10 Folgen mangelnder Abstützung einer Teilprothese im Unterkiefer mit Elongation der Restzähne und beschleunigtem Abbau des unbezahnten Prothesenlagers; durch die Stufenbildung im okklusalen Niveau kommt es zu ästhetischen und funktionellen Störungen.

chung des okklusalen Niveaus kommen (Abb. 10). Die Folgen wären unweigerlich eine Bißsenkung und ein geändertes Bewegungsverhalten des Unterkiefers durch das Entstehen von Artikulationshindernissen.

Technisch kann eine parodontale Abstützung der Teilprothese nur durch ein Verbindungselement realisiert werden, das in sich völlig starr ist. Im einfachsten Fall erfüllt diesen Zweck eine stabile Klammerauflage. *Nachteile* der parodontalen Abstützung sind eine in axialer und horizontaler Richtung vermehrte Pfeilerbelastung sowie eine ungleichmäßige Druckbeanspruchung des unbezahnten Prothesenlagers. Nutzen und Gefahren der parodontalen Abstützung müssen daher kritisch abgewogen und Möglichkeiten gesucht werden, die Nachteile dieser Lagerungsart zu relativieren.

Verblockung von Restzähnen

Im parodontal gesunden, vollständigen Gebiß gibt es für die Verblockung von Restzähnen gewöhnlich keine Indikation. Dagegen werden bereits beim Ersatz eines Zahnes mittels einer Brücke wenigstens zwei Pfeiler zu einer funktionellen Einheit zusammengefaßt, um die vermehrte Belastung der Stützpfeiler zu kompensieren. Um so mehr verwundert es, daß bei der Lagerung von Freiendprothesen in vielen Fällen nur ein Pfeiler pro Sattel zur parodontalen Abstützung herangezogen wird. Dieses Vorgehen mag bei belastungsfähigen Eckzähnen oder Molaren als Prothesenpfeiler durchaus noch gerechtfertigt sein, da in diesen Fällen die Ausdehnung der partiell schleimhautgetragenen Prothesensättel

Prothesenkinematik

– hohe Kaukraftübertragung auf den parodontal gelagerten Prothesensattel

Allerdings sollte der Umfang der Verblockung von Restzähnen das für den jeweiligen Fall nötige Maß nicht wesentlich überschreiten, um eine *Inaktivitätsatrophie* der betroffenen Parodontien zu vermeiden [5, 30].

Prinzipiell gilt für Stabilisierungsmaßnahmen die Regel, daß diese so umfangreich wie nötig und so zurückhaltend wie möglich durchgeführt werden sollten [13]. Dabei bleibt es weitgehend unbenommen, ob die Verblockung *primär* bzw. *direkt* oder *sekundär* bzw. *indirekt* erfolgt. Es soll auch an dieser Stelle nicht auf den therapeutischen Wert einzelner Verbindungselemente eingegangen werden. Fest steht lediglich, daß die Elemente der indirekten Verblockung von Restzähnen parodontalhygienisch höher zu bewerten sind (Abb. 12). Zudem bereiten sie bei Reparaturen und Erweiterungen des Zahnersatzes technisch weniger Probleme als Elemente der direkten Stabilisierung [13, 40].

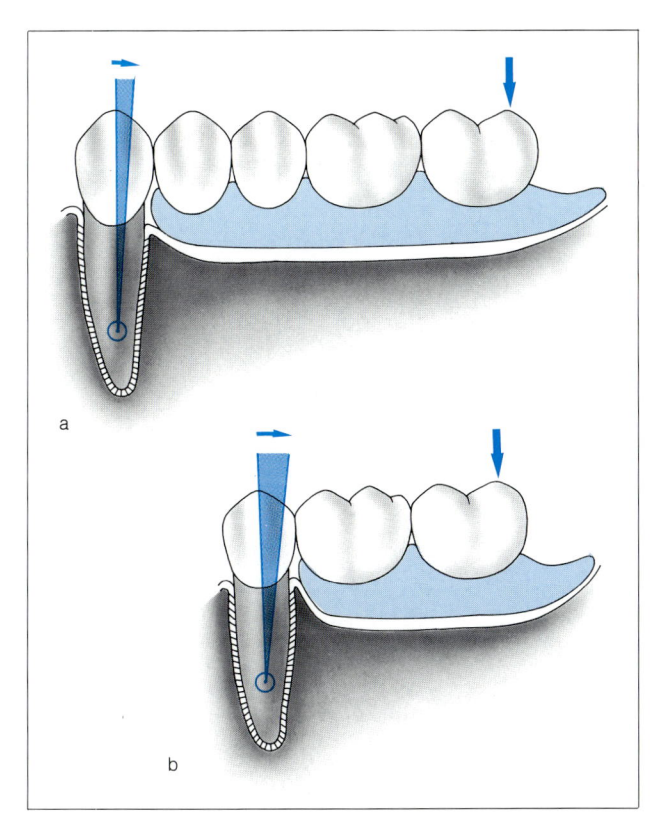

Abb. 11 Kippmoment am Prothesenpfeiler in Abhängigkeit von der Sattellänge. Bei gleicher Einsinktiefe des Prothesensattels am nicht abgestützten Ende sowie starrer Verbindung zwischen Prothese und Pfeiler zeigt der Eckzahn (a) einen deutlich kleineren Kippwinkel als ein Prämolar (b).

eine hohe Axial- und Horizontalbelastung der Zähne verhindert [29]. Kürzere Sättel erzeugen dagegen bei gleicher Randeinsenkung einen größeren Kippwinkel des Zahnes, wie das bei Prämolaren als Pfeiler häufig zu beobachten ist (Abb. 11). Zudem wirkt sich die Kraftübertragung auf den Zahn wegen der geringeren *parodontalen (= prothetischen) Wertigkeit* von Prämolaren ungünstiger aus [30].

Für die *Verblockung von Restzähnen* ergeben sich demnach bei der starren Lagerung der Teilprothese folgende *Indikationen* (s. S. 146 und 202):

– Zähne mit geringer parodontaler Wertigkeit (Schneidezähne, Prämolaren, Weisheitszähne)
– Pfeiler mit reduziertem parodontalen Funktionszustand
– Gefahr von exzentrischen Pfeilerbelastungen durch Kippung oder Fehlstellung von Zähnen
– Tendenz zur vertikalen oder horizontalen Wanderung nicht an den Prothesensattel grenzender Zähne
– Pfeiler, auf die – bedingt durch die Geometrie des Prothesensattels – unphysiologisch große Kippmomente einwirken

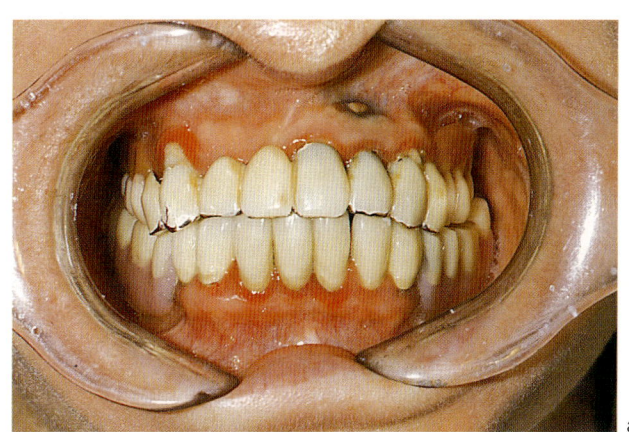

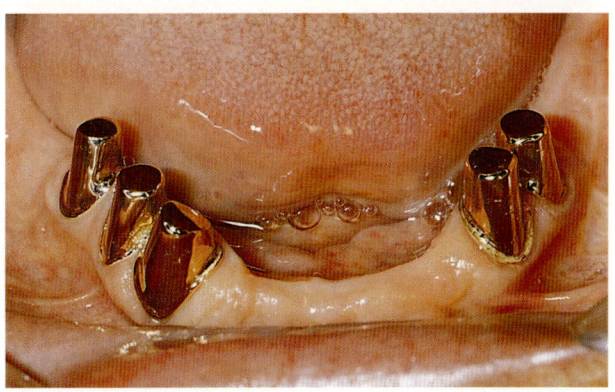

Abb. 12 Parodontalhygienische Situation bei Verblockung von Restzähnen.
a) Direkte Verblockung von Restpfeilern mit Entzündungserscheinungen und Wucherungen des marginalen Parodontiums.
b) Indirekte Verblockung mittels Teleskopkronen und weitgehend unverändertem klinischen Normbefund.

Ort der Abstützung

Ein weiteres wichtiges Kriterium für das Bewegungsverhalten der Teilprothese und somit auch für den Erhalt der Lagergewebe ist die Wahl des Abstützortes. Dabei ist zu berücksichtigen, daß ein Prothesensattel das unbezahnte Lager um so mehr belastet, je weiter der Ort der Belastung vom Punkt der Abstützung entfernt liegt. Ab einem kritischen Lastort, der etwa zwischen der Sattelmitte und dem Übergang zum stützortfernen Satteldrittel liegt, verliert der Prothesenpfeiler seine Stützfunktion. Die auf den Sattel einwirkende Kaukraft wird dann vollständig auf das Tegument übertragen, der Pfeiler je nach Art und Wirkungsweise des Verbindungselementes extrusiv belastet (Abb. 13).

> Da die extrusive Belastung für das Parodontium ähnlich ungünstige Auswirkungen hat wie die hohe Druckbeanspruchung für den unbezahnten Alveolarfortsatz, sollte der Abstützungsort möglichst nahe beim Lastort liegen. Diese Forderung erfüllt am besten die *sattelnahe, starre* Lagerung der Teilprothese.

Von *sattelferner, starrer* Lagerung spricht man in den Fällen, wo die Abstützung nicht am sattelnahen Pfeiler selbst erfolgt. In diesem Fall wird der sattelferne Stützpfeiler geringer belastet, doch steigt die Gefahr übermäßiger und exzentrischer Krafteinwirkungen auf das unbezahnte Prothesenlager (Abb. 14). Durch die verstärkte Einsenkung der Prothesenbasis im Bereich des sattelnahen Zahnes kann zusätzlich parodontales Gewebe traumatisiert werden. Dennoch können durch die sinnvolle Anwendung der sattelfernen, starren Lagerung in Fällen reduzierter parodontaler Funktionsbereitschaft oder ungünstiger Restzahnverteilung kinematische Probleme vereinfacht werden.

Gingivale Lagerung der Teilprothese

Im Gegensatz zur parodontalen Lagerung von abnehmbarem Zahnersatz wird bei der gingivalen die Kaukraft ausschließlich, bei der parodontal-gingivalen Form zum Teil auf das unbezahnte Prothesenlager übertragen.

Um den Unterschied zwischen parodontaler und gingivaler Lagerung zu erklären, werden in der Literatur häufig Beispiele von Schwimmkörpern im Wasser oder gummielastisch gelagerten Gegenständen angegeben. Diese Vergleiche helfen, die Gesetzmäßigkeiten der Prothesenkinematik zu erkennen, lassen jedoch keine quantitativen Aussagen über das Verhalten der Lagergewebe zu.

Um das plastoelastische Belastungsverhalten der Schleimhaut wie auch der Restzähne zu charakterisieren, bietet sich der Vergleich mit dem Boot im Flachwasser an. Dabei steht das Boot anstelle des Prothesenkörpers. Das Fließverhalten des Wassers imitiert das plastische, der Auftrieb das elastische Deformationsverhalten des Teguments. Der Untergrund stellt den Kieferknochen, ein darin befindlicher Pfahl den Stützpfeiler dar.

Wird nun das Boot in unmittelbarer Nähe des Pfahls, auf dem es mit dem Bug aufliegt, belastet, ändert sich seine Lage im Wasser nur wenig, da der Hauptanteil der Belastung auf den Pfahl und den Untergrund übertragen wird (Abb. 15). Bei der Lastverlagerung zur Mitte des Bootes wird zunehmend Wasser verdrängt. Wirkt schließlich die Belastung auf das

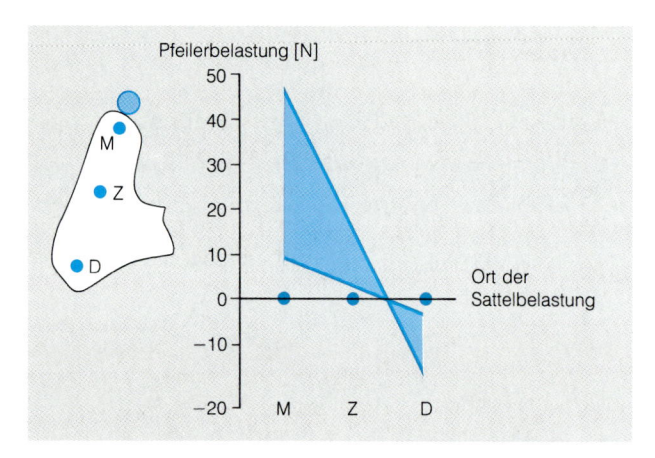

Abb. 13 Vertikale Pfeilerbelastung bei mesialer (M), zentraler (Z) und distaler (D) Sattelbelastung zwischen 10 und 50 N einer sattelnah-starr gelagerten Freiendprothese (nach [20]).

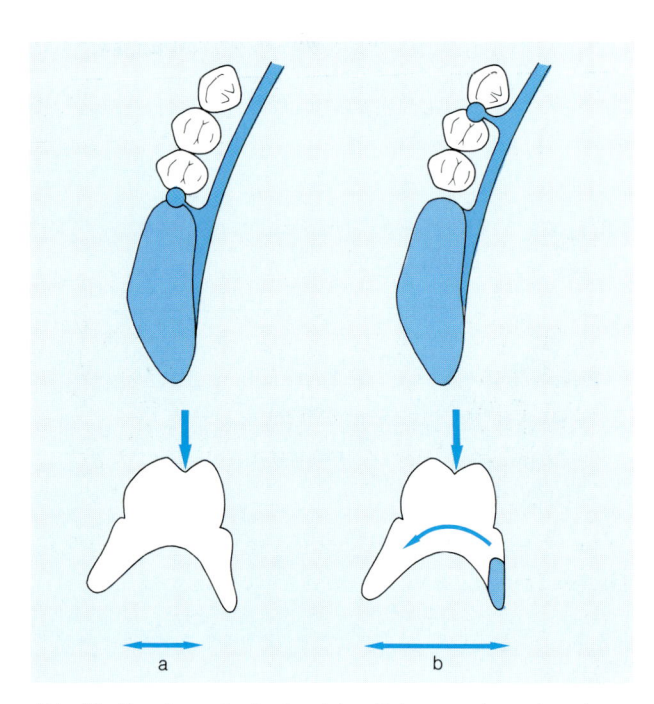

Abb. 14 Zunahme der horizontalen Belastung des unbezahnten Prothesenlagers durch die sattelfern-starre Lagerung eines Freiendsattels.

Prothesenkinematik

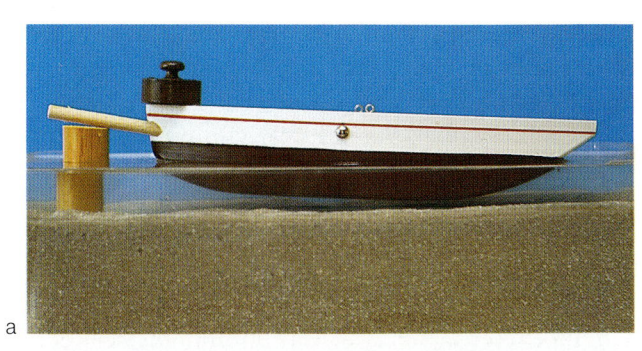

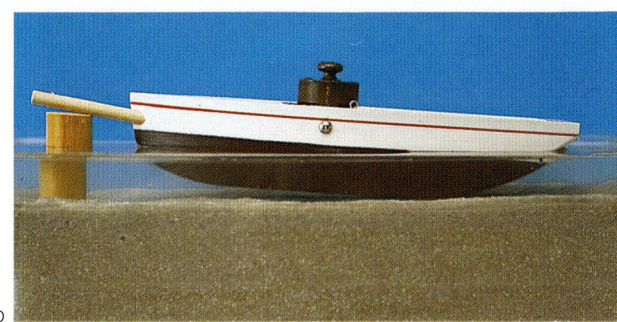

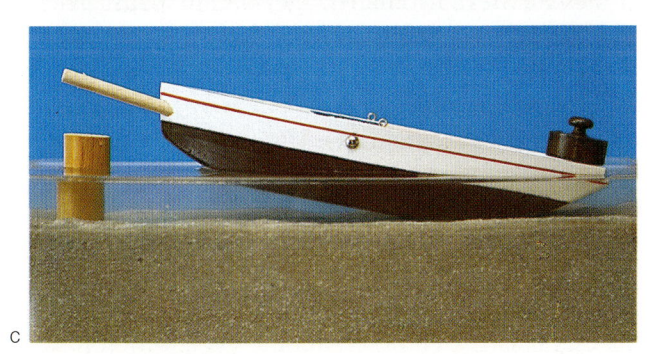

Abb. 15 Wasserlage eines Bootes in Abhängigkeit vom Lastort (Erklärung im Text).

a) Belastung in unmittelbarer Nähe eines Pfahls, auf dem der Bug aufliegt.
b) Mittenbelastung.
c) Stützortferne Belastung am Heck.

tels bei Kaubelastung. Eine geringe Schleimhautresilienz wirkt sich dabei günstig auf die Statik der Teilprothese aus, führt jedoch aufgrund der schlechteren Pufferwirkung zu größerer Druckbeanspruchung des Kieferknochens. Durch eine hohe Schleimhautresilienz wird die Kaulast besser abgefangen und verteilt, das Ausmaß der Prothesenbewegungen jedoch vergrößert.

Kinematische Probleme treten gewöhnlich nur bei einem kurzen Freiendsattel auf, dessen Lager einen hohen Resilienzwert aufweist. In einem derartigen Fall kommt es in Verbindung mit einer starren Lagerung des Zahnersatzes am Restgebiß zu einer ausgeprägten kurzzeitigen wie auch latenten Einlagerung des Sattels.

> Sind Restzähne und Prothesensattel unbeweglich miteinander verbunden, ist die Prothesenbewegung geringer, die mechanische Beanspruchung der Zähne, ihrer Parodontien und des Prothesenkörpers sind dagegen größer (Abb. 16).

Heck des Schwimmkörpers ein, so kommt es zur stärksten Einsenkung in diesem Bereich. Dabei hebt sich der Bug aus dem Wasser. Der Pfahl wird entlastet, oder bei einer wirksamen Verbindung mit dem Boot extrusiv belastet.

Die lastortabhängigen Bewegungen des Prothesensattels entsprechen annähernd dem angeführten Beispiel und weisen das oben beschriebene Verhalten auf (s. S. 78 und Abb. 13). Die Sattelkinematik wird dabei im wesentlichen durch die Nachgiebigkeit des unbezahnten Prothesenlagers, der sogenannten *Schleimhautresilienz*, geprägt.

Einfluß der Schleimhautresilienz

Die Nachgiebigkeit der Kammschleimhaut bestimmt das Ausmaß der Bewegung eines gingival oder parodontal-gingival gelagerten Prothesensat-

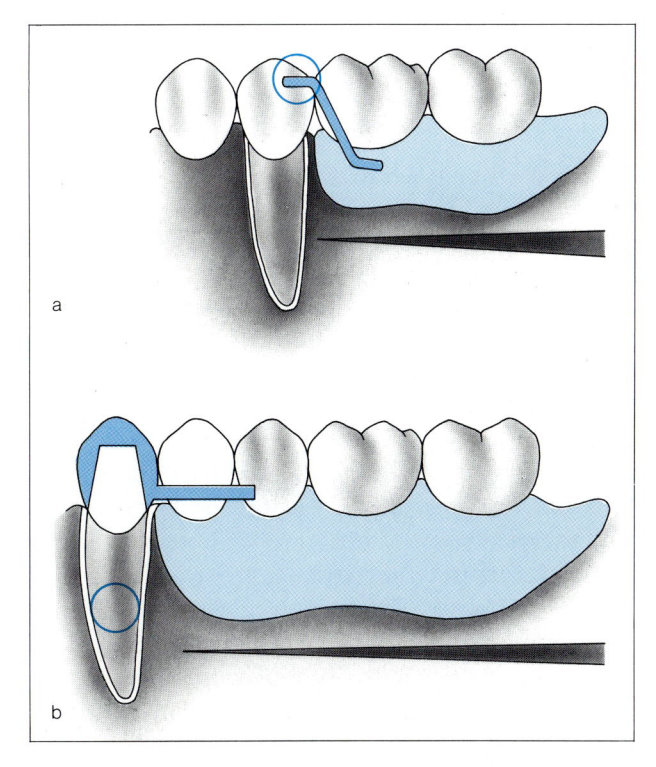

Abb. 16 Bewegungsverhalten eines Prothesensattels.

a) Verankerung mit einer Auflageklammer; es kommt zu einer Rotationsbewegung des kurzen Sattels um eine Achse im Bereich der Auflage.
b) Verankerung mittels einer Teleskopkrone an den Restpfeilern; es liegt eine starre Verbindung zwischen Restzahn und dem langen Sattel vor; Prothese und Restpfeiler führen eine Bewegung um eine Rotationsachse im Wurzelbereich des Pfeilers durch.

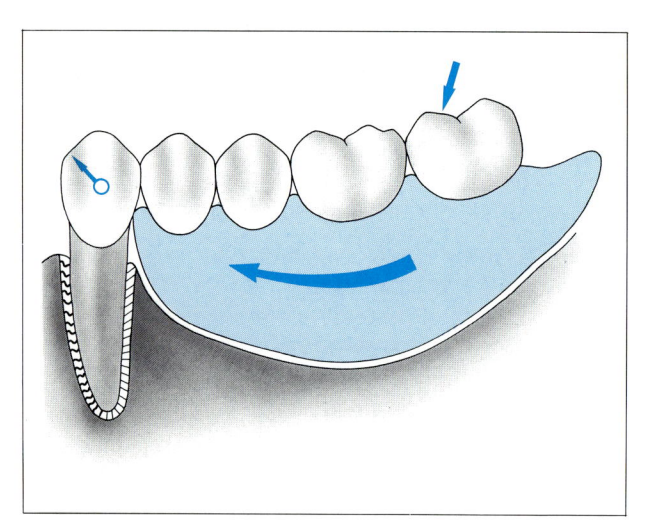

Abb. 17 Proglissement einer Unterkiefer-Freiendprothese bei konkavem Kammfirstverlauf. Die Belastung des Prothesensattels führt zum horizontalen und extrusiven Schubmoment am Pfeiler.

Alveolarfortsatzform und Prothesenstatik

Auch die Form des unbezahnten Alveolarfortsatzes hat auf die Statik und damit auch auf das belastungsabhängige Bewegungsverhalten der Teilprothese ausschlaggebenden Einfluß. So bietet – ähnlich wie bei der Totalprothese – ein breitbasiger Kieferkamm für die Statik der Zahnreihe günstigere Voraussetzungen als ein schmaler, hoher Alveolarfortsatz [27]. Dadurch können Kippbewegungen des Prothesensattels um eine Achse in Richtung des Kammverlaufes erschwert oder begünstigt werden. Zudem bestimmt die sogenannte *sagittale Resorptionslinie* des Kieferkammes im Seitenzahnbereich das Bewegungsverhalten einer Teilprothese. Während sich die Kontur des Kammverlaufes im Oberkiefer meist geradlinig bis leicht konkav darstellt, hat sie im Unterkiefer stets eine leicht bis stark konkave Form. Dadurch wird bei Unterkiefer-Freiendprothesen zwar die vertikale Druckbeanspruchung des dorsalen Prothesenlagers reduziert, ein Gleiten des Ersatzes nach ventral, das sogenannte *Proglissement*, jedoch begünstigt. Diese Bewegung erzeugt eine ausgeprägte horizontale, gegebenenfalls auch extrusive Belastung der Restpfeiler (Abb. 17).

Prothesenfläche und Sattelkinematik

Für die Ausdehnung des Prothesensattels hat die physikalische Beziehung

$$p = \frac{K}{F} \quad (\text{Druck} = \text{Kraft pro Fläche})$$

allgemeine Gültigkeit. Dabei beschränkt sich die Fläche auf das Areal, das vom Kieferknochen unterstützt und auf das die Kaukraft projiziert wird.

Im pfeilernahen Bereich der Teilprothese, also gewöhnlich auch am Ort der starren Abstützung, muß der Sattel aus ästhetischen, oral- und parodontalhygienischen Gründen lediglich die Form des atrophierten Alveolarfortsatzes ergänzen. An diesem Ort besteht keine zwingende Notwendigkeit, den Prothesensattel über das morphologisch notwendige Maß hinaus zu extendieren. Eine maximale Sattelfläche ist jedoch in denjenigen Bereichen anzustreben, in denen die Kaubelastung zur größten Einlagerung der Basis führt.

> Die Regionen der Tubera maxillae sowie der Tubercula mandibulae sollten bei distal nicht abgestützten Teilprothesen aus Gründen der Flächenvergrößerung prinzipiell zur Lagerung des vorwiegend gingival gelagerten Sattelanteiles herangezogen werden [20, 28].

Der Flächenvergrößerung sind allerdings natürliche Grenzen gesetzt. Ähnlich wie beim Außenventil einer Totalprothese darf die Basis der Teilprothese die Aktionsgrenzen der perioralen und Mundbodenmuskulatur nicht überragen. Um dennoch Prothesensättel im Bereich der gingivalen Lagerung auf allen tragenden Abschnitten des Alveolarfortsatzes maximal zu extendieren, ohne die Funktion der beweglichen Schleimhaut und Muskulatur zu behindern, empfiehlt sich eine *funktionelle* Randgestaltung der Teilprothese (Abb. 18).

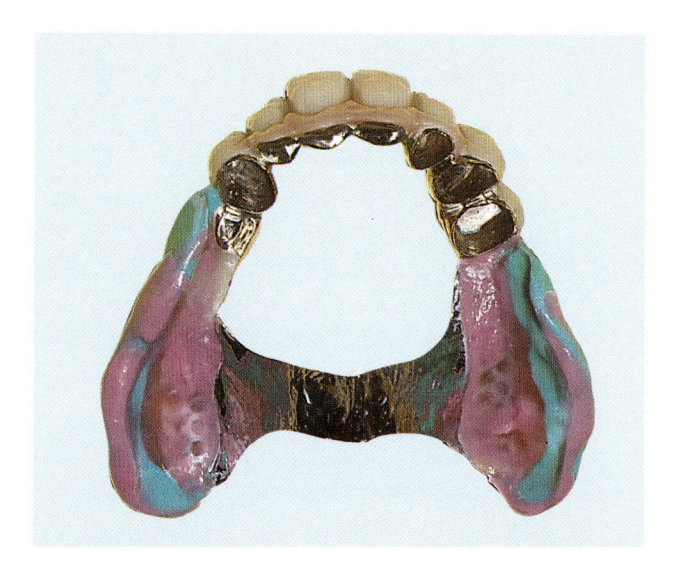

Abb. 18 Vergrößerung der Sattelfläche einer Freiendprothese nach funktioneller Ausformung.

Einschränkung der kinematischen Freiheitsgrade

Durch Art und Ort der Abstützung am Restgebiß wird die Möglichkeit, daß die Prothese im pfeilernahen Bereich das unbezahnte Lager zu stark belastet, verhindert oder zumindest eingeschränkt. Die daraus abgeleitete und bisher dargelegte zweidimensionale Betrachtungsweise der Prothesenkinematik berücksichtigt jedoch nicht das Bewegungsverhalten einer Teilprothese in der Horizontalebene. So würde beispielsweise ein Prothesensattel, der mit einer Klammerauflage am Restgebiß abgestützt ist, um den sattelnahen Auflagepunkt Rotationsbewegungen nicht nur um eine transversale, sondern um unendlich viele Raumachsen durchführen können. Das Belastungsverhalten sowohl des Zahnes als auch des unbezahnten Prothesenlagers verbietet jedoch eine derart uneingeschränkte Beweglichkeit des Prothesensattels. Deshalb muß durch die Auswahl geeigneter Konstruktionselemente die Vielfalt der Bewegungsmöglichkeiten des Zahnersatzes auf das funktionell erforderliche Maß reduziert werden.

> Das Ziel sollte hierbei sein, daß die Prothese die Pfeilerzähne möglichst nur *axial-intrusiv* und den unbezahnten Alveolarfortsatz *senkrecht zum Firstverlauf* belastet.

Diese Zielsetzung erfordert eine mechanistische Denkweise, zumal die Freiheitsgrade der Prothesenkinematik nur durch konstruktive Merkmale eingeschränkt werden können. Hierzu zählen:

- topographische Festlegung einer kinematischen Achse
- Auswahl geeigneter Verbindungselemente
- Prothesenkörpergestaltung nach dynamischen Gesichtspunkten

Festlegung von Bewegungsachsen

In der Technik ist eine Achse dazu geeignet, Bewegungen eines Rades oder Armes auf eine geführte Drehung um eine Gerade zu beschränken. Die Bewegungsführung ist um so exakter, je länger die Achse und je kleiner der Spielraum im Achsenlager ist. Diese technischen Merkmale der Achsenbewegung können mit Einschränkungen auf die Prothesenkinematik übertragen werden. Dabei sollte die Festlegung einer Bewegungsachse durch die Auswahl geeigneter Stützorte am Restzahnbestand zu einem *einheitlichen Bewegungsverhalten* des Prothesenkörpers führen. Zu diesem Zweck müssen folgende Voraussetzungen erfüllt werden:

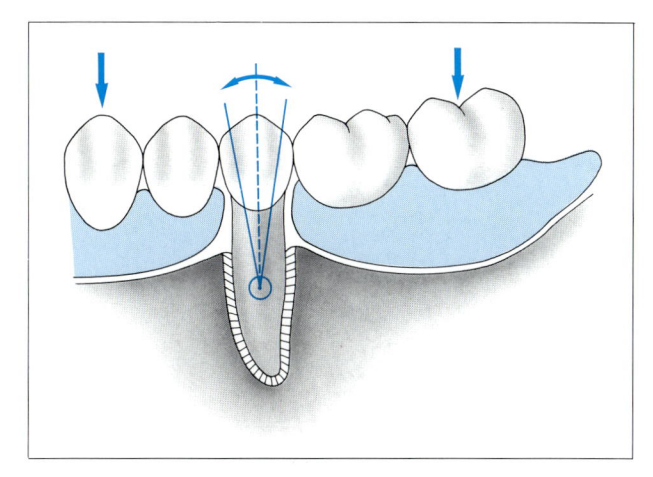

Abb. 19 Horizontale Überbelastung eines Prothesenpfeilers, dem durch seine Stellung innerhalb des Prothesenkörpers Kippmomente in verschiedenen Richtungen übertragen werden.

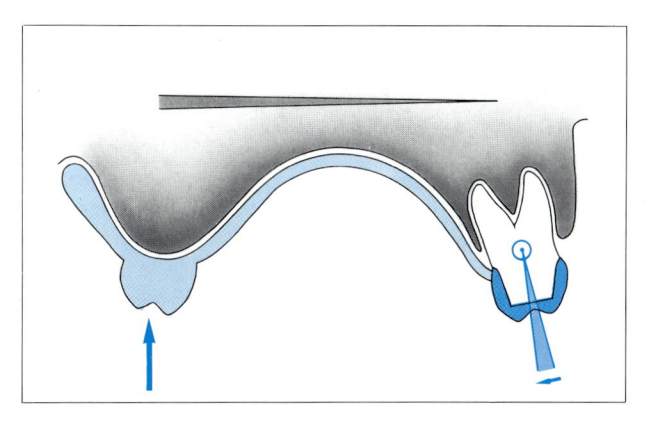

Abb. 20 Sattelbewegung bei sagittalem Achsenverlauf; der unbezahnte Alveolarfortsatz wird nahezu senkrecht belastet, die Prothesenpfeiler werden nur geringfügig horizontal ausgelenkt.

- Die Bewegungsachse soll möglichst lang sein, um horizontale Prothesenbewegungen zu reduzieren.
- Doppelachsen, die einen Winkel zueinander aufweisen, sind zu vermeiden, um extrusive Drehmomente an jenseits des Prothesensattels befindlichen Pfeilern auszuschließen.
- Die Bewegungsachse sollte an der Peripherie des Prothesenkörpers liegen, da die Prothese durchquerende Achsen erhöhte Kippmomente an den Stützpfeilern bewirken (Abb. 19).
- Um den Kieferkamm möglichst senkrecht zu belasten, sollte die kinematische Achse transversal verlaufen. Eine Ausnahme hiervon stellt der sagittale Achsenverlauf dar, bei dem eine sattelferne, starre Lagerung der Prothese vorliegt. Aus diesem Grund erfolgt die Kaubelastung des unbezahnten Alveolarfortsatzes nahezu senkrecht (Abb. 20).

Um die genannten Forderungen zu erfüllen, bietet sich pro Behandlungsfall meist nur *ein* optimaler Achsenverlauf an. In Abbildung 21 sind die häufig-

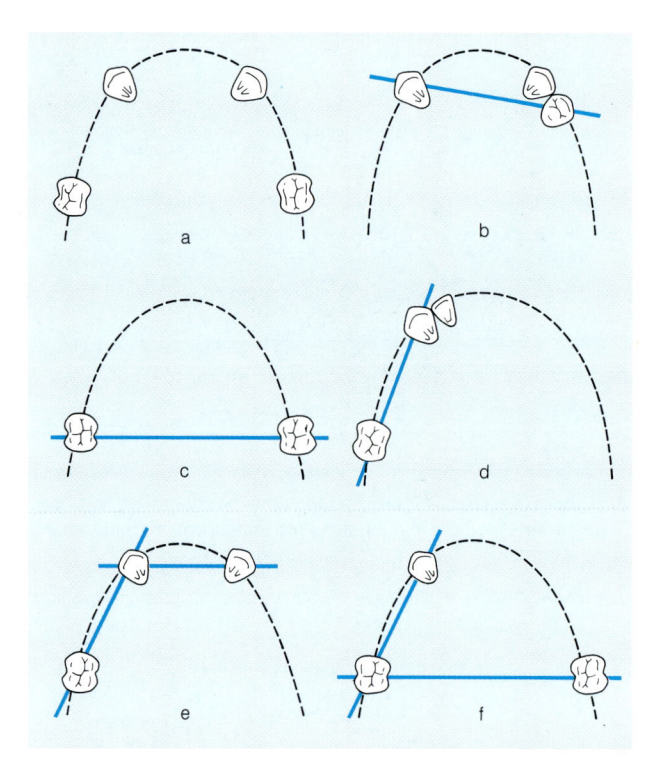

Abb. 21 Zusammenstellung der häufigsten Restzahnverteilungen mit möglichen Bewegungsachsen (Restzähne innerhalb geradliniger Schaltlücken bleiben aus Übersichtsgründen unberücksichtigt).

a) Zirkulär verteilte Stützpfeiler – Achsenverlauf irrelevant, da rein parodontale Lagerung möglich.
b) Anteriores Restgebiß.
c) Distale Restpfeiler mit transversal-peripherer Achse.
d) Unilateral stehendes Restgebiß mit sagittalem Achsenverlauf.
e) Anteriores Restgebiß mit unilateral-distalem Restpfeiler.
f) Distale Restpfeiler mit Erhalt eines Eckzahnes.
Bei e) und f) stehen prinzipiell zwei kinematische Achsen zur Auswahl.

wird konstruktiv getrennt. Dabei müssen an die Ausgleichselemente des Prothesenkörpers und an die Verbindungselemente zwischen Prothese und Restzähnen besondere Forderungen gestellt werden.

Aufgabe der Ausgleichselemente

Durch Ausgleichselemente soll eine Übertragung der Kaukraft, also ein Kräfteausgleich innerhalb des Prothesenkörpers, stattfinden. Bei einheitlicher Sattelkinematik kann dies durch eine möglichst stabile Verbindung der Prothesensättel untereinander erfolgen.

Die Stabilisierung des Prothesenkörpers zielt darauf ab, Kräfte, die einen Sattel treffen, auch auf den anderen zu übertragen und damit die Druckbeanspruchung des Lagers zu verringern. Diese Aufgabe wird um so besser erfüllt, je weniger *Eigenkinematik* das Ausgleichselement aufweist, d.h. je stabiler es ist. Eine Verformung dieses Konstruktionselemen-

sten Restzahnkonfigurationen zusammenfassend dargestellt. Dabei wurde in jedem Fall versucht, einen geeigneten Achsenverlauf (= Verbindungslinie der Stützorte) zu finden. Wenn ein symmetrischer Zahnverlust bei Erhalt der Eckpfeiler vorliegt, treten gewöhnlich keine Probleme bezüglich der Bewegungsführung von Teilprothesen auf.

Anders ist es in denjenigen Fällen, in denen nicht zahnbegrenzte und Schaltlücken zugleich versorgt werden müssen (Abb. 21). Da abnehmbarer Zahnersatz im Bereich von Schaltlücken kinematisch mit Brückenersatz verglichen werden kann, stehen in diesen Fällen mindestens zwei mögliche Bewegungsachsen zur Auswahl. Angesichts der Forderung, daß die kinematische Achse nicht durch den Prothesenkörper laufen darf, bietet sich sowohl eine transversale als auch eine sagittale Führungsachse an. In derartigen Fällen erscheint es sinnvoll, die Bewegung eines jeden Sattels weitgehend unabhängig vom anderen zu führen. Die Sattelkinematik

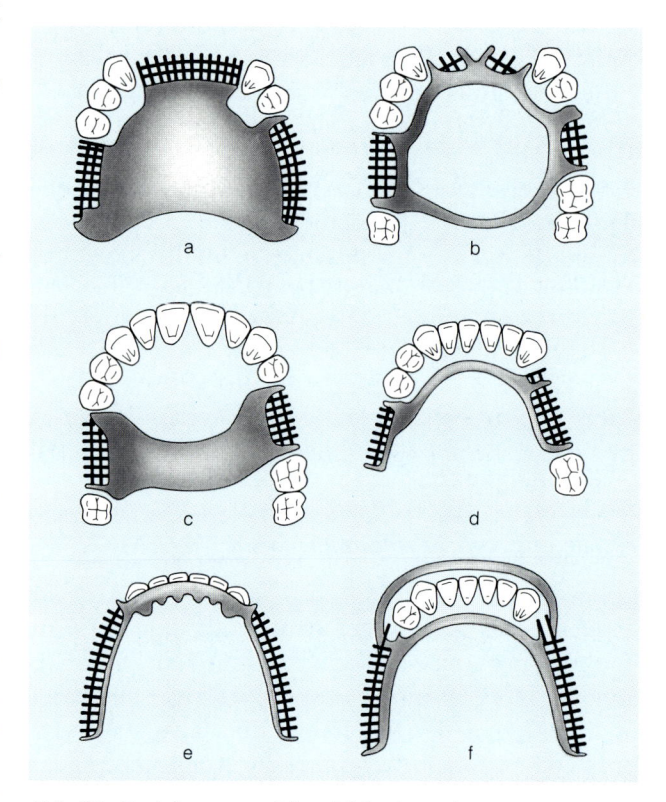

Abb. 22 Basisformen und Ausgleichselemente.
a) Gaumenplatte (sehr steif).
b) Lochplatte (steif).
c) Transversalbügel oder Gaumenband (je nach Dimensionierung steif bis elastisch).
d) Unterzungenbügel (mäßig steif).
e) Lingualschiene (mäßig steif).
f) Kummet-Verankerung (steif).

tes würde eine definierte Führung der Prothesenbewegung um eine vorgegebene kinematische Achse beeinträchtigen.

Konstruktive Elemente für den Kräfteausgleich sind im Oberkiefer die *Gaumenplatte* in all ihren Modifikationen (offen, geschlossen, Transversalbügel etc.), im Unterkiefer der *Sublingualbügel*, die *Lingualschiene* und die *Kummet-Verankerung* (Abb. 22).

In diesem Zusammenhang stellt sich die Frage, welche Eigenschaften das Ausgleichselement bei der „getrennten Sattelkinematik" besitzen muß. Der Extremfall der getrennten Kinematik liegt vor, wenn die Bewegungen zweier Sättel durch das Fehlen eines Ausgleichselementes völlig unabhängig voneinander erfolgen. In der Praxis würde dieses Problem entstehen, wenn eine einseitig nicht zahnbegrenzte Lücke mit einem Freiendsattel versorgt werden soll. Dabei würde der parodontal-gingival gelagerte Sattel ohne stabilisierende Verbindung zur Gegenseite, je nach Sattellänge und Wirkungsweise des Verbindungselementes, mehr oder minder unkoordinierte Bewegungen ausführen. Eine wirkungsvolle Einschränkung der Bewegungsmöglichkeiten kann in diesem Fall nur durch ein Ausgleichselement herbeigeführt werden, das das Bewegungsverhalten des Freiendsattels „zügelt" (Abb. 23). Dieses muß von seinen materialspezifischen Eigenschaften her stabil genug sein, um horizontale Sattelbewegungen zu verhindern. Wenig Einfluß darf es allerdings auf das vertikale Einlagerungsverhalten des Sattels bei Kaubelastung nehmen. Ein Ausgleichselement der getrennten Sattelkinematik muß daher *federelastische Eigenschaften* besitzen, die auf die Sattellänge, Schleimhautresilienz und Größe der Kraftübertragung abgestimmt sind. Praktisch können derartige Torsionseigenschaften durch eine Querschnittsreduzierung eines *Transversalbügels* realisiert werden (Abb. 24).

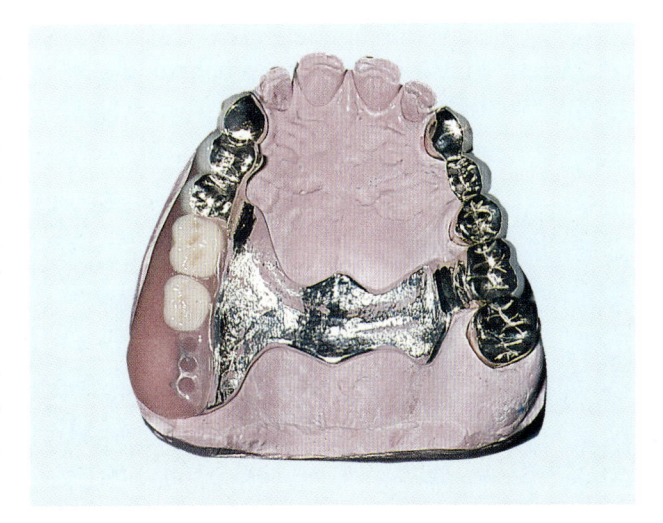

Abb. 24 Ausgleichselement mit Torsionseigenschaften; der zur Trennung der Sattelkinematik eingefügte Torsionsbügel weist eine Querschnittsreduktion auf der Seite des rein parodontal gelagerten Prothesenanteils auf.

Beim *Sublingualbügel* liegen wegen des relativ schwachen Querschnittes stets Torsionseigenschaften vor. Die Einengung des Zungenfunktionsraumes und parodontalhygienische Forderungen verhindern eine Dimensionierung des Materialquerschnitts, die den Sublingualbügel zum starren Ausgleichselement machen. Ist ein solches im Unterkiefer erwünscht, muß zusätzlich eine *Lingualschiene, Rückenplatte* oder gegebenenfalls *Kummet-Verankerung* konstruiert werden.

Verbindungselemente und Bewegungsführung

Die Auswahl geeigneter Verbindungselemente, also derjenigen konstruktiven Teile, die den Prothesenkörper mit den Restzähnen verbinden, beeinflußt ebenfalls das Bewegungsverhalten der Teilprothese. So besitzen gebogene oder gegossene Auflageklammern ungenügende Führungseigenschaften. Dies wiederum führt nach einer gewissen Tragedauer zu einer verminderten Lagestabilität des Zahnersatzes [13, 21]. Somit kann der Einsatz schlecht führender Verbindungselemente trotz hinreichender Stabilisierung des Prothesenkörpers ungünstige Belastungsmomente am Tegument und an den Restpfeilern erzeugen.

Eine doppelseitige Freiendprothese kann in derartigen Fällen, weitgehend unabhängig von der Stützpfeilerverteilung, Kippbewegungen um eine den Prothesenkörper durchquerende Achse ausführen. Da-

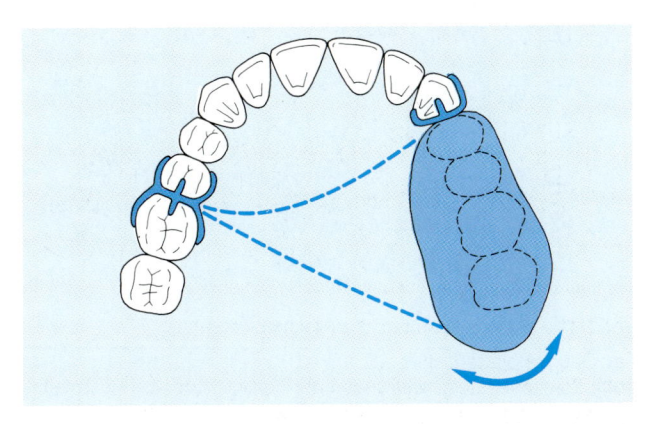

Abb. 23 Unkoordinierte Kinematik eines einseitigen Freiendsattels durch mangelnde Bewegungsführung. Durch ein Ausgleichselement (gestrichelt) können Horizontalbewegungen des parodontal-gingival gelagerten Sattels erheblich reduziert werden.

durch werden Verbindungselemente auf der nicht belasteten Seite extrusiv beansprucht und gegebenenfalls deformiert (Abb. 25).

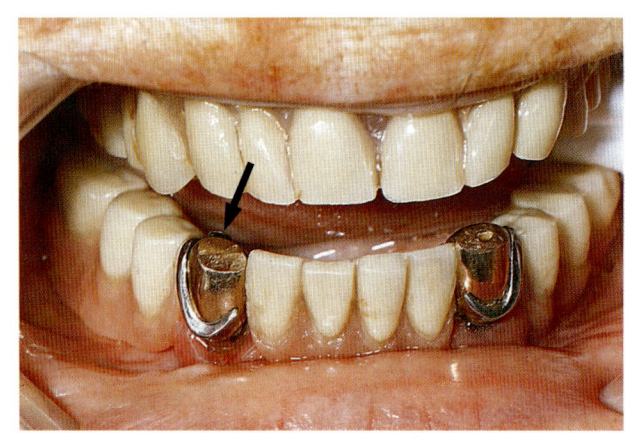

Abb. 25 Räumliches Bewegungsverhalten einer doppelseitigen Freiendprothese. Entsprechend der bereits in den Abbildungen 13 und 15c dargelegten Problematik kommt es bei einseitiger, distaler Sattelbelastung zum Extrusionsmoment am diagonal gegenüberliegenden Pfeiler (Pfeil).

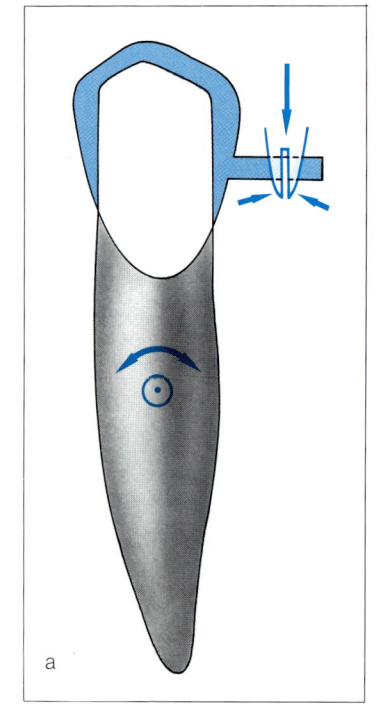

Abb. 26 Auswirkungen unzureichender Führungseigenschaften des Verbindungselementes auf das Pfeilerparodontium.

a) Schematische Darstellung der Kraftübertragung, wobei das Element als Hypomochlion fungiert.
b) Klinische Folgen.

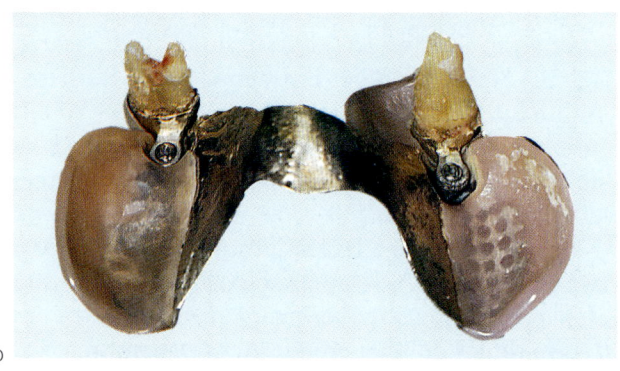

Aus Gründen eines dauerhaften Prothesenhaltes sind daher generell Verbindungselemente vorzuziehen, die unter Kaubelastung nicht verformt werden und zudem eine gute Führungsfunktion aufweisen. Derartige Eigenschaften besitzen *Geschiebe* und *Teleskopkronen*, bei denen eine Stütz- und Führungsfunktion, gegebenenfalls noch eine Haltefunktion vorliegt.

Durch die optimale Einschränkung der Bewegungsmöglichkeiten der Teilprothese werden die Pfeilerzähne weitgehend gerichtet belastet. Dies wirkt sich auf den Funktionszustand ihrer Parodontien immer noch am besten aus. Verbindungselemente mit unzureichender Führungsqualität erzeugen bei der Kraftübertragung auf den oder die Restpfeiler Hebelmomente und schädigen damit den Zahnhalteapparat (Abb. 26).

Die optimale Führung der Prothesenbewegung durch das Verbindungselement erfordert ein günstiges parodontales Belastungsverhalten, das vielfach nur durch die Verblockung von Restpfeilern erreicht werden kann.

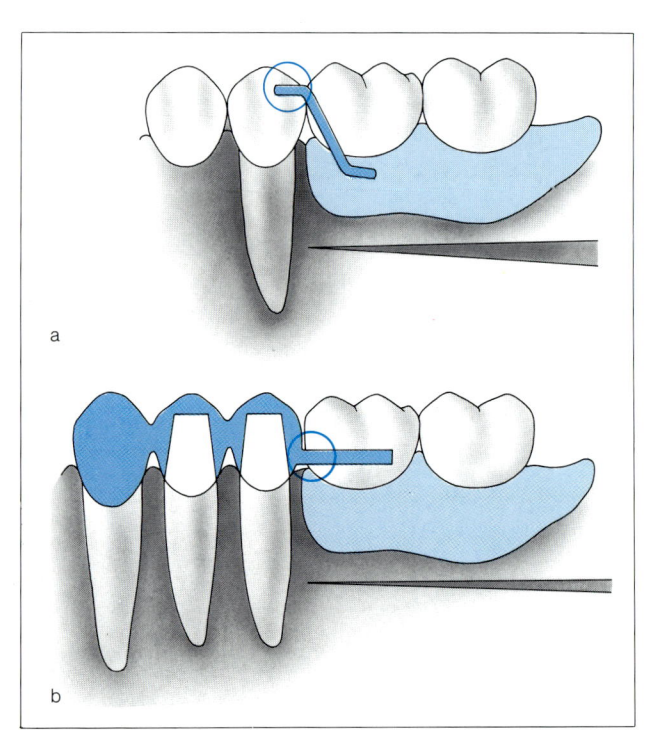

Abb. 27a und b Auswirkungen der Verblockung von Restpfeilern auf die Prothesenkinematik. Durch die starre Koppelung mehrerer Pfeiler zu einer funktionellen Einheit (b) wird im Vergleich zur Klammerauflage (a) die Einsenkung des Sattels am nicht abgestützten Ende reduziert, die Prothese im Übergangsbereich zum Verbindungselement jedoch deformiert.

Während Eckzähne als Prothesenpfeiler unter Verwendung gut führender Verbindungselemente nur selten Überbelastungsreaktionen zeigen, sollten Prämolaren oder Schneidezähne prinzipiell verblockt werden [29]. Sowohl der Kippwinkel der Pfeiler als auch die Einlagerung der Prothesenbasis können durch die funktionelle Blockbildung verringert werden. Dem *Deformationsverhalten des Prothesenkörpers* kommen dabei zunehmend kinematische Aufgaben zu (Abb. 27). Allerdings muß in solchen Fällen diskutiert werden, ob der Behandlungsfall nicht problemloser durch die Eingliederung von festsitzendem Zahnersatz gelöst werden kann [5, 8].

Federnde Lagerung

Schwierig wird die Lösung kinematischer Probleme, wenn durch den Verlust von Eckpfeilern kein einheitliches Bewegungsverhalten der Prothese mehr zu erzielen ist. Gekrümmte Prothesensättel, die durch den Einbruch der Lücke in den Frontzahnbogen erforderlich werden, weisen für jeden Belastungsort eine eigene Bewegungsachse auf. Die Varianz des Achsverlaufes nimmt dabei mit der Sattelkrümmung zu (Abb. 28). In diesen Fällen hat es wenig Sinn, die Prothese an dem Pfeiler, der dem gekrümmten Sattel am nächsten steht, starr zu lagern. Hier bietet sich eigentlich nur eine *bewegliche Lagerung* an.

Eine praktisch bewährte und mit einfachen technischen Mitteln realisierbare Lagerungsart stellt in derartigen Situationen die federnde Lagerung dar (Abb. 29). Dabei wird der größte Anteil der Kaukraft vom unbezahnten Lager aufgenommen. Da es sich in diesem Fall um eine bewegliche Lagerung handelt, muß die Basisfläche in allen Bereichen maximal extendiert werden.

> Die federnde Lagerung stellt in sämtlichen Situationen, in denen Sattel, Verbindungselement und Stützpfeiler keine gerade Linie mehr bilden, eine brauchbare, wenn auch kompromißhafte Lösung der Sattelkinematik dar. Das in sich nachgiebige Verbindungselement hat lediglich die Aufgabe, den Sattel nach seiner Entlastung in die ursprüngliche Lage zurückzustellen. Im Gegensatz zur rein gingivalen Lagerung kann jedoch durch die Verwendung einer Feder als Verbindungselement die Elongation von Restpfeilern verhindert und die Prothesenbewegung in beschränktem Maße geführt werden.

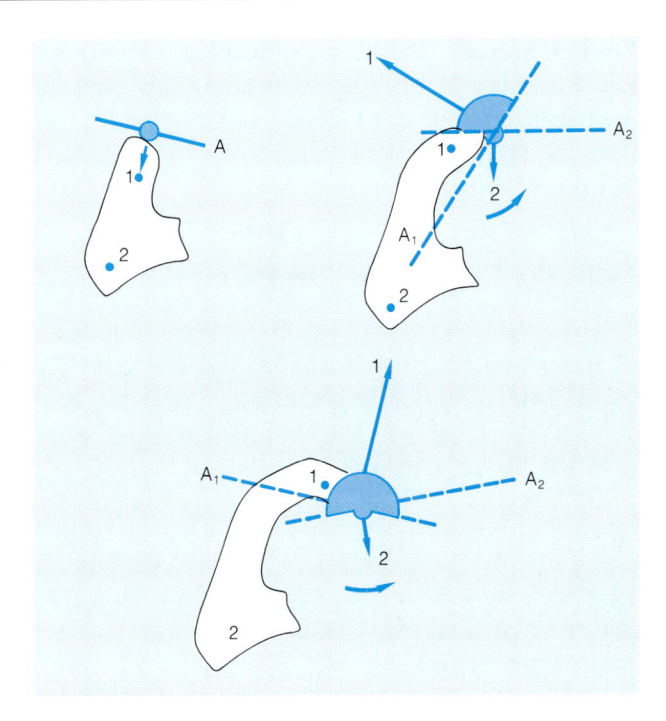

Abb. 28 Kinematische Achse (A) und Stützpfeiler-naher (1) bzw. -ferner (2) Belastungsort des Prothesensattels mit zugehörigen horizontalen Kraftmomenten auf den Stützpfeiler (Pfeile). Bei gekrümmten Sattelformen variiert der Achsenverlauf je nach Belastungsort zwischen A_1 und A_2, die Horizontalkräfte auf den Stützpfeiler nehmen deutlich zu.

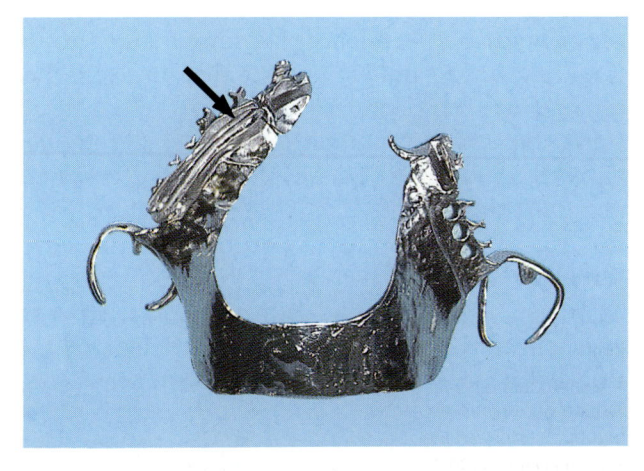

Abb. 29 Beispiel der federnden Lagerung eines Prothesensattels bei sagittaler Bewegungsachse und getrennter Sattelkinematik. Durch die am Schneidezahn angelegte Innenfeder (Pfeil) wird der betroffene Pfeiler in seiner Position gehalten, der Sattel nach Entlastung zurückgestellt.

Okklusion und Bewegungsverhalten

Das dynamische Bewegungsverhalten der Prothese und die Deformation des Tegumentes stellen die Reaktion auf die einwirkende Kaukraft dar, die über die Zahnreihe und Basis auf das Lager übertragen wird. Dabei kann die Art der Gegenbezahnung die Belastungsgröße des teilweise gingival gelagerten

Prothesensattels durchaus beeinflussen. Somit hat die künstliche Zahnreihe nicht allein die Aufgabe, die Lagebeziehung des Unterkiefers zu sichern: Sie ist zugleich der Lastarm, mit dem die Prothese am Kaugeschehen teilnimmt.

Statik des Kauflächenkomplexes

> Um den Druck, den der Prothesensattel auf das Lager ausübt, zu reduzieren und die stabile Lage der Basis zu begünstigen, empfiehlt es sich, die Okklusion in ihrer orovestibulären Ausdehnung einzuschränken.

Dabei sollten schmalere Seitenzähne als die natürlichen verwendet werden. Diese erzeugen wegen ihrer kleineren Kaufläche einen höheren Kaudruck und damit einen besseren Wirkungsgrad bei der Zerkleinerung von Speisen.

Zudem erscheint es durchaus sinnvoll, die Zahnreihe im gingival gelagerten Prothesenabschnitt auf die funktionell und ästhetisch notwendige Länge zu beschränken. Hierdurch können Schaukelbewegungen eines Freiendsattels mit übermäßiger Schleimhautpressung und extrusiven Pfeilerbelastungen unterdrückt werden (s. Abb. 13). Hinzu kommt, daß im gelenknahen Bereich der Zahnreihe die größte Kaukraft wirkt und damit das unbezahnte Prothesenlager am stärksten belastet wird.

Die optimale Zahnreihenlänge, bei der in der gingival gelagerten Hälfte des Prothesensattels keine Okklusion und damit auch keine Kraftübertragung auf das Lager mehr stattfindet, wird jedoch selten zu verwirklichen sein. Unabgestützte Antagonisten sowie das Vorliegen von Kiefergelenk- und Muskelfunktionsstörungen stellen Kontraindikationen für die Verkürzung der künstlichen Zahnreihe dar.

Funktion der Zahnreihe

Daß die Okklusion zentrisch ausgeglichen sein muß, braucht nicht weiter erörtert zu werden. Aufgrund der latenten Anpassungsdeformation des Tegumentes ist es jedoch ratsam,

- die definitiven okklusalen Beziehungen erst nach ein- bis zweiwöchiger Einlagerung der mit provisorischen Zahnreihen versehenen Prothesenbasen aufzubauen oder
- die eingegliederte Teilprothese nach erfolgter Einlagerung zu kontrollieren und gegebenenfalls zu unterfüttern (Abb. 30)

Die Frage, welches *Artikulationskonzept* bei der Versorgung mit Teilprothesen anzustreben ist, hängt vom jeweiligen Fall ab. Prinzipiell ist davon auszugehen, daß die natürlichen Restzähne nicht nur axial-intrusive, sondern auch horizontale Belastungen schadloser tolerieren als das unbezahnte Prothesenlager. Deswegen ist es ratsam, die Unterkieferbewegungen auf den Restzähnen zu führen. Dadurch erfährt der Prothesensattel selbst weniger Schubmomente. Das unbezahnte Lager wird geschont. Probleme bezüglich der okklusalen Bewegungsführung treten gewöhnlich mit dem Verlust der natürlichen Eckzähne auf. Ob und in welchem Maße in diesen Fällen die Front-Eckzahnführung zugunsten des laterotrusiven Gruppenkontaktes aufzugeben ist, hängt von unterschiedlichen Faktoren ab. Eine okklusale Bewegungsführung auf dem ersetzten Eckzahn ist kinematisch um so weniger bedenklich, je

- höher die parodontale Wertigkeit der Restpfeiler
- geringer der Abstand des ersetzten Eckzahnes zum Verbindungselement
- besser das horizontale Bewegungsverhalten der Prothese eingeschränkt

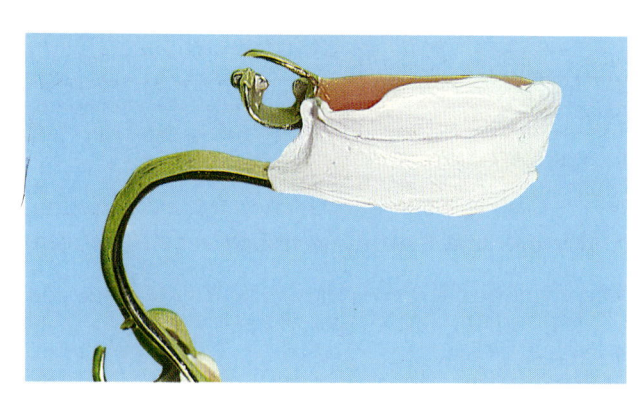

Abb. 30 Kontrolle der Anpassungsdeformation des unbezahnten Prothesenlagers 10 Tage nach Eingliederung mit Hilfe von Zinkoxid-Nelkenöl-Paste.

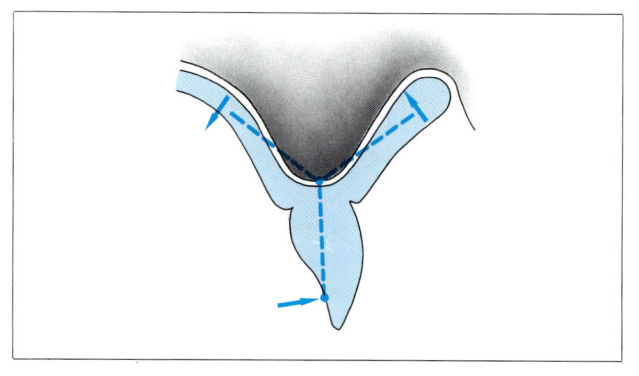

Abb. 31 Kippmoment der Prothese mit ungünstiger Lagerbelastung in Abhängigkeit vom Abstand zwischen okklusaler Führungsfläche und Kammfirst.

Prothesenkinematik

- stabiler der Prothesenkörper
- kürzer der Lastarm, d.h. der Abstand der Führungsfläche zum Kammfirst (Abb. 31)

ist. Sind beide Eckzähne zu ersetzen, gelten ähnliche Kriterien. Voraussetzung ist allerdings, daß wiederum ausreichend viele, horizontal belastbare Restpfeiler vorhanden sind.

Sollte die transversale und sagittale Bewegungseinschränkung der Teilprothese nur noch durch wenige Seitenzähne erfolgen oder eine starre Lagerung der Basis nicht mehr möglich sein, ist eine Front-Eckzahnführung gewöhnlich nicht mehr indiziert. In derartigen Fällen liegen jedoch ganz andere Ausgangsbedingungen für die Prothesenkinematik vor.

Prothesenkinematik im stark reduzierten Gebiß

Während bislang davon ausgegangen wurde, daß noch hinreichend viele und parodontal belastbare Restzähne vorhanden sind, ist im stark reduzierten Gebiß die starre Lagerung des Zahnersatzes oftmals problematisch. Von einem *stark reduzierten Gebiß* spricht man in folgenden Fällen:

- Es sind nur noch wenige Restpfeiler, in der Regel nicht mehr als drei pro Kiefer, vorhanden.
- Die Restpfeiler, auch wenn es noch mehr als drei sind, weisen eine erheblich reduzierte parodontale Funktionsbereitschaft auf (Abb. 32).

Topographie der Restzähne

Ein wichtiges Kriterium für die Lagerungsart des Zahnersatzes ist auch hier das Vorhandensein der Eckzähne. Selbst bei fortgeschrittenem Verlust parodontaler Strukturen können Eckzähne meist immer noch zur starren Lagerung des Zahnersatzes herangezogen werden. Voraussetzung ist jedoch, daß die Pfeiler axial-intrusiv belastbar sind. Übermäßige exzentrische Krafteinwirkungen würden aufgrund des abnorm verlängerten Hebelarmes zum raschen Zahnverlust führen. In diesen Fällen übernimmt eine zusätzliche kinematische Achse im Bereich der anatomischen Zahnkrone die Funktion eines Hypomochlions, das ein zweites Kippmoment am Zahn erzeugt (Abb. 33). Ein Tieferlegen dieser Zusatzachse, wie dies durch Einführung eines auf Wurzelkappen befestigten Gelenksteges erfolgt, reduziert diese ungünstige Hebelwirkung, verhindert sie jedoch nicht. Hier kommt wiederum den Führungs-

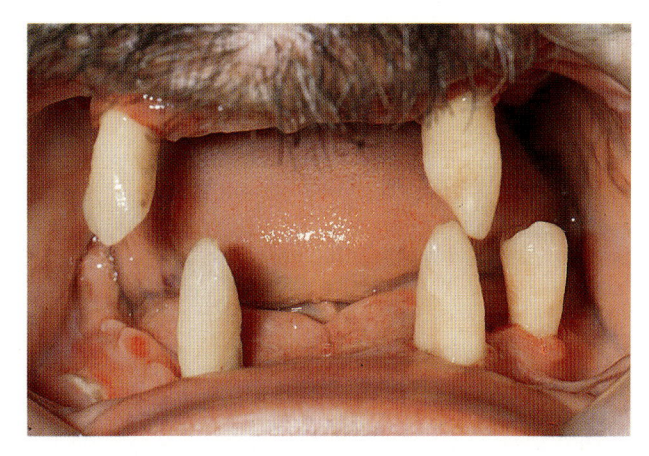

Abb. 32 Erhaltungswürdiger Restzahnbestand mit stark reduzierter parodontaler Belastbarkeit.

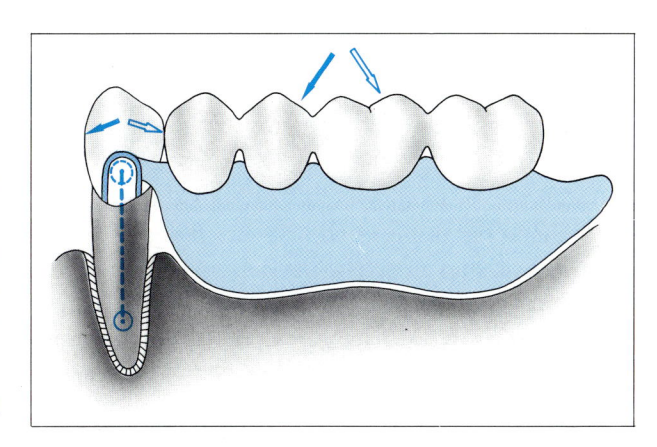

Abb. 33 Pfeilerkinetik bei fortgeschrittenem parodontalen Abbau. Die Rotationsachse des Zahnes liegt im apikalen Wurzeldrittel, eine zusätzliche konstruktive Achse (Steggelenk) führt bei sagittalen Prothesenbewegungen zum doppelseitigen Kippmoment am Pfeiler.

eigenschaften von Verbindungselementen besondere Bedeutung zu [23]. Nur durch Elemente, die eine starre Verbindung zwischen Prothese und Restzähnen herstellen, kann eine weitgehend gerichtete Pfeilerbelastung bzw. -schienung erzielt werden.

Resiliente Lagerung

Die starre Lagerung der Teilprothese ist in folgenden Fällen *kontraindiziert*:

- Es lassen sich aufgrund der Anzahl und Verteilung der Restzähne weder periphere noch genügend lange Bewegungsachsen bilden (Abb. 34).
- Ausgeprägte Schäden am Zahnhalteapparat haben zur verminderten Funktionsbereitschaft der Restpfeiler geführt.

Am Beispiel einer zu kurzen kinematischen Achse sollen die Zusammenhänge zwischen den beiden

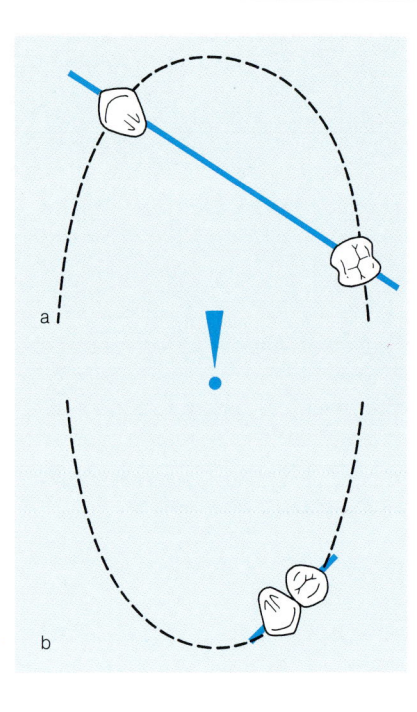

Abb. 34 Indikationen für die resiliente Lagerung des Zahnersatzes im stark reduzierten Gebiß. In beiden Fällen ist eine parodontale Abstützung des Zahnersatzes kontraindiziert.

a) Ungünstige Restpfeilerverteilung mit nicht peripherem Achsenverlauf.
b) Restpfeiler, die keine hinreichend lange Führungsachse zulassen.

Befundgruppen verdeutlicht werden (Abb. 35): Eine kurze Bewegungsachse, wie sie durch zwei benachbarte Restpfeiler entsteht, ist bei starrer Lagerung des Zahnersatzes völlig ungeeignet, dessen Bewegungen zu führen. Die dadurch entstehende Horizontalbeweglichkeit der Prothese erzeugt ungerichtete Pfeilerbelastungen mit erheblicher Überbeanspruchung der parodontalen Strukturen. Die Folge ist gewöhnlich ein zunächst reversibler, bei längerer Überbelastung bzw. Hinzutreten pathogener Cofaktoren irreversibler Schaden am Zahnhalteapparat. Die verminderte parodontale Funktionsbereitschaft führt wiederum zu einer erhöhten Horizontalbeweglichkeit des Zahnersatzes mit der Folge einer zunehmenden Horizontalbelastung des unbezahnten Prothesenlagers.

Die rechtzeitige Verwendung geeigneter Verbindungselemente hätte diesen Prozeß verhindern können. Diese dürfen die resiliente Einlagerung der Basis bei zu kurzen oder die Prothese durchquerenden Bewegungsachsen nicht behindern. Zusätzlich sollen derartige Verbindungselemente gewisse Führungseigenschaften besitzen. Dabei muß die Möglichkeit eingeschränkt werden, daß axiale und horizontale Bewegungsmomente auf die Restpfeiler übertragen werden.

Für diesen Zweck eignen sich im Prinzip die gleichen Verbindungselemente, die auch bei der federnden Lagerung eingesetzt werden. Alternativ hierzu bietet sich das von HOFMANN angegebene *Resilienzteleskop* an (s. S. 105 und 177) [2]. Dieses weist zwischen Teleskoppatrize und -matrize einen der Schleimhautresilienz entsprechenden okklusalen Spaltraum und eine Spielpassung der parallelisierten Wände auf (Abb. 36). Durch diese konstruktiven Merkmale erhält das Verbindungselement *Kippmeiderfunktion*. Dadurch wird eine Dislokation der rein gingival gelagerten, sogenannten *teleskopierenden Totalprothese* verhindert, ohne die Restpfeiler überzubelasten.

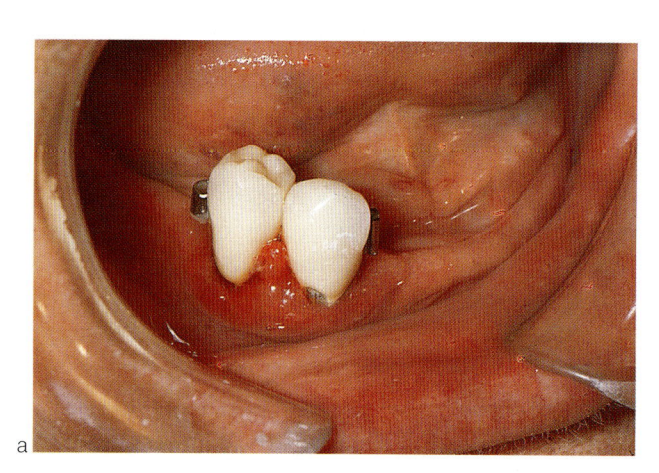

Abb. 35 Starre Lagerung einer Prothese an zwei benachbarten Restzähnen (s. Abb. 34 b und Erklärung im Text).

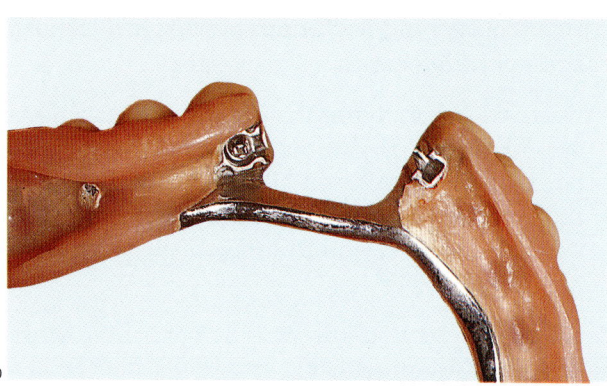

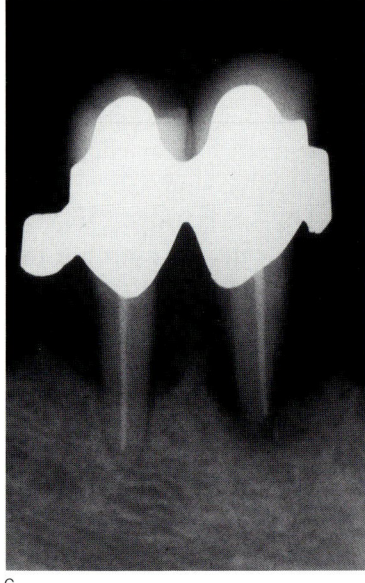

a) Klinisches Bild der Restpfeiler.
b) Zugehöriger Zahnersatz.
c) Zahnfilmaufnahme.

rung von Totalprothesen „im Wege stehen", mittel- bis langfristig erhalten werden. Somit kommt der Erhaltung weniger und gegebenenfalls parodontal geschädigter Restzähne immer noch Bedeutung für die Lagestabilität und Inkorporation von abnehmbarem Zahnersatz zu.

Zusammenfassung

Die unterschiedlichen dynamischen Belastungsreaktionen der an der Prothesenlagerung beteiligten Gewebe stellen die Grundlage für das Bewegungsverhalten der Teilprothese dar. Entsprechend der belasteten Strukturen unterscheidet man die *parodontale* von der *gingivalen* und kombiniert *parodontal-gingivalen Lagerung* des Zahnersatzes.

> Unter den verschiedenen Lagerungsarten der Teilprothese hat sich diejenige am besten bewährt, bei der eine maximale und gerichtete Kaukraftübertragung auf belastungsfähige Restzähne erfolgt. Dies trägt nicht nur zur Gesunderhaltung der Parodontien, sondern auch zum Schutz der unbezahnten Lagerbereiche vor beschleunigter Resorption bei.

Um die Restzähne vor axialer und horizontaler Überbelastung zu bewahren, empfehlen sich eine der jeweiligen Situation angepaßte *Verblockung der Pfeiler* und die *Einschränkung der Horizontalbeweglichkeit* der Prothese. Diese Führung der Prothesenbewegung stellt zugleich eine wirkungsvolle Maßnahme zur Schonung des Alveolarknochens und seines Tegumentes dar.

Das Bewegungsverhalten der Teilprothese wird durch die Eigenschaften und Anordnung ihrer konstruktiven Elemente beeinflußt. Hierzu zählen die technischen Merkmale der Verbindungs- und Ausgleichselemente, die Statik und Funktion der künstlichen Zahnreihen sowie die Ausdehnung und Stabilität der Prothesensättel. Aber auch therapeutische Gesichtspunkte nehmen maßgebenden Einfluß auf die Prothesenkinematik. So wird das Bewegungsverhalten der Teilprothese durch die *Festlegung des Abstützortes* am Restgebiß, die Einschätzung der *parodontalen Wertigkeit* der Stützpfeiler und das *Deformationsverhalten des Tegumentes* ausschlaggebend geprägt. Damit wird auch die *ständige klinische Funktionskontrolle* von Teilprothesen zum Kriterium für den Erhalt der Lagergewebe und einen dauerhaften Therapieerfolg.

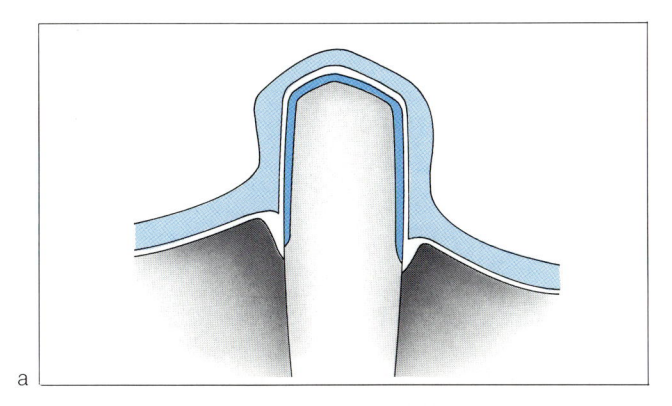

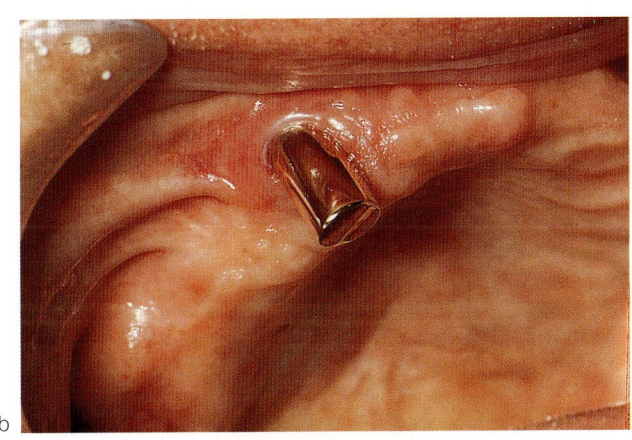

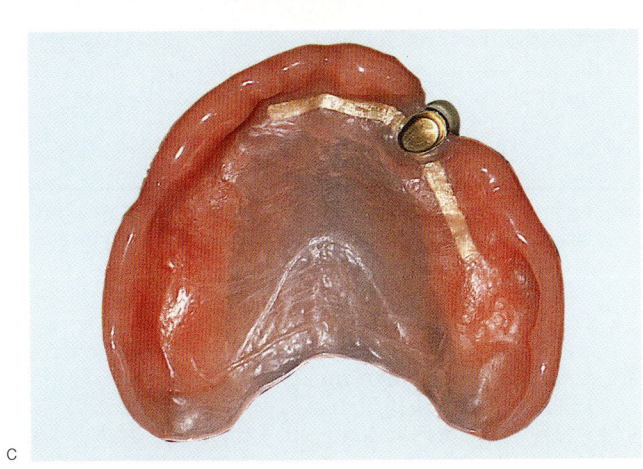

Abb. 36 Resilienzteleskop.
a) Schematische Darstellung.
b) Teleskoppatrize.
c) Teleskopierende Totalprothese mit Teleskopmatrize.

> Selbst bei parodontal stark reduzierten Restzähnen hat sich die teleskopierende Totalprothese, die kinematisch zwischen Total- und Teilprothese einzuordnen ist, als wirkungsvolles Behandlungsmittel mit Schienungseigenschaften für die Restpfeiler bewährt [4]. Durch die Versorgung mit derartigem, subtotalen Zahnersatz können Pfeiler, die der Einglieder-

Literatur

[1] Hofmann, M.: Das Kraft-Weg-Zeit-Diagramm in der Periodontometrie. Dtsch. Zahnärztebl. 17 (1963), 143.
[2] Hofmann, M.: Die Versorgung von Gebissen mit einzelstehenden Restzähnen mittels sogenannter Cover-Denture-Prothesen. Dtsch. zahnärztl. Z. 21 (1966), 478.
[3] Hofmann, M.: Pfeilerkinematik und Abstützung. Dtsch. zahnärztl. Z. 22 (1967), 1315.
[4] Hofmann, M., Ludwig, P.: Die teleskopierende Totalprothese im stark reduzierten Lückengebiß. Dtsch. zahnärztl. Z. 28 (1973), 2.
[5] Hofmann, M.: Parodontale Aspekte bei herausnehmbarem Zahnersatz. Dtsch. zahnärztl. Z. 41 (1986), 913.
[6] Jüde, H.D.: Untersuchungen über die Deformierung der Einstück-Guß-Freiendprothese bei verschiedenen Belastungen. Dtsch. zahnärztl. Z. 25 (1970), 304.
[7] Jüde, H.D.: Untersuchungen über die Prothesenmechanik von partiellem Zahnersatz. Dtsch. zahnärztl. Z. 26 (1971), 821.
[8] Jung, T.: Zur Differential-Indikation von festsitzendem und herausnehmbaren Zahnersatz. Dtsch. zahnärztl. Z. 41 (1986), 127.
[9] Kantorowicz, A.: Zur Statik der partiellen Prothese. Dtsch. zahnärztl. Z. 4 (1949), 141.
[10] Körber, E.: Untersuchungen über die Beziehung von Kaukraft zur Schleimhautresilienz unter Prothesen. Dtsch. zahnärztl. Z. 9 (1954), 348.
[11] Körber, E., Lehmann, K.: Untersuchungen zur Lagerung von Freiendprothesen. Dtsch. zahnärztl. Z. 22 (1967), 1267.
[12] Körber, E., Briede, C., Klötzli, A.: Untersuchungen zur Prothesendynamik von totalen und partiellen Prothesen. Dtsch. zahnärztl. Z. 25 (1970), 793.
[13] Körber, E.: Ergebnisse aus Nachuntersuchungen bei Trägern von Teilprothesen. Zahnärztl. Mitt. 67 (1977), 403.
[14] Körber, K.H.: Untersuchungen zur Biophysik des Parodontiums. Dtsch. zahnärztl. Z. 17 (1962), 1585.
[15] Körber, K.H.: Prothesenkonstruktion und Pfeilerparodont – elektronisch-meßtechnische Untersuchungen. Dtsch. zahnärztl. Z. 25 (1970), 826.
[16] Körber, K.H.: Dynamischer Mechanismus von Parodontium und Gewebsstrukturen unter herausnehmbarem Zahnersatz. Dtsch. zahnärztl. Z. 38 (1983), 975.
[17] Kydd, W.L., Daly, C.H., Wheeler, J.B.: The thickness measurement of masticatory mucosa in vivo. Int. Dent. J. 21 (1971), 430.
[18] Kydd, W.L., Daly, C.H.: The biologic and mechanical effects of stress on oral mucosa. J. Prosth. Dent. 47 (1982), 317.
[19] Lehmann, K.: Die Kinematik der klammergestützten Freiendprothese. Dtsch. zahnärztl. Z. 27 (1972), 641.
[20] Ludwig, P.: Kinematik und Belastungsverteilung abgestützter Freiendprothesen. Dtsch. zahnärztl. Z. 31 (1976), 547, 612, 774 und 34 (1979), 251.
[21] Ludwig, P.: Grundlagen zur Abstützung von herausnehmbarem Zahnersatz im Lückengebiß. Dtsch. zahnärztl. Z. 38 (1983), 967.
[22] Mercier, P., Inoue, S.: Bone density and serum minerals in cases of residual alveolar ridge atrophy. J. Prosth. Dent. 46 (1981), 250.
[23] Meyer, E.: Die Bewährung von Stegverbindungen, Teleskopkronen und Kugelkopfankern im stark reduzierten Gebiß. Dtsch. zahnärztl. Z. 38 (1983), 1011.
[24] Mühlemann, H.R.: Die physiologische und pathologische Zahnbeweglichkeit. Schweiz. Mschr. Zahnheilk. 61 (1951), 1.
[25] Müller, N., Hofmann, M.: Langzeitreaktionen von Kammschleimhaut und Knochen auf die Prothesenbelastung. Dtsch. zahnärztl. Z. 40 (1985), 290.
[26] Müller, N.: Zur Frage der zeitabhängigen Gewebereaktionen des Alveolarkammes bei nicht abgestützten Schaltsätteln. Dtsch. zahnärztl. Z. 42 (1987), 1044.
[27] Niedermeier, W., Hofmann, M.: Die Beeinflussung der physikalischen Grundhaftung von Totalprothesen durch die Anordnung der künstlichen Zahnreihen. Dtsch. zahnärztl. Z. 34 (1979), 616.
[28] Niedermeier, W.: Zum Einlagerungsverhalten starr abgestützter Freiendprothesen. Dtsch. zahnärztl. Z. 35 (1980), 394.
[29] Niedermeier, W.: Der Eckzahn als Pfeiler – therapeutische Gesichtspunkte. Dtsch. zahnärztl. Z. 40 (1985), 1098.
[30] Niedermeier, W.: Die Desmodontometrie – ein Verfahren zur Bestimmung und Analyse der Zahnbeweglichkeit. Dtsch. zahnärztl. Z. 42 (1987), 807, 1021; 43 (1988), 173.
[31] Niedermeier, W., Grosskopf, H.: Dicke und Struktur des Teguments bei Bezahnten und Zahnlosen (unveröffentlichte Untersuchungen).
[32] Parfitt, G.J.: Measurement of the physiological mobility of individual teeth in an axial direction. J. Dent. Res. 39 (1960), 608.
[33] Picton, D.C.A.: Tiling movements of teeth during biting. Arch. Oral Biol. 7 (1962), 151.
[34] Rasmussen, H., Bordier, P.: The physiological and cellular basis of metabolic bone disease. Williams & Wilkins, Baltimore 1974.
[35] Rehm, H., Körber, E., Körber, K.H.: Biophysischer Beitrag zur Problematik starr abgestützter Freiendprothesen. Dtsch. zahnärztl. Z. 17 (1962), 963.
[36] Siebert, G.: Disklusion und okklusionsbedingte Kinetik von Einzelzähnen. Hanser, München 1980.
[37] Uhlig, H.: Über die Kaukraft. Dtsch. zahnärztl. Z. 8 (1953), 30.
[38] Voss, R.: Die theoretischen Grundlagen der Verwendung von weichbleibenden Kunststoffen. Stoma 15 (1962), 153.
[39] Voss, R.: Mißerfolge bei partiellen Prothesen. Zahnärztl. Welt 69 (1968), 302.
[40] Voss, R., Kerschbaum, Th.: Indikation und Kontraindikation der Verblockung. Rhein. Zahnärztebl. 27 (1984), 20.
[41] Wild, W.: Über die planmäßige prothetische Behandlung des Lückengebisses. Dtsch. zahnärztl. Z. 4 (1949), 131.
[42] Windecker, D.: Vergleichende Untersuchungen über das Kaukraftaufnahmevermögen von Teilprothesen und die dabei an der Prothesenbasis wirksam werdenden Kraftkomponenten. Dtsch. zahnärztl. Z. 20 (1965), 368.

Immediatprothesen

von Rudolf Voss

Inhaltsübersicht

Definition 93
Psychologischer Effekt 93
Physiologischer Effekt 94
Sofortprothese als Wundverband 94
Herstellung der Interimsprothese 95
Nachsorge und Anpassung 97
Zusammenfassung 99
Literatur 99

Das Prinzip der Immediat- oder Sofortprothese wurde bereits 1860 von RODRIGUEZ auf der VI. Jahresversammlung der American Dental Convention vorgestellt. 1879 wurde das Verfahren von HERBST und KEMPFE in Deutschland angewandt, und 1886 prägte PAREIDT den Begriff „Sofortprothese". Auf einen Hauptvorteil der Immediatprothese, nämlich die Lenkung und Verringerung des Schwundvorganges des Alveolarfortsatzes nach der Extraktion von Zähnen, hatte bereits SEITZ 1895 hingewiesen. In neuerer Zeit haben sich zahlreiche Autoren mit der Immediatprothese auseinandergesetzt, so vor allem ANDERSON und STORER [1], FRENKEL [4], GASSER [5] und HENNICKE [6]. Schließlich wurde das Thema „Sofortprothese" 1957 auf der 85. Jahrestagung der Deutschen Gesellschaft für Zahn-, Mund- und Kieferheilkunde in Düsseldorf so umfassend abgehandelt, daß auch aus heutiger Sicht kaum einer der wesentlichen Gesichtspunkte unberücksichtigt blieb.

Definition

Bei den Sofortprothesen unterscheidet man die Interimsprothesen von den Immediatprothesen:
- Die *Interimsprothesen* werden nach der Entfernung der Zähne eingefügt und nur für die Dauer der Abheilung des Alveolarfortsatzes getragen, um dann durch eine neu angefertigte, definitive prothetische Versorgung abgelöst zu werden.
- Die *Immediatprothese* hingegen wird so erstellt, daß sie nach Möglichkeit dem während der Abheilungsphase veränderten Prothesenlager durch Unterfütterung und Einschleifen angepaßt werden kann.

Beide Arten von Sofortprothesen können auf einem Modell gefertigt werden, nach einer Abformung, die bereits vor der Zahnentfernung abgenommen wurde. Auf dem Modell werden dann die zu entfernenden Zähne abgetragen und die Prothese gefertigt. Sie wird unmittelbar nach der Entfernung der Zähne in den Mund eingegliedert und dann als *prächirurgische* Interims- oder Immediatprothese bezeichnet.

Bei einer anderen Vorgehensweise erfolgt die Abformung unmittelbar nach Entfernung der Zähne. Auf dem danach erstellten Modell wird die Prothese gefertigt. Da der Herstellungsprozeß jeweils Zeit braucht, wird sie dann meist 24 Stunden später in den Mund des Patienten eingefügt. Sie wird dann als *postchirurgische* Interims- bzw. Immediatprothese bezeichnet.

In diese Gruppe gehört dann auch eine von BOLLE als *Baldprothese* bezeichnete Prothese, die im weiteren Verlauf der Heilungsphase nach einigen Tagen eingefügt wird, aber die Konsolidierung der Alveolen nicht abwartet [2].

Psychologischer Effekt

Unter heutiger Betrachtungsweise ist der psychologische Aspekt der Sofortprothese für den Patienten sicherlich der wichtigste. Deshalb sollte er auch für den Zahnarzt im Vordergrund seiner Überlegungen stehen. Die Bevölkerung insgesamt ist heute hinsichtlich des Aussehens der Zähne wesentlich anspruchsvoller. Zahnlücken oder gar Zahnlosigkeit sind zur extremen Ausnahme geworden, ziehen sofort die Aufmerksamkeit auf sich und wirken abstoßend. In einigen Nebentälern der schweizerischen und italienischen Alpen kann der erstaunte Tourist noch Menschen mit unvollständigem oder fehlendem Gebiß antreffen.

Zahnlücken oder Zahnlosigkeit sind heute für jeden, der am öffentlichen Leben teilnimmt, ein Makel, der ihn stark behindert und gegebenenfalls arbeitsunfähig macht. Da aber eine endgültige Versorgung durch die zwangsläufig ablaufenden, natürlichen Heilungsprozesse erst nach einer gewissen Zeit möglich ist, bestehen die Patienten zu Recht auf einer sofortigen Versorgung mit einer Sofortprothese. Da der Patient mit einer solchen Prothese seiner Arbeit weiter nachgehen kann, sind die Kosten hierfür auch volkswirtschaftlich gesehen durchaus vertretbar.

Ein weiterer, ebenso gewichtiger Aspekt besteht jedoch darin, daß den Patienten der psychische Schock der Zahnlosigkeit erspart bleibt. DOLDER hat darauf hingewiesen, daß die Zähne entwicklungsgeschichtlich dem Menschen als Werkzeug, Waffe und Schmuck dienen [3]. Mag auch der Gesichtspunkt, die Zähne als Waffe zu benutzen, nur noch selten in Erscheinung treten, so sind sie als Kauwerkzeug und als Schmuck zur Erhaltung des Selbstbewußtseins von nicht zu unterschätzender Bedeutung. Für viele Patienten ist der Verlust von Zähnen oder gar die Zahnlosigkeit eine äußerst hohe psychische Belastung, die erst mühsam verarbeitet werden muß. In bestimmten Lebensabschnitten, z. B. Menopause oder Midlife-crisis, kann dies schwerwiegende Rückwirkungen auf das psychosomatische Wohlbefinden haben. MÜLLER-FAHLBUSCH hat diese Problematik geschildert und aufgearbeitet (s. Bd. 7, S. 287 ff.) [8].

Diesen Schock kann man dem Patienten durch das Einfügen einer Sofortprothese ersparen, wenn er sich praktisch keinen Augenblick im Spiegel zahnlos sieht und auch nach der Entfernung von Zähnen rein äußerlich an seinem Konterfei keine Veränderungen erkennt und, was mindestens ebenso wichtig ist, daß seine unmittelbare Umgebung ebenfalls keine solchen Veränderungen wahrnimmt.

Physiologischer Effekt

Das Kauorgan ist außerordentlich anpassungsfähig. Es wird heute als ein äußerst fein gesteuertes, mehrfach abgesichertes, kybernetisches Regelsystem gedeutet, das in der Lage ist, seine Grundfunktion der Nahrungsaufnahme und -zerkleinerung trotz Störungen noch lange auszugleichen.

Andererseits bedeutet der Verlust von Zähnen mit den über die Zähne übertragenen vielfältigen Signalen für dieses Regelsystem einen erheblichen Eingriff. Gelingt es nun, nach der Entfernung von Zähnen die Veränderungen in diesem Regelsystem möglichst klein zu halten, erfolgen Anpassung und Inkorporation der Prothese weit schneller.

Die afferenten Signale, die über die Wurzelhaut der Zähne ausgelöst werden, gehen nach deren Extraktion verloren. Sie müssen durch Umlernen über die Sensibilität der Schleimhaut des Alveolarfortsatzes ersetzt werden. Die Tastempfindungen von Lippe, Zunge und Wangen können jedoch bei geschickter Gestaltung der Prothese weitgehend unverändert erhalten bleiben.

Ein weiterer beachtlicher Vorteil ist, daß bei zweckmäßigem Vorgehen die Relation zwischen Ober- und Unterkiefer erhalten werden kann. Hier sollte jedoch stets vor Anfertigung der Sofortprothesen geprüft werden, ob die klinische Funktionsanalyse keine Zeichen einer Funktionsstörung zeigt, so daß die Relation übernommen werden kann. Liegen hingegen Funktionsstörungen vor, wird man zu prüfen haben, ob mit der Einfügung von Sofortprothesen nicht auch gleichzeitig funktionstherapeutische Zielsetzungen verbunden werden können.

Wird mit der Anfertigung von Prothesen bis zur Abheilung des Alveolarfortsatzes gewartet, was in der Regel 6–8 Wochen benötigt, so zeigt sich, daß bereits in dieser Zeit in der gesamten umgebenden Muskulatur Veränderungen eingetreten sind, die sich für die Inkorporation einer Prothese nachteilig auswirken. Insbesondere beobachtet man häufig eine Erschlaffung und Atrophie der Lippenmuskulatur, gelegentlich auch eine Annäherung der Kieferkämme, die zu einer Überdehnung des Bandapparates der Kiefergelenke führt. Schließlich nimmt auch die Zunge mehr Raum ein, weil sie den durch den Verlust der Zähne freigewordenen Raum auszufüllen sucht. Eine Prothese muß sie nun mühsam zurückdrängen.

Sofortprothese als Wundverband

Das Entfernen von Zähnen setzt am Alveolarfortsatz Riß- und Quetschwunden, gefolgt von Heilungsvorgängen, die von MEYER und BOLLE eingehend histologisch untersucht und beschrieben wurden [7]. Danach sind die Extraktionswunden in der Regel nach 6–8 Tagen über dem Koagulum epithelisiert, und nach etwa 8–10 Tagen ist das Koagulum organisiert. Die knöchernen Umbauvorgänge am Kiefer verlaufen anfangs schneller und erreichen nach 6–8 Wochen einen Zustand, der danach nur noch geringfügige, langsam ablaufende Umbauvorgänge erkennen läßt. Der völlige Umbau des Knochens, so daß auch im Röntgenbild keine Spuren des leeren Zahnfaches mehr zu erkennen sind, ist jedoch erst nach etwa acht Monaten abgeschlossen.

Mit der Entfernung von Zähnen setzt aber stets der Abbau des Alveolarfortsatzes ein, der nicht mehr umkehrbar ist, jedoch individuell unterschiedlich abläuft (s. Bd. 7, S. 187). Da auch Implantate auf ein ausreichendes Knochenbett angewiesen sind, kommt der Erhaltung der Knochensubstanz die allergrößte Bedeutung zu. Der erfahrene Prothetiker weiß, vor welch nahezu unlösbare Aufgaben ihn eine vollständige Resorption des Alveolarfortsatzes bis auf den Basalbogen des Kiefers stellt, und in diesen Fällen versagen dann meist auch alle präprothetischen oder implantologischen Maßnahmen.

Dies zwingt dazu, bei der Extraktion schon so schonend wie möglich mit der Knochensubstanz umzugehen. Das Abtragen vorspringender Knochenkanten sollte deshalb nur erfolgen, wenn es zwingend ist. Die digitale Kompression der leeren Alveole und eine sorgfältige Wundtoilette, die die primäre Heilung begünstigen, sind am besten in der Lage, Knochensubstanz zu erhalten. Jede sekundäre Heilung, längerfristige Tamponade oder die Abstoßung von Sequestern hinterlassen einen Alveolarfortsatz auf niedrigerem Niveau.

Erfolgt die Heilung einer Alveole ungeschützt, so wird durch den Druck der Zunge und Wange der Alveolarfortsatz gratartig resorbiert. SCHULTE

Immediatprothesen

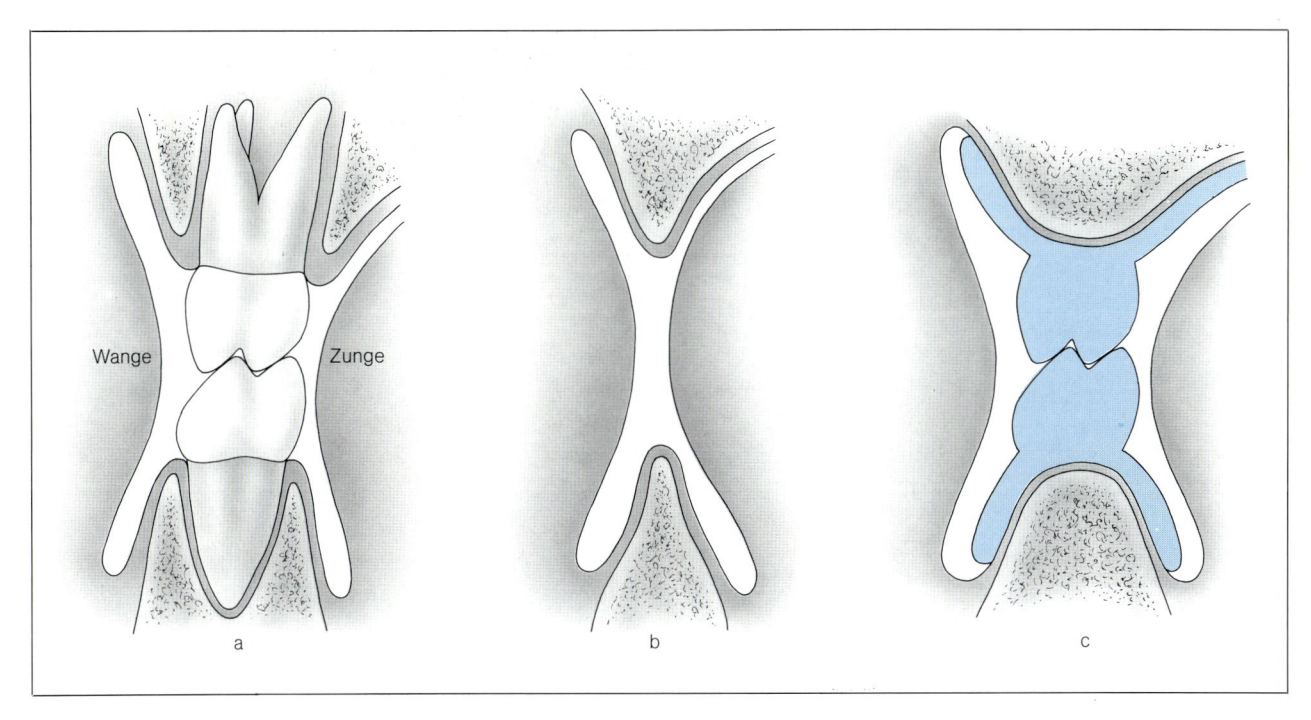

Abb. 1a–c Nach der Extraktion von Zähnen wird der Alveolarfortsatz unter dem Einfluß von Zunge und Wange zunehmend gratartig abgebaut (a und b). Unter einer Prothese, die Zunge und Wange abhält, bleibt der Alveolarfortsatz gerundeter und damit häufig tragfähiger (c).

konnte nachweisen, daß der Zungendruck beim Schluckakt 1000–5000mal am Tage mit 500–2000 p/cm^2 den Kapillardruck um das 15–30fache überschreitet, was sicherlich mit zur Resorption beiträgt [9]. Eine gratartige Form ist aber für eine spätere Prothese weit weniger tragfähig als ein gut ausgerundeter Alveolarfortsatz (Abb. 1).

Die Sofortprothese kann als Wundverband die primäre Heilung begünstigen und die Resorption zugunsten einer guten Ausrundung des Alveolarfortsatzes beeinflussen. Hierzu ist jedoch erforderlich, daß die Sofortprothese so gestaltet wird, daß sie die Wundränder einander nähert und die ungestörte Bildung und Festigung des Koagulums ermöglicht. Die Untersuchungen von SCHULTE zeigen auch, daß die Platte den Speichel mit seinen fibrinolytischen Komponenten weitgehend fernhält, so daß hierdurch die Epithelisierung und primäre Heilung begünstigt wird [9].

Unverständlich ist, warum in letzter Zeit wieder Versuche auftauchen, von der Sofortprothese Kunststoff-Fortsätze, sozusagen als künstliche Zahnwurzeln, in die leeren Alveolen hineinragen zu lassen, mit der Vorstellung, daß nach Epithelisierung des leeren Zahnfaches die Fortsätze an der Prothese dieser einen besseren Sitz verschaffen. Vor 30 Jahren hat es diese Versuche bereits gegeben, und man mußte erkennen, daß hierdurch der Alveolarfortsatz in der Umgebung dieser epithelisierten Defekte ungewöhnlich viel Knochensubstanz verliert und der vielleicht kurzfristig bessere Halt einer Prothese viel zu teuer durch eine übermäßige Resorption des Alveolarfortsatzes erkauft werden muß.

Herstellung der Interimsprothese

Die Durchführung der Versorgung mit einer Interimsprothese ist in Abbildung 2 schematisch dargestellt und soll im folgenden anhand eines Fallbeispieles geschildert werden. Bei einer Patientin mit einer frontalen Restbezahnung im Oberkiefer und Unterkiefer waren die Oberkiefer-Frontzähne so stark gelockert, daß eine Erhaltung nicht mehr möglich war. Die Schneidekanten lagen durch Vorwanderung auf der Unterlippe, so daß der Lippenschluß behindert wurde (Abb. 3). In Abbildung 4 sind die nach der Abformung hergestellten Modelle des Ober- und Unterkiefers dargestellt, die die Verlängerung und Vorwanderung der oberen Frontzähne erkennen lassen und gleichzeitig die mit Hilfe einer Relationsbestimmung eingestellte Beziehung des Oberkiefers zum Unterkiefer wiedergeben.

Nach der im Mund vorgenommenen Festlegung der Zahnfarbe gestattet es das Modell, die Ersatzzähne nach Größe und Form so auszuwählen, daß sie

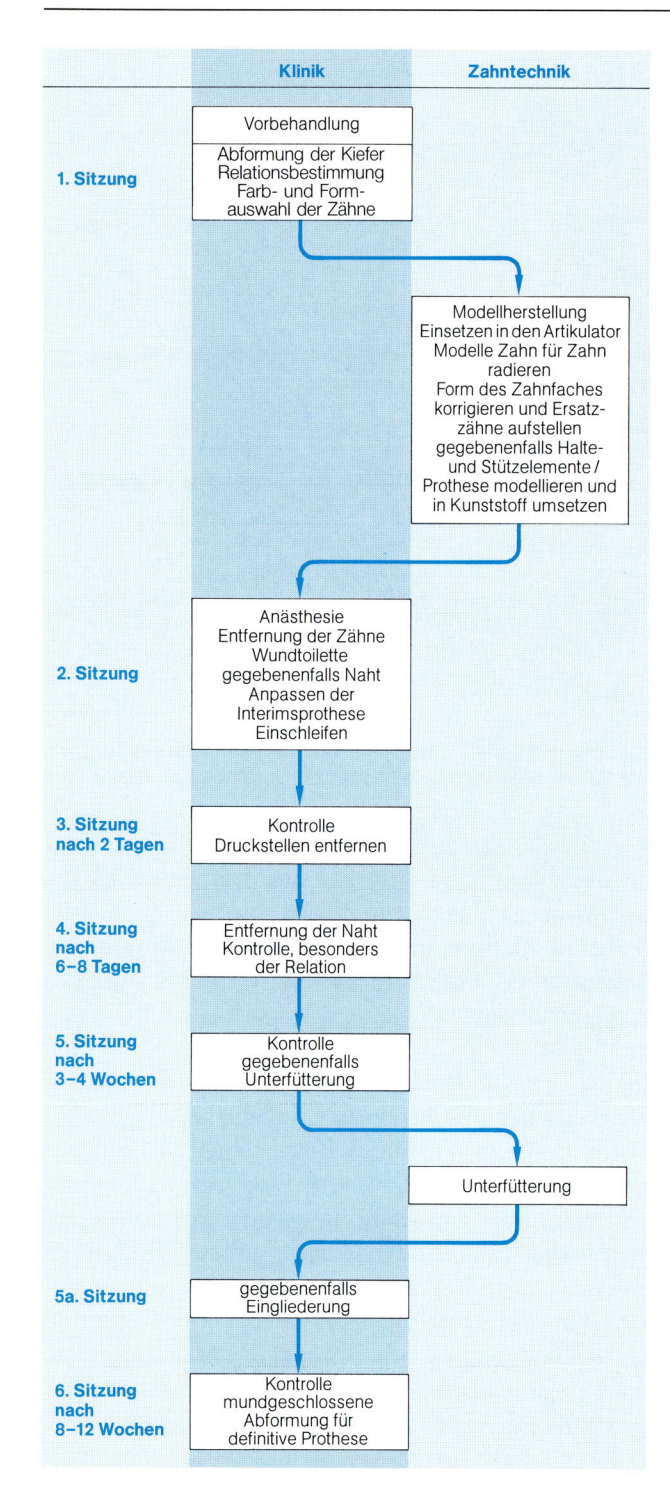

Abb. 2 Behandlungsablauf bei der Versorgung mit einer Interimsprothese.

Abb. 3 Behinderter Lippenschluß durch stark gelockerte und elongierte Frontzähne.

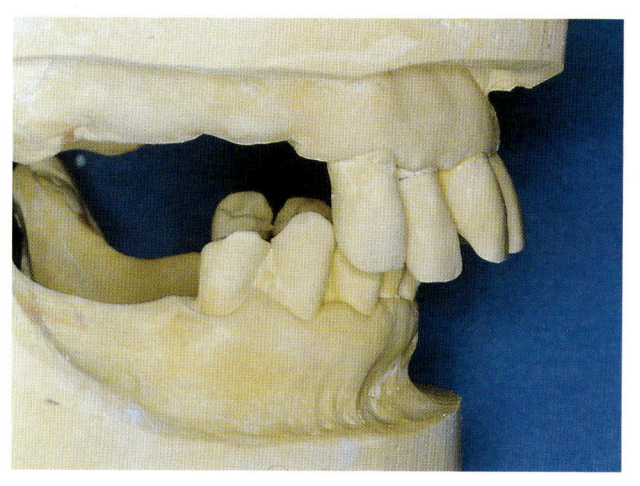

Abb. 4 Modelle von Ober- und Unterkiefer nach Relationsbestimmung im Artikulator.

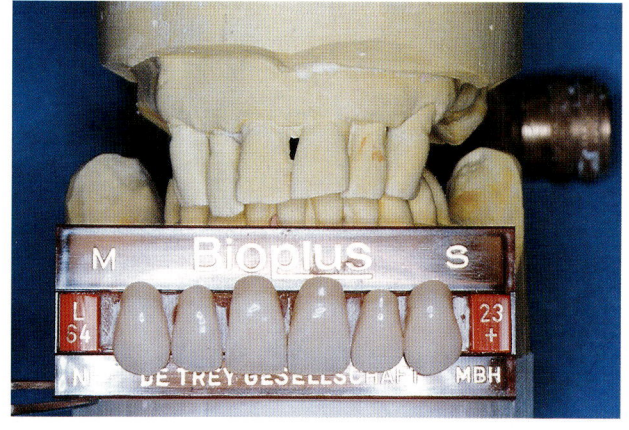

Abb. 5 Festlegung der Zahngröße und -form nach dem Modell.

den natürlichen sehr nahekommen (Abb. 5). Auf dem Modell werden nun die zu extrahierenden Zähne nacheinander einzeln abgetragen und die Ränder des Alveolarfortsatzes so radiert, daß die marginale Gingiva mit dem Aufsetzen der Sofortprothese nach innen, d.h. zur Alveole hin, eingestülpt wird (Abb. 6). Das Ausmaß der Radierung muß von

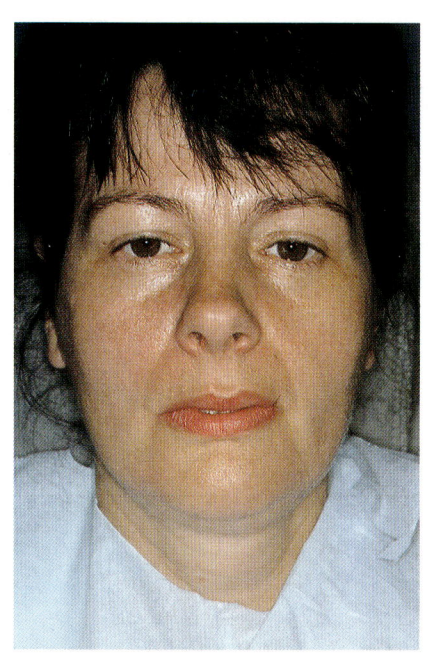

Immediatprothesen

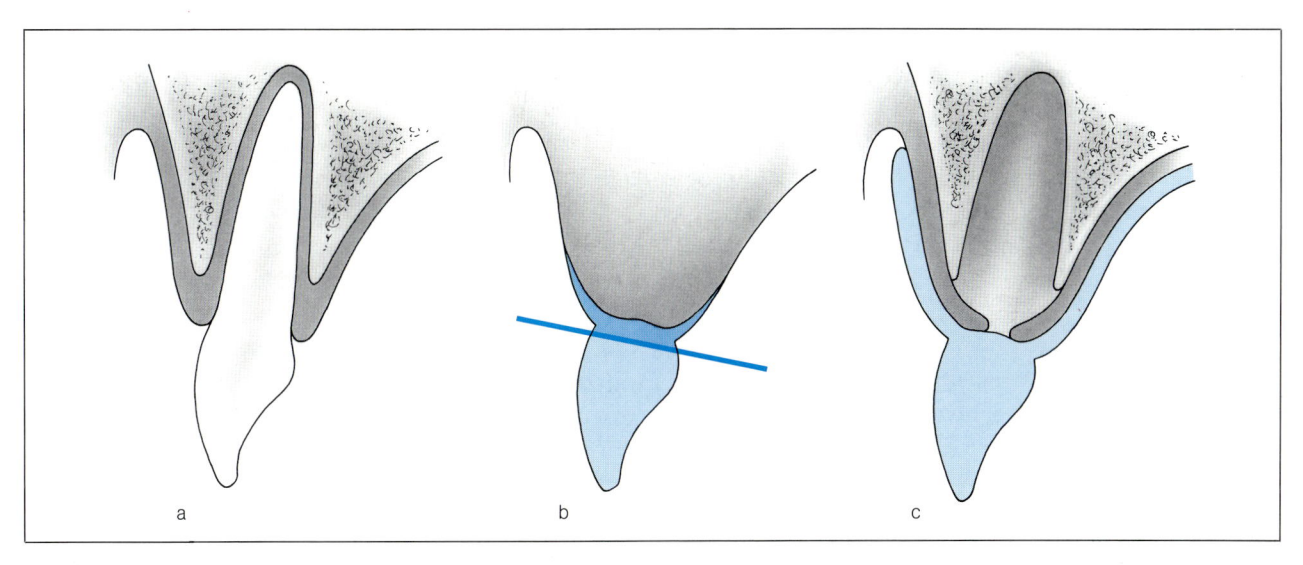

Abb. 6a–c Abtragen der Zähne auf dem nach der Abformung gewonnenen Modell. Die Zone der marginalen Gingiva wird radiert (b), um mit der Sofortprothese die Wundränder nach innen zu drängen und durch Verkleinerung der Wundflächen die primäre Heilung zu begünstigen (c).

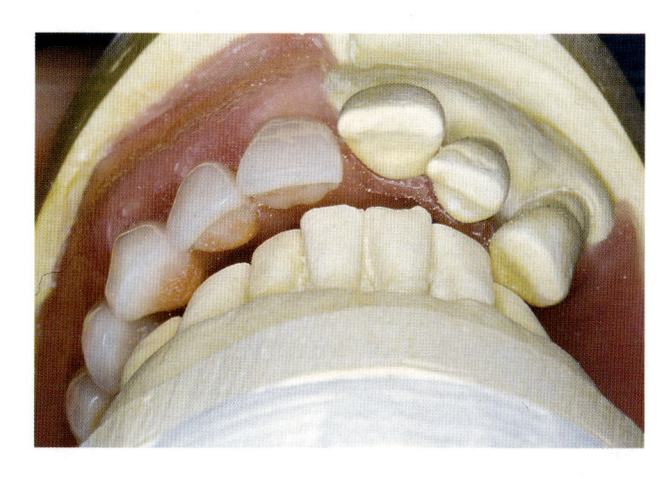

Abb. 7
Schrittweise Stellungskorrektur mit den Ersatzzähnen an der Sofortprothese im Vergleich mit der Stellung der Modellzähne.

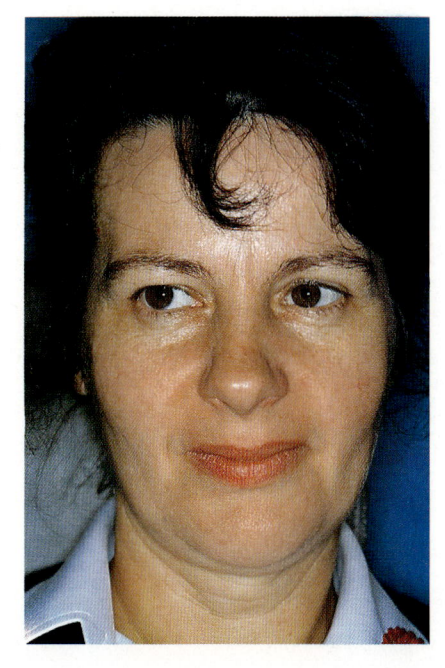

Abb. 8 ▷
Lippenschluß und erhaltene Kieferrelation mit eingefügter Sofortprothese.

der Tiefe des Sulkus und der Lage des knöchernen Alveolarrandes abhängig gemacht werden. Deshalb bedarf es präziser Angaben des Zahnarztes, denn mit dem Einstülpen muß gleichzeitig vermieden werden, daß die Schleimhaut unter dem Druck der Sofortprothese auf dem knöchernen Alveolarrand perforiert wird und ein Ulkus entsteht.

In dem hier dargestellten Fall ergibt sich noch die Besonderheit, daß die an der Sofortprothese aufgestellten Zähne gegenüber den natürlichen vorgewanderten, die den Lippenschluß unmöglich machen, zurückgenommen werden können, so daß sich das Aussehen verbessert, aber das Profil der Patientin nur geringfügig ändert. Bei der endgültigen Prothese können die Frontzähne dann in einem weiteren Schritt zurückgenommen werden, so daß sie wieder im normalen Scherenbiß zu den unteren Zähnen stehen. Diese Rückführung in zwei Schritten ist für die Gewöhnung durch die Patientin schonend und für deren Umgebung nahezu unmerklich. Abbildung 7 läßt die Stellungskorrektur im Vergleich der Ersatzzähne zu den Modellzähnen recht gut erkennen. Abbildung 8 zeigt den Lippenschluß bei Erhaltung der exakten Kieferrelation nach Entfernung der Zähne und Einfügen der Sofortprothese.

Nachsorge und Anpassung

Die Sofortprothese erfüllt ihre psychologische und physiologische Aufgabe nur dann voll, wenn sie unmittelbar nach der Entfernung der Zähne eingesetzt werden kann. Hierzu ist erforderlich, daß der

Zahnarzt alle Erfahrungen, die er bei der Eingliederung von Voll- und Teilprothesen erworben hat, auch bei der Einfügung von Sofortprothesen anwendet, d.h. die Ränder werden, wenn notwendig, korrigiert, Stellen zu erwartender Druckstellen hohlgelegt und die Sofortprothese eingeschliffen. Dies wird erschwert durch die Nachwirkung der Anästhesie, die aber gleichzeitig auch das Einfügen erleichtert.

Für die ersten 24 Stunden sollte der Patient die Prothese unverrückt im Mund belassen. Hierdurch erspart man dem Patienten nach Abklingen der Anästhesie unnötige Beschwerden, und die Wirkung als Wundverband kommt voll zur Geltung. Unpäßlichkeiten beim Zubeißen mit der Sofortprothese sind für den Patienten durch den Wundschmerz erklärlich und klingen dann relativ schnell ab, womit das Kauvermögen zunimmt. Nach 24, spätestens 48 Stunden muß der Zahnarzt eine Kontrolle vornehmen, bei der er die ungestörte Wundheilung kontrolliert, die Prothese reinigt und vor allem eventuell aufgetretene Druckstellen, insbesondere über vorstehenden Knochenkanten, sorgfältig beseitigt. Hierfür ist es wichtig, daß die Sofortprothese vestibulär nicht zu dünn gestaltet wurde, wozu Zahntechniker neigen, in der Sorge, die Prothese trage sonst zu sehr auf (Abb. 9). Je nach Zustand können dann eine oder weitere Kontrollen in einigen Tagen folgen.

Da sich der Alveolarfortsatz mit dem Fortschreiten der Heilungsphase verändert, geht die Kongruenz der Basis der Sofortprothese mit dem Kiefer zunehmend verloren und sollte durch eine Unterfütterung nach etwa 3–4 Wochen ausgeglichen werden. Der Patient hat sich nach aller Erfahrung schon in den ersten Tagen an die Prothese gewöhnt und im Laufe der Zeit auch Vertrauen in die Kaufähigkeit der Sofortprothese gewonnen.

Eine ernste Gefahr bei Sofortprothesen besteht darin, daß sie von den Patienten so akzeptiert und als angenehm empfunden werden, daß diese sich weiteren Kontrollen und der notwendigen Anpassung entziehen. Bei indolenten Patienten habe ich hierdurch schon verheerende Destruktionen der Kiefer mit ausgedehnten Fibromen und Schlotterkammbildungen gesehen, die das spätere Tragen der endgültigen Prothese unmöglich machten.

> Der Patient muß eindringlich darauf hingewiesen werden, daß nach acht Wochen die Sofortprothese entweder durch die endgültige Prothese zu ersetzen oder durch erneute Unterfütterung als endgültige Prothese umzuarbeiten ist.

Es liegt nahe, daß die Krankenkassen die Immediatprothese begünstigt sehen möchten, die nach der Ausheilungsphase durch Unterfütterung in die Dauerprothese umgearbeitet wird. Hierzu hat SETZ einen Vorschlag veröffentlicht [10]. Nachteilig wirkt sich hierbei aber aus, daß die Ausmaße der Alveolarfortsatzresorption nicht vorhersehbar sind und damit auch Verlagerungen der Prothesen auf dem Kiefer und Veränderungen in der Kieferrelation einhergehen, die durch die Unterfütterung allein schwer

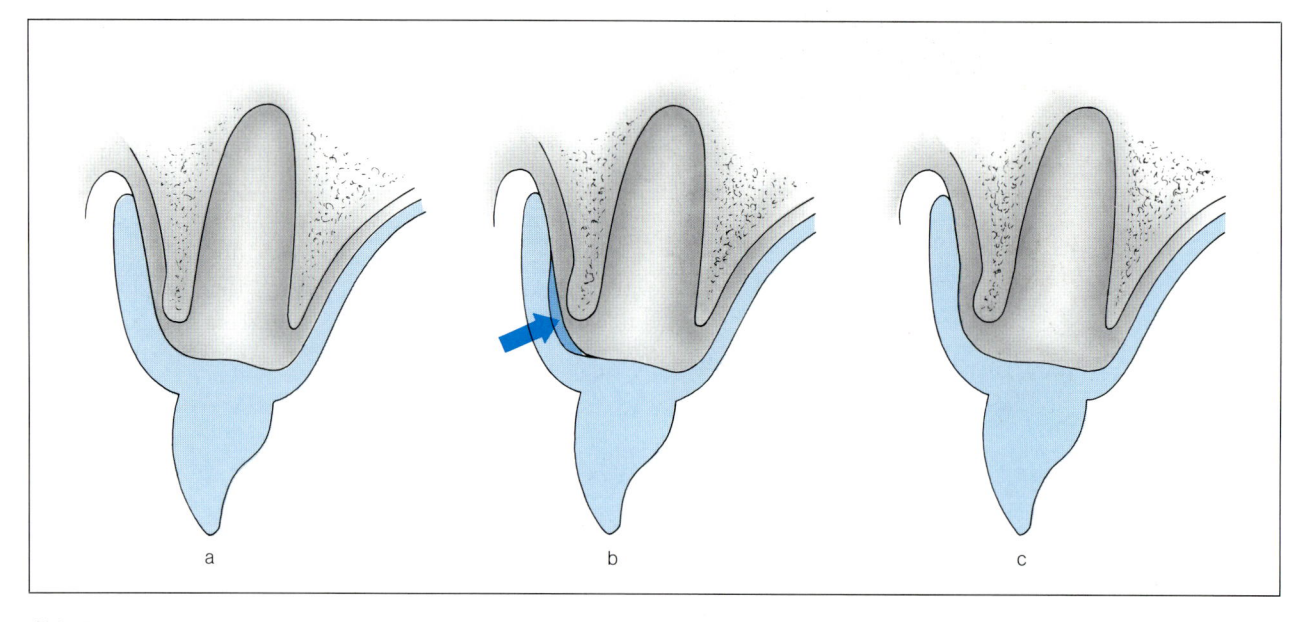

Abb. 9a–c Eine ausreichende Prothesenwandstärke über vorspringenden Kanten und Druckstellen erleichtert das Hohllegen.

auszugleichen sind. Um die Griffigkeit der Prothesenform zu erhalten, muß sie zudem auf ihren Außenflächen bearbeitet werden, was nach der Unterfütterung auch auf Schwierigkeiten durch unterschiedliche Materialschichten stößt. Um eine einwandfreie Kieferrelation wieder herzustellen, sind eine Nachregistrierung mit Stützstift und sorgfältiges Einschleifen, sehr häufig aber auch Umstellung oder Neuaufstellung der Zähne erforderlich.

Wir bevorzugen deshalb die Interimsprothese und ersetzen diese nach acht Wochen durch die sorgfältig erstellte endgültige Prothese, wobei die Interimsprothese oft sowohl für die funktionelle Abformung als auch für die Relationsbestimmung sowie für die ästhetische Gestaltung der Zahnreihen wichtige Anhaltspunkte liefert.

Um Kosten einzusparen und auch den Patienten dazu zu bringen, die Interimsprothese zeitrichtig durch die endgültige Prothese ersetzen zu lassen, hat es sich bei uns bewährt, im Seitenzahnbereich statt der Aufstellung künstlicher Zähne solche in Basiskunststoff nachzuformen.

Zusammenfassung

Es kann festgestellt werden, daß die Sofortprothese heute zum unentbehrlichen Rüstzeug des Zahnarztes gehört und insbesondere bei der Entfernung von Zähnen im Frontzahnbereich zu den allgemein anerkannten Behandlungsmethoden zählen sollte. Sie weist psychologisch und physiologisch so viele Vorteile auf, daß ihre gelegentlichen Nachteile weit dahinter zurücktreten.

- Die Sofortprothese kann ihre psychologischen und physiologischen Vorteile nur dann voll entfalten, wenn sie unmittelbar nach der Entfernung der Zähne eingefügt wird.
- Es sollte stets versucht werden, mit der Knochensubstanz des Alveolarfortsatzes so schonend wie nur irgend möglich umzugehen.
- Die Sofortprothese muß nach etwa acht Wochen durch die endgültige Versorgung ersetzt oder durch entsprechende Anpassung in eine endgültige Versorgung umgewandelt werden.
- Die Möglichkeiten der ästhetischen Anpassung an die vorhergehende natürliche Bezahnung sollten soweit wie möglich genutzt und dann auch in die endgültige Versorgung übernommen werden.

Literatur

[1] Anderson, J. N., Storer, R.: Immediate and replacement dentures. Blackwell, Oxford 1966.
[2] Bolle, R.: Vergleich der prächirurgischen und der postchirurgischen Methoden des Immediatersatzes. Dtsch. zahnärztl. Z. 21 (1966), 387.
[3] Dolder, A.: Steg-Prothetik. Hüthig, Heidelberg 1971.
[4] Frenkel, G.: Immediatzahnersatz und prächirurgische Chirurgie (Zahnärztliche Prothetik in Einzeldarstellungen). Hanser, München 1970.
[5] Gasser, F.: Die Immediatprothese. Birkhäuser, Basel 1960.
[6] Hennicke, A.: Die Immediatversorgung in der zahnärztlichen Prothetik. Schwarzkopf, Hannover 1960.
[7] Meyer, W., Bolle, R.: Die Immediatprothese. Der histologische Teil. Dtsch. zahnärztl. Z. 11 (1956), 1187. Der prothetische Teil. Dtsch. zahnärztl. Z. 11 (1956), 1221.
[8] Müller-Fahlbusch, H., Marxkors, R.: Zahnärztliche Psychagogik. Hanser, München 1981.
[9] Schulte, W.: Die Notwendigkeit und Vorteile der Immediatprothese. Dtsch. zahnärztl. Z. 21 (1966), 380.
[10] Setz, J.: Zur Verbesserung der Funktion totaler Sofortprothesen. Quintessenz 38 (1987), 1249.

Gingival gelagerte Teilprothesen

von Dietmar Setz

Inhaltsübersicht

Einleitung 103
Indikation 104
Interimsprothesen 104
Vorstufen totaler Prothesen
(subtotale Prothesen) 105
    Basisgestaltung 105
    Halteelemente 106

Hinweise zur Aufstellung der künstlichen
Zahnreihe 110
Aufbauprothesen 111
Abnehmbare Teilprothesen bei Kindern 111
Hinweise zum Einfügen der
Teilprothese 113
Literatur 113

Gingival gelagerte Teilprothesen

Einleitung

Die gingival gelagerte Teilprothese ist ein Zahnersatz, bei dem der Kaudruck nicht mehr von den natürlichen Zähnen aufgefangen werden kann. Er wird teilweise oder vollkommen auf die Schleimhaut übertragen. Drücke und Schübe müssen praktisch allein vom Tegument aufgefangen werden. Der leblose, relativ starre Fremdkörper „Prothese" tritt also direkt und indirekt mit dem lebenden Gewebe – nämlich mit Schleimhaut und Knochen – in Berührung. Darauf sind naturgemäß weder die Schleimhaut noch der darunterliegende Knochen eingestellt. Aufgrund zahlreicher Untersuchungen wissen wir, daß dies erhebliche Umbauvorgänge zur Folge hat. Anfangs tritt unter der gingival gelagerten Prothese eine akute Entzündung in der Epithelschicht auf, dann folgt eine Sekretstauung mit aszendierender, chronischer, perikanalikulärer Entzündung. Das Drüsengewebe wird durch Fettzellen ersetzt, und schließlich kommt es zu einer Proliferation des Oberflächenepithels in das subepitheliale Bindegewebe. Der Knochen atrophiert zunächst und versucht, sich durch Verstärkung von Kompakta und Spongiosa den neuen Belastungsverhältnissen anzugleichen. Der durch Resorption entstandene Raum wird von Bindegewebe und submukösem Fettgewebe ausgefüllt. Dabei spielen sich die Knochenabbauprozesse verstärkt im anterioren Bereich der zahnlosen Kieferabschnitte – vorwiegend auf den Kieferkämmen –, aber auch an deren bukkalen Anteilen ab (s. Bd. 7, S. 233–235) [4, 7, 10, 11, 12, 13, 16, 17, 20, 21, 37, 39, 48, 50, 56, 64, 65, 68, 73].

Auch von seiten der restlichen natürlichen Zähne ist eine Reaktion auf das Einfügen der schleimhautgelagerten Teilprothese zu erwarten: Die Zähne liegen nach wenigen Tagen nicht mehr der Platte an. Es bildet sich ein Spalt, der darauf zurückzuführen ist, daß der natürliche Zahn sowohl in die Alveole hinein bewegt, vor allem aber auch seitlich abgedrängt wird (Abb. 1 a). Der Spalt, der zwischen dem Anschlag der Basisplatte und dem Zahn entsteht, fördert die Plaqueretention und begünstigt Stomatitiden und Parodontopathien (Abb. 1 b). Auch durch das Absinken der Prothesen werden sowohl im

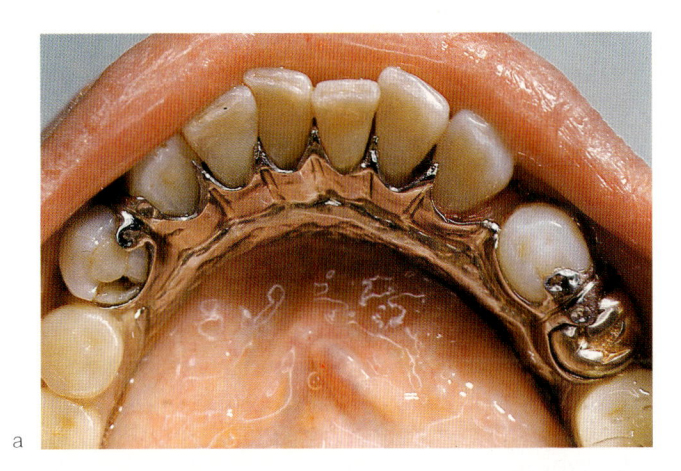

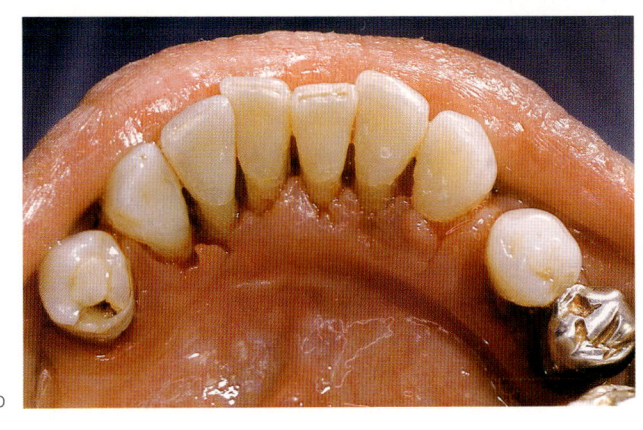

Abb. 1 Kontraindikationen der Kragenplatte.
a) Der Anschlag am Zahn führt zur Abwanderung der Zähne: Es fehlt ein Widerlager, und es entsteht ein Spalt.
b) Die Plaqueretention führt zu Entzündungen des Gingivalsaumes und zur Taschenbildung.

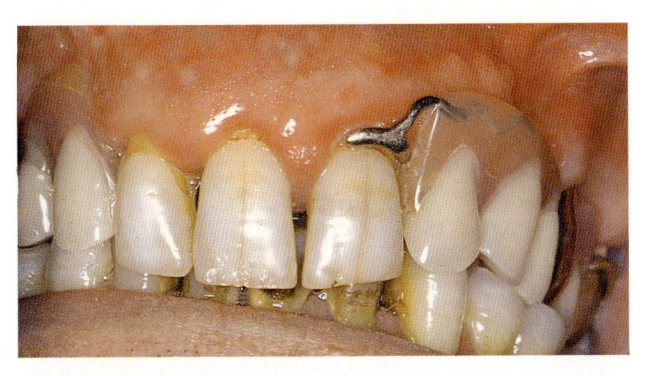

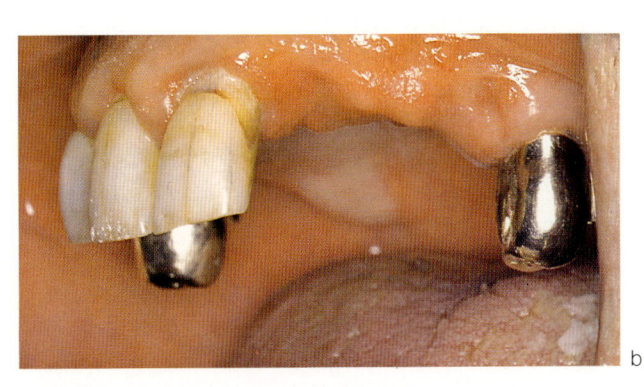

Abb. 2 a und b Das Absinken rein gingival gelagerter Prothesen führt häufig zu schweren Schäden im Bereich der Klammer (a) und in Gegend der sattelnahen Papille (b).

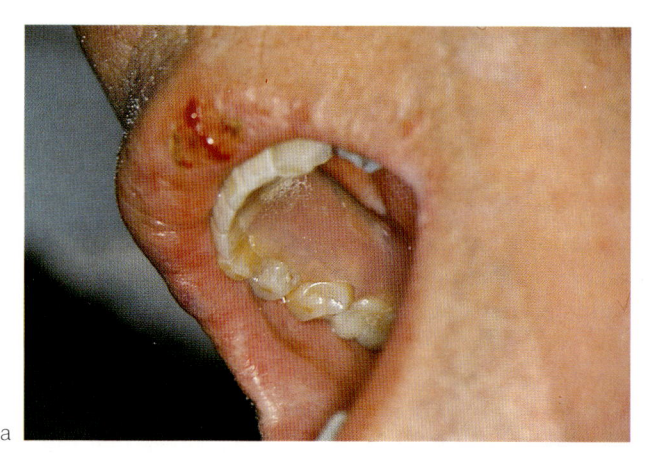

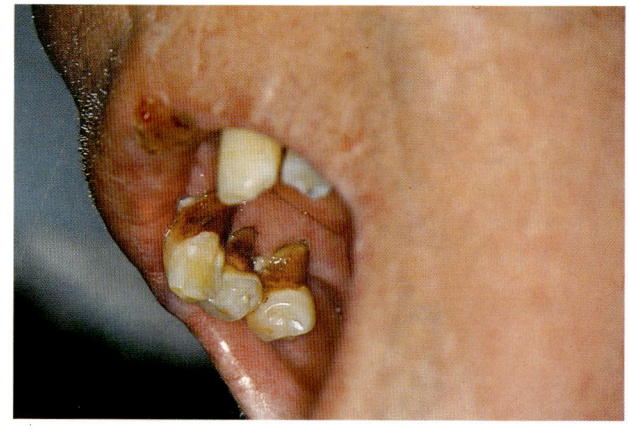

Abb. 3a und b Bei schlechter Mundpflege kann der Anschlag der Basisplatte (a) zu Entkalkungen und flächenhafter Karies im Zahnhalsbereich (b) führen.

Bereich der Klammer (Abb. 2a) als auch in Gegend der sattelnahen Papille (Abb. 2b) oft schwere parodontale Schäden gesetzt. Bei schlechter Mundpflege kann es schließlich im Bereich des breitflächigen Anschlages der Basisplatte (Abb. 3a) zu umfangreichen Entkalkungen und flächiger Karies kommen (Abb. 3b) [9, 35, 36, 39, 51].

Auf den beschriebenen klinischen Veränderungen und den damit verbundenen Nachteilen basieren die ausschlaggebenden Argumente, die dazu beigetragen haben, daß das Einfügen rein gingival gelagerter Prothesen heute gegenüber den Krankenkassen begründet werden muß.

Indikation

Die Indikation zum Einfügen gingival gelagerter Prothesen besteht, wenn [2, 5, 6, 14, 53, 54, 55, 61, 62]:

- eine Immediat- oder Interimsprothese eingefügt werden soll (s. S. 93 ff.)
- eine subtotale Prothese eingefügt werden muß, weil in einem stark reduzierten Gebiß keine ausreichende parodontale Stütze gegeben ist oder aufgrund der Verteilung der wenigen Zähne nur eine kurze Verbindungsachse der Auflageneelemente besteht
- eine „Aufbauprothese" vorgesehen ist
- als Übergangslösung bei Kindern oder Jugendlichen eine parodontale Abstützung nicht möglich oder nicht sinnvoll ist (s. S. 111), weil Stützelemente den Durchbruch der bleibenden Zähne behindern

Interimsprothesen

Die grundsätzlichen Voraussetzungen sind im Kapitel „Immediatprothese" beschrieben (s. S. 91 ff.). Wie der Name besagt, wird die Interimsprothese als Übergangslösung angesehen. In seltenen Fällen, insbesondere, wenn sie in den zahnlosen Zustand überführen soll, kann sie auch einmal durch Unterfütterung zur definitiven Prothese umgewandelt werden [59].

In der Regel wird im Oberkiefer auf eine Abstützung der Interimsprothese verzichtet. Dagegen sollte im Unterkiefer aufgrund der schmalen Auflagefläche und der ungünstigen Belastungsverhältnisse bei Immediatprothesen nach Möglichkeit eine parodontale Abstützung mit relativ einfachen Elementen hergestellt werden (Abb. 4). Zweckmäßig ist es auch, wenn als Halteelemente z.B. BONYHARD-

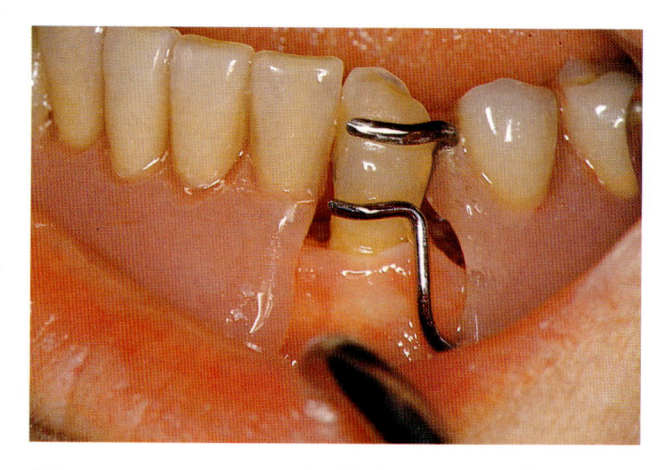

Abb. 4 Interimsprothese sechs Wochen nach dem Einfügen. Die Verankerung erfolgte mit Hilfe einer modifizierten BONYHARD-Klammer, die Abstützung mit einem 1,2 mm starken Drahtelement, das oberhalb des Äquators des Zahnes liegt. So wird im Unterkiefer die übermäßige Belastung einer kleinen Fläche herabgesetzt.

Gingival gelagerte Teilprothesen

Klammern verwendet werden, weil sie das Trimmen der Prothese beim Einfügen des Zahnersatzes erleichtern. Werden C-Klammern verwendet, dann besteht immer die Gefahr, daß beim Einfügen unter sich gehende Stellen am Pfeilerzahn soweit korrigiert werden müssen, daß die Schulter der Klammer stört und durchgeschliffen werden muß. Dies erfordert die Erneuerung der im Grunde genommen bereits im Labor fehlerhaft hergestellten Klammer. Wenn im Anschluß an eine Extraktion eine Immediatprothese eingefügt wird, bedeutet das eine Verzögerung, die immer unangenehm ist.

Vorstufen totaler Prothesen (subtotale Prothesen)

Wie bereits festgestellt, handelt es sich in diesen Fällen um die Versorgung von stark reduzierten Restgebissen. Dabei sind die Zähne so verteilt, daß ihre Verbindungsachse sehr kurz ist und auf beiden Seiten dieser Achse künstliche Zähne aufgestellt werden müssen. Im Grunde genommen handelt es sich um die von E. KÖRBER vorgeschlagene Klassifizierung des Restgebisses der Befundgruppe E und D.

In dieser Situation ist es notwendig, die subtotale Prothese durch einfache Halteelemente oder – bei gegebener Indikation – mit Hilfe von Resilienzteleskopen zu verankern (s. S. 88 und 177).

Da durch die gingival gelagerte Prothese der Kaudruck allein von der Schleimhaut aufgenommen werden muß, ist die Art der Abformung der tragenden Bezirke besonders wichtig. Individuelle Verschiedenheiten, die biologischen Gegebenheiten und die unterschiedlichen Materialien entscheiden über die im Einzelfall optimale Abformtechnik. In bestimmten Fällen entspricht das Vorgehen der Abformung des zahnarmen Kiefers für die rein gingivale Lagerung im großen und ganzen dem des zahnlosen Patienten. In anderen Fällen ist eine Abformung erforderlich, wie sie beim Einfügen eines festsitzend-abnehmbaren Zahnersatzes durchgeführt werden soll. Dabei ist die unterschiedliche Resilienz der Schleimhaut ausschlaggebend für die Methode (s. S. 79).

Basisgestaltung

Wie bereits festgestellt, ist für den Erfolg oder Mißerfolg der gingival gelagerten Teilprothese die Gestaltung ihrer Basis von ausschlaggebender Bedeutung. Sie muß die horizontal und vertikal gerichteten Kaukräfte aufnehmen und die Belastung auf eine möglichst große Fläche übertragen. Dabei ist eine Schonung des Restgebisses und dessen Parodontien anzustreben. Eine gewisse Adhäsion zum allgemeinen Halt oder zur Unterstützung der „Klammerwirkung" ist wünschenswert. Das erfordert eine exakte Gestaltung der bukkalen Prothesenanteile, wobei durch deren entsprechendes Ausformen oder durch nachträgliches Trimmen der Ränder verhindert werden muß, daß durch die akzessorische Muskulatur Schübe auf die Prothese übertragen werden.

Der Kaudruck wird hauptsächlich vom Alveolarfortsatz aufgenommen. Daraus ergibt sich, daß dieser Kieferteil unbedingt von der Prothesenbasis erfaßt bzw. bedeckt werden muß (s. S. 80 ff.). Besondere Bedeutung ist der exakten Umfassung der Tubera zu schenken. Es ist sicher nicht richtig, wenn auf die Bedeckung des Gaumendaches weitgehend verzichtet und die Verbindung der Prothesensättel durch einen Stahlbügel vorgenommen wird (Abb. 5). Man hofft, mit diesem Vorgehen die straffen Zonen der medianen Raphe auszusparen [28, 29, 30]. Aufgrund von Messungen konnte aber festgestellt werden, daß es notwendig ist, gerade deshalb das Gaumendach in die Prothesenbasis einzubeziehen, weil hierdurch die Kaukraftaufnahme auf eine größere Fläche verteilt werden kann. Ferner ist die Basisgestaltung abhängig von der Kieferform, und schließlich besteht ein Zusammenhang mit dem Elastizitätsmodul des verwandten Prothesenmaterials [67]. Unter Belastung darf es nur einer geringen Formveränderung unterworfen sein, weshalb sich zum Beispiel die Polyamide als ungeeignet erweisen. Aufgrund ihrer größeren Bruchfestigkeit können neben den Acrylaten auch Chrom-Kobalt-Legierungen bei

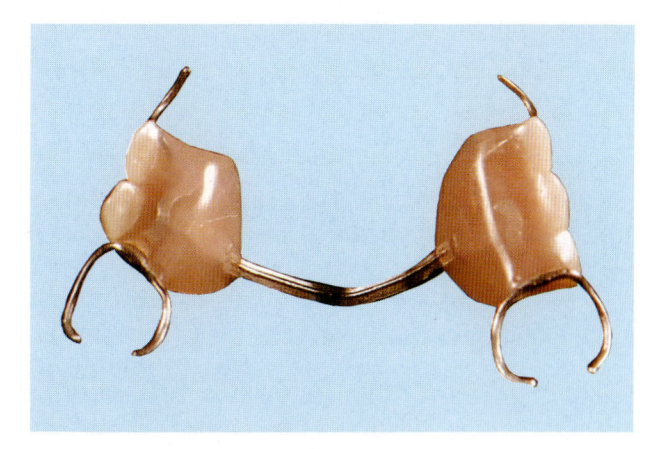

Abb. 5 Eine Skelettierung der Basisplatte ist bei rein gingival gelagerten Prothesen kontraindiziert, weil die belastenden Kräfte auf eine möglichst große Fläche übertragen werden sollen.

der Basisgestaltung für den gingival gelagerten Zahnersatz Anwendung finden. Weil die Metallbasis allerdings nicht brechen kann, ist den Patienten und oft auch dem Zahnarzt kein Anhaltspunkt gegeben, wann durch eine Veränderung des Prothesenlagers der Zahnersatz seine Paßform verloren hat. Schädigungen der Schleimhaut und des Restgebisses können die Folge sein. Ein weiterer Nachteil besteht darin, daß eine Metallbasis nur im Bereich der Prothesensättel unterfüttert werden kann, weshalb eine größere Veränderung am Prothesenlager eine Neuanfertigung zur Folge hat. Damit ist die Indikation zum Einfügen von Metallbasen sicher eingeengt. Sie werden im Grunde genommen auf die Patienten beschränkt, bei denen eine hohe Belastung der Prothese erwartet wird. Dies ist z.B. bei Patienten der Fall, die stark knirschen und pressen, bei Schwerarbeitern, aber auch bei Patienten mit ungünstigen Bißverhältnissen [28, 29, 30].

> Wir müssen demnach feststellen, daß die Basis möglichst den ganzen Kiefer – einschließlich der velaren Übergangszone – erfassen sollte. Lediglich im Bereich der Restzähne ist zur Vermeidung von parodontalen Schäden eine Aussparung des Gingivalsaumes angezeigt (s. S. 112). Die Basis sollte mindestens 4 mm vor diesem enden. Um in dem betroffenen Bereich ein Eindringen von Speisebrei unter die Platte zu verhindern, wird eine Abdämmung mit Hilfe einer 0,3–0,5 mm tiefen, halbrunden Radierung erzielt. Ebenso ist im Bereich der Ah-Linie eine dorsale Abdämmung anzulegen (Abb. 6).

Um ein Schaukeln der Prothese über der wenig kompressiblen, fibrösen Medianzone (Torus palatinus) zu verhindern, erweist es sich als notwendig, diese harten, nur mit dünner Schleimhaut bedeckten Partien mit 0,5–1 mm dicker Zinnfolie zu unterlegen.

Bei günstigen biologischen Verhältnissen, worunter ausgeprägte Alveolarfortsätze sowie ein parodontal weitgehend gesundes und kariesinaktives Gebiß zu verstehen sind, kann man die Prothesenbasis im dorsalen Abschnitt reduzieren. Diese Maßnahme empfiehlt sich allerdings nur, wenn Patienten eine ausgesprochene Abneigung gegen die große Gaumenplatte besitzen.

Im Unterkiefer ist auf jeden Fall die Prothesenbasis wie für eine Vollprothese zu gestalten. Aufgrund der schmalen Auflagefläche und der auf- oder anliegenden Zungen-, Wangen- und Lippenmuskulatur sind diese Prothesen einer Dauerbelastung unterworfen, die nur durch eine auch volumenmäßig optimal gestaltete Prothesenbasis teilweise reduziert werden kann.

Halteelemente

Halteelemente dienen einerseits der Fixation der Prothesen am Restgebiß, andererseits haben sie die Aufgabe, das Ausweichen des Zahnes zu verhindern. Sie sind notwendig, wenn Adhäsion und Muskelhalt nicht ausreichen oder gar nicht wirksam werden können. Klammern übertragen die Zugkräfte somit auf die Restzähne, wobei es sich nicht vermeiden läßt, daß auch die von der Prothese ausgehenden Druck- und Schubkräfte vom Ankerzahn aufgefangen werden müssen.

Runde Drahtklammern aus gezogenem Material haben sich heute allgemein durchgesetzt [54]. Dabei sind Edelstähle, Chrom-Kobalt-Legierungen und Edelmetall-Legierungen empfehlenswert. Diese Halteelemente haben aufgrund ihrer runden Formen nur geringe Berührungsflächen mit dem Zahn und bilden deshalb im Gegensatz zu den breiten Bandklammern eine kleinere Retentionsfläche für Speisereste.

Die Beweglichkeit der Ankerzähne wird durch das Anbringen von Halteelementen in der Regel erhöht. Sie ist bei der gingivalen Lagerung von Teilprothesen bis zu 0,07 mm gegenüber der dentalen Lagerung verstärkt [8]. Erwähnt werden muß noch, daß gegossene Klammern für die gingival gelagerte Prothese kontraindiziert sind. Diese Halteelemente liegen dem Zahn nämlich spannungsfrei an. Sie erreichen, bedingt durch ihre oberhalb des Zahnäquators befindlichen Anteile, zwar anfangs eine gewisse Abstützung des Zahnersatzes; diese ist aber nicht

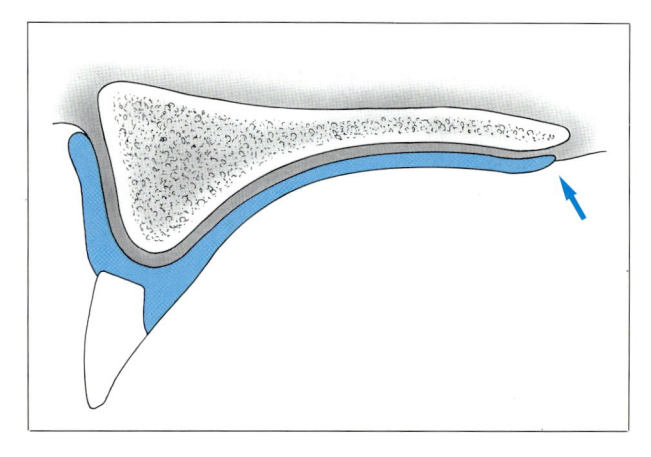

Abb. 6 Abdämmung der Basisplatte im Bereich der Vibrationszone.

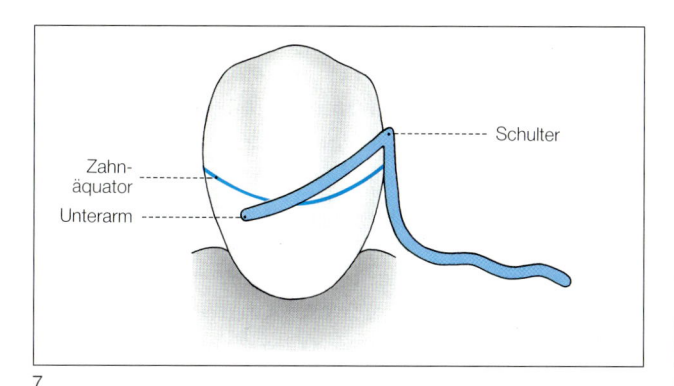

Gingival gelagerte Teilprothesen

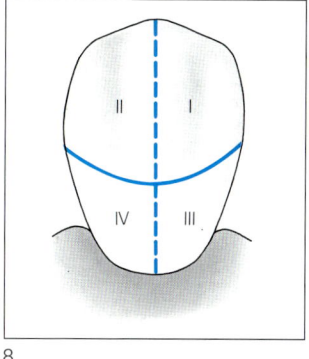

Abb. 7 Verlauf eines Halteelementes aus gezogenem Draht.

Abb. 8 Aufteilung der Oberfläche der klinischen Krone in Retentionsfelder.

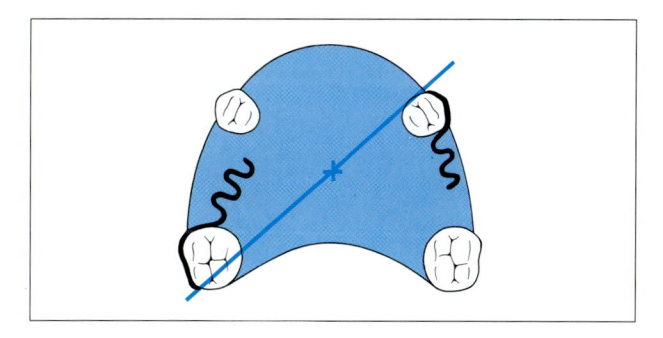

Abb. 9 Die Verbindungslinie der aktivierbaren Teile der Klammer (Haltelinie) soll möglichst durch den Schwerpunkt der Prothese verlaufen.

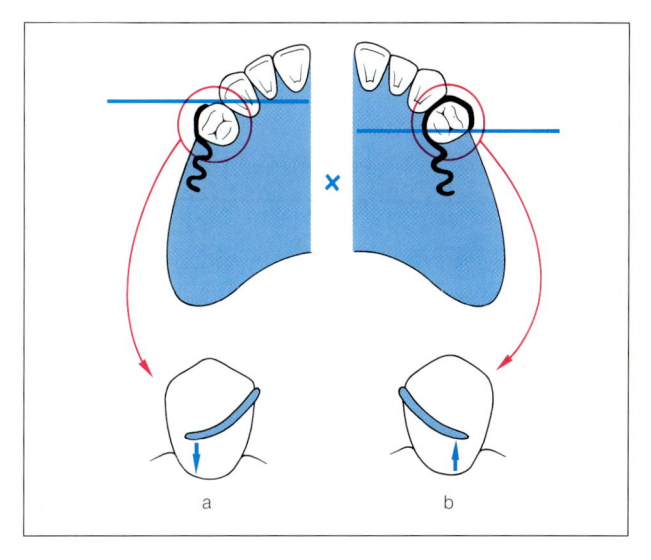

ausreichend. Bei geringem Absinken der Prothesen verlieren gegossene Klammern ihre Funktion, sie stehen vom Zahn ab, bilden eine Retentionsstelle für Speisereste und leisten der Karies Vorschub. Außerdem belasten horizontale Schübe, die auf die Prothese treffen, viel stärker den Ankerzahn.

Damit die Klammer ihre Aufgabe erfüllt, muß sie nach bestimmten Richtlinien geformt werden. Bekanntlich besteht eine Klammer – Sonderformen ausgenommen – aus dem

– Klammerschwanz, also dem Teil, welcher der Verankerung im Kunststoff dient
– Klammerkörper, der dem ausladensten Teil des Zahnes distal oder mesial anliegt
– Klammerarm, der sich aus Ober- und Unterarm zusammensetzt; letzterer reicht als einziger Klammerteil in den unter sich gehenden Raum unterhalb des Zahnäquators (Abb. 7) [1, 2, 52]

Die Oberfläche des Zahnes kann in Retentionsfelder aufgeteilt werden, die sich durch den vertikalen und horizontalen Äquator der klinischen Krone ergeben (Abb. 8). Liegt der Klammerarm im Feld I, muß der Unterarm ins Feld IV reichen. Verläuft der Oberarm durch das Feld II, so ist der Unterarm ins Feld III zu verlegen. Zur exakten und zweckmäßigen Herstellung eines gebogenen Halteelementes empfiehlt es sich, den Verlauf des horizontalen Zahnäquators mit einem Parallelometer anzuzeichnen (s. S. 127).

Das einfachste Halteelement ist die *einarmige Klammer*. Sie kann nur dann wirken, wenn die Platte dem Ankerzahn exakt anliegt und gleichsam als Widerlager dient. Ohne Widerlager wird jeder Zahn ausweichen, der mit einem Retentionselement versehen ist.

> Die größte Lagestabilität der Prothese wird immer dann erreicht, wenn die Verbindungslinie zwischen den Halteelementen – oder genauer den aktivierbaren Teilen der Klammerarme – möglichst durch den Schwerpunkt der Prothese verläuft (Abb. 9).

Abb. 10 Verankerung der Teilprothese bei anteriorem Restgebiß und nicht zahnbegrenzten Lücken.

a) Die Klammerspitzen bewegen sich bei ungünstigem Verlauf der „Haltelinie" in Richtung des Gingivalsaumes.
b) Die Klammerspitzen bewegen sich bei richtigem Verlauf der „Haltelinien" – möglichst nahe dem Prothesenschwerpunkt – von mesial nach distal.

So müssen sich z. B. bei vorhandenem anteriorem Restgebiß und nicht zahnbegrenzten Lücken

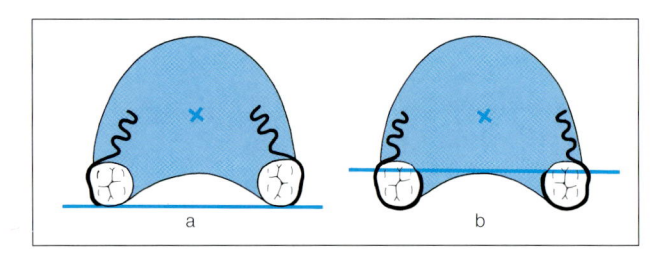

Abb. 11a und b Ungünstigste Anlage der Klammern. Die Verbindungslinie der Klammerunterarme verläuft hinter dem dorsalen Rand (a). In diesem Fall sollte die Verbindungslinie näher am Schwerpunkt der Prothese liegen (b).

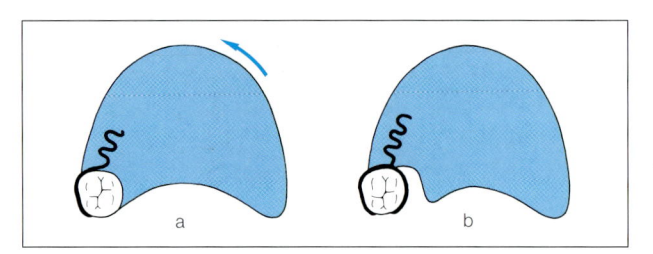

Abb. 12a und b Bei nur einem Klammerarm würde die Prothese um den Pfeilerzahn rotieren (a), was sich durch eine Doppelarmklammer vermeiden läßt (b).

(Abb. 10a) die Klammerspitzen in Richtung des Gingivalsaumes bewegen, wenn die „sogenannte Klammerlinie" wie im linken Abschnitt der Zeichnung verläuft. In diesem Fall liegt sie nämlich nicht möglichst nahe dem Schwerpunkt der Prothese. Abhilfe könnte nur ein Kippmeider wie z. B. der Anschlag der Platte auf den Lingualflächen der Frontzähne schaffen.

Bei richtigem Verlauf der Klammerlinie, nämlich „möglichst nahe dem Schwerpunkt der Prothese" (Abb. 10b), müßte das Halteelement von mesial nach distal verlaufen. In diesem Fall würde das Retentionselement umgehend aktiviert, wenn die Prothesensättel sich von der Unterlage abheben.

Die ungünstigste Situation ergibt sich, wenn die Verbindungslinie der Klammerunterarme hinter dem dorsalen Prothesenrand verläuft (Abb. 11a). In diesen Fällen ist der in Abbildung 11b abgebildete Verlauf der Halteelemente zweckmäßiger, weil die Verbindungslinie der Klammerunterarme näher dem Schwerpunkt des Zahnersatzes liegt. Der Prothese wird somit eine größere Stabilität verliehen.

Ist nur ein Klammerarm vorhanden, so würde bei ihrer Aktivierung die Prothese um den Klammerzahn rotieren (Abb. 12). Die einarmige Klammer ist deshalb nur indiziert, wenn zwei Haltezähne vorhanden sind. Die Verbindungslinie der Zähne darf also nicht wie eine Tangente zur Prothesenbasis verlaufen.

Schwierig wird die Verankerung der Teilprothese, wenn nur noch ein Zahnbestand auf einer Seite eines Kiefers vorhanden ist, weil sich in diesen Fällen die Prothesenbasis bei Aktivierung der vestibulär angelegten Klammerarme auf der Gegenseite von der Unterlage abhebt (Abb. 13a). Dies kann jeder in der Praxis beobachten, wenn er die Klage eines Patienten über den unzureichenden Halt einer entsprechend konstruierten Prothese verbessern will. Nach dem Aktivieren der Klammer hebt sich nämlich der Sattel der Gegenseite ab (Abb. 13b). Er gelangt erst dann in seine Ausgangslage zurück, wenn die „Spannung" aufgehoben wird. Die Verbesserung des Haltes der Prothese ist unter den gegebenen Voraussetzungen nicht möglich. Einarmige, bukkal verlaufende Klammern sind bei diesem Zahnbestand deshalb kontraindiziert; nur mit einem *zweiarmigen*

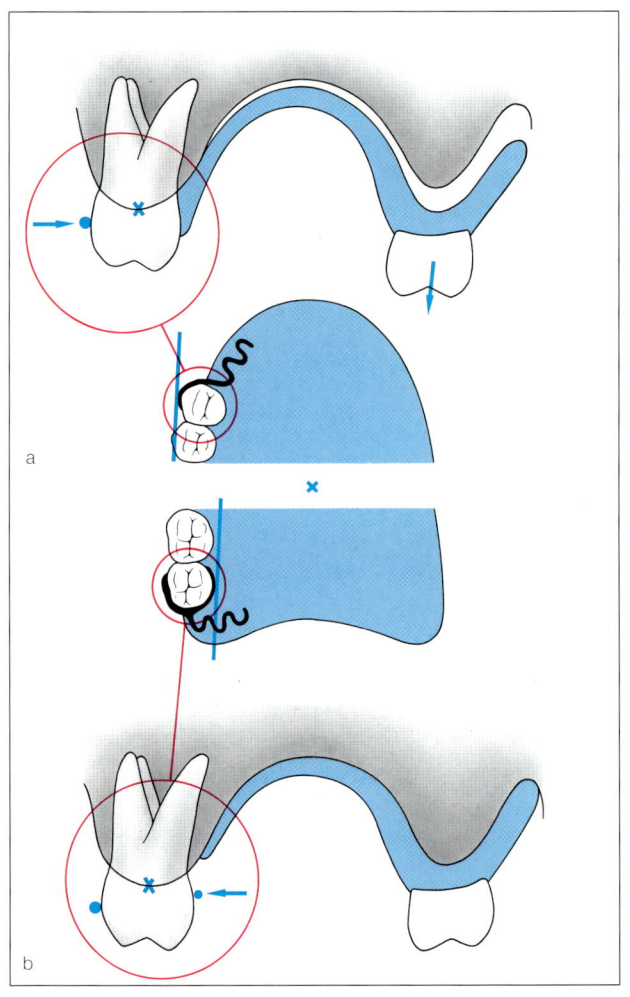

Abb. 13 Verankerung einer einseitigen Teilprothese.
a) Bei Aktivierung einer einarmigen, bukkal verlaufenden Klammer hebt sich der Prothesensattel auf der Gegenseite ab.
b) Bei Aktivierung einer zweiarmigen, palatinal aktivierbaren Klammer wird die Prothese auf ihre Unterlage gedrückt.

Gingival gelagerte Teilprothesen

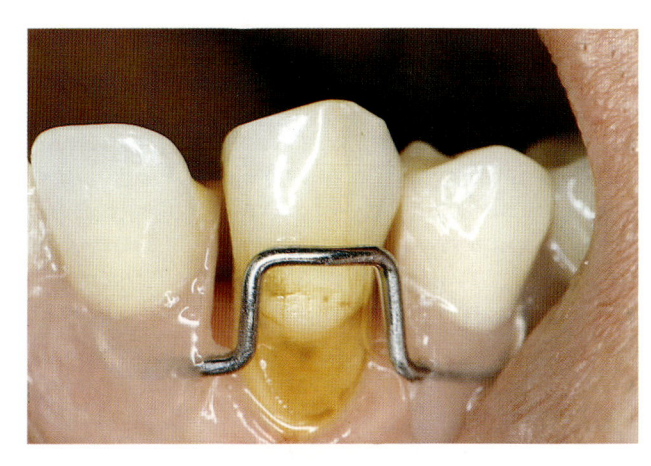

Abb. 14 Bei einzelnstehenden Zähnen bietet sich die gezeigte „Klammer" als Übergangslösung an.

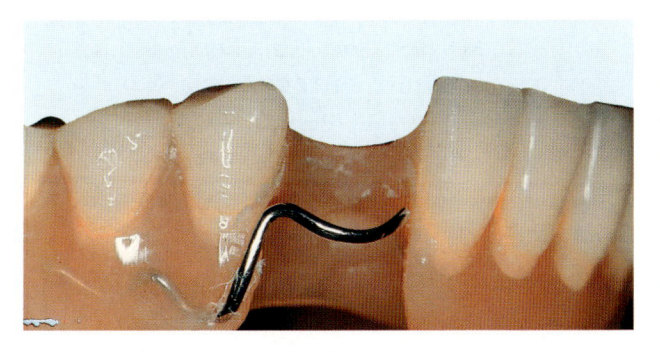

Abb. 15 Die modifizierte BONYHARD-Klammer ist aus ästhetischen Gründen der C-Klammer im sichtbaren Bereich vorzuziehen.

Halteelement läßt sich eine ausreichende Retention erzielen (Abb. 13b). In diesem Fall liegt der stärkere, nicht federnde bukkale Klammerarm über dem Zahnäquator. Er dient jetzt nur als Widerlager, während der palatinale federnde Arm die Haltefunktion ausübt. Bei Aktivierung wird die Prothese nun auf die Unterlage gedrückt.

Es besteht jedoch kein Zweifel, daß die teleskopierende Verankerung gerade in diesen Fällen die zweckmäßigere Lösung ist. Über die Indikation zum Einfügen schleimhautgelagerter, mit Resilienzteleskopen verankerten Prothesen wird im Kapitel „Kombiniert festsitzend-abnehmbarer Zahnersatz" berichtet (s. S. 163 ff.) [12, 26, 27].

Als Übergangslösung bietet sich bei einzelstehenden Zähnen ein „Halteelement" an, dessen Wirkung auf keiner federnden Verankerung beruht (Abb. 14). Die ganz einfache „Klammer" liegt dem Äquator des Zahnes an und bestimmt nur die Abzugsrichtung der Prothese; eine eigentliche Haltefunktion besitzt sie nicht. Da jedoch Abzugssicherung und Einschubrichtung des Zahnersatzes verschieden sind, kann sich die Prothese nicht vom Platz lösen [1, 6, 8, 30, 70].

Im Frontzahngebiet hat sich die *Klammer nach* BONYHARD [6] in modifizierter Form bewährt. Sie findet deshalb im sichtbaren Bereich häufig Anwendung, weil sie ästhetisch weniger stört. Nicht zu empfehlen sind die als Halbfabrikat gelieferten Elemente. Sie sollten aus Draht gebogen werden, weil sie dem Zahn elastischer und nicht so breitflächig anliegen (Abb. 15, s. a. Abb. 4). Es gibt viele Modifikationen der bisher beschriebenen Klammern. Sie sollen hier nicht erläutert werden, da sie heute kaum noch Bedeutung haben.

In der Absicht, die Restzähne zu schonen, wurden im Laufe der Jahre noch verschiedene andere Retentionselemente entwickelt. Sie stehen nicht mit den Zähnen in Verbindung und versuchen, die horizontalen Schubkräfte vom Alveolarfortsatz auffangen zu lassen. Die Sicherung der Prothesen gegen Abzug soll dabei durch Aktivierung der Muskelgriffigkeit erreicht werden. Als ein solches „Halteelement" dient z. B. die *Kummet*-Verankerung* (Abb. 16) [22, 23, 24, 25, 58]. Ihr Indikationsbereich ist meist auf

---
* Kummet = ein um den Hals gelegtes Geschirrteil. Pferde gehen im Kummet (Brockhaus)

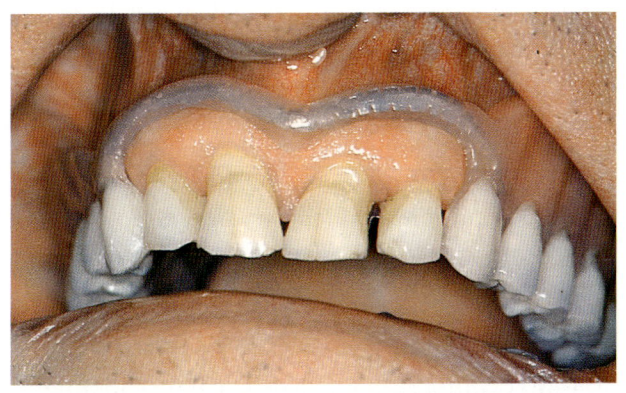

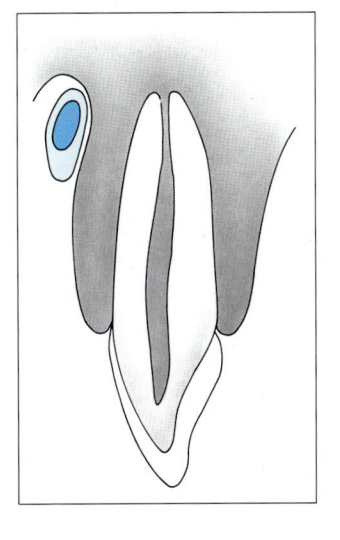

Abb. 16
Kummet-Verankerung.

a) Kummet-Verankerung bei noch vorhandenem anteriorem Restgebiß.
b) Die Kummet-Verankerung liegt im Bereich des späteren Funktionsrandes. Die Basis wird aus Draht gebogen und mit Kunststoff verkleidet.

den labialen Bereich des Alveolarfortsatzes begrenzt (S. 82 f.). Praktisch bildet die Kummet-Verankerung eine Verbindung der beiden alveolären Kunststoffschürzen. Sie ist aus Draht gestaltet und mit Kunststoff verkleidet (Abb. 16 b). Da die Versorgung stark restaurierter Gebisse immer mit einer funktionellen Abformung einhergeht, verläuft der Bügel in einem Bereich, in dem sich – nach Erweiterung der Prothese – der zukünftige Funktionsrand befinden soll. Die beschriebene Art der Retention ist bei günstigen Bißverhältnissen der Verankerung mit Klammerelementen überlegen, die an den schwächsten Pfeilern, wie z. B. den lateralen Schneidezähnen, angebracht sind. Die Kummet-Verankerung liegt dem Alveolarfortsatz direkt an und kann somit auch horizontale Schübe abbremsen. Mit Erfolg kann sie beim Vorhandensein weniger Frontzähne eingesetzt werden (Abb. 16 a), vor allem auch dann, wenn eine alveoläre Protrusion vorliegt, und vorausgesetzt, daß ein knapper Schneidezahnüberbiß besteht. Im Kapitel „Differentialdiagnose festsitzender – abnehmbarer Zahnersatz" wird darauf hingewiesen, daß unter bestimmten Voraussetzungen die Verankerung mit Resilienzteleskopen den beschriebenen Verbindungselementen vorzuziehen ist.

Ein weiteres hilfreiches „Halteelement" ist in den beschriebenen Fällen die sogenannte *Zahnfleischklammer* (Abb. 17). Angewandt wird sie, wenn nur noch ein anteriores Restgebiß vorhanden ist und aufgrund eines hohen Verlaufes des Lippenbändchens keine Kummet-Verankerung plaziert werden kann. Die Zahnfleischklammer besteht aus ovalen Kunststoffplättchen, die – aus Sicherheitsgründen – durch zwei Stahldrähte von ca. 0,7 mm Durchmesser verstärkt werden (Abb. 17). Das Plättchen muß in der Ruhelage der Prothese der Schleimhaut spannungsfrei aufliegen; die bewegliche Schleimhaut darf nicht tangiert werden. Unterfläche und Ränder der „Klammern" sind sorgfältig abzurunden und zu polieren. Die Elastizität des Drahtes wird, wenn überhaupt, nur beim Einfügen und Entfernen der Prothese in Anspruch genommen. Aufgrund der hohen Bruchgefahr ist eine alleinige Herstellung dieser Klammer aus Kunststoff wenig empfehlenswert. Wie die Kummet-Verankerung soll die Zahnfleischklammer dem Musculus orbicularis oris eine Anlagerungsstelle geben und so dazu beitragen, den Muskelhalt zu aktivieren.

Die Kummet-Verankerung weist in dem beschriebenen Indikationsbereich erhebliche Vorteile auf: Sie schont das Restgebiß und schult die Muskulatur, wodurch dem Patienten der Übergang zur totalen Prothese erleichtert wird. Sie ist in diesen Fällen sicher sinnvoller einzusetzen, als wenn eine Drahtklammer den Halt der Prothese an einem Schneidezahn gewährleisten soll.

Hinweise zur Aufstellung der künstlichen Zahnreihe

Das Aufstellen der künstlichen Zahnreihe gleicht dem der totalen Prothese. Die *Frontzahnaufstellung* erfolgt hauptsächlich nach physiognomischen Gesichtspunkten. Die Zahnfarbe läßt sich dabei leicht an den Restzähnen bestimmen. Die Zahnform wird anhand noch vorhandener Frontzähne oder entsprechend der Breite der Frontzahnlücken ausgewählt. Sind diese Anhaltspunkte nicht mehr vorhanden, so werden Photos, alte Prothesen und Brücken als Hilfsmittel herangezogen. Unter Umständen können neben dem Patienten auch Familienmitglieder bei der Formenwahl helfen.

Zu diskutieren ist noch das Aufschleifen der Frontzähne: Wenn die Möglichkeit besteht, die labialen Anteile des Alveolarfortsatzes noch dünnflächig mit Kunststoff zu bedecken, sollte davon Gebrauch gemacht werden. Ist dies aus ästhetischen, physiognomischen oder anatomischen Gründen nicht möglich, so kommt man nicht umhin, die Zähne auf dem Kieferkamm aufzuschleifen. Die Notwendigkeit ergibt sich vor allem bei ausgeprägter alveolärer Protrusion. Mit dem Aufschleifen ist auf Dauer immer die Gefahr einer Erschlaffung der Muskulatur der Oberlippe verbunden, weil der Patient ein Abhebeln des Zahnersatzes während der Bewegung seiner Oberlippe, mit der eine Belastung der künstlichen Frontzähne einhergeht, vermeiden will. Dies führt zu einer Inaktivitätsatrophie des Musculus orbicularis oris. Man verhindert sie z. B.

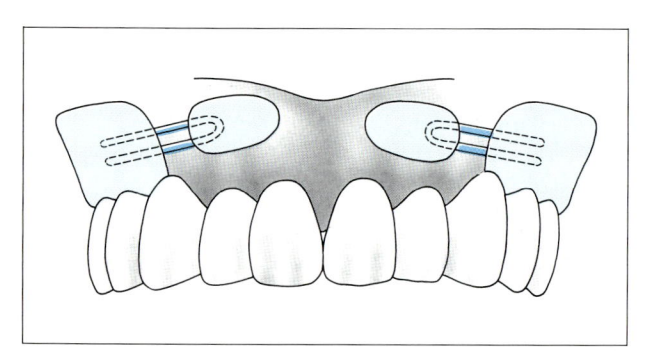

Abb. 17 Die Pelotten der Zahnfleischklammer werden mit zwei Drähten an der Prothese befestigt.

Gingival gelagerte Teilprothesen

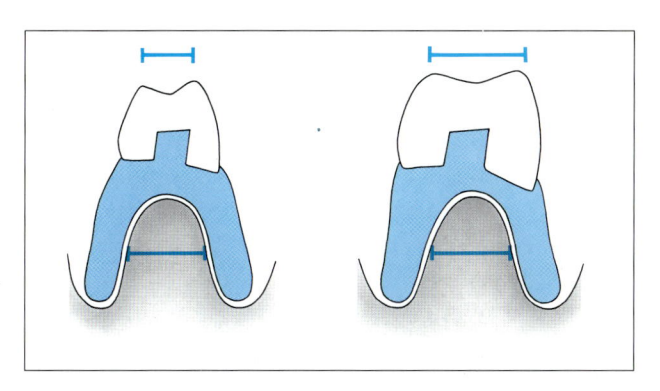

Abb. 18a und b In orovestibulärer Richtung muß die Breite des Zahnes mit der Ausdehnung des Kieferkammes abgestimmt werden.

mit Hilfe der Kummet-Verankerung, die der Muskulatur des Musculus orbicularis oris einen Ansatzpunkt schafft.

Die *Aufstellung der Seitenzähne* sollte immer nach statischen Gesichtspunkten erfolgen, da eine Aufstellung außerhalb des Kieferkammes zur Vergrößerung des Hebelarmes führt. Dies ist immer mit einer ungünstigen Belastung der Klammerzähne verbunden. Die Breite der Molaren muß dabei auf die Kammbreite abgestimmt werden, d. h. sie dürfen den Kamm keinesfalls überragen (Abb. 18). Sind durch antagonistische Zähne noch Führungsflächen vorhanden und besteht zudem eine okklusale Harmonie, so kann man eine gute Okklusion und Artikulation erreichen. Zu diesem Zweck sollten die Zähne nach den Grundsätzen aufgestellt werden, die für Totalprothesen gelten [18].

Aufbauprothesen

Unter der Aufbauprothese ist ein Zahnersatz zu verstehen, der sukzessive bis zur Totalprothese erweitert werden kann. Deshalb ist bereits bei der Planung darauf zu achten, daß es später möglich ist, die Basis des Zahnersatzes ohne erheblichen Aufwand um die noch vorhandenen Zähne zu erweitern.

Indikationen. Die Indikation zum Einfügen sogenannter Aufbauprothesen besteht bei [8, 31, 33, 44, 45, 52]:

- stark reduziertem, parodontal geschwächtem Restzahnbestand (subtotale Prothese) oder schlechter Disposition des Patienten
- zu erwartendem weiterem Zahnverlust und absehbarer Zahnlosigkeit als Folge unzureichender Mundhygiene („Resignationsprothese")

Klinische Hinweise. Die Aufbauprothese ist im allgemeinen rein schleimhautgetragen. Planung und Konstruktion berücksichtigen den zukünftig auftretenden Zahnverlust. Da diese Prothese vorwiegend aus Kunststoff hergestellt wird, muß dessen Verhalten im Mund unter der sogenannten Streßwirkung berücksichtigt werden. Dies bedeutet, daß die Basis im Hinblick auf das Anfügen weiterer Teile über die notwendige Festigkeit verfügen muß. Die bei der Aufbauprothese notwendig werdenden Erweiterungen und Ergänzungen werden bei Erhaltung des Basisgerüstes vorgenommen [60, 67].

Mit einem hohen Maß an Wiederherstellungsarbeiten, die nicht nur auf unsachgemäße Behandlung des Werkstoffes oder Ungeschicklichkeit des Patienten zurückzuführen sind, muß gerechnet werden. Um den nicht berechenbaren Einfluß dieser Prothesen auf Schleimhaut, Knochen und Parodontien möglichst zu reduzieren, ist eine funktionsbezogene Abformung zu empfehlen [15].

Eine wichtige Aufgabe erfüllt die Aufbauprothese bei Patienten höheren Alters: Mit der sukzessiv erweiterten Teilprothese wird diese unter Ausnutzung eines vorhandenen, automatisierten Bewegungsmusters schrittweise bis zur totalen Prothese geführt. Dieses Procedere erleichtert die Adaptation erheblich und ist bei alten Patienten oft nur noch auf diesem Wege möglich [31].

Abnehmbare Teilprothesen bei Kindern

Karies, Traumata, angeborene Hypodontie, Erkrankungen im Sinne der ektodermalen Hyperplasie, Folgen von Lippen-Kiefer-Gaumenspalten, Tumoren und Parodontopathien sind die Ursachen für das Fehlen der Zähne im kindlichen Gebiß. Die prothetische Versorgung unterscheidet sich dabei in wesentlichen Punkten von der der Erwachsenen. So ist das Einfügen einer abgestützten Teilprothese bei Kindern mit Hypodontie in vielen Fällen nicht möglich, weil

- das Kieferwachstum noch nicht abgeschlossen ist
- der Durchbruch noch retinierter Zähne verhindert wird
- keine ausreichende Stützlinie vorhanden ist
- die Verteilung der Zähne sehr ungünstig ist

Deshalb ist die *Indikation* für das Einfügen eines Zahnersatzes genau zu umreißen: Er kann aus kaufunktionellen, ästhetischen, phonetischen und orthodontischen Gründen (Offenhalten von Lücken) nötig sein.

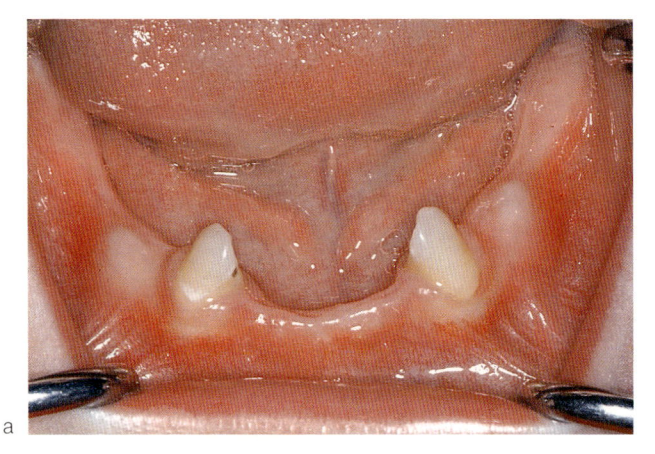

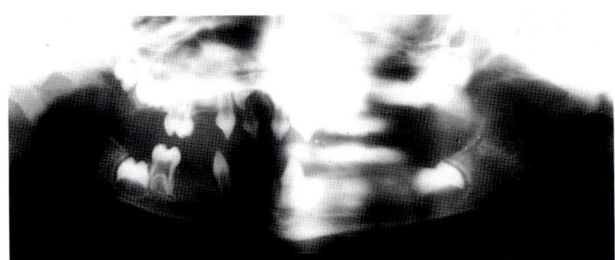

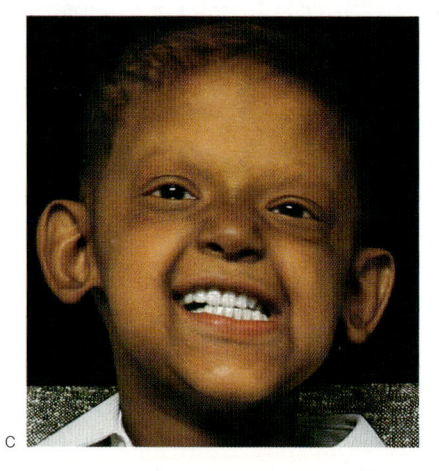

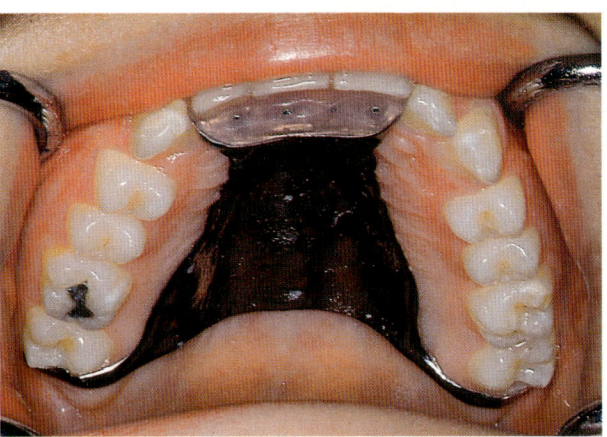

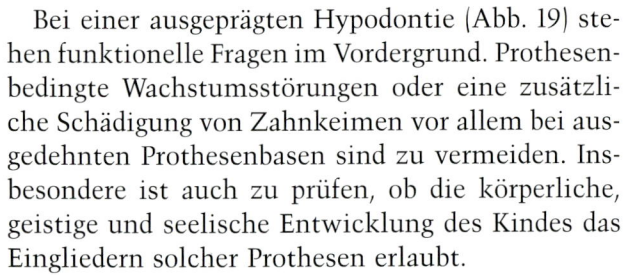

Bei einer ausgeprägten Hypodontie (Abb. 19) stehen funktionelle Fragen im Vordergrund. Prothesenbedingte Wachstumsstörungen oder eine zusätzliche Schädigung von Zahnkeimen vor allem bei ausgedehnten Prothesenbasen sind zu vermeiden. Insbesondere ist auch zu prüfen, ob die körperliche, geistige und seelische Entwicklung des Kindes das Eingliedern solcher Prothesen erlaubt.

Ist nach Verlust von Frontzähnen eine kieferorthopädische Lösung nicht möglich und kann keine Adhäsionsbrücke eingefügt werden, dann sollte aus ästhetischen und phonetischen Gründen sowie zum Offenhalten der Lücke ein temporärer gingival gelagerter Zahnersatz eingefügt werden (Abb. 20). Dabei ist darauf zu achten, daß die Basis den Gingivalrand der natürlichen Zähne nicht irritiert und den Durchbruch von Seitenzähnen nicht behindert.

Die kleinen Patienten werden ferner gebeten, den Zahnersatz bei der Nahrungsaufnahme herauszunehmen. Ist eine kieferorthopädische Behandlung angezeigt, kann der Frontzahn auch mit einer abnehmbaren kieferorthopädischen Apparatur kombiniert werden.

Nach Abschluß des Zahnwechsels und des Kieferwachstums muß die definitive orale Rehabilitation mit den verschiedenen Konstruktionsmöglichkeiten, abnehmbar, festsitzend oder kombiniert, vorgenommen werden [9, 35, 36, 39, 51].

◁ *Abb. 19* 12jähriger Patient mit ausgeprägter Hypodontie.
a) Klinisches Bild des Unterkiefers.
b) Übersichtsröntgenaufnahme.
c) Eingefügte Prothesen.

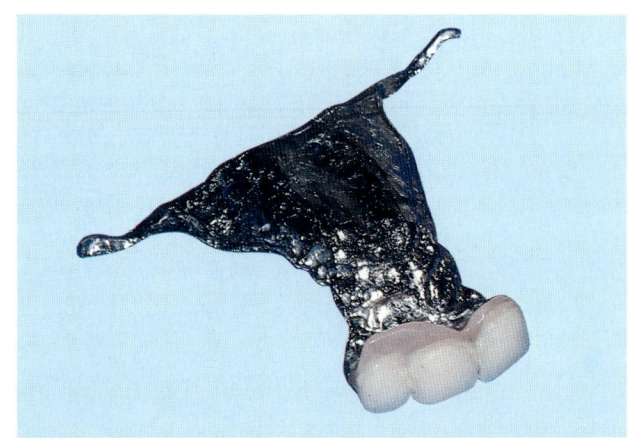

Abb. 20 13jähriger Patient mit Frontzahnverlust.
a) Eingefügte, rein gingival gelagerte Teilprothese zum vorläufigen Ersatz der Zähne 11, 12 und 22.
b) Um die Bruchgefahr zu vermeiden, wird die stark rationierte, parodontienfrei gestaltete Basis aus einer Chrom-Kobalt-Legierung hergestellt.

Hinweise zum Einfügen der Teilprothese

Das Einfügen der Prothesen erfolgt in üblicher Weise. Zunächst ist darauf zu achten, daß die Platte am prothetischen Äquator – dies ist meist der ausladenste Teil der natürlichen Zähne – anschlägt (Abb. 21a und b), damit eine enge Anlagerung zwischen der Basis und dem prothetischen Äquator des natürlichen Zahnes gegeben ist. Um die Teilprothese überhaupt an ihren Platz zu bringen, sind alle Kunststoffanteile auszufräsen, die die unter sich gehenden Bereiche der Zähne ausfüllen. Im Labor ist darauf zu achten, daß vor der Fertigstellung der Prothese der Anschlag der Platte in Höhe des Äquators des Zahnes gewährleistet ist. Häufig bleibt dies unberücksichtigt, weshalb beim Einfügen bzw. Ausfräsen ein Spalt zwischen dem Zahn und der Kunststoffplatte entsteht (Abb. 21c und d).

Anschließend werden überextendierte Prothesenränder getrimmt, damit durch die beweglichen Anteile der Schleimhaut keine Schübe auf die Restzähne übertragen werden und Druckstellen erst gar nicht auftreten.

Es folgt die Überprüfung bzw. die Korrektur der Okklusion. Durch vorsichtiges Beschleifen der Frontzähne können hier Abrasionen angedeutet und somit die Ästhetik verbessert werden. Eine eingehende Aufklärung des Patienten über die Trageweise, die Reinigung und die notwendigen Nachuntersuchungen schließt sich an. Der Patient darf erst dann das Sprechzimmer verlassen, wenn er in der Lage ist, den Zahnersatz selbst herauszunehmen und wieder an seinen Platz zu bringen. Nach einer Einlagerungszeit von 2–5 Tagen erfolgt eine erneute Überprüfung der Okklusion und das Einschleifen der Artikulation.

Bei der Beseitigung von Druckstellen ist zu unterscheiden, ob diese auf überextendierten Prothesenrändern, noch vorhandenen scharfen Knochenkanten oder aber auf unausgeglichenen Okklusionsverhältnissen beruhen. Jede Prothese sollte in halbjährigem Abstand überprüft werden.

Literatur

[1] Balters, W.: Konstruktionsprinzipien der körperlichen Klammer. Dtsch. zahnärztl. Wschr. 37 (1934), 958.

[2] Balters, W.: Theorie und Praxis der totalen und partiellen Prothese. Leipzig 1935.

[3] Bauer, E., Langer, H.: Die Versorgung jugendlicher Gebisse mit Zahnersatz. Dtsch. zahnärztl. Z. 18 (1963), 942.

[4] Berg, H., Carlsson, G.G., Helkimo, M.: Changes in shape of posterior parts of upper jaws after extraction of teeth an prosthetic treatment. J. Prosth. Dent. 34 (1975), 262.

[5] Bolle, R.: Indikationsgrenzen für die schleimhautgetragene Prothese. Dtsch. zahnärztl. Z. 14 (1959), 977.

[6] Bonyhard, B.: Die Indikationsstellung für die partielle Prothese. Urban & Schwarzenberg, Berlin–Wien 1936.

[7] Eisenring, R.G.Th.: Mikroskopische Untersuchung der bedeckten Mundschleimhaut. Hanser, München 1955.

[8] Fenner, W.: Zahnbeweglichkeitsmessungen an Ankerzähnen unterer Freiendprothesen. Med. Diss., Zürich 1955.

[9] Frank, H.: Klinische Reaktionen beim Tragen einer Gaumenplatte aus schnellhärtendem Kunststoff. Med. Diss., Mainz 1955.

[10] Fröhlich, E.: Das Verhalten des Kieferknochens unter dem Einfluß der schleimhautgetragenen Plattenprothese. Dtsch. zahnärztl. Z. 5 (1950), 1222.

[11] Fröhlich, E.: Gewebsveränderungen bei der traumatischen Okklusion, zugleich ein Beitrag zu den profunden Zahnbetterkrankungen. Dtsch. zahnärztl. Z. 9 (1954), 302.

[12] Fröhlich, E.: Prothetik als mechanischer Faktor bei Mundkrankheiten. Dtsch. zahnärztl. Z. 9 (1954), 477.

[13] Fröhlich, E.: Das Verhalten der Weichteile und des Knochens unter Totalprothesen. Zahn-, Mund- und Kieferheilkunde in Vorträgen, Heft 14. Hanser, München 1954.

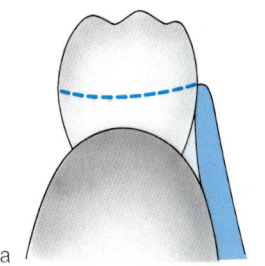

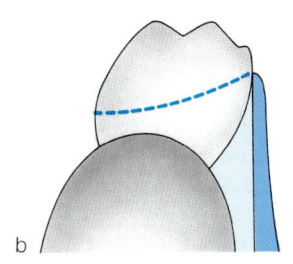

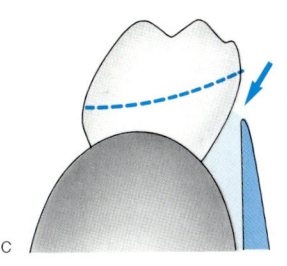

Abb. 21a–d Die Höhe des Anschlages der Platte ist vom Verlauf des Zahnäquators abhängig. Dies ist der Grund, weshalb man die Basisplatte in einem Fall tiefer (a), in anderen Fällen höher (b) ansetzen muß. Wird dieser Grundsatz nicht berücksichtigt, so muß soviel Kunststoff beim Einfügen der Teilprothese entfernt werden, daß ein Spalt zwischen dem natürlichen Zahn und der Basisplatte entsteht (c und d).

[14] Fröhlich, E., Körber, E.: Die Planung der prothetischen Versorgung des Lückengebisses. Barth, München 1970.
[15] Fuhr, K.: Rationelle Praxisführung in der prothetischen Zahnheilkunde. Das Abformen zahnarmer und zahnloser Kiefer. Öst. Z. Stomat. 63 (1966), 445.
[16] Gasser, F.: Die Gaumenschleimhaut unter dem Einfluß zahnärztlicher Prothesen. Urban & Schwarzenberg, München–Berlin 1954.
[17] Gasser, F.: Reaktionen durch zahnärztliche Prothesen als Ausdruck ungünstiger mechanischer Reizung auf die Gewebe im Munde. Forum medici 7 (1962), 14.
[18] Gerber, A.: Die artikuläre Aufgabe der partiellen Prothese. Ein Beitrag zur normalen und pathologischen Artikulation der Zähne. Dtsch. zahnärztl. Z. 4 (1949), 214.
[19] Graber, G.: Teleskopkronen als Fixationsmittel unter schleimhautgetragenen Prothesen. Schweiz. Mschr. Zahnheilk. 76 (1966), 611.
[20] Gross, R.: Gewebsveränderungen in prothesentragenden Kiefern nebst praktischen Folgerungen. Z. Stomat. 33 (1935), 705.
[21] Häupl, K.: Über Gewebsveränderungen und die ihnen zugrundeliegenden Vorgänge, welche von partiellen Prothesen an Kieferkamm, Zahn und Stützgewebe veranlaßt werden. Dtsch. Zahn-, Mund- und Kieferheilk. 10 (1943), 282.
[22] Heintz, U.: Die Kummetverankerung. Dtsch. zahnärztl. Wschr. 41 (1938), 184.
[23] Heintz, U.: Gedanken über die Teilprothese. Dtsch. zahnärztl. Wschr. 42 (1939), 959.
[24] Heintz, U.: Das Problem der herausnehmbaren Teilprothese. Dtsch. zahnärztl. Z. 2 (1947), 250.
[25] Heintz, U.: Die Funktionsbestimmung der Übergangsprothesen zur Totalprothese. Dtsch. zahnärztl. Z. 18 (1963), 812.
[26] Hofmann, M.: Die Versorgung von Gebissen mit einzelstehenden Restzähnen mittels sog. Cover-Denture-Prothesen. Dtsch. zahnärztl. Z. 24 (1966), 478.
[27] Hofmann, M.: Die prothetische Versorgung bei einzelnen Restzähnen. Dtsch. Zahnärztekalender 35 (1976), 32.
[28] Hromatka, A.: Die partielle Oberkieferprothese aus Kunststoff. Hanser, München 1953.
[29] Hromatka, A.: Die Basisgestaltung beim abnehmbaren Teilersatz. Zahnärztl. Prax. 17 (1966), 7.
[30] Hromatka, A.: Prothetische Basisgestaltung beim parodontal geschädigten Lückengebiß. Dtsch. zahnärztl. Z. 21 (1966), 225.
[31] Hupfauf, L.: Die prothetische Versorgung des alten Menschen. In: Schön, F., Singer, F. (Hrsg.): Prothetische Auslese. Hüthig, Heidelberg 1968.
[32] Hupfauf, L.: Abnehmbare Prothesen im kindlichen Gebiß. Dtsch. zahnärztl. Z. 23 (1968), 1314.
[33] Jung, F.: Vorschläge zur Verbesserung der oberen gingival getragenen Teilprothese. Dtsch. zahnärztl. Z. 8 (1953), Beilage zu Heft 13, S. 126.
[34] Jung, F.: Über die Versorgung des oberen Lückengebisses mit gingival getragenen Prothesen. Dtsch. Zahnärztekalender 1954, S. 131. Hanser, München 1954.
[35] Jung, F.: Über die Reaktionen des Gebisses auf Gaumenplatten. Dtsch. zahnärztl. Z. 12 (1957), 688.
[36] Jung, F.: Über die Reaktionen der unteren Seitenzähne auf Lingualplatten. Dtsch. zahnärztl. Z. 13 (1958), 946.
[37] Jung, F.: Veränderungen des Prothesenlagers unter der Teilprothese. Dtsch. zahnärztl. Z. 14 (1959), 105.
[38] Jung, F.: Die prothetische Versorgung unter Berücksichtigung der sozialen Indikation. Der öffentliche Gesundheitsdienst 24 (1962), 490.
[39] Jung, F., Hupfauf, L.: Reaktionsvermögen des Mundhöhlengewebes auf exogene Faktoren mit klinischen Hinweisen und therapeutischen Vorschlägen. Dtsch. zahnärztl. Z. 16 (1961), 615.
[40] Kemeny, J.: Die Retentionsprothese. Dtsch. Zahn-, Mund- und Kieferheilk. 22 (1955), 433.
[41] Kirsten, H.: Die prothetische Versorgung des jugendlichen Gebisses. Dtsch. zahnärztl. Z. 18 (1963), 937.
[42] Köpf, H.: Kontrolluntersuchungen über rein gingivalgetragene Teilprothesen mit einfachen handgebogenen Halteklammern. Med. Diss., Tübingen 1968.
[43] Körber, E.: Der Einfluß einiger Konstruktionselemente auf den Erfolg und Mißerfolg partieller Prothesen. Dtsch. zahnärztl. Z. 18 (1963), 992.
[44] Körber, E.: Die zahnärztlich-prothetische Versorgung des älteren Menschen. Hanser, München 1978.
[45] Körber, E., Lehmann, K., Pangidis, C.: Kontrolluntersuchungen an parodontal und parodontal-gingival gelagerten Teilprothesen. Dtsch. zahnärztl. Z. 30 (1975), 77.
[46] Kuck, M.: Zur Dynamik der Oberkieferfreiendprothese im Kräftespiel des Kauorgans. Dtsch. zahnärztl. Z. 22 (1967), 1258.
[47] Langer, H.: Die dento-alveoläre Retention der Teilprothesen. Kritische Betrachtungen der Methode Kemenys. Dtsch. zahnärztl. Z. 14 (1959), 108.
[48] Langer, H.: Die Schleimhautverhältnisse nach längerer Tragezeit von abnehmbaren Teilprothesen. Zahnärztl. Welt 78 (1969), 826.
[49] Lehmann, K., Körber, E.: Untersuchungen zur Lagerung von Freiendprothesen. Dtsch. zahnärztl. Z. 22 (1967), 1267.
[50] Lund, O.: Histologische Beiträge zur Anatomie des Munddaches und Paradentiums. Vjschr. Zahnhk. 40 (1924), 1.
[51] Marx, H.: Über Auswirkungen der funktionell bedingten elastischen Deformierung der Mandibula auf die Stellung der unteren Seitenzähne beim Tragen von lingualen Unterkieferplatten. Med. Diss., Mainz 1957.
[52] Reichenbach, E.: Zeitbedingte bewährte Ausweichkonstruktionen der partiellen Prothese unter Berücksichtigung der pathologischen Besonderheiten des Lückengebisses. Dtsch. zahnärztl. Z. 4 (1949), 200.
[53] Reichenbach, E.: Die Problematik der partiellen Prothese. Dtsch. zahnärztl. Z. 8 (1953), Beilage zu Heft 12, S. 79.
[54] Reichenbach, E.: Lehrbuch der klinischen Zahnheilkunde, 3. Aufl., Bd. II, S. 100–142. Barth, Leipzig 1963.
[55] Reichenbach, E., Kirchner, L.: Ein weiterer Beitrag zur partiellen Prothese in der Sozialpraxis. Dtsch. zahnärztl. Z. 7 (1952), 521.

[56] Reither, W.: Das Restgebiß als Grundlage der Prothesenplanung. Dtsch. Zahnärztebl. 21 (1959), 37.
[57] Reither, W.: Die Auswirkung der Prothese auf die Mundschleimhaut. Dtsch. Zahnärztebl. 21 (1967), 120.
[58] Reumuth, E.: Zur Kritik der Kummetverankerung. Dtsch. zahnärztl. Z. 6 (1951), 320.
[59] Schulte, W.: Notwendigkeit und Vorteile des Immediatersatzes. Dtsch. zahnärztl. Z. 21 (1966), 380.
[60] Schwickerath, H.: Die Dynamik des Zahnersatzes in Abhängigkeit von Konstruktion und Werkstoff. Dtsch. zahnärztl. Z. 25 (1970), 815.
[61] Setz, D.: Indikation und Kontraindikation der gingival getragenen Prothese. Zahnärztl. Welt 64 (1963), 369.
[62] Setz, D.: Richtlinien zur Aufstellung eines prothetischen Behandlungsplanes. Zahnärztl. Praxis 17 (1966), 244.
[63] Setz, D.: Die prothetische Versorgung von Blasmusikern. Zahnärztl. Prax. 18 (1967), 21.
[64] Spreng, M.: Die Wechselbeziehungen Prothesenlager-Prothesenplatte. Dtsch. zahnärztl. Z. 13 (1958), 849.
[65] Staegemann, G.: Der Prothesenschaden der Schleimhaut im histologischen Bild. Dtsch. zahnärztl. Z. 15 (1960), 1061.
[66] Tallgren, A.: Changes in adult face hight. Acta Odont. Scand. 15 (1957), 4.
[67] Thiel, H. van: Aufbauprothese. Dtsch. zahnärztl. Z. 18 (1963), 959.
[68] Thiel, H. van: Das Verhalten der herausnehmbaren Teilprothese im Funktionsgeschehen. Dtsch. zahnärztl. Z. 12 (1957), 845.
[69] Thiel, H. van: Über die Veränderungen des Prothesenlagers unter der Totalprothese. Dtsch. zahnärztl. Z. 13 (1958), 853.
[70] Thielemann, K.: Über die Bedeutung des oralen Klammerarmes. Dtsch. zahnärztl. Z. 7 (1952), 533.
[71] Voss, R.: Grenzen der prothetischen Therapie. Dtsch. zahnärztl. Z. 21 (1966), 80.
[72] Wannenmacher, E.: Die anatomisch-physiologischen Grundlagen des totalen Zahnersatzes. Dtsch. Zahn-, Mund- und Kieferheilk. 3 (1936), 33.
[73] Wannenmacher, E.: Die Prothese als schädigender Faktor durch Reizwirkung auf die Schleimhaut. Dtsch. zahnärztl. Z. 9 (1954), Beilage zu Heft 12, S. 89.
[74] Weiskopf, J.: Zur Bewertung des schleimhautgetragenen oder abgestützten Teilplattenersatzes. Dtsch. Stomat. 15 (1965), 441.
[75] Wild, W.: Funktionelle Prothetik. Schwabe, Basel 1950.
[76] Windecker, D.: Vergleichende Untersuchungen über das Kaukraftaufnahmevermögen von Teilprothesen und die dabei an der Prothesenbasis wirksam werdenden Kraftkomponenten. Dtsch. zahnärztl. Z. 20 (1965), 369.
[77] Windecker, D.: Der Einfluß der Basisgestaltung auf das dynamische Verhalten der Oberkiefer-Schaltprothese. Dtsch. zahnärztl. Z. 22 (1967), 1273.

Modellgußprothesen

von Klaus Fuhr

Inhaltsübersicht

Einleitung 119	Prinzipien der Planung 137
Terminologie 119	Methodik der Planung 140
Elemente der Modellgußprothese 120	*Einschubrichtung* 140
Funktionelle Einteilung 120	*Auswahl der Ankerzähne* 140
Retentionselemente 121	*Bestimmung der Auflageflächen* 142
Stützelemente 121	*Festlegen der großen Verbindungselemente* ... 142
Schubkraftüberführende Elemente 121	*Festlegen der kleinen Verbindungselemente* .. 143
Konstruktive Einteilung 121	*Festlegen der Retention für die Basis* 143
Auflagen 122	Vorbereitung des Lückengebisses 143
Große Verbindungselemente 123	Vorbehandlung 143
Kleine Verbindungselemente 127	Vorbereitung der Ankerzähne 143
Mechanische Retentionen 127	Überkronung von Ankerzähnen 145
Indirekte, passive Retentionen 130	Konstruktion 147
Retentionswiderlager 130	Konstruktionsrichtlinien 147
Prothesensättel mit künstlichen Zähnen ... 130	*Retentionskraft* 147
Spezielle Befunderhebung	*Konstruktive Elemente* 148
und Beurteilung des Restgebisses 131	*Parodontale Insuffizienz* 149
Gespräch mit dem Patienten 131	*Beispiel* 149
Klinische Untersuchung 132	Herstellung des Prothesengerüstes
Modellstudium 132	im zahntechnischen Labor 150
Röntgenbefund 133	Werkstoffeigenschaften 151
Beurteilung des Restgebisses 133	Klinische Arbeitsgänge 152
Indikationsstellung 134	Fehlerquellen 160
Behandlungsplan 136	Forensische Hinweise 162
Allgemeine Richtlinien 136	Literatur 162

Modellgußprothesen

Einleitung

Die Aufgabe der Teilprothese besteht darin, das Restgebiß durch eine ausreichende Anzahl okklusaler Flächen wiederherzustellen, um ungestörte Funktionen im stomatognathen System zu erzielen. Die Wiederherstellung der Funktionen im stomatognathen System ist auf nicht-biologisches Material angewiesen, weshalb niemals eine dem natürlichen Vorbild völlig entsprechende funktionelle Rehabilitation möglich ist. Als Grenze der prothetischen Versorgung ist daher jenes Funktionsniveau anzusehen, das dem Patienten eine gute Adaptation der Prothese ermöglicht. Die zahnärztliche Therapie wird dann als begründet und angenehm empfunden.

Voraussetzung hierfür ist die richtige Verankerung der rehabilitierenden Kauflächen. Retention und Abstützung werden bei der Teilprothese durch eine parodontal-tegumentale Lagerung bestimmt. Die rein parodontale Lagerung schafft die besten Bedingungen für eine eindeutige Stabilisierung der okklusalen Flächen. Dagegen erschwert die tegumentale Lagerung die okklusale Integrität. Das Prothesenlager ist resilient und deformierbar, wodurch neben den werkstoffbedingten Verformungen die Kinetik der Prothese und damit ihre Okklusion nicht sicher determiniert ist.

Bei der Konstruktion der parodontal-tegumental gelagerten Teilprothese spielen vier Faktoren eine wesentliche Rolle:

– differierende Resilienz zwischen parodontalen und tegumentalen Abschnitten
– funktionelle Belastung des Alveolarfortsatzes, wobei vor allem die resorptiven Veränderungen des Prothesenlagers zu beachten sind
– die neue Belastungssituation des Zahnes im reduzierten Kausystem
– orale Hygiene, die das Ausmaß der kariösen und parodontalen Schädigungen bestimmt

Daher sind gerade für die Modellgußprothese die Wertung der erhobenen Befunde und die sich daraus ableitende exakte Planung durch den Zahnarzt von entscheidender Bedeutung.

Terminologie

Die im Modellgußverfahren hergestellte Teilprothese stellt einen herausnehmbaren partiellen Zahnersatz dar. Von anderen partiellen Prothesen unterscheidet sie sich dadurch, daß ihr metallisches Prothesengerüst in einem Stück gegossen wird (Synonyma: Einstückgußprothese, Modellgußgerüst, Einstückgußgerüst). Als Prothesengerüst werden Verankerungs- und Verbindungselemente sowie die Retentionen für die Prothesensättel bezeichnet.

Die Elementarteile der im Modellgußverfahren hergestellten Teilprothese lassen sich einteilen in (Abb. 1):

– künstliche Zähne (Kauflächenkomplex)
– Prothesensattel
– Prothesenbasis
– Verankerungselemente

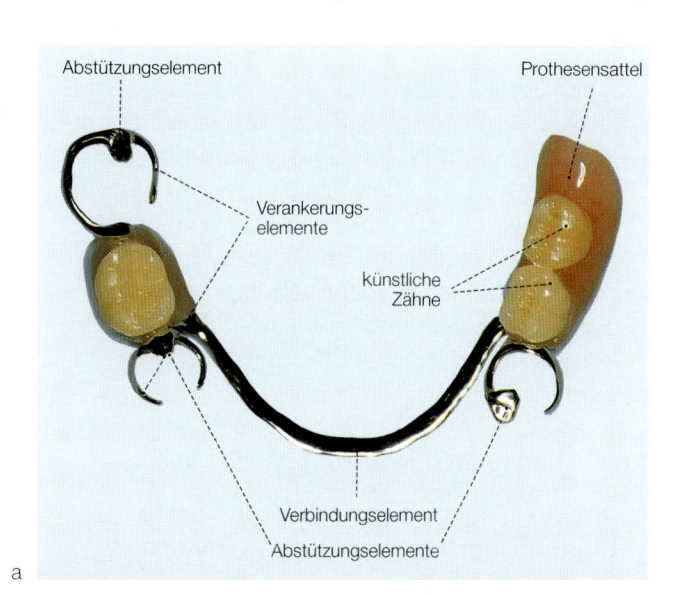

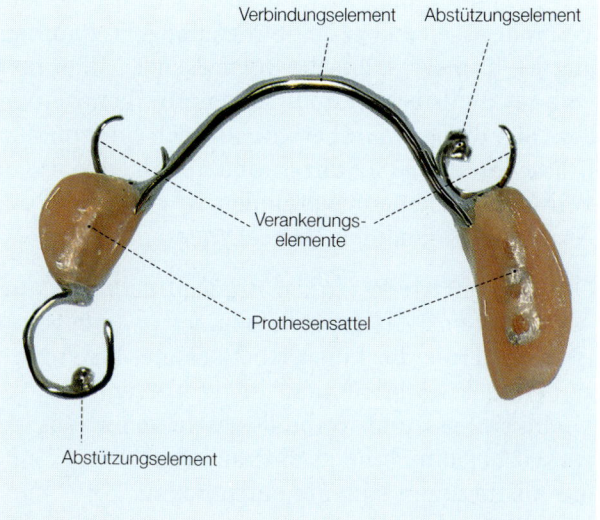

Abb. 1a und b Elementarteile der im Modellgußverfahren hergestellten Teilprothese.

– Abstützungselemente
– Verbindungselemente

Die *künstlichen Zähne*, im Prothesensattel verankert, stellen den verloren gegangenen Kauflächenkomplex wieder her. Sie bestehen meist aus konfektionierten Kunststoff- oder Keramikzähnen. Individuell hergestellte Kauflächen aus metallischen Legierungen werden bei der Teilprothese selten verwendet.

Der meist aus polymerisiertem Kunststoff hergestellte *Prothesensattel* dient der Fixierung der künstlichen Zähne. Durch seine analog den individuellen funktionellen Gegebenheiten gestaltete Form trägt er zum Muskelhalt und damit zur Retention bei; er stützt gleichzeitig die Wangen-, Lippen- und Zungenmuskulatur ab und wirkt durch seine Form als Abweiser des Speisebreies.

Als *Prothesenbasis* (Unterfläche des Prothesensattels, Gaumenplatte) wird der mit der Schleimhaut in Kontakt stehende Anteil des Prothesensattels bezeichnet. Als druckweiterleitender Teil trägt die Ausdehnung der Basis zur Kompensation der auftretenden Drücke bei.

Die *Verankerungselemente* fixieren die Teilprothese am Restgebiß, bestimmen durch ihre Art, Lage und Dimensionierung die Abzugskräfte gegenüber vertikal und horizontal einwirkenden Kräften und verhindern hierdurch entsprechende Bewegungen der Teilprothese.

Die *Abstützungselemente* stützen die Teilprothese auf den natürlichen Zähnen ab und begrenzen hierdurch ihr vertikales Einsinken in die Schleimhaut sowie ihr horizontales Auslenken.

Die *Verbindungselemente* werden in große und kleine Verbindungselemente unterteilt. Die großen Verbindungselemente (Sublingualbügel, Gaumenplatte, Transversalbügel, fortlaufende Klammer) verbinden alle erwähnten Elementarteile miteinander. Sie dienen darüber hinaus der horizontalen Kräfteverteilung (Schubverminderung). Die kleinen Verbindungselemente verbinden die großen mit den Abstützungs- und den Halteelementen.

Die Elementarteile wirken *druckaufnehmend* und *-weiterleitend*. Als druckaufnehmende Teile gelten in erster Linie die künstlichen Zähne, als vorwiegend druckweiterleitende die Prothesenbasis, die Verankerungs- und Verbindungselemente. Als sowohl druckaufnehmend als druckweiterleitend sind die Abstützungselemente einzuordnen.

Nach Art der Abstützung auf dem Restgebiß und der Schleimhaut werden *rein parodontal, parodontal-tegumental* und *rein tegumental* gelagerte Teilprothesen unterschieden. Die Bezeichnungen „dentale" und „gingivale" Abstützung werden dabei ebenso verwendet wie „zahngestützte" und „schleimhautgestützte" bzw. „Plattenprothese".

Im Schrifttum werden nach Art und Lage des Prothesensattels bzw. der Prothesenbasis der „Freiendsattel" (bei verkürzter Zahnreihe) vom „Zwischensattel" oder „Schaltsattel" (bei unterbrochener Zahnreihe) unterschieden. Die gesamte Prothese wird entsprechend „freiendende" oder „Freiendprothese" bzw. „Schaltprothese" genannt. Auch der Ausdruck „Kombinationsprothese" für parodontal-tegumental gelagerte Teilprothesen findet sich [8]. Schließlich wird nach Art der verwendeten Verankerungselemente die Bezeichnung „Klammerprothese" benutzt. Der Begriff „Klammer" beinhaltet dabei neben den aktiven und passiven Retentionen auch die der Abstützung. Auch dieses Beispiel zeigt durch seine wenig differenzierte Definition die Gefahr vereinfachender und semantisch falscher Nomenklaturen. Daher sollte der beschriebenen, auf die tatsächlich belasteten Gewebe abgestimmten Terminologie der Vorzug gegeben werden.

Elemente der Modellgußprothese

Funktionelle Einteilung

Die verschiedenen Elemente der Teilprothese bilden eine funktionelle Einheit. Dabei erfüllen die Verankerungselemente vermischte Funktionen, die einführend erläutert werden.

> Die Verankerungselemente tragen zur Lagestabilität der Prothese bei. Die *Verankerung* umfaßt dabei den Widerstand gegen Bewegungen der Prothese in allen Richtungen. Sie erfolgt durch den Kontakt mit dem Restgebiß und der Schleimhaut (dentale und tegumentale Verankerungselemente). *Retention* dagegen bezeichnet den Widerstand gegen das völlige oder teilweise Entfernen der Prothese von ihrer Unterlage.

Die Verankerungselemente bestehen aus:

– direkten (aktiven) Retentionselementen
– indirekten (passiven) Retentionselementen
– Stützelementen
– schubkraftüberführenden Elementen

Retentionselemente

Direkte (aktive) Retentionselemente. Sie wirken Kräften, die eine Prothese in axialer Richtung von der Unterlage bewegen, entgegen, und zwar nur durch Friktion oder dadurch, daß das Element an einer unter sich gehenden Stelle des Zahnes (Infrawölbung) so verlegt ist, daß ein Entfernen nur unter elastischer Deformation des Elementes möglich ist.

Als *dentale* direkte (aktive) Retentionselemente wirken

- Klammern durch Friktion und elastische Deformation des Elementes
- Kontakte der Prothese in Berührung mit natürlichen Zähnen durch Friktion

Als *tegumental* direktes (aktives) Retentionselement wirkt die

- Prothesenbasis durch den Kontakt mit der Schleimhaut und der intermediären Speichelschicht

Indirekte (passive) Retentionselemente. Sie wirken Kräften, die eine Prothese an einem Ende von der Unterlage abheben wollen, entgegen. Dies gilt besonders für tegumental gelagerte Sättel (Freiendsättel), aber auch für Konstruktionen in der unterbrochenen Zahnreihe (Zwischensättel), wenn die Prothese nur durch zwei Klammern retiniert wird oder wenn der Zwischensattel so groß ist, daß er bogenförmig ausgedehnt werden muß. Das Ende eines Prothesensattels, der keine dental aktiven Retentionselemente besitzt, hat die Tendenz, von der Unterlage abgezogen zu werden (unter anderem beim Kauen klebriger Nahrung oder durch Muskeleinwirkung). Der Sattel wird einer Kraft ausgesetzt, die die Prothese rotieren läßt. Aufgabe des passiven Retentionselementes ist es, dieser Rotation durch einen Druck entgegenzuwirken, der der gegen die Anlagerungsfläche der Prothese gerichteten Zugkraft entspricht.

Die Achse einer derartigen Rotation geht durch zwei okklusale Auflagen oder durch zwei aktive Retentionselemente, die der Prothese ihre hauptsächliche Verankerung geben. Die Funktion der indirekten (passiven) Retentionselemente ist davon abhängig, inwieweit die aktiven eine Lockerung der Prothese verhindern. In der Regel sind passive Retentionselemente, freilich nur in geringem Ausmaß, drucküberführend. Sie werden an horizontalen, schräg gestellten und bisweilen auch an vertikalen Flächen angebracht.

Als *dentale* indirekte (passive) Retentionselemente wirken

- dentale Schienen
- okklusale Auflagen
- indirekte Auflagen
- approximale Stützen
- verlängerte Klammerarme

Als *tegumental* indirektes (passives) Retentionselement wirken

- Prothesenbasis
- Pelottenklammer

Stützelemente

Abstützungselemente überführen den axial auf die Prothese gerichteten Druck auf die natürlichen Zähne und deren Parodontien sowie auf die Schleimhaut und das darunterliegende Knochengewebe. Sie werden auf den horizontalen Flächen der Zähne oder auf den zur Längsachse des Zahnes senkrecht stehenden Flächen angebracht.

Dentale Stützelemente sind
- Okklusalauflagen
- Inzisalauflagen
- Krallen
- Teile dentaler Schienen

Tegumentales Stützelement ist die
- Prothesenbasis

Schubkraftüberführende Elemente

Schubkraftüberführende Elemente nehmen die Kräfte auf, die die Prothese in schräg gestellter oder horizontaler Richtung treffen.

Dentale schubkraftüberführende Elemente sind
- Klammern
- Prothesenbasis in Kontakt mit natürlichen Zähnen oder in Kontakt mit Stegen

Konstruktive Einteilung

Unter konstruktiven Aspekten lassen sich die folgenden Bestandteile einer im Modellgußverfahren hergestellten Teilprothese unterscheiden:

- Auflagen
- große Verbindungselemente
- kleine Verbindungselemente
- mechanische Retentionen (direkt, aktiv)
- indirekte, passive Retentionen
- Retentionswiderlager
- Prothesensättel mit künstlichen Zähnen

Auflagen

Die Auflagen erfüllen folgende Funktionen:

- Abstützung der Prothese, wodurch eine Traumatisierung des Tegumentes vermieden wird
- interkuspidaler Aufbiß (Okklusion)
- Weiterleitung der funktionellen Belastungen parallel zur Achse des Ankerzahnes
- indirekte (passive) Retention
- Fixierung der Klammerposition
- Verhinderung der Extrusion von Ankerzähnen
- Gestaltung der Okklusalfläche gekippter, tordierter oder in Infraokklusion stehender Ankerzähne

Die okklusale Form aller Auflagen muß den Okklusalflächen der Ankerzähne und der Antagonisten funktionell angepaßt sein. Sie darf den Gegenbiß keinesfalls stören und muß in ihrer Dicke und Ausdehnung ausreichend dimensioniert sein, um den auftretenden Kräften ausreichenden Widerstand entgegensetzen zu können. Zu dünne Auflagen federn, belasten das Tegument und können leicht abbrechen.

Dicke und Breite der Auflagen hängen von der jeweils verwendeten Legierung ab. Chrom-Kobalt-Molybdän-Legierungen erlauben aufgrund ihres höheren Elastizitätsmoduls Dicken von 1,25–1,5 mm und Breiten von 2–4 mm gegenüber Edelmetall-Legierungen, bei denen eine Dicke von 1,5–2 mm und Breiten von 2,5–4,5 mm notwendig sind. Es ist wünschenswert, die Auflage an ihren Rändern etwas stärker zu gestalten, da sich hier die Belastungen während der Funktion konzentrieren.

Okklusalauflage (Abb. 2). Sie ist ein interkuspidaler Aufbiß auf Molaren, Prämolaren und Eckzähnen, der das vertikale Einsinken der Prothese verhindert. Die Auflage muß so gelegt werden, daß die Ankerzähne möglichst axial belastet werden, was am ehesten erreicht wird, wenn sie senkrecht zur Zahnachse steht (Abb. 3).

Der okklusalen Auflage werden dann *Kippmeiderfunktionen* zugeordnet, wenn sie zusätzlich jenseits der als Rotationsachse wirkenden Abstützungslinie angebracht wird (Abb. 4). In der Anfangsphase des vertikalen Ablösens des Prothesensattels wirkt die Okklusalauflage in Punkt a als Rotationsachse, in Punkt b als Kippmeider. Bei weiterem vertikalem Lösen verliert die Auflage im Punkt a ihre Funktion, und die Okklusalauflage in Punkt b wird zur Abstützungsachse, um die eine Rotation erfolgt.

Eine Kippmeidung wird durch Elemente verbessert, die vertikal tiefer im Zahn oder im Approximal-

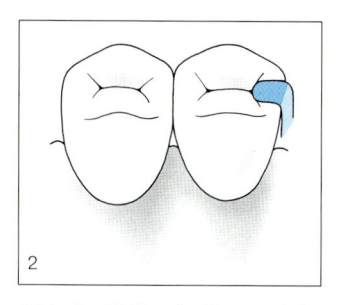

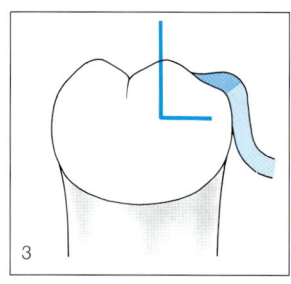

Abb. 2 Okklusalauflage auf einem Prämolaren im Unterkiefer.

Abb. 3 Muldenförmige und senkrecht zur Zahnachse stehende Auflagekavität. Der Druck wird parallel zur Zahnachse weitergeleitet.

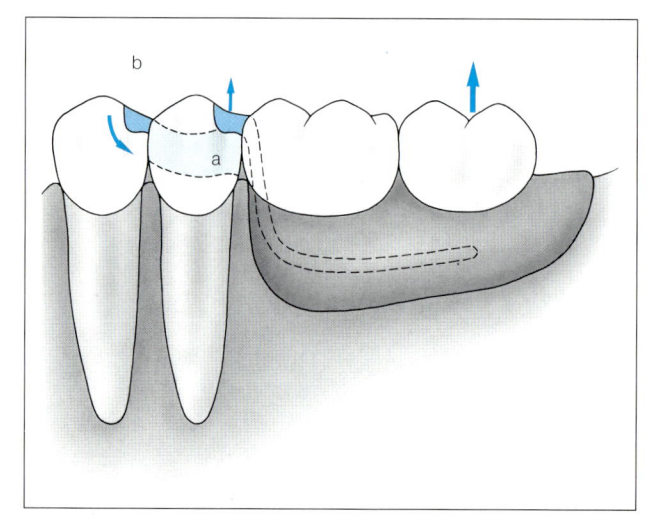

Abb. 4 Begrenzte Kippmeiderfunktion der zusätzlichen anterioren okklusalen Auflagen in der Initialphase des vertikalen Lösens des Prothesensattels. Weitere Erläuterung siehe Text.

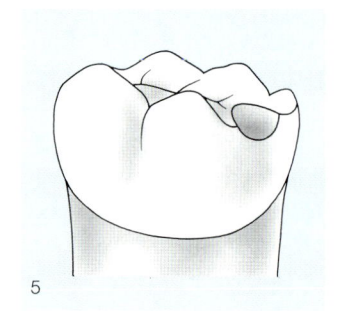

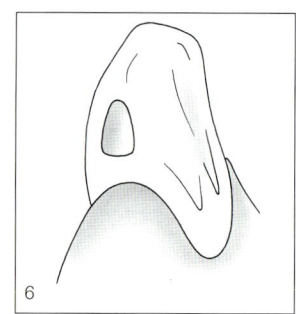

Abb. 5 Muldenförmige Gestaltung der Okklusalauflage im Molaren- und Prämolarenbereich.

Abb. 6 Schulterförmige oder balkonartige Okklusalauflage an Eckzähnen.

raum verankert werden als okklusale Auflagen (Fräsungen an Kronen, Geschieben). Mit den Elementen der ausschließlich im Modellgußverfahren hergestellten Prothesengerüste ist dies nicht möglich.

Die Auflage wird muldenförmig – nicht kastenförmig – gestaltet (Abb. 5), um eine gute Reinigung und minimale transversale Nachgiebigkeit zu ermöglichen. Die Umrißform der Auflage ist löffelförmig, ihre Lage in Molaren und Prämolaren überwiegend im mittleren Drittel der Okklusalfläche. Abweichungen hiervon sind notwendig, wenn eine betont bukkale Anordnung zur Erweiterung des Unterstützungspolygons angezeigt ist.

Im Eckzahnbereich wird die Okklusalauflage in der Regel schulterförmig oder balkonartig zu präparieren sein, um ein Abgleiten auf der Palatinal- bzw. Lingualfläche zu verhindern (Abb. 6).

Inzisalauflage (Abb. 7). Sie ist nur indiziert, wenn keine andere Abstützung möglich ist. Durch die Lage dieser Auflage entstehen ästhetische Nachteile, der Ankerzahn wird ungünstig belastet, wenn nicht die gesamte Inzisalfläche bedeckt werden kann. Eine genaue Bestimmung der Anlagerung an den Zahn ist daher notwendig, um den Zahn axial zu belasten. Durch ihre Dimensionierung können diese Auflagen leicht die Okklusion stören und zu Irritationen von Lippe und Wange führen. Sie sind – mit Einschränkungen – im Abrasionsgebiß auf den Schneidezähnen des Unterkiefers als Auflagenschienen angezeigt (Abb. 8).

Krallenauflage (Abb. 9). Sie stellt einen interkuspidalen Aufbiß auf einem Frontzahn dar. Sie sollte, ebenso wie die Inzisalauflage, nur dann konstruiert werden, wenn keine andere Art der Abstützung möglich ist (z. B. bei unteren seitlichen Schneidezähnen). Auch bei der Krallenauflage entstehen ästhetische Nachteile. Die Belastung des Zahnes ist durch seine körperliche Fassung allerdings besser zu steuern. Okklusale Störungen sind durch das interdentale Versenken zu vermeiden. Die Krallenauflage wirkt im Verbund als stabilisierendes Element, weswegen sie oft zur Schienung im parodontal insuffizienten Gebiß verwendet wird *(Krallenschiene)*.

Große Verbindungselemente

Große Verbindungselemente, auch Hauptverbindungselemente genannt, verbinden die Prothesensättel der einen Kieferseite mit den Elementen der anderen zu einer stabilen Einheit. Sie lassen sich unterscheiden in:

– Transversalbügel (Transversalband, palatinales Verbindungselement)
– anteriorer und posteriorer Transversalbügel (Lochplatte, rationierte oder skelettierte Platte)
– Gaumenplatte
– Sublingualbügel
– Vestibularbügel
– fortlaufende Klammer

Sie erfüllen neben der direkten und indirekten Retention eine schubkraftüberführende Funktion, weswegen sie außerordentlich stabil sein müssen. Die großen Verbindungselemente sind in eine gute topographische Beziehung zur Zunge und zu den knöchern unterlegten Geweben zu bringen, was bei geringer Kompressibilität der Schleimhaut und bei Exostosen bisweilen Hohllegungen der Verbindungselemente nötig macht, um funktionsbedingte Druckstellen zu vermeiden. Hier sei vor nachträglichen Korrekturen der Verbindungselemente durch Beschleifen gewarnt, um die dadurch eintretende Schwächung des Elementes zu verhindern.

Transversalband im Oberkiefer (Abb. 10). Es ist nur in seltenen Ausnahmefällen bei einer rein parodontalen Abstützung indiziert. Durch seine geringe Stabilität ist es nicht ausreichend gegen Verwindungen

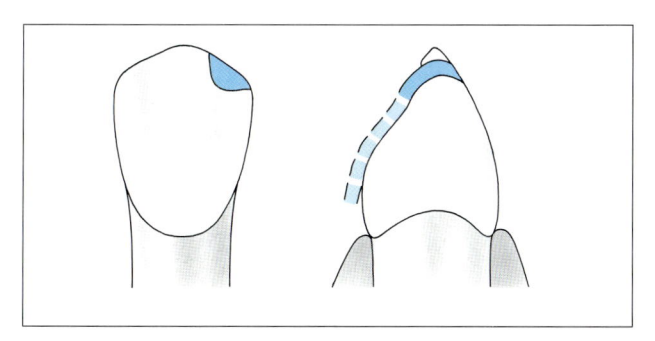

Abb. 7 Inzisalauflage am unteren Eckzahn.

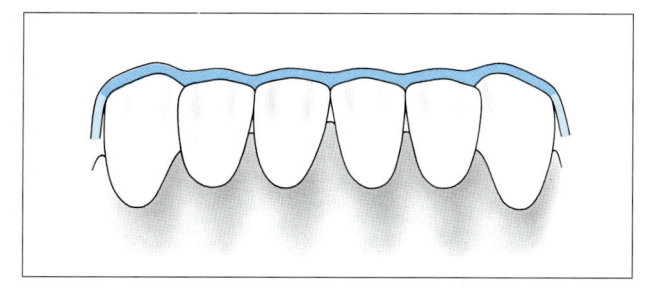

Abb. 8 Inzisalauflage im Unterkiefer-Frontzahnbereich (SPRENGsche Auflagenschiene).

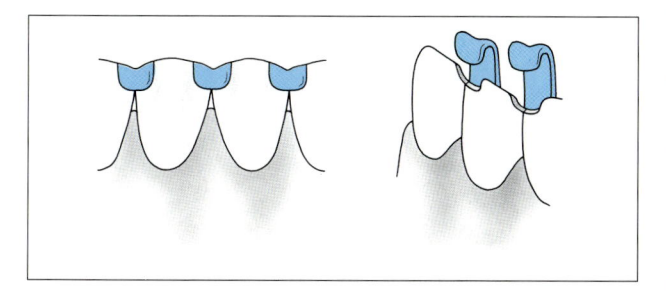

Abb. 9 Krallenauflage.

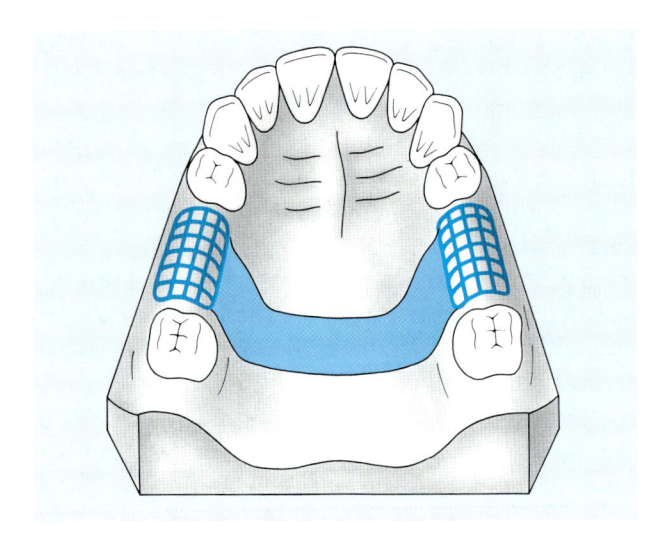

Abb. 10 Transversalband im Oberkiefer.

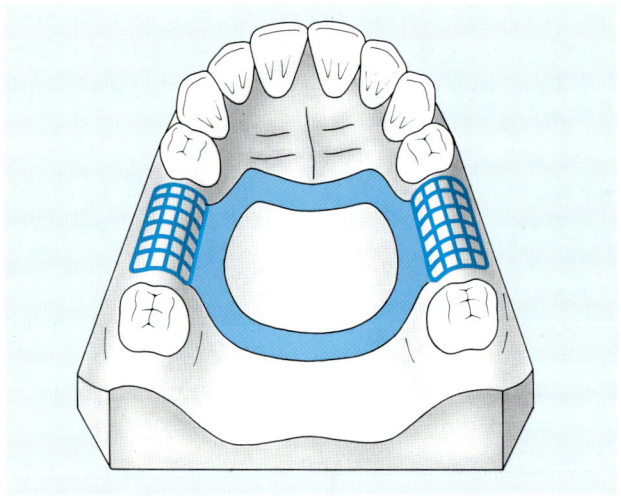

Abb. 11 Anteriores und posteriores Transversalband, sogenannte Lochplatte oder rationierte Basis.

und horizontale Schübe gesichert. Beim Verlust nur eines Stützpfeilers ist eine solche Konstruktion kaum funktionsgerecht zu erweitern, weswegen die Langzeitprognose als ungünstig einzustufen ist.

Anteriorer und posteriorer Transversalbügel (Abb. 11). Ähnliche Überlegungen ergeben sich für eine Konstruktion mit anteriorem und dorsalem Transversalband (sogenannte Lochplatten). Ihr Vorteil wird in der relativen Gaumenfreiheit gesehen, wodurch die Zunge bei der Phonation und in ihrer Taktilität nicht eingeengt werden sollte. Um die Adaptation der Zunge zu erreichen, wird eine symmetrische Anordnung der gaumenbedeckenden Bänder gefordert [10], weswegen die Elemente die Mittellinie rechtwinklig und nicht diagonal kreuzen sollten. Um die Zunge möglichst wenig zu irritieren, wird das anteriore Band dem Verlauf der Rugae palatinae entsprechend gestaltet, die Grenze im dorsalen Bereich wird durch den Verlauf der Vibrationszone bestimmt. Zur Abdämmung der Bänder gegen eintretende Speisereste werden die anterioren und posterioren Begrenzungen eines jeden Bandes verstärkt, was entsprechend der klinisch festgestellten individuellen Resilienz durch Radierungen auf dem Modell vorgenommen wird. Hierdurch erhält das Transversalband ein T-förmiges Profil, das neben dem bogenförmigen Verlauf der zusätzlichen Versteifung des Elementes dient.

Gegenüber den Platten, die den Gaumen weitgehend oder vollständig bedecken, zeigt das skelettierte Gerüst Nachteile. Sie liegen in ihrer geringen Druckaufnahme und Druckweiterleitung sowie in ihrer höheren elastischen Deformierbarkeit, wodurch sie die oralen Gewebe leicht überlasten können. Sie behindern zudem die Funktionen der Zunge durch die oft wechselnden und vermehrten Übergänge von Schleimhaut zu Prothese. Die Adaptation wird hierdurch erschwert. Bei Verlust eines Stützzahnes ist die Erweiterbarkeit solcher Konstruktionen eingeengt. Beim Einfügen, Entfernen und bei der Reinigung kann die geringe Stabilität eher zu bleibenden Deformierungen der Konstruktion führen.

Gaumenplatte (Abb. 12). Als dünnes, breites Verbindungselement erfüllt durch ihre

– große direkte (aktive) Retention (Adhäsion)
– große indirekte (passive) Retention (Kippmeidung)
– hohe Druckaufnahme

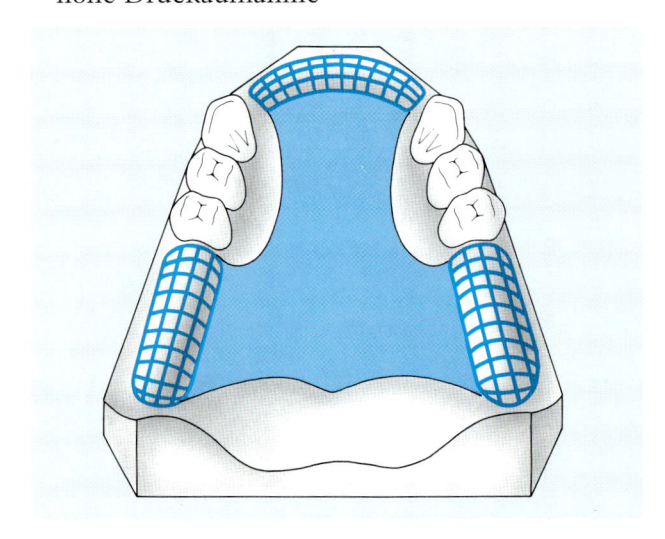

Abb. 12 Gaumenplatte im Oberkiefer.

- großflächige Weiterleitung der Drücke
- Verwindungsstabilität
- geringe Weiterleitung horizontaler Schübe
- komplikationslose Erweiterbarkeit

die Anforderungen an einen funktionsgerechten, die natürlichen Gewebe weitgehend entlastenden Ersatz.

Die Gaumenplatte muß eine gute *Kongruenz zum Prothesenlager* aufweisen, deren geringer resiliente Bezirke – meist die fibröse Medianzone – durch Hohllegen (0,2–0,5 mm) ein Kippen der Basis vermeiden. Ihre Randgestaltung ist dem individuellen Funktionsmuster anzupassen, soll also die Funktionen der Zunge möglichst wenig beeinträchtigen. Dies gelingt durch dünne Platten in einer für die Verwindungsstabilität ausreichenden Mindestdimensionierung von 0,6–0,9 mm bei Chrom-Kobalt-Molybdän-Legierungen und von 1–1,5 mm bei Edelmetall-Legierungen. Dies gelingt des weiteren dadurch, daß bei anteriorer Restbezahnung das für die phonetische Funktion bedeutsame anteriore Artikulationsdrittel ausgespart wird. Die Profilierung des Gaumenfaltenmusters und die der Schleimhaut ähnliche Oberflächenstruktur im gesamten Bereich der Gaumenplatte entsprechen dem natürlichen Vorbild, so daß die taktilen Empfindungen der Zunge nicht beeinträchtigt werden.

Für die Funktion ist die große Ausdehnung der Gaumenplatte im Oberkiefer bedeutsam, um die druckaufnehmende Fläche optimal zu nutzen, wodurch die Zähne und das Prothesenlager entlastet werden. Rationierte Basen, Lochplatten, hufeisenförmig gestaltete Basen und ähnliche erfüllen diese Forderungen nicht (Abb. 13).

Die *dorsale Begrenzung* im Bereich der Vibrationszone erlaubt eine übergangslose Einlagerung der Basis. Nach eigenen Beobachtungen wird die Prothese durch die Verlängerung in diesem Bezirk sogar leichter adaptiert als in jenen Fällen, in denen der dorsale Rand weiter anterior auf dem fibrösen Mediangewebe liegt, durch seine geringere Einlagerungsmöglichkeit ständig von der Zungenspitze ertastet wird und hierdurch ein stärkeres Fremdkörpergefühl vermittelt.

In den bezahnten Abschnitten verläuft die Gaumenplatte weit vom Parodontalsaum entfernt (mindestens 3 mm) und ist in allen Randbezirken ebenso durch Radierungen des Modelles abzudämmen, wie dies beim Transversalbügel beschrieben ist. Hierdurch entstehen T-förmige Profilverstärkungen (Abb. 14), die zusätzlich zum bogenförmigen Verlauf

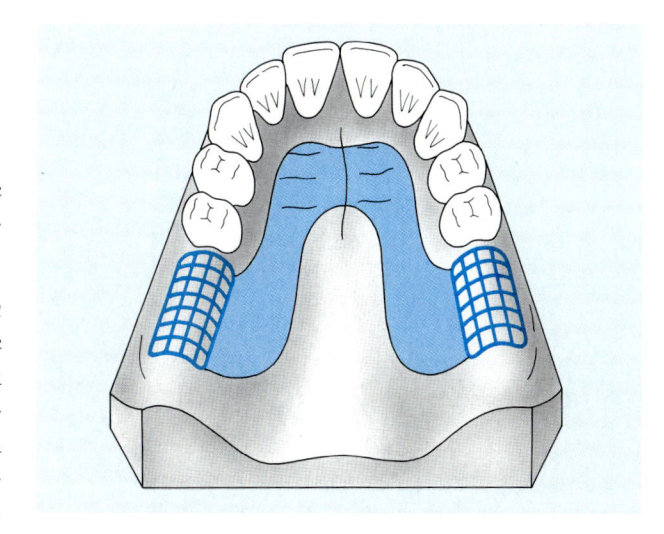

Abb. 13 Hufeisenförmig gestaltete Gaumenplatte. Sie erfüllt die funktionellen Forderungen nicht und belastet die natürlichen Gewebe (Verwendung nur bei Exostosen im Tuberbereich).

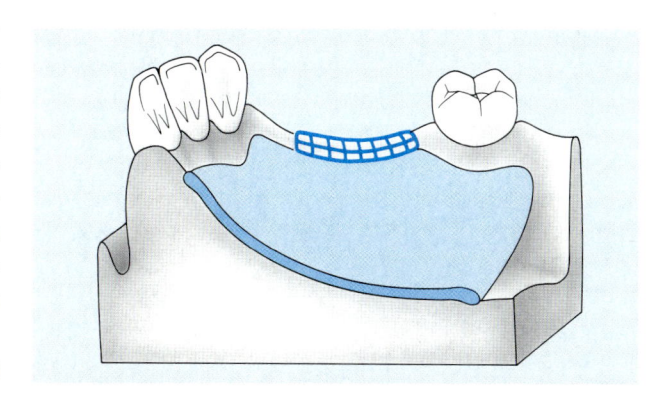

Abb. 14 Querschnitt durch eine Oberkieferbasis mit muldenförmigen dorsalen und anterioren Randabdämmungen.

der gesamten Basis deren Verwindungsstabilität erhöhen und ein Eindringen von Speisepartikeln verhindern.

Sublingualbügel. Er muß so positioniert werden, daß er die Funktionen des Mundbodens nicht behindert. Lage, Form und Dimensionierung müssen so gewählt werden, daß die Funktionen der Zunge nicht eingeengt werden (Abb. 15 und 16). Er ist so gestaltet, daß seine Unterfläche einen der Schleimhaut entsprechenden Verlauf in einem Abstand von 0,2 mm zeigt, daß er im unteren Drittel stärker dimensioniert ist und nach kranial tropfenförmig dünn ausläuft. Dadurch erfüllt er gleichzeitig die Forderungen nach hoher Stabilität. Eine Schädigung des Parodontalsaumes wird dadurch verhindert, daß der obere Rand des Sublingualbügels mindestens 3 mm von ihm entfernt verläuft. Neben seiner Verbindungsfunktion besitzt er schubkraftüberführende Aufgaben.

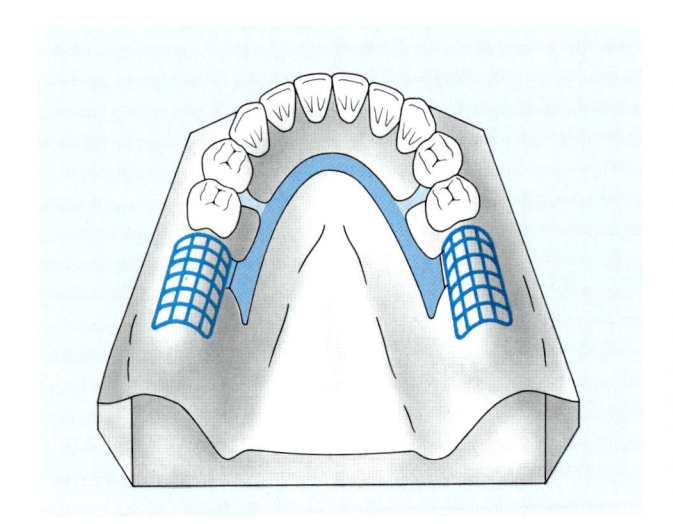

Abb. 15 Sublingualbügel.

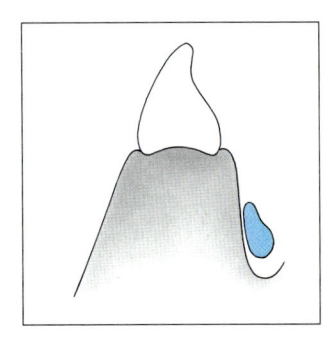

Abb. 16 Querschnitt durch einen Sublingualbügel.

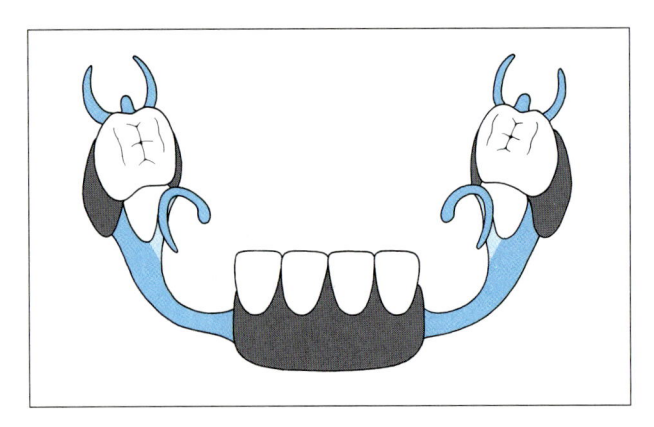

Abb. 17 Im Modellgußverfahren hergestellte Teilprothese mit Vestibularbügel.

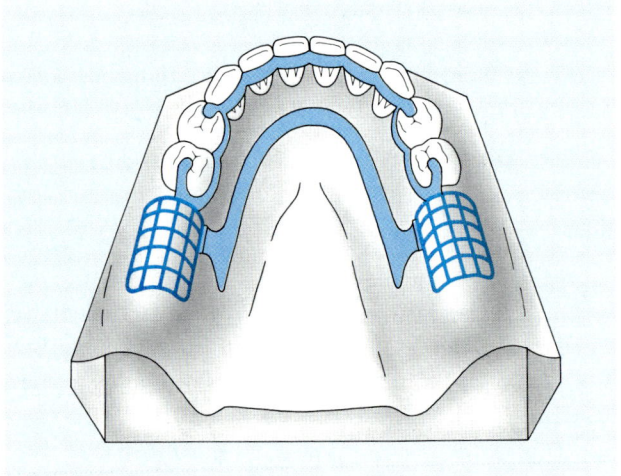

Abb. 18 Fortlaufende Klammer als Verstärkungselement der Teilprothese gegen Verwindungen und horizontale Deformationen.

Form und Stellung von Molaren und Prämolaren sowie die Morphologie des Alveolarfortsatzes und des Mundbodens verhindern bisweilen das Einfügen eines Sublingualbügels. Läßt sich die Einschubrichtung der Unterkieferprothese nicht ändern, müssen die Zähne beschliffen oder überkront werden.

Vestibularbügel (Abb. 17). Er ist einzufügen, wenn die Funktion des Mundbodens, die Morphologie des Alveolarfortsatzes und die Einschubrichtung einen Sublingualbügel als großes Verbindungselement nicht erlauben. Traumen und postoperative Veränderungen der Kiefer ebenso wie kieferorthopädisch nicht zu behandelnde Fehlstellungen der Zähne zwingen bisweilen hierzu. Für seine Funktionen gelten die gleichen Forderungen nach höchster Stabilität und Schubverteilung wie für den Sublingualbügel.

Fortlaufende Klammer (Abb. 18). Dieses Verbindungselement verläuft an den Lingual- bzw. Palatinalflächen der Zähne, wobei es den parodontalhygienisch wichtigen Abstand von 3 mm zum Gingivalsaum einhalten muß. Die fortlaufende Klammer dient als Lingual- bzw. Palatinalverbindung der zusätzlichen Versteifung des Prothesengerüstes gegen Verwindungen und horizontale Deformationen. Sie ist im Unterkiefer indiziert, wenn ein Sublingualbügel überhaupt nicht oder nur ein zu schwacher Bügel eingefügt werden kann. Aufgrund der Dauerbedeckung natürlicher Zahnhartgewebe wird den durch Plaqueretention hervorgerufenen Gefahren nur mit einer subtilen Zahnreinigung und Prothesenpflege zu begegnen sein. Aufgrund der erhöhten Verwindungssteifigkeit des Prothesengerüstes und der hieraus funktionell resultierenden Schubverminderung ist der klinische Nutzen der fortlaufenden Klammer prognostisch als hoch zu bewerten, wenn ihre Dimensionierung nicht zu Störungen der Zungenfunktion und damit zur Ausbildung von Parafunktionen führt.

Als parodontalhygienischer Vorteil ist zu werten, daß die fortlaufende Klammer oft den Einsatz kleiner Verbindungselemente erübrigt, wodurch Kreuzungen des Parodontalsaumes und der Schleimhaut verhindert werden.

Die Teilprothese muß bei Einsatz der fortlaufenden Klammer im posterioren Bereich parodontal sicher abgestützt sein, um Schubwirkungen der den Schrägflächen aufliegenden Lingual- bzw. Palatinalverbindungen auf die natürlichen Zähne zu verhindern. Die fortlaufende Klammer soll möglichst dünn – aber ausreichend – dimensioniert und den lingualen bzw. palatinalen Zahnflächen und Approximalräumen gut angepaßt sein. Ihr oberer Rand verläuft an der Grenze zwischen mittlerem und oberem Drittel der oralen Zahnflächen und bedeckt die approximalen Räume bis zum Kontaktpunkt. Die fortlaufende Klammer ersetzt alle Konstruktionen, für die im Schrifttum die sogenannte *Kragenplatte* angegeben wird [1, 10]. Diese stellt wegen ihrer aus der Gewebebedeckung resultierenden deletären Wirkung auf die parodontalen Gewebe eine prothetische Versorgung dar, die überhaupt nicht zu diskutieren ist.

Kleine Verbindungselemente

Kleine Verbindungselemente sind Verbindungen zwischen den großen Verbindungselementen und den anderen Elementen (Auflagen, Klammern, Gerüst) einer im Modellgußverfahren hergestellten Teilprothese (Abb. 19). Auch die kleinen Verbindungselemente müssen eine ihre Stabilität sichernde Dimensionierung aufweisen (Bruchgefährdung) und parodontalhygienisch gestaltet werden. Eine zu starke Dimensionierung und eine fehlerhafte Anbringung (Verlauf) beeinträchtigen die Zungenfunktion und die Okklusion in Statik und Dynamik. Sie sind günstig im Approximalraum anzubringen, was allerdings den Nachteil mit sich bringt, daß sie die Parodontien kreuzen. Aufgrund ihrer parodontalhygienischen und okklusalen Bedeutung müssen die kleinen Verbindungselemente durch den Zahnarzt präzise geplant werden, um plaqueretentive Nischen ebenso wie okklusale Interferenzen zu vermeiden. Dies gelingt, wenn die Konstruktion einen Verlauf im mittleren Drittel der oralen Fläche des Zahnes gestattet (Abb. 20).

Mechanische Retentionen

Mechanische Retentionen wirken *direkt* auf die Ankerzähne und stabilisieren die Teilprothese. Die Retentionen verharren in der Statik in einem stabilen Gleichgewichtszustand. Erst in der Dynamik (Auftreten vertikaler und horizontaler Schübe) werden sie *aktiv*.

Bei der im Modellgußverfahren hergestellten Teilprothese kommen neben den direkten tegumentalen nur extrakoronale, direkte dentale Retentionen zum Einsatz, die als *Klammern* bezeichnet werden. Sie wirken durch Retention und Friktion. Zur Retentionswirkung muß die Klammer so konstruiert werden, daß sie in der Dynamik nachgibt, nach Aufhören der Belastung aber wieder in ihre Ausgangslage zurückkehrt.

Die Lage der Klammer am Zahn wird durch den *prothetischen Äquator* bestimmt, der durch die Einschub- bzw. Abzugsrichtung der großen Verbindungselemente der Teilprothese mit Hilfe eines Parallelometers festgelegt wird (Abb. 21 und 22). Dies ist für die Auswahl der Ankerzähne und die Klammerführung ebenso notwendig wie für die Bestimmung der Zahnabschnitte, die durch Suprawölbungen die Einschubrichtung und einen funktionsgerechten Klammerverlauf stören und daher zu korrigieren sind.

Die Einschubrichtung und damit der prothetische Äquator wird im allgemeinen senkrecht zur Okklusionsebene festgelegt. Sie kann durch Kippen der Modelle verändert werden, was dann angezeigt ist, wenn Infrawölbungen am Zahn keine ausreichende

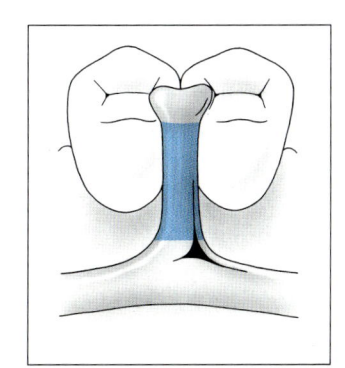

Abb. 19
Kleines Verbindungselement im Approximalraum unterer Prämolaren.

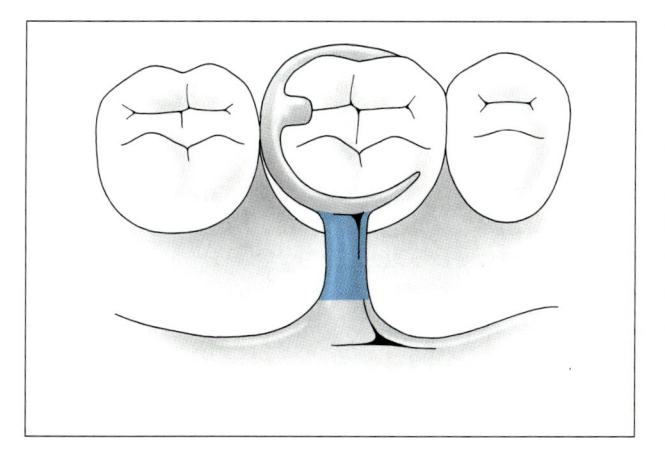

Abb. 20 Kleines Verbindungselement im mittleren Drittel der Lingualfläche.

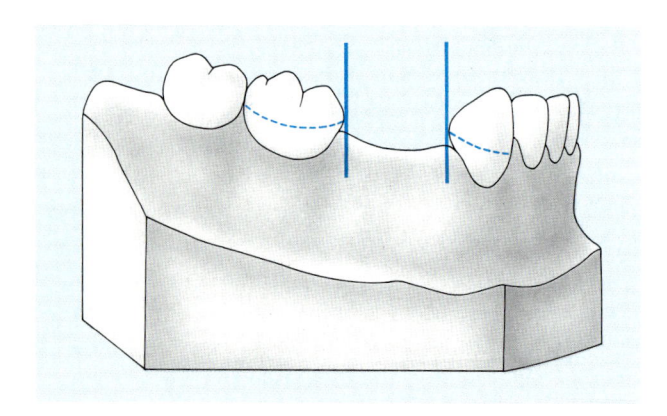

Abb. 21 Festlegen der Einschubrichtung und des von ihr abhängigen prothetischen Zahnäquators.

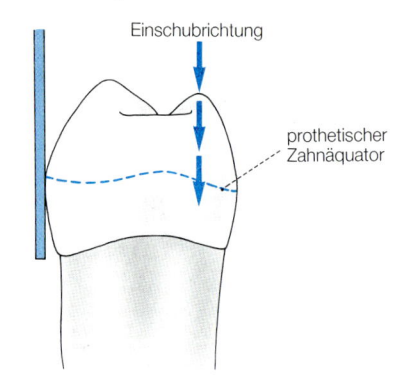

Abb. 22 Prothetischer Zahnäquator.

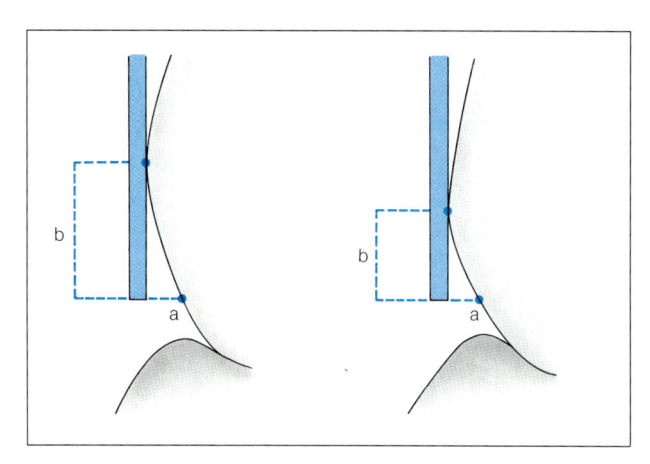

Abb. 23 Unterschiedliche Infrawölbung: Der Weg a, um den der Unterarm auffedern muß, ist in beiden abgebildeten Fällen gleich groß. Unterschiedlich lang ist jedoch die Strecke b, die der Federarm in der Vertikalen zurücklegen muß, um die Prothese zu lösen.

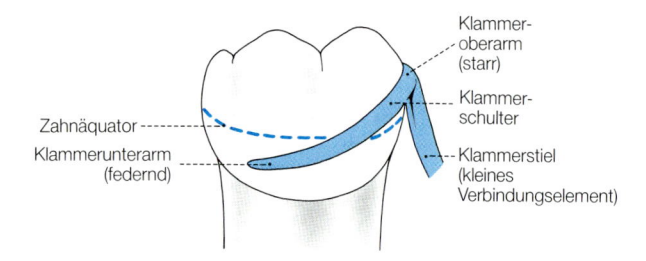

Abb. 24 Klammerelemente.

Retention des Klammerunterarms zulassen. Auch bei lingual gekippten Front- oder Seitenzähnen und bei gleichgerichteter Kippung der gesamten Restbezahnung ist oft eine veränderte Einschubrichtung in sagittaler und horizontaler Richtung angezeigt.

Die exakte Bestimmung der Klammerlage erfolgt auf dem Meistermodell bei der Herstellung des Gerüstes im Labor durch mechanische (NEY-System, Rapidflex®-System) oder elektronische (Mikroanalyzer Austenal®) Systeme. Diese bestimmen durch Festlegung der Unterschnittstiefen (Infrawölbungen) die Retentionskraft (Abb. 23), die neben dem Verlauf der Klammer von ihrer Gesamtlänge, ihrer Dimensionierung und vom Federweg sowie von dem jeweiligen Werkstoff abhängig ist.

Die Klammern sind prinzipiell so zu konstruieren, daß sie eine Plaqueakkumulation möglichst nicht fördern, den Ankerzahn biomechanisch richtig belasten, Druckwirkungen auf den Gingivalsaum ebenso ausschließen wie *Potentialdifferenzen* zwischen Krone und Zahn (Füllung, Krone) (Abb. 24).

Viele der im Modellgußverfahren hergestellten Klammern sind mit Auflagen verbunden und erfüllen dadurch Abstützungs- und Retentionsfunktionen. Alle Elemente der Klammern, die oberhalb des prothetischen Äquators liegen, werden als *Suprawölbungsretentionen*, alle Elemente, die unterhalb des prothetischen Äquators liegen, als *Infrawölbungsretentionen* bezeichnet.

Die *Doppelarmklammer* (NEY-Klammer I) besteht aus einem bukkalen und lingualen bzw. palatinalen Arm (Abb. 25). Der bukkale Arm dient meist als Infrawölbungsretention, der linguale meist als Suprawölbungsretention (Wirkung durch Friktion).

Die BONWILL-*Klammer* (Abb. 26) entsteht aus der Verbindung zweier Doppelarmklammern. Es sind stets zwei Okklusalauflagen notwendig, um eine Keilwirkung auf den Approximalraum zu verhindern. Dementsprechend werden immer zwei Zähne von der Klammer erfaßt und so gleichzeitig stabilisiert. Die zwei bukkalen Arme wirken durch Infrawölbungsretention, die beiden lingualen bzw. palatinalen als stabilisierende Widerlager durch Suprawölbungsretention. Die Retention dieser Klammer ist höher zu bewerten als die der Doppelarmklammer. Ihr Nachteil ist in dem ästhetisch unbefriedigenden mesial-distalen Klammerverlauf zu sehen. Die Plaqueretention ist erhöht, weswegen sie nur bei Patienten mit sorgfältiger Mundpflege eingesetzt werden darf. Die Präparation für die Auflagen und den approximalen Durchgang erfordert viel Platz, um eine ausreichende Dimensionierung zu erzielen,

Modellgußprothesen

Abb. 25 a–c Doppelarmklammer.

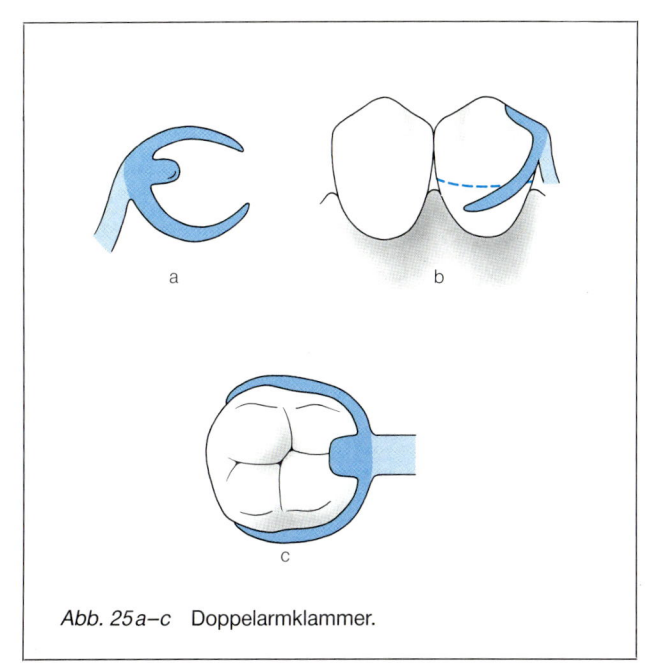

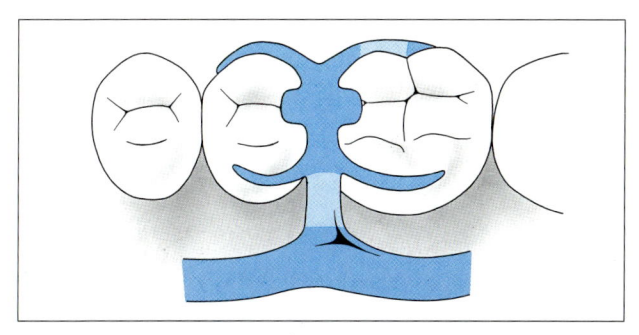

Abb. 26 BONWILL-Klammer.

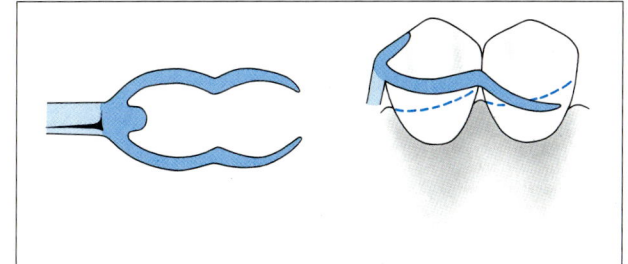

Abb. 27 Extensionsarmklammer.

durch die die Okklusion in Statik und Dynamik nicht gestört wird.

Die *Extensionsarmklammer* (Abb. 27) ist eine Doppelarmklammer, die zwei Zähne umfaßt, um eine topographisch günstigere Infrawölbung zu erreichen und die Schienungswirkung und Stabilisierung zu erhöhen.

Die *Ringklammer* (Abb. 28) umfaßt den Zahn und hat bei zwei Okklusalauflagen nur einen Federarm. Je nach der Lage des Klammerstieles und des Federarms sind acht verschiedene Formen abzuleiten [13].

Infrawölbungsretentionen (Abb. 29) werden in zahlreichen Modifikationen beschrieben. Neben der NEY-*Klammer II* und der BONYHARD-*Klammer* werden vor allem an Prämolaren und Eckzähnen I-, J-, L-, U- und T-förmige Klammerformen eingesetzt. Sie sind durch ihre Lage ästhetisch befriedigender, verfügen über eine hohe Retentionskraft, ohne den Zahn kippenden Bewegungen auszusetzen, sind schwerer deformierbar, da sie nahe an der Prothesenbasis ansetzen, haben weniger Kontakt mit dem Zahn, bieten wenig Plaqueretention und sind leicht zu aktivieren.

Die *rückläufige Klammer* (modifizierte Einarmklammer) verbindet die Vorteile der Doppelarmklammer mit denen der Ringklammer (Abb. 30). Sie besitzt nur eine Auflage, ihr Klammerstiel geht, ohne den Gingivalsaum zu kreuzen, approximal in den Prothesensattel. Bei gegenüber der BONWILL-Klammer günstigerer ästhetischer Wirkung scheint

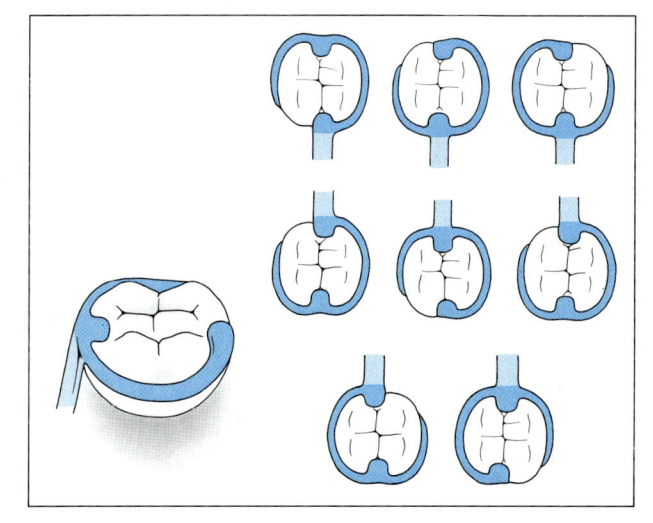

Abb. 28 Modifizierte Ringarmklammern (nach LEHMANN).

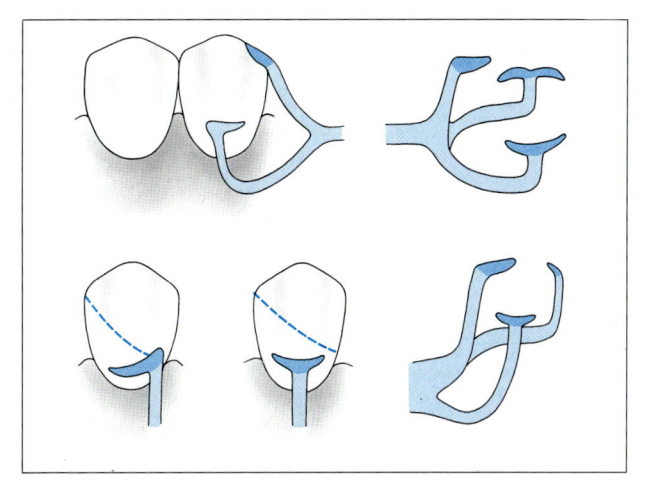

Abb. 29 Modifizierte Infrawölbungsklammern.

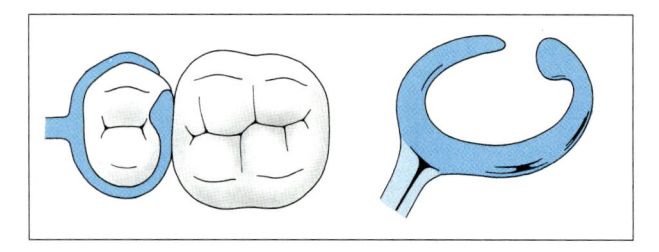

Abb. 30   Rückläufige Klammer (back-action-Klammer).

nach klinischen Beobachtungen die Bruchgefährdung dieser Klammerart höher.

Als *Kombinationsklammer* werden Formen bezeichnet, bei denen zum einen die beschriebenen Klammerarten konstruktiv kombiniert sind (z.B. lingualer Arm nach der NEY-Klammer I und bukkaler nach der NEY-Klammer II), zum anderen eine im Gußverfahren hergestellte Suprawölbungsretention mit einer Drahtretention im Infrawölbungsbereich der gegenüberliegenden Zahnseite kombiniert ist. Die aus gezogenem Draht hergestellte Infrawölbungsretention ist aufgrund ihrer Struktur flexibler, wodurch beim Lösen und Einbringen der Prothese der Zahn geringer belastet wird. Allerdings steht diesem Vorteil die geringere Stabilisierung des Zahnes in Statik und Dynamik entgegen.

Aufgrund der aktiven Wirkung der Klammerkonstruktion auf den Zahn bedarf jeder Klammerarm eines Widerlagers.

Indirekte, passive Retentionen

Wie einleitend ausgeführt, wirken indirekte Retentionen der Kraft, die die Prothese an der einen Seite von ihrer Unterlage abheben will (s. Abb. 4), wie auch der Verschiebung der Prothesenbasis in transversaler Richtung entgegen. Hierdurch wird verhindert, daß das Prothesenlager durch die Prothesenbasis und die Verbindungselemente geschädigt wird. Im Zusammenhang mit den Klammerkonstruktionen kommen Okklusalauflagen diesen Forderungen der indirekten Retention nach. Je weiter sie von der Retentionszone entfernt sind, um so mehr erhöhen sie die Retentionskraft des aktiven Elementes.

Retentionswiderlager

Wird ein dentales aktives Retentionselement eingefügt oder entfernt, deformiert sich der federnde Teil der Klammer. Die hierzu erforderliche Kraft wirkt auf den Ankerzahn, wenn das aktive Element über den prothetischen Äquator geführt wird. Um einen Ausgleich der Kräfte zu erzielen und den Zahn in Statik und Dynamik zu stabilisieren, sind an den zur Einschubrichtung parallel verlaufenden Zahnflächen Retentionswiderlager in Form

– oberhalb des prothetischen Äquators verlaufender starrer Klammerarme
– oberhalb des prothetischen Äquators verlaufender Anschläge von Gaumenplatten
– kleiner Verbindungselemente
– von Lingualschienen
– von Palatinalschienen

als ausgleichende Elemente vorzusehen. Lassen sich bei der Vermessung keine zur Einschubrichtung parallelen Flächen ermitteln, sind sie durch Schleifkorrekturen zu erzielen. Gelingt auch dies nicht, muß der für ein aktives Retentionselement vorgesehene Ankerzahn entweder überkront oder auf ihn als Anker einer herausnehmbaren Prothese verzichtet werden.

Ein Widerlager darf nie *auf* einer Suprawölbung liegen, da es sonst die Funktion der okklusalen Auflage übernimmt und einen neuen Rotationspunkt der Prothese definiert (Abb. 31).

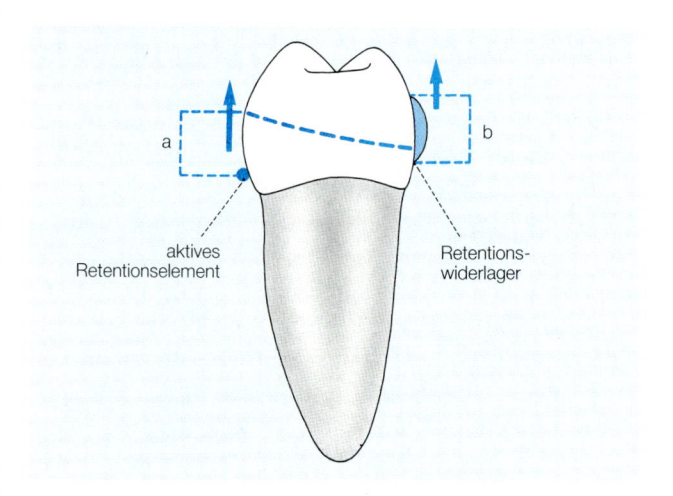

Abb. 31   Retentionswiderlager. Zur Stabilisierung des Zahnes beim Einfügen und Lösen der Prothese sowie gegen horizontale Schübe muß das Widerlager so konstruiert sein, daß die Strecke a der Strecke b entspricht. Auch darf das Widerlager nur an zur Einschubrichtung der Prothese parallelen Flächen angebracht sein. Es darf auf keinen Fall auf der Suprawölbung aufliegen.

Prothesensättel mit künstlichen Zähnen

Der Prothesensattel mit künstlichen Zähnen wirkt aufgrund des Kontaktes seiner Basis mit der

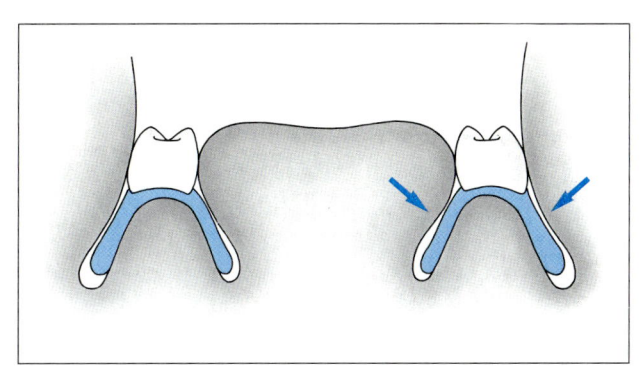

Abb. 32 Die Extension der Basis und die Aufstellung der künstlichen Zahnreihe erhöhen durch den Muskelhalt der Prothese die direkte Retention.

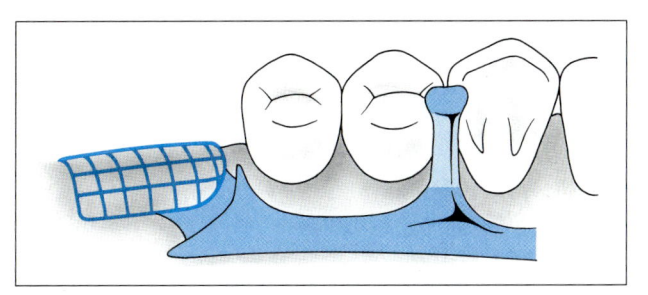

Abb. 33 Gerade Abschlußlinie für den Kunststoff an der Übergangsstelle von kleinen und großen Verbindungselementen.

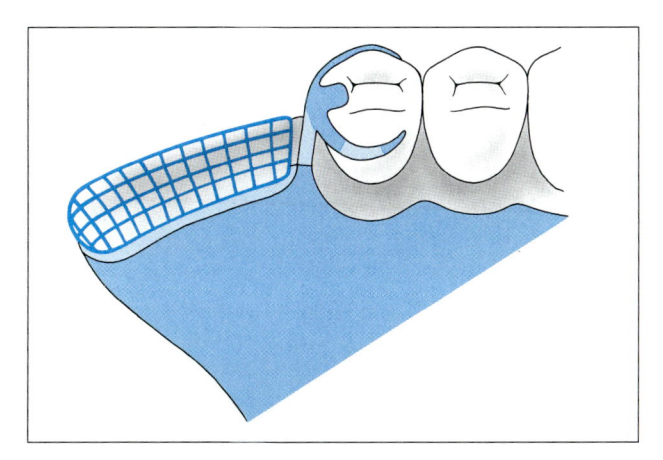

Abb. 34 Gitter und Abschlußleiste für die Fixierung des Prothesensattels.

läre und linguale bzw. palatinale Kunststoffanteil des Sattels erhöhen durch ihre Einbettung in den muskelfreien Raum und durch ihren unbehinderten Kontakt mit Zunge und Wangenschleimhaut den Muskelhalt der Prothese (Abb. 32) (s. Bd. 7, S. 191).

Die Teile des in einem Stück gegossenen Gerüstes, die den Kunststoffanteil fixieren, werden gänzlich vom Kunststoff ummantelt. Die Übergangsstelle von kleinen zu großen Verbindungselementen bildet eine gerade Abschlußlinie für den Kunststoff (Abb. 33), wobei sie ein dickschichtiges Auslaufen des Kunststoffes gestatten soll. Hierdurch kann die geringere Randfestigkeit des Kunststoffes kompensiert werden.

Die Elemente des Modellgußgerüstes für den Prothesensattel werden als Gitter oder Netze geformt. Ihre Extension und ihre Dimensionierung bestimmen die Stabilität des gesamten Sattels. Sie sollen zwei Drittel der Länge des unbezahnten Kieferabschnittes umfassen und die Aufstellung der künstlichen Zähne durch ihren vertikalen Verlauf und ihre Dicke nicht behindern. Die von mesial nach distal verlaufenden palatinalen und lingualen Abschlußlinien dürfen die Anlagerung der Weichteile und die Aufstellung der künstlichen Zähne nicht behindern (Abb. 34).

Spezielle Befunderhebung und Beurteilung des Restgebisses

Die grundlegenden Gesichtspunkte der Befunderhebung und Planung (s. S. 3 ff.) führen zur Beurteilung des Restgebisses. So lassen

- das Gespräch mit dem Patienten
- die klinische Untersuchung des stomatognathen Systems
- die Auswertung der Kiefermodelle im Artikulator
- die Auswertung der Röntgenbilder (enoraler Status, Orthopantomogramm, Kiefergelenkaufnahmen)

den für das Einfügen der im Modellgußverfahren hergestellten Teilprothese speziellen Befund erkennen und stellen die Voraussetzung für die prognostische Beurteilung des Falles dar.

Gespräch mit dem Patienten

Das Gespräch mit dem Patienten (allgemeine und spezielle Anamnese) gibt Aufschluß über Alter, berufliche Tätigkeit, seinen allgemeinen Gesund-

Schleimhaut und der intermediären Speichelschicht als tegumental direktes Retentionselement, aufgrund seines Kontaktes mit den Zähnen als Retentionswiderlager und damit schubkraftüberführend sowie durch die Verhinderung bzw. Reduktion der kippenden Bewegungen als tegumentales indirektes Retentionselement. Die tegumental direkte und indirekte Retention wird durch eine weite Extension erhöht.

Die künstlichen Zähne gestatten bei korrekter Okklusion die Stabilisierung in Statik und Dynamik (s. S. 71, 86 und 110). Die Zähne sowie der vestibu-

heitszustand, die Ursachen des bisherigen Zahnverlustes, mögliche Allergien (Kunststoff, Nickel u. ä.), seine Bereitschaft zur Mitarbeit, seine Vorstellung von der prothetischen Versorgung und über soziale und wirtschaftliche Aspekte. Diese Auskünfte bedingen bisweilen Maßnahmen, die vor der definitiven prothetischen Versorgung durchzuführen sind.

Die biographische Erhebung erlaubt oft die Entscheidung, ob psychische Alterationen des Patienten odontologischen Hintergrund besitzen. Sie geben so dem Zahnarzt die Möglichkeit, den Patienten einer psychotherapeutischen, psychosomatischen oder psychiatrischen Therapie zuzuführen, und bestimmen, wann oder ob überhaupt die definitive prothetische Versorgung erfolgen kann.

Klinische Untersuchung

Die klinische Untersuchung des stomatognathen Systems umfaßt die Analyse aller Funktionen und entscheidet über notwendige Vorbehandlungen (s. S. 5 ff. und Bd. 5, S. 2 ff.). Die genaue Inspektion erfaßt Zähne, Parodontium, Knochengewebe und Schleimhaut des Kiefers, Kiefergelenk, Kau-, Lippen-, Wangen- und mimische Muskulatur, Speicheldrüsen und neuromuskuläres System.

Folgende Funktionen des stomatognathen Systems sind klinisch zu beurteilen:

- Einwirkung auf Aussehen und Gesichtsausdruck, die *ästhetisch-physiognomische* Funktion
- Einfluß auf Sprache und Lautbildung, die *phonetische* Funktion
- Einfluß auf die soziale Integration und das eigene Empfinden des Patienten, die *psychosoziale* Funktion
- Abbeißen und Kauen, die *mastikatorische* Funktion
- Stabilisierung des Unterkiefers gegen den Oberkiefer in einer statisch und dynamisch gelenkprotektiven Position, die *okklusale* Funktion

Die drei ersten Faktoren sind für die Persönlichkeit und den psychischen Zustand des Patienten bedeutungsvoll; die beiden letzten sind überwiegend somatischer Natur und beeinflussen den physischen Allgemeinzustand des Patienten.

Für die Planung der Teilprothese gibt der Befund des *Kieferknochens* und des *Tegumentes* Hinweise über atrophische Veränderungen, über Form und Verlauf der Alveolarfortsätze und über mögliche Veränderungen der interalveolären Beziehungen.

Die klinische Untersuchung der *Kiefergelenke* entscheidet, ob destruierende Prozesse, Positionsveränderungen und Änderungen der Bewegungskapazität eingetreten sind.

Der Befund der Funktionen der *Speicheldrüsen* gibt Auskunft über Menge und Viskositätsgrad des Speichelfilms. Die Funktionen des *neuromuskulären Systems* entscheiden über Adaptation und Funktion der Prothese.

Die Beurteilung der Funktionen des stomatognathen Systems führt schließlich zu der Überlegung, ob eine Versorgung mit einer Teilprothese zu Schäden am Restgebiß (erhöhte Kariesgefahr) und an den parodontalen Geweben infolge der Belastung führen kann.

Modellstudium

Die *Auswertung der Kiefermodelle im Artikulator* erfolgt nach der Abformung der Kiefer (s. S. 39 ff.) und dem Ausgießen des Abdruckes mit Superhartgips. Die Modelle werden kritisch auf Genauigkeit und Detailschärfe untersucht und Gipsperlen – vor allem auf den Okklusalflächen der Zähne – entfernt. Der Zungenraum des Unterkiefermodelles muß flach und gut ausgeformt sein, um die Lage des Sublingualbügels und die Ausdehnung des Sattels beurteilen zu können. Das Oberkiefermodell muß so extendiert wiedergegeben sein, daß die Ausdehnung der Basis über die Vibrationszone hinaus erkennbar bleibt. Die Auswertung der Modelle im Artikulator setzt bei nicht erhaltenen Stützzonen eine Kieferrelationsbestimmung (s. S. 53 ff.) voraus.

Die im Artikulator montierten Modelle lassen sich von vestibulär und oral betrachten. Dadurch können die Form der Zähne und ihre topographische Verteilung in den einzelnen Kieferquadranten beurteilt werden. Nur Modelle, die im Artikulator montiert sind, gestatten die Analyse der Okklusion in Statik und Dynamik und die Feststellung der antagonistischen Beziehungen der Zahnreihen auch von oral. Ebenso lassen sich an montierten Modellen der Verlauf der Okklusionsebene und die interalveolären Relationen sowie die Beziehungen bezahnter zu unbezahnten Kieferabschnitten beurteilen. Die Modelle informieren auch über den Raum, in denen die künstlichen Zahnreihen aufzustellen sind, was in schwierigen Fällen durch Probeaufstellungen überprüft werden kann. Das Modellstudium der Interkuspidation erlaubt schließlich die Prüfung, ob sich Elemente der zu planenden Teilprothese ohne Störungen der Okklusion unterbringen lassen.

Röntgenbefund

Röntgenaufnahmen der bezahnten und unbezahnten Kieferabschnitte nach der RINN-Technik sind für die Planung der Teilprothese unumgänglich. Die Auswertung der Röntgenbilder gibt Aufschluß über die apikalen, parodontalen und endodontischen Verhältnisse der Zähne und über versteckte kariöse Läsionen (s. Bd. 1, S. 111 ff.). Eine Übersichtsaufnahme (Orthopantomogramm) läßt in etwa einem Drittel aller Fälle klinisch unbemerkt gebliebene Wurzelreste, retinierte Zähne und Zysten erkennen.

Beurteilung des Restgebisses

Die zusammenfassende Wertung der speziellen Befunde ermöglicht die grundsätzlichen Überlegungen zur Planung durch das Festlegen der Erhaltungswürdigkeit und der Belastungsfähigkeit der Zähne (s. S. 29 ff. sowie Bd. 5, S. 10 ff.).

> Die *Erhaltungswürdigkeit* eines Zahnes ebenso wie seine *Eignung als Ankerzahn* werden durch den parodontalen Zustand und seine Prognose sowie durch seine strategische Bedeutung für die Konstruktion bestimmt.

Bei der Bewertung des *Parodontalzustandes* ergeben sich folgende Kriterien:

- Eine erhöhte Mobilität des Zahnes bei geringem horizontalem Knochenabbau ist prognostisch ungünstig.
- Ein vertikaler Knochenabbau (Knochentaschen, trichterförmige Ausweitungen des Parodontalspaltes) ist prognostisch ungünstiger als ein horizontaler.
- Interradikuläre Osteolysen sind prognostisch ungünstig.
- Bestimmte Allgemeinerkrankungen, Nährstoffmangel, Störungen des Stoffwechsels, Störungen des Hormon- und Wasserhaushaltes sowie verschiedene Medikamente (Hydantoinpräparate, Psychopharmaka, Ovulationshemmer) setzen die Widerstandsfähigkeit der parodontalen Gewebe gegenüber mikrobiellen und traumatisierenden Reizen herab und sind daher prognostisch ungünstig zu beurteilen.
- Apikale Veränderungen sind prognostisch ungünstig.
- Die körperliche Fassung des Zahnes und damit seine axiale Belastung sind prognostisch günstig.

Bei der Bewertung der *strategischen Bedeutung* für die Konstruktion ergeben sich folgende Kriterien:

- Ein vitaler Zahn ist prognostisch günstiger als ein marktoter.
- Caries profunda ist prognostisch ungünstig.
- Zähne mit großen, breit ausladenden Kronen und zierlichen, schmalen Wurzeln sind prognostisch ungünstiger als solche mit schlanken Kronen und massiven Wurzeln.
- Kurze klinische Kronen erschweren die Retention.
- Abrasionen erschweren das Einschleifen von Auflagen.
- Gekippte, elongierte und tordierte Zähne sind prognostisch ungünstig (nicht axiale Belastung, Plaqueretention) und limitieren die Einschubrichtung.
- Eine innige Interkuspidation erschwert das Unterbringen ausreichend dimensionierter Verankerungselemente.
- Mehrwurzlige Zähne und Zähne mit gespreizten Wurzeln sind prognostisch günstiger zu beurteilen, da sie belastungsfähiger sind.

Diese Kriterien geben jedem Zahn seine Wertigkeit, die im Zusammenhang mit seiner Topographie über die strategische Bedeutung entscheidet. Dabei erlangt ein Zahn hohe strategische Bedeutung, wenn bei seinem Verlust die übrigen Zähne und die zahnlosen Alveolarfortsätze durch die Teilprothese verstärkt und damit ungünstiger belastet werden. Die Prognose wird z.B. verschlechtert, wenn durch den Verlust eines Zahnes ungünstige Abstützungslinien oder Einengungen des Unterstützungspolygons entstehen.

Dies sei am Beispiel des *Eckzahnes* verdeutlicht, dem im Ober- wie im Unterkiefer eine sehr hohe strategische Bedeutung zukommt. An der Überschneidungsstelle zwischen sagittal und transversal einwirkenden Kräften ist er durch seine Achsenstellung, durch sein günstiges Kronen-Wurzel-Verhältnis und durch seine trajektorielle Knochenunterstützung zur Druckaufnahme besonders geeignet. Auch kommt ihm für die okklusale Führung des Unterkiefers eine herausragende gebißphysiologische Bedeutung zu. Der Verlust des Eckzahnes bedeutet eine wesentliche Reduzierung der Funktionsfähigkeit der herausnehmbaren Teilprothese, da die funktionelle Belastung der übrigen Zähne und der zahnlosen Abschnitte rasch zu einer Überbelastung führt.

Die strategische Bedeutung eines oder mehrerer *letzter Zähne* ist auch im Hinblick auf alternative Versorgungen bis hin zur Totalprothese zu werten. So sollte in Fällen wenig retentiver Kieferverhältnisse und ungünstiger interalveolärer Relationen, ebenso in Fällen, in denen Adaptationsschwierigkeiten wegen gesteigerten Würgereflexes, Mundtrockenheit und bei funktionellen Störungen von Kiefergelenk und Muskulatur zu befürchten sind, der Zahn durch parodontale, konservierende oder rekonstruktive Maßnahmen unter allen Umständen erhalten werden. Die einzufügende Teilprothese ist dann so zu konstruieren, daß dieser Zahn funktionell möglichst wenig belastet wird.

Bei der Beurteilung der zahnlosen Kieferabschnitte und der Muskulatur sind folgende Kriterien zu beachten:

- Wangen-, Lippen- und Zungenbänder, die in die prothetisch relevanten Bezirke einstrahlen, sind prognostisch ungünstig.
- Falten, Proliferationen, Dermatosen und Keratinisierungsstörungen der Schleimhaut sind prognostisch ungünstig.
- Geringe Verschieblichkeit, gleichmäßige Kompressibilität und weit bedeckbare Areale der Schleimhaut sind prognostisch günstig.
- Feste, unverschiebliche Schleimhaut in den retromolaren, para- und retrotubären Bezirken ist prognostisch günstig.
- Breitbasige, hohe und steilwandige Alveolarfortsätze sind prognostisch günstig.
- Ein geradliniger und niveaugleicher Verlauf der Alveolarfortsätze ist prognostisch günstig.
- Stark ausgeprägte Knochenleisten – Linea mylohyoidea, Trigonum retromolare, Torus mandibularis, Torus palatinus, Spina mentalis, Spina nasalis – sind durch die geringe Kompressibilität der Schleimhaut und durch mögliche Infrawölbungen prognostisch ungünstig.
- Hohe, spitze Gaumendächer sind weniger belastungsfähig.
- Breite, sagittal lange Gaumen sind prognostisch günstig.
- Ein gleichmäßiger Übergang zwischen fixierter und nicht fixierter Schleimhaut (sagittal breite Vibrationszone) ist prognostisch günstig.
- Eine von gleichmäßigem Speichelfilm überzogene und mit ihrem Äquator in der Okklusionsebene liegende Zunge ist prognostisch günstig.
- Hyperaktivitäten der Zunge und ihre Ausbreitung in zahnlose Abschnitte sind prognostisch ungünstig.
- Hochansetzende und harte Mundbodenmuskulatur ist prognostisch ungünstig.
- Hyper- und Hypoaktivitäten der perioralen Muskulatur sind prognostisch ungünstig.

Nur die kritische Wertung aller Befunde führt zur richtigen Diagnose und damit auch zur richtigen Therapie. Die Wertung einzelner Befunde – z.B. nur der Mundhygienemaßnahmen oder der Lückenverteilung – erleichtert zwar z.B. eine Systematisierung des Lückengebisses, berücksichtigt aber sicher nicht die Vielzahl anderer individueller Momente. Klassifizierungen der Lückengebisse sind daher diagnostisch und therapeutisch wenig hilfreich.

Indikationsstellung

Die im Modellgußverfahren hergestellte Teilprothese ist – nach Befunderhebung und vorbehandelnden Maßnahmen – indiziert, wenn ein festsitzender Zahnersatz nicht mehr eingefügt werden kann. Die Indikation ergibt sich damit aufgrund der hohen funktionellen Wertigkeit festsitzender Versorgungen, aus der Kontraindikation bzw. der eingeschränkten Indikation der auf natürlichen Zähnen oder Implantaten verankerten festsitzenden Brücke.

Ein festsitzender Zahnersatz ist in folgenden Fällen eingeschränkt bzw. nicht indiziert:

- Wenn die Zahl der Pfeiler zu gering ist, die Pfeiler topographisch ungünstig verteilt sind oder ihre Wertigkeit reduziert ist.
- Wenn das Kronen-Wurzel-Verhältnis ungünstig ist oder die Pulpa zu ausgedehnt ist.
- Wenn die Ankerzähne parodontal insuffizient oder marktot sind.
- Wenn die Verbindungslinie zwischen den Pfeilern bogenförmig verläuft.
- Wenn die Prognose der Nachbarzähne von den vorgesehenen Ankerzähnen ungünstig ist, da dann der festsitzende Zahnersatz nicht erweitert werden kann.
- Wenn die Alveolarfortsätze größere Defekte aufweisen.
- Wenn die Mundhygiene erschwert ist.

Erweitert werden die Überlegungen zur Kontraindikation der festsitzenden Brücke und damit zur Indikation der herausnehmbaren Teilprothese bisweilen durch ökonomische Aspekte. Stellt die Teilprothese in solchen Fällen die ausreichende, zweckmäßige und wirtschaftliche Versorgung dar, wird sie aus Kostengründen einzufügen sein, um die Funktionen des stomatognathen Systems wiederherzustellen. In Ausnahmefällen führt die Weigerung des Patienten, natürliche Zähne zur Aufnahme festsitzenden Zahnersatzes beschleifen zu lassen, zur Indikation der herausnehmbaren Teilprothese. Diese Fälle werden ergänzt durch sehr ängstliche, nicht behandlungsbereite und demente Patienten, bei denen sich länger währende Präparationen natürlicher Zähne zur Aufnahme von Kronen verbieten.

Eine *eingeschränkte Indikation* bzw. eine *Kontraindikation* für die einschließlich der Halte- und Abstützungselemente in einem Stück gegossene herausnehmbare Teilprothese ergibt sich in folgenden Fällen:

- Eine Kontraindikation besteht, wenn *Attachments* (Geschiebe, Gelenke) mit festsitzendem

Modellgußprothesen

Zahnersatz des Restgebisses verbunden sind. Attachments sind bei einer vorgesehenen klammerlosen Verankerung angezeigt. Klammern richten sich in ihrer Anlage an den Zahn nach dessen Topographie und Morphologie, so daß es, vor allem bei Prämolaren, Eckzähnen und Schneidezähnen, nicht immer gelingt, die jeweils zweckmäßige Klammer- oder Auflagenform für einen Ankerzahn auf funktionell befriedigende Weise zu konstruieren. Dies ist häufig bei Prämolaren, bei Eckzähnen und bei Schneidezähnen der Fall. Auch ästhetische Überlegungen spielen bei der Wahl der Verankerungs- und Retentionselemente eine Rolle und liefern die Indikation für die klammerlose Verankerungsart einer herausnehmbaren Teilprothese.

- Eine Kontraindikation stellt *Kariesbefall an nicht überkronten Stützzähnen* dar. In diesen Fällen sind die Zähne zu überkronen, wobei es sich häufig anbietet, die Krone mit Attachments für eine klammerlose Teilprothese zu versehen. Das Risiko kariöser Läsionen steigt beim Einfügen von Teilprothesen. Fünf Jahre nach dem Eingliedern werden in 20–25% der Fälle kariöse Defekte im sattelnahen Bereich diagnostiziert [14]. Sie sind auf mangelhafte Reinigung der sattelnahen Zähne durch den Patienten zurückzuführen. Eine zahnärztliche Unterweisung kann – bei entsprechender Motivation – dieses Risiko einengen.
- Die Modellgußprothese ist darüber hinaus kontraindiziert, wenn ihre Klammern *horizontale Schübe* beim Einfügen bzw. Entfernen der Teilprothese auf die natürlichen Zähne ausüben. Dies ist der Fall, wenn die zur Retention vorgesehenen natürlichen Zähne nach lingual bzw. bukkal gekippt und zwischen den einzelnen Ankerzähnen starke Achsenkonvergenzen bestehen. Durch Modellvermessung in einem Parallelometer ist daher frühzeitig die Einschubrichtung der Teilprothese festzulegen, die Auskunft über das Konstruktionsprinzip (Klammer oder Attachment) gibt (Abb. 35). Auch die auf Schrägflächen gelagerten Verbindungselemente übertragen Horizontalschübe, weswegen sie nicht ohne Widerlager konstruiert werden dürfen (Abb. 36).
- Eine stark eingeschränkte Indikation besteht in den Fällen, in denen das Restgebiß durch *direkte* oder *indirekte Verblockung* geschient werden muß (s. S. 76, 135, 146 und 202). Hierfür sind Kronen mit Fräsungen für Schultern, umlaufenden Verbindungselementen, Stiften und Attachments geeignet. Diese Konstruktionen bieten eine

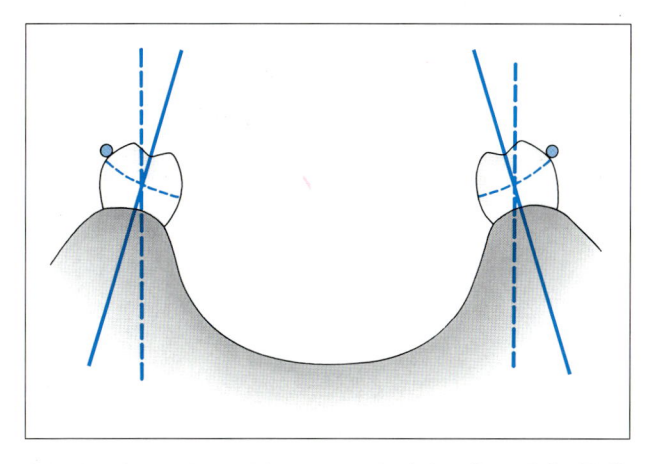

Abb. 35 Starke Achseninkongruenz der Ankerzähne. Beim Einfügen bzw. Entfernen der Teilprothese wird die Klammer den Zahn horizontalen Schüben aussetzen. Die Änderung der Einschubrichtung führt zu mangelhafter Retention. In diesen Fällen sind die Überkronung der Ankerzähne und das Anbringen von Attachments indiziert.

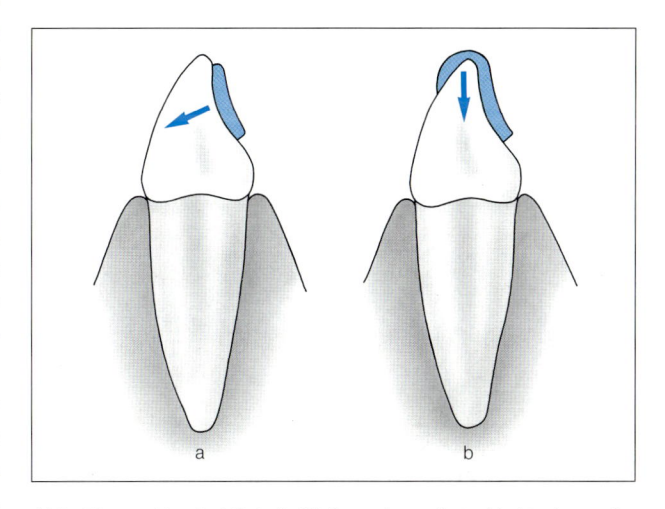

Abb. 36a und b Auf Schrägflächen abgestützte Verbindungselemente setzen den Zahn horizontalen Schüben aus (a). Die Absicherung durch ein Widerlager belastet den Zahn in axialer Richtung (b).

höhere Retention und bei gegebener Einschubrichtung eine achsengerechtere Belastung durch die bessere körperliche Fassung als dies Klammern, Auflagen oder Krallen ermöglichen. Auch muß der ästhetische Nachteil dieser Elemente berücksichtigt werden.

- Für die Versorgung einer unilateral und bilateral unterbrochenen Zahnreihe ist die im Modellgußverfahren hergestellte Teilprothese kontraindiziert, wenn es sich um die Versorgung kleiner Lücken (Fehlen eines Prämolaren oder Molaren) handelt. Aus kariesprophylaktischen, vor allem aber parodontalprophylaktischen Gründen sowie aufgrund der günstigeren Adaptation empfiehlt sich in diesen Fällen das Einfügen eines festsitzenden Zahnersatzes.

- Eine stark eingeschränkte Indikation besteht in Einzelfällen bei Patienten mit *psychischen Alterationen,* die bisweilen die herausnehmbare Prothese fürchten. Ein gesteigertes Fremdkörpergefühl – oft durch medikamentös bedingte Mundtrockenheit verursacht – und der sogenannte Demaskierungseffekt sind neben der labilen psychischen Gesamtsituation hierfür verantwortlich. Läßt der Krankheitszustand überhaupt eine prothetische Versorgung zu, sollte die Entscheidung eher für den festsitzenden Zahnersatz getroffen werden.
- Eine teilweise Einschränkung der Indikation für die Verankerung der Teilprothese am Restgebiß durch Klammern ergibt sich, wenn zum einen Teil *künstliche Kronen mit Attachments* versehen und zum anderen natürliche Zähne oder aber künstliche Kronen ohne Matrizenanteile eingefügt sind. So wird z. B. eine Klammerkonstruktion an den Molaren einer auf der anterioren künstlichen Krone mit Rillen-Schulter-Stift-Geschieben abgestützten Teilprothese nicht mit ausreichender Retention einzufügen sein. Der Grund hierfür ist in der schwierig zu wählenden Einschubrichtung und in den unterschiedlichen Funktionsmechanismen zwischen Geschiebe und Klammer zu sehen (Abb. 37). Auch lassen sich Klammerkonstruktionen im Molarenbereich nur eingeschränkt einsetzen, wenn die Teilprothese durch teleskopierende Verankerungen im anterioren Bereich gehalten und abgestützt wird. In einigen dieser Fälle belegen klinische Beobachtungen allerdings, daß ein funktionsgerechtes Einfügen der Teilprothese eher möglich ist als bei der Kombination Attachment/Klammer.

Diese Überlegungen führen dazu, für die Versorgung eines Patienten mit einer herausnehmbaren Teilprothese möglichst gleiche Konstruktionsarten an allen Ankerzähnen einzusetzen.

Behandlungsplan

Allgemeine Richtlinien

Die Planung der definitiven Versorgung durch die im Modellgußverfahren hergestellte Teilprothese wird durch die Diagnose bestimmt. Sie berücksichtigt allgemeine Faktoren wie Alter, Gesundheitszustand, Lebenserwartung, berufliche Tätigkeit, wirtschaftliche Leistungsfähigkeit und die Bereitschaft des Patienten zur Pflege und Erhaltung der eigenen Zähne und der Prothese. Prognostisch einzubeziehen sind die Folgen des partiellen Zahnverlustes bis hin zur Zahnlosigkeit, die so lange wie möglich verhindert werden muß. Der Erhalt natürlicher Zähne ist deshalb oberstes Gebot therapeutischer Planung. Sie erstreckt sich auf:

– Vorbereitung des Restgebisses
– Konstruktion der Teilprothese
– Nachsorge

Die Planung einer Teilprothese ist darüber hinaus unter folgenden prognostischen Aspekten zu werten:

– oraler Hygienezustand
– Belastung des stomatognathen Systems
– Belastbarkeit des stomatognathen Systems

Der *orale Hygienezustand* und die *Belastung des Restgebisses* sind durch eine eingefügte Teilprothese in hohem Maße zu beeinflussen. Die Prognose für das Restgebiß wird günstiger, wenn Planung und Therapie die karies- und parodontalprophylaktischen sowie okklusale Überlegungen miteinbeziehen. Sie ist weiterhin günstig, wenn durch die Prothese das Restgebiß und die zahnlosen Abschnitte durch horizontale und kippende Kräfte in Funktion und Parafunktion nicht überlastet werden kann.

Die *Belastbarkeit des stomatognathen Systems* unterliegt individuellen Faktoren und ist daher durch die Prothese nicht zu verändern. Sie ist jedoch bei der Planung als wesentlicher Bestandteil einer adäquaten funktionellen Therapie zu berücksichtigen.

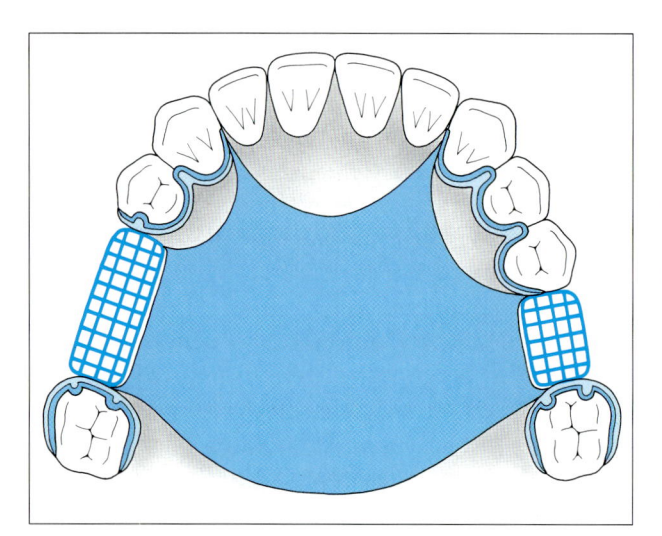

Abb. 37 Bei anteriorer Abstützung durch Rillen-Schulter-Stift-Geschiebe ist die Verankerung der Teilprothese im Molarenbereich durch Klammerkonstruktionen nicht angezeigt.

Prinzipien der Planung

Der hohe Stellenwert der Prothesenkinematik wird auf S. 69 ff. dargestellt. Die dort beschriebenen Aspekte stellen die Voraussetzungen für die folgenden Überlegungen dar.

> Die Prothese ist in Funktion und Parafunktion zu stabilisieren. Schub- und Kippkräfte, die von der Prothese auf Zähne und Gewebe einwirken, sind zu vermindern und zu verteilen.

Die unterschiedliche Belastbarkeit von Zähnen (20–80 kp) und Schleimhaut (6 kp) als Prothesenlager erschwert diese Aufgabe. Auf ihnen aber stützt sich die Teilprothese ab:

– auf den Zähnen – die Weiterleitung der Drücke erfolgt über das Desmodont auf das knöcherne Fundament: *parodontale* Lagerung
– auf der Schleimhaut – die Weiterleitung der Drücke erfolgt direkt über das knöcherne Fundament: *tegumentale* Lagerung
– auf Zähnen und Schleimhaut – die Weiterleitung der Drücke erfolgt sowohl über das Desmodont als auch direkt auf das knöcherne Fundament: *parodontal-tegumentale* Lagerung

Die Bewegung der Teilprothese wird bei der *parodontalen Lagerung* fast ausschließlich durch die Kinematik der Ankerzähne bestimmt. Sie ist daher relativ gering, weswegen eine Überbelastung des Tegumentes vermieden wird. Hieraus resultiert eine sehr günstige Prognose für den parodontal abgestützten Zahnersatz.

Die Bewegung der *tegumental gelagerten* Prothese ist hoch, ihre Prognose dementsprechend ungünstig. Eine rein tegumentale Lagerung ist nur indiziert, wenn der Gesamtzustand der Zähne und die Kinematik der Prothese – in Abhängigkeit von der dentalen Verankerung – eine Abstützung auf natürlichen Zähnen nicht zulassen. Die Indikation ist aufgrund der größeren Fläche belastbaren Tegumentes eher im Oberkiefer zu sehen. Im Unterkiefer stellt die tegumentale Lagerung der Teilprothese, weil prognostisch noch ungünstiger, nur eine Übergangslösung zur Totalprothese dar (s. S. 105).

Die Problematik der *parodontal-tegumentalen* Lagerung ergibt sich aus der zehnfach höheren vertikalen Eindrückbarkeit der Schleimhaut (0,2 mm) gegenüber dem Zahn (0,02 mm) [11, 12]. Dabei führt die parodontal-tegumentale Lagerung im Unterkiefer aufgrund der geringeren druckaufnehmenden Fläche zu komplizierteren Fragestellungen.

Die vertikale Einlagerung und damit die Kinematik der parodontal-tegumental abgestützten Teilprothese hängt von folgenden Faktoren ab:

– Mobilität des Ankerzahnes
– Kompressibilität des Tegumentes
– Größe des Sattels
– Größe der Kraft
– Angriffspunkt der Kraft
– Verlauf des Alveolarfortsatzes
– elastische Deformierbarkeit der Kiefer
– elastische Deformierbarkeit der Prothese

Je beweglicher der Zahn und je mehr die Schleimhaut eindrückbar ist, um so größer sind die vertikale Einlagerung und die horizontale Auslenkung der Prothese. Können größere Areale der unbezahnten Kieferabschnitte mit der Prothesenbasis bedeckt werden, so verringert sich ihre vertikale Einlagerung. Eine Extension des Prothesensattels bei gleichzeitiger Einschränkung der Okklusalfläche führt durch Vergrößerung der belasteten Flächen und Verkleinerung der Krafteinwirkung zu einer geringeren Belastung der Ankerzähne und der zahnlosen Kieferabschnitte. Eine höhere Krafteinwirkung führt zu einem stärkeren Einsinken. Je näher die Kraft am Ankerzahn einwirkt, um so stärker wird der Zahn und um so schwächer die Schleimhaut belastet; es entsteht damit eine vertikale Translation des Prothesensattels. Wirkt die Kraft weiter vom Ankerzahn weg bis zur Sattelmitte, entsteht eine vertikale Translation kombiniert mit einer Rotation. Bei Krafteinwirkung auf die Mitte des Sattels erfolgt nur eine Rotation um die Abstützungsachse. Bei Einwirkung der Kraft distal der Mitte lagert sich der Sattel im posterioren Abschnitt ein und hebt sich anterior ab.

Bei einem *horizontalen Verlauf des Alveolarfortsatzes* – parallel zur Okklusionsebene – werden alle Bezirke des Tegumentes gleichmäßig belastet. Bei einem nach *dorsal ansteigenden* bzw. nach *dorsal abfallenden Alveolarfortsatz* wird der Sattel stärker bewegt, die Druckweiterleitung auf das Tegument verringert, aber auf den Verankerungszahn erhöht. Bei starrer körperlicher Fassung des Zahnes resultieren durch horizontale Auslenkungen extraaxiale Belastungen. Bei einem *anterior abfallenden und posterior ansteigenden zahnlosen Abschnitt des Alveolarfortsatzes* ist der Sattel gegenüber Bewegungen fixiert und belastet den Ankerzahn geringer. Das Tegument jedoch wird in den Abschnitten, die senkrecht zur Okklusionsebene stehen, konzentrierten Drücken ausgesetzt.

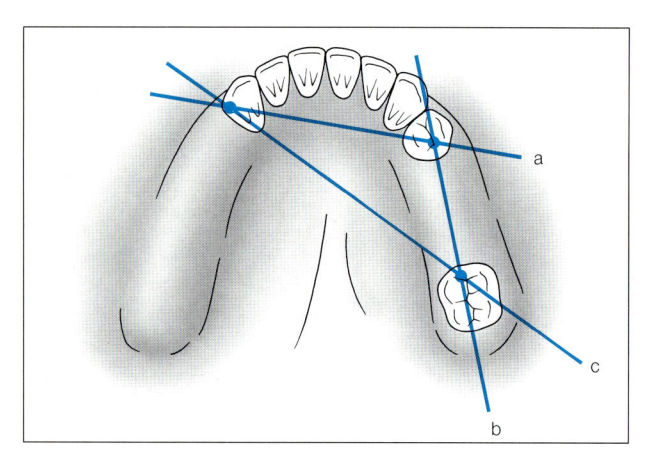

Abb. 38 Die Rotationsachse entsteht durch die Verbindung zweier Abstützungszonen; a = frontaler Verlauf; b = sagittaler Verlauf; c = diagonaler Verlauf.

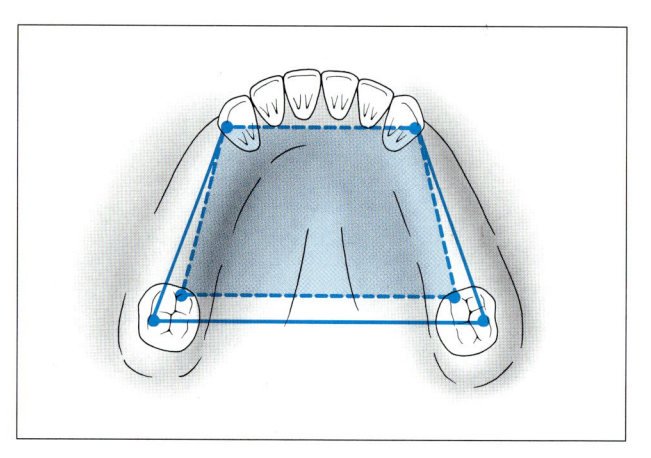

Abb. 39 Erweiterung des Unterstützungspolygons. Die betont bukkale Ausdehnung der Abstützungszonen gegenüber den mehr lingual gelegenen bewirkt, daß möglichst wenige Kauflächenanteile der künstlichen Zähne außerhalb dieser Zonen liegen.

Die *elastische Deformierbarkeit der Kiefer* stellt einen für die Kinematik der Teilprothese nicht zu beeinflussenden Faktor dar. Die *elastische Deformierbarkeit der Prothese* ist dagegen zur Verhinderung von Bewegungen möglichst gering zu halten. Dies wird durch ihre möglichst starre Konstruktion erreicht, die sich durch entsprechende Dimensionierung und Werkstoffwahl erzielen läßt.

Nicht zu verhindernde Bewegungen der parodontal-tegumental gelagerten Teilprothese werden darüber hinaus bestimmt durch die

– Topographie der Abstützungs- und Haltezonen
– Konstruktionselemente

> Die Verbindungslinie zweier Abstützungszonen wirkt als *Rotationsachse* (Abb. 38). Die Bewegung um diese Achse ist für den Halt der Prothese ungünstig und belastet Schleimhaut, Zahn und Desmodont. Die druckaufnehmenden Anteile der Prothese sollten daher möglichst nahe der Rotationsachse liegen. Dies bedeutet, daß die Verbindungslinien der Abstützungszonen möglichst peripher zu verlegen sind.

Eine betont bukkale Anordnung der Abstützungszonen (Abb. 39) verhindert, daß die hauptsächlich belasteten Anteile (Höcker der Ersatzzähne) weit außerhalb des Unterstützungspolygons liegen. Der Erhalt einzelner Frontzahnwurzeln als Abstützungselemente der Teilprothese wirkt bei stark gewölbtem Frontzahnbogen als Erweiterung des Unterstützungspolygons. Auch bewirkt die Abstützung distal – statt mesial – auf einem Molaren, daß die Rotationsachse

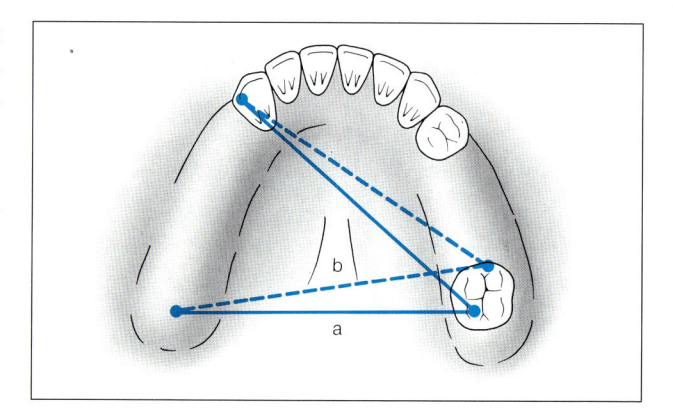

Abb. 40 Abstützung dorsal auf dem Molaren. Gegenüber der mesialen Abstützung führt sie zu einer Annäherung der Rotationsachse an die zu belastenden Anteile im kontralateralen Bezirk der verkürzten Zahnreihe (Strecke a ist kürzer als Strecke b).

Tabelle 1 Vergleich zwischen sattelnaher und sattelferner Abstützung der Teilprothese.

Sattelnahe Abstützung	Sattelferne Abstützung
Einlagerung minimal ungleichmäßiger	Einlagerung gleichmäßiger und am Sattelende geringer
parodontalprophylaktisch günstig, weil keine Einlagerung der Prothese am sattelnahen Zahn und keine zusätzlichen Überkreuzungen parodontaler Gewebe erfolgen	parodontalprophylaktisch ungünstig aufgrund der stärkeren Einlagerung der Prothese am sattelnahen Zahn und der Überkreuzung parodontaler Gewebe
konstruktiv einfach	konstruktiv aufwendiger
wenig bruchanfällig	Bruchanfälligkeit rückgeführter Klammern
geringere transversale Beweglichkeit des Sattels	höhere transversale Beweglichkeit des Sattels

Modellgußprothesen

näher an die zu belastenden Anteile des kontralateralen, parodontal gelagerten Sattels zu liegen kommt (Abb. 40). Dies kommt der Forderung nahe, die belasteten Anteile der Prothese möglichst in die Nähe der Rotationsachse zu bringen.

Die Entscheidung zwischen *sattelnaher* oder *sattelferner Abstützung* wird durch einen Vergleich beider Arten erleichtert (Tab. 1 sowie Abb. 41 und 42):

> Aufgrund der parodontalhygienischen und konstruktiven Vorteile ist der sattelnahen Abstützung ein gewisser Vorteil einzuräumen. Sie kommt nicht in Frage, wenn die Belastbarkeit des sattelnahen Zahns gering ist oder seine Morphologie das Anbringen eines mit den Abstützungselementen verbundenen Retentionselementes nicht gestattet. Dies ist bei kurzen klinischen Kronen und bei Zähnen mit geringen Infrawölbungen gegeben. Die notwendige sattelferne Abstützung sollte dann aber auf dem Nachbarzahn erfolgen.

Auch der *Wahl der Retentionszone* liegt die Überlegung zugrunde, die Bewegung der Prothese in vertikaler Richtung und das Kippen um die Rotationsachse zu reduzieren. Voraussetzungen für die Retention sind Infrawölbungen der Zähne. Bietet der natürliche Zahn diese Zone nicht, sind sie durch Füllungen oder Kronen zu schaffen (Abb. 43).

Das vertikale Lösen und das horizontale Verschieben der Prothese werden am ehesten durch sattelnahe Haltezonen verhindert. Gegenüber dem Einlagern der Prothese um die Rotationsachse ist die Wahl jenseits der Achse günstiger. Da die Sicherung der Teilprothese gegenüber den vertikalen Kräften klinisch bedeutsamer ist, wird eine sattelnahe Retentionszone empfohlen. Die gesamte Haltekraft sollte so bestimmt werden, daß sie die einwirkenden Kräfte kompensiert, ohne die Haltezähne zu überlasten. Eine Vermehrung der Haltezähne erlaubt, die Haltekraft einzelner Elemente zu reduzieren, was bei vertikalem Abzug zu geringeren Belastungen der Haltezähne führt. Günstig sind dabei Haltezonen, deren Verbindungslinie durch den Schwerpunkt der Prothese führt.

Diese grundlegenden Überlegungen zu den Prinzipien der Planung lassen sich merksatzartig zusammenfassen:

- Die Teilprothese sollte möglichst parodontal und sattelnah abgestützt werden.

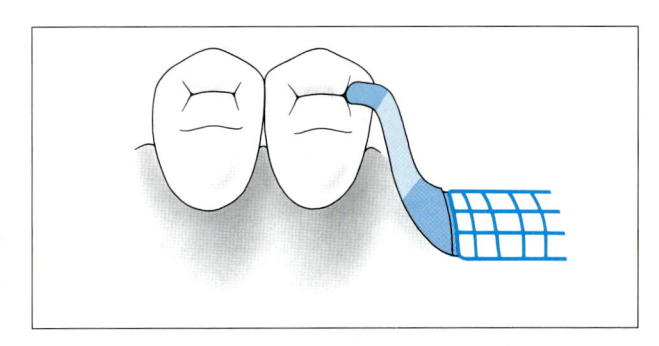

Abb. 41 Sattelnahe Abstützung.

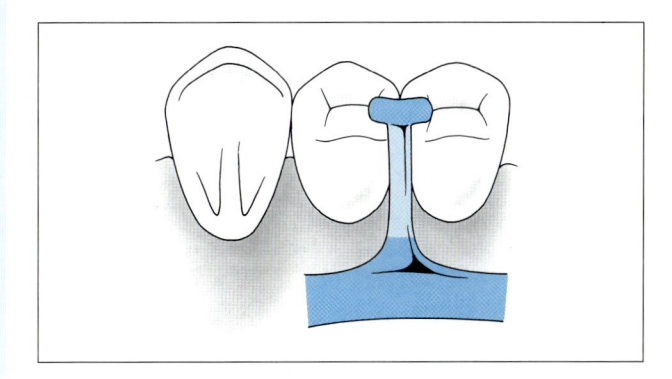

Abb. 42 Sattelferne Abstützung.

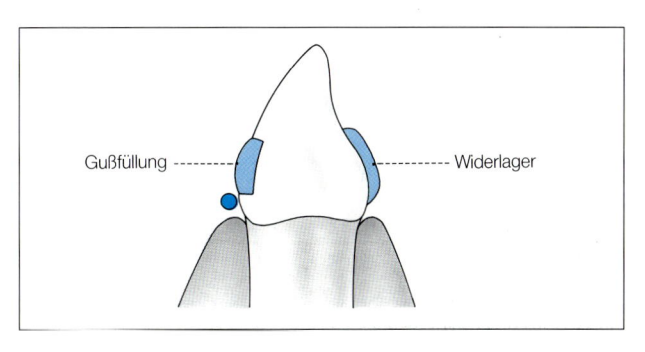

Abb. 43 Gußfüllung zur Schaffung einer Retentionszone bei einem Zahn, der, auf die Einschubrichtung bezogen, keine ausreichende Infrawölbung aufweist.

- Die Stützzonen sind so zu wählen, daß möglichst an jedem den Prothesensattel begrenzenden Zahn eine Stützzone liegt.
- Durch die Abstützung sollen die Zähne möglichst axial belastet werden.
- Das parodontale Unterstützungspolygon sollte möglichst weit ausgedehnt werden.
- Die Verbindungslinien der Abstützungszonen sollten möglichst peripher und nicht diagonal durch die Prothese verlaufen.
- Die Gesamthaltekraft der Retentionselemente muß die Abzugskräfte kompensieren.
- Die Retentionszonen können sattelnah gewählt werden.
- Die Retentionszonen sind so zu wählen, daß mög-

lichst an jedem sattelbegrenzenden Zahn eine Zone liegt.
- Die Verbindungslinie der Retentionszonen sollte diagonal durch den Schwerpunkt der Prothese verlaufen.
- Die Basis der Prothese sollte möglichst weit extendiert werden (Ausnahme aus phonetischen Gründen im Oberkiefer: anteriores Artikulationsdrittel).
- Die metallischen Prothesengerüste sind so starr wie möglich zu gestalten.

Methodik der Planung

Voraussetzung für die Methodik der Planung sind die Kenntnisse der Elemente der im Modellgußverfahren hergestellten Teilprothese und ihrer Funktionen (s. S. 120 ff.). Die Planung hat dabei immer den Gegenkiefer miteinzubeziehen. Er bestimmt die Belastungen im antagonistischen Kontakt und damit im wesentlichen die Phoronomie (Gesetzmäßigkeit der Kinetik).

Die Planung erfolgt nach einer feststehenden Reihenfolge:

- Bestimmen der Einschubrichtung
- Auswahl der Ankerzähne
- Studium der Okklusion für das Bestimmen der Auflagestellen
- Festlegen der großen Verbindungselemente
- Verbinden der großen Verbindungselemente mit Auflagen und Klammern durch kleine Verbindungselemente
- Festlegen der Retention für die Basis

Einschubrichtung

Die Einschubrichtung wird auf dem im Artikulator montierten Studienmodell mit dem Parallelometer festgelegt (Abb. 44). Hierzu empfiehlt es sich, die Modelle mit einem geteilten Sockel (Splitcast, Kontrollsockel) zu versehen.

> Als günstigste Einschubrichtung ist diejenige zu wählen, die eine Führung der Prothese ohne Störungen durch Suprawölbungen der Zähne und der Alveolarfortsätze erlaubt. Dabei muß sie den Forderungen nach optimaler Retentionskraft und ästhetischen Bedürfnissen gerecht werden.

Die Einschubrichtung der Prothese wird vornehmlich durch die Stellung der Zähne und die Wölbung

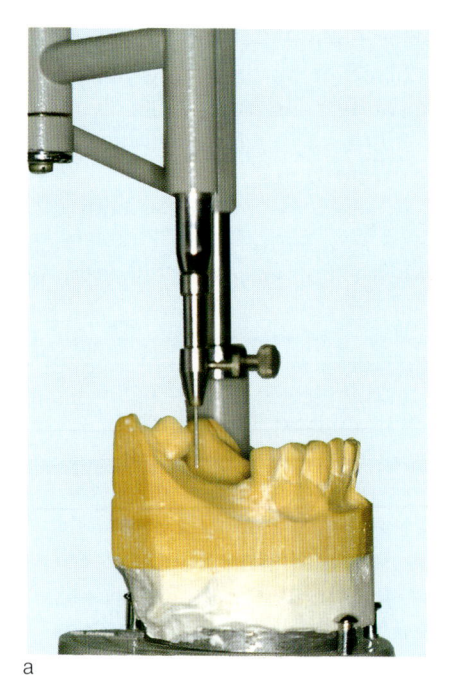

Abb. 44a und b Festlegen der Einschubrichtung auf dem Situationsmodell durch Parallelometer-Vermessung.

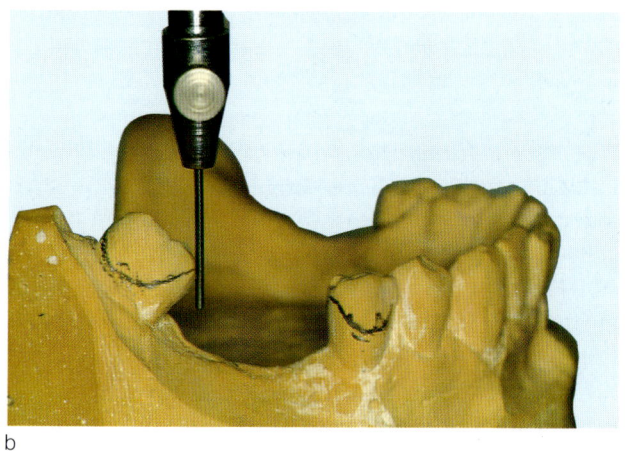

des Alveolarfortsatzes bestimmt. Der günstigste Verlauf wird durch Neigen des Parallelometertisches festgelegt und der Zahnäquator eingezeichnet. Die danach möglicherweise noch störenden approximalen, oralen und vestibulären Suprawölbungen an den Zähnen werden radiert und markiert, um bei der späteren Vorbereitung des Lückengebisses durch Beschleifen entfernt zu werden.

Auswahl der Ankerzähne

Die Auswahl der Ankerzähne ist von den Befunden der klinischen Untersuchung, der Modellanalyse und von den röntgenologischen Befunden abhängig:

- Verteilung der Zähne
- Zahnform

- Verhältnis Krone/Wurzel
- Anzahl der Wurzeln
- Wurzelform und -krümmung
- Achsenneigung
- Mobilität
- Belastung durch Okklusion
- Spannweite der Prothese
- Krümmung des Zahnbogenverlaufes
- Richtung der einwirkenden Kräfte
- Topographie der unbezahnten Kieferabschnitte

Die *topographische Verteilung der Restzähne* ist unter differentialtherapeutischen Gesichtspunkten zu betrachten. Ein- und doppelseitig zahnbegrenzte Lücken im anterioren Bereich der Seitenzähne sind z.B. oft durch eine zusätzlich einzufügende festsitzende Brücke funktionsgerechter und parodontalhygienischer zu versorgen. Für die dann noch bestehenden zahnlosen Abschnitte ist eine im Modellgußverfahren hergestellte Teilprothese nach den Grundsätzen der einseitig oder beidseitig verkürzten Zahnreihe indiziert (Abb. 45), wobei die Ankerzähne der festsitzenden Brücke zweckmäßigerweise mit Attachments zur Abstützung, Retention und Schubverteilung konstruiert werden.

Umgekehrt wird sich diese Kombination aus festsitzendem und herausnehmbarem Zahnersatz verbieten, wenn der Restzahnbestand prognostisch ungünstig zu beurteilen ist und die Teilprothese wegen weiteren Zahnverlustes in absehbarer Zeit erweitert werden muß. Diese Kombination sollte auch in jenen Fällen nicht diskutiert werden, in denen bei ungünstiger Morphologie der Ankerzähne die dental abzustützenden Zwischensättel die Teilprothese „sperrig" machen und dadurch ihre Retention erhöhen.

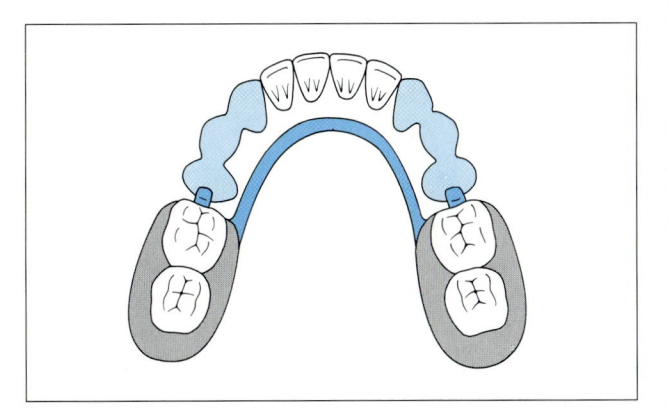

Abb. 45 Kombination festsitzender Brücken mit der herausnehmbaren Teilprothese. Bei ein- oder beidseitig unterbrochener Zahnreihe im anterioren Seitenzahnbereich (hier der beiden ersten Prämolaren) ist eine solche Kombination oft die funktionell und parodontalhygienisch zu bevorzugende Versorgung.

Sehr oft ist in dieser Phase zu entscheiden, ob Zähne, die für die Verankerung vorgesehen sind, die notwendigen *Infrawölbungen* zur Retention der Prothese aufweisen. Ihre Achsenneigung und ihre Morphologie sind daher sorgfältig zu überprüfen. Kurze klinische Kronen und nicht überkronte Zähne zeigen, bezogen auf die Einschubrichtung, bisweilen keine Infrawölbungen zum Anbringen aktiver Retentionen. In diesen Fällen ist eine Gußfüllung (s. Abb. 43) bzw. die Überkronung des Zahnes angezeigt.

Wird der natürliche Zahn überkront, so ist zu entscheiden, ob nicht ein intrakoronales Verankerungselement in Form von Geschieben, Teleskopen oder anderen Attachments die funktionell und ästhetisch adäquate Lösung darstellt. Dies trifft in der Mehrzahl der Fälle zumindest für die anterioren Pfeiler zu (s. S. 172). Bei geringem Restzahnbestand stellen bei gegebener Indikation die teleskopierende Verankerung auf den Ankerzähnen und die nachfolgende Verbindung der Außenteleskope mit dem im Modellgußverfahren hergestellten Gerüst eine auch unter dem Gesichtspunkt der Erweiterbarkeit funktionell zweckmäßige Lösung dar. Werden keine Attachments eingesetzt, sind die künstlichen Kronen in den approximalen und okklusalen Abschnitten mit den entsprechenden Vertiefungen zu gestalten.

Die Festlegung der Achsenneigung und der Infrawölbungen kann auch ergeben, daß zu starke Infrawölbungen vorliegen. Eine im Gußverfahren hergestellte Klammer könnte dann beim Entfernen und beim Einsetzen durch eine große Retention den Zahn überlasten. In solchen Fällen ist das Anbringen federnder Elemente aus gezogenem Draht zu erwägen. Drahtklammern sind vor allem bei auf der einen Seite verkürzten und auf der anderen Seite unterbrochenen Zahnreihe angezeigt. Die nicht zu verhindernde Bewegung des freiendenden Prothesensattels führt zu einer stärkeren Belastung des kontralateralen anterioren Pfeilers. Durch die größere Federwirkung einer Drahtklammer an diesem Zahn in Kombination mit einem gegossenen Widerlager wird seine Entlastung erreicht. Sie ist vor allem bei reduzierter Wertigkeit dieses Ankerzahnes angezeigt.

Die Festlegung der Einschubrichtung gibt schließlich Auskunft über die Bezirke für die Retentionswiderlager. Die vertikale Ausdehnung der Retentionswiderlager ist oft durch Suprawölbungen begrenzt, die dann durch Radieren auf dem Modell und später durch das Beschleifen des Zahnes die nötige Ausdehnung erhalten.

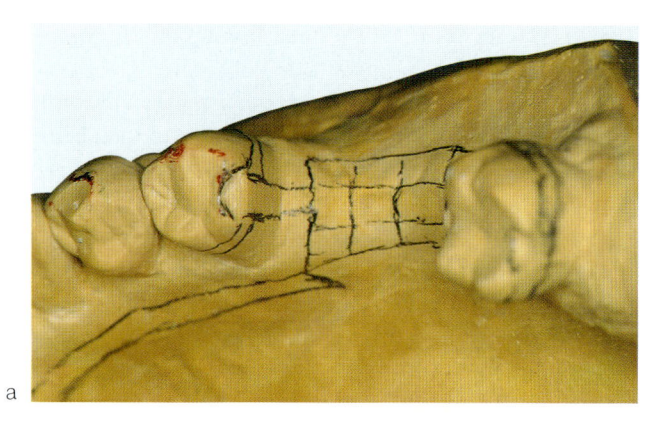

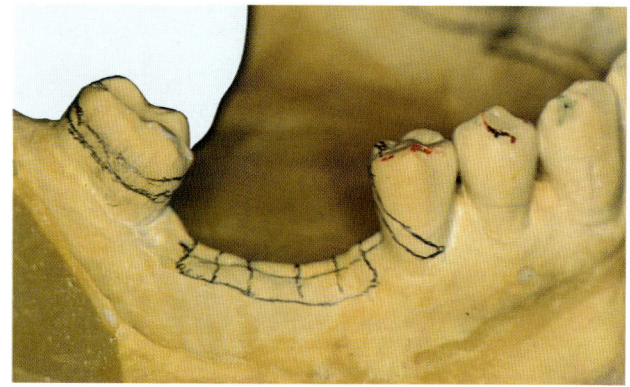

Abb. 46a und b Planung auf dem Situationsmodell mit Einzeichnung der Konstruktionselemente: okklusale Kontakte der Statik (rot) und Dynamik (grün) zum Festlegen der Okklusalauflagen und der approximal verlaufenden kleinen Verbindungselemente, vorläufiger Klammerverlauf, Suprawölbungen, Verbindungselemente und Retentionen für den Kunststoffanteil.

Bestimmung der Auflageflächen

Dem Bestimmen der Auflageflächen geht das Studium der Okklusion voraus. Hierzu sind die Modelle im Artikulator montiert. Die okklusalen Kontakte in Statik und Dynamik werden markiert (Abb. 46). So wird ein Überblick über die mögliche topographische Verteilung der Auflagen gewonnen. Die Okklusalauflage und ihre kleinen Verbindungselemente sind so zu plazieren, daß sie die statische und dynamische Okklusion nicht behindern. Dieser Planungsschritt entscheidet daher auch über das Ausmaß der notwendigen einschleifenden Maßnahmen im okklusalen und approximalen Bereich. Die Auflage muß die Belastungen möglichst axial auf die natürlichen Zähne weitergeben und das vertikale Einsinken der Prothese in das Tegument sowie das Kippen verhindern.

Festlegen der großen Verbindungselemente

Das Festlegen der großen Verbindungselemente erfolgt unter den prinzipiellen Planungsüberlegungen einer größtmöglichen Belastungsverteilung. Sie müssen daher sehr steif sein, wozu sie möglichst zu extendieren sind. Die großen Verbindungselemente im Oberkiefer liegen in den Konturen der Weichgewebe. Sie sind mindestens 4 mm vom Parodontalsaum entfernt zu führen. Der Rand der Oberkieferbasis liegt in seinen anterioren Bereichen in den Vertiefungen der Gaumenfalten, wodurch ein übergangsloses Einlagern gewährleistet ist. Der Rand der Oberkieferbasis liegt aus dem gleichen Grund im posterioren Bereich in der Vibrationszone. Er behindert durch seine weit nach dorsal verlegte Grenze die Taktilität der Zunge am wenigsten.

Die Forderungen nach einer möglichen *Erweiterbarkeit* erfüllen am ehesten Gaumenplatten, deren tragendes Metallgerüst perforiert ist und vollständig mit Kunststoff ummantelt wird. Sie sind angezeigt, wenn es sich um die Versorgung eines Oberkiefers mit geringem Restbestand von 1–3 natürlichen Zähnen handelt, deren Prognose dubios ist. Die Erweiterbarkeit einer solchen Konstruktion verbindet sich mit dem Vorteil höchster Verbindungssteifigkeit des tragenden Gerüstes [18].

Die Lage des *Unterzungenbügels* ist abhängig von der Tiefe des Mundbodens und von dessen Funktion. Bei der Abformung des teilbezahnten Unterkiefers für die Situations- und Meistermodelle sind diese Bereiche funktionsgerecht wiederzugeben, um den Verlauf und die Dimensionierung des großen Verbindungselementes bestimmen zu können. Die Lage des Sublingualbügels wird also vom Abstand des unteren Randes zum Mundboden und vom Abstand des oberen Randes zum Gingivalsaum geregelt. Läßt sich aufgrund der funktionellen und morphologischen Gegebenheiten kein oder nur ein schwach dimensionierter Zungenbügel unterbringen, ist als großes Verbindungselement eine *Lingualschiene* bzw. eine *fortlaufende Klammer* zur Stabilisierung des Prothesengerüstes zu planen.

Bei der Planung der großen Verbindungselemente ist auch die *Erweiterbarkeit der Konstruktion* zu berücksichtigen. Bei der Gaumenplatte im Oberkiefer ist dies in aller Regel einfacher als beim Sublingualbügel. Im Hinblick auf die Erweiterbarkeit der Teilprothese stellt die Lingualschiene – allein oder in Kombination mit einem Unterzungenbügel – die bessere Voraussetzung als der alleinige Sublingualbügel dar.

Festlegen der kleinen Verbindungselemente

Die kleinen Verbindungselemente sind so einzuplanen, daß sie ausreichend dimensioniert sind, möglichst keine approximalen Nischen bilden und den Parodontalsaum und die Okklusion nicht stören.

Festlegen der Retention für die Basis

Die Retentionen für die Basis bedecken in der Sagittalen mindestens zwei Drittel des zahnlosen Abschnittes, in der Horizontalen sind sie so auszudehnen, daß sie durch ihre Ränder ausreichend Platz für die funktionelle Gestaltung des Prothesensattels lassen. In ihrem Verlauf richten sie sich nach den zahnlosen Alveolarfortsätzen. Der Kunststoff des Prothesensattels erhält die größte Retention und höchste Stabilität, wenn das Netz möglichst weitmaschig gestaltet wird.

> Die Einzeichnung aller Konstruktionselemente auf dem Situationsmodell (s. Abb. 46) wird im Artikulator daraufhin überprüft, ob keine Anteile des Gerüstes die Funktionen stören. Es dient als Vorlage der nachfolgenden Behandlungsgänge.

Vorbereitung des Lückengebisses

Vorbehandlung

Das meist durch Vernachlässigung der Zahnpflege entstandene Lückengebiß ist einschließlich der zahnlosen Kieferabschnitte und der übrigen Veränderungen des stomatognathen Systems durch vorbehandelnde Maßnahmen wiederherzustellen (s. S. 10 ff. und Bd. 5, S. 35 ff.). Diese beziehen sich auf:

- chirurgische Maßnahmen
- endodontische Maßnahmen
- konservierende Maßnahmen
- parodontologische Maßnahmen
- kieferorthopädische Maßnahmen
- funktionsanalytische und funktionstherapeutische Maßnahmen
- prothetische Maßnahmen
- Mundhygienemaßnahmen (Information, Instruktion)

Die *chirurgischen Behandlungen* bestehen in Extraktion nicht erhaltungswürdiger Zähne, Wurzelspitzenresektionen, endochirurgischen Maßnahmen, modellierender Osteotomie und mukogingivaler Chirurgie. Die *konservierenden Behandlungen* umfassen die Wiederherstellung kariös zerstörter Zahnflächen und das Gestalten von Infrawölbungen. Die *Behandlung von parodontalen und endodontischen Veränderungen* ist Voraussetzung für die Belastung des Gewebes durch die Prothese. *Kieferorthopädische Maßnahmen* beziehen sich auf das Ausrichten gekippter oder gedrehter Zähne, auf Veränderungen der Okklusionsebene, der vertikalen Kieferrelationen und der Topographie der Ankerzähne, wodurch die Voraussetzungen für die definitive prothetische Versorgung verbessert werden können. *Funktionsanalytische und funktionstherapeutische Maßnahmen* sind angezeigt, wenn Okklusionsstörungen zu Veränderungen im stomatognathen System geführt haben.

Vorbehandelnde *prothetische Maßnahmen* beziehen sich auf das Einfügen von Kronen oder Brücken, auf das Einschleifen die Okklusion störender Zähne und auf das Beschleifen der Zähne zur Aufnahme der Teilprothese.

Während der Vorbehandlung ist der Patient wiederholt auf die Bedeutung der *Mundhygienemaßnahmen* hinzuweisen. Die langfristige Erhaltung des Restgebisses ist in höchstem Maße vom oralen Pflegezustand abhängig, weswegen der Zahnarzt die Mundpflege des Prothesenträgers permanent überwachen und ihn hierzu motivieren muß.

> Der Erfolg aller vorbehandelnden Maßnahmen ist abzuwarten, ehe die definitive prothetische Versorgung durchgeführt wird.

Vorbereitung der Ankerzähne

Die natürlichen Ankerzähne werden vor der definitiven Abformung zur Aufnahme der Okklusalauflagen und gegebenenfalls der Retentionswiderlager entsprechend der Planung beschliffen, und zwar mit folgenden Zielen:

- gut zugängliche Areale zwischen Restgebiß und Prothese
- körperliche Fassung der natürlichen Zähne
- ausreichende Retention der Retentionselemente
- ausreichende Dimensionierung zur Vermeidung der Bruchgefährdung
- Verhinderung okklusaler Interferenzen
- Verhinderung der Irritation von Zunge, Wangen und Lippen
- Verhinderung ästhetischer Nachteile

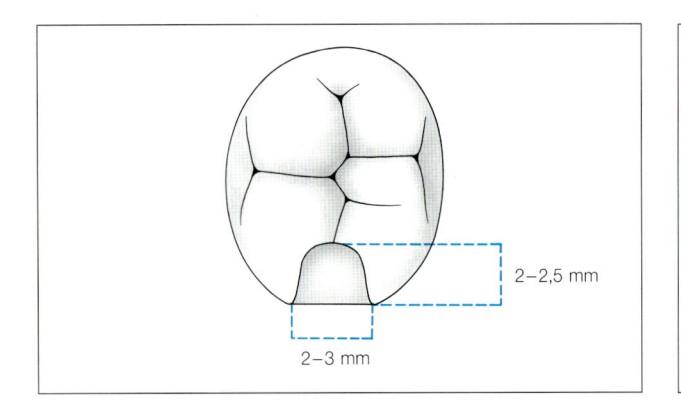

Abb. 47 Ausdehnung der Kavität im Schmelz zur Aufnahme von Okklusalauflagen.

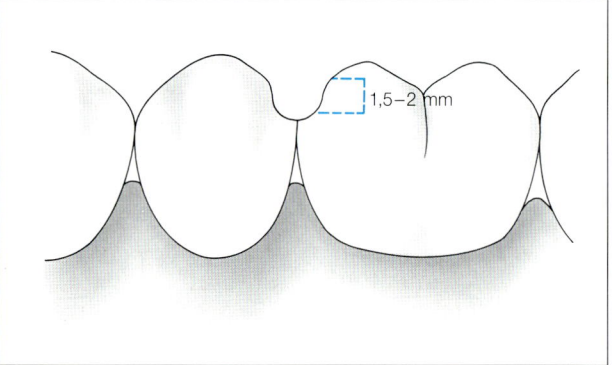

Abb. 48 Gestaltung der approximalen Durchtrittsstellen von Okklusalauflagen.

Die muldenförmige Kavität für die Okklusalauflage ist ausreichend tief und breit zu extendieren (Abb. 47 und 48). Ihre Breite entspricht einem Drittel der Zahnbreite und beträgt 2–3 mm. Die Tiefe ist abhängig von der Art des Zahnes (Prämolar, Molar) und der individuellen interkuspidalen Situation (im Mittel 0,8–1,5 mm). Die sagittale Ausdehnung ist ebenfalls okklusionsabhängig und beträgt durchschnittlich 2–2,5 mm.

Für die Präparation der Auflagekavitäten werden feinkörnige diamantierte Kugeln mit Drehzahlen von 160 000 U/min und ausreichender Kühlung eingesetzt. Die Kavität ist so anzulegen, daß kein Dentin freigelegt wird. Ein ggf. entstandener Defekt muß durch eine Füllung versorgt werden. Die Schliff-Flächen sind mit Arkansas-Steinchen und Gummipolierern zu glätten und zu fluoridieren.

Der Neigungswinkel der Auflage sollte ca. 90° betragen. Ein etwas kleinerer Winkel ist günstig, weil durch den Verlauf die vertikal wirkenden Kräfte der Auflage auf die Zahnachse gerichtet werden. Ein größerer Winkel ist wegen der Gefahr des sagittalen Verschiebens der Okklusalauflage zu vermeiden.

Gekippte oder gedrehte Zähne erschweren die Forderung der achsengerechten Belastung. In diesen Fällen ist die Verwendung einer Ringklammer mit einer mesialen und distalen Auflage angezeigt, wodurch ein weiteres Kippen verhindert wird.

Die approximalen Durchtrittsstellen von okklusal nach bukkal bzw. lingual oder palatinal für die Auflage und Klammerarme sind zur Vermeidung okklusaler Interferenzen in der in Abbildung 48 gezeigten Form zu präparieren. Hierzu ist das Studium der individuellen Okklusion in Statik und Dynamik an den im Artikulator montierten Modellen besonders wichtig.

Die schulterförmige oder balkonartige Auflagekavität (s. Abb. 6) ist im Eckzahnbereich am lingualen Kronenabhang auf der Höhe des Tuberkulums senkrecht zur Zahnachse zu präparieren. Bei sehr graziler Krone ist diese Auflage wegen des hohen Schmelzverlustes nicht angezeigt. Für Krallen und Anschläge im Frontzahnbereich erfolgt die Präparation schulterförmig, wobei die mesialen und distalen Schneidekanten abzurunden sind (s. Abb. 9).

In ihrer Achsenneigung divergierende oder konvergierende Zähne (Abb. 49) erfordern parallelisierende Schleifkorrekturen des Schmelzes. Mußte dabei Dentin freigelegt werden, ist der Zahn zu überkronen.

Die bei der Planung ermittelten, die Einschubrichtung erschwerenden Suprawölbungen werden entfernt, wodurch parallel zur Einschubrichtung verlaufende Führungsflächen für das Retentionswiderlager entstehen (Abb. 50). Die flächigen Korrekturen werden mit feinkörnigen zylindrischen Diamantschleifern mit 160 000 U/Minute und ausreichender Kühlung präpariert, nachfolgend geglättet, poliert und fluoridiert.

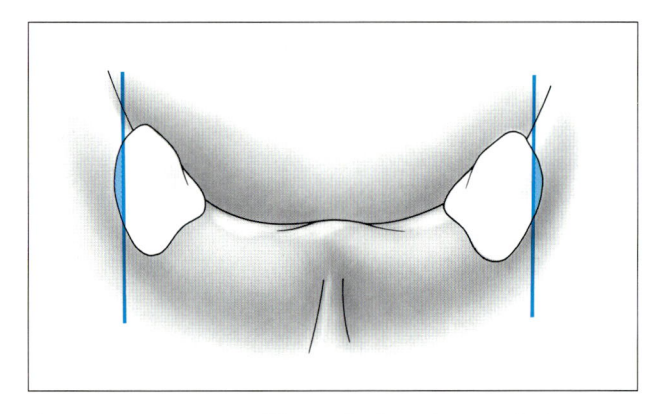

Abb. 49 Divergierende Zähne erfordern ebenso wie konvergierende parallelisierende Korrekturen.

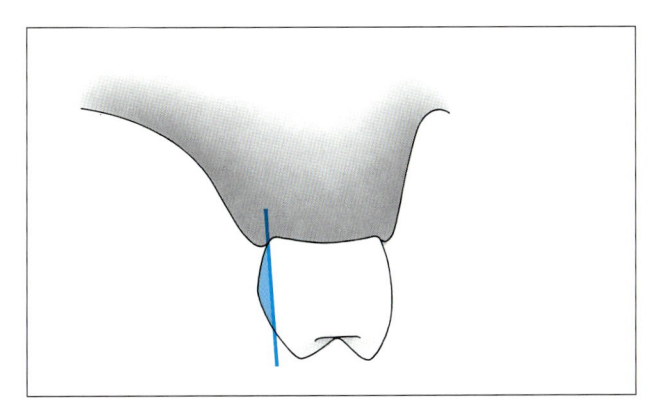

Abb. 50 Suprawölbungen werden eingeschliffen, um den Einschub der Teilprothese zu ermöglichen und ausreichende Führungsflächen für das Retentionswiderlager zu schaffen.

Das nachfolgende Beschleifen bereits eingefügter künstlicher Kronen oder Füllungen zur Aufnahme der Okklusalauflage und der interdentalen Übergangs- und Durchtrittsstellen ist riskant: Eine Perforation und insbesondere das Abplatzen keramisch verblendeter Okklusalflächen sind immer möglich. Dennoch sollte die Befürchtung, Kronen und Füllungen zu zerstören, nicht dazu führen, die Auflagen flacher oder geringer extendiert zu gestalten. Die notwendige Stabilität der Verankerungselemente ist zu gewährleisten. Perforierte Kronen oder Füllungen sind durch Versorgung mit ausreichend dimensionierten Okklusalwandungen für die Aufnahme der Auflagen zu erneuern.

Überkronung von Ankerzähnen

Indikationen. Die Überlegungen zur Planung führen oft zur Entscheidung, einen als Pfeiler vorgesehenen Zahn aus ästhetischen, gebißphysiologischen, kariesprophylaktischen und statisch-dynamischen Gründen zu überkronen. Die Indikation für die Überkronung eines Ankerzahnes für die Teilprothese ist gegeben:

- bei nicht ausreichenden Retentionszonen (Schaffung von Infrawölbungen)
- bei nicht ausreichenden Abstützungszonen
- bei nicht ausreichend mechanisch widerstandsfähigen Zähnen (zerstörte oder mit großen Füllungen versehene Zähne)
- bei nicht die physiologische Okklusion gewährleistenden Zähnen (gekippte, gedrehte, intrudierte und elongierte Zähne)
- bei stark konvergierenden oder divergierenden Zähnen
- bei Zähnen mit starker Suprawölbung (Einschubrichtung)
- bei Zähnen mit nicht ausreichenden Flächen für das Retentionswiderlager
- bei Zähnen zur Aufnahme konfektionierter Geschiebe oder extrakoronaler Anker
- bei teleskopierender Verankerung
- bei Zähnen, die zur direkten Schienung verblockt werden müssen
- bei Zähnen, die zur Abstützung der Teilprothese direkt verbunden werden müssen (Stege)
- aus ästhetischen Gründen (Verlauf der Klammerarme oder der Abstützung)

Die Indikation für die Überkronung von Eckzähnen ist oft gegeben, weil die Auflagen sich – okklusionsbedingt – auf den palatinalen Flächen schwer unterbringen lassen, ohne die Okklusion zu stören oder die Disklusion zu verändern. Eine Überkronung mit entsprechendem Platz für die Gestaltung der palatinalen Auflagen läßt eine interferenzfreie Okklusion mit der im Modellgußverfahren hergestellten Teilprothese in Statik und Dynamik zu.

Anforderungen. Hauptforderung an eine Krone, die als Ankerzahn einer im Modellgußverfahren hergestellten Teilprothese dient, ist, ihre axialen Wandungen so zu gestalten, daß sie die Einschubrichtung der Prothese nicht verändern und eine adäquate Retention durch ihre Infrawölbungen zulassen. Gleichzeitig müssen sie die parallel zur Einschubrichtung liegenden vertikalen Abschnitte für eine ausreichende Gleitfläche des Retentionswiderlagers aufweisen. Vor der Modellation einer Krone ist daher die Einschubrichtung der Prothese festzulegen. Die Okklusalfläche der Krone muß durch entsprechende Breite und Tiefe das Unterbringen von stabil dimensionierten Okklusalauflagen, interdentalen Auflagen und kleinen Verbindungselementen zulassen. Schon die Präparation eines Zahnes zur Aufnahme einer Krone muß diese Gegebenheiten berücksichtigen, um ausreichend Platz für die Führungsflächen und für die Elemente der Teilprothese zu schaffen.

Fräsungen. Neben dem Anbringen von Attachments besitzt die künstliche Krone den Vorteil, daß durch Fräsungen der palatinalen, lingualen und approximalen Flächen ihre Friktionswirkung erhöht werden kann. Gleichzeitig wird die Fräsung die erforderliche Ausdehnung des Retentionswiderlagers ermöglichen, so daß durch Stabilisieren beim Entfernen und Aufsetzen der Prothese Fehlbelastungen des Zahnes verhindert werden. Fräsungen zeigen darüber hinaus den Vorteil, daß Klammerarme, Teile von Schienen, kleine und große Verbindungs-

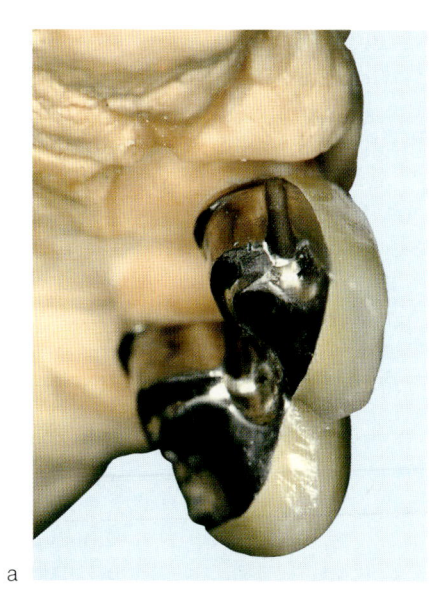

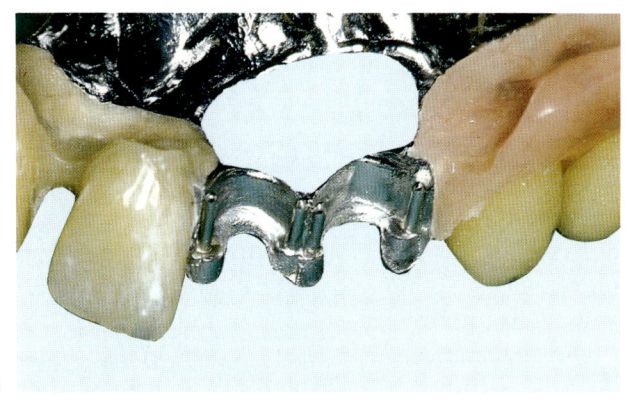

Abb. 51a und b Palatinale Fräsungen einer Krone, die als Anker einer herausnehmbaren Teilprothese dienen.

elemente niveaugleich in die Zahnfläche eingebracht werden können, so daß sie die Funktionen der Zunge nicht stören. Die Fräsungen führen im kaudalen Abschnitt zu einer Stufenbildung, die der zusätzlichen Abstützung dient (Abb. 51).

Verblendung. Aus ästhetischen Gründen werden Ankerzähne im sichtbaren Bereich oft verblendet werden müssen. Bei *kunststoffverblendeten Kronen* ist zu beachten, daß die Verankerungselemente der Teilprothese den Kunststoff abradieren und auf Dauer hierdurch einen Retentionsverlust erleiden. Die Modellation der Krone ist so vorzunehmen, daß die direkten Retentionselemente nur mit den unverblendeten, metallischen Flächen in Kontakt treten. Dies bedeutet, daß die Kronen in aller Regel nur oberhalb des prothetischen Äquators verblendet werden können, was wiederum meist nur in nicht sichtbaren Zahnabschnitten möglich ist. Aus diesen Überlegungen ergibt sich die Indikation für die Verblendung von Ankerzähnen für die Aufnahme einer Teilprothese im sichtbaren Bereich durch *keramische* Massen.

Geschiebe. Bei der Überkronung von Zähnen im anterioren Bereich sollte im Hinblick auf die Retention und Abstützung der Prothese immer auch die Verankerung der Teilprothese durch extra- und intrakoronal angebrachte Geschiebe oder Attachments in die Überlegungen miteinbezogen werden (s. S. 163 ff.). Sie stellen oft die funktionell bessere und ästhetisch befriedigendere Lösung dar. Einige im anterioren Bereich angebrachte Geschiebe und teleskopierende Verbindungen sind mit Klammerkonstruktionen im posterioren Bereich zu kombinieren, auch wenn dies nie die günstigste Lösung darstellt. Rillen-Schulter-Stift-Geschiebe und Präzisionsgeschiebe stellen die Ausnahme dar: Ihre exaktere Führung gegenüber Klammern und Auflagen läßt eine Kombination mit Klammern zur Retention an anderen Ankerzähnen nicht zu.

Verblockung (s. S. 76, 135, 146 und 202). Die Verblockung von Zähnen durch Überkronen schafft günstigere Belastungsverhältnisse für den parodontal schwächeren Zahn. Sie führt auch zu einer verstärkten Widerstandsbildung gegen die horizontal an der Prothese angreifenden Kräfte. Die *direkte* Verblockung des meist schwachen ersten Prämolaren mit dem Eckzahn z. B. bietet die Möglichkeit einer verbesserten Abstützung und Retention der Teilprothese. Auch Zähne mit einem ungünstigen Kronen-Wurzel-Verhältnis werden durch Verblockung mit dem resistenteren Nachbarzahn zu vollwertigen Pfeilern einer herausnehmbaren Teilprothese.

Die Verblockung der durch den fehlenden ersten Prämolaren vom zweiten Prämolaren getrennten Eckzähne durch eine festsitzende Brücke wurde schon angesprochen. Sie stellt fast immer die funktionsgerechtere Lösung dar, da endständig isoliert stehende Prämolaren als Pfeiler einer Teilprothese prognostisch ungünstig zu bewerten sind.

Die Verblockung einzelner überkronter Eckzähne oder Eckzahnwurzeln in unterschiedlichen Quadranten durch Stege führt unter Umständen zu einer verbesserten Retention und Abstützung der Teilprothese.

Bei allen direkten Verblockungen besteht durch den interdentalen Verschluß allerdings ein hohes parodontalhygienisches Risiko, weswegen die Indikation sehr sorgfältig abzuwägen ist. Differentialtherapeutisch bietet sich die *indirekte* Verblockung an, bei der die Führungselemente der herausnehmbaren Konstruktion die Schienungsfunktion übernehmen. Die hierzu notwendigen Flächen sind durch gefräste Kronen eher zu realisieren als bei natürlichen Zähnen.

Die Kronen sind entsprechend den Planungsrichtlinien zu konstruieren. Kronen ohne Attachments werden vor der Abformung definitiv festgesetzt, Kronen mit Attachments erst mit dem definitiven Einfügen der herausnehmbaren Konstruktion.

> Die vorbehandelnden Maßnahmen enden mit dem aufgrund der Abformung gewonnenen Meistermodell, das als Unterlage für die definitive Konstruktion der im Modellgußverfahren hergestellten Teilprothese dient.

Konstruktion

Konstruktionsrichtlinien

Auf den nach der Vorbehandlung gewonnenen Modellen sind für die Konstruktion die gegenüber den Situationsmodellen veränderten okklusalen und approximalen Flächen sowie die axialen Wandungen der Zähne zu berücksichtigen, die gegebenenfalls eine geänderte Einschubrichtung bedingen. Diese ist mit dem Parallelometer erneut festzulegen, der prothetische Äquator der Zähne einzuzeichnen und die Unterschnittstiefe zu ermitteln.

Die Richtlinien für die Konstruktion der im Modellgußverfahren hergestellten Teilprothese orientieren sich praktisch nach den Planungsprinzipien. Deren wesentliche Kriterien seien unter konstruktiven Aspekten ergänzt.

Retentionskraft

Die herausnehmbare Teilprothese muß zur Wiederherstellung der Funktionen den auf sie einwirkenden Druck-, Zug- und Schubkräften ausreichend Widerstand entgegensetzen. Dies wird als Retentionskraft bezeichnet, die von folgenden Faktoren abhängig ist:

– Adhäsion, Kohäsion und atmosphärischer Druck
– Schwerkraft
– Friktion
– mechanische Retention
– indirekte Retention
– Werkstoffeigenschaften

Adhäsion, Kohäsion und *atmosphärischer Druck* beruhen auf der Kongruenz der Basis mit dem Prothesenlager. Der intermediäre Speichelfilm sorgt für die Abdichtung, die den atmosphärischen Druck erzeugt. Je genauer die Prothesenbasis dem Gewebe adaptiert ist, je dünner also der Speichelfilm, um so höher ist der Halt der Prothese. Die Adhäsion ist auch abhängig von der Größe der bedeckten Fläche, weswegen größere Basen eine bessere Retention erzeugen.

Die *Schwerkraft* erhöht den Halt der Unterkieferprothese und erniedrigt den der Oberkieferprothese. Die Oberkieferprothese bedarf daher meist einer höheren Retention, vor allem, wenn sie aus Legierungen mit einem höheren spezifischen Gewicht (Edelmetall) hergestellt ist.

Die *Friktion* entsteht durch exakte Passung paralleler Flächen. Je höher diese Flächen konstruiert werden können, um so größer ist die Retention.

Die *mechanische Retention* beruht darauf, daß das Retentionselement bei Belastung nachgibt und bei Entlastung in den Ausgangszustand zurückfedert. Für die Wirkung der Klammer ist es notwendig, daß ihr konstruktiv ein Widerlager auf gleicher Höhe der Gegenseite des Zahnes entgegensteht. Dieses muß auch wirksam sein, wenn der aktive Teil die größte Zirkumferenz des Zahnes berührt.

Die mechanische Retention der Klammer wird danach bestimmt, welche Retentionseigenschaften benötigt werden. Einflußfaktoren für die mechanische Retention sind:

– Ausmaß der Infrawölbung (Mindestmaß 0,25 mm)
– Ansatzwinkel der Retention
– Länge des Retentionselementes
– Dicke des Retentionselementes
– Breite des Retentionselementes
– Querschnitt des Retentionselementes
– Konizität des Retentionselementes
– Werkstoffe

Abrasionen der Ankerzähne und Veränderungen der Werkstoffe durch Ermüdung oder Fraktur reduzieren die Retentionskraft bzw. führen zu ihrem Verlust. Ein nachträgliches Aktivieren der Klammer beispielsweise durch Biegen führt zu stärkeren horizontal einwirkenden Kräften.

Nach dem Einsetzen der Prothese müssen alle Retentionen durch spannungsfreien Sitz für das Gewebe belastungsfrei sein. Eine genaue Vermessung der Klammer ist unter Berücksichtigung aller erwähnten Gründe zur Konstruktion unerläßlich. Sie erfolgt im zahntechnischen Labor (s. S. 150).

Die *indirekte Retentionskraft* entsteht bei Teilprothesen durch zusätzliche Auflagen und durch die Prothesenbasis (s. S. 121). Für die Konstruktion bedeutet dies, bei ungenügender direkter Retentionskraft vermehrt Elemente mit indirekter Retentionskraft einzusetzen, was z.B. durch Vermehrung der Auflagen und Vergrößerung der Basis möglich ist.

Die *Werkstoffeigenschaften,* die die Retention beeinflussen, hängen vornehmlich von ihrem Elastizitätsmodul, ihrem Kraft-Weg- und Kraft-Meßlängen-Diagramm sowie von ihrer Dauerbiegefestigkeit ab. Die Speziallegierungen für die im Modellgußverfahren hergestellte Teilprothese müssen ein sehr feinkörniges Gefüge, eine hohe Härte und eine große Differenz zwischen Dehngrenze und Zugfestigkeit und damit eine genügend hohe Bruchdehnung zeigen [3].

Die vermessene, aus Chrom-Kobalt-Molybdän- und Edelmetall-Legierungen hergestellte Klammer erfüllt durch ihre Form und Dimensionierung die Forderungen an die Retention der Teilprothese, ohne den Zahn zu schädigen.

Konstruktive Elemente

Große Verbindungselemente. Alle vertikalen und horizontalen in Statik und Dynamik angreifenden Kräfte müssen auf die gesamte Konstruktion verteilt und auf die Ankerzähne und die zahnlosen Kieferabschnitte weitergeleitet werden. Um diese Forderungen erfüllen zu können, müssen die großen Verbindungselemente

- möglichst starr (verwindungsstabil) konstruiert werden, was durch eine ausreichende Dimensionierung in Höhe, Breite und Dicke bei erwünschter Grazilität und durch einen bogenförmigen Verlauf erzielt werden kann
- so in ihrem Verlauf und ihrer Lage konstruiert sein, daß sie die parodontalen Gewebe und das Tegument am Übergang zu den kleinen Verbindungselementen und zum Prothesensattel nicht schädigen
- Zunge und Lippenmuskulatur (bei vestibulär verlaufenden Bügeln) möglichst wenig stören
- möglichst so konstruiert werden, daß sie Erweiterungen der Prothese gestatten

Die Gaumenplatte im Oberkiefer erfüllt diese Forderungen, wenn

- sie weit extendiert wird
- ihre Ränder vom Gingivalsaum entfernt verlaufen (mindestens 3 mm, besser 5 mm)
- ihre in der fibrösen Mittelzone (harter Gaumen) liegenden Anteile hohlgelegt sind (je nach individueller Kompressibilität zwischen 0,2 und 0,5 mm)
- ihre dorsale Begrenzung möglichst in die Vibrationszone (Radieren des Modelles) verlegt wird
- ihre anteriore Begrenzung möglichst in das Gaumenfaltenmuster eingebettet wird (radieren!)
- das anteriore Artikulationsdrittel nicht bedeckt wird
- plaqueretentive Nischen zwischen Gaumenplatte und Klammern vermieden werden

Der *Lingualbügel* im Unterkiefer (Abb. 52) erfüllt diese Forderungen, wenn er nach folgenden Kriterien konstruiert wird:

- tropfenförmiges Profil
- Oberrand 3 mm, besser 5 mm vom Gingivalsaum entfernt
- Vermeidung plaqueretentiver Nischen am Übergang Bügel/Prothesensattel
- Vermeidung breitbasiger Bedeckungen parodontaler Gewebe
  kein Kontakt zwischen Bügel und Schleimhaut bei parodontal-tegumental gelagerten Prothesen; der Bügel wird zwischen 0,2 und 0,7 mm hohlgelegt, je nach der zu erwartenden Kinetik der Teilprothese, die von der Extension der tegumental gelagerten Anteile, der Ausdehnung der Okklusion und von der Form des Zahnbogens (flacher Bogen führt zu größeren Bewegungen) abhängig ist
- Übergang Bügel/Sattelkonstruktion leicht spitzwinkelig mit deutlicher horizontaler Stufe, um einen niveaugleichen Verlauf Bügel/Kunststoffanteil zu erzielen

Die *fortlaufende Klammer* verläuft auf der lingualen bzw. palatinalen Fläche der Frontzähne. Die Auslenkung der natürlichen Zähne ist durch sichere par-

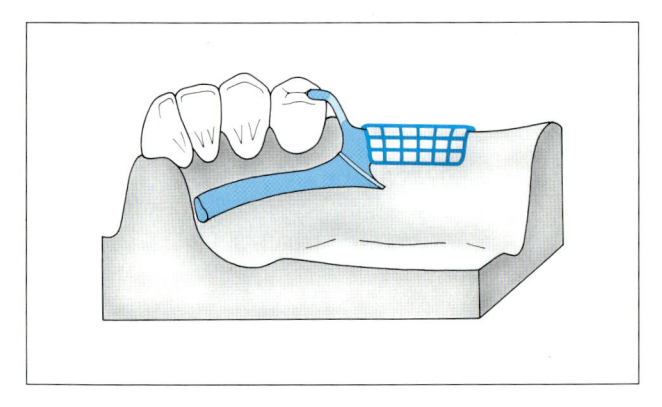

Abb. 52 Sublingualbügel.

odontale Abstützung zu verhindern, was nur bei parodontal resistenten Zähnen und einer zu erwartenden geringen Bewegung des tegumental gelagerten Anteiles der Prothese möglich ist. Die vermehrte Plaqueretention erlaubt ihren Einsatz nur bei Patienten mit sehr guter Mundpflege. Die geringere Stabilität der fortlaufenden Klammer erfordert bei ihrem Einsatz meist zusätzliche Verbindungselemente.

Kleine Verbindungselemente. Sie sind entsprechend den Planungsrichtlinien starr zu konstruieren. Sie sollten die parodontalen Gewebe möglichst nicht kreuzen. Ist dies nicht zu umgehen, dürfen sie ihnen nicht anliegen (Hohllegen von 0,2–0,7 mm je nach der zu erwartenden Kinetik der Teilprothese). Sie sollten keine plaqueretentiven Nischen im Interdentalraum bilden (s. Abb. 20) und dürfen die statische und dynamische Okklusion nicht stören, was im Artikulator zu überprüfen ist. Ihre Mindestdimensionierung sollte 1,5 mm betragen.

Der *Prothesensattel* ist bei der rein parodontal abgestützten Prothese sehr starr zu konstruieren, um als tragendes Element Verwindungen und Belastungen des Tegumentes zu verringern. In vermehrtem Maße gilt dies für den parodontal-tegumental abgestützten Sattel. Der Prothesensattel ist nach folgenden Kriterien zu konstruieren:

– weite Extension
– Funktionen der Weichgewebe nicht behindern
– unterfütterbar gestalten
– in ihrer Kunststoffoberfläche den muskelfreien Raum ganz ausfüllen, um durch Muskelgriffigkeit die funktionelle Stabilisierung der Prothese zu gewährleisten
– Erweiterbarkeit

Weitere konstruktive Überlegungen beziehen sich auf den künstlichen Kauflächenkomplex und auf die Okklusion (s. S. 131).

Parodontale Insuffizienz

Besonderes Augenmerk ist der Mobilität der Zähne und den parodontalen Geweben zu widmen, da sie die Langzeitprognose bestimmen. Die parodontale Insuffizienz wird durch plaquebedingte Entzündungen und durch okklusale Störungen gesteigert (s. S. 271). Die Prothese muß daher so konstruiert werden, daß sie die Mobilität der Zähne nicht erhöht, plaqueretentive Bezirke vermeidet und durch ihre Elemente die Okklusion nicht verändert.

Gelockerte Zähne sind durch schienende Elemente der herausnehmbaren Teilprothese zu stabilisieren. Die breitflächige Schubverteilung erhält die Kontinuität des Zahnbogens. Jeder Zahn in der Schienung trägt gleichzeitig zur Stabilisierung bei. Hieraus ergibt sich für das parodontal insuffiziente Restgebiß der konstruktive Hinweis, möglichst starre Schienungen an allen, zumindest an vielen natürlichen Zähnen anzubringen. Die zusätzliche körperliche Fassung des mobilen Zahnes durch Retentionswiderlager und stabile direkte Halteelemente sowie seine achsengerechte Belastung durch die Abstützungselemente verstärken die Funktion der Schiene. Wenn auch durch die indirekte Schienung die Mobilität des Zahnes nur selten reduziert wird, verbessern die Schienenkonstruktionen doch die Prognose. Diese wird darüber hinaus positiv beeinflußt, wenn die Prothese die parodontalen Gewebe nicht bedeckt und so eine gute Parodontalhygiene erlaubt.

Beispiel

Einige konstruktive Richtlinien seien anhand der Abbildungen 53 und 54 erläutert. Die Schienung der Zähne wird durch

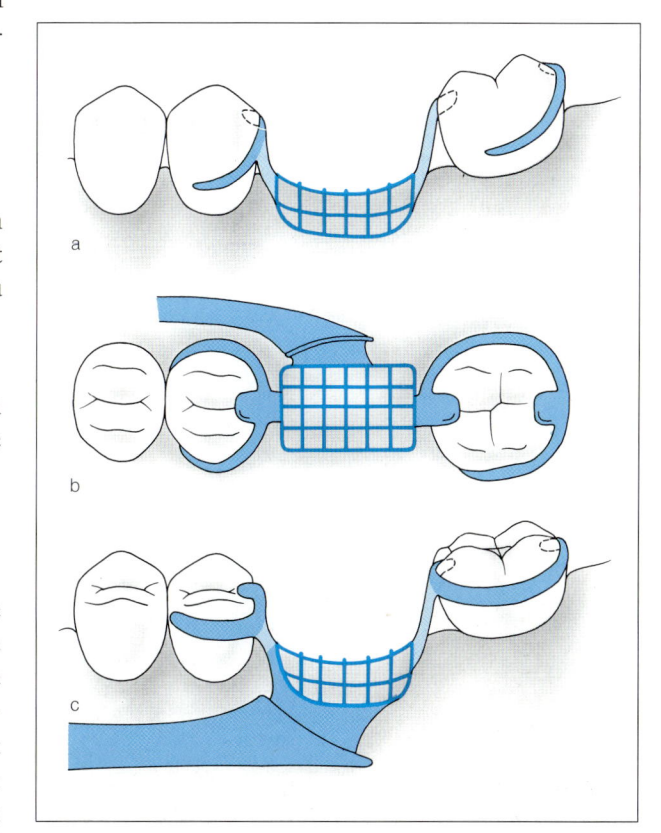

Abb. 53a–c Stabiles, parodontalhygienisch günstiges Gerüst mit Schienungsfunktion.

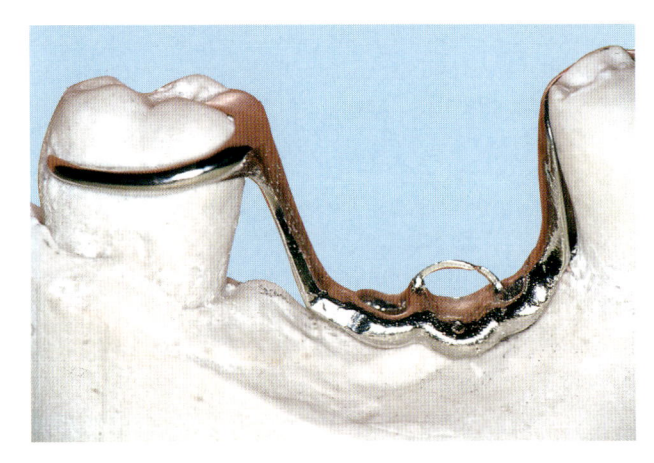

Abb. 54 Parodontalhygienisch günstiger Verlauf des kleinen Verbindungselementes.

die lingual breitflächig in Fräsungen verlaufende Umfassung gewährleistet, deren vertikale Ausdehnung ein Retentionswiderlager für den gesamten Bewegungsablauf beim Lösen und Einsetzen darstellt. Die Schienenwirkung wird verstärkt durch die körperliche Fassung, durch den Approximalanschlag des Gerüstes am Prämolaren und durch die oberhalb des prothetischen Äquators starren Klammerschultern. Die achsengerechte Belastung wird durch die okklusalen Auflagen, das Aufliegen der lingualen Elemente und den approximalen Anschlag am Prothesenlager gewährleistet. Die Stabilität der Konstruktionselemente verhindert eine weitere Mesialkippung des Molaren. Durch die im Zahnniveau eingelassenen Auflagen wird die Okklusion gesichert und nicht verändert. Eine Schonung parodontaler Gewebe ist durch den Verlauf des kleinen Verbindungselementes am Molaren, durch die Eintrittsstelle des Lingualbügels in das Sattelgerüst, den Verlauf der Klammern und die obere Begrenzung der lingualen Anteile auf der gefrästen Schulter sichergestellt. Die Ausdehnung des Sattelgerüstes erlaubt eine stabile Verbindung mit dem Kunststoffsattel. Seine Begrenzung ermöglicht die Selbstreinigung der approximalen tegumentalen Bezirke. Der dem Alveolarfortsatz analoge Verlauf des Sattelgerüstes bietet ausreichend Platz zur stabilen Ummantelung mit Kunststoff. Das niveaugleiche Einlassen der lingualen Elemente in die Kronenwandung behindert nicht die Funktion der Zunge.

Alle konstruktiven Überlegungen enden mit dem Einradieren der Begrenzungen der Oberkiefer-Basisplatte und mit der Einzeichnung der Elemente der herausnehmbaren Teilprothese auf das Meistermodell (Abb. 55), das – im Artikulator montiert – die Arbeitsgrundlage für die weitere Herstellung des Gerüstes im zahntechnischen Labor darstellt.

Herstellung des Prothesengerüstes im zahntechnischen Labor

Die Methodik der Herstellung des Prothesengerüstes im zahntechnischen Laboratorium sei an dieser Stelle nur skizziert, zu ihrer ausführlichen Darstellung wird auf die Spezialliteratur verwiesen [16].

Das blasenfreie Meistermodell mit einem parallelwandigen, abnehmbaren Sockel liegt mit Radierungen und genauen konstruktiven Angaben über die im Modellgußverfahren herzustellende Teilprothese vor. Die labortechnische Herstellung umfaßt die folgenden Schritte, deren präzise Durchführung unabdingbare Voraussetzung für exakte Gerüste darstellt:

– Modellvorbereitung (Ausblocken, Hohllegen)
– Vermessen und Anzeichnen der Halteelemente
– Bestimmung des Unterschnittpunktes
– Anbringen des Stufenbandes
– Doublieren der Modelle
– Herstellen des Modelles aus Einbettmasse
– Trocknen und Härten des Einbettmassemodelles
– Modellieren der großen Verbindungselemente
– Anbringen der Abstützungs- und Retentionselemente aus Wachs oder Kunststoff
– Anbringen der Gußkanäle
– Einbetten des fertig modellierten Gerüstes
– Trocknen und Vorwärmen der Gußmuffel
– Gußvorgang
– Ausbetten und Reinigen des gegossenen Gerüstes
– Ausarbeiten und Polieren des gegossenen Gerüstes
– Glänzen des Gerüstes
– Prüfung der Paßform auf dem Meistermodell

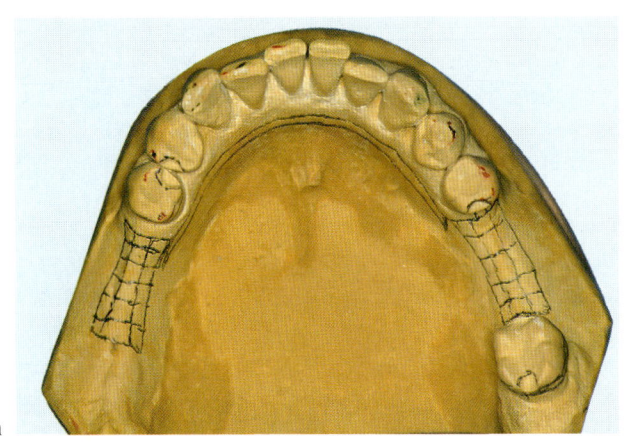

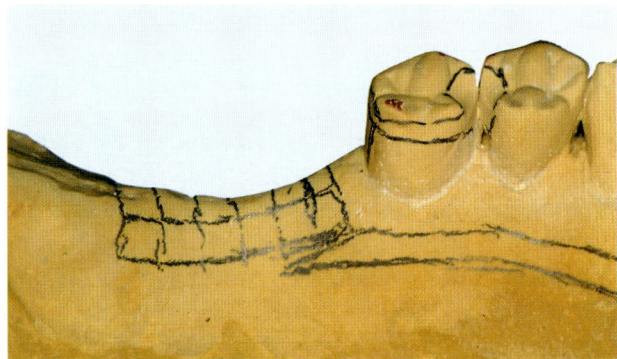

Abb. 55a und b Konstruktionszeichnung auf dem Meistermodell.

Klammertyp		Unterschnittstiefe
kleiner Prämolar	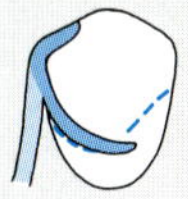	0,1–0,15 mm
großer Prämolar	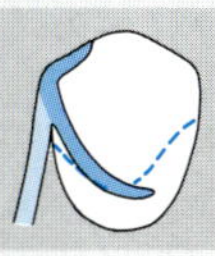	0,15–0,2 mm
kleiner Molar	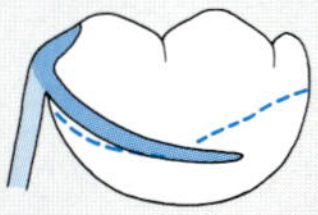	0,2–0,25 mm
großer Molar	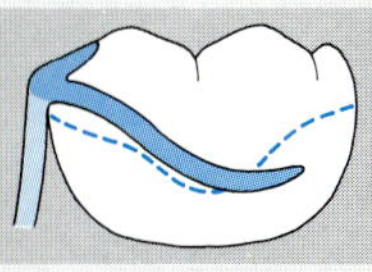	0,25–0,35 mm
Prämolar (rückgeführte Klammer)	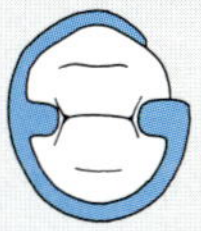	0,25 mm
Molar (Ringklammer)	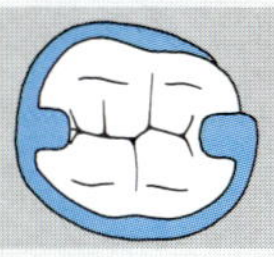	0,25–0,5 mm
Prämolar	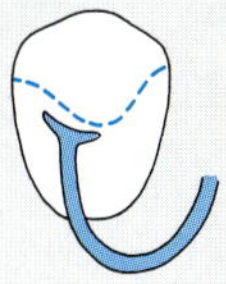	0,3–0,4 mm
Molar	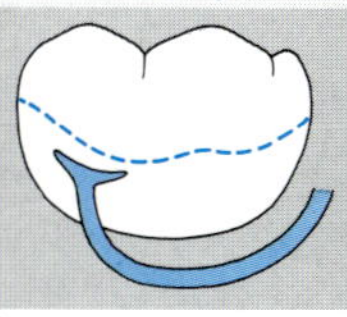	0,25–0,5 mm

Abb. 56 Empfehlungen für die Unterschnittstiefen [16].

Zur Vorbereitung des Modelles gehört die neuerliche Festlegung der günstigsten Einschubrichtung. Die Infrawölbungen an den Ankerzähnen und an den Flächen, die mit der Prothesenbasis in Berührung treten, werden ausgeblockt und parallelisiert. Die auf dem Meistermodell angegebenen Bezirke der großen Verbindungselemente werden hohlgelegt, sehr tiefe Gaumenfalten und die Anteile, die für die Konstruktion nicht erforderlich sind (Umschlagfalte), ausgeblockt.

Das Vermessen und Anzeichnen der Halteelemente erfolgt mit einem Vermessungsgerät. Mit ihm wird der prothetische Äquator eingezeichnet und mit einem Meßteller oder einem Meßgerät mit Skalierung der Unterstützpunkt festgelegt und markiert. Die unterschiedlichen Werte entscheiden über die Retentionskraft, wobei die Länge, die Form und die Eigenschaften der Werkstoffe zusätzliche Faktoren darstellen (Abb. 56). Die Klammerform resultiert aus der Verbindungslinie zwischen Unterschnittspunkt und Auflage und wird ebenfalls eingezeichnet. Ein genau im markierten Verlauf rechtwinklig ausgeschnittenes Wachsband legt die genaue Lage der Klammer fest.

Im folgenden Arbeitsschritt wird das vorbereitete Meistermodell mit Doubliermasse dubliert und mit Spezial-Einbettungsmasse ausgegossen. Nach ca. 30 Minuten wird das Einbettmassemodell im Trockenschrank bei 250° getrocknet und gehärtet. Auf dem abgekühlten und gereinigten Einbettmassemodell werden die großen Verbindungselemente mit Wachs modelliert oder konfektionierte Schablonen (aus Wachs oder Kunststoff) individualisiert. Anschließend werden die Profile für Klammern und Auflagen an den durch das Stufenband markierten Stellen exakt adaptiert und mit den großen Verbindungselementen verschmolzen. Dabei ist eine Überdimensionierung wegen möglicher okklusaler Störungen zu vermeiden. Die Gußkanäle werden so angebracht, daß sie die spätere Formgebung nicht gefährden und ein vollständiges und einwandfreies Ausfließen der Legierung gestatten. Die modellierte Platte wird in einer Muffel eingebettet. Der Trocknung und Vorwärmung folgt der Guß – meist in einer automatischen Hochfrequenzschleuder – nach den für die jeweilige Legierung gültigen Temperatur- und Zeitangaben. Dadurch werden die spezifischen Eigenschaften qualitativ nicht verändert.

Es folgen das Ausbetten, die Reinigung, die nachbearbeitenden Maßnahmen und das Polieren des Rohgußgerüstes. Es schließt sich das elektrolytische Glänzen an, zu dem die dünnen Stellen des Gerüstes – z.B. Klammerspitzen – mit Wachs abgedeckt werden. Im letzten labortechnischen Arbeitsgang wird das Aufsetzen, das Abnehmen und der exakte, spannungsfreie Sitz des Gerüstes auf dem Meistermodell überprüft. Dieses darf durch die Prothesenbasis, durch die Klammern oder Auflagen in seinen Anteilen nicht abradiert oder beschädigt werden.

Werkstoffeigenschaften

Die Werkstoffeigenschaften der für die Modellgußprothese verwendeten Legierungen sind in vielen umfangreichen Spezialbeiträgen abgehandelt [3, 4, 9, 10, 15, 16]. Unter klinischen Aspekten werden die werkstoffkundlichen Anforderungen zur Konstruktion der Teilprothese unter Berücksichtigung ihrer speziellen Eigenschaften in aller Regel durch Edelmetall- und Nichtedelmetall-Legierungen erfüllt. Die übliche Nichtedelmetall-Legierung besteht aus definierten Anteilen von Chrom, Molybdän, Kobalt, Mangan, Beryllium, Bor, Aluminium, Kohlenstoff und Nickel und wird vereinfachend als Chrom-Kobalt-Molybdän-Legierung bezeichnet. Ihre Härte ist auf die des Schmelzes abgestimmt; sie wird durch Nickel reduziert und durch Beryllium, Bor und Kohlenstoff erhöht. Das Elastizitätsmodul der Nichtedelmetall-Legierungen ist größer als das der Edelmetall-Legierungen (2:1), die wiederum eine höhere Dauerbiegefestigkeit aufweisen. Eine aus einer Edelmetall-Legierung hergestellte Basis zeigt zum Tegument eine bessere Kongruenz. Das höhere Elastizitätsmodul der Nichtedelmetall-Legierungen bewirkt, daß die Metallmengen bei gleicher Formstabilität geringer ausfallen kann als bei Edelmetall-Legierungen: Chrom-Kobalt-Molybdän-Legierungen erlauben dadurch grazilere Gerüstkonstruktionen. Zusätzliche Festigkeit ist durch bogenförmig verlaufende Elemente zu erzielen, was bei allen Auflagen sowie bei den großen und kleinen Verbindungselementen konstruktiv zu berücksichtigen ist. Die Flexibilität der Nichtedelmetall-Legierung wird durch Nickel-Beimischungen erhöht, durch Molybdän-, Bor- und Kohlenstoff-Beimischungen erniedrigt.

Die Dicke von Nichtedelmetall-Legierungen an der Verbindungsstelle zwischen kleinen Verbindungselementen mit Auflagen, Klammern und großen Verbindungselementen muß 1,5 mm betragen, um bei einer Belastung von 80 kp ausreichend widerstandsfähig zu sein.

Die insgesamt guten Werkstoffeigenschaften der Nichtedelmetall-Legierungen für ausreichend stabile und retentive Konstruktionen bei erwünschter Grazilität spricht für ihre generelle Verwendung.

Chrom-Kobalt-Molybdän-Legierungen als Prothesengerüst führen nur ausnahmsweise zu *allergischen Reaktionen* (s. S. 247 ff.) [9], wobei offenbar Fernreaktionen an der Haut überwiegen. Bei Patienten mit durch entsprechende Tests nachgewiesenen Allergien (vor allem gegen Nickel), ist auf Edelmetall-Legierungen auszuweichen. Allergische Reaktionen auf Gold sind extrem selten, wenn auch über Einzelfälle berichtet ist [9].

Das *Schleimhautbrennen* unter Prothesen aus Nichtedelmetall- und Edelmetall-Legierungen ist nicht allergischer Natur und daher eher psychogen-neurogenen Prothesenintoleranzen zuzuordnen.

Gelegentlich beobachtete Einschränkungen oder Veränderungen der *Geschmacksempfindung* durch Nichtedelmetall-Legierungen lassen sich durch galvanisches Vergolden nur zeitweise beseitigen. Die Edelmetall-Auflage wird in der Gebrauchsphase – zumindest stellenweise – abradiert, die subjektiven Empfindungen kehren wieder. Die sogenannte Vergoldung stellt also keine Dauerlösung dar. Es ist auf eine Edelmetall-Legierung auszuweichen.

Die aus einer Edelmetall-Legierung hergestellten Gerüste sind aufgrund der erwähnten Werkstoffeigenschaften in aller Regel massiver zu gestalten. Hierdurch werden sie noch schwerer und können durch ihre stärkere Dimensionierung die *Taktilität* der umgebenden Weichteile stören.

Ein Kausalzusammenhang zwischen *Potentialdifferenzen* und Störungen (z. B. Geschmacksveränderungen) ist nicht gesichert. In der Mundhöhle sind immer Potentiale und Ströme von 50–600 mV und 4–25 µA zu messen [15]. Der mögliche Stromweg, die Stromverteilung und die Schädigungen provozierende Stromstärke sind jedoch nicht bekannt. Auf jeden Fall sollten alle Füllungen sorgfältig poliert und unterschiedliche und inhomogene Legierungen vermieden werden.

Die unterschiedlichen Eigenschaften der für die Modellgußprothese zu verwendenden Legierungen erlauben ihre gezielte Auswahl und Dimensionierung unter Berücksichtigung der individuellen klinischen Gegebenheiten.

Klinische Arbeitsgänge

Die klinischen Arbeitsgänge gliedern sich in zehn Behandlungsgänge, die zusammen mit den entsprechenden laboratoriumstechnischen Maßnahmen in Tabelle 2 zusammengefaßt sind und nachfolgend im einzelnen besprochen werden sollen.

Behandlungsgang I: Ausfüllen der Karteikarte, Befunderhebung, Situationsabformung von Ober- und Unterkiefer

Spezielles Instrumentarium: Abformlöffel, Anrührbecher, Anrührspatel, Wachs, Wachsmesser, Alginat.

Das Ausfüllen der Karteikarte beginnt mit den persönlichen Daten des Patienten. Alle relevanten Ergebnisse der Befunderhebung werden sorgfältig in die Karteikarte übertragen. Die *Situationsabformung* erfolgt mit Alginat. Sie wird auf S. 42 ff. beschrieben.

Laboratoriumstechnische Maßnahmen: Herstellung von Situationsmodellen und Bißschablonen. Der Abdruck sollte so bald wie möglich nach der Abformung mit einem Superhartgips ausgegossen werden. Auf den Situationsmodellen werden die Bißschablonen, falls erforderlich, hergestellt (s. S. 59).

Behandlungsgang II: Kieferrelationsbestimmung

Spezielles Instrumentarium: Wachs (Alminax®, Beauty Pink®), Wachsmesser, Bißschablone, gegebenenfalls Gesichtsbogen mit Bißgabel, Mittelwertartikulator oder teiljustierbarer Artikulator.

Die Kieferrelationsbestimmung erfolgt nach den Angaben von KÜHL (s. S. 53 ff.). Für die Wahl der Kieferrelation sind drei Positionen des Unterkiefers zu diskutieren:

Tabelle 2 Klinische und laboratoriumstechnische Maßnahmen bei der prothetischen Versorgung durch eine im Modellgußverfahren hergestellte Prothese.

Behandlungs-gang	Klinische Maßnahmen	Laboratoriums-technische Maßnahmen	Behandlungs-gang	Klinische Maßnahmen	Laboratoriums-technische Maßnahmen
I	Ausstellen der Karteikarte Befunderhebung Situationsabformung von Ober- und Unterkiefer	Herstellung von Situationsmodell und Bißschablonen	V	Kieferrelations-bestimmung Radierungen (eventuell Registrierung mit Gesichtsbogen und Checkbiß, Einartikulieren der Modelle in den Artikulator) Einzeichnen der definitiven Konstruktion auf dem Meistermodell	Montage des Meistermodelles mit den Bißschablonen Herstellung des Gerüstes
II	Kieferrelations-bestimmung (Registrierung mit Gesichtsbogen und Checkbiß, Einartikulieren der Modelle in den Artikulator)	Montage der Situationsmodelle mit den Bißschablonen in den Artikulator			
			VI	Einprobe des Prothesengerüstes Kieferrelations-bestimmung Farb- und Formbestimmung der Zähne	Montage des Modelles in den Artikulator Wachsaufstellung
III	Behandlungsplan Vorbehandlung (eventuelle Überweisung an den entsprechenden Facharzt) Einzeichnen der vorläufigen Planung auf Karteikarte und Situationsmodell		VII	Einprobe der Wachsaufstellung	Fertigstellung der Prothese
			VIII	Einprobe der fertigen Prothese Einschleifen der Okklusion gegebenenfalls Remontage nach Kieferrelations-bestimmung	Remontage in den Artikulator Einschleifen der Okklusion
IV	Vorbereitung des Lückengebisses Korrektur der Okklusion Abformung von Ober- und Unterkiefer	Herstellung des Meistermodelles mit Kontrollsockel gegebenenfalls Anfertigung der Bißschablonen	IX	Einfügen der Prothese	
			X	Nachsorge	

- zahngeführte Unterkieferposition
- muskelgeführte Unterkieferposition
- manuell geführte und ligamentär definierte Unterkieferposition

In der *zahngeführten Unterkieferposition* besteht maximaler Vielpunktkontakt (interkuspidale Okklusionsposition, Kieferposition beim „Schlußbiß" bzw. bei habitueller Interkuspidation). Sie ist methodisch am leichtesten zu reproduzieren. Die Position der Kondylen wird dabei von der Zahnführung bestimmt. Ist diese Position des Unterkiefers diagnostiziert und lassen sich die Kiefermodelle eindeutig in dieser Position zusammensetzen, so wird diese Kieferrelation ohne Relationsbestimmung beibehalten.

Läßt sich klinisch eine eindeutige interkuspidale Okklusionsposition nachweisen, lassen sich aber die Kiefermodelle nicht eindeutig in dieser Position zusammensetzen, so wird diese Kieferrelation mit einer Kieferrelationsbestimmung durch *Bißschablonen* übertragen.

Läßt sich klinisch keine eindeutige interkuspidale Okklusionsposition nachweisen, so ist die Kieferrelation nach der *muskulär geführten Unterkieferposition* zu bestimmen. Dies ist der Fall, wenn Zahnzahl und Zahnverteilung primär keine Fixierung ergeben oder sekundär durch iatrogene Maßnahmen (Beschleifen) die Fixierung in der Interkuspidation aufgelöst wird. Der teilbezahnte Patient führt die habituelle Schließbewegung bis zum Zahnkontakt aus.

Besteht in der physiologischen Vertikalen kein Zahnkontakt, muß die vertikale Kieferrelation unter Beachtung eines interokklusalen Freiraumes (Ruheschwebe) dem Ruhetonus der Muskulatur angemessen bestimmt werden. Dieser Arbeitsgang ist ebenfalls mit Hilfe von Bißschablonen durchzuführen.

Bei nur wenigen Restzähnen wird die Position des Unterkiefers – wie beim zahnlosen Patienten – nach *stiftgeführten Unterkieferbewegungen* festgelegt. Nach Bestimmen der vertikalen Relation gibt die Pfeilspitze der Aufzeichnung des verschobenen Symphysenbahnwinkels die horizontale Kieferrelation wieder.

Bei erhöhtem Tonus der Muskulatur muß diese durch vorbehandelnde Maßnahmen (z.B. Okklusionsschienen, Auftragen von Kunststoff auf Prothesen) entspannt werden. Gelingt eine Entspannung der Muskulatur nur unvollständig oder ist der Patient auch nach Training nicht in der Lage, seinen Unterkiefer in eine physiologische Position zu bringen, ist die *manuelle Führung des Unterkiefers* in die terminale Kieferrelation durch den Zahnarzt notwendig. Dabei ist der Widerstand der Muskulatur einfühlsam zu überwinden, um eine forcierte Retralverlagerung des Unterkiefers zu vermeiden.

Die terminale Kieferrelation ist beim teilbezahnten Patienten zu wählen, wenn die terminale Okklusionsposition eine Dysfunktionszone darstellt und terminale Vorkontakte vollständig eliminiert werden müssen. Hierzu ist vor der definitiven Kieferrelationsbestimmung ein Einschleifen erforderlich.

Bei den genannten Verfahren der Kieferrelationsbestimmung kann nur dann eine korrekte Lagebeziehung zwischen Unterkiefer und Oberkiefer erwartet werden, wenn im Kiefergelenk keine Lageveränderung des Discus articularis (z.B. Prolaps) vorliegt. In diesen Fällen ist das Ergebnis einer *Repositionstherapie* abzuwarten.

Ist als Kieferrelation die terminale Kontaktposition vorgesehen, erfolgt die Bestimmung dieser Lage durch einen enoralen *Checkbiß*. Nach der Gesichtsbogenübertragung werden die Modelle dann in den teiljustierbaren Artikulator montiert.

Laboratoriumstechnische Maßnahmen: Montage der Situationsmodelle in den Artikulator. Mit den Bißschablonen werden die Situationsmodelle in einen Mittelwertartikulator oder in einen teiljustierbaren Artikulator montiert.

Behandlungsgang III: Behandlungsplan und Vorbehandlung, Einzeichnen der vorläufigen Planung auf Karteikarte und Situationsmodell

Spezielles Instrumentarium und Unterlagen: Röntgenstatus, Orthopantomogramm, Situationsmodelle im Artikulator, Parallelometer.

Der allgemeine Gesundheitszustand des Patienten, seine Einstellung zum Behandlungsbedarf sowie der anatomische und physiologische Status finden bei der Planung Beachtung (s. S. 5ff. und 29ff.). Der Bedarf für eine im Modellgußverfahren hergestellte Teilprothese ist gegenüber möglichen negativen Effekten abzuwägen. Die Planung der Prothese beruht auf kariologischen, parodontologischen, phonetischen, mastikatorischen, gebißfunktionellen und ästhetischen Wünschen und Forderungen. Die Restzähne und die zahnlosen Abschnitte des Alveolarfortsatzes werden unter Berücksichtigung der veränderten Belastung, die das Tragen einer herausnehmbaren Teilprothese mit sich bringt, gewertet.

Die Planung sollte beinhalten:
– Bestimmung, welche Zähne im Kiefer verbleiben und welche möglicherweise extrahiert werden müssen
– Wahl der Verankerungszähne
– Bestimmung der Behandlung der verbleibenden Zähne
– Analyse der Infrawölbungen am Situationsmodell mit Bestimmung der Einschubrichtung der Prothese und Einzeichnen des prothetischen Äquators auf den Verankerungszähnen
– Festlegung der Konstruktionselemente, des Materials, der Größe und Form des Prothesenkörpers (Ausdehnung, Ausformung, Zahnwahl), der Verbindung zwischen den Anteilen der Prothese und der Verankerungselemente (direkte und indirekte Retentionselemente, Stützelemente und Schubkraft überführende Elemente)

Ein detaillierter schriftlicher Plan über Behandlungsgang und Behandlungsmaßnahmen ist aufzustellen und mit dem Patienten zu besprechen. Bei diesem Gespräch ist er über mögliche differentialtherapeutische Maßnahmen aufzuklären. Die zur Vorbehandlung notwendigen Überweisungen werden vorgenommen.

Behandlungsgang IV: Vorbereitung des Lückengebisses, Korrektur der Okklusion, Abformung von Ober- und Unterkiefer

Spezielles Instrumentarium: Handstück, Winkelstück, diamantierte kugelförmige und zylindrische

Schleifer, Okklusionsindikatoren, Situationsmodelle im Artikulator und das für die Abformung notwendige Instrumentarium und Material.

Die *Vorbereitung des Lückengebisses* unter prothetischen Aspekten umfaßt die Umformung und Wiederherstellung des teilbezahnten Gebisses, den Okklusionsausgleich durch Einschleifen und den Aufbau von Zähnen des Restgebisses (auch Rekonstruktion eines Einzelzahnes durch eine geeignete Kronenkonstruktion). Oft ist die Umformung der Bukkal- oder Lingualflächen einzelner Zähne durch Beschleifen erforderlich. Weiterhin sind besondere Maßnahmen notwendig, die der herausnehmbaren Teilprothese eine vom Standpunkt der parodontalen Belastung aus günstige Abstützung verleihen: Stütz- und Retentionselemente müssen entsprechend den beschriebenen Richtlinien eingeschliffen werden (s. S. 122 und 144). Dabei wird das Einschleifen der Auflagen so vorgenommen, daß ausreichend Platz für die okklusale oder inzisale Auflage entsteht, ohne daß Störungen der Okklusion in Statik und Dynamik auftreten können. Die Basisfläche der Präparation liegt horizontal auf dem Zahn, damit die Auflagen der Teilprothese den Zahn axial belasten. Es kann auch erforderlich werden, Verankerungszähne so zu beschleifen, daß hierdurch geeignete Infrawölbungen für die Klammerretention entstehen. Bisweilen muß eine Füllung in das Gebiet des Zahnes gelegt werden, dem der aktive Klammerteil aufliegt oder unter dem der aktive Klammerteil zu liegen kommt. Nach der Schleifkorrektur werden die beschliffenen Schmelzareale fluoridiert. Intrudierte Zähne sind in die Okklusionsebene zu rekonstruieren, elongierte Zähne einzuschleifen, gegebenenfalls mit Füllungen oder Kronen zu versorgen.

Nach der Vorbereitung des Lückengebisses erfolgt die *Abformung* mit Alginat. Eigene klinische Beobachtungen zeigen, daß paßgenaue Modellgußgerüste auf der Grundlage einer Alginatabformung konstruiert werden können, wenn das Restgebiß keine morphologischen oder parodontal bedingten Besonderheiten zeigt.

Der konfektionierte Abformlöffel ist in seiner Größe so auf die Zahnreihen aufzupassen, daß zwischen Löffel und Zähnen ein Mindestabstand von 3 mm besteht. Der Löffel ist gegebenenfalls durch starre Kompositionsabformmaterialien zu extendieren, um alle für die Prothese relevanten Bezirke wiederzugeben. Wie bei der Situationsabformung beschrieben, wird der Löffel an seinen dorsalen und vestibulären Rändern durch Wachsstreifen abgedämmt.

Für die Abformung im *Oberkiefer* muß der Abformlöffel das Gaumendach und die zahnlosen Partien allseitig überdecken. Er sollte auf alle Fälle die Grenze zwischen beweglicher und unbeweglicher Schleimhaut überschreiten. Vor der Abformung werden, wie beschrieben, Speichel und Muzin von den abzuformenden Bezirken entfernt, während der Abformung führt der Patient leichte funktionelle Bewegungen mit der Lippe und den Wangen durch. Der Abdruck wird entfernt und auf durchgedrückte Stellen untersucht. Sind solche an für die Konstruktion relevanten Bezirken nachweisbar, muß die Abformung wiederholt werden. Über den Löffelrand hinausragende Anteile werden mit einer Schere abgetrennt. Der Abdruck wird anschließend, wie unter Behandlungsgang I beschrieben, desinfiziert, unter fließendem Wasser abgespült und von Wasseransammlungen befreit.

Für die Abformung des *Unterkiefers* gilt, abweichend von den für die Oberkieferabformung beschriebenen Methoden, daß der Patient, so bald der Löffel plaziert ist, die Zunge ein wenig vorstrekken soll, so daß die Zungenspitze die Oberlippe berührt. Gleichzeitig sollte der Mund so weit geschlossen werden, daß die Zähne des Oberkiefers den Zeigefinger des Zahnarztes berühren, der die Abformlöffel hält. Diese Maßnahmen bezwecken die genaue Wiedergabe der Mundbodensituation, die für die Lagebestimmung des Unterzungenbügels wichtig ist. Die bei maximaler Mundöffnung bestehende elastische Deformation der Unterkieferspange wird damit auf ein in der Gebrauchsphase erforderliches Maß reduziert. Der Abdruck wird anschließend wie der Oberkieferabdruck behandelt.

Laboratoriumstechnische Maßnahmen: Herstellung des Meistermodelles. Die Modelle werden nach der Abformung direkt in Hartgips ausgegossen und mit einem Kontrollsockel versehen. Gegebenenfalls werden Bißschablonen angefertigt.

Behandlungsgang V: Kieferrelationsbestimmung, Radierungen, Einzeichnen der definitiven Konstruktion auf dem Meistermodell

Spezielles Instrumentarium: Rosenbohrer der Größe ISO Nr. 021.

Eine erneute *Bestimmung der Kieferrelation* ist notwendig, wenn sich gegenüber der unter Behandlungsgang II beschriebenen Situation eine Veränderung ergeben hat. In diesem Fall ist die Kieferrela-

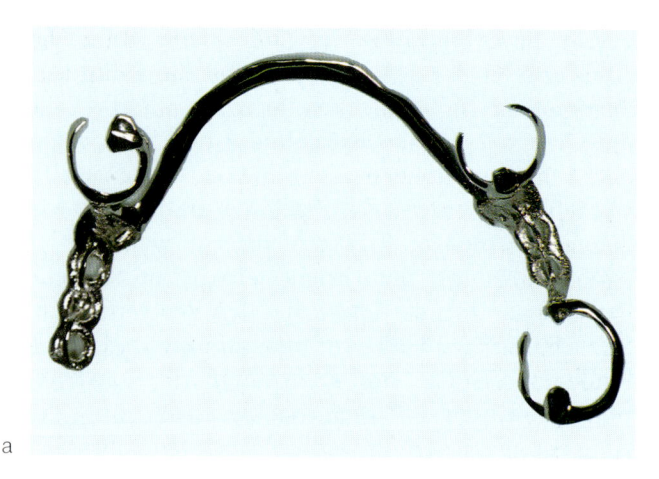

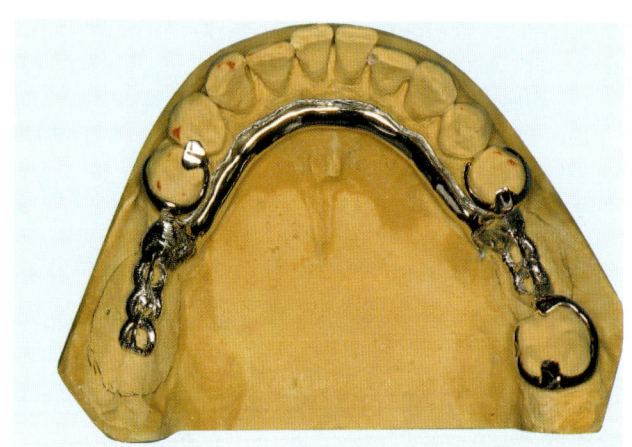

Abb. 57a und b   Fertiggestelltes Gerüst auf dem Meistermodell.

tionsbestimmung entsprechend den dort niedergelegten Richtlinien vorzunehmen.

Die *Radierungen* auf dem Modell werden mit Hilfe eines Rosenbohrers der Größe ISO Nr. 021 halbrund, unter Berücksichtigung der beschriebenen Richtlinien (s. S. 106, 125 und 148), vorgenommen. Auch das *Einzeichnen* der definitiven Konstruktion auf dem Meistermodell erfolgt nach diesen Richtlinien.

Laboratoriumstechnische Maßnahmen: Montage der Meistermodelle in den Artikulator mit Bißschablonen, Herstellung des Gerüstes. Das Prothesengerüst wird entsprechend den Angaben des Zahnarztes aus einer Chrom-Kobalt-Molybdän-Legierung oder aus einer Edelmetall-Legierung hergestellt und die Sattelanteile des Prothesengerüstes mit transparentem Wachs unterschichtet (Abb. 57).

Behandlungsgang VI: Einprobe des Prothesengerüstes, Kieferrelationsbestimmung, Farb- und Formbestimmung der Zähne

Spezielles Instrumentarium: Neben den im Behandlungsgang II beschriebenen Instrumenten sind ein Farbring und gegebenenfalls eine Garnitur von unterschiedlichen Frontzähnen notwendig.

Das aus dem Labor zurückgeschickte *Prothesengerüst* wird vor der Relationsbestimmung ohne Bißwälle *eingeprobt* (Abb. 58). Es wird überprüft, ob die Konstruktion der vom Zahnarzt auf dem Meistermodell eingezeichneten entspricht, wobei vor allem die parodontalhygienischen Aspekte zu überprüfen sind. Klammern und Prothesenbasis werden auf ihre Dimensionierung und Paßgenauigkeit auf dem Modell hin untersucht. Ebenso werden der exakte spannungsfreie Sitz des Gerüstes auf dem Modell überprüft sowie das hindernisfreie Einbringen und Lösen kontrolliert.

Das Prothesengerüst muß sich auf die Ankerzähne mit einer leichten Reibung und ohne Sperrungen aufschieben lassen. In situ müssen die Klammerarme exakt und spannungsfrei den Ankerzähnen anliegen und die Klammerauflagen so positioniert sein, daß sie das Niveau der Auflagekavitäten nicht überschreiten. Nicht passende Gerüste zeichnen sich dadurch aus, daß sie nicht vollständig auf das Restgebiß zu bringen sind. Zwischen den Auflagen der Prothese und den Kavitäten in den Zähnen bestehen dann Spalträume.

Mögliche Ursachen für ein *nicht passendes* Prothesengerüst sind:

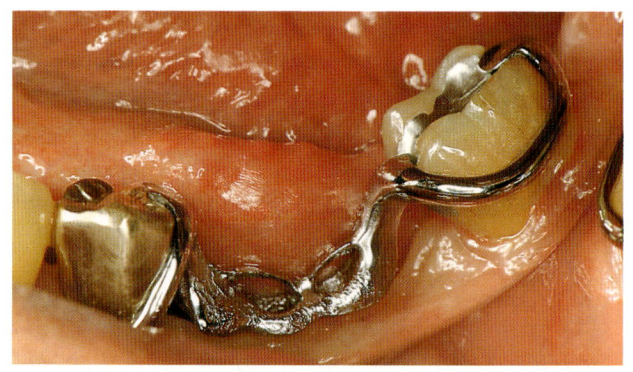

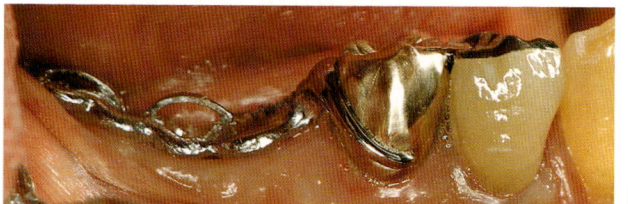

Abb. 58a und b   Gerüsteinprobe.

- ungenaue Abformung
- unkorrekte Modellherstellung
- nachträgliche Radierungen des Meistermodelles
- technisch falsche Bearbeitung des Gußgerüstes
- zwischenzeitliche Auswanderung der natürlichen Zähne
- zu tief in den Interdentalraum verlagerte kleine Verbindungselemente
- zu eng anliegende Klammeroberarme

Die Kontrolle der Klammerarme und der großen und kleinen Verbindungselemente auf ihren exakten Sitz erfolgt visuell und mit Hilfe einer Sonde. Der Lingualbügel im Unterkiefer sollte in einem geringen Abstand zum Tegument verlaufen, wohingegen die Transversalverbindungen im Oberkiefer der Gaumenschleimhaut exakt und ohne Spaltbildung anliegen müssen.

Die Kontakte der natürlichen Zähne untereinander und die Auflagen werden mit Okklusionsindikatoren überprüft. Trifft ein natürlicher Antagonist frühzeitig auf eine Auflage auf (Frühkontakt), muß entschieden werden, ob Korrekturen an der Klammerauflage oder am Antagonisten vorgenommen werden können. Dabei darf die Dicke der Klammerauflage 1,3 mm nicht unterschreiten. Auf die ausreichende Dimensionierung der Auflage ist unbedingt zu achten, sollen Brüche vermieden werden. Die Überprüfung der Okklusion hat in Statik und Dynamik zu erfolgen, um gegebenenfalls störende Anteile der kleinen Verbindungselemente oder der den Interdentalraum überschreitenden Elemente zu ermitteln.

Den Abschluß der Einprobe des Prothesengerüstes bildet die Frage nach dem subjektiven Empfinden des Patienten mit der eingefügten Prothese. Ein leichtes Spannungsgefühl an den natürlichen Zähnen ist zu tolerieren, Schmerzen auslösende Spannungen des Gerüstes sind in der Regel schwer zu ermitteln und dementsprechend schwer zu beseitigen. In diesen Fällen muß zur Herstellung eines neuen Gerüstes eine erneute Abformung erfolgen.

Eine bidigitale Belastung des Prothesengerüstes gibt Aufschluß über mögliche Kipp- und Schaukelbewegungen des Prothesengerüstes. Hierzu ist es erforderlich, daß der schleimhautgelagerte Teil des Prothesensattels mit einem Wachsstreifen unterschichtet wird, um ihn entsprechend seiner späteren Funktion belasten zu können.

Bei durch die natürlichen Zähne vorgegebenen Kieferrelationen ist eine *Kieferrelationsbestimmung* nicht notwendig: Die Kiefermodelle werden ohne Kieferrelationsbestimmung zusammengefügt. Beim teilbezahnten Patienten können Anzahl und Topographie der Zähne eine Verwendung von Registrierschablonen erforderlich machen, die auf dem Prothesengerüst aus extra hartem Registrierwachs angebracht werden. Der entstehende Bißwall ist so zu beschneiden, daß er parallel zur Okklusionsebene ausgerichtet ist und in der interkuspidalen Okklusionsposition einen minimalen Spalt zu den Antagonisten bzw. zu den Wällen im Gegenkiefer zeigt. Die druckfreie Verschlüsselung in der gewählten Kieferrelation erfolgt durch Zinkoxid-Nelkenöl-Paste oder aufgetropftes Metallwachs.

Die Kieferrelationsbestimmung ist bei schleimhautgelagerten Teilprothesen schwierig, da die Resilienz der Schleimhaut zu einer gewissen Ungenauigkeit in der Lagebeziehung der Kiefer führt.

Bei der *muskelgeführten Unterkieferposition* schließt der Patient ohne forcierte Anspannung der Adduktoren und Protraktoren leicht bis zum ersten Zahnkontakt. Da die zahnlosen Kieferabschnitte einen sicheren Sitz der Registrierschablonen in der Regel nicht erlauben, ist die Stützstiftregistrierung zu empfehlen, die die horizontale Kieferrelation bestimmt.

Bei der *manuell geführten Unterkieferposition* berühren Zeigefinger und Daumen einer Hand des behandelnden Zahnarztes das Kinn des Patienten und führen den Unterkiefer in die terminale Kieferrelation nach oben. Wichtig ist, daß keine Retralverlagerung – wie bei forciertem Druck – oder Transversalverlagerung – Ansatz am Kinn seitlich oder Unterarm mit seiner Achse nicht in der Sagittalebene – der Kondylen induziert wird. Voraussetzung für diese Methodik der Kieferrelationsbestimmung ist die scharnierachsenbezügliche Montage des Oberkiefermodelles. Die Scharnierachse muß hierbei individuell registriert und mit einem Gesichtsbogen auf einen teiljustierbaren Artikulator übertragen werden. Bei fehlender Übereinstimmung der Artikulatorachse mit der Patienten-Scharnierachse treten nach Entfernen des interokklusalen Registrates und Absenken des Artikulatoroberteiles in Abhängigkeit von der Achseninkongruenz und der Dicke der Registrate okklusale Fehler auf. Für das interokklusale Registrat wird eine Trägerplatte in doppelter Stärke eines extra harten Registrierwachses an das Oberkiefermodell adaptiert. Über Aluminiumwachs, das im anterioren und posterioren Bereich punktförmig aufgetragen wird, erfolgt nach Ausdünnen der Trägerplatte im Bereich der Primärimpressionen bei geringstmöglicher Sperrung die

Fixierung der terminalen Kieferrelation. Nach Abkühlen des Registrates schließt sich die sofortige Modellmontage an. Nach der Montage des Unterkiefermodelles ist das Artikulatoroberteil bis zum Zahnkontakt abzusenken.

Bei der *Formauswahl der künstlichen Zähne* ist von den natürlichen Zähnen auszugehen, bei Frontzähnen auch von deren Größe. Prämolaren und Molaren sollten in ihrer Größe in Relation zum zahnlosen Alveolarfortsatz stehen. Ein schmaler, schwacher Alveolarfortsatz sollte mit in bukkolingualer Richtung schmalen Zähnen versehen werden, ein breiter kräftiger Alveolarfortsatz kann breitere Zähne tolerieren. Vor allem die Kauflächen der Molaren sind bei schmalen und schwachen Alveolarfortsätzen zu reduzieren.

Die *Farbauswahl* erfolgt unter geeigneten Lichtverhältnissen, am besten eignet sich Tageslicht ohne direkt einstrahlendes Sonnenlicht.

Die Entscheidung über den Werkstoff der künstlichen Zähne wird vornehmlich durch die mechanische Retention auf dem Prothesengerüst bestimmt. Ist genügend Platz zur Unterbringung der künstlichen Zähne vorhanden, sind *keramische Massen* indiziert. Sind die Platzverhältnisse für eine mechanische Retention nicht ausreichend, wird auf *Kunststoffzähne* auszuweichen sein, die durch ihre chemische Verbindung mit dem Kunststoffsattelanteil eine sichere Retention zulassen.

Laboratoriumstechnische Maßnahmen: Montage des mit dem Prothesengerüst und Bißschablonen versehenen Modelles in den Artikulator und Wachsaufstellung. Die Wachsaufstellung erfolgt nach den individuellen Gegebenheiten des jeweiligen okklusalen Konzepts, das beim Behandlungsgang VII beschrieben ist.

Behandlungsgang VII:
Klinische Einprobe der Wachsaufstellung

Spezielles Instrumentarium: Artikulator mit der Wachsaufstellung, Wachs, Wachsmesser, Okklusionsindikator.

Im Artikulator wird die Prothesenbasis auf ihren guten Anschluß an die Unterlage und auf ihre richtige Extension hin kontrolliert. Die Wachsausformung muß gleichmäßig sein, mit weichen Kantenrundungen und genügendem Durchspülraum an den Stützzähnen. Die Überprüfung der Okklusion erfolgt nach den Kriterien des okklusalen Konzeptes für Patienten mit Restzahnbestand und hat die folgenden Faktoren zu berücksichtigen:

Müssen Kauflächen außerhalb des Unterstützungspolygons aufgestellt werden, so sollten sie möglichst nahe der Kieferkamm-Mitte unter gleichzeitiger Extension der Prothesenbasis angeordnet werden. Sie sind innerhalb einer Verbindungslinie aufzustellen, die von der parodontalen Abstützung und dem Mittelpunkt des Kieferkammes am dorsalen Ende des Prothesensattels gebildet wird. Die Zähne müssen den muskelfreien Raum zwischen Zunge und Wangen ausfüllen, um Parafunktionen der Muskulatur zu verhindern und gleichzeitig Instabilitäten der Prothese zu begegnen.

In der interkuspidalen okklusalen Position wird beim Schließen und Pressen im Seitenzahnbereich ein maximaler Vielpunktkontakt bei natürlichen und künstlichen Zähnen wiedergegeben. Maximaler Vielpunktkontakt bedeutet dabei, daß die Spitzen der Stützhöcker mit Randleisten und Dreieckswülsten der Antagonisten in Kontakt treten.

Im Frontzahnbereich wird in der interkuspidalen okklusalen Position beim Schließen die antagonistische Beziehung zwischen natürlichen und künstlichen Zähnen so gestaltet, daß gerade kein Kontakt besteht. Ein Kontakt sollte erst beim Pressen entstehen, um die Elongation natürlicher Zähne zu verhindern. Dabei sollten die Kontaktpunkte an den Inzisallinien der unteren Frontzähne mit den Schmelzleisten der Palatinalflächen oberer Zähne in Beziehung treten. Für die antagonistische Beziehung zwischen künstlichen Frontzähnen sollte in der interkuspidalen okklusalen Position sogar besser auch beim Pressen kein Kontakt bestehen.

Besteht ein Unterschied zwischen der terminalen Kontaktposition und der interkuspidalen okklusalen Position, so werden die Zahnreihen so aufgestellt, daß bei Retrusionen ein bilateraler Kontakt möglichst weit anterior auf natürlichen oder künstlichen Zähnen besteht, um Fehlkontakte im posterioren Bereich zu verhindern.

Bei anteriorer Führung über natürliche Zähne werden die künstlichen Zahnreihen so aufgestellt, daß sie bei Protrusion, Laterotrusion und Mediotrusion diskludiert werden.

Bei fehlender anteriorer Führung durch natürliche Zähne müssen die künstlichen Zahnreihen so aufgestellt werden, daß – wie bei der Totalprothese – eine balancierte Okklusion resultiert. Die Frontzahnführung und die Höckerführung der Seitenzähne sind dabei auf die Kondylarbahn abzustimmen. Die Steilheit der Höcker und der Verlauf der Okklusionsebene (sagittale und transversale Kompensationskurve) sind danach auszuwählen.

Nach der Überprüfung des okklusalen Konzeptes im Artikulator wird die Wachsaufstellung einige Minuten in Desinfektionslösung gelegt, unter fließendem Wasser abgespült und in den Mund eingefügt. Die Zahnaufstellung wird unter Berücksichtigung der funktionellen Forderungen kontrolliert. Die Stabilität der Prothese ist durch leichten vertikalen Druck gegen die Zähne zu prüfen. Die Okklusion wird mit dünnen Artikulationsindikatoren kontrolliert. Neuerlich ist die Extension und die Wachsausformung der Sättel zu prüfen. Mögliche horizontale Fehlstellungen der Zähne sind festzustellen und zu korrigieren.

Mit dem Patienten wird das Ergebnis der Wachsaufstellung besprochen; mögliche ästhetische Wünsche können gegebenenfalls durch Umstellungen berücksichtigt werden.

Laboratoriumstechnische Maßnahmen: Übertragung der Wachsaufstellung zur fertigen Prothese. Die Wachsaufstellung wird im Labor in die fertige Prothese überführt (Abb. 59).

Behandlungsgang VIII: Einprobe der fertigen Prothese, Einschleifen der Okklusion, gegebenenfalls Remontage nach Kieferrelationsbestimmung

Spezielles Instrumentarium: Okklusionsindikator, Handstück, Schleifinstrumente, Fräsen, Bohrer, Registrierwachs, Wachsmesser.

Die Prothese wird auf die exakte Ausformung und Oberflächenbehandlung hin untersucht. Der Sattelrand darf keine scharfen Kanten aufweisen. Die auf dem Alveolarkamm aufliegende Basis sollte gereinigt und von Acrylatperlen oder sonstigen Unebenheiten frei sein. Es ist zu kontrollieren, ob sich einzelne Zähne durch das Einküvettieren oder durch die Polymerisation verschoben haben. Die vertikale Kieferrelation wird kontrolliert, ebenso Stabilität und Retention. Nachfolgend wird die Okklusion in Statik und Dynamik überprüft. Ergibt die Überprüfung der Okklusion geringfügige Störungen, so werden diese sofort durch Einschleifen beseitigt. Der Patient führt Bewegungen mit Wangen, Lippen und Zunge aus, wobei diese Bewegungen durch die eingefügte Prothese nicht behindert werden dürfen.

Eine Registrierung zum Einschleifen ist durchzuführen, wenn sich gröbere Okklusionsstörungen ergeben. Ein intraorales Wachsregistrat liefert die Voraussetzung für die Remontage der Prothese im Laboratorium.

Laboratoriumstechnische Maßnahmen: Remontierungsblock, Übertragung der durch das enorale Wachsregistrat vorgegebenen Kieferrelation in einen teiljustierbaren Artikulator, Einschleifen der Okklusion. Die fertige Prothese wird mit einem Remontierungsblock versehen in einen teiljustierbaren Artikulator eingesetzt. Die einschleifenden Maßnahmen erfolgen nach dem jeweiligen okklusalen Konzept.

Behandlungsgang IX: Einfügen der Prothese

Die Prothese wird nach neuerlicher Kontrolle der Basis und der Außenflächen auf ihre Okklusion im Artikulator überprüft und nachfolgend eingefügt (Abb. 60). Sie muß in der Okklusion stabile Kiefer- und Okklusionsverhältnisse in der terminalen Scharnierachsenposition zeigen, ebenso in der interkuspidalen okklusalen Position, wobei kein Horizontalschub auf einen Zahn weitergegeben werden darf. Eine gemeinsame okklusale Führung auf der Laterotrusionsseite ist bei dem entsprechenden okklusalen Konzept mit keinem Kontakt auf der Mediotrusionsseite verbunden. Durch die Prothese

Abb. 59 Im Modellgußverfahren hergestellte Teilprothese.

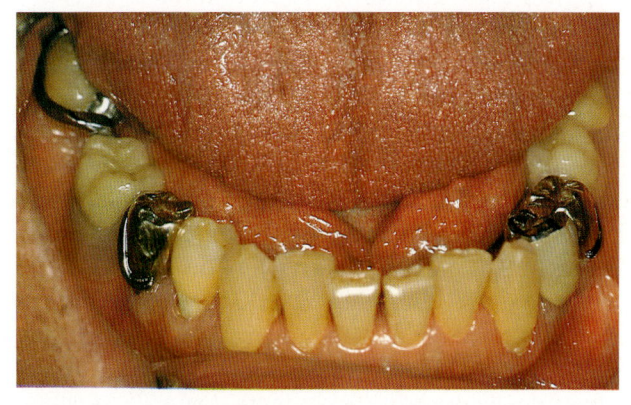

Abb. 60 Im Modellgußverfahren hergestellte Teilprothese. Die Selbstregulation des stomatognathen Systems im dynamischen Gleichgewicht wird nicht behindert.

darf der physiologisch stabile interokklusale Abstand nicht verändert werden.

Dem Patienten werden Informationen über die *Pflege der Prothese* und über die übrige *Mundhygiene* in allen Einzelheiten erteilt (am besten schriftlich!). Ebenso wird er über das vorsichtige Kauen und über die Wahl geeigneter Speisen unterrichtet. Die Reinigung und Pflege der Modellgußprothese ist nur möglich, wenn Gerüst und Prothesensättel glatt polierte Oberflächen aufweisen. Zur Reinigung der Prothese reicht neben der mechanischen Säuberung durch eine entsprechende Prothesenbürste in der Regel das Einlegen in eine handelsübliche Reinigungslösung aus. Zahnsteinablagerungen und Farbauflagerungen durch Speise- und Genußmittel lassen sich durch gelegentliches Einlegen der Prothese in ein Ultraschallbad beseitigen. Die mechanische Reinigung der Prothese muß sehr sorgfältig erfolgen, um Verbiegungen oder Zerstörungen der grazilen Elemente zu vermeiden.

Um den Forderungen der Parodontalhygiene zu entsprechen, muß die mechanische Reinigung nach jeder Mahlzeit erfolgen.

Für die meisten Teilprothesen wird den Patienten zu empfehlen sein, die Prothesen auch nachts zu tragen. Der Vorteil liegt darin, daß auch während des Schlafes stabile Kiefer- und Okklusionsverhältnisse sowie ein individueller Tonus der Muskulatur und Haut aufrechterhalten werden und daß sich die durch die Prothese geschienten Zähne während möglicher Parafunktionen in der Nacht nicht auslenken und so das Einfügen am nächsten Morgen erschweren. Schließlich sind für das nächtliche Tragen auch noch ästhetische Vorteile anzuführen. Bei besonders empfindlichen Patienten kann das Tragen der Prothese während der Nacht unterbleiben, damit sich die Schleimhaut an der von der Prothesenbasis bedeckten Fläche regenerieren kann. Wird die Prothese während der Nacht nicht getragen, so ist sie in feuchtem Milieu, am besten in einer Reinigungslösung, aufzubewahren.

Dem Patienten wird das Einsetzen und das Herausnehmen der Prothese vor einem Spiegel demonstriert. Er ist darauf hinzuweisen, die Prothese entsprechend der Einschubrichtung mit leichtem Fingerdruck an den Platz zu bringen, ohne die Halteelemente zu verbiegen. Diese Gefahr reduziert sich, wenn der Patient die Klammern beim Herausnehmen der Prothese an ihren stabilen Schultern und nicht am federnden Klammerarm anfaßt.

Behandlungsgang X: Nachsorge

Vier Monate nach dem Einfügen der Teilprothese wird der Patient zu einer Kontrolle einbestellt, die die folgenden Untersuchungen umfaßt:

- Zufriedenheit des Patienten mit der Prothese
- Okklusion
- aktive und passive Retention (der Prothesenkörper wird mit Daumen und Zeigefinger gehalten und vorsichtig von der Unterlage abgezogen)
- Anschluß des gegossenen Prothesengerüstes und der Klammern an die Zähne
- Anschluß der Prothesenbasis an die Unterlage, wobei Randschluß und Stabilität der Prothesensättel untersucht werden (gegebenenfalls durch Unterschichtung mit Silikon-Abformmaterial)
- mögliche Frakturen in Auflagen, Klammern, Zähnen und Prothesenbasis
- Karies, besonders an den Verankerungszähnen
- Taschentiefe, vor allem an den Verankerungszähnen
- Entzündungen oder Retraktionen der Gingiva, speziell an den Verankerungszähnen
- Mobilität der Zähne, insbesondere der Verankerungszähne
- weisungsgemäße Prothesenpflege

Hat sich die Mobilität der Stützzähne vergrößert, ohne daß parodontale Entzündungen und pathologische Taschentiefen vorliegen, ist die Ursache wahrscheinlich in einer extraaxialen Belastung der Stützzähne zu suchen. Eine Reduktion des zahnlosen Alveolarfortsatzes unter der Prothese, also Resorptionen der zahnlosen Kieferabschnitte (Überlastung durch die Prothese), bedingt eine ungünstigere Okklusion in Statik und Dynamik und einen schlechteren Anschluß zwischen gegossenem Gerüst und Zähnen sowie zwischen Prothesenbasis und Tegument. Eine regelmäßige Kontrolle in dem angegebenen Umfang sollte in viermonatigem Abstand erfolgen.

Fehlerquellen

Konstruktionsfehler der Teilprothese führen an allen Teilen des stomatognathen Systems zu Schädigungen.

Dentale Schädigungen. Kariöse Läsionen des Zahnschmelzes entstehen durch scharfkantige und kastenförmige Gestaltung der okklusalen Kavitäten aufgrund ihrer generell ungünstigeren Reinigungsmöglichkeit. Zu tiefe Präparationen für die Kavitäten führen zu Verletzungen des Dentins. Weitflächige Schmelzbedeckungen durch Verankerungselemente begünstigen die Retention von Speiseresten und Mikroorganismen. Kontakte zwischen Prothese und Zahnhartsubstanz sind daher auf ein notwendiges Mindestmaß zu reduzieren. Gleiche Überlegungen gelten für den Bereich zwischen Zahn und Prothesenbasis, der in einem der Selbstreinigung gut zugänglichen und gut durchspülbaren Abstand von der Zahnhartsubstanz verlaufen muß (ca. 3–5 mm).

Parodontale Schädigungen. Eine exakte Anlage der Verankerungselemente an der Zahnhartsubstanz verhindert Plaqueretention und Fehlbelastung des Ankerzahnes. Kleine und große Verbindungselemente, die den Gingivalsaum kreuzen, führen zu dessen Quetschung und zu einer verstärkten Plaqueretention. Ebenso ungünstige Bedingungen liegen bei direkt verblockten Ankerzähnen vor. Die direkte Verblockung ist auch insofern nachteilig, als sie die Eigenkinetik der Ankerzähne verändert. Wird ein parodontal insuffizienter mit einem parodontal resistenten Zahn verblockt und die Teilprothese auf diesen Zähnen verankert, verschlechtert sich die parodontale Insuffizienz. Durch die Verankerung werden extraaxiale Kräfte auf die Verblockung übertragen.

Durch Auflegen des Prothesengerüstes auf Schrägflächen und bei fehlender zusätzlicher körperlicher Fassung des Zahnes werden parodontale Überbelastungen provoziert, die in einer erhöhten Mobilität und in einer Zahnwanderung resultieren.

Gingivale Schädigungen. Wird die Schleimhaut durch die herausnehmbare Teilprothese fehlbelastet, so entstehen *lokale Kompressionen* und *Druckstellen*. Eine Fehlbelastung läßt sich vermeiden, wenn die Basis extendiert wird und eine hohe Kongruenz zwischen Basis und Tegument besteht. Auch die Okklusion ist ein wesentlicher Faktor für eine gleichmäßige Belastung. Bei Auftreten von Druckstellen und lokalen Schleimhautkompressionen ist daher die Okklusion zu überprüfen und zu korrigieren, bevor die Basis der Teilprothese verändert wird. *Vakatwucherungen* der Schleimhaut entstehen aufgrund intermittierender Saugreize. Sie finden sich vor allem unter extrakoronalen Verankerungen und in kleinen Spalträumen. Sie sind dadurch zu vermeiden, daß ein direkter Kontakt zwischen Schleimhaut und Verankerungselement bzw. zwischen Schleimhaut und Prothese in engen Spalträumen vermieden wird.

Gaumenplatten ohne Randabdämmung im dorsalen, lateralen und anterioren Bereich erlauben das *Eindringen von Speiseresten* unter die Prothesenbasis. Die Prothesen sind daher in den genannten Abschnitten durch Profilierungen der Platte und entsprechenden Radierungen auf dem Modell abzudämmen.

Prothesenstomatopathien sind in der Regel eher auf mangelnde Mundhygiene zurückzuführen als auf spezifische Infektionen oder Allergien. Allergische Reaktionen lassen sich gegenüber den mikrobiell bedingten Prothesenstomatopathien durch Karenzversuche und dermatologische Testverfahren (Epikutantest, Epimukosatest) differenzieren (s. S. 47ff.). Bei nachgewiesenen allergischen Reaktionen ist auf andere Legierungen auszuweichen.

Für die *Protheseninteroleranz* werden in erster Linie psychosomatische Ursachen verantwortlich zu machen sein, wenn sich klinisch keine anderen auslösenden Faktoren objektivieren lassen.

Fehlerhafte Gestaltungen des *Unterzungenbügels* führen ebenfalls zu Schädigungen der Schleimhaut (Druckstelle, Perforation). Sie entstehen durch zu dichte Anlagerung des Unterzungenbügels an die Schleimhaut. Auch unspezifische und spezifische Infektionen rufen Schleimhautschwellungen hervor, wodurch ein Dauerdruck durch den Zungenbügel hervorgerufen wird. Ein zu weiter Abstand des Unterzungenbügels von der Schleimhaut begünstigt die Retention von Speiseresten und behindert die Funktionen der Zunge. Aus diesen Gründen müssen die Sublingualbügel im geforderten Abstand verlaufen.

Okklusionsstörungen. Sie können durch das resorptionsbedingte Einlagern der Prothese bedingt sein. Im Zusammenhang mit einem erhöhten psychomotorischen Aktivitätsniveau führen sie zu Hyperaktivitäten der Kaumuskulatur, woraus sich Veränderungen der Muskulatur und der Kondylenposition ergeben. Regelmäßige Korrekturen der Okklusion, verbunden mit notwendigen Unterfütterungen sind dann angezeigt.

Okklusale Interferenzen entstehen auch durch die fehlerhafte Anlagerung oder die zu starke Dimensionierung von Auflagen und kleinen Verbindungselementen. Diese Störungen sind zu vermeiden, wenn bei der Planung und der Konstruktion der Elemente der Teilprothese die Okklusion in einem Artikulator überprüft wird.

Schädigungen der Prothese. Die Prothese selbst kann durch Bruch oder Verformung ihrer Verankerungselemente zu Funktionseinbußen und weiteren Störungen führen. Durch das Aufbiegen von Retentionselementen und durch den Friktionsverlust durch Abrieb natürlicher Zahnhartsubstanzen entstehen unkontrollierbare Bewegungen der Prothese. Bruchfeste, abriebfeste und formstabile Werkstoffe, deren richtiger Verlauf und deren richtige Dimensionierung und Verarbeitung vermeiden solche Fehler. Plaqueanlagerungen an Prothesen werden durch rauhe Oberflächen begünstigt. Eine glattpolierte Oberfläche ist daher unbedingt erforderlich.

Forensische Hinweise

Aus forensischer Sicht gilt für die prothetische Versorgung die Vorschrift des *Dienstvertrages*, für den laboratoriumstechnischen Teil die des *Werkvertrages*. Danach verpflichtet sich der Zahnarzt, die prothetische Versorgung nach dem geltenden Stand der Wissenschaft und Technik mit der erforderlichen Sorgfalt durchzuführen, ohne daß hierfür eine Erfolgsgarantie besteht. Schadenersatzansprüche gegen den Zahnarzt aus dem Werkvertrag verjähren nach sechs Monaten, die aus dem Dienstvertrag nach 30 Jahren.

Der Zahnarzt ist dem Patienten gegenüber zur *Aufklärung* verpflichtet (s. Bd. 3, S. 259 ff.). Diese Aufklärung umfaßt

- die verschiedenen Prothesenkonstruktionen, deren Kosten und die mit der Behandlung zusammenhängenden Risiken
- mögliche, nicht sicher vermeidbare Folgeschäden
- Funktion der Prothese
- die unter Umständen langwierige Adaptation
- unvermeidliche Veränderungen im stomatognathen System (Resorption)
- Nachbehandlung
- Kontrolle und Pflege

Für den Zahnarzt besteht des weiteren eine *Dokumentationspflicht*. Sie erstreckt sich auf die Dokumentation der Aufklärung, der Risiken und der Behandlungsgänge (Karteikarte, Kiefermodelle, Röntgenbilder und alle die Behandlung betreffenden Schriftstücke). Sie ist für Planungs- oder Gerichtsgutachten ebenso notwendig wie aus vertragsrechtlichen Gründen (im Rahmen des Heil- und Kostenplanes) vorgeschrieben. Das Dienstvertragsrecht verlangt eine Aufbewahrungspflicht aller Unterlagen von 30 Jahren.

Literatur

[1] Brunner, Th., Kundert, M.: Gerüstprothetik. Karger, Basel 1979.
[2] Dietrich, P., Erpenstein, H.: Die Distalisierung endständiger Prämolaren zur Vermeidung von Freiendsätteln. Dtsch. zahnärztl. Z. 29 (1984), 644.
[3] Eichner, K.: Zahnärztliche Werkstoffe und ihre Verarbeitung, Bd. 1. Hüthig, Heidelberg 1981.
[4] Franz, G.: Zahnärztliche Werkstoffkunde. In: Schwenzer, N. (Hrsg.): Prothetik und Werkstoffkunde, Bd. 3. Thieme, Stuttgart–New York 1982.
[5] Fuhr, K., Behneke, N.: Die Versorgung der einseitig verkürzten Zahnreihe mit Hilfe implantatverankerter Prothesen aus prothetischer Sicht. Dtsch. zahnärztl. Z. 40 (1985), 1060.
[6] Fuhr, K., Behneke, N., Schramm-Scherer, B., Tetsch, P.: Implantatgestützter festsitzender Zahnersatz. In: Horch, H.H., Hupfauf, L., Ketterl, W., Schmuth, G. (Hrsg.): Praxis der Zahnheilkunde, Bd. 5. Urban & Schwarzenberg, München–Wien–Baltimore 1987.
[7] Fuhr, K., Reiber, Th.: Die Kieferrelationsbestimmung. In: Ketterl, W. (Hrsg.): Deutscher Zahnärztekalender 1988. Hanser, München–Wien 1988.
[8] Graber, G.: Partielle Prothetik. In: Rateitschak, K.H. (Hrsg.): Farbatlanten der Zahnmedizin, Bd. 3. Thieme, Stuttgart–New York 1986.
[9] Herrmann, D.: Unerwünschte Einflüsse durch zahnärztliche Werkstoffe. In: Eichner, K. (Hrsg.): Zahnärztliche Werkstoffe und ihre Verarbeitung, Bd. 2. Hüthig, Heidelberg 1981.
[10] Johnson, D.L., Stratton, R.S.: Grundlagen des herausnehmbaren Zahnersatzes. Quintessenz, Berlin 1983.
[11] Körber, E.: Die prothetische Versorgung des Lückengebisses. Befunderhebung und Planung. Hanser, München–Wien 1987.
[12] Körber, K.H.: Zahnärztliche Prothetik. Thieme, Stuttgart–New York 1985.
[13] Lehmann, K.: Einführung in die Zahnersatzkunde, 5. Aufl. Urban & Schwarzenberg, München–Wien–Baltimore 1988.
[14] Marxkors, R.: Der funktionell zweckmäßige Zahnersatz. Hanser, München–Wien 1975.
[15] Marxkors, R.: Korrosionserscheinungen an Amalgamfüllungen und der Auswirkungen auf den menschlichen Organismus. Dtsch. Zahnärztebl. 24 (1970), 53 und 117.
[16] Spiekermann, H., Gründler, H.: Die Modellguß-Prothese. Ein Leitfaden für Zahnarzt und Zahntechniker. Quintessenz, Berlin 1977.
[17] Tetsch, P.: Enossale Implantationen in der Zahnheilkunde. Hanser, München–Wien 1984.
[18] Wienands, J.: PCF-polymer capsuled frame. Quintessenz 38 (1987), 1233.

Kombiniert festsitzend-abnehmbarer Zahnersatz

von Ulrich Stüttgen und Lorenz Hupfauf

Inhaltsübersicht

Einleitung 165
Indikation 166
Beurteilung des Restgebisses 167

    Präprothetische Behandlungs-
    maßnahmen 167
    Behandlungsplan 168

Konstruktion des festsitzend-abnehmbaren
Zahnersatzes 170
Klammerlose Verankerung 171

    Klammerlose Verbindungselemente 173
    Einteilung nach topographischen
    Gesichtspunkten 173

    Intrakoronale Verbindungselemente 173
    Extrakoronale Verbindungselemente 174
    Interkoronale Verbindungselemente 174

    Einteilung nach Gesichtspunkten der
    Retention 175
    Geschiebeartige Verbindungen 175
    Zylinder-Teleskopkrone 176
    Teleskopkrone mit Resilienzausgleich 177

    Konuskrone 178
    Rillen-Schulter-Geschiebe 178
    Steg-Verbindungen 179
    Konfektionierte Geschiebe 179

    Andere Attachments 180
    Riegel 180
    Dolder-Steg 181
    Druckknopf-Systeme 182
    Adhäsiv-Attachments 183

Verschleißverhalten geteilter
Prothesenanker 183
Friktionseinstellung von teleskopierenden
Prothesenankern 186

    Phänomenologie des friktiven
    Kontaktes 186
    Individuelle Friktionseinstellung 187

Hinweise zur Abformung des
Prothesenlagers 189
Provisorische Versorgung der beschliffenen
Zahnstümpfe 191
Literatur 191

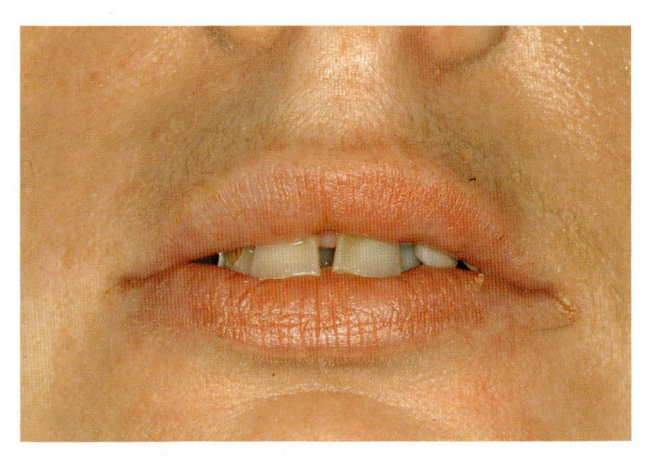

Abb. 1
Tiefbiß mit sekundärer Bißsenkung durch Verlust der seitlichen Stützzonen.

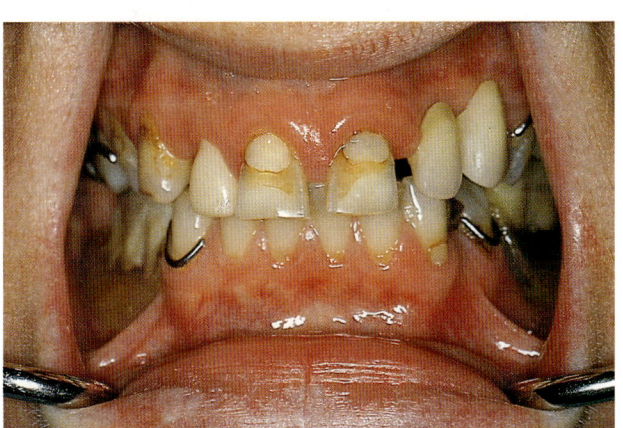

Abb. 2 Zustand nach Eingliederung einer Unterkiefer-Aufbißschiene.

Abb. 3 Modellsituation im Artikulator nach Eingliederung einer Unterkiefer-Aufbißschiene und provisorischer Überkronung der Oberkieferfront.

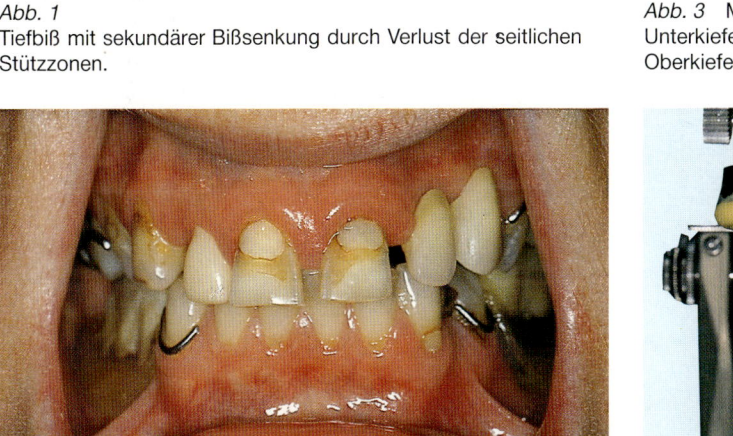

Abb. 4 Fertiggestellte Oberkiefer-Teleskopprothese im Artikulator.

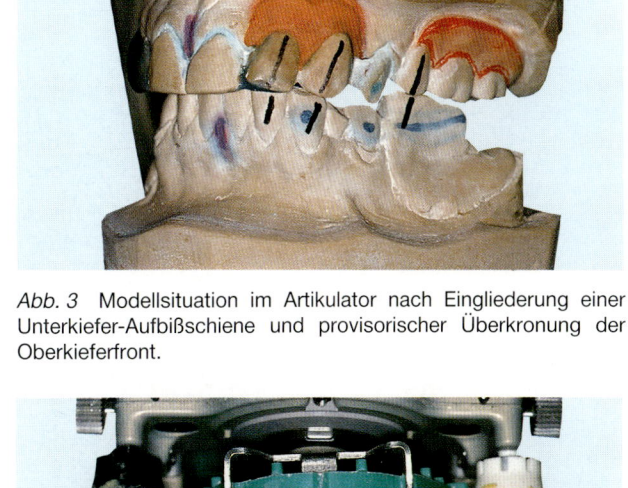

Einleitung

Unter dem Begriff des festsitzend-abnehmbaren Zahnersatzes faßt man Prothesenkonstruktionen zusammen, die mittels im Mund festzementierter Prothesenanker reversibel befestigt werden können. Prinzipiell kommt diese Form des Zahnersatzes immer dann in Betracht, wenn keine Möglichkeit mehr besteht, einen funktionell und ästhetisch zufriedenstellenden festsitzenden Kronen- oder Brückenersatz herzustellen. Obwohl der festsitzend-abnehmbare Zahnersatz in aller Regel zu akzeptablen Lösungen führt (Abb. 1–4), kann er die Vorteile, die ein ausschließlich festsitzender Zahnersatz in funktioneller Beziehung bietet, nicht erreichen [21].

Als Übergangsform zwischen dem rein festsitzenden und dem festsitzend-abnehmbaren Zahnersatz sei ergänzend der *abnehmbare Brückenersatz* erwähnt [2, 5, 24, 75]. Während beim festsitzend-abnehmbaren Zahnersatz neben den Zähnen des Restgebisses zusätzlich die Kieferkamm- und Gaumengewebe beansprucht werden, stellt der abnehmbare Brückenersatz einen zum ganz überwiegenden Teil parodontal getragenen Zahnersatz dar (Abb. 5). Seine Kontaktflächen mit der Kieferkammschleimhaut – der Gaumenbereich und der Unterkiefer-Lingualbereich bleiben unberührt – dienen, wenn überhaupt, nur als „Stützreserve".

Der festsitzend-abnehmbare Zahnersatz ist demzufolge ein partieller Zahnersatz, dessen Konstruktionsprinzipien sich an den allgemeinen Richtlinien für die Herstellung von Teilprothesen orientieren (s. S. 147 ff.). Im Gegensatz zu dem ausschließlich abnehmbaren Zahnersatz, der mittels Klammerkonstruktionen an den Zähnen des Restgebisses befestigt wird, bieten die im Mund festsitzenden Prothesen-Verankerungselemente des festsitzend-ab-

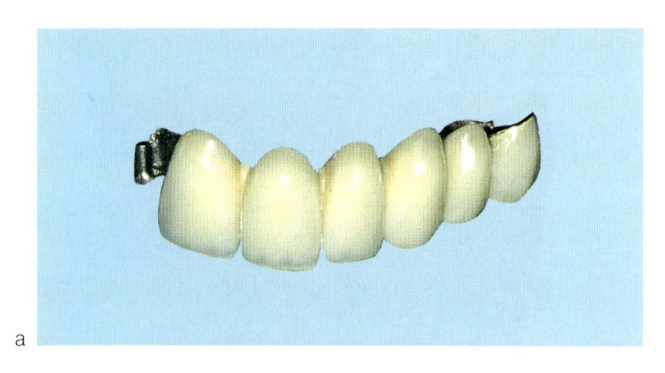

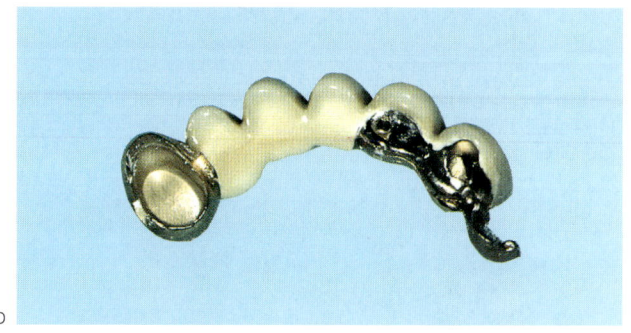

Abb. 5 Herausnehmbarer Oberkiefer-Brückenersatz mit Riegelverankerung.
 a) Ansicht nach labial.   b) Ansicht nach basal.

nehmbaren Zahnersatzes die Möglichkeit, auftretende Kraftmomente in funktionell besonders zweckmäßiger Weise von den Ersatzzähnen auf die Verankerungszähne zu übertragen. Hierzu sind in aller Regel Klammerelemente weniger geeignet, da sich deren Anlage an den Zähnen des Restgebisses prinzipiell nach der anatomischen Form und der klinischen Stellung des Klammerzahnes zu richten hat. So gelingt es keineswegs immer, die zweckmäßigste Klammerform in funktionell befriedigender Weise an einem Zahn des Restgebisses zu realisieren. Es sei in diesem Zusammenhang nur an die Problematik von Front- und Eckzähnen als Klammerzähne erinnert. Zusätzlich zu den statischen und dynamischen Gesichtspunkten treten bei der klammerverankerten Teilprothese die ästhetischen Probleme ins Blickfeld (Abb. 6). Um den werkstoffabhängigen Festigkeitswerten von Modellgußlegierungen Rechnung zu tragen, müssen die Klammerelemente häufig so voluminös gestaltet werden, daß ihre Anwendung im sichtbaren Bereich aus ästhetischen Gründen nicht empfohlen werden kann. Hier ist der festsitzend-abnehmbare Zahnersatz die Lösung der Wahl. Neben den ästhetischen Vorteilen bietet er zusätzlich noch funktionelle Vorteile, die zum Erhalt des Restgebisses beizutragen vermögen. Voraussetzung hierfür ist jedoch seine *richtige Indikationsstellung*, das Einhalten von *parodontalhygienischen Konstruktionsprinzipien* und seine *präzise Ausführung*.

Indikation

Die Indikation zum Einfügen von kombiniert festsitzend-abnehmbarem Zahnersatz und die Verankerung mit Attachments besteht insbesondere

– aus stabilisierenden Gründen
– um vertikale und horizontale Kräfte in günstigerer Richtung auf den Pfeilerzahn zu übertragen
– aus hygienischen Erwägungen
– aus ästhetischen Gründen
– weil einfache gegossene Stütz- und Halteelemente aus physiognomischen, anatomischen oder topographischen Gründen nicht einzusetzen sind

Das Einfügen von ausschließlich festsitzendem Zahnersatz, der vorzuziehen wäre, kommt nach MARXKORS nicht in Frage [51], wenn

– ein dritter Molar als einziger Endpfeiler für eine größere Brücke herangezogen werden müßte
– im Seitenzahnbereich bei vorhandenem Eckzahn drei Zähne nebeneinander fehlen
– neben dem Eckzahn zwei Nachbarzähne fehlen

Ergänzend weist MARXKORS darauf hin, daß abgesehen von der Konstitution der Pfeiler und der Größe der zu überspannenden Lücke auch andere Faktoren die Zweckmäßigkeit eines festsitzenden Brückenersatzes in Frage stellen können. Hierzu gehören vor allem pulpentote Zähne und parodontal geschädigte Zähne (s. Bd. 5, S. 157 f.).

Neben den oben genannten Faktoren dürfen prophylaktische Gesichtspunkte bei der Indikations-

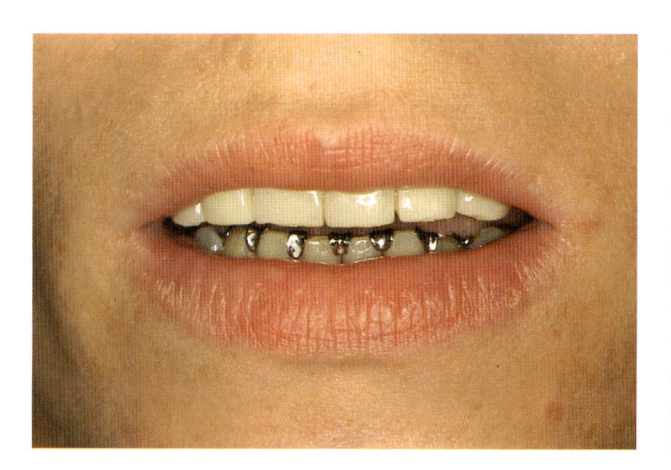

Abb. 6 Unterkiefer-Modellgußprothese mit frontaler „Krallenschiene".

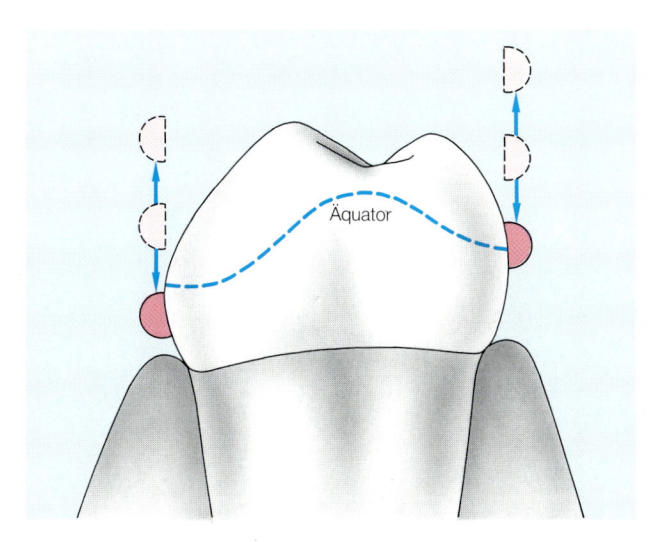

Abb. 7 Schematische Darstellung der horizontalen Zahnbelastung beim Aufschieben und Abziehen von Modellgußklammern (nach [65]).

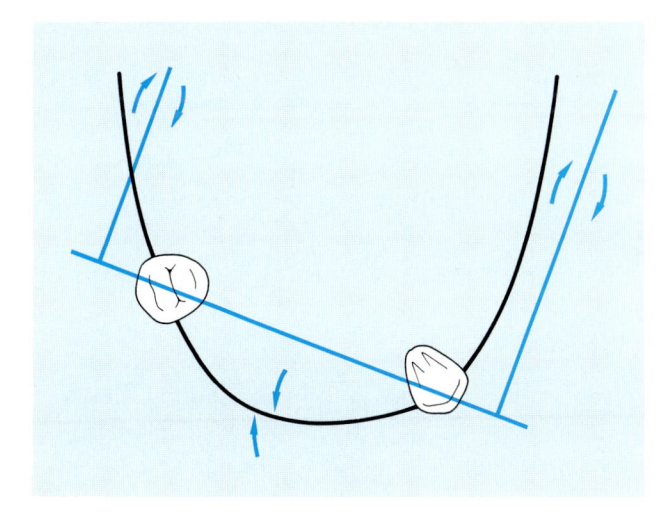

Abb. 8 Die Festlegung einer definierten Rotationsachse für die geplante Prothesenkonstruktion ist nicht mehr möglich (nach [51]).

stellung zur Eingliederung eines festsitzend-abnehmbaren Zahnersatzes nicht vergessen werden. KOECK stellt in diesem Zusammenhang folgende Faktoren besonders heraus [34]:

- Kariesbefall an nicht überkronten Stützzähnen [9]
- horizontale Zahnbelastungen beim Aufschieben und Abziehen von Modellgußklammern (Abb. 7)
- Notwendigkeit, Zähne des Restgebisses durch eine direkte oder indirekte Verblockung zu schienen

Zur Einschränkung der Indikationsstellung eines festsitzend-abnehmbaren Zahnersatzes sei ergänzend auf jene Bezahnungsfälle hingewiesen, bei denen die Festlegung einer definierten Rotationsachse für die einzugliedernde Prothesenkonstruktion nicht mehr möglich ist (Abb. 8). Hier handelt es sich sozusagen um Vorstufen zur totalen Prothese [51]. Es darf an dieser Stelle jedoch nicht unerwähnt bleiben, daß andere Autoren gerade bei diesen „Vorstufen zur totalen Prothese" mit der Eingliederung von festsitzend-abnehmbarem Zahnersatz hervorragende Ergebnisse aufzuweisen haben. Die in der Literatur beschriebenen Erfolge wurden nahezu ausschließlich unter Anwendung sogenannter Doppelkronen erzielt (s. S. 177). Im speziellen handelte es sich um Konstruktionen mit parallelwandigen Teleskopkronen [2, 5], mit Konuskronen [39] und mit Resilienzteleskopen [27]. Zum Abschluß dieses Kapitels sei noch vor der Durchführung „barocker" Prothesenkonstruktionen gewarnt, denn nach MARXKORS ist nicht alles, was aufwendig ist, auch zweckmäßig [51].

Beurteilung des Restgebisses

Durch den Verlust von Zähnen kann es im stomatognathen System zu Veränderungen kommen, die durch eine sorgfältige Befunderhebung aufgedeckt werden müssen. Sie betreffen u. a. [23]:

- Zahnstellung bzw. Okklusion
- Kiefergelenk
- Unterkieferposition bzw. Bißlage
- muskuläre Beanspruchung

Über sie wird auf S. 5 ff. sowie im Band 5, S. 6 ff., und Band 8 berichtet.

Präprothetische Behandlungsmaßnahmen

Vor der Entscheidung, welche Prothesenkonstruktion für den jeweiligen Behandlungsfall zweckmäßigerweise gewählt werden soll, muß daher eine Behandlungsplanung erfolgen, die die Rückführung sekundärer – z. B. durch Zahnverlust bedingter – Veränderungen im stomatognathen System miteinbezieht (s. S. 197 und 206). Bei weiterreichenden Zahnverlusten, die möglicherweise schon über eine längere Zeit bestanden haben, ist gegebenenfalls zusätzlich an eine Vorbehandlung des Gebisses zu denken [15, 21]. Solche Behandlungsmaßnahmen werden unter dem Begriff der „präprothetischen Behandlungsmaßnahmen" zusammengefaßt (s. S. 16 f. und Bd. 5, S. 39 ff.). Hierzu gehören:

- präprothetische Chirurgie (s. S. 16, sowie Bd. 7, S. 19 ff.) [55]
- präprothetische Parodontalbehandlung (s. Bd. 5, S. 46 ff., und Bd. 4) [32, 43]
- präprothetische Kieferorthopädie (s. Bd. 5, S. 55, und Bd. 12, S. 75)
- präprothetische Behandlungsmaßnahmen mit Hilfe von Aufbißbehelfen zur Einstellung einer funktionsorientierten Unterkieferposition (s. S. 206 und Bd. 8)

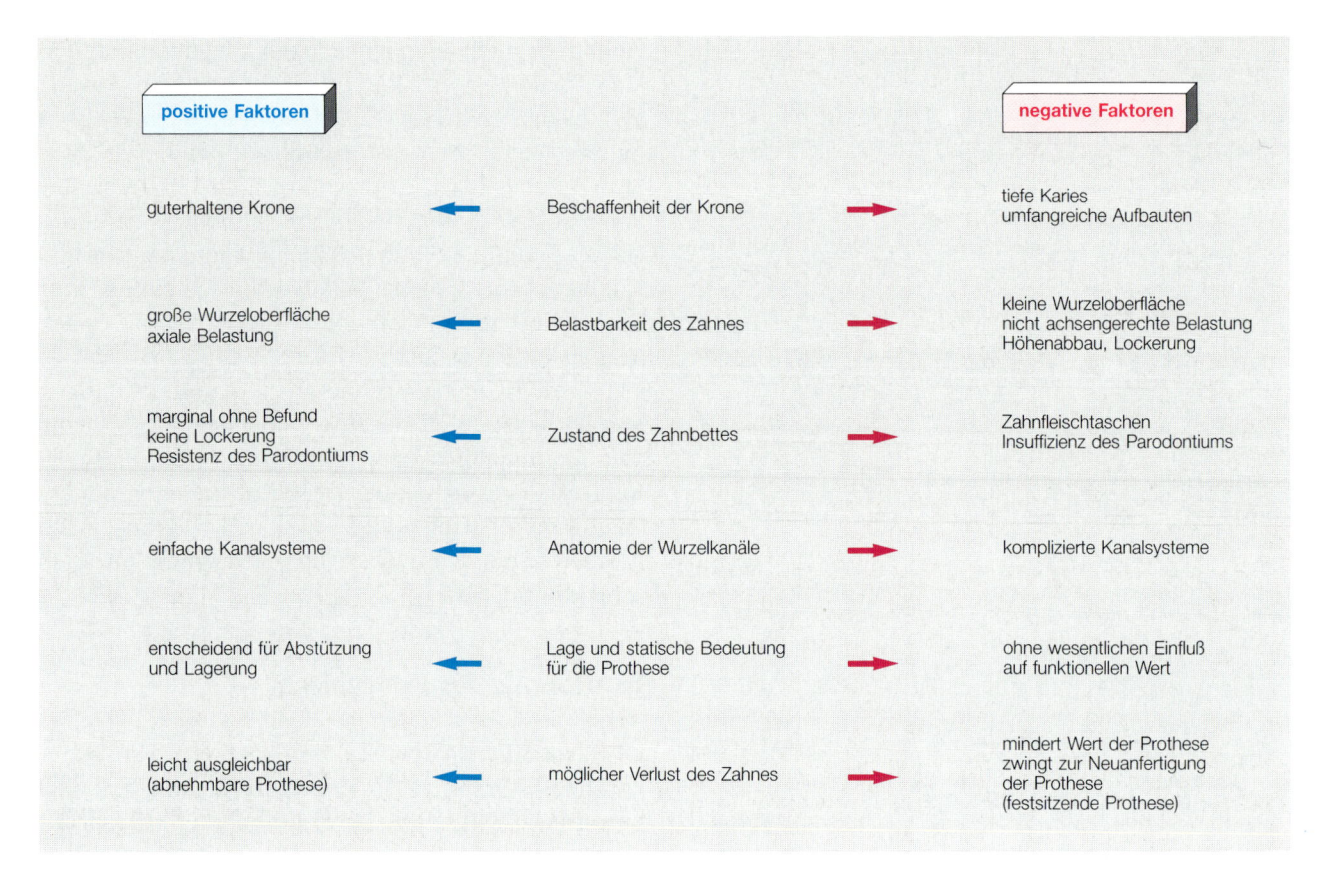

positive Faktoren		negative Faktoren
guterhaltene Krone ←	Beschaffenheit der Krone →	tiefe Karies umfangreiche Aufbauten
große Wurzeloberfläche axiale Belastung ←	Belastbarkeit des Zahnes →	kleine Wurzeloberfläche nicht achsengerechte Belastung Höhenabbau, Lockerung
marginal ohne Befund keine Lockerung Resistenz des Parodontiums ←	Zustand des Zahnbettes →	Zahnfleischtaschen Insuffizienz des Parodontiums
einfache Kanalsysteme ←	Anatomie der Wurzelkanäle →	komplizierte Kanalsysteme
entscheidend für Abstützung und Lagerung ←	Lage und statische Bedeutung für die Prothese →	ohne wesentlichen Einfluß auf funktionellen Wert
leicht ausgleichbar (abnehmbare Prothese) ←	möglicher Verlust des Zahnes →	mindert Wert der Prothese zwingt zur Neuanfertigung der Prothese (festsitzende Prothese)

Abb. 9   Die Wertigkeit des marktoten Zahnes als Brückenpfeiler (nach [18]).

Behandlungsplan

Im Rahmen der Befunderhebung und der Behandlungsplanung muß der Beurteilung von pulpentoten Zähnen besondere Aufmerksamkeit geschenkt werden. Da jeder pulpentote Zahn – selbst nach gelungener Wurzelbehandlung – einen Risikofaktor darstellt, muß abgeschätzt werden, inwieweit er den Erfolg einer Prothesenkonstruktion zu sichern vermag oder ob er unter Berücksichtigung der jeweils vorliegenden Restbezahnung als entbehrlich erscheint.

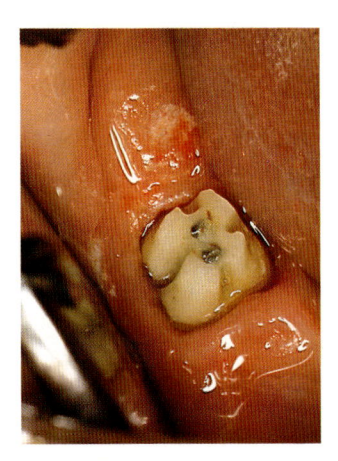

Abb. 10   Composite-Aufbau mit geschraubten Wurzelstiften zum Erhalt eines endständigen Unterkiefermolaren.

Nur bei einem lege artis versorgten pulpentoten Zahn sollte an eine Einbeziehung dieses Zahnes in eine aufwendige Prothesenkonstruktion gedacht werden.

FRÖHLICH hat hierzu einige Bemerkungen gemacht, die ohne weiteres auf die Beurteilung eines pulpentoten Zahnes bei der Planung eines festsitzend-abnehmbaren Zahnersatzes übertragen werden können (Abb. 9) [18]. Im speziellen sei hier nur auf die beiden in Abbildung 9 zuletzt genannten Punkte eingegangen:

Lage und statische Bedeutung des pulpentoten Zahnes für die Prothesenkonstruktion. Um die Bedeutung dieses Punktes zu unterstreichen, sei nur auf den überragenden funktionellen Wert eines endständigen Molaren hingewiesen. Für den Patienten bedeutet es einen gravierenden Unterschied, ob er sich mit einem schleimhautgetragenen Freiendsattel abzufinden hat oder ob der Prothesensattel endständig parodontal gelagert werden kann. Es ist daher selbstverständlich, daß man alles unternehmen sollte, um einen endständigen pulpentoten Molaren zu „retten" (Abb. 10). Im Einzelfall muß möglicherweise sogar an eine Hemisektion gedacht werden. Läßt sich die Entfernung eines endständigen Molaren trotz aller zahnärztlicher Bemühungen nicht verhindern, sollte nach dem heutigen Stand des Wissens immer die Möglichkeit einer implantologischen Maßnahme ins Auge gefaßt werden (s. Bd. 5, S. 183 ff. und 277 ff.) [16].

Frühzeitiger Verlust des pulpentoten Zahnes. Prinzipiell sei an dieser Stelle noch einmal ausdrücklich darauf hingewiesen, daß jeder Patient über den möglichen frühzeitigen Verlust eines endodontisch versorgten, pulpentoten Zahnes aufgeklärt werden muß. Wenn irgendwie möglich, sollte in diesen Fällen eine Prothesenkonstruktion gewählt werden, die bei dem vorzeitigen Verlust des pulpentoten Zahnes leicht zu erweitern ist. Ist dies in Folge der vorliegenden Restbezahnung nicht möglich, muß der Patient über die bei einer Neuanfertigung des Zahnersatzes entstehenden Kosten aufgeklärt werden. Im Regelfall sind Krankenkassen nicht ohne weiteres bereit, die kurzfristige Neuanfertigung eines Zahnersatzes zu bezuschussen. Denkt man jedoch an die Schwierigkeiten, die bei den „prothetischen Problemgruppen", wie Blasmusikern, Sängern, Schauspielern, Politikern etc., durch die Inkorporation eines unzureichend verankerten Zahnersatzes entstehen können, wird man wohl im Einzelfall – nach Würdigung aller Kriterien – bereit sein, im Sinne des Patienten ein erhöhtes Risiko einzugehen (Abb. 11–13). In diesen Fällen empfiehlt es sich jedoch immer, vor der eigentlichen Behandlung mit der jeweiligen Krankenkasse Rücksprache zu nehmen, um dem Patienten unangenehme Überraschungen zu ersparen.

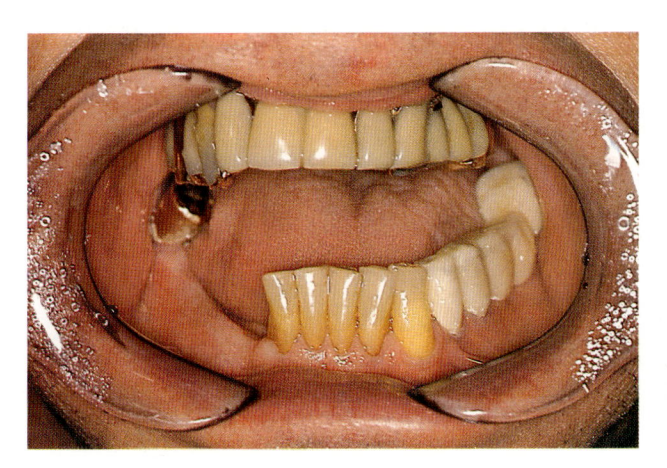

Abb. 11 Flötist mit ausgedehnter Schaltlücke im Unterkiefer rechts.

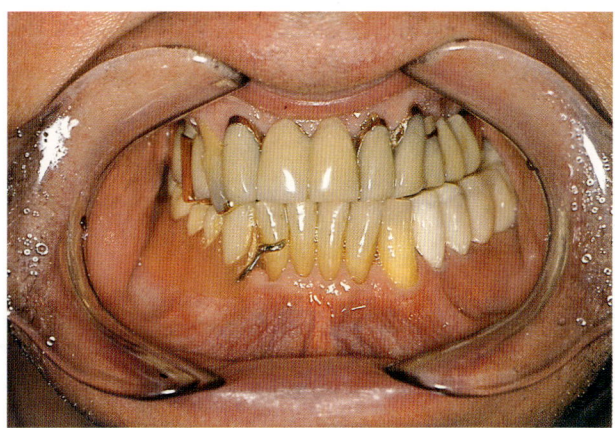

Abb. 12 Provisorischer Verschluß der Unterkiefer-Schaltlücke rechts durch eine „einseitige" Schaltprothese.

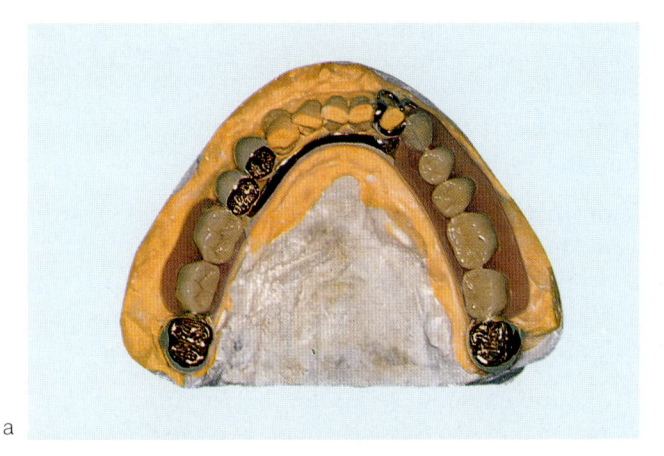

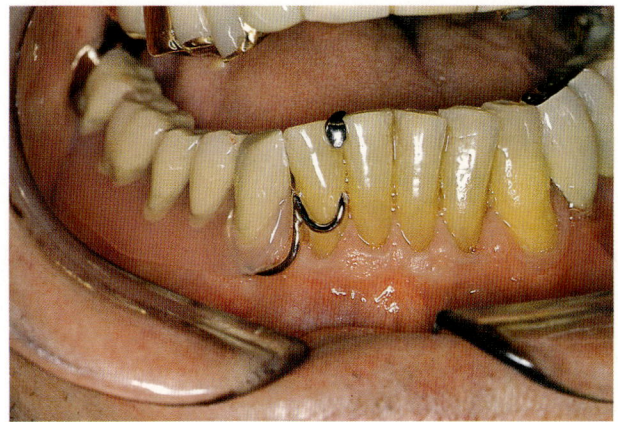

Abb. 13 Fertiggestellte Teleskopprothese (s. Abb. 12).
a) Modellsituation. Um die gewohnheitsmäßige Lippenstütze des Flötisten nicht zu gefährden, wurde im Unterkiefer-Frontzahnbereich eine abgestützte Klammerkonstruktion gewählt.
b) Intraorale Ansicht.

Konstruktion des festsitzend-abnehmbaren Zahnersatzes

Das Prothesenlager für den festsitzend-abnehmbaren Zahnersatz besteht aus zwei vollkommen heterogenen Gewebestrukturen [19, 23, 57]. Zum einen handelt es sich um die *parodontalen Stützgewebe des Restgebisses,* zum anderen um die *Weichteilbedeckung der Kieferkämme und des Gaumens.* Während die Parodontien der Zähne in nahezu idealer Weise für die Aufnahme von Kaukräften geschaffen sind, bietet der Schleimhaut-Knochenuntergrund der Kieferkämme und des Gaumens nur unter bestimmten Voraussetzungen ein ausreichendes und vor allen Dingen dauerhaftes Widerlager.

Nach LUDWIG beinhaltet die prothetische Therapie im Lückengebiß grundsätzlich zwei Aufgabenstellungen [47]:

- Wiederherstellung des durch den Zahnverlust beeinträchtigten Kausystems
- Erhaltung der durch den Zahnersatz beanspruchten Lagergewebe

LUDWIG führt hierzu aus, daß es das Ziel einer jeden parodontalen Abstützung ist, einen möglichst großen Anteil der Sattelkräfte des herausnehmbaren Prothesenteils auf den Restzahnbestand zu übertragen. Während diese Forderung im Bereich von kleineren Schaltlücken im Regelfall zufriedenstellend erfüllt werden kann, ergeben sich bei weitspännigen Schaltsätteln und insbesondere bei Freiendsätteln Schwierigkeiten, deren Überwindung differenzierte konstruktive Überlegungen erforderlich machen. Der Wirkungsgrad der Prothesenabstützung am festsitzenden Prothesenteil ist abhängig von [47]:

- der Sattellänge bzw. der Sattelform
- der sattelnahen und der sattelfernen Anordnung des Stützpunktes
- den mechanischen Freiheitsgraden des Verbindungselementes

LUDWIG kommt zu folgenden Planungsrichtlinien [47]:

- Ergeben Pfeiler, Verbindungselement und Sattel einen geradlinigen Verlauf, sollte grundsätzlich und unabhängig von der Endpfeilersymmetrie die sattelnahe starre Abstützung angewendet werden.
- Der Wirkungsgrad der Abstützung, die Qualität der Sattelführung und die Lagestabilität des gesamten Prothesengerüstes sind mit Präzisionsattachments optimierbar. Ihre Anwendung erfordert jedoch, je nach parodontalem Zustand, die Verblockung von wenigstens zwei Pfeilerzähnen.
- Verbindungselemente mit einem oder zwei Freiheitsgraden lassen infolge der Eigendynamik der Sättel und der im Gerüstbereich vorhandenen Stützpunkte unterschiedlich verlaufende Drehachsen zu, die zu einer unkoordinierten und gesteigerten Kinetik des belasteten Sattels und des gesamten Prothesengerüstes führen.
- Ergeben Endpfeiler, Verbindungselement und Sattel keine geradlinige Verbindung, so ist im Interesse des betroffenen Parodontiums eine resiliente Verbindung zwischen Sattel und Pfeiler anzustreben.

Dem letzten Punkt stehen Untersuchungsergebnisse und Überlegungen von K. H. KÖRBER entgegen, der nachweisen konnte, daß das biomechanische Gewebeverhalten auf schnelle Belastungsimpulse – wie sie bei kaufunktionell dynamischer Belastungsfolge entstehen – eine besondere Charakteristik besitzt [38]. Im speziellen führt KÖRBER dazu aus, daß das Tegument des zahnlosen Kieferkammes unter realen Bedingungen nicht wie ein elastisches Gummipolster reagiert, sondern vielmehr ein quasistatisches Verhalten zeigt, das offensichtlich darauf beruht, daß der Widerstand des intrazellulären und extrazellulären Flüssigkeitssystems mit dem Quadrat der Belastungsgeschwindigkeit ansteigt. Demzufolge wäre unabhängig von der Größe des Prothesensattels in jedem Fall eine starre Abstützung des abnehmbaren Prothesenteils anzustreben, wie sie bei der totalen Pfeilerintegration bei der Anwendung von Teleskopkronen oder Konuskronen seit langem erfolgreich durchgeführt wird [2, 5, 24, 35].

Ein besonderes Problem stellt bei der Versorgung eines Lückengebisses mit einem festsitzend-abnehmbaren Zahnersatz die *direkte Verblockung* von Zähnen des Restgebisses dar. Nach Voss und KERSCHBAUM werden folgende Hauptindikationen für eine Verblockung diskutiert [73]:

- prothetische Versorgung im parodontal insuffizienten Gebiß
- erhöhte funktionelle Inanspruchnahme von Halte- und Stützzähnen durch eine prothetische Versorgung

Zusammenfassend kommen beide Autoren hinsichtlich einer Verblockung von Zähnen des Restgebisses zu folgenden *Indikationen* (Tab. 1) [73]:

- Der vorgesehene Halte- und Stützzahn ist geringgradig gelockert (bis Grad 1) und steht neben

Tabelle 1 Vor- und Nachteile der primären und sekundären Verblockung (nach [73]).

Kriterium	primäre Verblockung	sekundäre Verblockung
Präparation	in üblicher Weise	ausgedehnterer Substanzverlust
Aktivierbarkeit	meist gegeben	oft nicht gegeben
körperliche Fixierung des Zahnes	sicher	abhängig von der Passung Primär-/Sekundäranker
Dauer der Fixation	dauernd	nur bei eingegliederter Suprastruktur
Verblendbarkeit, Ästhetik, Phonetik	keine Einschränkungen	Frontzahnbereich problematisch, Gefahr der Überkontur
Ankopplung an Ersatz	alle Möglichkeiten	meist nur (bedingt) starr
Halt/Beweglichkeit des Ersatzes	abhängig vom Verbindungselement	in der Regel gut
Reinigung des Interdentalbereiches	erschwert	sehr gut
Pfeilerausfall	schwierig lösbar	kompensierbar
psychologische Belastung	kein Problem	Zustand ohne Suprastruktur kann problematisch sein
Kosten	geringer	höher

einem festen Zahn, mit dem er verblockt werden kann. Beide Zähne müssen frei von Parodontalerkrankungen sein, sonst ist die Prognose für beide Zähne (!) ungünstig.

- Der vorgesehene Halte- und Stützzahn hat eine ausgeprägt konische Wurzel, die die zusätzlich auferlegten Belastungen durch den abnehmbaren Teilersatz nicht vertragen würde.
- Das Längenverhältnis klinische Krone zu Wurzel unterschreitet das Verhältnis von ca. 1:1 wesentlich, d.h. die quantitative Reduktion des Knochenabbaues am Halte- und Stützzahn hat bereits ein beträchtliches Ausmaß erreicht.
- Die Stellung des prospektiven Halte- und Stützzahnes würde durch Drehung, Wanderung, Kippung zu einer ungünstigen (nicht achsengerechten) Belastung führen.
- Die zahnlosen Lagergewebe (Alveolarfortsatz) sind stark reduziert; es würden daher vermehrt ungünstige, vor allem horizontale Kräfte von der Teilprothese auf den Halte- und Stützzahn übertragen.
- Der Kontakt zum Nachbarzahn ist aufgehoben.
- Der vorgesehene Halte- und Stützzahn und sein Nachbar müssen ohnehin durch ausgedehnte restaurative Maßnahmen (Kronen) erhalten werden.
- Zur Ankopplung des Teilersatzes an das Restgebiß werden komplizierte Verbindungselemente verwendet, die es nicht erlauben, daß unter Kaudruck der Zahnersatz vom Restgebiß entkoppelt wird (sogenannte starre Verbindung). Beim Einsatz komplizierter Verbindungselemente, die mit einer Entkoppelungsfunktion ausgestattet sind (Beispiel: DOLDER-Steg mit Ei-Profil) ist im reduzierten Restgebiß eine Blockbildung unumgänglich. Es sei jedoch nochmals auf die oben angeführten Untersuchungen von KÖRBER verwiesen.

An dieser Stelle sollte nicht vergessen werden, auf die erschwerte parodontalhygienische Situation von primär verblockten Zähnen hinzuweisen. Häufig bringt die Bildung von sogenannten primären „Widerstandsblöcken" so große parodontalhygienische Nachteile mit sich – die selbstverständlich in Abhängigkeit der Motivation und der individuellen Geschicklichkeit des einzelnen Patienten gesehen werden müssen –, daß es zweckmäßiger erscheint, auf eine primäre Verblockung zu verzichten und gegebenenfalls auf eine sekundäre Verblockung auszuweichen (s. S. 202 ff.). Bezüglich der Vor- und Nachteile der primären und sekundären Verblockung sei auf die von Voss und KERSCHBAUM angegebene Tabelle verwiesen (s. Tab. 1).

Klammerlose Verankerung

Die Verbindung zwischen der abnehmbaren Teilprothese und den natürlichen Zähnen erfolgt in der Regel durch gegossene Stütz- und Halteelemente (s. S. 117 ff.). Wenn diese Verbindungselemente ausreichend stark dimensioniert sind und den Zahn „körperlich umfassen", eignen sie sich ebenfalls zur

Verankerung von einem kombiniert festsitzend-abnehmbaren Zahnersatz (Abb. 14) [40, 52, 58]. Unter diesen physikalischen Voraussetzungen sind sie im Vergleich mit „klammerlosen" Verbindungselementen nicht als funktionell minderwertiger anzusehen; dies wurde jedenfalls nicht nachgewiesen (s. S. 272).

Da diese Verbindungselemente häufig zu grazil gestaltet werden, gewährleisten sie in vielen Fällen nicht mehr eine körperliche Umfassung der zur Retention herangezogenen Zähne (Abb. 15 a). Dies ist ein Nachteil, der sich aufgrund der weitergeleiteten Kipp- und Drehkräfte ungünstig auf den Zahnhalteapparat auswirken kann und dann die Funktionsdauer der Ankerzähne herabsetzt [26, 46]. Nach werkstoffkundlichen Gesichtspunkten ausreichend dick dimensionierte und damit relativ starre Stütz- und Halteelemente stören jedoch oft im sichtbaren Bereich aus ästhetischen Gründen den Zahnarzt und den Patienten.

Diese ästhetischen und statischen Nachteile sollen klammerlose Verbindungselemente vermeiden (Abb. 15 b). Gedanklich muß man bei der Auswahl des jeweiligen Verbindungselementes ferner berücksichtigen, daß jedes kompliziert gestaltete Halteelement die Plaquebildung begünstigt [8, 9, 10, 33, 50, 51] und eine klammerlose Verbindung aus parodontalhygienischen Gründen unter Umständen günstiger sein kann [76]. Umgekehrt sollte man jedoch auch im Hinblick auf den Gingivalsaum an die Reizfaktoren denken, die bei der Anwendung klammerloser Konstruktionen aufgrund der Überkronung von Zähnen entstehen [31].

Bei der Auswahl der Verbindungselemente ist nicht allein von der Übertragung okklusal belastender Kräfte [54], hygienischen Erwägungen [26, 28] und ästhetischen Belangen auszugehen; es ist auch daran zu denken, daß beim Herausnehmen der Prothese extrusiv-axiale Belastungen des Pfeilerzahnes auftreten können, die – abhängig vom einzelnen Verbindungselement – mit einer relativ großen horizontalen Auslenkung des Zahnes verbunden sind (Abb. 16). HOFMANN wies auf die möglichen Schäden hin, die sich daraus ergeben können [30]. Um beim Herausnehmen der Prothese die Belastung der Zähne in physiologischen Grenzen zu halten, muß deshalb die Friktion des Verbindungselementes kontrolliert und – wenn erforderlich – eingestellt werden (s. S. 186).

Die aufgeführten Indikationen sowie die Art der Verzahnung bilden die Grundlage für die Auswahl des einzelnen Verbindungselementes. Im Laufe der Konstruktionsplanung der Teilprothese sind ihre jeweiligen Vor- und Nachteile gegeneinander abzuwägen.

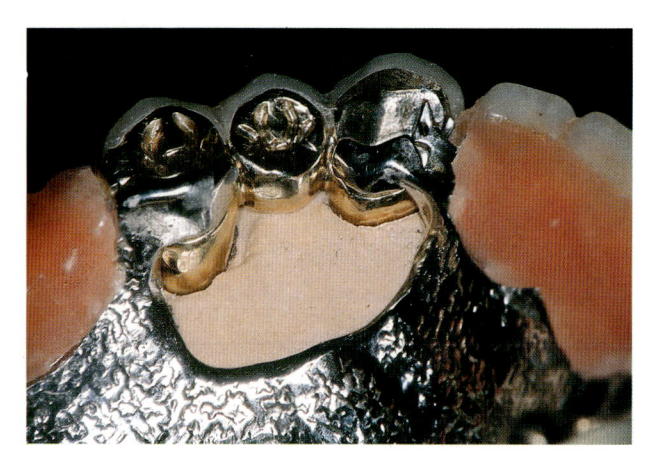

Abb. 14 Festsitzend-abnehmbarer Zahnersatz. Retention und Lagerung sind durch gegossene Stütz- und Halteelemente gegeben.

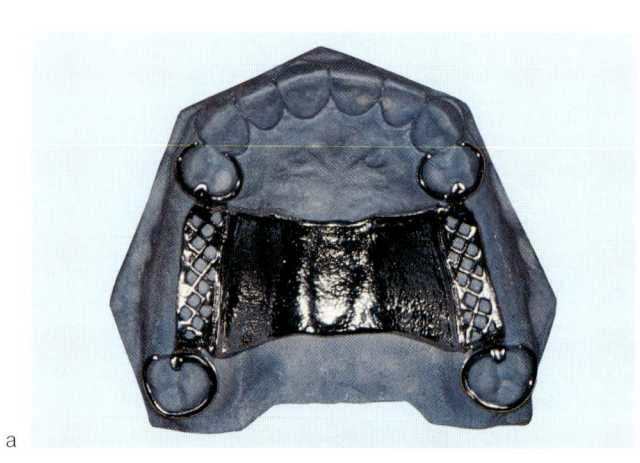

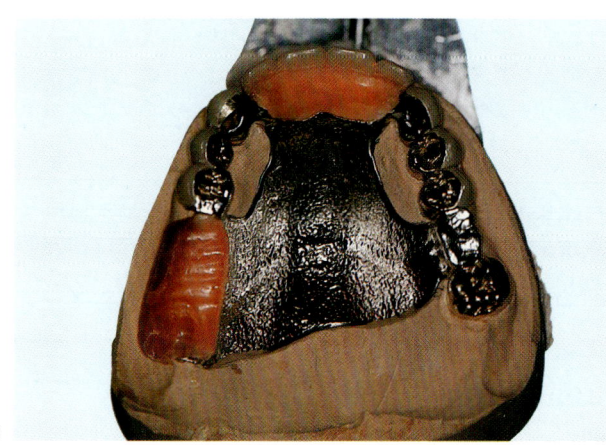

Abb. 15 Verankerung von Teilprothesen.
a) Teilprothese mit gegossenen Stütz- und Halteelementen verankert.
b) Teilprothese mit Geschieben verankert. Die Lücke 14 wurde aus hygienischen Gründen mit Hilfe eines festsitzenden Zahnersatzes geschlossen. Die rationierte Gaumenplatte bleibt von den angrenzenden Zähnen entfernt.

Abb. 16

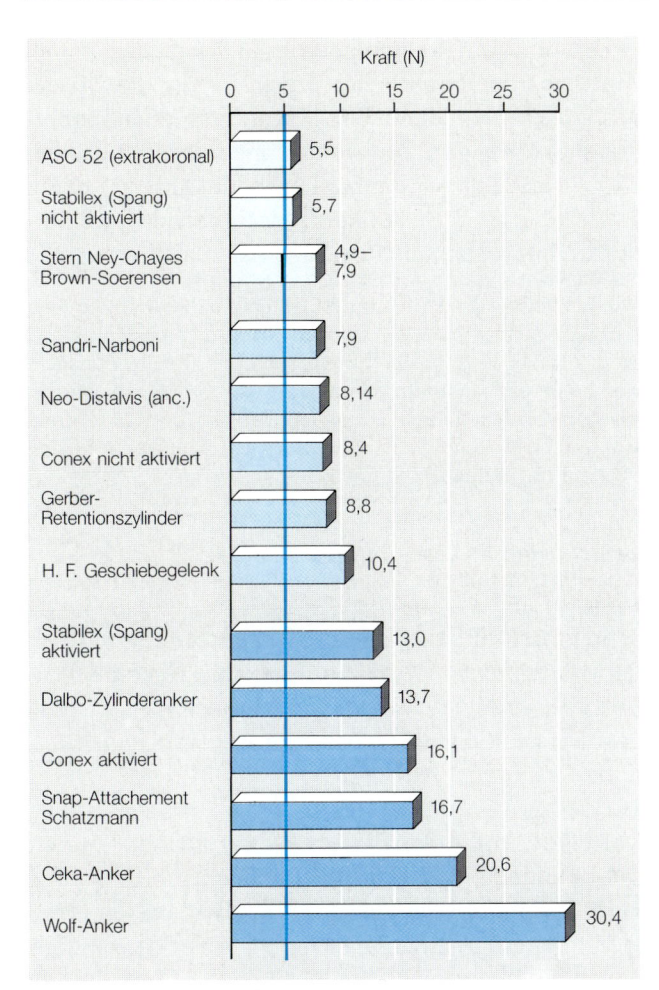

Attachment	Kraft (N)
ASC 52 (extrakoronal)	5,5
Stabilex (Spang) nicht aktiviert	5,7
Stern Ney-Chayes Brown-Soerensen	4,9–7,9
Sandri-Narboni	7,9
Neo-Distalvis (anc.)	8,14
Conex nicht aktiviert	8,4
Gerber-Retentionszylinder	8,8
H. F. Geschiebegelenk	10,4
Stabilex (Spang) aktiviert	13,0
Dalbo-Zylinderanker	13,7
Conex aktiviert	16,1
Snap-Attachement Schatzmann	16,7
Ceka-Anker	20,6
Wolf-Anker	30,4

Abb. 16 Kräfte, die erforderlich sind, um verschiedene Attachments zu trennen (nach [30]).

Klammerlose Verbindungselemente

Klammerlose Verbindungselemente wurden bereits in den ersten Jahrzehnten dieses Jahrhunderts aus ästhetischen und mechanisch-stabilisierenden Erwägungen eingeführt. Heute ist die Vielzahl der Verbindungselemente so groß, daß wir sie auch nicht annähernd in diesem Beitrag berücksichtigen können. Das ist auch nicht erforderlich:

> In der Praxis sollte man sich, abhängig von der Indikation, auf den Einsatz weniger Arten von Verbindungselementen beschränken, weil man damit eine größere Erfahrung sammeln und sich mit ihren Vor- und Nachteilen vertraut machen kann.

Aus diesen Erwägungen sollen im folgenden auch nur wenige Prototypen klammerloser Verbindungselemente besprochen und die prinzipiellen Gesichtspunkte erörtert werden:

Einer Einteilung der klammerlosen Verbindungselemente können entweder die räumlichen Verhältnisse zwischen dem Verbindungselement der Krone und der Schleimhautabdeckung des Alveolarfortsatzes oder der Mechanismus der Retention zugrundegelegt werden.

Einteilung nach topographischen Gesichtspunkten

Man unterscheidet

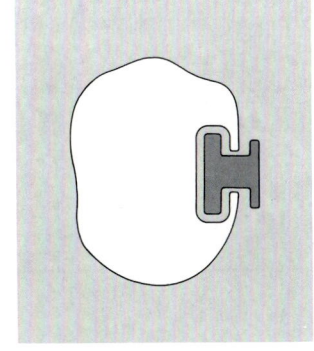

- intrakoronale Verbindungselemente
- extrakoronale Verbindungselemente
- interkoronale Verbindungselemente

Intrakoronale Verbindungselemente

Intrakoronale Verbindungselemente liegen im Bereich der künstlichen Krone (Abb. 17). In ihrer Ausdehnung beschränken sie sich auf die ursprüngliche Form des natürlichen Zahnes.

Abb. 17 Intrakoronale Verbindungselemente.

Vorteile. Aus statischer Sicht können intrakoronale Verbindungselemente optimal angeordnet werden; die Kraftübertragung erfolgt weitgehend in Richtung der Zahnachse; dies ist günstig. Ferner bestehen im Vergleich mit anderen Verbindungselementen weniger Retentionsstellen für Speisereste, das Reinigen ist einfacher und die Plaquebildung ist reduziert (Tab. 2).

Tabelle 2 Vor- und Nachteile klammerloser Verbindungselemente.

Verbindung mit Ankerzahn	Belastung des Stützzahnes	Reinigungsmöglichkeit	Erweiterbarkeit
intrakoronal	++	++	++/+
extrakoronal	+	+	+
interkoronal	++	--	-

Nachteile. Um Platz für ein intrakoronales Verbindungselement zu gewinnen, ist bei der Präparation des Pfeilers ein großes Opfer an Zahnsubstanz erforderlich. Da die Gesunderhaltung des Zahnmarks erste Priorität genießt, ist man oft gezwungen, Kompromisse zu schließen.

Extrakoronale Verbindungselemente

Extrakoronale Verbindungselemente liegen außerhalb und sattelwärts der künstlichen Krone (Abb. 18).

Vorteile. Bei der Präparation eines Zahnes zur Aufnahme einer Krone mit extrakoronalen Verbindungselementen muß weniger Zahnsubstanz geopfert werden. Die Gefahr einer Schädigung der Pulpa ist deshalb geringer.

Nachteile. Aufgrund der Konstruktion des extrakoronalen Verbindungselementes erfolgt die Übertragung der belastenden Kräfte nicht mehr in Richtung der Zahnachse. Das extrakoronale Verbindungselement ist deshalb dem intrakoronalen aus statisch-mechanischer Sicht unterlegen, vor allem dann, wenn zusätzlich kein Stabilisierungsarm verwendet wird.

Ferner ist die Reinigung unter dem extrakoronalen Teil des Elementes schwieriger. Wenn die Mundpflege in diesem Bereich nicht mit äußerster Sorgfalt gehandhabt wird, beobachtet man Proliferationen und Entzündungen der Schleimhaut (Abb. 19), deren Folgen pathologische Zahnfleischtaschen und verstärkter Knochenabbau sind.

Die Einteilung der Verbindungselemente nach ihren topographischen Beziehungen macht den Kliniker nicht glücklich, weil intrakoronale Verbindungselemente nur selten tatsächlich im Bereich des natürlichen Zahnes untergebracht werden können. Deshalb sind insbesondere bei Verwendung konfektionierter Fabrikate fließende Übergänge zu extrakoronalen Verbindungselementen die Regel.

Interkoronale Verbindungselemente

Interkoronale Verbindungselemente werden zwischen zwei künstlichen Kronen angeordnet und z.B. dann eingesetzt, wenn die Retention für eine Teilprothese im Bereich einer geschlossenen Zahnreihe gesucht werden muß. Als Prototyp gilt das *Interlock-Geschiebe* (Abb. 20a).

Vorteile. Aufgrund dieser Konstruktion können übergreifende, die Okklusionsfläche bedeckende Halteelemente vermieden werden, wie dies bei Verwendung gegossener Klammern immer erforderlich

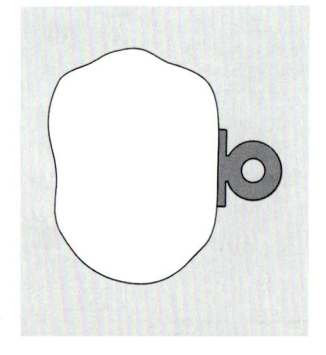

Abb. 18 ▷
Extrakoronale Verbindungselemente.

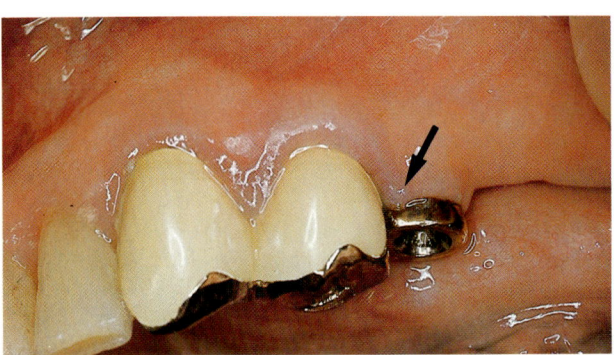

Abb. 19 Unter dem extrakoronalen Teil des Verbindungselementes beobachtet man häufig eine Entzündung der Schleimhaut (Pfeil).

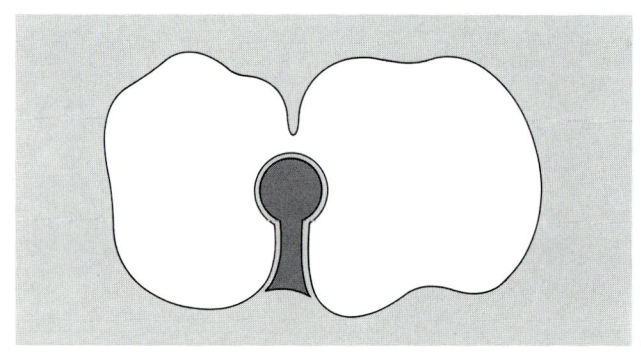

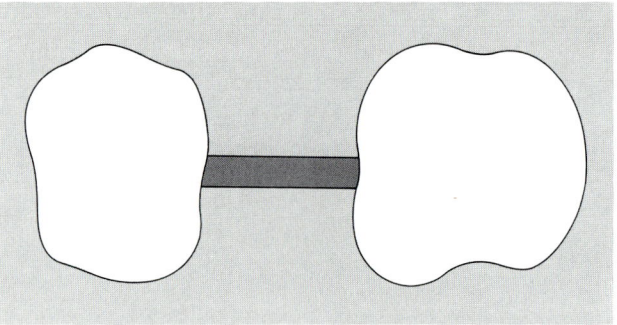

Abb. 20 Interkoronale Verbindungselemente.
a) Interlock-Geschiebe.
b) Stegverbindung.

ist. Zusätzlich führt die Verbindung der Kronen zu einer mechanischen Versteifung von zwei oder mehreren Zähnen.

Nachteile. Durch die miteinander verbundenen Kronen ist die Pflege im Bereich des Interdentalraumes erschwert.

Steg-Verbindungen kann man ebenfalls zu den interkoronalen Verbindungselementen zählen, wenn man sie nicht in einer gesonderten Gruppe aufreihen will (Abb. 20b).

Einteilung nach Gesichtspunkten der Retention

Bei Berücksichtigung des Retentionsmechanismus wird zwischen geschiebe-, steg-, feder- und riegelartigen Verbindungselementen unterschieden. Sowohl in der Fachsprache als auch in der zahntechnischen Werbung wird dafür oft der Begriff *Geschiebe* verwendet. Das ist nicht gut, weil damit ein Oberbegriff gewählt wird, der vom Mechanismus der Retention her gesehen nur für eine Untergruppe Gültigkeit besitzt. Leider hat sich die Bezeichnung *Kupplung* nicht durchsetzen können. Selbst wenn man im allgemeinen englische Begriffe in unserem Sprachgebrauch vermeiden will, sollte man in diesem besonderen Fall dem Oberbegriff *Attachment* den Vorzug geben, weil er umfassender ist und wir über keinen besseren verfügen.

Geschiebeartige Verbindungen

Aus mechanischer Sicht beruht die Haftwirkung des Geschiebes auf der Friktion. Eine Gleit- oder Haftreibung und die darauf beruhende Retention ist aber nur bei parallelwandigen, also deckungsgleichen ineinandergleitenden Körpern gegeben. Wesentlich für den Begriff *Geschiebe* ist demnach, daß die Retention zwischen dem primären und sekundären Ankerteil auf der Friktion zwischen beiden Teilen beruht.

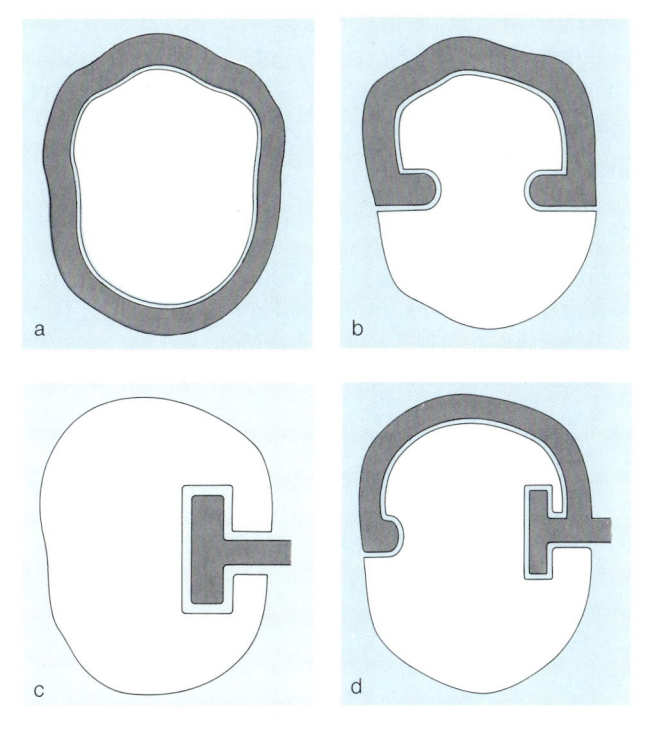

Abb. 22 Die Stabilität gegenüber der zu erwartenden Belastung führt zu einer unterschiedlichen Bewertung der Verbindungselemente.

a) Körperliche Umfassung bei Zylinder-Teleskopkronen = hohe Belastungsfähigkeit.
b) Teilweise Umfassung bei Rillen-Schulter-Geschieben = geringere Belastungsfähigkeit.
c) Konfektionierte Geschiebe = unzureichende Belastungsfähigkeit.
d) Konfektionierte Geschiebe mit Stabilisierungsarm = Belastungsfähigkeit wie beim Rillen-Schulter-Geschiebe.

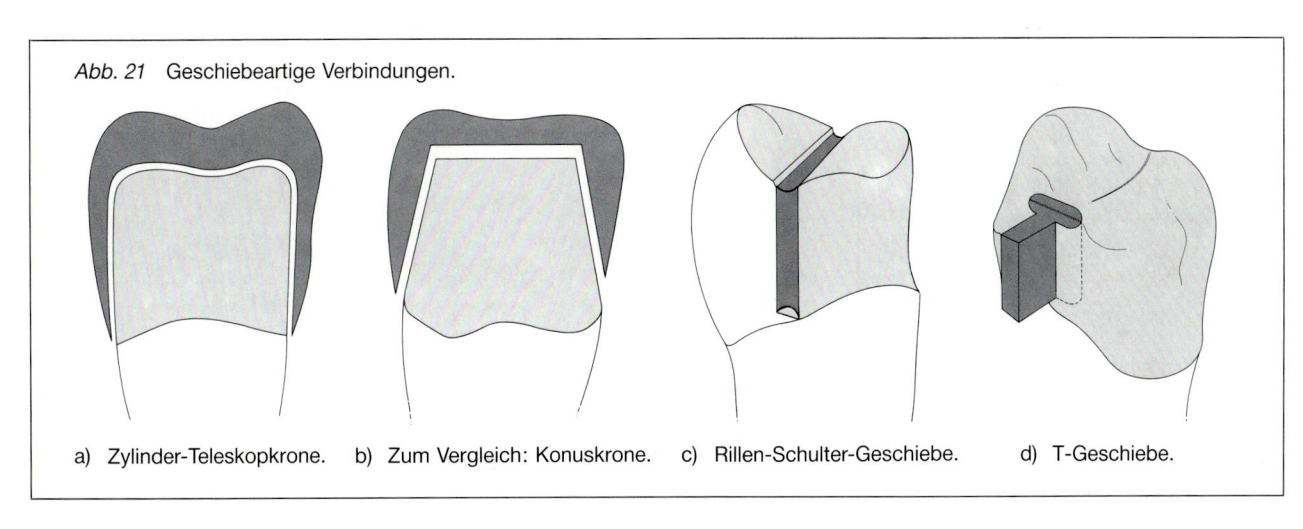

Abb. 21 Geschiebeartige Verbindungen.

a) Zylinder-Teleskopkrone. b) Zum Vergleich: Konuskrone. c) Rillen-Schulter-Geschiebe. d) T-Geschiebe.

Prototypen geschiebeartiger Verbindungen sind die *Zylinder-Teleskopkronen*, das *Rillen-Schulter-Stift-Geschiebe* sowie das *T-* und das *Stab-Geschiebe* (Abb. 21). Prinzipiell beruht die Retention der *Konuskrone* ebenfalls auf zwei über- oder ineinander geschobenen Teilen (Abb. 21 b), nach unserer Definition ist sie jedoch kein Geschiebe, weil die Retention auf Klemmwirkung beruht.

Beim Einsatz der beschriebenen Verbindungselemente muß man immer von folgenden Gesichtspunkten ausgehen:

- Zylinder-Teleskope und Konuskronen sind die stabilste Anwendungsform; auch umfassen sie den Zahn am körperlichsten (Abb. 22 a).
- Individuell gefräste Geschiebe, deren Form und Verankerung mit einer Teilkrone verglichen werden können, sind, soweit es die Stabilität und die Retention betrifft, allein aufgrund der nur teilweisen Umfassung des Ankerzahnes unterlegen (Abb. 22 b).
- Konfektionierte Geschiebe dürfen nicht ohne einen Stabilisierungsarm verwendet werden (Abb. 22 c und d), denn ohne eine zusätzliche Unterstützung sind sie den belastenden Kräften auf die Dauer nicht gewachsen.

Zylinder-Teleskopkrone

Wie der Name besagt, besteht die Zylinder-Teleskopkrone aus zwei parallelwandigen, ineinandergeschobenen Kronen, dem Innen- und dem Außenteleskop, die Retention ist durch die breitflächige Haftreibung gegeben (s. S. 183 ff.) [5]. Während das Innenteleskop auf dem natürlichen Zahn unlösbar festgesetzt wird, ist das Außenteleskop das Verbindungselement zur Prothese.

Vorteile. Zylinder-Teleskope gelten als die stabilste Anwendungsform eines Geschiebes. Sie umfassen den Zahn im Vergleich mit anderen Verbindungselementen am körperlichsten (s. Abb. 22 a), und ihre zahntechnische Herstellung ist relativ einfach [2, 3, 5].

Aus Sicht des Patienten sind sie im Verband mit der Teilprothese einfach zu handhaben und erleichtern insbesondere älteren Patienten das Einsetzen bzw. Herausnehmen des Zahnersatzes, vorausgesetzt, daß die Friktion richtig eingestellt ist (s. S. 186).

Ferner sind sie wenig reparaturanfällig und im Verband der Teilprothese oft einfach zu erweitern (Tab. 3).

Hervorzuheben ist die gute und einfache Pflege der Innenteleskope [25, 60], die gerade bei älteren Patienten, deren Visus und Feinmotorik eingeschränkt sind, als Vorteil angesehen wird.

Nachteile. In Abhängigkeit von der gewählten Lagerung und infolge einer voreilig durchgeführten Feinanpassung der teleskopierenden Elemente (s. S. 183 ff.) kann die Friktion bei Zylinder-Teleskopkronen mit der Zeit nachlassen.

Indikationen. Teleskopierende Kronen können als klammerlose Verbindungselemente bei rein parodontal und parodontal-gingival gelagerten Teilprothesen eingesetzt werden [48]. Auch eignen sie sich zur Retention abnehmbarer Brücken [2]. Aufgrund der einfachen Form und Verarbeitbarkeit ist der teleskopierenden Verankerung ein weiter Indikationsbereich zuzuordnen (Abb. 23).

Kontraindikationen. Bei kurzen klinischen Kronen ist die Indikation zum Einfügen dieser Kronenart nicht gegeben, weil die Haftreibung, bedingt durch die zwangsläufig reduzierten parallelwandigen Flächen, unzureichend ist.

Ferner besteht eine Einschränkung der Anwendung in den Fällen, in denen z. B. bei noch vorhandenen Frontzähnen im Oberkiefer ein Eckzahn mit einer Teleskopkrone versehen werden soll. Insbe-

Tabelle 3 Vor- und Nachteile geschiebeartiger Verbindungen.

	Belastung des Stützzahnes	Reinigungsmöglichkeit	Erweiterbarkeit	Herstellungsaufwand
Zylinderteleskop	++	++	++	+
Konuskrone	++	++	++	+
Rillen-Schulter-Geschiebe	+	+	+	++
T-Geschiebe	+	+	−	++

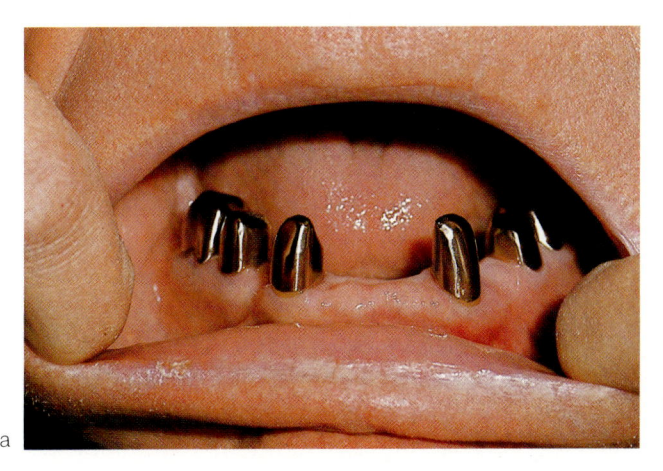

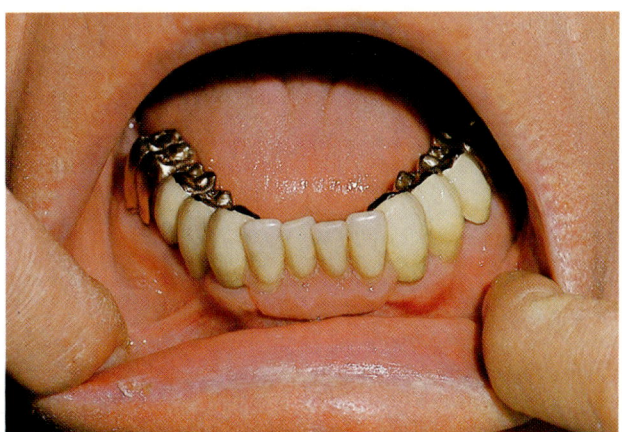

Kombiniert festsitzend-abnehmbarer Zahnersatz

Abb. 23 Teleskopierend verankerte Teilprothese.
a) Ausgangsbefund: Bei dem Patienten wurde die Erhaltungsfähigkeit der Molaren prognostisch ungünstig beurteilt. Ferner erforderte ein Substanzverlust im anterioren Bereich des Unterkiefers die Abdeckung des Alveolarfortsatzes.
b) Zustand vier Jahre nach Versorgung.

sondere bei prominent stehenden Eckzähnen ist es, bei schonender Präparation, meist nicht möglich, soviel Platz zu gewinnen, daß die doppelwandige Krone in die Fluchtlinie der Zahnreihe eingereiht werden kann. Die Krone wirkt plump, der zwangsläufig zu dünnen Kunststoffverblendung fehlt die Transparenz; die künstliche Krone genügt in diesen Fällen oft nicht den ästhetischen Ansprüchen (s. a. Bd. 5, S. 161).

Weiterhin ist die Indikation bei ungünstigen Okklusionsverhältnissen, insbesondere bei tiefem Schneidezahnüberbiß und schaufelförmigen Frontzähnen, eingeschränkt. Auch in diesem Fall sind die räumlichen Verhältnisse entscheidend.

Teleskopkrone mit Resilienzausgleich

Als Synonym wird auch der Begriff *Doppelkrone* verwendet [27]. Es handelt sich um eine modifizierte Form der Zylinder-Teleskopkrone.

Indikationen. Wir fügen sie bei Patienten mit stark reduzierter Zahnreihe ein [29, 74], also dann, wenn nur noch ein oder zwei parodontal relativ resistente Zähne vorhanden sind und eine Übergangslösung zur Totalprothese gesucht wird (s. S. 87, 109 und 178) (Abb. 24). Um der initialen Einsenkung der subtotalen Prothese in das Tegument, die bei der drucklosen Abformung immer gegeben ist, zu begegnen, und um die restlichen Stützzähne nicht von Beginn an zu überlasten, erweist es sich als zweckmäßig, während der Fertigstellung der Prothese zwischen dem Innen- und dem Außenteleskop einen Resilienzweg von 0,3–0,5 mm vorzusehen. Dies wird erreicht, wenn

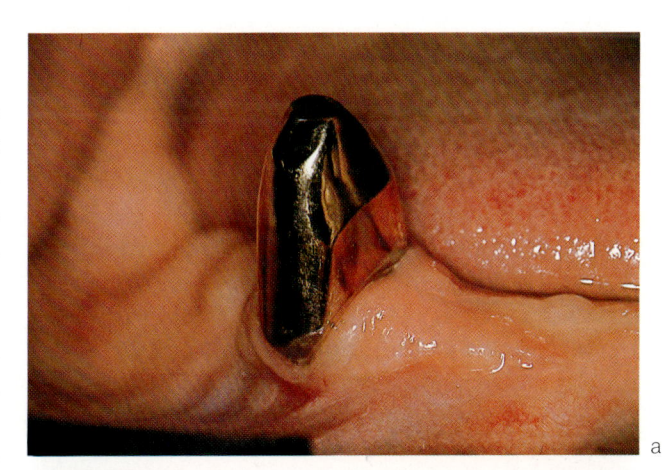

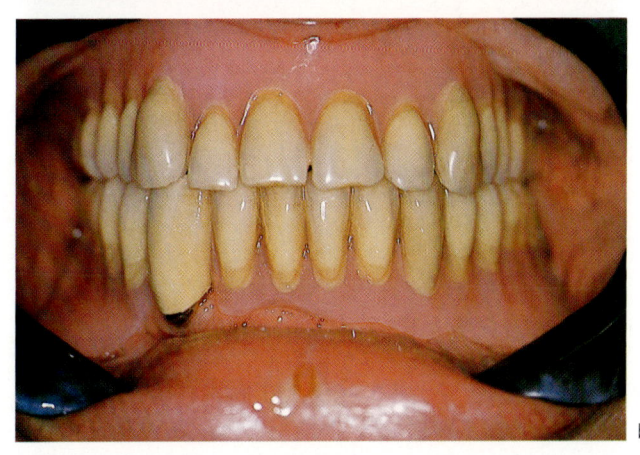

Abb. 24 Doppelkrone mit Resilienzausgleich. Zur Verankerung der subtotalen Prothese wurde eine Doppelkrone gewählt.
a) Ausgangsbefund.
b) Zustand sechs Jahre nach Versorgung.

vor der Fertigstellung des Zahnersatzes zwischen die beiden Doppelkronen eine Zinnfolie in der beschriebenen Stärke gelegt wird (Abb. 25).

Abb. 25 Doppelkrone mit Resilienzausgleich. Bei der labortechnischen Herstellung wird durch eine Zinnfolie ein Abstand zwischen Außen- und Innenteleskop von 0,3–0,5 mm gewährleistet. Da sich die Prothese nach dem Einfügen setzt (initiale Senkung), vermeidet man in dieser Phase eine Überlastung des Ankerzahnes.

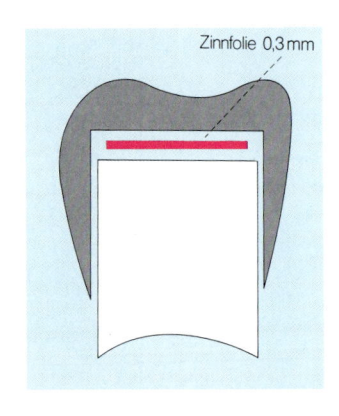

Die Indikation zum Einfügen dieser Kronenart als Übergangslösung zur Totalprothese ist allerdings nur dann gegeben, wenn die Retentionsform der Alveolarfortsätze im lingualen Bereich der Molaren noch so ausgeprägt ist, daß horizontale Schübe abgefangen werden. Bleibt diese Anregung unberücksichtigt, muß mit dem relativ frühzeitigen Verlust eines einzelnen Ankerzahnes gerechnet werden.

Das Nachlassen der Haftreibung des Zylinder-Teleskopes wird in den beschriebenen Fällen von uns als Vorteil angesehen, weil zwangsläufig Zunge und Wange zunehmend gezwungen sind, die Stabilisierung der Prothese zu unterstützen. Somit erleichtert das Nachlassen der Haftreibung des Zylinderteleskopes und die nach und nach eintretende Schulung der Muskulatur dem Patienten die Adaption einer Totalprothese, die zu einem späteren Zeitpunkt eingefügt werden muß.

Konuskrone

Wie bereits festgestellt, zählt die Konuskrone [35, 36, 37] im Grunde genommen deshalb nicht zu den geschiebeartigen Verbindungselementen, weil ihre Retention nicht auf parallelwandige Flächen zurückzuführen ist, sondern auf einer Klemmhaftung beruht [39]. Bedingt durch die sich verjüngenden Flächen der Krone (mittlerer Konuswinkel = 6°), benötigt die schmale Berührungsbasis der primären und sekundären Krone einen Anpreßdruck. Da sowohl der Konuswinkel als auch der Anpreßdruck die Haftwirkung bestimmen, wird man der Länge der klinischen Krone eine geringere Bedeutung beimessen müssen [37].

Vor- und Nachteile. Hier gelten im wesentlichen die bereits beim Zylinder-Teleskop erwähnten Hinweise. Im Vergleich mit dem Zylinder-Teleskop ist bei richtiger Konstruktion der Konuskrone kein Nachlassen der Haftkräfte zu befürchten, weil sich die Kronen ohne Gleitreibung voneinander lösen und deshalb die Klemmhaftung länger bestehen bleibt.

Indikationen. In erster Linie ist sie als Verbindungselement bei rein parodontal gelagertem Zahnersatz gegeben. Das gilt sowohl für die abnehmbare Teilprothese als auch für den abnehmbaren Brückenersatz.

Beim parodontal und gingival gelagerten Zahnersatz verschiebt sich nach unseren Erfahrungen die Indikation zugunsten des Zylinder-Teleskopes um so mehr, je stärker die Zahnzahl im einzelnen Kiefer reduziert ist.

Rillen-Schulter-Geschiebe

In seiner eigentlichen Form als Rillen-Schulter-Stift-Geschiebe (RSS) bekannt, gehört dieses Verbindungselement ebenfalls zu den manuell hergestellten Geschieben [4, 16, 49]. Soweit es die Stabilität und die Retention betrifft, kann man es mit einer Teilkrone vergleichen, die in einer künstlichen Krone verankert ist (s. Abb. 22b). Als RSS-Geschiebe in seiner ursprünglichen Form wird es nur selten angewendet, weil seine labortechnische Herstellung höhere Anforderungen stellt. Heute wird vielfach auf das Anbringen der Stifte verzichtet [44] (RS = Rillen-Schulter-Geschiebe), wobei man deren Bedeutung für die Retention des Geschiebes wohl unterschätzt [53]. Wir verwenden es heute meist nur noch in modifizierter Form (s. Abb. 28).

Vorteile. Im Vergleich mit allen teleskopierenden Kronen erfordert die Präparation für eine einfache Verblendkrone, in der das RS-Geschiebe versenkt werden soll, den geringsten Verlust an Zahnsubstanz. Da der vestibuläre Teil der Krone nicht in das Geschiebe einbezogen ist, werden die bei teleskopierenden Kronen beschriebenen ästhetischen Nachteile vermieden.

Nachteile. Im Vergleich mit der teleskopierenden Krone sind die sich berührenden Flächen kleiner, deshalb tritt das Nachlassen der Haftung häufiger auf [45]. Die Stabilität ist durch die nur teilweise Umfassung geringer (s. Abb. 22b).

Indikationen. Die Indikation wird von uns heute auf die Fälle beschränkt, bei denen wir eine klammerlose Verbindung suchen und weder eine teleskopierende Verankerung noch ein konfektioniertes Geschiebe einsetzen können.

Steg-Verbindungen

Zu den geschiebeartigen Verbindungen zählt im Grunde genommen auch der parallelwandige gegossene Steg (Abb. 26). Steg-Verbindungen sind sicher ein hervorragendes stabilisierendes Verbindungselement.

Vorteile. Man sieht Steg-Verbindungen als primär verblockendes und damit stabilisierendes Verbindungselement an, weil die Vertikalrelation zwischen Unter- und Oberkiefer durch die künstlichen Kronen und die Stabilisierung der Zähne mit Hilfe der Stegverbindung auch dann noch gegeben ist, wenn sich die Teilprothese nicht im Mund befindet. Das kann für die Patienten von Bedeutung sein, die ihre Prothese nachts nicht tragen.

Nachteile. Auch der gegossene Steg vermeidet nicht die Schmutznische zwischen der Ansatzstelle des Steges und der künstlichen Krone (Abb. 26). Weil

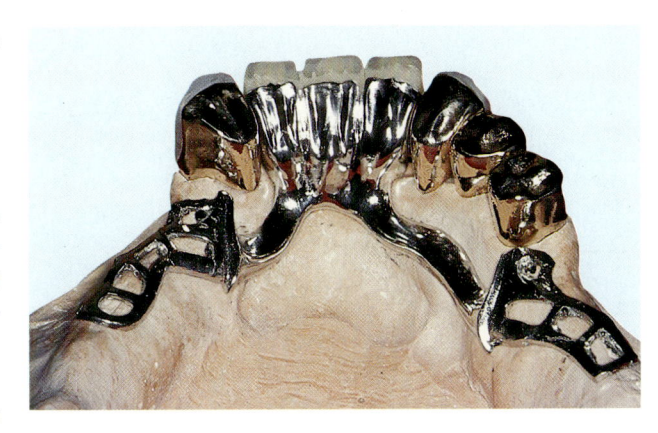

Abb. 27 Aus Platzgründen und um die Bruchgefahr zu vermeiden, erweist es sich als vorteilhaft, die Lingualflächen der Frontzähne in das gegossene Gerüst einzubeziehen und mit der Hülse des Steges zu verbinden.

dieser Bereich schwieriger zu reinigen ist, beobachtet man oft Entzündungen, deren Folge Zahnfleischtaschen sind.

Ferner ist die Erweiterungsfähigkeit der Steg-verankerten Prothese im Vergleich mit teleskopierenden Systemen ungünstiger (s. Tab. 3).

Schließlich bereitet die Gestaltung der aufsitzenden Prothese im oralen Bereich der Frontzähne gewisse Schwierigkeiten, weil der Raum für die Zunge eingeengt wird. Dies kann man allerdings durch die Verwendung eines gegossenen Gerüstes vermeiden (Abb. 27).

Indikationen. Die Folgen der Plaqueretention, die damit verbundene Entzündungsgefährdung der Schleimhaut und die eingeschränkte Erweiterungsfähigkeit haben die Indikation für das Einfügen von Steg-Verbindungen in den letzten Jahren sehr eingeengt. Sie wurden durch teleskopierende Kronen weitgehend verdrängt.

Konfektionierte Geschiebe

Die Herstellung konfektionierter Geschiebe [17, 21] erfolgte bereits zu einer Zeit, als man aus werkstoffkundlichen und gußtechnischen Gründen noch keine manuell gefrästen Geschiebe mit einer vergleichbaren Präzision und Abriebfestigkeit anfertigen konnte. Dies war zu Beginn dieses Jahrhunderts. Als Prototypen seien das *Stern-Geschiebe* (s. Abb. 22d) und das *Stab-Geschiebe* genannt.

Vor- und Nachteile. Sie sind mit denen der manuell hergestellten Geschiebe vergleichbar. Aufgrund ihrer werkstoffkundlichen Eigenschaften sind die konfektionierten Geschiebe oft abriebfester [31].

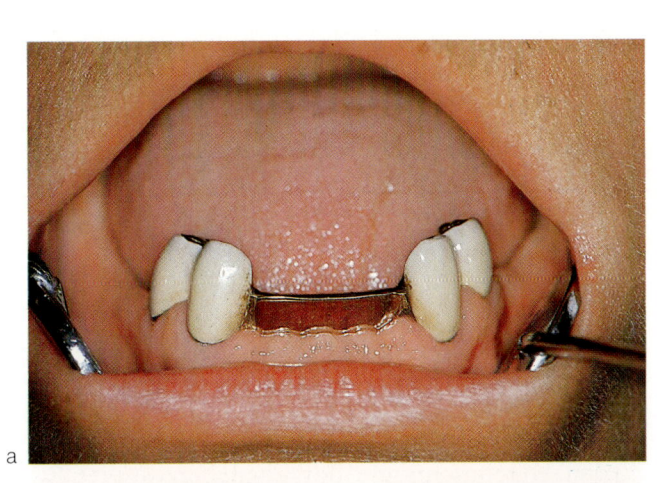

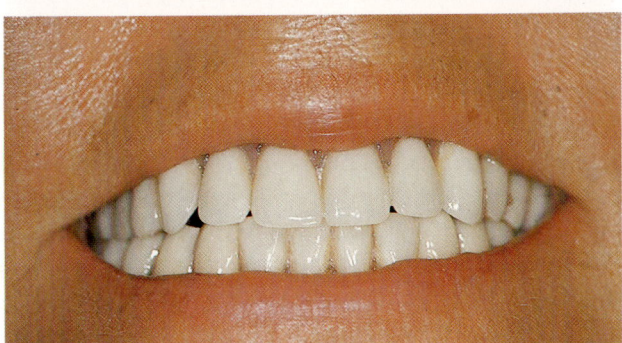

Abb. 26 a und b Gegossene Stegverbindung. Im Bereich der Verbindungsstellen zur Krone ist die Reinigung erschwert und die Entzündungsbereitschaft der Schleimhaut erhöht.

Den Nachteil der nachlassenden Friktion können wir allerdings aus unserer klinischen Erfahrung heraus nicht bestätigen. Wahrscheinlich ist dies darauf zurückzuführen, daß wir konfektionierte Geschiebe nur bei ausreichend langen klinischen Kronen verwenden.

Hervorzuheben ist, daß die mechanische Beanspruchung dieser relativ klein dimensionierten Verbindungselemente, insbesondere durch Dreh- und Kippbewegungen, sehr groß ist und die Gefahr des *Ausschlagens* und *Abbrechens* besteht. Deshalb ist es unumgänglich, konfektionierte Geschiebe durch einen individuell hergestellten Stabilisierungsarm zu verstärken.

Der Stabilisierungsarm (Abb. 28), der einem halben RS-Geschiebe entspricht, ist als zusätzliches Widerlager anzusehen und trägt dazu bei, vertikale und horizontale Belastungen abzufangen. Bei ausreichend langen klinischen Kronen kann er dem Patienten als zusätzliche Führung dienen, die ihm das Einfügen der partiellen Prothese erleichtert.

Fließende Übergänge zwischen Geschiebe und Attachments sind konfektionierte Fabrikate, bei denen die Friktion durch zusätzliche Klemm- oder Federkraft unterstützt wird [61]. Typische Beispiele sind das Geschiebe nach BROWN-SOERENSEN (Abb. 29) und das Snap-Attachment nach SCHATZMANN (Abb. 30). Während das T-Geschiebe von BROWN-SOERENSEN durch Spreizung des Innenteils aktiviert und die Friktion verstärkt werden kann, basiert das Attachment nach SCHATZMANN auf dem Prinzip des Türschnappers.

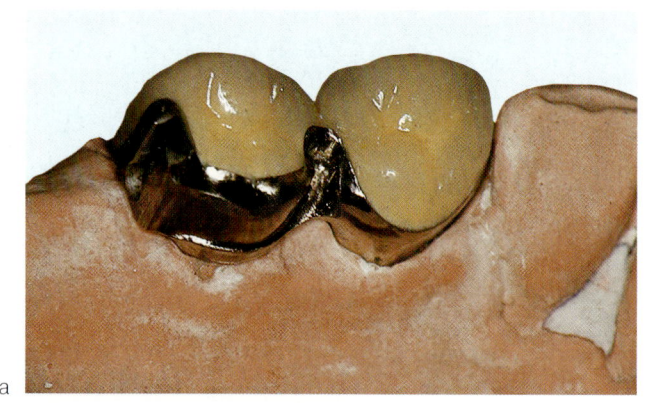

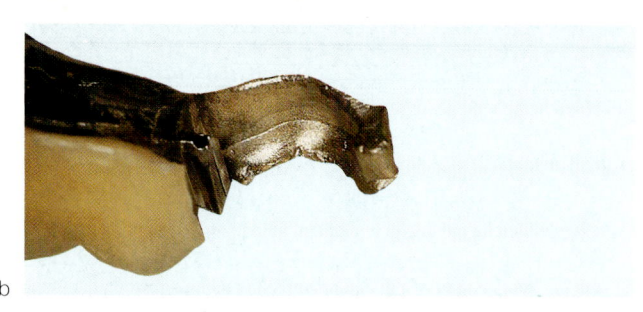

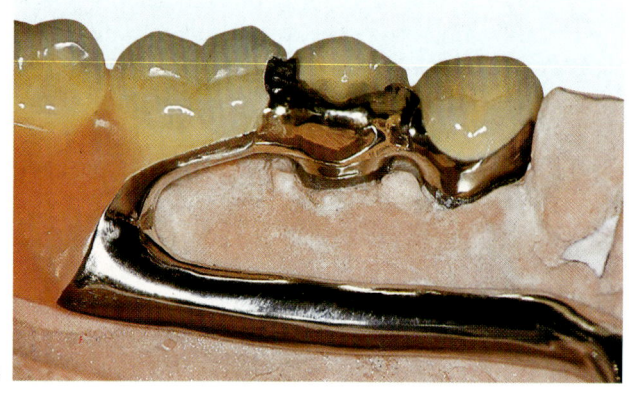

Abb. 28a–c Bei Verwendung konfektionierter Geschiebe sollte man auf einen Stabilisierungsarm nicht verzichten.

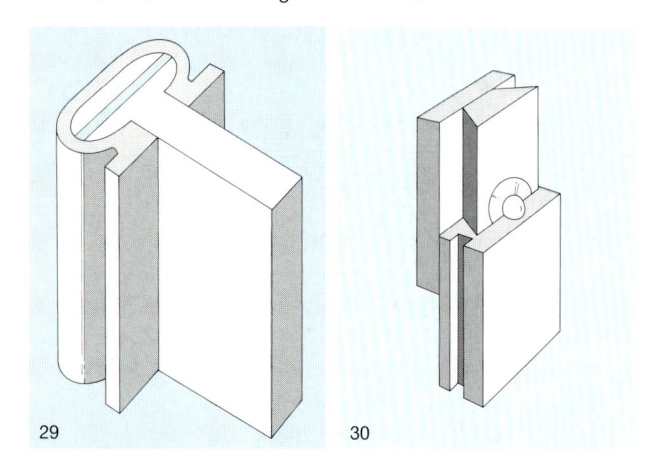

Abb. 29 Geschiebe nach BROWN-SOERENSEN. Mechanismus: Klemmspreizung.

Abb. 30 Snap-Attachment nach SCHATZMANN. Mechanismus: Türschnapper.

Andere Attachments

Riegel

Zu den Attachments, die individuell hergestellt oder als Halbfabrikate geliefert werden, gehört z. B. der „Riegel", ein die Retention der Prothese unterstützendes Hilfselement (Abb. 31, s. a. Abb. 5). Er gewährleistet eine schloßähnliche Verbindung zwischen der Teilprothese und einem Verbindungselement wie z. B. der teleskopierenden Krone (Abb. 32) oder einem Steg. Die praktische Anwendung dieses Hilfsteils scheint landschaftlich geprägt und ist vorwiegend auf den alemannischen Raum und das nördliche Rheinland beschränkt.

Vorteile. Der Vorteil riegelartiger Verbindungen ist in der drucklosen, schloßähnlichen Befestigung der

Kombiniert festsitzend-abnehmbarer Zahnersatz

Prothese am Restgebiß zu sehen. Beim Einfügen und Herausnehmen des Zahnersatzes werden die Pfeilerzähne durch keine federnden Elemente auf Abzug oder Kippung belastet.

Nachteile. Wenn man die gesicherte Verbindung zwischen Prothese und Restgebiß für erstrebenswert hält, ist der Nachteil nur in der relativ aufwendigen Herstellung zu sehen. Manchmal erweist sich auch das räumliche Unterbringen des Riegels als schwierig.

Indikationen. Die Indikation ist unseres Erachtens dann gegeben, wenn die Retention von Verbindungselementen wie Teleskope oder Stege nur bedingt gewährleistet ist. Dies ist vor allem der Fall, wenn zur Verankerung nur Pfeiler mit kurzen klinischen Kronen zur Verfügung stehen.

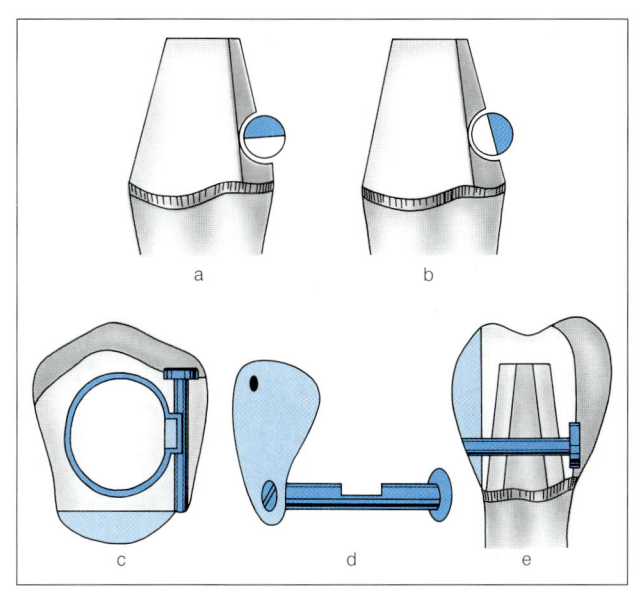

Abb. 31 Der Riegel gleicht einem schloßähnlichen Attachment (nach [5]).
a) Riegel geschlossen.
b) Riegel geöffnet.
c) Riegel in Aufsicht.
d) Riegelschloß.
e) Riegel im Querschnitt von lingual gesehen.

Dolder-Steg

Zu den Attachments, deren Retention z.B. durch Federwirkung gesichert ist, wird auch der eiförmige

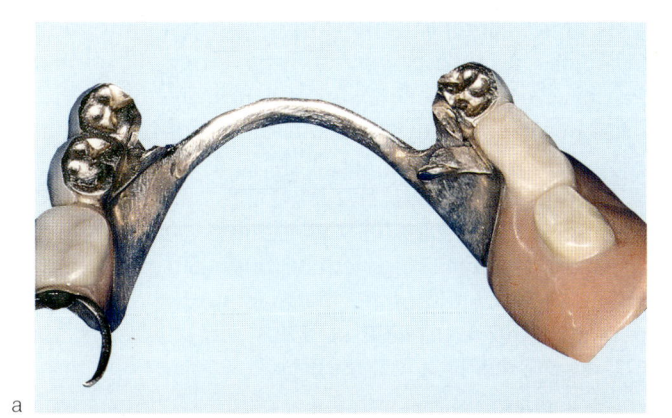

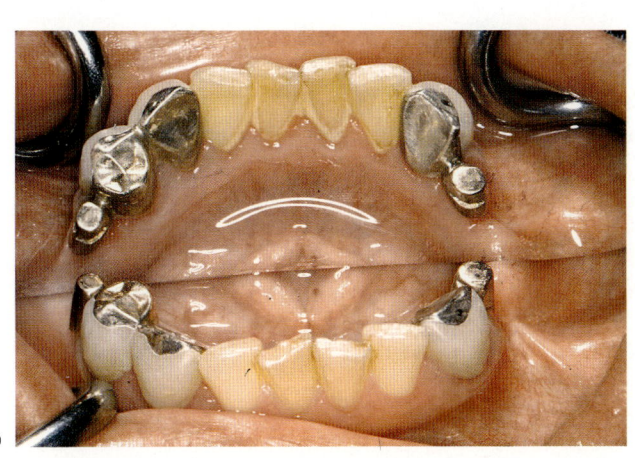

Abb. 32a und b Teilprothese, deren Retention durch Riegel gesichert ist, bei der Inspektion (Zahnsteinbelag) nach einer Tragezeit von 15 Jahren.

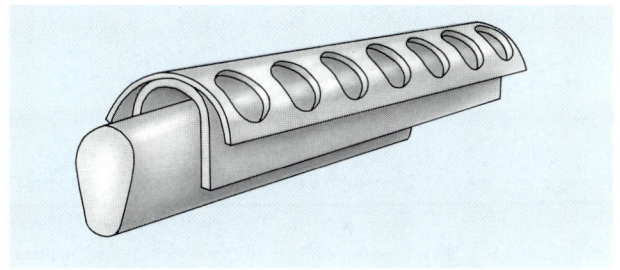

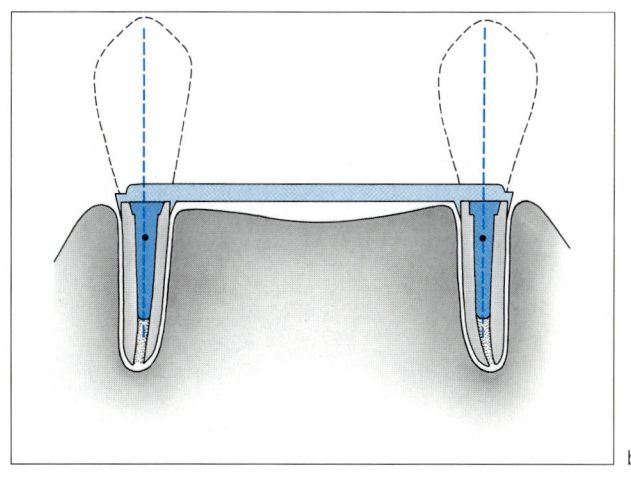

Abb. 33 Retentionsprinzip beim DOLDER-Steg (nach [19]).
a) Das Retentionsprinzip des DOLDER-Steges beruht auf einer über den eiförmigen Steg schnappenden und in der Prothese verankerten Hülse.
b) Die Verkleinerung der Hebelarme durch die radikale Kürzung langer klinischer Kronen verringert die Belastung der Wurzel.

DOLDER-Steg gerechnet [13, 14], ein Halbfabrikat, dessen Retention durch eine überschnappende Hülse gewährleistet ist (Abb. 33). Die sogenannte „Steg-Gelenk-Prothese" ist als erprobtes Verbindungselement in den Fällen anzusehen, in denen die klinische Krone erheblich verlängert ist und das Knochenfach der Wurzel entsprechend kürzer ist. Zwangsläufig wirkt sich das veränderte Hebelverhältnis auf die Belastung aus; mit dem Verlust des Zahnes ist zu rechnen. Um dies zu vermeiden, wird die klinische Krone entfernt.

Vorteile. Der Einsatz des DOLDER-Steges führt zu einer radikalen Kürzung des Hebelarms der vormals langen klinischen Krone. Es ist wahrscheinlich, daß dadurch der funktionelle Wert des Zahnes verbessert und seine Haltedauer verlängert werden kann. Ferner ist die Möglichkeit der Erweiterung derart verankerter Prothesen relativ einfach.

Nachteile. Das Einfügen des DOLDER-Steges erfordert die Devitalisation des Zahnmarks und eine Wurzelbehandlung der Pfeilerzähne. Im übrigen gelten die Nachteile, die bei gegossenen Steg-Verbindungen bereits beschrieben sind (s. S. 175).

Auch nach dem Einfügen von Stegen ist mit parodontalhygienischen Problemen zu rechnen, weil die fehlende funktionelle Beanspruchung und die Änderung des Mikrobiotops unter dem Steg die Entzündungsbereitschaft der Schleimhaut erhöht (Abb. 34 a). Man muß jedoch davon ausgehen, daß dieser Schwachpunkt bei guter Mundpflege weitgehend beseitigt werden kann. Keine Schwierigkeiten sind in dieser Hinsicht zu fürchten, wenn zwischen Steg und Schleimhaut ein Mindestabstand von ca. 2 mm gewährleistet ist (Abb. 34b). Dies ist jedoch selten der Fall.

Indikationen. Die Verankerung der Teilprothese mit Hilfe des DOLDER-Steges wird erwogen, wenn differentialtherapeutisch zwischen dem Einfügen einer subtotalen Prothese oder der Versorgung mit einer Totalprothese zu entscheiden ist. In dieser Situation „5 Minuten vor 12" [13] verbessert die Stegverankerung den funktionellen Wert des Zahnersatzes. Ferner erleichtert diese Verankerung dem Patienten die Adaptation einer später einzufügenden Totalprothese.

Druckknopf-Systeme

Als weiteres Ankersystem ist bei der Versorgung stark reduzierter Gebisse ein Verbindungsteil anzusehen, das auf der Funktionsweise eines Druckknopfes beruht. Dies gilt zum Beispiel für den BONA-Anker oder den Retentionszylinder nach GERBER (Abb. 35a und b).

Vor- und Nachteile. Als Vorteil gilt, daß auch ein einzelner Zahn zur Verankerung einer subtotalen Prothese herangezogen werden kann. Die Nachteile beziehen sich vorwiegend auf die erhöhte Entzündungsbereitschaft im Bereich der Stiftkappen, auf denen der Anker befestigt ist. Da bei abgerundeten Formen die Neigung des Zahnfleisches, in Hohlräumen zu wuchern (Vakatwucherung), gefördert wird, ist auf eine bewußt eckige Formgebung der Gußkappen zu achten (Abb. 35c). Dies gilt auch für die Gußkappe des DOLDER-Steges.

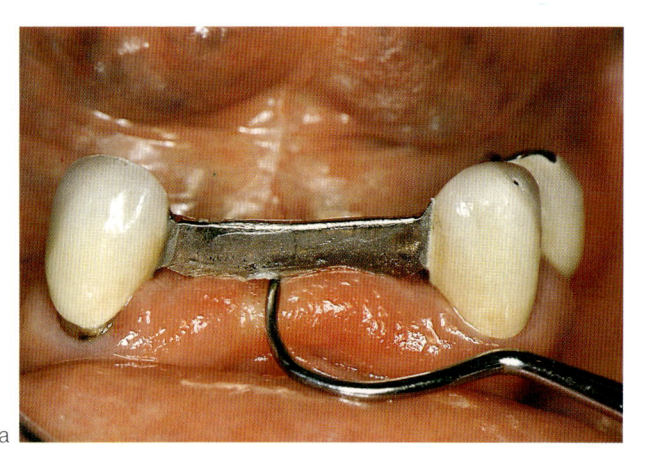

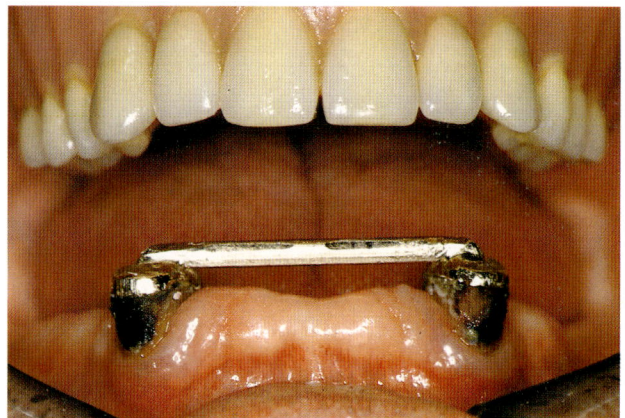

Abb. 34 Parodontalhygienische Probleme bei Stegverankerungen.
a) Unter dem Steg ist die Entzündungsbereitschaft der Schleimhaut erhöht.
b) Dies gilt nicht, wenn ein Mindestabstand von 2 mm gewährleistet ist.

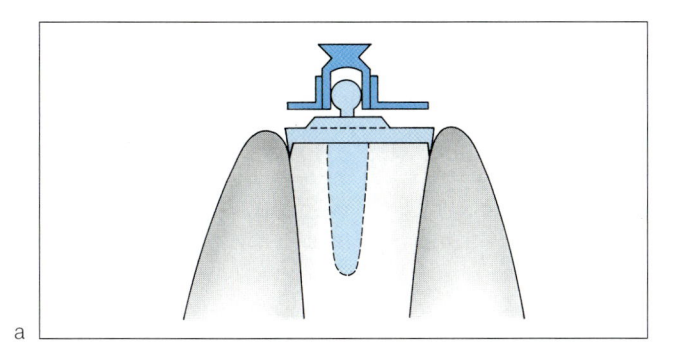

Abb. 35 Druckknopf-System (nach [18]).
a) Prinzip des Druckknopf-Systems.
b) Die Retention des Druckknopfes und die Bruchfestigkeit der Prothese wird durch einen gegossenen Retentionsarm verbessert, der mit einem Retentionsschild verbunden wird.
c) Bei allen gegossenen Kappen, die als Basis eines Druckknopf-Systems oder eines DOLDER-Steges dienen, ist auf die eckige Formgebung zu achten. Bei runden Formen wird immer wieder hypertrophierendes, entzündetes Zahnfleisch beobachtet, das die Ränder der Kappe bedeckt.

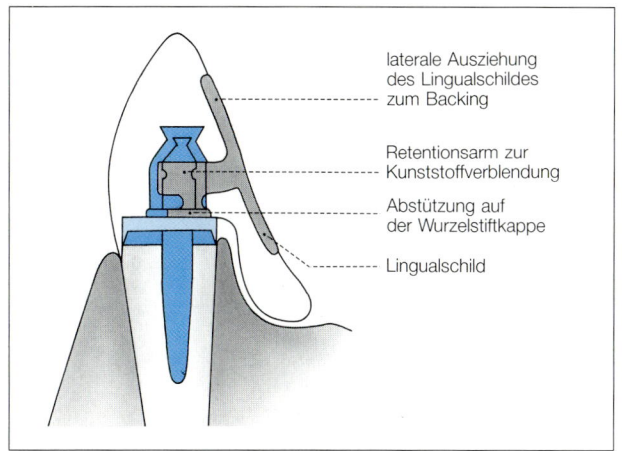

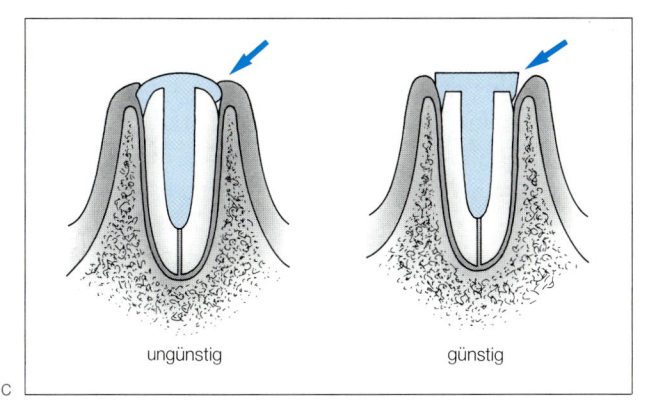

Indikationen. Die Indikation zum Einsatz dieses Systems ist mit derjenigen des DOLDER-Steges zu vergleichen.

Adhäsiv-Attachments

In jüngerer Zeit wird auch über Attachments berichtet, die mit Hilfe von Klebern an den Pfeilerzähnen befestigt werden [49]. Auf die Präparation und Überkronung der entsprechenden Zähne wird demnach verzichtet. Dies ist sicher ein Vorteil, der durch weitere Untersuchungen erhärtet werden muß. Über klinische Erfahrungen verfügen wir noch nicht.

Verschleißverhalten geteilter Prothesenanker

Die bewährten Prothesenanker des festsitzend-abnehmbaren Zahnersatzes lassen sich wie folgt klassifizieren:

– parallelwandige teleskopierende Verbindungen
– konusartige Verbindungen
– druckknopfartige Verbindungen mit unterschiedlichen Freiheitsgraden

Während bei konus- und druckknopfartigen Verbindungen der Reibungskontakt zwischen den zu fügenden Reibungspartnern nur über eine sehr kurze Weglänge auftritt, werden die parallelwandigen teleskopierenden Verbindungen beim Fugen und Trennen formbedingt über ihre gesamte Fugenlänge beansprucht (Abb. 36).

Betrachtet man den friktiven Kontakt zwischen *teleskopierenden Oberflächen* einmal genauer, so zeigt sich, daß sich die Größe der *wahren Kontaktfläche* immer nur aus der Summe der Fläche einzelner Kontaktareale zusammensetzt (Abb. 36). Mathematisch ausgedrückt heißt dies:

$$A_W = \sum_{i=1}^{n} q_i$$

A_W = wahre Kontaktfläche
q = Fläche eines Kontaktareals

Die *geometrische Kontaktfläche* z.B. eines idealisierten *zylinderförmigen Hülsenteleskops* ergibt sich hingegen aus folgender mathematischer Beziehung (Abb. 37):

$$A_{geom.} = Dz + Mz$$
$$A_{geom.} = \pi \cdot r^2 + 2\pi r$$
$$= \pi r \cdot (r + 2h)$$

$A_{geom.}$ = geometrische Kontaktfläche
Dz = Deckfläche
Mz = Mantelfläche
r = Zylinderradius
h = Zylinderhöhe

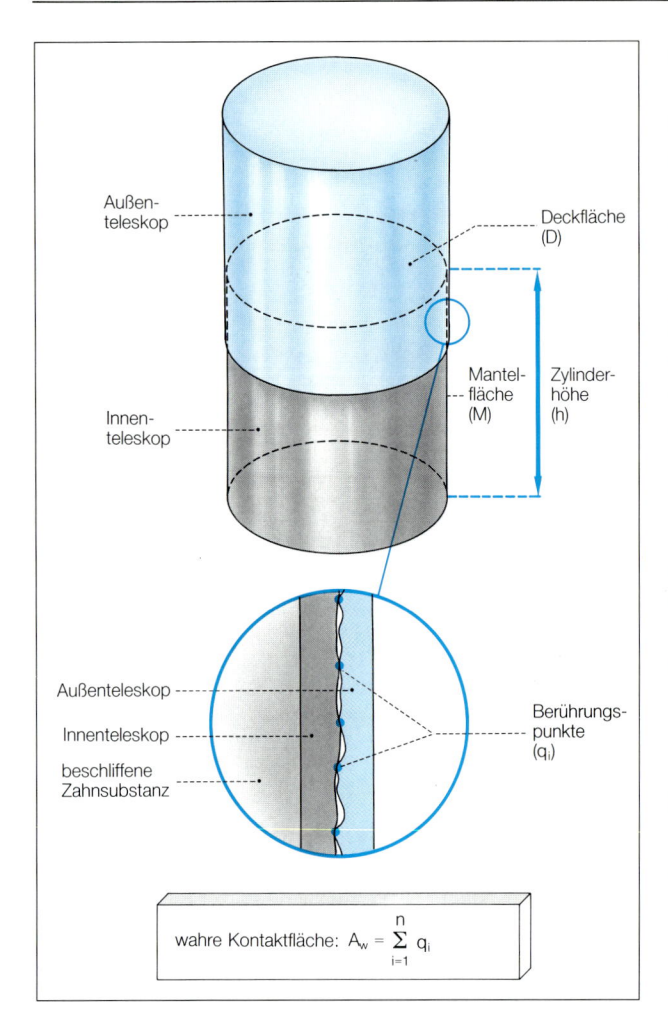

Abb. 36
Wahre Kontaktfläche zwischen teleskopierenden Oberflächen.

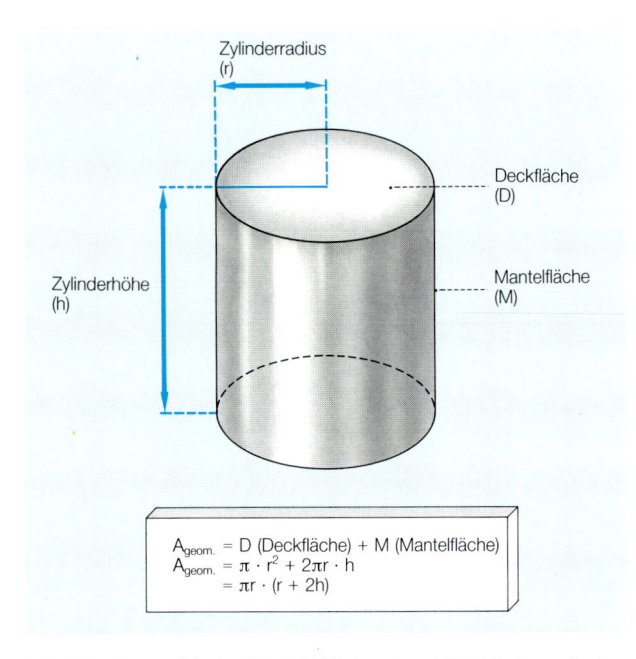

wahre Kontaktfläche: $A_w = \sum_{i=1}^{n} q_i$

$A_{geom.} = D$ (Deckfläche) $+ M$ (Mantelfläche)
$A_{geom.} = \pi \cdot r^2 + 2\pi r \cdot h$
$= \pi r \cdot (r + 2h)$

Abb. 37 Geometrische Kontaktfläche eines idealisierten zylinderförmigen Hülsenteleskopes.

Die zwischen teleskopierenden Metallflächen entstehenden friktiven Kontakte lassen sich nach KRAGELSKI als reversible Kaltschweißverbindung beschreiben [42]. Solche reversiblen Kaltschweißverbindungen entstehen durch Annäherung der Reibungspartner im molekularen Bereich. Die diskret verteilten Friktionsverbindungen werden während der Relativbewegung zweier aufeinander gleitender metallischer Körper dauernd zerstört und ständig neu gebildet. Bemerkenswerterweise läuft dies wechselhafte Geschehen im Idealfall ohne Zerstörung der teleskopierenden Oberflächen ab.

Bei vielen Verschleißuntersuchungen, die bislang an teleskopierenden Prothesenankern durchgeführt wurden [13, 20, 45, 59, 72], konnte in der Anfangsphase der Versuchsdurchführung eine sogenannte Einspielphase der beanspruchten Prüfkörper festgestellt werden. Diese Einspielphase ist aus werkstoffkundlicher Sicht charakterisiert durch Verschleißvorgänge. Nach der Norm DIN 50320 wird der Verschleißbegriff wie folgt definiert [11]:

„Verschleiß ist der fortschreitende Materialverlust aus der Oberfläche eines festen Körpers, hervorgerufen durch mechanische Ursachen, d.h. Kontakt und Relativbewegung eines festen, flüssigen oder gasförmigen Gegenkörpers."

In der Norm DIN 50321 wird ausdrücklich erwähnt, daß der Verschleiß in Spezialfällen – wie z.B. den Einspielvorgängen – *nicht* wie sonst als unerwünscht und wertmindernd bezeichnet werden darf, sondern ganz im Gegenteil als technisch erwünscht begrüßt werden muß [12].

Diese zuletzt erwähnte Aussage ist für die Funktion teleskopierender Systeme von größter Bedeutung. Sie beinhaltet, daß die endgültige geometrische Form teleskopierender Elemente erst durch die Funktion – d.h. durch einen Verschleiß im Rahmen von Einspielvorgängen – gebildet wird.

Hält man sich zusätzlich die Möglichkeiten der in der Zahntechnik üblichen Feingußtechniken vor Augen, so kommt man unter Berücksichtigung der Phänomenologie des reversiblen friktiven Kontaktes zu folgendem Schluß:

> Die endgültige Gestalt der teleskopierenden Flächen muß eine Resultierende aus der funktionellen Beanspruchung dieser Teile sein.

Gußtechnisch ist dieser Größenordnungsbereich nicht zu beherrschen [68]. Folgende Faktoren begünstigen das Entstehen reversibler friktiver Verbindungen [68, 69, 70]:

- ein geringer Elastizitätsmodul des als Matrize dienenden Reibungspartners, d.h. relativ leichte elastische Verformbarkeit
- Legierungskomponenten mit den Eigenschaften sogenannter fester Schmierstoffe, wie z.B. Gold
- ein zwangsläufig vorhandener Schmierstoff, wie z.B. Speichelflüssigkeit

Will man sich die Vorgänge bei dem „Einspielen" teleskopierender Verbindungen verständlich machen, so darf in erster Näherung davon ausgegangen werden, daß die Dauer der Einspielvorgänge eine Funktion der plastischen Verformbarkeit der verwendeten Gußlegierung ist. Die durch Einspielvorgänge sich vergrößernde wahre Kontaktfläche führt zeitabhängig zu einer Reduzierung der zwischen teleskopierender Oberflächen bestehenden Spannungszustände. Die bestehenden Spannungszustände werden so lange reduziert, bis in keinem Kontaktbereich die werkstoffspezifische Elastizitätsgrenze mehr überschritten wird. Letztlich dienen somit die Einspielvorgänge dem Ausgleich herstellungsbedingter, z.B. gußtechnischer Mängel.

In letzter Zeit häufen sich die Bemühungen, teleskopierende bzw. geschiebeartige Verbindungen, die in der Vergangenheit routinemäßig aus hochgoldhaltigen Legierungen hergestellt wurden, aus edelmetallreduzierten bzw. edelmetallfreien Legierungen, sogenannten NEM-Legierungen (Nichtedelmetallhaltigen Legierungen) herzustellen. Hierzu seien einige Bemerkungen gemacht.

> Prinzipiell gilt es in diesem Zusammenhang, zwischen homogenen und heterogenen Reibungspaarungen zu unterscheiden. Bei homogenen Reibungspaarungen bestehen beide Reibungspartner aus demselben Werkstoff bzw. aus derselben Legierung. Bei heterogenen Reibungspaarungen kommt es zum friktiven Kontakt zwischen zwei unterschiedlichen Werkstoffen bzw. Legierungen.

Da nach dem heutigen Stand der dentalen Technik heterogene Reibungspaarungen, d.h. in unserem Fall z.B. die Kombination einer Edelmetall(EM)-Legierung mit einer NEM-Legierung, bei der Herstellung geschiebeartiger Verbindungen technisch einfacher zu realisieren sind als homogene Reibungspaarungen aus NEM-Legierungen, sei zuerst auf die Kombination von edelmetallhaltigen mit edelmetallfreien Legierungen eingegangen. Bedenken hinsichtlich der Korrosionsbeständigkeit einer solchen Kombi-

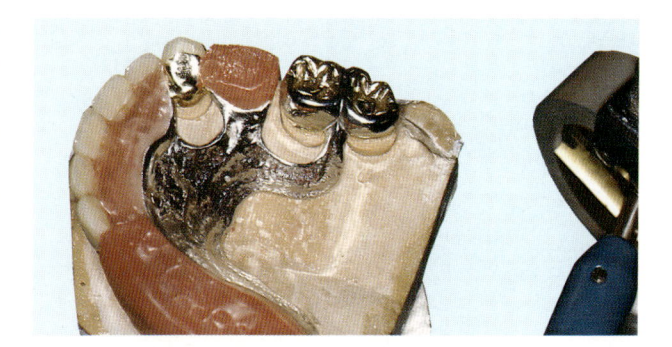

Abb. 38 Gefräste Kronen mit Modellgußklammer.

nation seien vorerst damit ausgeräumt, daß die gleichzeitige Verarbeitung von hochentwickelten edelmetallfreien Modellgußlegierungen und edelmetallhaltigen Legierungen in Form von Kronen oder Gußfüllungen im Regelfall zu keinen sichtbaren Korrosionserscheinungen führt [21]. In diesem Zusammenhang sei vor allem auf die gefräste Krone im Rahmen der Modellgußprothetik hingewiesen (Abb. 38, s.a. Abb. 14) [65].

Entschließt man sich, edelmetallhaltige Teile eines Prothesenankers mit edelmetallfreien Teilen zu kombinieren, so stellt sich zwangsläufig die Frage, welcher Legierungstyp zweckmäßigerweise für die Patrize und welcher Typ für die formschlüssige Matrize Verwendung finden soll. Bei oberflächlicher Betrachtung könnte man aufgrund der leichteren Fräsbarkeit von edelmetallhaltigen Legierungen zu dem Schluß kommen, daß eine Herstellung der zu fräsenden Primärteile aus einer edelmetallhaltigen Legierung von Vorteil ist. Dies mag unter Berücksichtigung der zur Zeit vorhandenen Fräsgeräte sogar diskutiert werden können. Unter rein werkstoffkundlichen Aspekten muß jedoch darauf hingewiesen werden, daß es immer vorteilhafter ist, wenn der formbestimmende Anteil einer reversiblen Verbindung aus einem verschleißfesteren Werkstoff besteht. Im Fall der geschiebeartigen Verbindung heißt dies, daß z.B. das parallelwandige Primärteil, das einer Nachbearbeitung leicht zugänglich ist und dessen Formgebung leicht überprüft werden kann [67], aus einer verschleißfesteren Legierung (die möglicherweise schwieriger zu fräsen ist) hergestellt werden sollte. Bei dem danach anzufertigenden Sekundärteil, das sich durch Einspielvorgänge der geometrischen Form des z.B. parallelwandigen Primärteils anpassen sollte, wäre einer im wahrsten Sinne des Wortes „anpassungsfähigeren" Legierung der Vorzug zu geben. Zusätzlich sollte die Legierung des Sekundärteils noch die Eigenschaft besitzen, die für die Funktion notwendigen Friktionskontakte

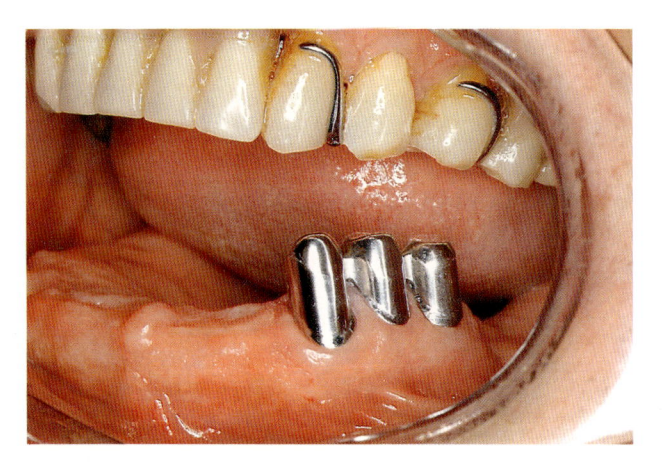

Abb. 39 Primärteleskope aus einer NEM-Legierung.

durch Aufrechterhaltung eines geeigneten Fugendrucks langfristig gewährleisten zu können. Diese Sachverhalte sind auf zahnärztlichem Gebiet bislang nur wenig erforscht. Tatsache ist, daß man mit der Verarbeitung edelmetallfreier Primärteile (Abb. 39) und edelmetallhaltiger Sekundärteile gute klinische Erfahrungen gemacht hat [62].

Die routinemäßige Herstellung von teleskopierenden Verbindungen aus NEM-Legierungen stößt in der Praxis parallelwandiger teleskopierender Verbindungen noch auf größere Schwierigkeiten [7]. Für die bei NEM-Legierungen auftretenden Probleme seien unter anderem folgende Faktoren genannt:

– der gegenüber edelmetallhaltigen Legierungen wesentlich höhere Elastizitätsmodul
– extrem harte Legierungsbestandteile, wie z. B. Carbide
– die durch Oxidschichten erschwerte Herstellung von Präzisionspassungen

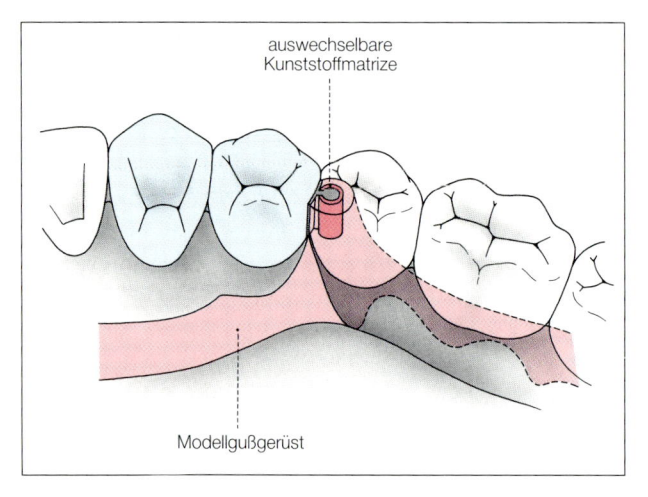

Abb. 40 Das Preci-Line-Geschiebe mit auswechselbarem Kunststoffteil.

Läßt man die vorstehend gemachten Ausführungen Revue passieren, kommt man wohl zwangsläufig zu der Frage, warum für die an den Passungen beteiligten Oberflächen keine konfektionierten Kunststoffteile benutzt werden, die nach Bedarf ausgewechselt werden können und die zusätzlich – durch den Einsatz über- oder unterdimensionierter Größen – eine individuelle Friktionseinstellung ermöglichen. Tatsächlich gibt es schon vielversprechende Ansätze in dieser Richtung. Stellvertretend für alle auf dem Markt befindlichen Systeme sei hier nur der Preci-Vertix®-Anker genannt (Abb. 40) [31].

Friktionseinstellung von teleskopierenden Prothesenankern

Das Teleskopsystem zur reversiblen Befestigung eines abnehmbaren Zahnersatzes am Restgebiß hat sich klinisch bestens bewährt [2, 4]. Im Regelfall ist es erforderlich, die Friktion der teleskopierenden Prothesenanker individuell einzustellen.

> Unter dem Begriff der Friktion faßt man in der zahnärztlichen Prothetik all jene Kräfte zusammen, die der gleitenden Relativbewegung von teleskopierenden Elementen einen Widerstand entgegensetzen.

Phänomenologie des friktiven Kontaktes

Im Gegensatz zu den sogenannten Konuskronen, die ihren Haftwert durch den individuell zu bestimmenden Konuswinkel der Patrize erhalten [35, 36], ist die Höhe der Haftreibungs- und Gleitreibungskräfte bei teleskopierenden – also parallelwandigen – Doppelkronen von den entstehenden *Fugendrücken* und den *legierungsspezifischen Werkstoffeigenschaften* abhängig.

Die Fugendrücke selbst resultieren aus dem Maßunterschied der teleskopierenden Elemente und aus sogenannten Verkantungseffekten, wie sie sich anhand einer klemmenden Schrankschublade beispielhaft darstellen lassen. Die auftretenden Fugendrücke bewirken, wie ALBRECHT mit Hilfe von Dehnungsmeßstreifen an teleskopierenden Vollgußkronen nachweisen konnte [1], eine meßbare Verformung des gesamten Außenteleskops (Abb. 41). Da es bei teleskopierenden Oberflächen im Regelfall zu Kontakten (sogenannte Friktionsverbindungen) zwischen einer hochglanzpolierten Innenteleskop-Außenfläche (Patrize) und einer gegossenen und

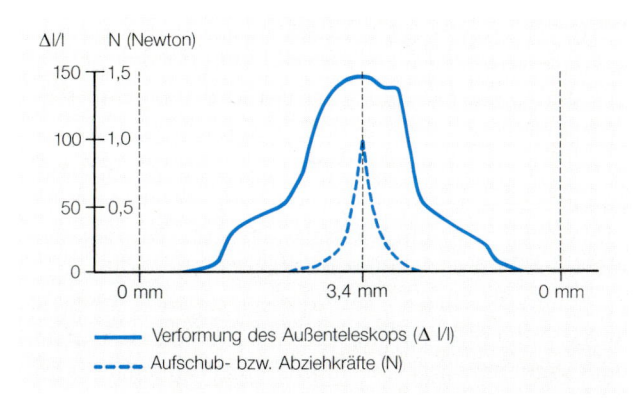

Abb. 41 Typisches Dehnverhalten eines Außenteleskopes in Korrelation zur aufgewendeten Aufdruck- und Abziehkraft (nach [1]).

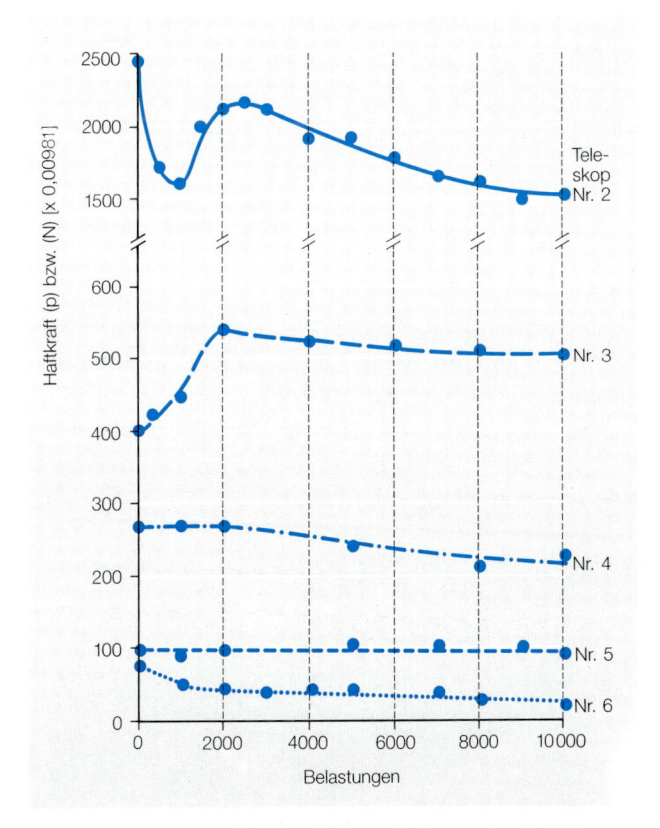

Abb. 42 Einspielvorgänge an Hülsenteleskopen (nach [59]).

abgestrahlten bzw. glanzgestrahlten Außenteleskop-Innenfläche kommt, besteht die wahre Friktionsfläche aus der Summe kleinflächiger Metallnasen, die je nach bestehendem Fugendruck elastisch oder plastisch verformt werden können. GEGINAT und RÖPER konnten anschaulich darstellen, daß alle teleskopierenden Verbindungen sich über eine bestimmte Zeitdauer einspielen, d. h. der Friktionswert bzw. die Haftkraft zwischen teleskopierenden Elementen reduziert sich in der Anfangsphase der Gebrauchsperiode, um dann mehr und mehr konstant bleibenden Werten zuzustreben (Abb. 42) [20,

59]. Ergänzend sei bemerkt, daß in den Untersuchungen von GEGINAT die teleskopierenden Verbindungen das gleiche Friktionsverhalten zeigten wie die gleichartig beanspruchten konusartigen Verbindungen [20].

> Aufgrund der oben dargestellten Einspielvorgänge sollte die endgültige Friktionseinstellung von teleskopierenden Prothesenankern auf mehrere Sitzungen verteilt werden [3].

Individuelle Friktionseinstellung

Eine individuelle Friktionseinstellung von teleskopierenden Prothesenankern ist im Regelfall erforderlich, und zwar in Abhängigkeit von:

– der Anzahl der verwendeten teleskopierenden Elemente
– dem Parodontalzustand des bzw. der Ankerzähne
– der Geschicklichkeit des Patienten

BÖTTGER empfiehlt hierzu einen Kontaktlack aus gelöster weißer Guttapercha, der sich jederzeit leicht herstellen läßt [5, 6]. Zur Herstellung dieses „Lackes", der ein milchiges Aussehen haben soll, empfiehlt es sich, ein mit Lösungsmittel (Chloroform) oder z.B. Dentosanol® getränktes Wattepellet mit einer zahnärztlichen Pinzette gegen eine weiße Guttapercha-Stange zu reiben und die entstehende „Guttapercha-Milch" in einem Dappenglas aufzufangen. Mit Hilfe des Wattepellets werden anschließend die am herausnehmbaren Prothesenteil befindlichen teleskopierenden Oberflächen eingepinselt (Abb. 43). Nach Trocknen der dünnen Guttapercha-Farbschicht, gegebenenfalls unter Zuhilfenahme des

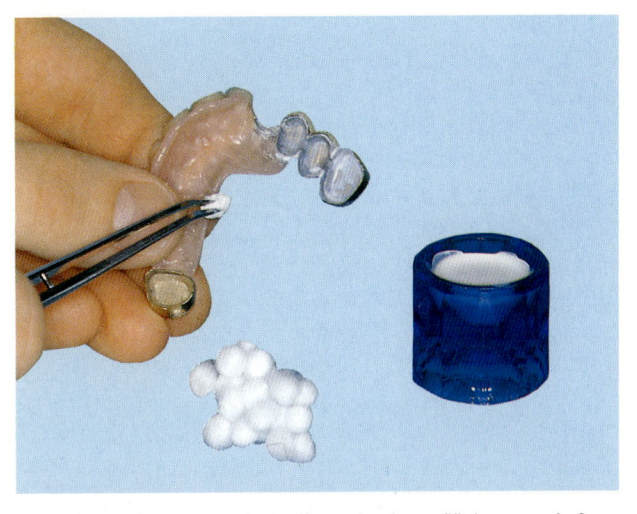

Abb. 43 Anfärben der teleskopierenden Innenflächen von Außenteleskopen mit „Guttapercha-Milch".

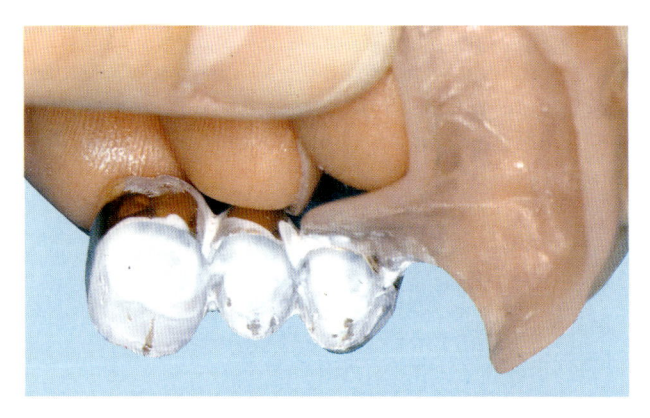

Abb. 44 Mit Hilfe von „Guttapercha-Milch" sichtbar gemachte Friktionskontakte.

Luftbläsers, wird die Teleskopprothese eingesetzt und der Patient aufgefordert, den Mund zu schließen bzw. zusammenzubeißen. Bevor man den Patienten zusammenbeißen läßt, sollte man sich jedoch unbedingt davon überzeugt haben, daß es möglich ist, das herausnehmbare Prothesenteil von den im Mund festzementierten Primärteilen ohne größere Gewaltanwendung trennen zu können. Im eingetretenen „Ernstfall" kann oftmals nur noch ein Hirtenstab helfen. Vorsichtshalber sollten daher in diesen Fällen die teleskopierenden Teile nur soweit zusammengefügt werden, bis sich ein deutlicher Klemmeffekt zeigt. Dieser Klemmeffekt genügt, um erste Spuren in der Guttapercha-Farbschicht zu hinterlassen. Zur Reduzierung der Klemmwirkung bzw. zur Friktionseinstellung werden diese Spuren, die sich in Form metallisch-blanker Striche oder länglich ausgezogener Flächen zeigen (Abb. 44), mit Hilfe eines Finierdiamanten nachbearbeitet. Anschließend muß wieder angefärbt und die Prothese erneut eingesetzt werden.

Häufig wird empfohlen, die nachbearbeiteten Innenflächen von Außenteleskopen mit Stahlwolle, die man um einen Fissurenbohrer wickelt, auszupolieren. Obwohl sich dieses Verfahren offensichtlich praktisch bewährt hat, muß einschränkend darauf hingewiesen werden, daß bei einem solchen Vorgehen in jedem Fall metallische Bestandteile der Stahlwolle auf die bearbeiteten Oberflächen übertragen werden [6]. Dies kann nach BÖTTGER eventuell Anlaß für Metallverfärbungen und Korrosionserscheinungen sein [5]. Geeigneter erscheint die Innenpolitur mit Hilfe eines in ein Technikhandstück eingespannten hölzernen Zahnstochers, der mit entsprechenden Polierpasten beschickt wird.

Versuche, die Friktion von Außenteleskopen durch Innenglänzen einzustellen, waren bislang wenig erfolgreich [71], da neben der einstellbaren Stromstärke die Form der Kathode und der jeweils gewählte Arbeitsabstand zwischen Kathodenoberfläche und Außenteleskop-Innenfläche einen entscheidenden Einfluß auf den Metallabtrag haben. Erschwerend kommt hinzu, daß beim Innenglänzen alle scharf auslaufenden Kronenränder mit einem

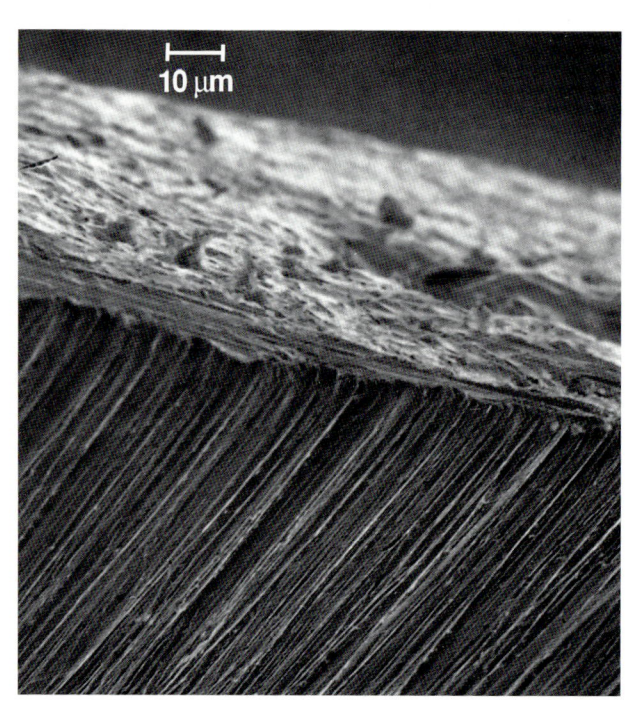

Abb. 45 Kronenrand *vor* dem Innenglänzen (rasterelektronenmikroskopische Aufnahme).

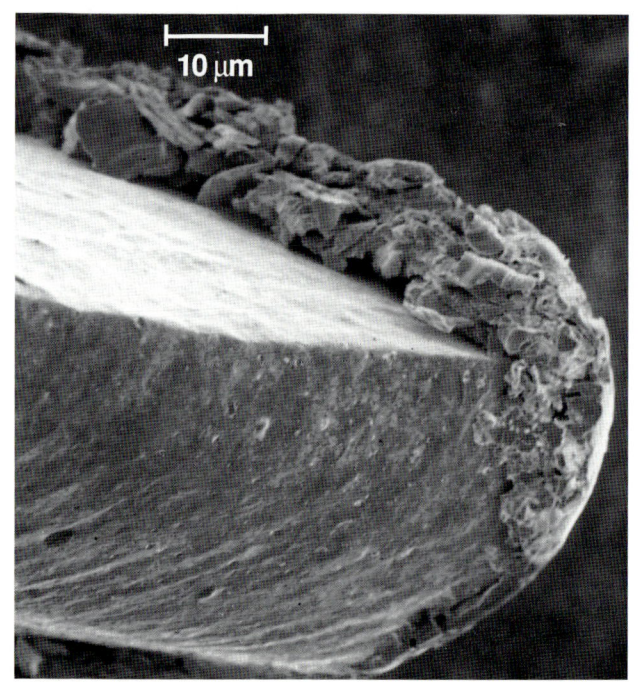

Abb. 46 Kronenrand *nach* dem Innenglänzen (rasterelektronenmikroskopische Aufnahme).

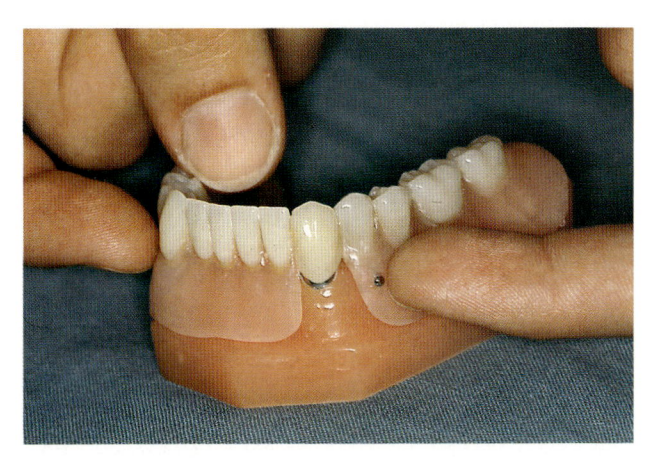

Abb. 47 In die Prothese eingearbeitete Knöpfe zum besseren Fassen des Prothesenkörpers.

Lack geschützt werden müssen, damit sie nicht unbeabsichtigt abgetragen bzw. gekürzt werden (Abb. 45 und 46).

> In jedem Fall muß davon abgeraten werden, die endgültige Friktionskraft einer teleskopierenden Prothesenkonstruktion unmittelbar nach dem Festzementieren der Primäranker einzustellen. Neben möglichen Anpassungswanderungen von Zähnen, die sich während der provisorischen Versorgungsphase verschoben haben und damit zu friktionssteigernden Verkantungseffekten führen, sollten unbedingt die Einspielvorgänge von teleskopierenden Elementen abgewartet werden.

Praktisch hat es sich bewährt, die Friktionskraft anfänglich so einzustellen, daß die beim Patienten eingesetzte Teleskopprothese vom Zahnarzt *ohne* Instrumente, wie z. B. Hirtenstab etc., herausgenommen werden kann. Zusätzlich ist es sinnvoll, den Patienten vor einem Spiegel in die bestmögliche Handhabung seiner Prothese einzuweisen. Zum besseren Greifen der Prothese kann oftmals ein Einmaltaschentuch sehr gute Dienste leisten. Gegebenenfalls müssen Knöpfe oder rillenförmige Unterschnitte in die Prothesen-Seitenzähne eingearbeitet werden, um dem Patienten sicher faßbare, bilateralsymmetrische Angriffspunkte zum Herausnehmen seiner Prothese anzubieten (Abb. 47).

Hinweise zur Abformung des Prothesenlagers

Bei der Herstellung eines festsitzend-abnehmbaren Zahnersatzes sollten im Regelfall drei Abformungen durchgeführt werden (s. S. 45 ff.):

- Situationsabformung (anatomischer Abdruck) zur Planung der Prothesenkonstruktion und zur Dokumentation des Ausgangsbefundes
- Abformung der beschliffenen Zahnstümpfe (Stumpfabformung)
- Abformung des schleimhautbedeckten Prothesenlagers bei eingesetzten Primärteilen und unter Berücksichtigung der angrenzenden Weichgewebe (sogenannter Überabdruck zur Fertigstellung der Prothesenkonstruktion)

Situations- und Stumpfabformung unterliegen den gleichen Gesichtspunkten wie Abformungen im Rahmen der Herstellung eines festsitzenden Kronen- oder Brückenersatzes (s. Bd. 5, S. 105 ff.). Einer gesonderten Betrachtung bedarf jedoch die Abformung des schleimhautbedeckten Prothesenlagers bei eingesetzten Primärteilen, wie z. B. Innenteleskopen, Kronen mit individuell angelegten Rillen-Schulter-Fräsungen, Kronen mit eingearbeiteten Patentgeschieben oder Kronen bzw. Wurzelkappen mit Druckknopfverankerungen.

Um den Prothesensätteln eines festsitzend-abnehmbaren Zahnersatzes in jedem Fall eine prothesenstützende Funktion zuordnen zu können, ist es erforderlich, die Eindrückbarkeit bzw. Resilienz des schleimhautbedeckten Prothesenlagers zu berücksichtigen. Ansonsten wäre es ohne weiteres möglich, daß z. B. während parafunktioneller Unterkiefer-Bewegungsabläufe alle die Prothese von außen angreifenden Kräfte allein durch die Parodontien aufgenommen werden müßten, da die Nachgiebigkeit der Parodontien weit unterhalb der Schleimhautresilienz anzusetzen ist.

Wie KÖRBER zeigen konnte, liegt die Problematik bei einer rein kaufunktionellen Belastung von Prothesenkörpern etwas komplizierter, da es hier zu einer mehr impulsartigen Belastung des schleimhautbedeckten Prothesenlagers kommt [33]. Da die Schleimhautresilienz immer mit einer Verdrängung von Gewebeflüssigkeit verbunden ist, korreliert die Eindrückbarkeit der Schleimhaut mit der Dauer der Krafteinwirkung. Bei impulsartigen, also kurzfristigen Krafteinwirkungen, wie sie für die auftretenden Kaukräfte typisch sind, findet die Gewebeflüssigkeit überhaupt keine Zeit zum Abfluß und setzt somit der kurzzeitig auftretenden Kraft einen großen Widerstand entgegen. Dieser Wirkungsmechanismus führt nebenbei auch zu den unangenehmen Begleiterscheinungen, die jeder Betroffene bei einer Bauchlandung nach einem Sprung vom 3-m-Brett hinreichend kennenlernt.

Da nach SCHULTE parafunktionelle Unterkiefer-Bewegungsabläufe in jedem Fall als ein Teil der Normfunktion angesehen werden müssen [63], erscheint es jedoch nach wie vor sinnvoll, die Schleimhautresilienz bei der Herstellung eines festsitzend-abnehmbaren Zahnersatzes zu berücksichtigen. Im einfachsten Fall geschieht dies durch die Benutzung eines zähfließenden Abformmaterials, das den Druck, der zum richtigen Plazieren des Abformlöffels notwendig ist, an die Schleimhaut weiterzuleiten und damit die einzelnen Schleimhautareale in Abhängigkeit ihrer Resilienz zu komprimieren vermag. Bei eingesetzten Primärteilen ergibt sich dabei ein Abdruck, der die von der Abformmasse gefaßten Primäranker enthält und das in Abhängigkeit seiner Resilienz abgeformte Prothesenlager zeigt.

Eine andere Möglichkeit zur Berücksichtigung der Schleimhautresilienz bei der Herstellung eines festsitzend-abnehmbaren Zahnersatzes bietet der auf SPRENG zurückgehende *Kauabdruck* [66]. Hierbei wird ein individueller Abdrucklöffel im Bereich der zahnlosen Kieferkammabschnitte mit Bißwällen versehen und im Bereich der Prothesenanker bzw. des Restgebisses ausgespart. Letztlich ergibt sich durch eine derartige Umarbeitung des individuellen Löffels ein bißschablonenartiger Abdruckbehelf, der sowohl zur Durchführung der Funktionsabformung als auch zur Durchführung der Relationsbestimmung dient. Um dem Kaudruck einen ausreichenden Widerstand entgegensetzen zu können, sollten die Bißwälle der Basisplatte aus Kunststoff oder einer Composite-Abdruckmasse, wie z.B. Kerr®-Masse oder Stents®-Masse, hergestellt werden. Die eigentliche Abformung der zahnlosen Kieferkammabschnitte geschieht unter Kaudruck, d.h. der Patient beißt während des Abbindens des Abformmaterials in die Zahnimpressionen der Bißwälle, um

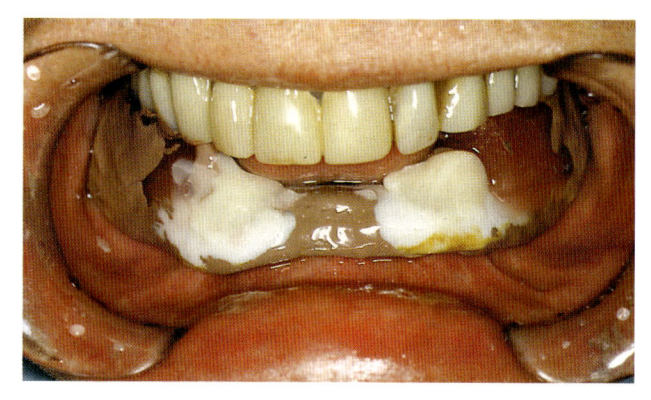

Abb. 49 Verbinden der Primärteile über ein Kaltpolymerisat mit dem Abformlöffel bzw. der Bißschablone.

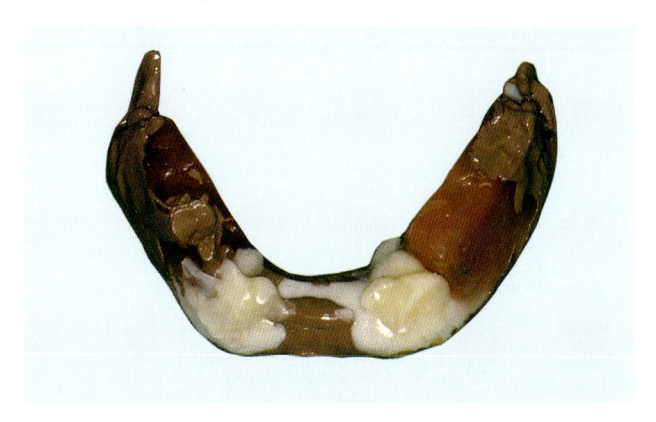

Abb. 50
Fertiggestellter Abdruck mit integrierter Relationsbestimmung.

das Prothesenlager während der Abformung zu belasten (Abb. 48). Im Einzelfall ist es sinnvoll, vor der eigentlichen Abformung des Prothesenlagers eine individuelle Ausformung der Funktionsränder vorzunehmen. Nach dem Abbinden der Abformmasse werden die Primärteile über ein Kaltpolymerisat mit dem Löffel verbunden (Abb. 49 und 50). Dies geschieht ebenfalls unter Kaudruck. Eine vorhergehende Kontrolle des Funktionsabdrucks ist aus Gründen der schlechten Repositionsmöglichkeit eines solchen Abdrucks selten möglich. Bei vorhandenem Restgebiß ist es zur Modellherstellung zusätzlich erforderlich, einen „Überabdruck" z.B. mit Alginat-Abformmaterial unter Verwendung eines Konfektionslöffels zu nehmen. Dieser Überabdruck beinhaltet also:

– Bißnahme
– Funktionsabdruck
– Primärteile
– Abformlumina der Zähne des Restgebisses

Auf dem nach diesem Abdruck gewonnenen Arbeitsmodell wird die Prothesenkonstruktion schließlich fertiggestellt.

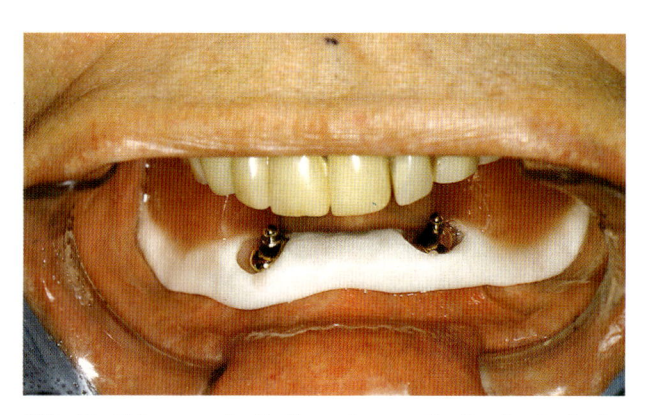

Abb. 48 Abformung des Prothesenlagers unter Kaudruck mit integrierter Relationsbestimmung; hier Anprobe des Abdruckbehelfes.

Ein besonderes Verfahren zur Abformung des Prothesenlagers unter Berücksichtigung der Schleimhautresilienz ist der *Abdruck nach* SINGER-SOSNOWSKI (s. S. 51) [64]. Dieses Abdruckverfahren kombiniert die Kupferring-Abdrücke von beschliffenen Zahnstümpfen mit der Funktionsabformung von zahnlosen Kieferkammabschnitten.

Sowohl der Kauabdruck als auch das Verfahren nach SINGER-SOSNOWSKI lassen sich unter dem Begriff „Abformung mit integrierter Relationsbestimmung" zusammenfassen [5].

Provisorische Versorgung der beschliffenen Zahnstümpfe

Viele Patienten tragen vor der Anfertigung eines festsitzend-abnehmbaren Zahnersatzes bereits eine klammerverankerte Teilprothese. Um diese Prothese nach dem Beschleifen von Zähnen als provisorischen Zahnersatz weiter tragen zu können, müssen die anzufertigenden Provisorien exakt der Form der ehemaligen Klammerzähne angepaßt sein. Sollte dies einmal nicht gelingen, lassen sich die vorhandenen Klammerkonstruktionen den vom Zahnarzt zum Schutz der beschliffenen Stümpfe hergestellten Kunststoffprovisorien im Regelfall nicht aufschieben.

Zur Herstellung dimensionsgetreuer Provisorien kann z. B. eine Vorabformung der zu beschleifenden Zähne aus Alginat-Material benutzt werden (s. Bd. 5, S. 94). Eine andere Möglichkeit zur Herstellung dimensionsgetreuer Provisorien bietet das sogenannte *Tiefziehverfahren* (s. Bd. 5, S. 95).

Literatur

[1] Albrecht, M.: Zur Frage der elastischen Verformung teleskopierender Prothesenanker. Med. Diss., Düsseldorf 1985.
[2] Böttger, H.: Das Teleskopsystem in der zahnärztlichen Prothetik. Barth, Leipzig 1961.
[3] Böttger, H.: Zur Frage der Friktion teleskopierender Anker. Zahnärztl. Praxis 29 (1978), 347.
[4] Böttger, H., Gründler, H.: Das Rillen-Schulter-Stift-Geschiebe. dental labor 26 (1978), 870, 1024, 1303.
[5] Böttger, H., Gründler, H.: Die Praxis des Teleskopsystems, 2. Aufl. Neuer Merkur, München 1978.
[6] Böttger, H., Rosenbauer, K. A.: Rasterelektronenmikroskopische und röntgenmikroanalytische Untersuchungen der Oberfläche teleskopierender Anker. Österr. Z. Stomatol. 75 (1978), 42.
[7] Böttger, H., Weber, H.: Klinische Erfahrungen mit aufbrennfähigen Ni-Cr-Legierungen. Zahnärztl. Mitt. 71 (1983), 484.

[8] Brill, N., Tryde, G., Stoltze, K., El Ghamrawy, E. A.: Ecologic changes in the oral cavity caused by removable partial dentures. J. Prosthet. Dent. 38 (1977), 138.
[9] Carlsson, G. E., Hedegard, B., Koivumaa, K. K.: Studies in partial dental prosthesis. IV. Final results of a 4-year longitudinal investigation of dentogingivally supported partial dentures. Acta Odont. Scand. 23 (1965), 443.
[10] Carlsson, G. E., Hedegard, B., Koivumaa, K. K.: Late results of treatment with partial dentures. J. Oral Rehabil. 3 (1976), 267.
[11] DIN 50320: Verschleiß-Begriffe, Systemanalyse von Verschleißvorgängen, Gliederung des Verschleißgebietes. Beuth, Berlin 1979.
[12] DIN 50321: Verschleiß-Meßgrößen. Beuth, Berlin 1979.
[13] Dolder, E.: Stegprothetik. Hüthig, Heidelberg 1966.
[14] Dolder, E., Wirz, J.: Die Steg-Gelenk-Prothese. Quintessenz, Berlin 1982.
[15] Engelhardt, J. P.: Verbindungsmöglichkeiten der Teilprothese mit dem Restzahnbestand – Indikation und Abgrenzung. In: Drücke, W., Klemt, B. (Hrsg.): Konzepte in der Teilprothetik. Quintessenz, Berlin 1983.
[16] Franke, J.: Der heutige Stand der Implantologie. Hanser, München–Wien 1980.
[17] Freesmeyer, W. B.: Konstruktionselemente in der zahnärztlichen Prothetik. Hanser, München 1987.
[18] Fröhlich, E.: Der marktote Zahn als Brückenpfeiler. Dtsch. zahnärztl. Z. 24 (1969), 732.
[19] Fröhlich, E., Körber, E.: Die prothetische Versorgung des Lückengebisses. Hanser, München 1977.
[20] Geginat, K.: Untersuchungen der Abzugskräfte an teleskopierenden Ankern. Med. Diss., Düsseldorf 1978.
[21] Geiger, G.: Geschiebetechnik. Neuer Merkur, München 1982.
[22] Gernet, W., Adama, P., Reither, W.: Untersuchungen von Teilprothesen mit Konuskronen nach K. H. Körber. Dtsch. zahnärztl. Z. 38 (1983), 998.
[23] Häupl, K.: Die Teilprothese. In: Häupl, K., Meyer, M., Schuchardt, K. (Hrsg.): Lehrbuch der Zahnheilkunde, Bd. II. Urban & Schwarzenberg, München–Wien–Berlin 1953.
[24] Häupl, K.: Die abnehmbare Brücke. In: Böttger, H., Häupl, K., Kirsten, H. (Hrsg.): Zahnärztliche Prothetik, Bd. I. Barth, Leipzig 1961.
[25] Hedegard, B.: Die Mitarbeit des Patienten – ein Planungsfaktor. Zahnärztl. Welt, Ref. 88 (1979), 680.
[26] Hofmann, M.: Pfeilerkinematik und Abstützung. Dtsch. zahnärztl. Z. 22 (1967), 1315.
[27] Hofmann, M.: Die Versorgung von Gebissen mit einzelnstehenden Restzähnen mittels sogenannter Cover-Denture-Prothesen. Dtsch. zahnärztl. Z. 21 (1966), 478.
[28] Hofmann, M.: Parodontale Aspekte bei herausnehmbarem Zahnersatz. Dtsch. zahnärztl. Z. 41 (1986), 913.
[29] Hofmann, M., Ludwig, P.: Die teleskopierende Totalprothese im stark reduzierten Lückengebiß. Dtsch. zahnärztl. Z. 28 (1973), 2.

[30] Hofmann, M., Neumann, H.: Untersuchungen über die parodontal wirksamen Kräfte beim Abzug vermessener Gußklammern. Dtsch. zahnärztl. Z. 23 (1968), 793.

[31] Jung, T., Borchers, L.: Experimentelle Studie über mechanische Eigenschaften von Präzisionsverbindungen. Dtsch. zahnärztl. Z. 38 (1983), 986.

[32] Kerschbaum, Th.: Was erwartet der „Prothetiker" vom „Parodontologen"? Dtsch. zahnärztl. Z. 39 (1984), 558.

[33] Kerschbaum, Th.: Bewertungen der Verbindungselemente zwischen Restgebiß und Zahnersatz. Dtsch. zahnärztl. Z. 41 (1986), 142.

[34] Koeck, B.: Auswahl von Verbindungselementen – Prophylaktische Gesichtspunkte. Zahnärztl. Mitt. 73 (1983), 1976.

[35] Körber, K.H.: Konuskronen – ein physikalisch definiertes Teleskopsystem. Dtsch. zahnärztl. Z. 23 (1968), 619.

[36] Körber, K.H.: Konuskronen – Teleskope. Hüthig, Heidelberg 1974.

[37] Körber, K.H.: Zahnärztliche Prothetik, Bd. II. Thieme, Stuttgart 1975.

[38] Körber, K.H.: Dynamischer Mechanismus von Parodontium und Gewebsstrukturen unter herausnehmbarem Zahnersatz. Dtsch. zahnärztl. Z. 38 (1983), 975.

[39] Körber, K.H.: Konuskronen. Hüthig, Heidelberg 1983.

[40] Körber, E., Freesmeyer, W.B.: Langzeitergebnisse bei Zahnersatz mit unterschiedlichen Verbindungselementen. Coll. Med. Dent. 30 (1986), 179.

[41] Körber, E., Lindemann, W.: Über die Belastung der Pfeilerzähne (in vitro-Versuch). Dtsch. zahnärztl. Z. 37 (1982), 305, 964.

[42] Kragelski, I.W.: Reibung und Verschleiß. Hanser, München 1971.

[43] Lange, D.E.: Parodontologie in der täglichen Praxis. Quintessenz, Berlin 1983.

[44] Langemann, F.: Das Rillen-Schulter-Geschiebe. dental labor 14 (1966), 339.

[45] Lehmann, K.: Untersuchungen über die Haftkraft von Verbindungselementen mit „aktiver" Haltefunktion. Dtsch. zahnärztl. Z. 26 (1971), 764.

[46] Ludwig, P.: Kinematik und Belastungsverteilung abgestützter Freiendprothesen. Dtsch. zahnärztl. Z. 31 (1976), 547, 612, 774.

[47] Ludwig, P.: Grundlagen zur Abstützung von herausnehmbarem Zahnersatz im Lückengebiß. Dtsch. zahnärztl. Z. 38 (1983), 967.

[48] Mack, H.: Die teleskopierende Verankerung in der Teilprothetik. Quintess. Zahntechn. 9 (1983), 17.

[49] Marinello, et al.: Adhäsivattachments in der Teilprothetik. Int. J. Parodont. Res. Dent. 2 (1987), 37.

[50] Marxkors, R.: Parodontalfreundliche Gestaltung partieller Prothesen. Zahnärztl. Praxis 27 (1975), 420.

[51] Marxkors, R.: Der funktionell zweckmäßige Zahnersatz. Hanser, München–Wien 1975.

[52] Marxkors, R.: Betrachtungen zur effektiven restaurativen Zahnheilkunde. In: Voss, R., Meiners, H. (Hrsg.): Fortschritte der zahnärztlichen Prothetik und Werkstoffkunde, Bd. 2. Hanser, München 1984.

[53] Meyer, E.: Kritische Betrachtung über Retention individuell gefräster Geschiebe aufgrund von Nachuntersuchungen. Dtsch. zahnärztl. Z. 33 (1978), 515.

[54] Niedermeier, W.: Zum Einlagerungsverhalten starr abgestützter Freiendprothesen. Dtsch. zahnärztl. Z. 35 (1980), 394.

[55] Obwegeser, H.: Die chirurgische Vorbereitung der Kiefer für die Prothese. In: Haunfelder, D., Hupfauf, L., Ketterl, W., Schmuth, G. (Hrsg.): Praxis der Zahnheilkunde, Bd. III. Urban & Schwarzenberg, München–Berlin–Wien 1969.

[56] Preiskel, H.W.: Das Schulter-Rillen-Stift-System. Quintess. Zahntechn. 8 (1982), 415.

[57] Reither, W.: Die dental getragene Teilprothese. In: Haunfelder, D., Hupfauf, L., Ketterl, W., Schmuth, G. (Hrsg.): Praxis der Zahnheilkunde, Bd. III. Urban & Schwarzenberg, München–Berlin–Wien 1969.

[58] Reppel, P.D., Sauer, G.: Bewährung von kombiniert festeingliederbar-herausnehmbarem Zahnersatz – Ergebnisse einer Nachuntersuchung. Zahnärztl. Welt 93 (1984), 112.

[59] Röper, M.: Untersuchung der Haft- und Gleitreibungskräfte an teleskopierenden Prothesenankern im Dauerverschleißversuch. Med. Diss., Düsseldorf 1982.

[60] Rossbach, A.: Der Kronenrand und das marginale Parodontium einzelner mit Teleskopkronen versehener Zähne. Dtsch. zahnärztl. Z. 26 (1971), 730.

[61] Sauer, G.: Vergleichende Untersuchung der gebräuchlichsten prothetischen Hilfsteile. Dtsch. zahnärztl. Z. 31 (1976), 542.

[62] Schmolke, B.: Klinische Erfahrungen mit der Nickel-Chrom-Legierung Wiron 77. Ergebnisse einer Fragebogenaktion mit klinischen Nachuntersuchungen. Med. Diss., Düsseldorf 1985.

[63] Schulte, W.: Die exzentrische Okklusion. Quintessenz, Berlin 1983.

[64] Singer, F., Schön, F.: Die partielle Prothese, 2. Aufl. Quintessenz, Berlin 1965.

[65] Spiekermann, H., Gründler, H.: Die Modellgußprothese. Quintessenz, Berlin 1981.

[66] Spreng, M.: Der Kauabdruck. Praktische Grundlagen der zahnärztlichen Prothetik. Urban & Schwarzenberg, München–Berlin 1953.

[67] Stüttgen, U.: Experimentelle Untersuchung zur Parallelität gefräster teleskopierender Primäranker. Dtsch. zahnärztl. Z. 38 (1983), 538.

[68] Stüttgen, U.: Das Reibungs- und Verschleißverhalten teleskopierender Prothesenanker. Quintessenz, Berlin 1985.

[69] Stüttgen, U.: Zum Einfluß der Speichelschmierung auf experimentelle Verschleißuntersuchungen an EM- und NEM-Gußlegierungen. Zahntechnik 43 (1985), 466.

[70] Stüttgen, U.: Die Bedeutung der Elastizität für die teleskopierende Verbindung. Zahntechnik 43 (1985), 460.

[71] Stüttgen, U., Rosenbauer, K.A.: Funktionseinstellung von Außenteleskopen durch Innenglänzen. Zahntechnik 38 (1980), 27.

[72] Tsuru, H., et al.: Die Teleskopprothese (priv. Über-

setzung aus dem Japanischen). Ishiyaku shuppan, 1980.
[73] Voss, R., Kerschbaum, Th.: Indikation und Kontraindikation der Verblockung – Stand der wissenschaftlichen Erkenntnisse. Rhein. Zahnärztebl., H. 5, 1984.
[74] Weber, F. M.: Versorgung mit partiellem Zahnersatz im stark reduzierten Restgebiß. Die hybride Prothese – Voraussetzungen und Realisation. In: Drücke, W., Klemmt, B. (Hrsg.): Konzepte der Teilprothetik. Quintessenz, Berlin 1983.
[75] Windecker, D.: Die abnehmbare Brücke. In: Haunfelder, D., Hupfauf, L., Ketterl, W., Schmuth, G. (Hrsg.): Praxis der Zahnheilkunde, Bd. III. Urban & Schwarzenberg, München–Berlin–Wien 1969.
[76] Windecker, D., Grafe, N.: Einfluß der Basisgestaltung auf das dynamische Verhalten der Modell-Einstückguß-Prothese im Oberkiefer. Dtsch. zahnärztl. Z. 33 (1978), 109.

Weiterführende Literatur

Brunner, Th., Kundert, M.: Gerüstprothetik. Karger, Basel 1979.
Fröhlich, E., Körber, E.: Die Planung der prothetischen Versorgung des Lückengebisses. Hanser, München 1970.
Gründler, H.: Die Riegel. Quintessenz, Berlin 1984.
Hermann, H. W., Böttger, H., Gründler, H.: Das zahnärztliche Vorgehen beim Teleskopsystem in der Prothetik. Neuer Merkur, München 1978.
Marxkors, R.: Modellguß-Konstruktionen. BEGO, Bremen 1974.
Preiskel, H. W.: Präzisionsverankerungen in der zahnärztlichen Prothetik, Bd. I. Quintessenz, Berlin 1983.
Spang, H.: Vorgefertigtes Verbindungselement in der Teilprothetik. Quintessenz, Berlin 1981.
Steiger, A., Boitel, R.: Precision work for partial dentures. Berichthaus (Privatdruck), Zürich 1959.

Orale Rehabilitation mit festsitzend-abnehmbarem Zahnersatz

von Lorenz Hupfauf und Karl-Heinz Utz

Inhaltsübersicht

Einleitung 197
Indikation zur oralen Rehabilitation 197
    Nicht kompensierte Extraktionen 197
    Abrasionen 198
    Schmelzdefekte und Zahnunterzahl 199
Anamnese und Befunderhebung 199
Behandlungsplanung 202
    Modellstudium 202
    Verblockung 202
    Parodontalhygienische Aspekte 205
    Weitere Hinweise zur Planung
    des Behandlungsablaufes 206
Vorbehandlung bei rekonstruktiven
Maßnahmen 206
    Aufbißbehelfe 206
    Aufbau abradierter Zähne 207
    Tiefer Schneidezahnüberbiß 208

Schmelzdefekte und Zahnunterzahl 210
Fazit 210
Weiterer Behandlungsablauf 211
Definitive Versorgung 211
    Hinweise zur Präparation und
    Abformung 211
    Hinweise zur Relationsbestimmung 213
    Hinweise zur Auswahl und
    Einstellung des Artikulators 215
Definitiver Behandlungsablauf 219
    Einleitung 219
    Kasuistik 219
    Einfügen 224
    Remontage 225
    Zementieren 226
    Pflege und Nachsorge 226
Literatur 226

Einleitung

Unter dem Begriff „orale Rehabilitation" wird einerseits der gleichzeitige Wiederaufbau mehrerer zerstörter oder mißgebildeter, aber auch der umfangreiche Ersatz fehlender Zähne verstanden; andererseits ist in den Begriff ebenfalls die Rekonstruktion einer durch sekundäre Einflüsse veränderten Kieferhaltung einzuordnen, wie sie z. B. der starke Abrieb von Zahnkronen oder der Verlust von Stützzonen erforderlich machen kann [30]. Das Ziel der Behandlung besteht darin, dem Patienten seine Zähne länger zu erhalten, die Kaufunktion und Ästhetik zu verbessern sowie die Harmonie des gesamten orofazialen Systems zu sichern, worunter das aufeinander abgestimmte Zusammenspiel zwischen der Okklusion, der Kaumuskulatur und den Kiefergelenken zu verstehen ist.

In der täglichen Praxis nimmt die Sanierung des gesamten Kauorgans heute noch nicht den Stellenwert ein, der ihr eigentlich beizumessen ist. Da die Kontaktzeit bei diesen umfangreichen Behandlungen zwischen 10 und 40 Stunden liegen kann, dürften die Gründe dafür zum Teil wohl in der erheblichen zeitlichen Beanspruchung des Patienten und des behandelnden Zahnarztes liegen. Ferner ist bekannt, daß lange nicht jeder Patient bereit ist, das für die Durchführung der Gesamtbehandlung notwendige Verständnis aufzubringen, wobei finanzielle Gründe ein nicht unerheblicher Faktor sind. Oft steht auch die Behandlungsnotwendigkeit im falschen Verhältnis zum Behandlungsbedürfnis.

Es ist jedoch anzunehmen, daß mit der Änderung der Altersstruktur unserer Bevölkerung, den gestiegenen Ansprüchen, einer verbesserten Prophylaxe und einer gezielteren Aufklärung der Anteil der uns konsultierenden Patienten zunehmen wird, deren stomatognather Befund die Rekonstruktion der Zahnreihen erfordert.

Im folgenden soll nur auf die Behandlung der Patienten eingegangen werden, bei denen die Indikation zur oralen Rehabilitation besteht, die jedoch *keine funktionsbedingten Beschwerden* aufweisen.

Indikation zur oralen Rehabilitation

Nicht kompensierte Extraktionen

Am häufigsten ist die Indikation zur oralen Rehabilitation bei der beschriebenen Patientengruppe auf nicht kompensierte Zahnextraktionen zurückzuführen: Zahnlücken im Seitenzahnbereich werden nicht rechtzeitig prothetisch versorgt. Dieses Versäumnis hat gar nicht so selten einen psychologischen Hintergrund: Der Patient scheut die Abnehmbarkeit des Zahnersatzes, er fürchtet die Demaskierung. Das führt zu einem Hinausschieben der Behandlung, „solange man die Lücken nicht sieht". Erst wenn die Frontzähne auszuweichen beginnen oder deren Lockerung festgestellt wird und damit wahrscheinlich bereits eine erhebliche Erkrankung des Zahnhalteapparates zu befürchten ist, nehmen die Patienten unsere Hilfe in Anspruch (Abb. 1). In dem einen oder anderen Fall ist auch nicht auszuschließen, daß der Patient zu spät über die Folgen eines nicht kompensierten Zahnverlustes unterrichtet war.

Ferner werden rekonstruktive Maßnahmen dann notwendig, wenn dysgnathe Verhältnisse – insbesondere sekundäre Veränderungen der Kieferhaltung, die zum Tiefbiß führen – mit einer Traumatisierung der Schleimhaut und der parodontalen Gewebe einhergehen.

In diesem Zusammenhang ist auch zu fragen, ob bei einem funktionsgesunden Patienten eine progene Haltung des Unterkiefers behandelt werden muß und welche Ratschläge dem Patienten zu geben sind.

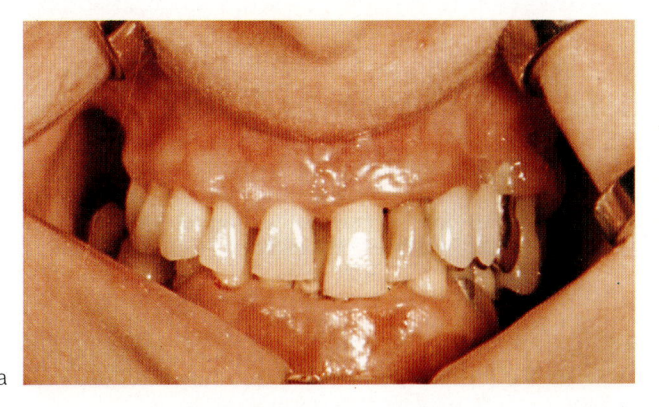

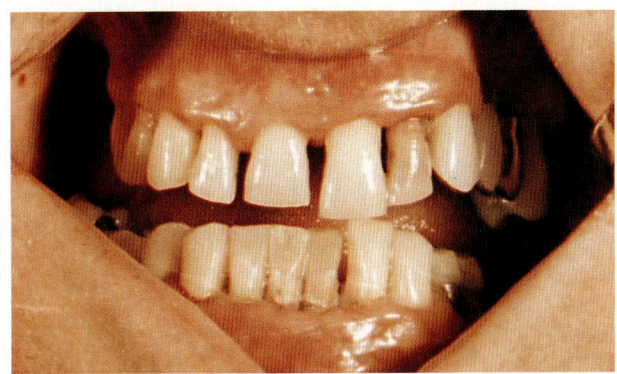

Abb. 1 Sekundäre Veränderung der Kieferhaltung. Obwohl die Seitenzähne seit langem fehlen, konsultieren manche Patienten den Zahnarzt erst, wenn die Frontzähne auszuweichen beginnen.
a) Kieferhaltung in Interkuspidationsposition.   b) Kieferhaltung in Schneidezahn-Kantenstellung.

198 Orale Rehabilitation mit festsitzend-abnehmbarem Zahnersatz

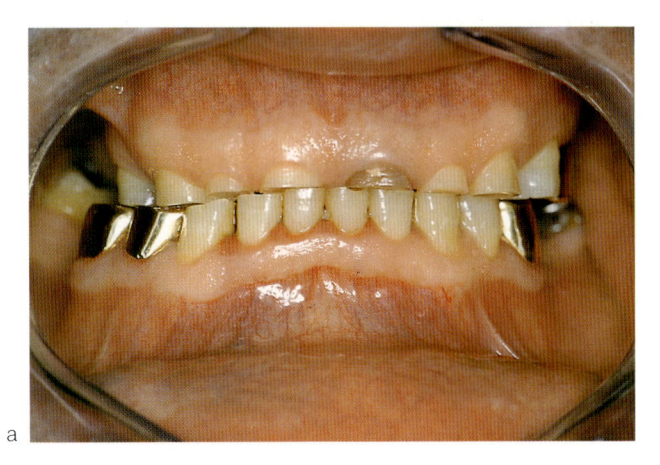

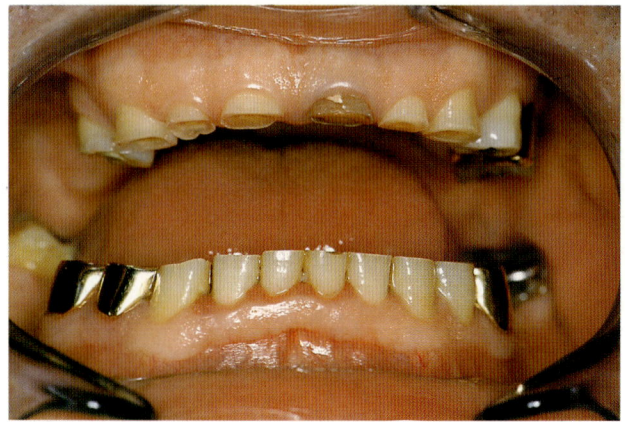

Abb. 2 45jähriger männlicher Patient mit starker Abrasion der Oberkieferzähne.
a) Situation in Interkuspidationsposition.
b) Situation bei geöffnetem Mund.

Abrasionen

In den letzten Jahren konsultieren uns zunehmend Patienten mit einem starken Abrieb der klinischen Zahnkronen, der in Ausnahmefällen das Zahnmark der Zähne gefährden kann (Abb. 2). Im Einzelfall wird beobachtet, daß die Abrasion der Zahnkronen das Niveau der marginalen Gingiva erreicht (Abb. 3). Die Ursache dafür kann nur selten mit der Konsistenz der Nahrung und der damit einhergehenden Abkauung in Verbindung gebracht werden; dies beobachtet man heute lediglich noch bei Patienten aus dem vorderasiatischen oder nordafrikanischen Raum, die in der Regel weniger stark aufbereitete und deshalb faserige Kost verzehren. Auch die berufsbedingte Abrasion bei Steinmetzen oder Steinbrucharbeitern wird aufgrund der Arbeitsvorschriften praktisch nicht mehr gesehen.

Vielmehr ist davon auszugehen, daß bei unseren Patienten flächige Abrasionen in der Regel mit mandibulären Dyskinesien im Zusammenhang stehen, da die zeitliche Beanspruchung der Kauflächen im Vergleich mit der Nahrungsaufnahme um das Vielfache länger ist [28, 54, 60].

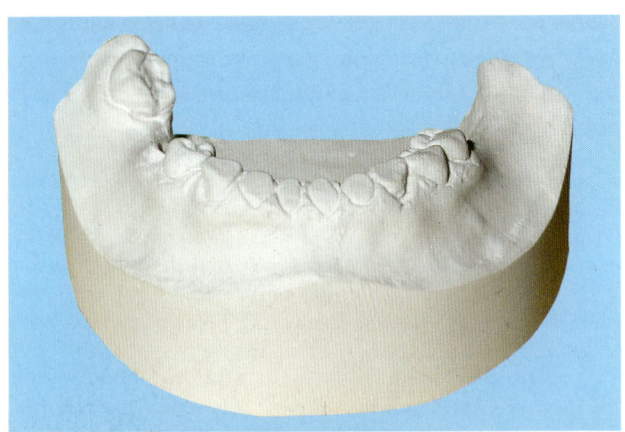

Abb. 3 Bei einer 40jährigen weiblichen Patientin hat der Abrieb im Frontzahnbereich den Gingivalrand erreicht.

Nur mit Zurückhaltung ist zu erläutern, warum das Ausmaß des Abriebs bei dem einen Patienten an den Unterkieferzähnen, bei dem anderen Patienten im Oberkiefer stärker ausgeprägt ist. Ein Zusammenhang mit dem unterschiedlichen Bewegungsmuster der Dyskinesie ist zu vermuten. Auch ist nicht ohne weiteres zu erklären, warum bei diesen Patienten mit vormals offensichtlich parodontal sehr resistenten Gebissen in der zweiten Lebenshälfte gar nicht so selten Entzündungen, Taschenbildungen und ein beschleunigter Knochenabbau beobachtet werden, die mit dem Verlust von Zähnen verbunden sind (Abb. 4 und 5). Uns scheint, daß dabei ein ausschlaggebender dispositioneller Faktor verantwortlich ist.

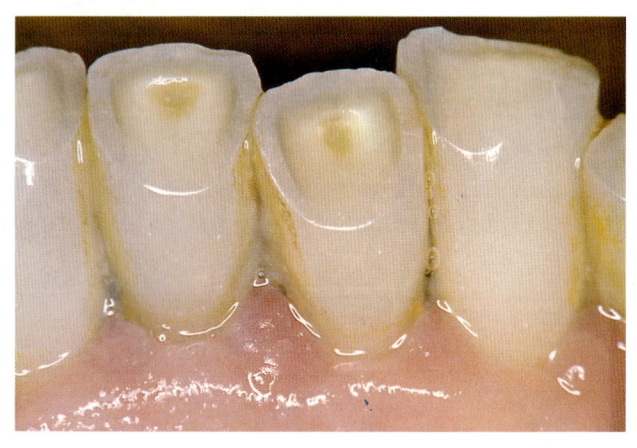

Abb. 4 Bei dem 55jährigen Patienten mit bisher parodontal gesundem Gebiß wird innerhalb eines kurzen Zeitabschnittes eine Parodontitis mit tiefen Zahnfleischtaschen beobachtet. Auch die Pulpen der stark abradierten Zähne sind gefährdet.

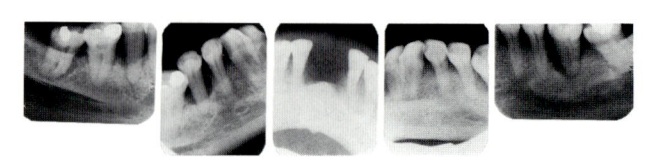

Abb. 5 Durch den foudroyanten Knochenabbau ist der Erhalt einiger Zähne in dem bisher voll bezahnten Gebiß gefährdet.

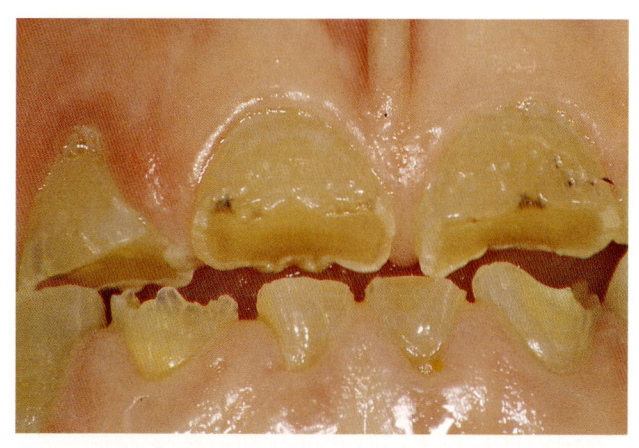

Abb. 6 Schmelzdefekte bei einem 17jährigen Patienten.

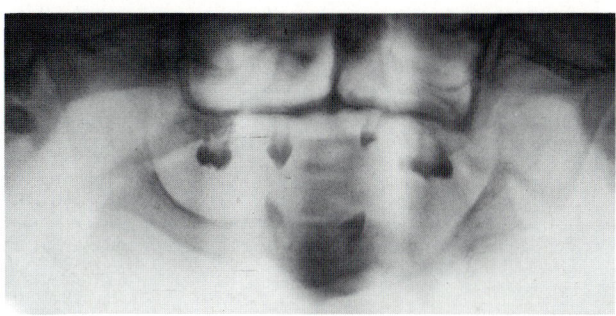

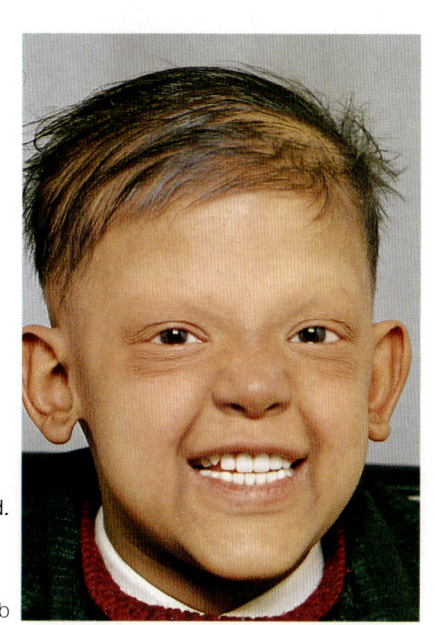

Abb. 7
9jähriger Patient mit Dysostosis cleidocranialis.
a) Hypodontie im Röntgenbefund.
b) Versorgung mit abnehmbaren Prothesen.

Die Behandlung betrifft auch meist noch sehr junge Patienten, die unserer Fürsorge bedürfen. In diesen Indikationsbereich fallen ebenfalls die Jugendlichen, bei denen anlagebedingt eine Unterzahl von Zähnen die Rekonstruktion und Sicherung der Kieferhaltung erfordert (Abb. 7).

Anamnese und Befunderhebung

Die Grundlagen der Anamnese, Untersuchung, Befunderhebung und Diagnose werden im Hinblick

Tabelle 1 Die wichtigsten Fragen bei Anamnese und Befunderhebung.

Anamnese

Schmerzen
Herz-/Kreislauferkrankungen
Bluterkrankungen
Stoffwechselerkrankungen
Hepatitis
AIDS
Allergie
Medikamente

Befund

extraoral
Kaumuskulatur (Schmerzen, Bewegungshemmung)
Kiefergelenke (Schmerzen, Geräusche)
Sensibilität der Gesichtsnerven
Symmetrie des Gesichtes

intraoral
Mundschleimhaut
Zahnbefund (Karies, Füllungen, Kronen, Stellungsanomalien, Abrasionen, Disposition)
Parodontalbefund (Lockerungsgrad, Zahnfleischtaschen, freiliegende Furkationen, Rezessionen, Blutungsneigung, Disposition)
Plaque, Zahnstein/Konkremente
Paßform des Zahnersatzes
Breite der Gingiva propria/Bändchen
zahnlose Bereiche des Alveolarfortsatzes
Kieferhaltung
Okklusionsebene

Röntgen

Wurzelreste, verlagerte Zähne
Karies
Vollständigkeit der Wurzelfüllungen
apikale Parodontitiden
Verbreiterungen des Parodontalspaltes
Knochenabbau
Wurzelform/Resorptionen
Zahnkippungen
Randabschluß der Restaurationen

Schmelzdefekte und Zahnunterzahl

Schließlich sind Defekte des Schmelzes wie umfangreiche Hypoplasien oder Veränderungen im Sinne der Amelogenesis imperfecta zu nennen (Abb. 6). Im zahlenmäßigen Vergleich mit den bisher angeführten Indikationen ist die Notwendigkeit zur oralen Rehabilitation bei dieser Gruppe von Patienten sicher seltener.

auf den festsitzenden Zahnersatz in Band 5, S. 3–34, und auf den abnehmbaren Zahnersatz in diesem Band, S. 5ff. und 31ff., diskutiert. Richtungsweisende Gesichtspunkte sind nochmals in Tabelle 1 zusammengefaßt. Im folgenden werden nur die Überlegungen angesprochen, die als Planungshilfe besonders wichtig sind.

Zwingt uns der Gebißzustand eines Patienten, umfangreiche rekonstruktive Maßnahmen durchzuführen, dann sollten wir uns vorher informieren [40], ob

– der *Allgemeinzustand* des oft älteren Patienten, die Art seiner Erkrankungen, seine Adaptationsfähigkeit bzw. Inkorporationsbereitschaft, aber auch die Einstellung des Patienten zu seinen Zähnen und das Prothesenmilieu* die voraussichtlich notwendige Versorgung als sinnvoll erscheinen lassen; Informationen aus der Vorgeschichte und gravierende Befunde, die den Behandlungserfolg gefährden, können die Planung beeinflussen [72]
– die *Reaktionslage des Kauorgans* die geplante Behandlung voraussichtlich unterstützen wird (Zahnsubstanz, Parodontopathien, Funktionszustand der Kiefergelenke und der Muskulatur); insbesondere die Disposition des Patienten ist ein

---
* Prothesenmilieu: Beobachtungen und Erfahrungen aus der Zeit des Zusammenlebens mit der Großfamilie können die Adaptation des Zahnersatzes positiv und negativ beeinflussen. So ist es wichtig, ob beispielsweise „der Opa oder die Oma" gut mit einem abnehmbaren Zahnersatz zurechtkamen oder ob die Prothese „dauernd herunterfiel".

Tabelle 2 Versuch der tabellarischen Darstellung der Indikation zur Zahnextraktion.

Übergeordnete Fragen	
Welche Zähne können erhalten werden?	
Welche Zähne müssen/sollen extrahiert werden?	
Welche Zähne sind in ihrer Erhaltungsfähigkeit oder Erhaltungswürdigkeit zweifelhaft?	
Tendenz zur Zahnextraktion bei	in Abhängigkeit von
großflächiger, kariöser Hartsubstanzzerstörung bis unterhalb des gingivalen Niveaus, tiefer Wurzelkaries	der Vitalerhaltung, erfolgreicher Wurzelbehandlung, dem Aufbau mit parapulpären Schrauben, der Mundhygiene, strategischer Wertigkeit, Disposition, Psyche, Prognose
unvollständigen Wurzelfüllungen oberhalb des apikalen Drittels	der Möglichkeit der Revision und Verbesserung
apikaler Parodontitis bei schwieriger Wurzelanatomie	der Möglichkeit der Wurzelbehandlung, der Wurzelspitzenresektion, der Mundhygiene, strategischer Wertigkeit, Disposition, Prognose
horizontalem, parodontalem Knochenabbau >60% der Wurzellänge (ungünstige Relation Länge der klinischen Krone/Desmodont), tiefen, vertikalen Knochentaschen mit progressiver Zahnlockerung, Zähnen im Engstand mit schmalen, aufgelockerten Knochensepten	Disposition, Mundhygiene, strategischer Wertigkeit, der Restgebißsituation, Prognose, Psyche, Abstand der Kontrollsitzungen
Elongation unter Verlängerung des Alveolarfortsatzes bzw. des betreffenden Zahnes	dem Verlauf der Kompensationskurven, den Raumverhältnissen für den künstlichen Zahn im Gegenkiefer
nicht prothetisch korrigierbaren Zahnkippungen	kieferorthopädischer Behandlung?
Abrasionen bis zum Marginalsaum	strategischer Wertigkeit, dem Aufwand, dem Erfolg von Wurzelbehandlungen
Oberkiefermolar als Antagonist einer Freiendprothese	der Wertigkeit des Zahnes im Rahmen der Oberkieferversorgung, dem Implantat im Unterkiefer
Unterkiefer-Schneidezähnen mit erheblichem parodontalem Abbau, bei mangelhaftem Platz für den Sublingualbügel	der Restgebißsituation, der Wertigkeit der Zähne, der Psyche, Prognose, den Kosten der prothetischen Alternativbehandlung
nicht verbesserungsfähiger, schlechter Mundhygiene und geringer strategischer Wertigkeit des Zahnes	dem Interesse des Patienten an der Zahnerhaltung, der Verbesserung der Mundhygiene, den Kosten
Querfraktur des Zahnes unterhalb des Marginalsaumes der Gingiva	forcierter Extrusion?, keine Alternative
Längsfraktur des Zahnes	keiner Alternative

Faktor, der häufig nicht ausreichend berücksichtigt wird.

Liegt eine *sekundäre Haltungsänderung des Unterkiefers* vor, so ist es für die Einschätzung der Reaktionslage wichtig zu prüfen, ob sich die Muskulatur und Kiefergelenke der veränderten Haltung des Unterkiefers und damit einer abweichenden Belastung angepaßt haben oder nicht [6, 36, 37, 38]. Schon deshalb kann auf eine klinische Funktionsanalyse (s. Bd. 5, S. 18, und Bd. 8) bei dieser Patientengruppe nicht verzichtet werden.

In dieser Phase der Befunderhebung ist nicht nur abzuklären, welche Zähne nicht erhaltungsfähig sind; dies gilt sowohl für den Zerstörungsgrad der Zahnkronen und die Möglichkeit erfolgreicher Wurzelbehandlungen, als auch für den Zustand der parodontalen Gewebe und die prothetische Bewertung des Zahnes. Es ist auch zu entscheiden, welcher Zahn aus funktionellen oder stabilisierenden Gründen nach Möglichkeit erhalten werden soll [1, 5, 7, 8, 11, 18, 29, 30, 40, 44, 50, 63, 68, 69, 74, 75, 80, 88, 89, 96, 99, 104]. Dabei begleiten uns folgende grundsätzliche Überlegungen (Tab. 2):

Zähne sollten *entfernt* werden, wenn

– eine parodontale oder endodontische Erkrankung des Zahnes nicht ausgeheilt werden kann
– der Aufwand der Erhaltung in keinem Verhältnis zum Nutzen des Zahnes steht
– sie eine reduzierte funktionelle Wertigkeit aufweisen und zur Schädigung benachbarter Zähne führen können, die für die prothetische Versorgung wichtig sind (s. S. 204 und Abb. 17)
– das Belassen zu einer wesentlichen Beeinträchtigung der Funktion oder Belastung eines Zahnersatzes führen würde

Zähne sollten möglichst *erhalten* werden, wenn

– die Wertigkeit des Zahnes für die Art der Versorgung sehr wichtig ist
– dies dazu beiträgt, einen schleimhautgelagerten Prothesensattel zu vermeiden (das betrifft also vorwiegend endständige Pfeiler, s. S. 34)
– eine parodontalhygienisch günstigere Gestaltung des Zahnersatzes ermöglicht wird
– die Retention einer Prothese wesentlich verbessert werden kann
– die Adaptation eines Zahnersatzes erheblich erleichtert wird

Die *antagonistischen Beziehungen* der Kiefer und der Zähne spielen für die Planung eine wichtige Rolle, z.B. wenn endständige Zähne nicht zahnbegrenzten Lücken gegenüberstehen oder wenn wichtige Zähne in eine Lücke hineingewachsen sind (Abb. 8).

Die *topographische Verteilung der Zähne* in einem Kiefer setzt besonders dann differentialtherapeutische Überlegungen in Gang, wenn einseitig nicht zahnbegrenzte Lücken vorhanden sind (Tab. 3) oder wenn die Eckzähne fehlen.

Im sub- und paralingualen Bereich des Unterkiefers wird bei der Planung der Teilprothese das Abschätzen des Abstandes zwischen den beweglichen Ansatzstellen des Mundbodens und dem Zahnfleischsaum – also die *Ausdehnung der Gingiva propria* – oft übersehen. Für die Lage des Sublingualbügels, der in genügendem Abstand zur marginalen Gingiva verlaufen muß, ist dies jedoch äußerst wichtig (s. S. 125 f.) [9, 47, 70, 77, 78].

Weiterhin ist die Einschätzung der voraussichtlichen *Mitarbeit des Patienten und seiner Mundpflege* für die Entscheidungsfindung von hoher

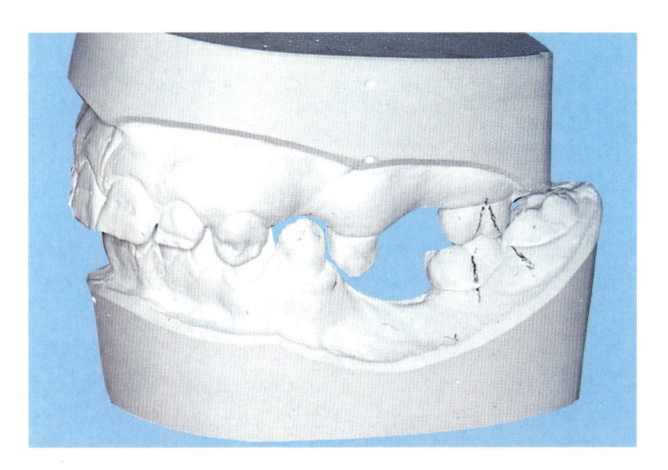

Abb. 8 Die Verlängerung der Zähne und die Verformung des Alveolarfortsatzes bei sekundär veränderter Kieferhaltung erschweren nicht nur die prothetische Versorgung; das Belassen der Zähne stiftet häufig mehr Schaden als Nutzen.

Tabelle 3 Therapeutische Alternativen bei einseitig verkürzter Zahnreihe (s. S. 34 und Bd. 5, S. 280).

Belassen der Lücke (Gefahr der Elongation der Antagonisten bzw. funktionsbedingter Störungen)
Brücke mit Freiendglied
implantatgestützte Brücke im Unterkiefer
abnehmbare, abgestützte Teilprothese
unilaterale, mit Geschieben bzw. Teleskopkronen verankerte Freiendprothese
Distalisierung eines Prämolaren (Kieferorthopädie) und Versorgung mit Brücke

Bedeutung (s. S. 37) [5, 12, 17, 19, 20, 29, 41, 42, 70, 74, 75, 77, 89, 90].

Behandlungsplanung

Im Verlauf der konkreten Behandlungsplanung sind einige *übergeordnete Gesichtspunkte* zu beachten, die im folgenden erläutert werden sollen.

> Wenn beide Kiefer behandelt werden, sollte aus konstruktiver Sicht der *Oberkiefer schwächer als der Unterkiefer versorgt werden*.

Für eine zukunftsorientierte Planung ist es nämlich wichtig, daß ein zahnloser Zustand – wenn überhaupt – zuerst im Oberkiefer und dann erst im Unterkiefer eintreten wird. In keinem Fall sollte in Zukunft eine Situation entstehen, in der ein zahnloser Unterkiefer einem noch weitgehend bezahnten Oberkiefer gegenübersteht (s. S. 32).

Modellstudium

Gemeinsam mit der Untersuchung und Befunderhebung sowie der prognostischen Einschätzung der Erhaltungsfähigkeit der Zähne ist für die Diagnose und Planung ein Modellstudium in der Regel unerläßlich (s. S. 7). In vielen Fällen erleichtert die Benutzung eines Parallelometers die Planung. Fehlen z.B. unter sich gehende Stellen an einem Zahn, der für den Halt der Prothese wichtig ist, so ist das Anbringen eines einfachen Retentionselementes nicht ohne weiteres möglich. Nur anhand von Situationsmodellen können wir feststellen, welche Zähne gegebenenfalls umgeformt werden müssen, damit die Einschubrichtung und die Retention des Zahnersatzes optimaler gestaltet werden können (s. S. 128, 140 und 167). In dieser Phase der Planung ist ferner zu entscheiden, ob die Überkronung eines Zahnes, auf dem ein abnehmbarer Zahnersatz verankert werden soll, erforderlich ist (s. S. 145 f.).

Nur wenn man Situationsmodelle der Kiefer in ihrer Lage zueinander orientiert (Okkludator), kann gleichzeitig der Verlauf der *Okklusionsebene* beurteilt werden. Dies ist wichtig, wenn z.B. elongierte Zähne so weit okklusal reduziert werden müssen, daß entweder eine endodontische Behandlung erforderlich ist oder zum Entfernen des Zahnes geraten werden muß. In diesem Stadium der Planung ist eine entsprechende Vorbehandlung noch möglich, ohne daß ein Kompromiß erzwungen wird.

Modelle unterstützen uns auch bei Überlegungen, die die Stabilisierung der restlichen Zähne betreffen. Dies gilt ebenso für das Studium der Anordnung interdentaler kleiner Verbinder wie die Plazierung von Implantaten (s. Bd. 5, S. 285). Modelle erleichtern ferner das Einschätzen des für die künstlichen Zähne zur Verfügung stehenden Raumes.

Verblockung

Aus den verschiedensten Gründen wird die Verblockung von Zähnen heute mit einer gewissen Zurückhaltung gesehen. Dies ist nicht immer ganz verständlich, weil eine Integration von Pfeilern biologisch durchaus sinnvoll zum Erhalt des Restgebisses beitragen kann [24, 46, 48, 67, 73, 74, 75, 82, 83, 84, 86, 87, 106, 108, 112]. Meist ist die Indikation zur Verblockung doch immer erst dann gegeben, wenn *parodontal bereits geschwächte Zähne* zu stabilisieren sind. Die Kritik sollte sich deshalb in erster Linie auf die Unzulänglichkeiten der technischen Umsetzung, insbesondere die Reinigungsmöglichkeit, unserer prothesischen Arbeiten konzentrieren [34, 67]. Darauf beruht vor allem die parodontalhygienisch ungünstige Perspektive der miteinander verbundenen Elemente. Als exemplarisches Beispiel sind miteinander verbundene Kronen oder extrakoronale Verbindungselemente zu nennen, die die Plaqueretention fördern und ganz wesentlich zur Entzündung der marginalen Gewebe beitragen, was sicher zu beachten ist.

Weiterhin wird gegen die Verblockung eingewendet, daß sie die miteinander verbundenen Zähne in ihrer funktionellen Beweglichkeit einenge und somit die Eigenbeweglichkeit der Pfeiler hemme. Die These, daß der immobilisierende Charakter der Verblockung für eine Inaktivitätsatrophie verantwortlich ist und deshalb zum Schwund des knöchernen Zahnfaches führen muß, ist ganz sicher falsch. Die „ruhiggestellte" Wurzel wird auch weiterhin belastet; dafür sorgt zum Beispiel schon die elastische Deformation der Unterkieferspange [43, 57, 71].

Zu bestätigen ist dagegen die Beobachtung, daß insbesondere umfangreiche, primär verblockte Prothesen bei manchen Patienten ein einengendes „Korsett-Gefühl" auslösen, das als unangenehm empfunden wird. Zu weitgehende Verblockungen können auch, vor allem im Unterkiefer, zu einem Loslösen einzelner Kronen führen (Abb. 9).

Im allgemeinen ist unstritten, daß die *Indikation zur Verblockung* in folgenden Fällen besteht:

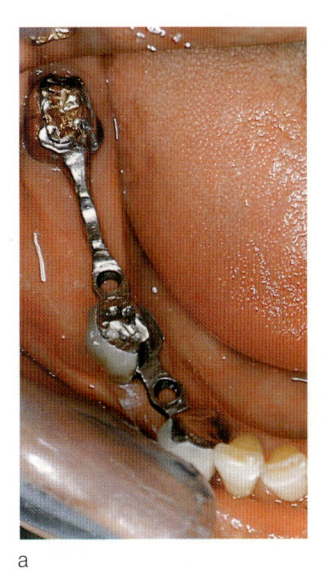

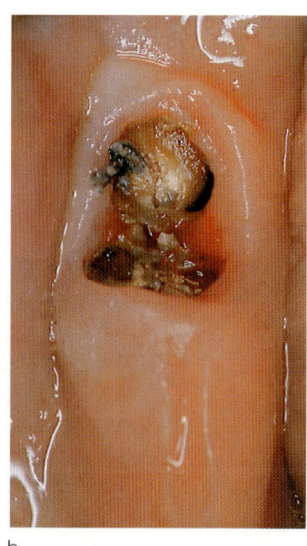

Abb. 9 Zu weitgehende Verblockung.
a) Bei mehreren, miteinander über einen Steg verblockten Kronen und weitspanniger Verbindung zu dem endständigen Molaren hat sich der Anker vom Pfeiler gelöst (elastische Deformation der Unterkieferspange).
b) Zustand des Pfeilerzahnes nach dem Entfernen des Ankers: Die klinische Krone ist kariös zerstört, der Zahn mußte entfernt werden.

- Bei einer erhöhten Beweglichkeit durch parodontalen Abbau sollen Zähne stabilisiert werden (Schienungseffekt) [76]. Oft ist eine erfolgreiche Therapie parodontal entzündeter Gewebe während der Vorbehandlung nur möglich, wenn die Zähne ruhiggestellt sind (Langzeitprovisorien) [83, 84]. Ferner sollte man nicht davon ausgehen, daß die Verblockung zur Festigung bereits gelockerter Zähne führt. Sie werden nur untereinander stabilisiert [86, 87].
- Im Rahmen der prothetischen Versorgung besteht die Notwendigkeit, einwirkende Kräfte auf mehrere Parodontien zu verteilen (z.B. Freiendbrücke) [106].
- Bei Wanderungstendenz von Zähnen, wie Elongationen und Kippungen, muß das gesamte Gefüge des Zahnbogens stabilisiert werden.

Andere Indikationen werden im Kapitel „Differentialdiagnose festsitzender – abnehmbarer Zahnersatz" (s. S. 146 und 170f.) beschrieben.

Im praktischen Einsatz wird grundsätzlich zwischen einer *direkten* und einer *indirekten Verblockung* unterschieden.

Direkte Verblockung

Definition. Unter direkter oder primärer Verblockung wird die Verbindung von Kronen untereinander, aber auch die Verbindung von Kronen mit Hilfe von Stegen verstanden. Die direkte Verblockung ist damit ein stabilisierendes Element im Rahmen der Versorgung mit festsitzendem und abnehmbarem Zahnersatz. Primär verblockt heißt, daß die festsitzenden Teile des Zahnersatzes auch dann die Zähne untereinander stabilisieren – also verblocken –, wenn sich der Zahnersatz nicht im Mund befindet (z.B. Stegverbindungen).

Vorteile. Bei den Konstruktionselementen der direkten Verblockung handelt es sich in der Regel um Kronen oder Brückenersatz. Wie bereits gesagt, sind die Zähne innerhalb des Verbandes auch dann stabilisiert, wenn die Prothese nicht getragen wird, also auch nachts. Auch die Okklusion bleibt, in Abhängigkeit zum Gegenbiß, nach dem Entfernen des Zahnersatzes gesichert. Dies ist wichtig, wenn das Restgebiß durch Knirschen und Pressen belastet wird, weil als Folge der direkten Verblockung die verbliebenen Zähne und die Kiefergelenke selbst nach dem Herausnehmen des abnehmbaren Zahnersatzes nicht in eine andere Position gedrängt werden können.

Ein weiterer Vorteil direkt verblockter Elemente besteht darin, daß sie weniger Platz beanspruchen. Dies ist aus physiognomischen Gründen wichtig, wenn z.B. Zähne miteinander stabilisiert und gleichzeitig in die Fluchtlinie der Zahnreihe einbezogen werden müssen.

Nachteile. Wie bereits erwähnt, ist die Reinigung bei direkt verblockten Kronen in der Regel erschwert, insbesondere bei engstehenden Zähnen mit meist schmalen Knochensepten wie z.B. den Frontzähnen im Unterkiefer oder den lateralen Schneidezähnen im Oberkiefer, die sehr dicht an dem Eckzahn stehen; dies beobachtet man auch bei Oberkiefermolaren. Erschwert ist auch die Reinigung an der Verbindungsstelle zwischen Kronen und Stegen. Wenn die Plaqueretention in diesem Bereich nicht vermieden werden kann, und eine exakte Reinigung nicht gegeben ist, muß mit einer erhöhten Entzündungsbereitschaft des Zahnfleisches im marginalen, insbesondere approximalen Bereich gerechnet werden.

Ein wesentlicher Nachteil direkt verblockter Elemente kann in der erheblich eingeschränkten Erweiterungsmöglichkeit des Zahnersatzes bestehen. Im Vergleich mit indirekt verblockten Kronen ist sie nicht nur schwieriger, sie ist in der Regel auch aufwendiger.

Hinweis: Wenn umfangreiche Verblockungen trotzdem notwendig werden, sollte dies in Segmenten erfolgen, wobei die gesamte Stabilisierung durch geschiebeartige Verbindungen (z.B. Interlocks) gewährleistet ist. Dieses Vorgehen erleichtert die Herstellung, verbessert oft die Paßform, erleichtert die Kontrolle und vereinfacht später notwendige Erweiterungen. Gleichzeitig wird dem Patienten das mit der umfangreichen Verblockung verbundene, oft unangenehme Spannungsgefühl genommen.

Indikationen. Die Indikation zur direkten Verblockung wurde mit Blick auf die parodontalhygienischen Nachteile und die beschränkte Erweiterungsmöglichkeit in den letzten 15 Jahren erheblich eingeschränkt. Sie ist eigentlich nur noch dann gegeben, wenn die geschilderten Nachteile vermieden werden können. Dies ist nur möglich, wenn der interdentale Raum nebeneinander stehender und miteinander verbundener Kronen zugänglich gestaltet (Abb. 10) und besser gereinigt werden kann. Gelingt dies nicht, sollte man sich auch einmal entschließen, aus prophylaktischen Gründen einen gesunden Zahn geringerer Wertigkeit zu entfernen, weil dann die Vorbedingungen für die direkte Verblockung und Stabilisierung günstiger sind. Für den Erfolg entscheidend ist damit die Zugänglichkeit des interdentalen Bezirkes, dessen Reinigung sowie die Bereitschaft des Patienten, Kontrollbehandlungen regelmäßig durchführen zu lassen [74, 75].

Ohne Einschränkung ist auch heute noch die Indikation zum Einfügen des DOLDER-Steges gegeben. Das gilt insbesondere für die von DOLDER geschilderte Situation „fünf Minuten vor zwölf" (s. S. 181) [15].

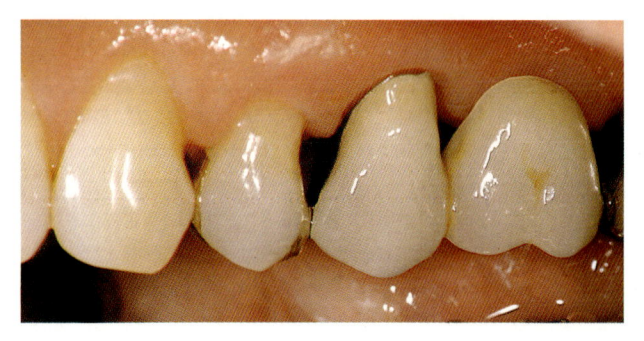

Abb. 10 Primär (direkt) miteinander verblockte Kronen: Die Gestaltung des Interdentalraumes läßt bei breiten interdentalen Septen eine gute Reinigung zu.

Indirekte Verblockung

Definition. Die indirekte oder sekundäre Verblockung ist die Verbindung einzelner Elemente des

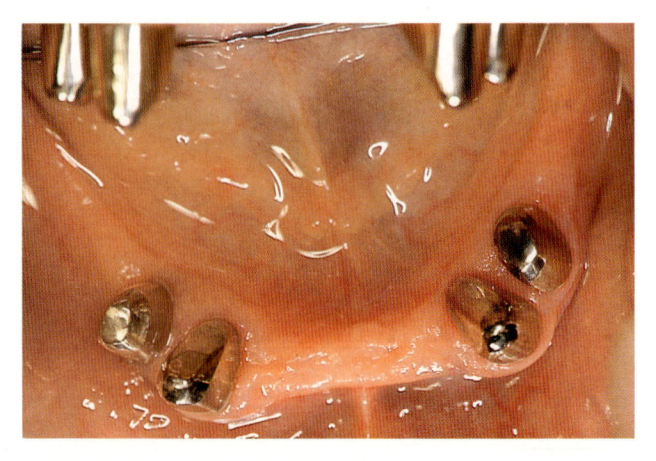

Abb. 11 Nach dem Entfernen der teleskopierend verankerten Teilprothese ist die sekundäre (indirekte) Verblockung aufgehoben.

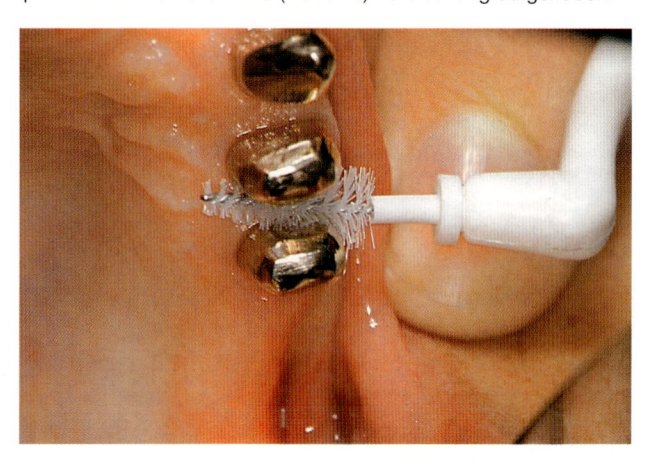

Abb. 12 Der Interdentalraum läßt sich bei der sekundären Verblockung aufgrund der besseren Zugänglichkeit in der Regel leichter reinigen.

festsitzenden durch den abnehmbaren Teil des Zahnersatzes, wie z.B. die teleskopierend verankerte Prothese. Wenn der Zahnersatz entfernt wird, sind die Zähne nicht mehr untereinander verblockt; die Stabilisierung ist aufgehoben (Abb. 11).

Vorteile. Da die Pfeilerzähne nur indirekt miteinander verbunden sind, lassen sie sich erheblich besser reinigen (Abb. 12). Im Vergleich mit dem direkt verblockten Zahnersatz ist auch die Erweiterungsfähigkeit meist einfacher. Beides sind Vorteile, die gerade für ältere Patienten sehr wichtig sind.

Nachteile. Wenn der abnehmbare Teil des Zahnersatzes nicht getragen wird, sind die Zähne nicht miteinander verblockt. Damit geht der Schienungscharakter des Zahnersatzes verloren. Hiervon sind insbesondere Patienten betroffen, die nachts knirschen und pressen, weil die fehlerhafte Belastung zum Ausweichen der Zähne führen kann. Die

Patienten klagen darüber, daß die Prothese am nächsten Tag nur mit Mühe an ihren Platz gebracht werden kann; sie „klemmt".

Indikationen. Aufgrund des guten Schienungscharakters, der besseren Reinigungsmöglichkeit und der einfachen Erweiterbarkeit wird die indirekte Verblockung bei der Behandlung parodontal vorgeschädigter, reduzierter Gebisse relativ häufig eingesetzt. Dabei wird das Ausmaß der Verblockung von der Reaktionslage der Gewebe, dem parodontalen Zustand und der zu erwartenden Belastung diktiert.

Parodontalhygienische Aspekte

Aus dem bisher Gesagten wird offensichtlich, daß die Frage der Stabilisierung restlicher Zähne nicht beantwortet werden kann, ohne gleichzeitig das Für und Wider der parodontalhygienischen Gestaltung zu diskutieren. Nachdrücklich gilt diese Forderung auch für die Überlegungen, die sich mit der Konstruktion und Auswahl der Stütz- und Halteelemente verbinden. Die Problematik wird eingehend im Kapitel „Modellgußprothese" besprochen (s. S. 149 ff.).

Natürlich ist nicht abzustreiten, daß mit dem Einfügen von Zahnersatz zusätzliche Bezirke geschaffen werden, die bakteriellen Plaques die Ansiedelung erleichtern [1, 5, 49, 103]. Es ist jedoch sicher falsch, aus dieser Beobachtung abzuleiten, daß der Verzicht auf eine prothetische Versorgung die bessere Lösung ist. Diese Konsequenz sehen wir nur in Ausnahmefällen gegeben. Sie betrifft z. B. die einzelne Lücke im eigenstabilen Gebiß oder den Verzicht auf Behandlung einer einseitigen, nicht zahnbegrenzten Lücke. In der Regel wird die zahnärztliche Therapie immer einen Kompromiß zwischen dem erreichbaren Nutzen und der unvermeidbaren Schadenssetzung bedeuten [34]. Deshalb muß ein konstruktives Ziel bei der Gestaltung des festsitzend-abnehmbaren Zahnersatzes darin bestehen, jedes Element des Zahnersatzes so zu gestalten, daß möglichst wenige Bezirke die Retention bakterieller Plaques begünstigen. Dazu einige Anregungen:

- Aus hygienischen Gründen sollten keine Elemente in engem Abstand parallel zueinander verlaufen. Dies gilt sowohl für Retentionselemente als auch für transversale Verbinder.
- Transversale Verbinder sollten möglichst stumpfwinklig an den Zahn herangeführt werden.
- Zwischen Gingivalsaum und der Oberkante des Unterzungenbügels sollte ein Mindestabstand von 4 mm verbleiben. Diese Forderung ist insbesondere bei älteren Patienten nicht leicht zu erfüllen, weil sich der Abstand allein aufgrund des Knochenschwundes verringert hat. In diesen Fällen sollte auf das Anbringen des Unterzungenbügels verzichtet werden, weil er mehr Schaden als Nutzen stiftet. Bei langen klinischen Kronen ist es eventuell möglich, die Sättel durch einen lingual verlaufenden Umlauf zu verbinden (Abb. 13). Bei kurzen klinischen Kronen ist die Bruchgefahr dieser Verbindung allerdings hoch. Dann ist bei reduziertem Zahnbestand zu überlegen, ob eine teleskopierende Verankerung (Abb. 14), die Stegverbindung oder ein Knopfanker als Lösung vorzuziehen ist. In Einzelfällen wird der Verbindungsbügel vestibulär verlaufen müssen (s. S. 126).
- Aus den gleichen Erwägungen heraus ist anzustreben, den Transversalbügel im Oberkiefer stumpf-

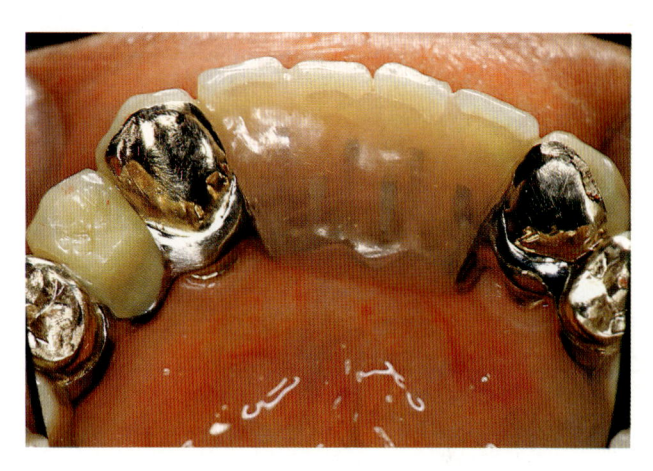

Abb. 13 Als Übergangslösung wurde eine abgestützte Teilprothese eingefügt. Da der Mundboden recht hoch lag, konnte aus parodontalhygienischen Gründen kein Unterzungenbügel verwendet werden. Aufgrund der Bruchgefahr ist ein „Umlauf" auf den Lingualflächen der Eckzähne nur bei langen klinischen Kronen möglich.

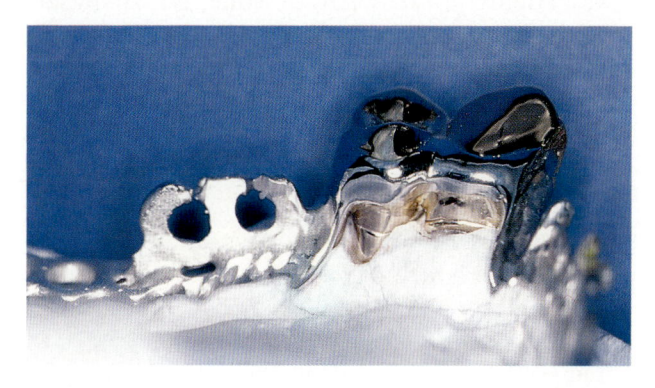

Abb. 14 Wenn bei hohem Mundboden und relativ kurzen klinischen Kronen auf den Unterzungenbügel verzichtet werden muß, wird der „Umlauf" mit dem Außenteleskop verlötet; eine parodontalhygienisch gute und mechanisch stabile Lösung.

winklig an die natürlichen Zähne heranzuführen. Es ist günstig, wenn der Bügel möglichst weit in den dorsalen Bereich des harten Gaumens gelegt werden kann. Wir ziehen eine relativ breite und dünne Gestaltung der transversalen Verbindung schon deshalb vor, weil sie den Patienten weniger stört. Bei größeren Gaumenplatten ist der Mindestabstand zum Gingivalsaum der restlichen Zähne einzuhalten (s. S. 123f.).

Weitere Hinweise zur Planung des Behandlungsablaufes

Vom konstruktiven Aspekt her ist die *Versorgung so einfach wie möglich* zu gestalten [25, 42, 47, 58, 94]. Dies gilt sowohl für die Verblendung von Molaren als auch die Auswahl der Elemente, die zur Abstützung und Retention heranzuziehen sind. Das soll allerdings nicht heißen, daß ein einfaches Stütz- und Halteelement immer die günstigste Lösung ist. Wir ziehen z.B. bei älteren Patienten dann eine teleskopierende Verankerung vor, wenn die körperliche Fassung des Zahnes mit gegossenen Halte- und Stützelementen nicht ausreicht, ästhetische Gründe gegen die sichtbare Klammer sprechen oder die Erweiterbarkeit des Zahnersatzes später kostenmindernd ist.

Zum Abschluß der Planung fließen Fragen der *Erweiterbarkeit*, der *Reparaturfähigkeit* sowie der *Handhabung* ein. Unter diesem Blickwinkel wurde zum Beispiel die Indikation für den Einsatz von Stegen und Geschieben in den letzten Jahren eingeengt (s. S. 175).

Die insgesamt doch recht umfangreichen Überlegungen und das Abwarten der Ergebnisse der Vorbehandlung führen dazu, daß der Heil- und Kostenplan der definitiven Behandlung mit seinen Alternativen dem Patienten in schwierigen Fällen erst zu diesem Zeitpunkt vorgelegt werden kann. In der ersten Behandlungsphase können in komplizierten Fällen nur ein *vorläufiger Behandlungsplan* und der Ablauf der Behandlung mit dem Patienten besprochen werden [66]. Auf diese Weise ergibt sich eine bessere Übersicht. Es ist darüber hinaus eine sicherere Einschätzung der Mitarbeit des Patienten möglich und wir legen uns nicht zu früh fest. Die endgültige Entscheidung kann später auf dem Boden wesentlich konkreterer Unterlagen getroffen werden (s. S. 211).

Die Sanierung des Gebisses mit festsitzend-abnehmbarem Zahnersatz wird wie erwähnt durch die zeitaufwendige Behandlung erschwert. Es ist nicht immer einfach, den Überblick über die umfangreiche Therapie zu behalten. Deshalb hat sich eine folgerichtige Planung des Behandlungsablaufes nach einem gewissen stereotypen Muster bewährt. Ein Vorteil dieses Vorgehens ist darin zu sehen, daß Termine längerfristig vergeben werden können, wobei man einschätzen muß, welche Arbeitsgänge während der einzelnen Sitzungen durchgeführt werden können und wieviel Zeit benötigt wird (Bestellpraxis!).

Vorbehandlung bei rekonstruktiven Maßnahmen

Die Grundlagen der Vorbehandlung bei den Patienten, die mit Zahnersatz versorgt werden müssen, wurden bereits im Band 5, S. 39–56, besprochen. Auch über die Behandlung der Prothesenstomatitis, die gar nicht so selten vor einer definitiven Behandlung erforderlich ist, berichteten wir bereits im Band 7, S. 236–238 (s.a. S. 247). Deshalb soll im folgenden nur das Vorgehen besprochen werden, das bei rekonstruktiven Maßnahmen, bei Patienten mit einer Unterzahl an Zähnen oder umfangreichen Schmelzschäden zusätzlich erforderlich ist.

Aufbißbehelfe

Bei der Notwendigkeit der Durchführung rekonstruktiver Maßnahmen ist davon auszugehen, daß die ursprünglich dem Patienten eigene Interkuspidation fehlt (keine antagonistische Abstützung) oder durch den Einbruch der Stützzonen verändert ist (Karies, Elongationen, Zahnkippungen u.a.). Daraus ergibt sich die Notwendigkeit, mit einem Aufbißbehelf eine neue Unterkieferposition auszutesten.

> Das therapeutische Ziel der Vorbehandlung mit Aufbißbehelfen besteht darin, zu prüfen, ob der Patient bzw. sein Kauorgan die von uns vorgesehene und damit neu einzustellende Kieferhaltung tolerieren wird.

Wir testen, ob Kiefergelenke und Muskulatur bereit sind, sich im Ruhestand und während der Bewegung der veränderten Kieferhaltung anzupassen. Diese Bestätigung ist wichtig, weil wir uns während der gesamten Versorgung vor Augen halten müssen, daß jeder Versuch, die Haltung des Unterkiefers dem ursprünglichen Zustand wieder anzunähern, zwangsläufig die Umbau- und Anpassungsvorgänge in Gang setzen muß, die nach der vorausgegangenen destruktiven Phase zumindest aus klinischer Sicht erfolgreich abgeschlossen waren. Weil der Patient in den nunmehr vergangenen Jahren zwangsläufig älter geworden ist, sollte man nicht unbedingt voraussetzen, daß sein Kauorgan eine erneute, zeitlich viel schneller verlaufende Rekonstruktion der Kieferhaltung mit der gleichen Konsequenz adaptieren wird. Ein Teil der Mißerfolge, von denen rekonstruktive Maßnahmen begleitet sind, beruht sicher darauf, daß diese Überlegung zu wenig beachtet wird.

Praktisches Vorgehen bei stark abradierten Gebissen.
Bei stark abradierten Zahnreihen mit gefährdeten Pulpen ist nach unserer Auffassung das Ausmaß der Bißhebung zum einen von *restaurativen Gesichtspunkten* abhängig: Die Stümpfe müssen eine ausreichende Retentionsfläche für den Kronenersatz bieten. Faustregel: minimale Höhe retentiver Flächen = ca. 3 mm. Gleichzeitig ist auf den Verlauf der Okklusionsebene zu achten. Zum anderen sind die *Ruheschwebe*, der *geringste Sprechabstand* und *ästhetische Belange* wesentliche Kriterien für den Umfang einer zu ändernden Vertikalrelation (s.a. Bd. 7, S. 117–123).

> Grundsätzlich ist bei der „Bißhebung" davon auszugehen, daß die Vertikalrelation sowenig wie möglich, aber soviel wie erforderlich zu ändern ist.

Die *Dauer der funktionellen Vorbehandlung* beträgt in der Regel etwa 6–8 Wochen, wobei davon auszugehen ist, daß es sich – wie mehrmals betont – um primär symptomlose Patienten handelt. Treten jedoch während dieses Zeitabschnittes Beschwerden auf, wird der Behandlungsablauf natürlich verzögert;

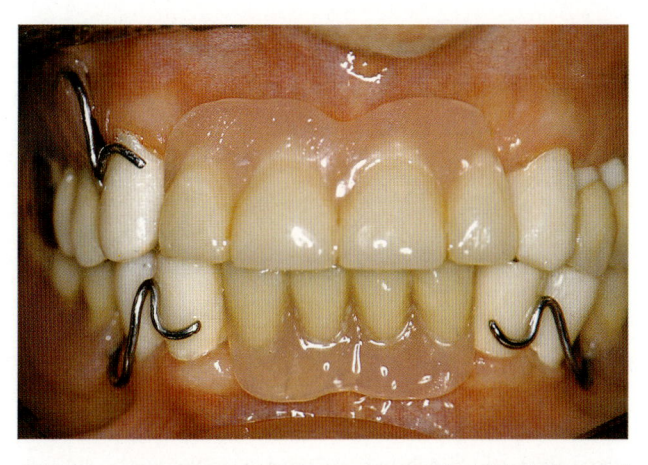

Abb. 15 In Einzelfällen wird die neu eingestellte Kieferhaltung mit Hilfe von Langzeitprovisorien und Interimsprothesen getestet.

die Oberfläche des Aufbißbehelfes und damit die Kieferrelation wird dann so lange geändert, bis der Patient beschwerdefrei ist (s. Bd. 9). In seltenen Fällen dienen Langzeitprovisorien, unter Umständen in Kombination mit Interimsprothesen, dazu, die rekonstruierte Haltung der Kiefer über längere Zeitabschnitte zu testen (Abb. 15).

> Die funktionelle Vorbehandlung muß sicherstellen, daß Muskulatur und Kiefergelenke die eingestellte Haltung des Unterkiefers tolerieren. Dies erfordert, daß die Aufbißplatte ohne Unterbrechung getragen und nur zum Reinigen herausgenommen wird. Keinesfalls sollte der Aufbißbehelf als Mittel der Dauerbehandlung eingesetzt werden, weil flächig bedeckte Dentinregionen relativ schnell entkalken und kariöse Läsionen die Folge sind.

Aufbau abradierter Zähne

Die Höhe der klinischen Kronen bzw. die Retentionsform stark abradierter Zähne muß nach erfolgreicher Vorbehandlung oft verbessert werden, damit überhaupt ein festsitzender Zahnersatz eingefügt werden kann. Die Entscheidung, ob dies mit Hilfe von parapulpären Stiften, adhäsiven Restaurationen oder – nach einer Wurzelbehandlung – durch die Verankerung mit intraradikulären Stiften erfolgen soll, wird im Einzelfall entschieden.

Die Verankerung mit *parapulpären Stiften* ist mit einer gewissen Vorsicht einzuplanen, wenn vermutet wird, daß das Zahnmark des aufzubauenden Zahnes bereits geschädigt ist. In diesem Fall ist zu befürchten, daß das bereits degenerierte Pulpengewebe das zusätzliche Trauma [52], das durch die Präparation oder das Versenken der Stifte gesetzt wird, nicht mehr verkraftet bzw. andere Komplikationen auftreten (Abb. 16). Damit ist besonders beim älteren Patienten zu rechnen. Werden parapulpäre Stifte eingesetzt, so ist auf deren Festigkeit und Korrosionsresistenz zu achten [109, 110, 111].

Hat sich die Abrasion der marginalen Gingiva genähert, so reicht oft die mechanische Retention nicht aus, die die parapulpären Stifte und ihre Aufbauten aus Amalgam oder Composite bieten. Als Faustregel mag gelten, daß *mindestens ein Drittel der späteren klinischen Krone als natürliche Zahnsubstanz vorliegen* muß, damit der Kronenersatz der horizontalen Belastung widersteht. Unter diesem Aspekt sind nicht nur die Vor- und Nachteile der Wurzelbehandlung abzuwägen (s. Abb. 9 und S. 168);

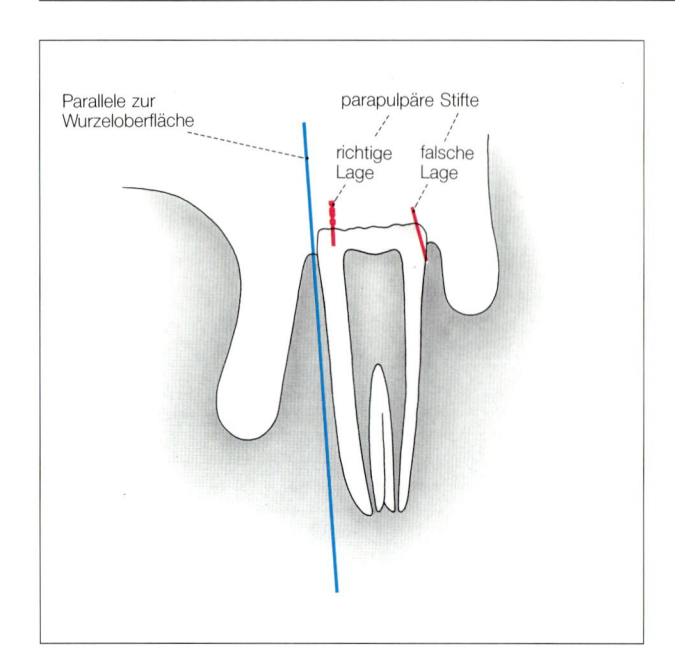

Abb. 16 Müssen stark abradierte Zähne mit parapulpären Stiften aufgebaut werden, ist beim Bohren der Stiftkanäle auf die Achsenrichtung des Zahnes bzw. der Wurzeloberfläche zu achten, damit keine Via falsa geschaffen wird.

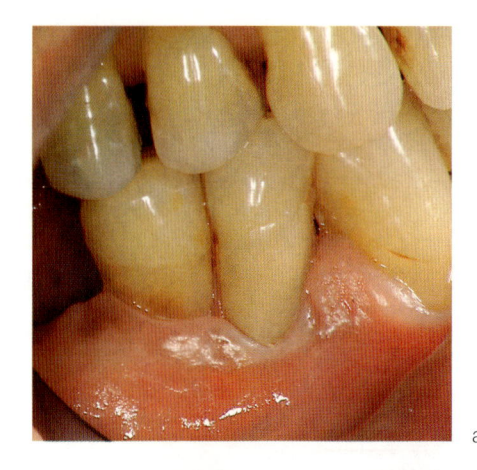

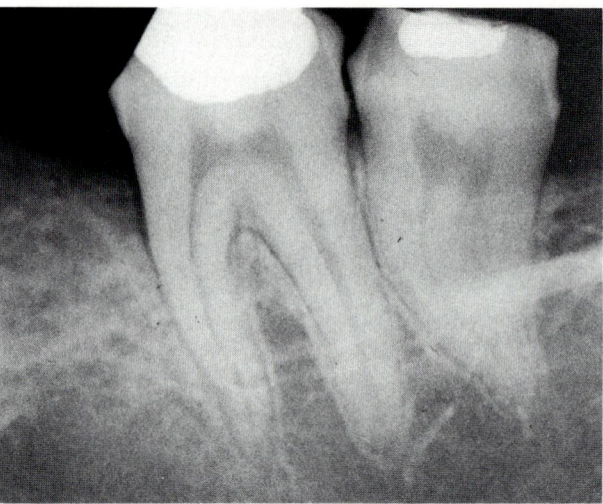

Abb. 17 Eng oder geschachtelt stehende Zähne sind immer parodontal anfällig. Deshalb ist die Extraktion eines Zahnes vor der prothetischen Versorgung aus prophylaktischen Gründen zu erwägen.
a) Engstand zwischen den beiden Prämolaren im linken Unterkiefer (Spiegelbild).
b) Röntgenologisch ist zu erkennen, daß eine hygienisch einwandfreie Überkronung beider Molaren wegen des Engstandes nicht möglich ist.

es ist auch die *Extraktion* des einen oder anderen Zahnes auszuloten, wenn dadurch der funktionelle Wert des einzufügenden Zahnersatzes nicht gemindert wird. Dies gilt insbesondere für die Schneidezähne im Unterkiefer, die lateralen Schneidezähne im Oberkiefer und einzelne Prämolaren, die approximal schmale Knochensepten aufweisen und deshalb anfällig für marginale Parodontitiden sind [99]. Die Indikation zur Extraktion ist insbesondere auch dann gegeben, wenn bei engstehenden Zähnen die Versorgung mit festsitzendem Zahnersatz parodontalhygienisch nicht sauber gelöst werden kann (Abb. 17).

Die Vorbehandlung bei stark abradierten Gebissen wird sich nicht nur mit der Veränderung der Kieferrelation auseinandersetzen müssen. Es ist gleichzeitig zu entscheiden, ob der Aufbau des einzelnen Zahnes mit parapulpären Stiften erfolgen kann, ob – nach Wurzelbehandlung – ein Stiftaufbau eingefügt werden soll oder ob auch einmal die Extraktion des einen oder anderen Zahnes aus prophylaktischen oder parodontalhygienischen Gründen die bessere Lösung ist.

In der Vorbereitungsphase kann es hilfreich sein, die Höhe des zukünftigen Aufbaues mittels Montage der Modelle im Artikulator und diagnostischem Aufwachsen vorzuplanen (s. S. 212 und Bd. 8).

Tiefer Schneidezahnüberbiß

Auch bei der Behandlung von Patienten mit tiefem Schneidezahnüberbiß wird davon ausgegangen, daß es sich um Patienten handelt, bei denen die klinische Funktionsanalyse keine Hinweise für Beschwerden gibt.

Traumatischer Tiefbiß. Zum einen handelt es sich um Patienten, bei denen der Schneidezahnüberbiß so ausgeprägt ist, daß die unteren Frontzähne die Schleimhaut des Gaumens im Oberkiefer berühren (Abb. 18). Entzündungen, Zahnfleischtaschen, Knochenabbau und Abszesse in diesem Bereich sind eine häufige Folge. In diesen Fällen wollen ältere Patien-

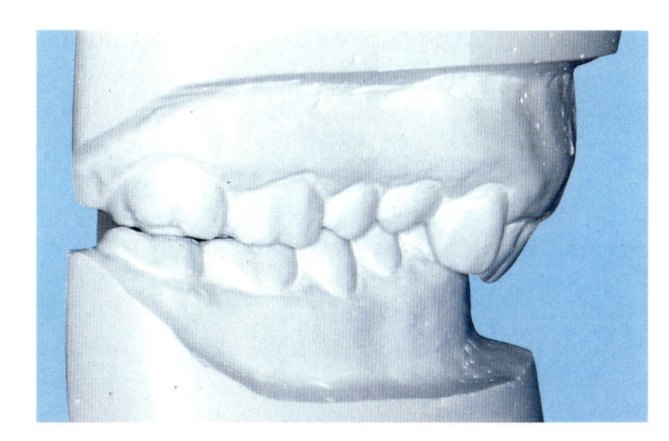

Abb. 18 Berühren die Schneidezähne des Unterkiefers die palatinale Schleimhaut des Oberkiefers, dann muß mit Entzündungen gerechnet werden, die zur Taschenbildung und zu Abszessen führen.

ten eine Verbesserung der Okklusion durch eine kieferorthopädische Therapie meist nicht mehr auf sich nehmen; hinzu kommt, daß ein erfolgreiches Ergebnis auch nicht immer vorhersehbar ist.

Um umfangreichen prothetischen Eingriffen auszuweichen, wird deshalb oft versucht, die Berührung der unteren Frontzähne mit der Schleimhaut des Gaumens durch Kürzen ihrer Schneidekanten zu beheben. In der Regel ist das jedoch mit einer erneuten Verlängerung der Schneidezähne verbunden, weil keine antagonistischen Kontakte bestehen, die eine Elongation verhindern. Zur Vermeidung von Rezidiven ist in der Regel der Kontakt zwischen den Frontzähnen als eine wesentliche Voraussetzung anzusehen.

Auch der Versuch, den geforderten Kontakt durch eine Vorverlagerung des Unterkiefers zu erreichen, ist häufig von Mißerfolgen begleitet. Zum einen bereitet die interferenzfreie okklusale Stabilisierung des Unterkiefers in einer protrudierten Haltung Schwierigkeiten, zum anderen wird diese Manipulation vom Kauorgan bei älteren Patienten nicht akzeptiert. Es entsteht ein „Doppelbiß" oder eine übermäßig große „Long centric", wobei der Bewegungsablauf den Unterkiefer aus einer muskulär adaptierten Haltung umgehend in seine ursprüngliche retrale Kontaktposition führt, wenn das Bewußtsein ausgeschaltet ist. Die Kiefergelenke passen sich beim Erwachsenen dem vorverlagerten Unterkiefer im Wachstum nicht mehr an [98].

Wenn man sich bei der Behandlung des traumatischen Tiefbisses nicht dazu entschließen kann, vorgeschädigte Frontzähne im Ober- und Unterkiefer zu entfernen, bleibt – als Ultima ratio – die kieferchirurgische Korrektur der Stellung der Alveolarfortsätze in Verbindung mit prothetischen Maßnahmen. Im Band 5, S. 314, ist die prothetische Behandlung eines in diesem Sinne vorbehandelten Patienten beschrieben.

Sekundärer Senkbiß. Weitaus häufiger sind die Patienten zu versorgen, bei denen die Extraktion von Seitenzähnen und eine unterbliebene prothetische Versorgung zu einem verstärkten Schneidezahnüberbiß führten, der manchmal auch mit dem Ausweichen der Zähne verbunden sein kann (s. Abb. 1). In anderen Fällen ist das Ausmaß der Veränderung an Abrasionsmarken zu erkennen (Abb. 19). Man sollte sich jeweils vergegenwärtigen, daß mit dem „Senkbiß" nicht nur eine Veränderung der Kieferhaltung in vertikaler Richtung einhergeht, sondern daß damit meist gleichzeitig eine Lageveränderung des Unterkiefers in sagittaler bzw. transversaler Richtung verbunden ist.

Auch bei dieser Patientengruppe ist mit Hilfe eines Aufbißbehelfes zu testen, ob das stomato-

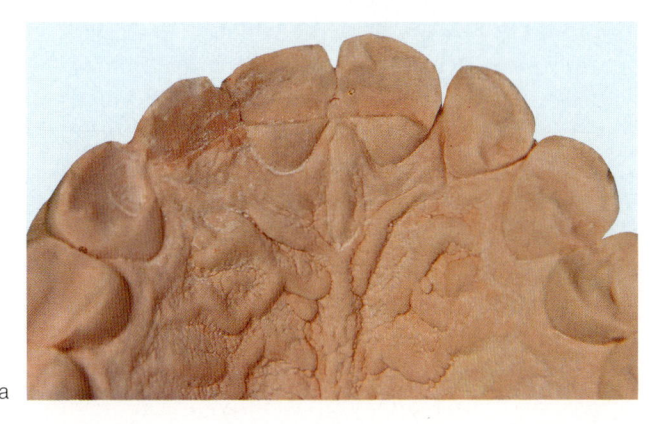

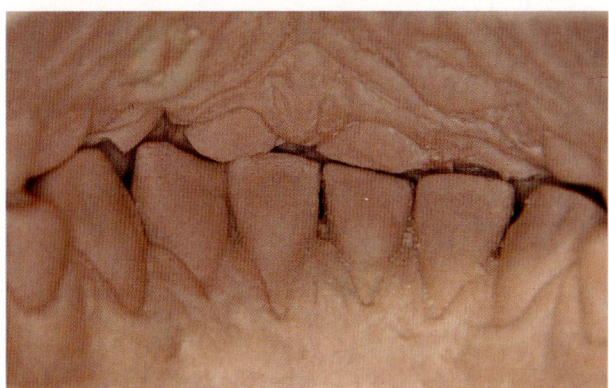

Abb. 19 Abrasionsmarken sind oft gute Hinweise auf das Ausmaß einer sekundären Haltungsänderung des Unterkiefers.
a) Abrasion auf der lingualen Fläche der oberen Schneidezähne.
b) Okklusion aus oraler Sicht.

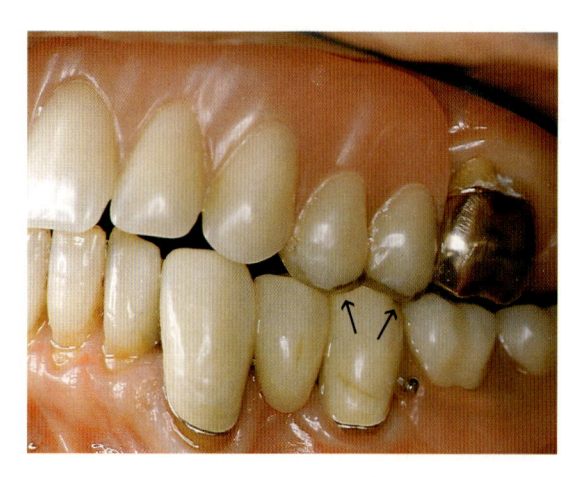

Abb. 20 In einigen Fällen genügt es, eine geplante Haltungsänderung des Unterkiefers mit Hilfe einer umgearbeiteten Prothese zu testen. Dazu kann Kunststoff auf die Ersatzzähne aufgetragen werden (Pfeile).

gnathe System den Umfang der geplanten Rekonstruktion toleriert oder nicht. Zur Vorbehandlung eignen sich nicht nur Aufbißbehelfe, manchmal genügt es auch, eine bereits getragene Prothese derart umzuarbeiten, daß damit die vorgesehene Haltungsänderung des Unterkiefers getestet werden kann (Abb. 20).

Progener Zwangsbiß. Die beschriebenen Vorschläge gelten auch dann, wenn der Unterkiefer aufgrund von Abrasionen und nicht ausgeglichenen Extraktionen in eine progene Haltung abgeglitten ist. Dies besagt jedoch nicht, daß jeder Patient mit progener Bezahnung behandlungsbedürftig ist. Wenn er selbst eine bereits während der Gebißentwicklung gegebene Okklusion nicht als physiognomisch störend oder als Mangel empfindet und die klinische Funktionsanalyse keinen Hinweis auf eine Erkrankung gibt, besteht kein Anlaß, ihn zu behandeln. Es wäre unseres Erachtens eine falsche Interpretation der physiopathologischen Situation des Kauorgans, bei diesen Patienten eine Veränderung der Kieferhaltung anzustreben, wenn der Behandlungserfolg ungewiß ist und nur vorsichtig abgeschätzt werden kann.

Schmelzdefekte und Zahnunterzahl

Bei der kleinen Patientengruppe, die mit Veränderungen im Sinne der *Amelogenesis imperfecta* oder anderen *Schmelzdefekten* zu uns kommt, kann meist deshalb auf eine funktionelle Vorbehandlung verzichtet werden, weil eine gute Anpassungsfähigkeit der Muskulatur und der Kiefergelenke besteht. Bei den noch jugendlichen Patienten sind wir in den meisten Fällen gezwungen, die Retentionsform der klinischen Kronen zu verbessern, weil dies für den Erfolg der definitiven Behandlung entscheidend sein kann. Aus diesen Erwägungen heraus und aus funktionsstabilisierenden Gründen fügen wir festsitzenden Zahnersatz bereits zu einem sehr frühen Zeitpunkt ein. Über die Vorbehandlung und Versorgung einer solchen Patientin wird im Band 5, S. 311 ff., berichtet. Im gleichen Band werden ferner die Möglichkeiten der Versorgung von Jugendlichen mit festsitzendem Zahnersatz diskutiert (s. Bd. 5, S. 202–218).

Ähnliche Kriterien gelten ebenfalls für jugendliche Patienten mit *Zahnunterzahl*, die mit festsitzend-abnehmbarem Zahnersatz versorgt werden müssen. Eine funktionelle Vorbehandlung ist auch bei dieser Patientengruppe in der Regel nicht erforderlich. Hier stellt sich aus prothetischer Sicht schon eher die Frage, zu welchem Zeitpunkt der kleine Patient versorgt werden muß. Da das Verständnis und die Einsicht der Kinder für den Erfolg der Behandlung eine wichtige Voraussetzung sind, schlagen wir den Eltern vor, mit dem Einfügen von Zahnersatz kurz vor dem Einschulungsalter des Kindes zu beginnen. Es ist nicht zu erwarten, daß das Fehlen von Zähnen bei Kindern im Kindergarten von den Gespielen als unnatürlich empfunden wird; ihnen fehlen ja ebenfalls Zähne. Leider sind es oft die Eltern, die bei ihren eigenen Kindern ein psycholabiles Verhalten vorbereiten und dann über die Auswirkungen erschrecken.

Als Beispiel der Versorgung mag die Behandlung eines inzwischen 12jährigen Jungen gelten, dessen abnehmbare Prothese mit teleskopierenden Kronen verankert ist (s. Abb. 31 d).

Fazit

> Es ist davon auszugehen, daß bei dem weitaus größeren Teil der Patienten, deren Kieferhaltung rekonstruiert und deren Kauorgan rehabilitiert werden soll, eine funktionelle Vorbehandlung erforderlich ist. Sie wird in der Regel mit Hilfe von Aufbißbehelfen durchgeführt; in der Ausnahme kann sie durch Umarbeitung bereits getragener Prothesen erfolgen.
>
> Die Aufgabe der funktionellen Vorbehandlung ist es zu testen und abzusichern, daß das Kauorgan die von uns veränderte Kieferhaltung adaptieren wird. Bei guter Disposition des Patienten und anpassungsfähigem Kauorgan ist mit einer durchschnittlichen Behandlungsdauer von 6–8 Wochen zu rechnen.

Weiterer Behandlungsablauf

Nach Abschluß der Vorbehandlung und zu Beginn der definitiven Versorgung ist es sinnvoll, das Kauorgan des Patienten nochmals zu untersuchen. Extra- und intraoraler Befund vermitteln zu diesem Zeitpunkt eine neue Basis, auf der das definitive Vorgehen besser eingeschätzt werden kann. Zu diesem Termin ist das gesamte mastikatorische System schmerzfrei und für die prothetische Versorgung vorbereitet. Jetzt ist es sinnvoll, die alternativen therapeutischen Lösungen nochmals zu diskutieren, die Kostenfrage abzuklären und die nun folgenden Sitzungen mit dem Patienten zu besprechen. Dies ist auch der letztmögliche Zeitpunkt, den Stellenwert der voraussichtlichen Mitarbeit des Patienten, seine Einstellung zu den Zähnen, seine Mundpflege und sein manuelles Geschick mit der geplanten definitiven Behandlung in Einklang zu bringen. Es entscheidet sich endgültig, ob eine relativ einfache Versorgung zweckmäßiger ist oder ob zeitaufwendige Rekonstruktionen die hilfreiche Lösung sind. Durch die richtige Entscheidung bleiben dem Zahnarzt und auch dem Patienten viele Enttäuschungen erspart.

Müssen größere orale Rehabilitationen durchgeführt werden, dann ist neben einer schriftlichen Planung eine exakte Absprache mit dem zahntechnischen Labor und ein gezieltes Vorgehen Conditio sine qua non. Der Ablauf der Behandlungsplanung könnte folgendermaßen aussehen [66]:

- gezielte Anamnese, gezielte Befunderhebung, Schmerzbehandlung
- wenn möglich, bereits zu diesem Zeitpunkt Röntgenaufnahmen und Situationsabformungen
- Anamnese, Zahnreinigung, gründliche Befundaufnahme, Röntgenbefunde, Diagnosen, Auswertung der Befunde mit Modellen, Abschätzung der Prognose
- vorläufige Behandlungsplanung; dies gilt insbesondere für das Konzept der Vorbehandlung (mit möglichen definitiven Therapievorschlägen „im Hinterkopf"); Skizzierung des Behandlungsablaufes, unter Umständen Heil- und Kostenplan zur Vorbehandlung
- Durchführung der Vorbehandlung (s. oben)
- Überprüfung der Ergebnisse der Vorbehandlung, Einschätzung der Mitarbeit des Patienten, Diskussion der geplanten definitiven prothetischen Versorgung, Ausstellen eines definitiven Heil- und Kostenplanes

Definitive Versorgung

Hinweise zur Präparation und Abformung

Die wesentlichen Grundlagen der Präparation, der Abformung und temporären Versorgung von Pfeilerzähnen sind im Band 5, S. 61–129, beschrieben. Da Kronen sich beim definitiven Festsetzen oft verkanten [93, 107], was zu einer erheblichen Verschlechterung des Randschlusses führen kann, sollte eine *Führungsrille*, die in die Präparation einbezogen wird, das Einfügen erleichtern.

Sind stark abradierte Zähne zu präparieren, deren Kauflächen nicht „angetastet" werden können, dient eine „Probebehandlung" im Artikulator dazu, im additiven Verfahren die Zähne aufzubauen: Über das duplizierte Modell wird eine Folie gezogen, die zur Herstellung der temporären Versorgung verwendet werden kann (Abb. 21). Jetzt ist auch der richtige Zeitpunkt zur Bestimmung von Zahnfarbe und Zahnform gekommen.

Ist das Einfügen von mehreren Kronen oder Teleskopkronen geplant, so empfiehlt es sich, eine gemeinsame Einschubrichtung anzustreben. Dabei ist eine Präparation, die parallel zur Zahnachse ausgeführt wird, nur bei regelrecht stehenden Pfeilern möglich.

Vereinfacht dargestellt, wird die Präparation der verschiedenen Abschnitte der Krone durch folgende Kriterien diktiert:

- die Neigung der vestibulären Fläche
  von ästhetischen Gesichtspunkten (im unteren Seitenzahnbereich auch von der Funktion); oft wird verdrängt, daß in der Fluchtlinie der Zahnreihe eine ca. 1,5 mm dicke künstliche Krone kosmetisch befriedigend unterzubringen ist
- die Neigung der oralen Fläche
  von der vermuteten Möglichkeit der Plaqueretention (Krone nicht überkonturieren)
- die approximalen Flächen
  von der Interdentalraumhygiene
- die okklusale Reduktion
  von den Artikulationsbahnen der Höckerspitzen der Gegenbezahnung, der angestrebten Okklusionsebene und dem Okklusionskonzept

Da die Gesunderhaltung der vitalen Pulpa von übergeordneter Bedeutung ist, werden wir bei der Präparation immer wieder gewisse Kompromisse eingehen müssen [52].

Lage und Gestaltung des Kronenrandes werden im Band 5, S. 167 ff., diskutiert [26, 49, 103]. Deshalb

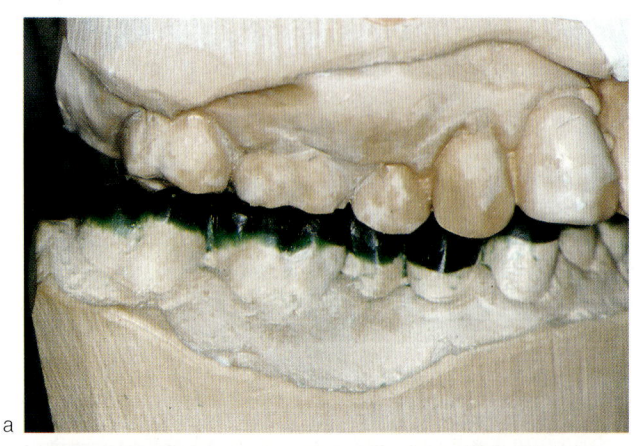

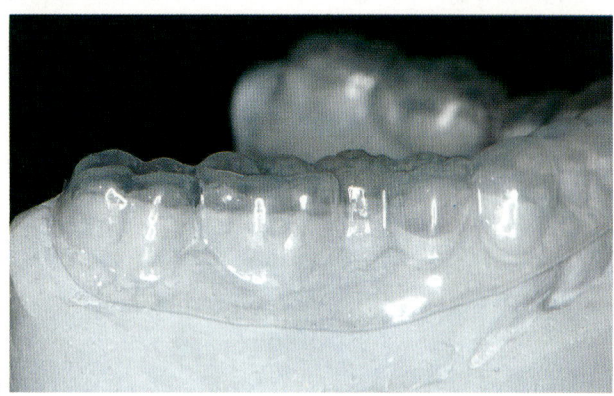

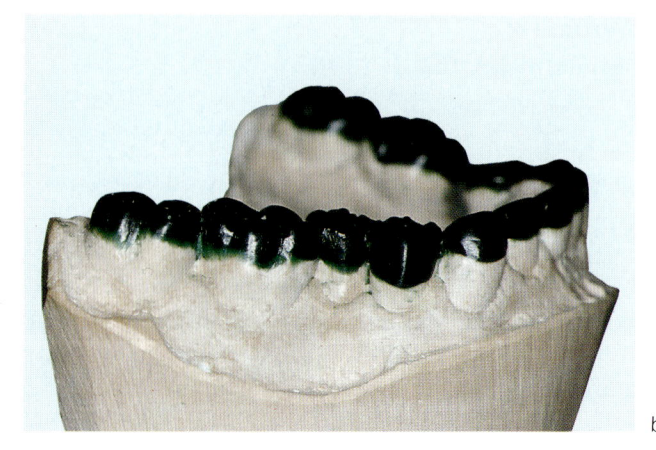

Abb. 21 Sind stark abradierte Zähne zu beschleifen und aufzubauen, ist eine provisorische Versorgung vorzubereiten.

a) Situationsmodelle in der mit dem Aufbißbehelf getesteten rekonstruierten Haltung werden im Artikulator fixiert und die voraussichtliche Kaufläche im additiven Verfahren aufgewachst.
b) Das aufgewachste Modell wird dupliziert und eine Tiefziehschiene darübergezogen.
c) Über das Ausgangsmodell gesetzt, kann die Tiefziehschiene sowohl einen Anhaltspunkt für die zukünftige Höhe des Aufbaus geben als auch als Schablone für die temporäre Versorgung nach dem Beschleifen dienen.

Tabelle 4 Indikation der Lage des Kronenrandes.

supragingival	subgingival
gute Mundhygiene und regelmäßige Kontrolle	nicht verbesserungsfähige, schlechte Mundhygiene
kariesinaktives Gebiß	hohe Kariesanfälligkeit
ausreichende Länge der klinischen Krone	kurze klinische Krone (ungünstige Retention)
im Seitenzahnbereich, eventuell im Frontzahnbereich des Unterkiefers	sichtbarer Gingivalrand bzw. hohe Lachlinie
	subgingivale Karies- oder Füllungsränder (Krone muß gesunde Zahnsubstanz marginal mindestens 1 mm fassen)
	bereits entsprechend präparierte Zähne

sind nur die wesentlichen Gesichtspunkte in Tabelle 4 zusammengefaßt.

Die Schwierigkeit der *Abformung* beschliffener Zähne liegt in der *Darstellung der subgingivalen Präparationsgrenzen,* vor allem deshalb, weil ein

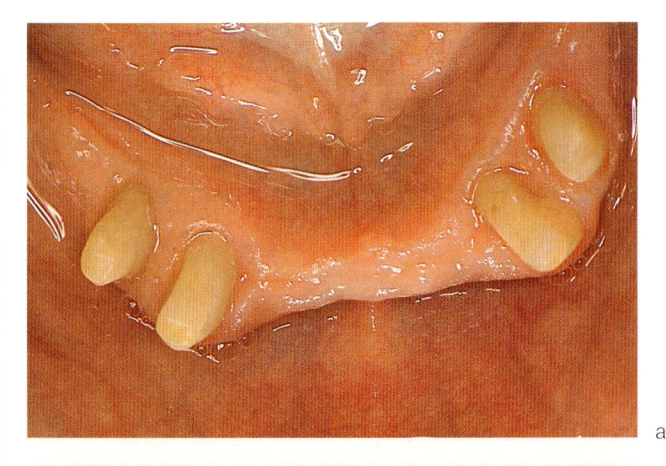

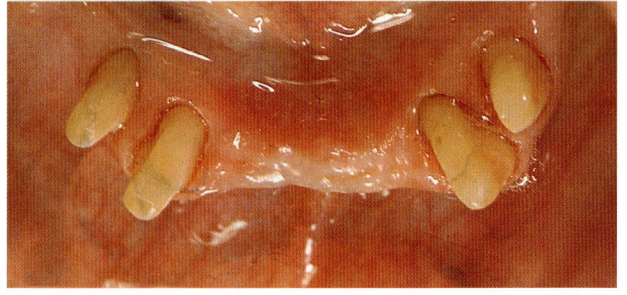

Abb. 22 Mit Hilfe des Elektrotoms wird der Sulkus vor der Abformung eröffnet.
a) Zustand vor der Elektrotomie.
b) Zustand nach der Freilegung der Präparationsgrenzen.

kleiner Bereich unterhalb dieser Grenze ebenfalls vom Abformmaterial erfaßt werden soll. Ein Vorteil besteht bei dem von uns vorgeschlagenen Behandlungsablauf darin, daß unter optimalen Bedingungen die Phase der parodontalen Vorbehandlung abgeschlossen ist und sich die marginale Gingiva in einem entzündungsfreien Zustand befindet.

Nur unter diesen Voraussetzungen hat sich die Benutzung des Elektrotoms zur Sulkuseröffnung bewährt (Abb. 22); ein Verfahren, das – bei sachgerechter Anwendung – meist nur zu geringen Nachschmerzen führt. Allerdings ist nicht auszuschließen, daß die gingivektomierte marginale Gingiva bei der Heilung schrumpft [3, 62], was für den sichtbaren Bereich der Oberkieferzähne nachteilig ist. Deshalb bevorzugen wir insbesondere in diesem Bereich die Verdrängung des Zahnfleischsaumes mit Hilfe von Retraktionsfäden.

Die Verfahren der Abformung für festsitzenden und abnehmbaren Zahnersatz sind auf S. 39 ff. und im Band 5, S. 105 ff., beschrieben.

Hinweise zur Relationsbestimmung

Unterkieferpositionen

Bei der Versorgung teilbezahnter Patienten sind verschiedene Möglichkeiten der Zuordnung des Unterkiefers zum Oberkiefer denkbar (s. S. 55 ff. und 157) [23]. Sie sind in Tabelle 5 aufgelistet und definiert. Ein Konzept der wesentlichen Merkmale der beschriebenen Unterkieferpositionen ist in Tabelle 6 versuchsweise zusammengestellt. Wir sehen heute folgende Indikationen:

Interkuspidationsposition. Bei restaurativen Behandlungen sollte nach unserer Auffassung eine vorhandene maximale Interkuspidationsposition (IKP) immer dann wieder eingestellt werden, wenn die klinische Funktionsanalyse keinen krankhaften Befund ergab; in diesem Fall ist der Patient stomatognath gesund. Diese Haltung des Unterkiefers kann ohne weiteres übertragen werden, wenn die bestehende okklusale Abstützung zwischen den natürlichen Antagonisten eine kippfreie Zuordnung der Modelle ermöglicht. Dazu ist eine okklusale Abstüt-

Tabelle 5 Unterkiefer-Referenzpositionen.

Interkuspidationsposition (IKP)
Es besteht ein maximaler Vielpunktkontakt antagonistischer okklusaler Zahnareale beim Kieferschluß.

Terminale Scharnierachsenposition (TSP)
Die Kondylen des Unterkiefers befinden sich zentriert und nicht forciert in hinterer, oberster, nicht seitenverschobener, nicht distrahierter oder komprimierter Stellung in ihren Gelenkgruben. Voraussetzung ist eine physiologische Beziehung zwischen Kondylen und Disci.

Retrale Kontaktposition (RKP)
Die Okklusion (antagonistische Zahnkontakte) in terminaler Scharnierachsenposition.

„Freedom in centric"-Position (FCP)
Die retrale Kontaktposition läßt einen kleinen Spielraum nach anterior zwischen 0,3–0,8 mm zu (Okklusionsfeld).

Myozentrische Position (MZP)
Die Unterkieferposition, die bei aufrechter Körperhaltung, entspannter und seitengleich innervierter Kaumuskulatur sowie schnellen Schließbewegungen aus der Ruheschwebe heraus eingenommen wird.

Tabelle 6 Merkmale möglicher Unterkiefer-Referenzpositionen.

	IKP	TSP	FCP	MZP
Kondylenlage	nicht definiert	definiert	definiert	nicht definiert
antagonistische Zahnkontakte	berücksichtigt (maximaler Vielpunktkontakt)	nicht berücksichtigt	nicht berücksichtigt	nicht berücksichtigt
Muskelführung	berücksichtigt	nicht berücksichtigt	berücksichtigt	berücksichtigt
Reproduzierbarkeit	ja	weitgehend	mit Einschränkung	nein
natürliches Vorkommen	ca. 80%	ca. 20%	Konzept	Konzept
Problematik der Registrierung	klein	groß	groß	groß
Frontzahnbeziehung	–	unter Umständen problematisch	–	–

zung in mindestens drei Quadranten unumgänglich. Die maximale Interkuspidation ist unter den beschriebenen Voraussetzungen eine physiologische Position, sie läßt sich vergleichsweise problemlos registrieren. Leider sind die beschriebenen Vorbedingungen bei oraler Rehabilitation des Kauorgans nur selten gegeben.

Terminale Scharnierachsenposition. Das Für und Wider der terminalen Scharnierachsenposition (TSP) wurde in den letzten Jahren kontrovers diskutiert. Wir sehen in der RKP eine Kieferhaltung, bei der der Unterkiefer und damit die Kondylen drucklos nach retral und kranial geführt werden, so daß sie gleichzeitig im Zenit und nicht seitenverschoben in den Gelenkgruben stehen. Das entspricht der *retralen Kontaktposition* (RKP), sobald in dieser Gelenkstellung gleichzeitig Zahnkontakte vorliegen. Diese Haltung ist für uns eine *„therapeutische Notposition"*, was besagen soll, daß eine solche Haltung nicht immer einer idealen Position des Unterkiefers gleichzusetzen ist. Wir verwenden sie deshalb, weil praktische Erwägungen dafür sprechen und der Patient keine „bessere" Haltung reproduzierbar einnehmen kann.

Da die Abgleitbewegung zwischen der retralen Kontaktposition und der Interkuspidationsposition bei 80% der Patienten nur 0,5–1 mm beträgt [79] und die Anpassungsfähigkeit des Kauorgans in der Regel sehr groß ist, liegt darin wohl der Grund, warum eine nicht forciert bestimmte TSP von den meisten Patienten ohne Probleme toleriert wird. Die Inanspruchnahme der TSP bei restaurativen Eingriffen hat ferner den Vorteil, daß aus dieser Position heraus geringe Veränderungen der Vertikalrelation im Artikulator ausgeführt werden, ohne daß im Vergleich mit der Okklusion des Patienten wesentliche Verschiebungen der Modelle zueinander damit verbunden sind (s. S. 60).

Myozentrische Position. Die myozentrische Position entspricht einer Haltung, in die der Unterkiefer bei aufrechter Kopfhaltung und entspannter Kaumuskulatur durch die Adduktoren des Kauorgans hineingeführt wird. Die Position gleicht annähernd der maximalen Interkuspidation (s. Bd. 7, S. 123 ff.). Deshalb wird sie von einigen Autoren bevorzugt.

Das Registrieren erfolgt z. B. mit Hilfe des Myomonitor®. Die oft nicht seitengleiche Muskelinnervation, der Spannungszustand, in dem sich Patienten häufiger befinden, eine unklare Kondylenlage und die unzureichende Kontrollierbarkeit der Methode machen es schwierig, dieses Verfahren für die Rekonstruktion der Kieferhaltung zu empfehlen.

„Freedom in centric"-Position. Vom Prinzip her handelt es sich bei der „Freedom in centric"-Position (FCP) um den Versuch, dem Unterkiefer in seiner Interkuspidationsposition eine gewisse „Gleitfreiheit" im Sinne des Okklusionsfeldes zu geben, das SCHUYLER [91] angestrebt und HILDENBRAND [32] sowie ASH/RAMFJORD [2] beschrieben haben. Das gedankliche Konzept strebt eine gleichmäßig ausbalancierte Okklusion zwischen der retralen Kontaktposition und der maximalen Interkuspidationsposition an. Theoretisch entspricht das im Grunde genommen dem nach unserer Auffassung richtigen Konzept. Jedoch befürchten wir derzeit noch zu viele methodische Fehler beim Übertragen des Registrates auf den Artikulator. Vielleicht werden uns eine längere Erfahrung und eine Verbesserung der technischen Grundlagen weiterbringen.

Bestimmung der Kieferhaltung

Die Methodik des Registrierens der Haltung des Unterkiefers zum Oberkiefer wird im Beitrag „Kieferrelationsbestimmung" (s. S. 53 ff.) diskutiert. Es sei nochmals darauf hingewiesen, daß bei der oralen Rehabilitation eine gesicherte Okklusion äußerst selten vorliegt. Muß eine Vorbehandlung durchgeführt werden, dann dient die RKP im Sinne einer „therapeutischen Notposition" als Ausgangsposition. Für die *definitive Behandlung* genügen deshalb in aller Regel Registrate in terminaler Scharnierachsenposition. Die *horizontale Ausgangslage* des Unterkiefers ist damit bestimmt.

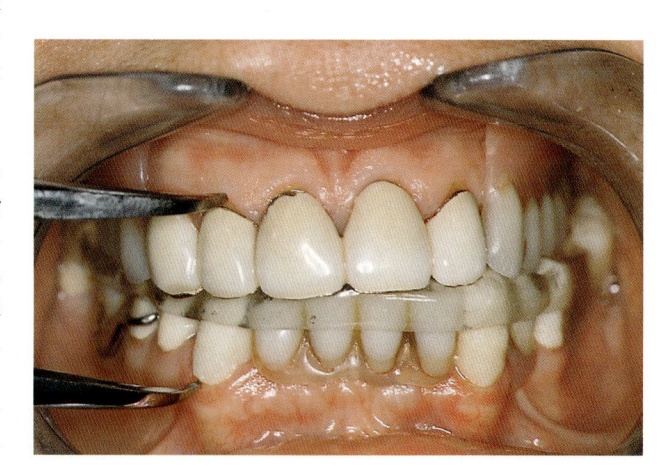

Abb. 23 Die mit Hilfe des Aufbißbehelfes eingestellte Vertikalrelation wird mit einem Zirkel gemessen und dann auf den Artikulator übertragen.

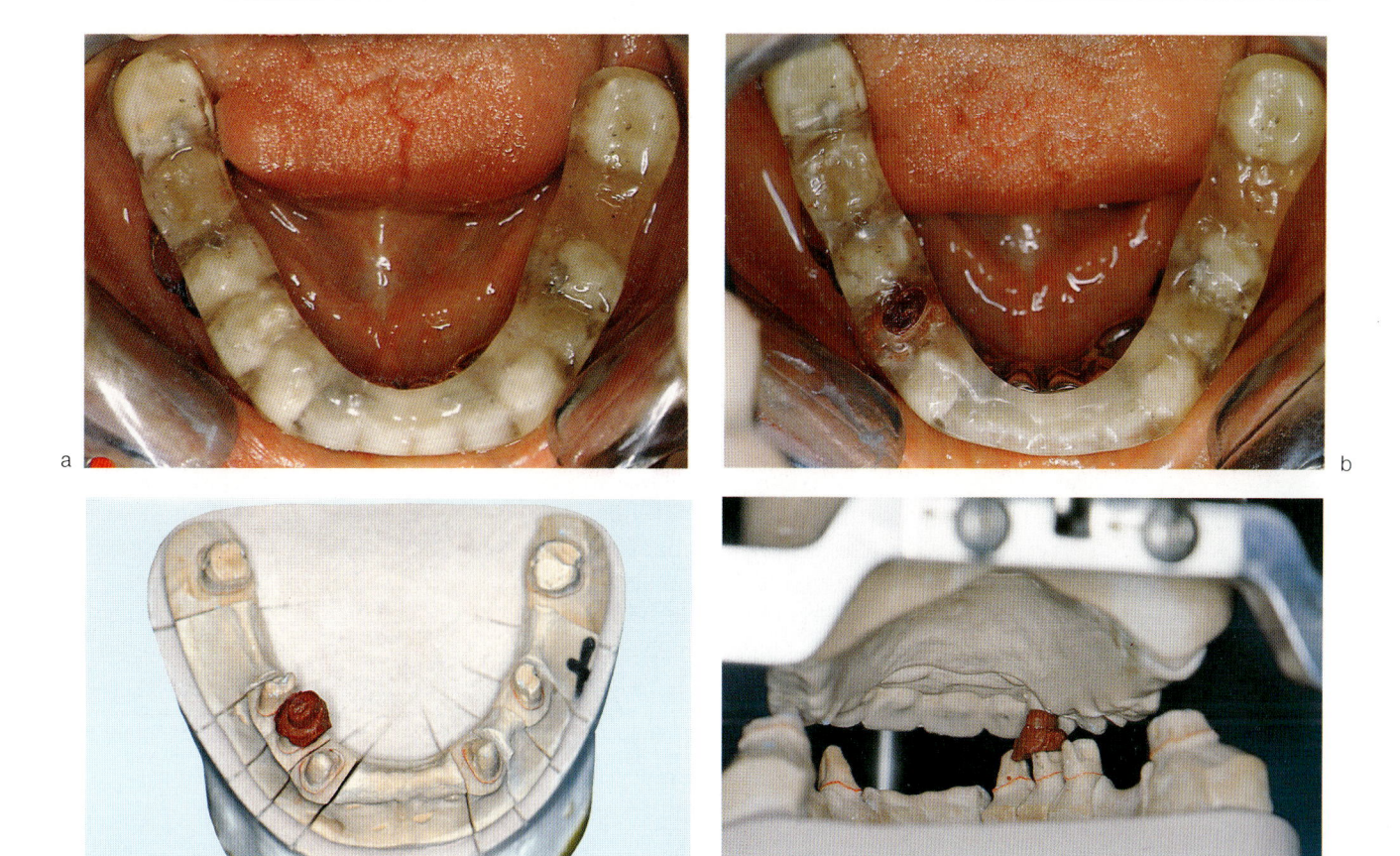

Abb. 24 Übertragung der eingestellten Vertikalrelation mit Hilfe des Aufbißbehelfes und einer thermoplastischen Masse.
a) Aufbißbehelf in situ.
b) Der Aufbißbehelf wurde oberhalb des Stützzahnes 44 ausgeschliffen und in diesem Bereich durch eine „Säule" thermoplastischer Abformmasse ersetzt.
c und d) Die Säule aus thermoplastischer Abformmasse – auf den Modellen montiert – gewährleistet eine sichere Übertragung der vertikalen Distanz.

Die mit Hilfe des Aufbißbehelfes am Patienten getestete *Vertikalrelation* läßt sich meist mit ausreichender Genauigkeit übertragen, indem man an definierter Stelle den Abstand zweier gegenüberliegender marginaler Gingivalsäume bei Kieferschluß mißt und auf den Artikulator überträgt (Abb. 23).

Exakter gelingt es, die Position zu übernehmen, wenn die Aufbißplatte oberhalb eines präparierten Zahnes ausgefräst wird. Diesen Teil kann man dann durch thermoplastische Masse ersetzen. Während des Kieferschlusses formt die Abformmasse jetzt kleine „Säulen", mit deren Hilfe die Bißhöhe im Artikulator justiert werden kann (Abb. 24).

Schwieriger – allerdings nur sehr selten erforderlich – ist es, Positionen des Unterkiefers zu übertragen, die von der terminalen Scharnierachsenposition abweichen. Hier empfehlen wir zunächst, alle Provisorien unter dem Aufbißbehelf zu entfernen, die nicht zu seiner sicheren Fixierung nötig sind. Der entstandene Hohlraum wird dann mit Zinkoxid-Nelkenöl-Paste aufgefüllt (Abb. 25a und b). Die verbliebenen temporären Kronen werden auf gleiche Weise ersetzt. An den wesentlichen Stellen können die antagonistischen Kontakte durch Auftropfen von Aluminiumwachs hergestellt werden. Der so veränderte Aufbißbehelf ist in dem geschilderten Fall das beste Registrat (Abb. 25c und d).

Hinweise zur Auswahl und Einstellung des Artikulators

Die Auswahl des geeigneten Artikulators richtet sich im wesentlichen nach dem Umfang der Behandlung und dem okklusalen Konzept. Zur Restauration umfangreicher Zahnabschnitte reichen in der Regel halbeinstellbare Geräte aus [55, 101, 102]. Auf die Verwendung eines Gesichtsbogens kann man in keinem Fall verzichten. Die Indikationen zum Einsatz von Artikulatoren sind in Tabelle 7 versuchsweise zusammengestellt.

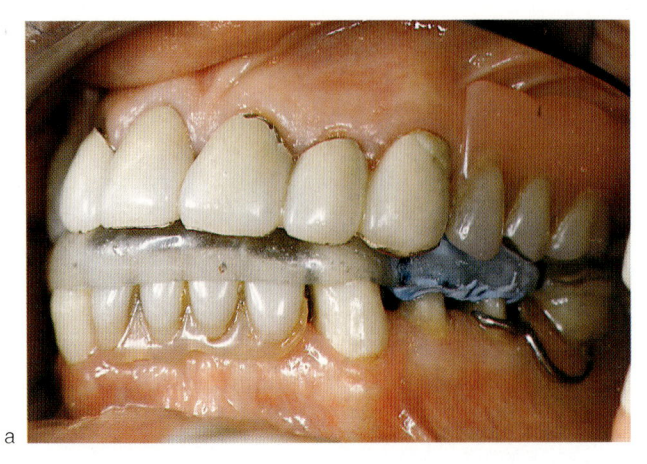

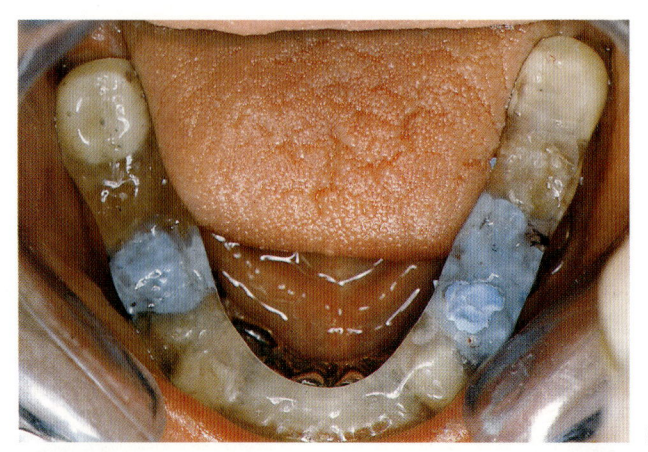

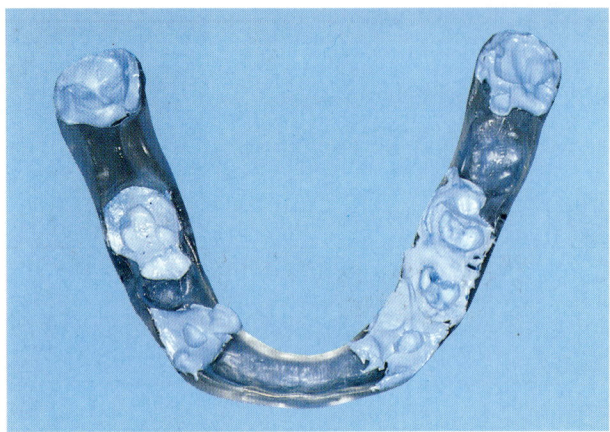

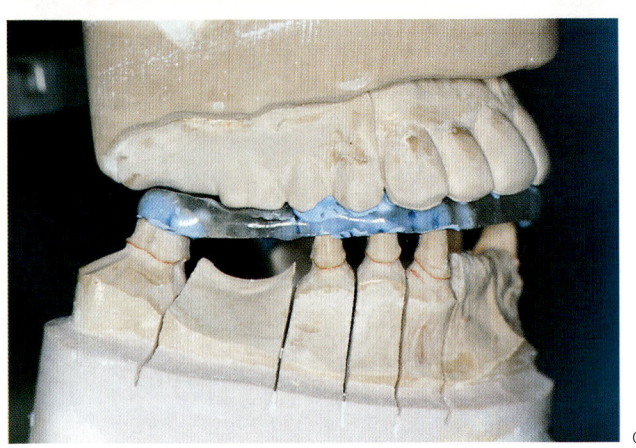

Abb. 25 Übertragung einer von der retralen Kontaktposition abweichenden Kieferhaltung in den Artikulator.

a und b) Nach der Präparation werden die tragenden Teile der Pfeilerzähne mit Hilfe des Aufbißbehelfes und Zinkoxid-Nelkenöl-Masse (Super Bite®) abgeformt.

c und d) Auf diese Weise entsteht ein Registrat, mit dem die Kieferhaltung auf die Modelle und den Artikulator übertragen werden kann.

Tabelle 7 Indikation von Artikulatoren (Versuch einer tabellarischen Zusammenstellung).

Im ausreichend okklusal abgestützten, interferenzfreien und funktionsgesunden Kausystem	Geräte, deren Führung durch die Facetten der natürlichen Zähne gegeben ist, wie z. B.: Schlottergelenk-Okkludator, Biokop®, FGP-Zwillings-Okkludator, FGP-Vertikulator®, Gnathomat®
Bei Frontzahnkronen/-brücken und bei großen Restaurationen mit dem Aufbau einer Front-Eckzahn- oder eventuell Gruppenführung	Geräte, die die Kiefergelenkbewegungen geradlinig berücksichtigen, das Anlegen eines Gesichtsbogens ermöglichen und einen individualisierbaren Frontzahnführungsteller zulassen, wie z. B.: Artex® TS oder A, Condylator®-Modell 6, Dentatus® ARL oder ARA, Panadent®, SAM® 1 oder 2, Whip Mix® u. a.
Bei großen Restaurationen mit dem Aufbau einer Front-Eckzahn- oder eventuell Gruppenführung, wenn ein „Freedom in centric"-Konzept gewünscht wird	Geräte, die die Kiefergelenkbewegungen geradlinig berücksichtigen, das Anlegen eines Gesichtsbogens ermöglichen und einen speziellen Frontzahnführungsteller besitzen: Dentatus ARA ASH®, Hanau® 145-1-2 mit „Long centric"-Inzisalteller u. a.
Bei großen festsitzenden Restaurationen unter Verwirklichung einer Gruppenführung oder einer balancierten Artikulation	Geräte, bei denen die Protrusionsbahn, unter Umständen auch der BENNETT-Winkel und die BENNETT-Lateralbewegung individuell justierbar sind, die mit Gesichtsbogen verwendet werden und eine Individualisierung des Frontzahnführungstellers zulassen, z. B.: Denar®, Panadent®, SAM® 2, Stuart-Computer®, TMJ® u. a.

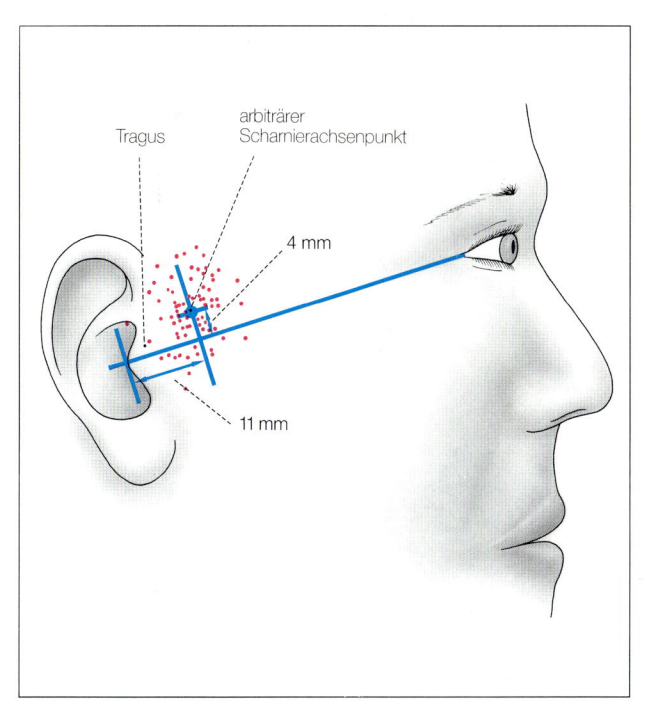

Abb. 26 Festlegen der arbiträren Scharnierachsenpunkte.

Gesichtsbogen

Vom Methodischen wird das Registrieren der terminalen Scharnierachsenposition und der Einsatz eines Gesichtsbogens um so wichtiger, je größer die Bißsperrung während des Registriervorganges ist (s. Bd. 7, S. 127f., und Bd. 9). Die Absenkbewegung, die nach Entfernung des Registrates bis zum Zahnkontakt in einer Scharnierbewegung erfolgt, ist dann im Artikulator und am Patienten vergleichbar; sie entsprechen sich weitgehend.

Können beim Registrieren der TSP dünne Registrate verwendet werden und ist eine Front-Eckzahnführung geplant, so genügt in der Regel die mittelwertige Bestimmung der terminalen Scharnierachsenpunkte. Wir gehen von der Annahme aus, daß der Scharnierachsenpunkt 11 mm vor und 4 mm kranial auf einer Geraden eingezeichnet wird, die den lateralen Augenwinkel mit dem Tragus verbindet (Abb. 26) [100].

Muß die Okklusion während der Registrierung wesentlich mehr als 5 mm gesperrt und soll gleichzeitig eine Gruppenführung oder eine balancierte Okklusion aufgebaut werden, so halten wir das Registrieren des individuellen Scharnierachsenpunktes für unumgänglich. Das gilt auch, wenn bei einem Patienten erhebliche Asymmetrien des Mittelgesichts vorliegen oder abnorm große oder kleine Kiefer zu versorgen sind.

Einstellung der Geräte

Halbeinstellbare Artikulatoren lassen im Gelenkbereich meist eine Individualisierung der sagittalen Gelenkbahn sowie des BENNETT-Winkels zu. Müssen große Kauflächenareale ersetzt werden, dann sind die Ermittlung der Protrusionsbahnneigung am Patienten (Abb. 27) und deren Übertragung auf den Artikulator deshalb sinnvoll, weil sonst mit okklusalen Fehlkontakten im Bereich von etwa 0,3 mm zu rechnen ist [35, 101].

Demgegenüber zeigen Untersuchungen, daß auf die Bestimmung des BENNETT-Winkels dann verzichtet werden kann, wenn er am Artikulator *mittelwertig* auf einen *möglichst großen Wert* fixiert wird (30°) [102]. Aus dieser Sicht sind solche Artikulatoren vorzuziehen, die die Form eines „early side shift" berücksichtigen (SAM 2, Panadent, Condylator).

Die *sagittale Protrusionsbahn* kann entweder durch *extraorale* Verfahren (GERBER-Methode, Axiographie, Pantographie) oder mit Hilfe von *intraoralen* Methoden ermittelt werden (Wachsregistrat, TMJ-Verfahren). Vergleichbar mit den Empfehlungen, die sich auf die Verwendung des Gesichtsbogens und eines bestimmten Artikulators bezogen, ist das methodische Vorgehen davon abhängig, welches Okklusions- bzw. Artikulationskonzept bei der Restauration verwirklicht werden soll.

Ist eine *Front-Eckzahnführung* aufzubauen, so genügt die Einstellung der sagittalen Kondylenbahnneigung mit Hilfe einfacher Wachs-Checkbisse.

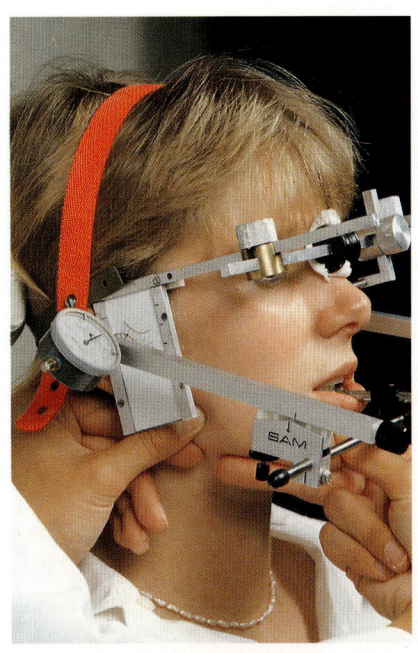

Abb. 27 Aufzeichnung der Protrusionsbewegung beim Patienten mit Hilfe der Axiographie.

Wird eine *Gruppenführung* angestrebt, dann weisen Wachsregistrate bei stark gekrümmten sagittalen Kondylenbahnen unter Umständen Nachteile auf, die zu Ungenauigkeiten bei der Übertragung führen können und später größere Korrekturen erfordern. Hier scheint das axiographische Verfahren in Kombination mit entsprechend einstellbaren Artikulatoren Vorteile zu bieten.

Ist man in sicher seltenen Fällen gezwungen, bei festsitzendem Zahnersatz eine *balancierte Okklusion* anzustreben, so führen aufwendigere Registrierverfahren wie TMJ, Axiographie oder Pantographie in Kombination mit voll einstellbaren Artikulatoren vielleicht zu besseren Resultaten.

Frontzahnführung

Neben dem Versuch, die Führung der Gelenkbahn des Artikulators den Voraussetzungen anzupassen, die bei dem Patienten vorliegen, ist vor der Behandlung die angestrebte Art der Frontzahnführung festzulegen (s.u.) [92]. Die Voraussetzungen über das Procedere sind strittig:

Ist die Überkronung von Frontzähnen geplant und hat der Patient keine Funktionsstörungen, so sollte unseres Erachtens eine vorhandene Frontzahnführung in jedem Fall beibehalten werden. Dies geschieht, indem die gegebenen funktionellen Kontaktverhältnisse der Schneidezähne am halbeinstellbaren Artikulator auf einen individuellen Frontzahnführungsteller aus Kunststoff übertragen werden (Abb. 28). Dem Zahntechniker ist es nur unter dieser Voraussetzung möglich, die Führung der neu gefertigten Kronen entsprechend zu gestalten.

Schwierig wird es dann, wenn eine fehlende oder unzureichende Frontzahnführung der natürlichen Zähne dieses Vorgehen verhindert. In diesen Fällen unterstützen uns neuerdings Verfahren, die zwar gute Hinweise liefern, in unseren Augen aber sicherlich noch nicht ausgereift sind. So erlaubt z.B. das SAM-System mit Hilfe des Axiocomp® und des Artikulators SAM 2 die Herstellung einer Front-Eckzahnführung nach Mittelwerten [95]. Eine weitere Möglichkeit der konkaven Ausgestaltung der oralen Zahnflächen bietet der Contour-Curve-Former® nach KUBEIN-MEESENBURG [64, 65].

Wenn allerdings im frontalen Bereich keine natürlichen Zähne mehr vorhanden sind, die das Einfügen eines festsitzenden Zahnersatzes gestatten, dann richtet sich unser Okklusionskonzept nach den Kriterien, die für schleimhautgelagerte Prothesen gelten (s. Bd. 7, S. 161 ff.).

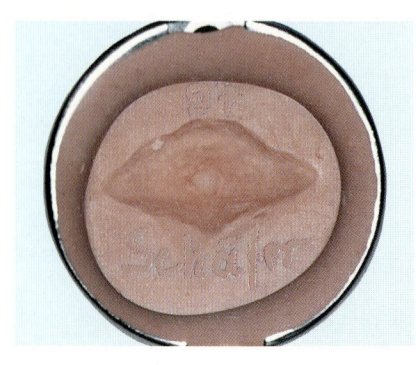

Abb. 28 Bei gegebener Frontzahnführung steuert ein individueller Führungsteller die funktionelle Bewegung im Artikulator.

Wenn die Haltung des Unterkiefers zum Oberkiefer während der oralen Rehabilitation neu festgelegt und die Okklusion restauriert werden muß, sollten ein *Gesichtsbogen* und *halbeinstellbare Artikulatoren* verwendet werden. Eine wesentliche Voraussetzung für eine gute okklusale Adaptation und eine tolerierte Okklusion ist dann die Übertragung der als richtig erkannten und während der Vorbehandlung erprobten Kieferrelation. Dies beweist den entscheidenden Einfluß des exakten Registrates. Weiterhin führt die Einstellung der sagittalen Protrusionsbahn dazu, daß nach der Eingliederung des Zahnersatzes weniger Korrekturen durchzuführen sind. Dagegen genügt es in der Regel, den BENNETT-Winkel am Artikulator auf relativ große Werte einzustellen.

Führung in die Laterotrusion

Im natürlichen Gebiß wird zwischen einer *Front-Eckzahnführung*, einer *Gruppenführung* und einer *balancierten Artikulationsform* unterschieden. Übergänge zwischen diesen Formen kommen vor und werden als physiologisch betrachtet. Ausschließliche Kontakte auf der Mediotrusionsseite (Hyperbalancen) werden dagegen in der Regel als unphysiologisch angesehen.

Über die Häufigkeitsverteilung der Führung des Unterkiefers in den Seitbiß bei Patienten mit natürlichen Zähnen informiert eine an unserer Klinik durchgeführte Studie (Tab. 8) [21]. Als ein Ergebnis der Untersuchung sind einige Tendenzen interessant: So wird z.B. eine Eckzahn- bzw. Front-Eckzahn-geführte Okklusion bei jüngeren Patienten öfter beobachtet als bei älteren Probanden. Bei den über 20 Jahre alten Patienten hat sich die Anzahl der Probanden, die eine gruppengeführte Seitwärtsbewegung aufwiesen, bereits verdoppelt. Dies gilt auch für die Mediotrusions-Balancekontakte, die bei den älteren Patienten häufiger zu beobachten sind.

Tabelle 8 Häufigkeitsverteilung der verschiedenartigen Zahnführungen bei der Laterotrusion im natürlichen Gebiß (n = 558) [21].

	rechts	links
Front-Eckzahnführung	15%	19%
Eckzahnführung	29%	34%
eckzahndominante Führung	23%	16%
Gruppenführung	32%	29%

Wenn möglich, sollte die Führung des Unterkiefers in den Seitbiß, die der funktionsgesunde Patient ursprünglich aufwies, auf den Zahnersatz übertragen werden. Das ist vom Aufwand der Behandlung und von der Anfertigung her gesehen leider nicht immer möglich. Weil die Herstellung des festsitzenden Zahnersatzes mit einer Front-Eckzahnführung am einfachsten ist, wird sie gerne verwendet. Der nach diesem Konzept gestaltete Zahnersatz wird in der Mehrzahl der Fälle auch ohne größere Probleme deshalb adaptiert, weil das Kauorgan sehr anpassungsfähig ist. Lag bei einem Patienten ursprünglich eine Gruppenführung oder eine balancierte Okklusion vor und soll diese aus den obengenannten Gründen in eine Front-Eckzahnführung abgeändert werden, dann kommt man allerdings nicht umhin, die geplante Änderung vorher mit einem entsprechend gestalteten Aufbißbehelf zu testen. Für den Fall, daß die Behandlung dann trotzdem zum Mißerfolg führt, sollte die Neigung der Facetten in ihrer Stärke bereits so gestaltet werden, daß die Facette des Eckzahnes – sozusagen als „zweite Verteidigungslinie" – bis zu einer Gruppenführung abgeflacht werden kann.

Handelt es sich um das Einfügen eines kombiniert *festsitzend-abnehmbaren* Zahnersatzes, so läßt sich eine Front-Eckzahnführung meist nur dann erreichen, wenn die Frontzähne des Ober- und des Unterkiefers durch Kronenersatz aufgebaut werden müssen. In den anderen Fällen stehen bei dieser Art der Versorgung eher die Konzepte der Gruppenführung zur Diskussion.

Eine balancierte Okklusionsform ist unseres Erachtens nur dann anzustreben, wenn der einzufügende Ersatz in der Lagerung und in seiner Ausdehnung als *schleimhautgelagerte Prothese* anzusehen ist. Dies gilt sowohl für totale als auch für subtotale Prothesen. Das Erreichen einer balancierten Artikulation stellt an die Registriertechnik deshalb so hohe Anforderungen, weil möglichst viele antagonistische Facetten über längere Strecken gleichmäßige Kontakte aufweisen sollen. Dies setzt analoge Bewegungsabläufe im Artikulator und am Patienten voraus.

Definitiver Behandlungsablauf

Einleitung

Manchmal liegt es nahe, Unter- und Oberkiefer in verschiedenen Behandlungsphasen, also getrennt, zu versorgen, weil damit eine geringere Beanspruchung des Patienten und des Zahnarztes verbunden ist. Dies gilt auch für die finanzielle Belastung des Patienten. Nach der Versorgung eines Kiefers ist dann eine Behandlungspause möglich.

In bestimmten Fällen ist dieses Procedere auch erforderlich, wenn mit Hilfe des Zahnersatzes eine veränderte Unterkieferposition über längere Zeit beobachtet werden muß. Eine unabdingbare Voraussetzung für das zweizeitige Vorgehen ist die vorherige Begutachtung des Verlaufs der sagittalen und transversalen Kompensationskurven. Sie dürfen keine Abweichungen aufweisen, die später nicht mehr soweit korrigiert werden können, daß optimale Okklusionsverhältnisse gegeben sind. Leider ist diese Forderung bei der Herstellung von kombiniert festsitzend-abnehmbarem Zahnersatz nicht immer zu verwirklichen. Die gleichzeitige Behandlung des Unter- und Oberkiefers ist daher nicht immer zu umgehen.

Kasuistik

Fall 1:
Prothetische Versorgung einer Patientin mit parodontal geschwächtem Gebiß und reduziertem Zahnbestand

Die 56jährige Patientin klagte über „Mundgeruch" und „blutendes Zahnfleisch".
Befund: Direkt verblocktes, mit kombiniert festsitzend-abnehmbarem Zahnersatz vor fünf Jahren versorgtes Restgebiß (Abb. 29a). Der Parodontalstatus wurde im Laufe der klinischen Untersuchung und Funktionsanalyse erhoben (Abb. 29b). Die Röntgenaufnahmen zeigen einen teils horizontalen, teils vertikalen Knochenabbau (Abb. 29c und d). Situationsmodelle dokumentieren den Befund.
Vorbehandlung: Nach Mundhygieneanweisungen, Extraktion der nicht erhaltungsfähigen und Wurzelglättung der verbliebenen Zähne sowie parodontalchirurgischen Eingriffen (Abb. 29e) wurden die kariösen Läsionen versorgt, die Stützzähne nachprä-

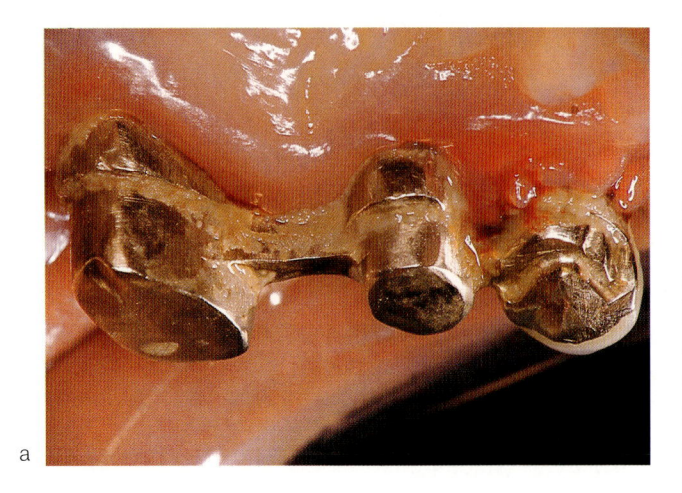

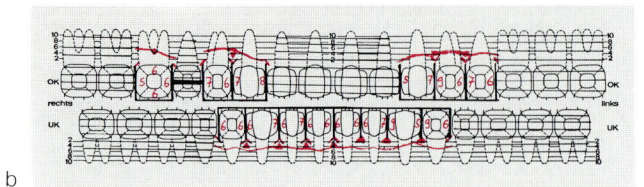

pariert (Abb. 29f) und temporäre Kronen eingefügt (Abb. 29g). Abbildung 29h gibt eine Übersicht über die Verbesserung der Blutungsneigung des Zahnfleisches während der Vorbehandlung (Papillenblutungsindex). Der Parodontalstatus zeigt den Zustand nach der Vorbehandlung (Abb. 29i).

Definitive Behandlung: Nachdem ein relativ günstiger Parodontalbefund erhoben werden konnte, begann die definitive Behandlung mit der Abformung beider Kiefer (Abb. 29j). Dem schlossen sich die Einprobe der Primärteleskope und eine funktionelle Abformung an (Abb. 29k und l). Die entsprechenden Modelle wurden schädelbezüglich im Artikulator fixiert (Abb. 29m). Es folgten die Relationsbestimmung und die Anprobe des Zahnersatzes. Drei Wochen nach Beginn der prothetischen Versorgung wurde ein festsitzend-abnehmbarer Zahnersatz in den Ober- und Unterkiefer eingefügt (Abb. 29n). Abbildung 29o zeigt den parodontalen Zustand nach fünf Jahren.

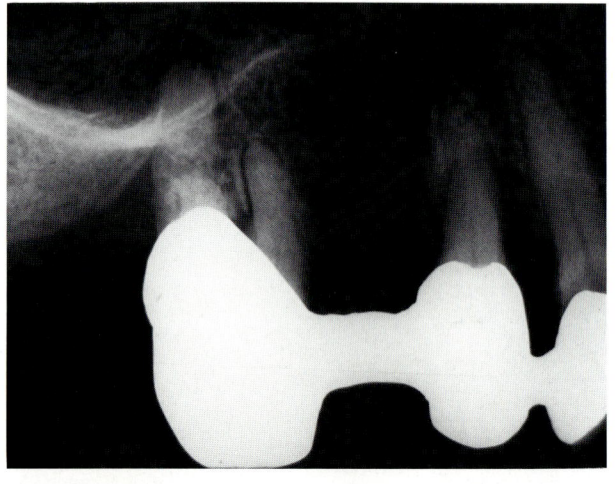

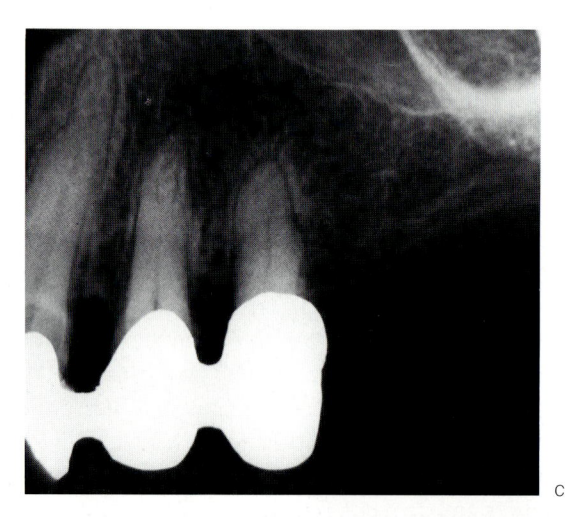

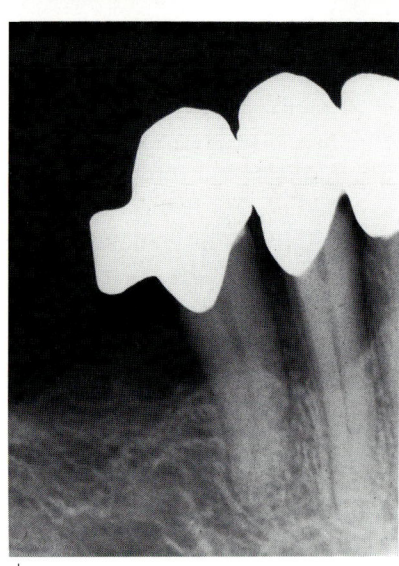

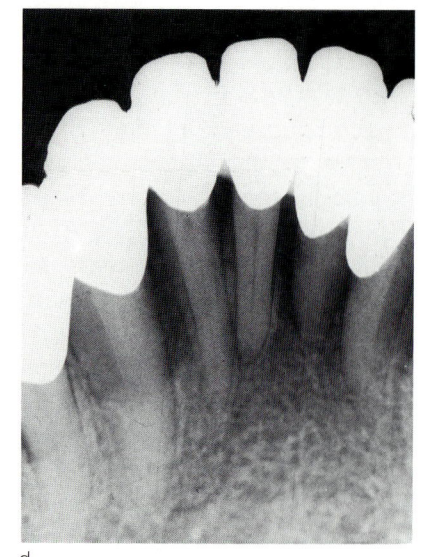

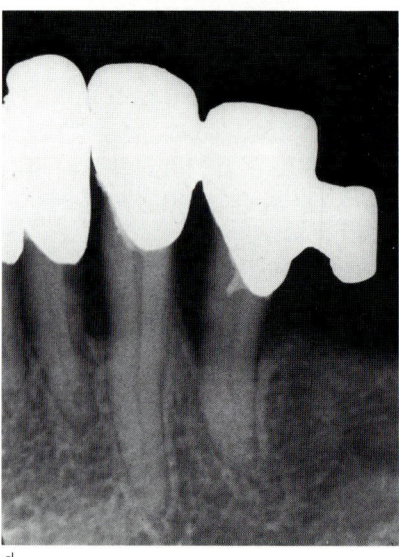

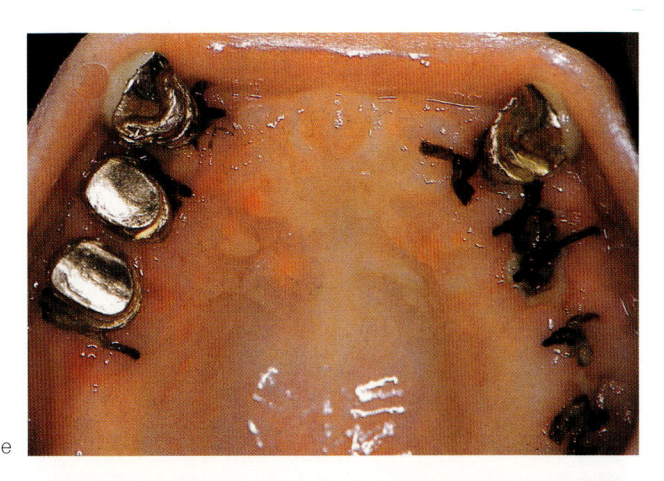

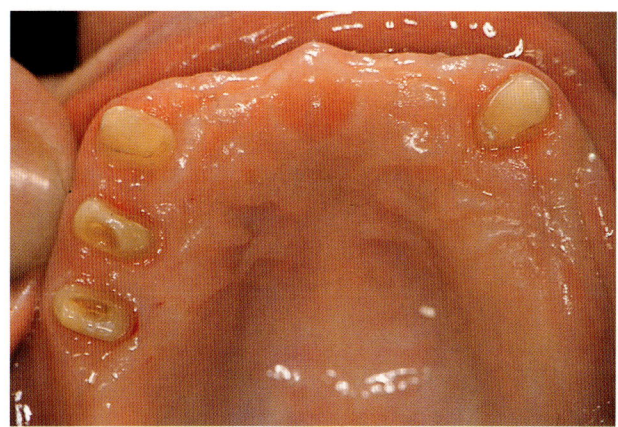

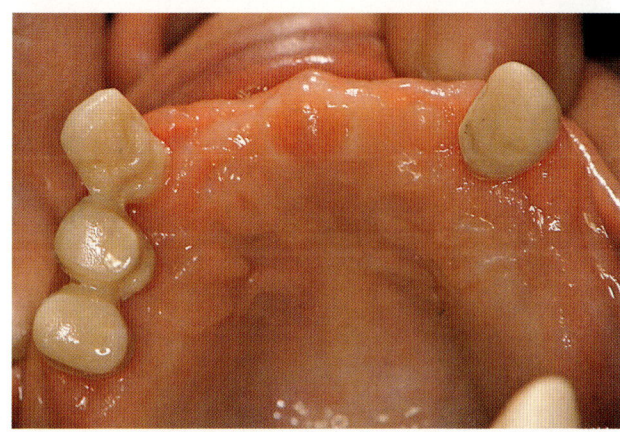

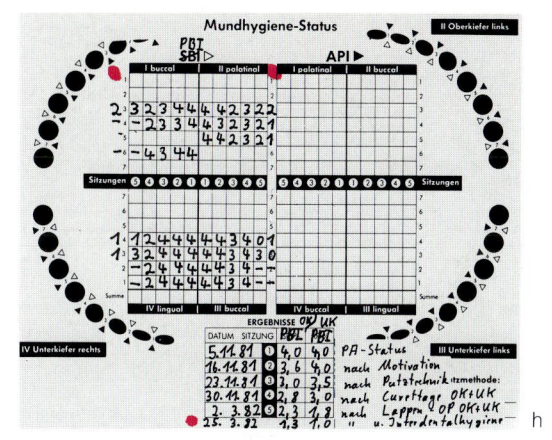

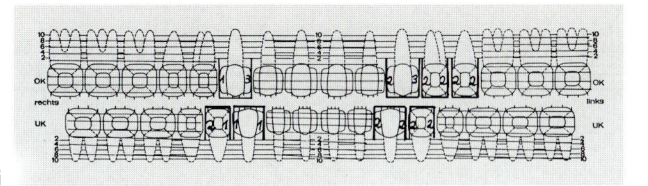

Orale Rehabilitation mit festsitzend-abnehmbarem Zahnersatz

Abb. 29a–o
Prothetische Versorgung eines reduzierten und parodontal geschwächten Gebisses bei einer 56jährigen Patientin.

◁ a) Die unzureichende Mundhygiene der Patientin hat zu massiver Plaqueanlagerung an den Zähnen und zur Entzündung der Gingiva geführt.
◁ b) Parodontalstatus als Ausgangsbefund.
◁ c und d) Röntgenbefund bei Behandlungsbeginn: Bei den Zähnen 16 und 14 (c) sowie bei einigen unteren Frontzähnen (d) bestehen erhebliche parodontale Einbrüche.
e) Die Extraktion der Zähne 16 und 14 erfolgte im Rahmen einer Lappenoperation: Zustand eine Woche nach dem Eingriff (Spiegelbild).
f) Situation nach der Präparation.
g) Temporäre Versorgung (festsitzender Teil) im Oberkiefer.
h) Die während der Vorbehandlung wiederholt vorgenommene Messung des Papillenblutungsindexes zeigt eine erhebliche Verbesserung der parodontal-gingivalen Verhältnisse.
i) Drei Monate nach der Vorbehandlung hat sich der parodontale Zustand stabilisiert.
j) Hydrokolloidabformung der Pfeilerzähne im Oberkiefer.
k) Einprobe der Primärteleskope.
l–o) Siehe folgende Seite.

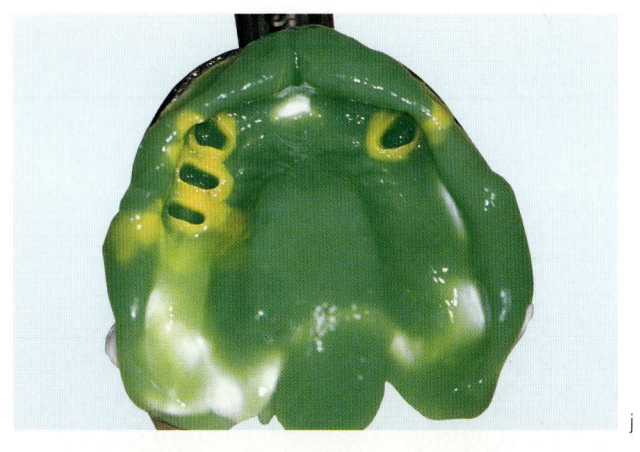

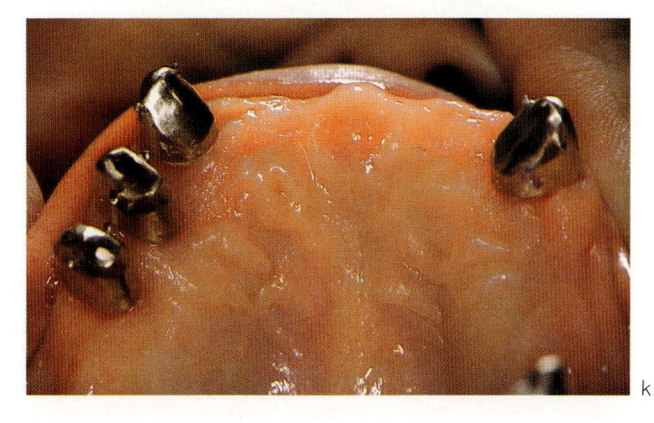

Abb. 29 l–o

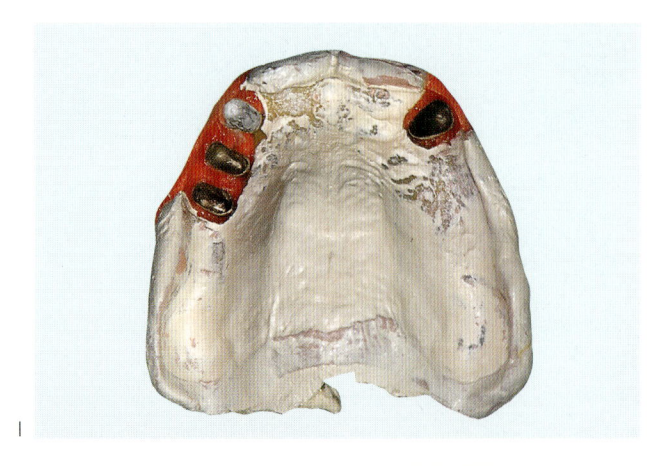

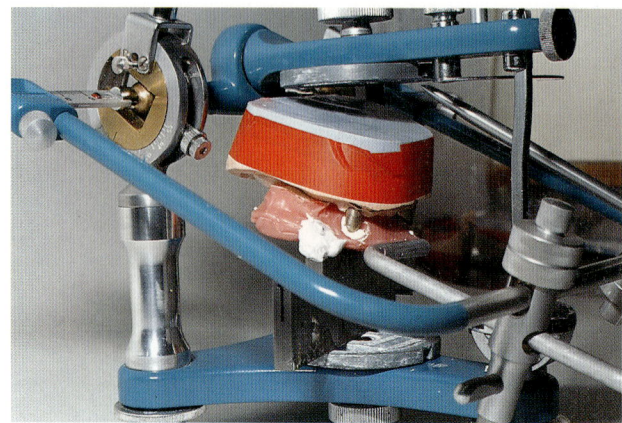

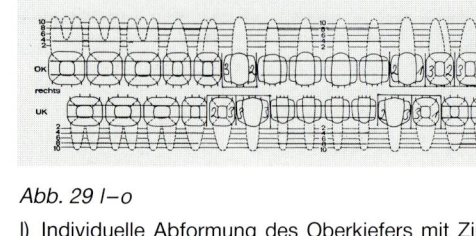

l) Individuelle Abformung des Oberkiefers mit Zinkoxid-Nelkenöl-Paste sowie Fixation der Primärteleskope mit Kunststoff.
m) Vor dem Montieren wird das Oberkiefermodell im Artikulator auf der Bißgabel des Gesichtsbogens adaptiert.
n) Die kombiniert festsitzend-abnehmbare Restauration ist definitiv eingegliedert.
o) Der bei einer Kontrollsitzung nach fünf Jahren erhobene Parodontalbefund zeigt die erfolgreiche Mitarbeit der Patientin.

Fall 2:
Prothetische Versorgung eines Patienten mit stark abradiertem Gebiß

Den 50jährigen Patienten störte das Aussehen der teilweise stark abradierten Zähne (Abb. 30a). Noch mehr belastete ihn deren Temperaturempfindlichkeit bei der Nahrungsaufnahme.
Befund: Die klinische Funktionsanalyse ergab keinerlei Hinweise auf eine Dysfunktion. Die Kiefergelenke rollten normal ab und waren nicht druckempfindlich. Auch die Muskeln reagierten bei der Palpation nicht auf Druck. Es bestanden wenige kariöse Läsionen. Der parodontale Befund entsprach dem Alter des Patienten. In dem vor vielen Jahren versorgten Gebiß waren keine Extraktionen erforderlich: Als behandlungsbedürftig erwiesen sich die sekundär veränderte Kieferhaltung und die teilweise ganz erheblich muldenförmig abradierten Zähne (Abb. 30b und c).
Vorbehandlung: Während des Testens der voraussichtlich zu konstruierenden Kieferhaltung mit Hilfe einer Aufbißplatte wurde eine parodontale Vorbehandlung durchgeführt und der Patient mit den Mundhygieneanweisungen vertraut gemacht.

Es ergaben sich keinerlei Schwierigkeiten während der Vorbehandlung. Die mit dem Aufbißbehelf eingestellte Kieferhaltung wurde toleriert, so daß bereits nach sechs Wochen mit der definitiven Behandlung begonnen werden konnte.
Definitive Behandlung: Das Beschleifen und der Aufbau der abradierten Zähne erfolgten mit Hilfe von teils parapulpären, teils gegossenen endodontischen Stiften. Die Höhe der Aufbauten wurde im Artikulator erprobt und mit Hilfe einer Tiefziehschiene festgelegt (Abb. 30d). Die Kieferhaltung wurde in terminaler Scharnierachsenposition registriert und die Vertikalrelation mit Hilfe des Aufbißbehelfes übernommen (s. S. 215 und Abb. 25).

Die Abbildungen 30e–g zeigen die Versorgung mit festsitzend-abnehmbarem Zahnersatz ein Jahr nach der Eingliederung.

Fall 3:
Prothetische Versorgung eines Kindes nach Tumoroperation

Bei dem inzwischen 13jährigen Jungen mußte im Alter von vier Jahren ein Tumor entfernt werden. Die prothetische Behandlung war aus physiognomi-

Orale Rehabilitation mit festsitzend-abnehmbarem Zahnersatz

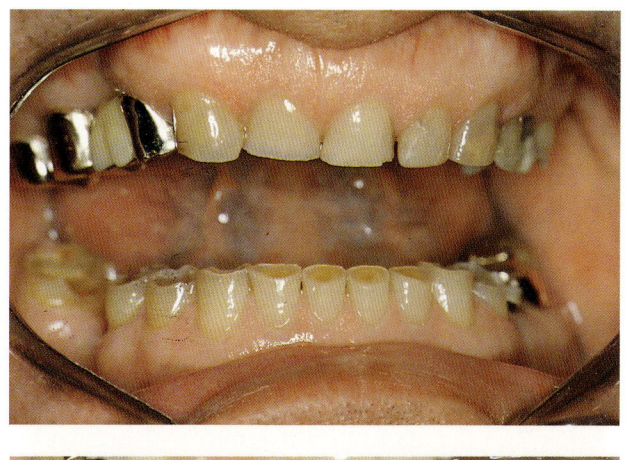

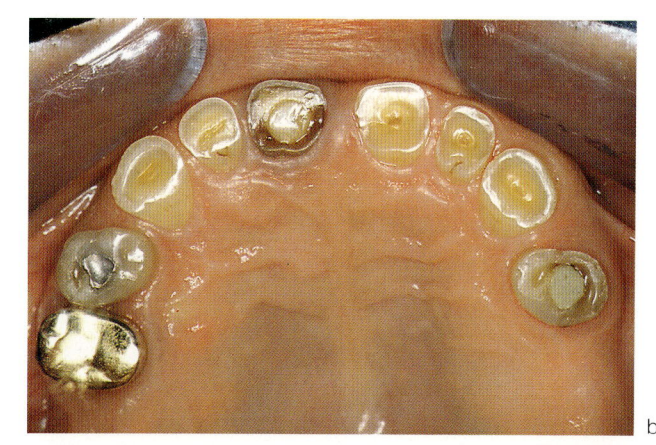

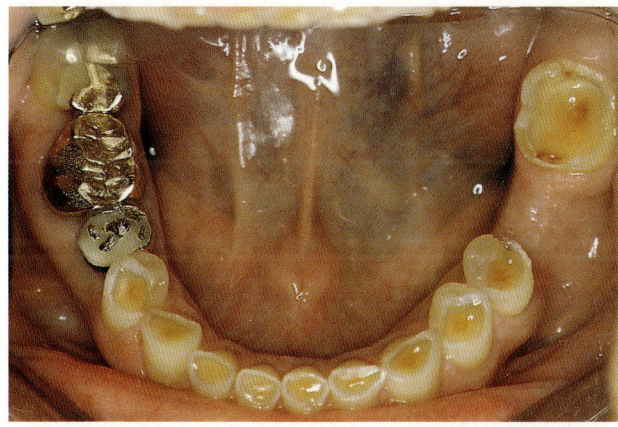

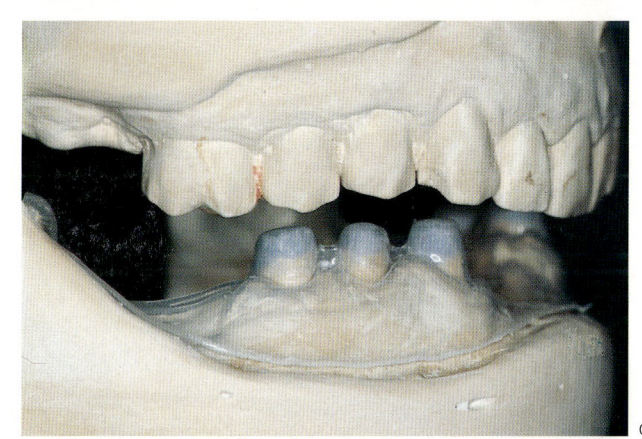

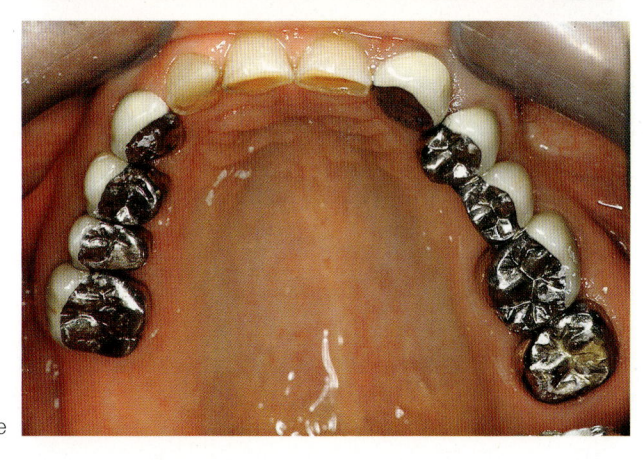

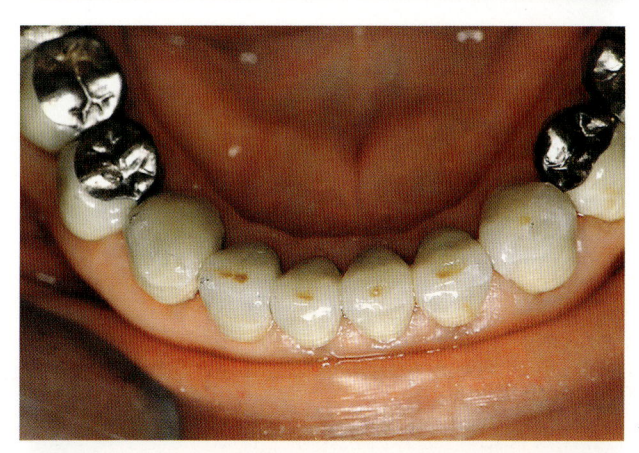

Abb. 30 Prothetische Versorgung eines stark abradierten, weitgehend bezahnten Gebisses bei einem 50jährigen Patienten.

a) Ausgangsbefund.

b und c) Muldenförmige Abrasionen im Ober- und Unterkiefer haben nicht nur zu einer Veränderung der Kieferhaltung, sondern auch zur Gefährdung der Pulpen der natürlichen Zähne geführt.

d) Im Zuge der Vorbehandlung werden die Pfeilerzähne im Artikulator versuchsweise aufgebaut (blaue Anteile des Modellstumpfes) und ihre ungefähre Höhe festgelegt. Mit Unterstützung einer Tiefziehschiene gelingt es, bei der definitiven Versorgung im Mund entsprechende topographische Verhältnisse herzustellen.

e–g) Zustand nach der definitiven Versorgung: Das Ausmaß der Veränderung zeigt sich im Vergleich mit der Abbildung 30a.

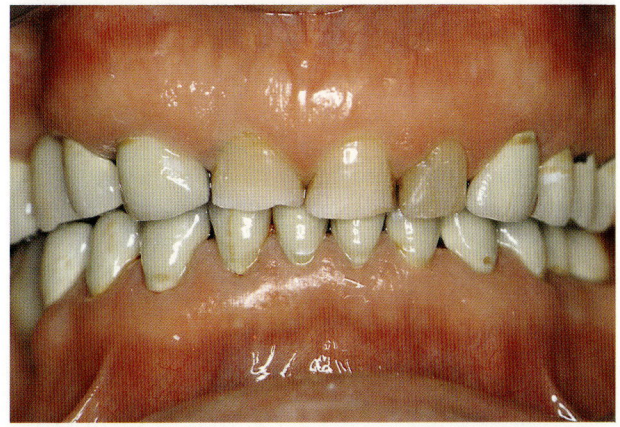

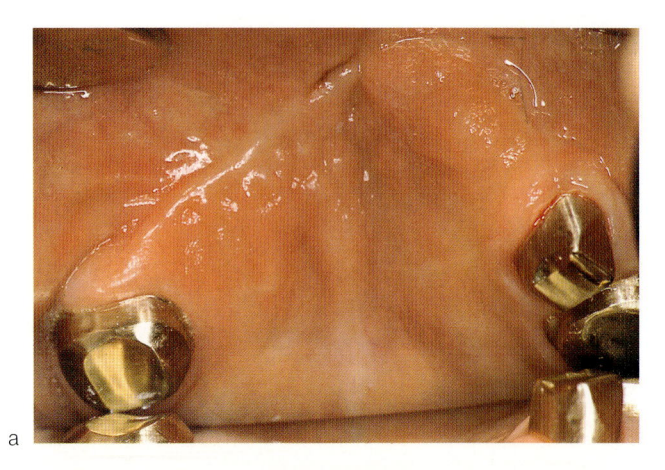

Abb. 31 Restauration der Kieferhaltung mit Hilfe eines festsitzend-abnehmbaren Zahnersatzes bei einem Jugendlichen nach Tumoroperation.

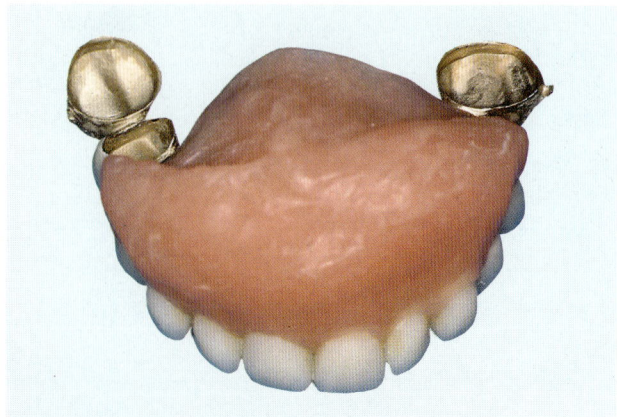

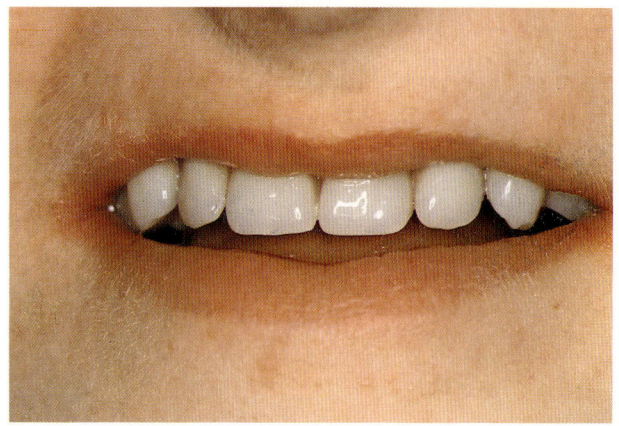

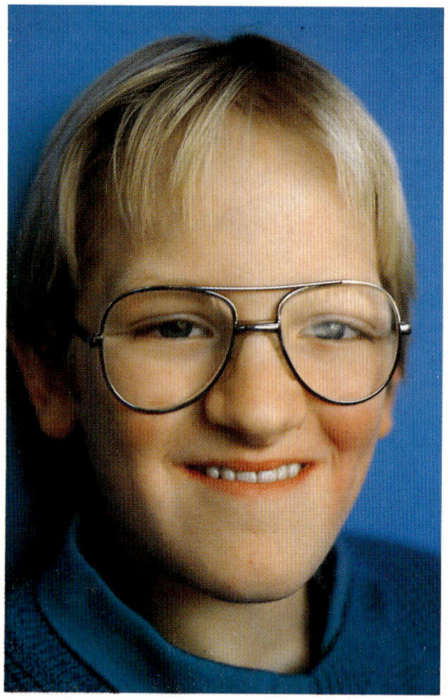

a) Teilbezahnter Oberkiefer. Das Restgebiß ist mit Resilienzteleskopen versorgt.
b) Defektprothese mit Sekundärteleskopen.
c und d) Patient mit eingefügter Prothese.

schen, sprachfunktionellen und kaufunktionellen Gründen erforderlich.

Vorbehandlung: Kurz vor der Einschulung wurde dem Patienten eine Interimsprothese eingefügt, die gleichzeitig den endgültigen Durchbruch des Zahnes 15 mit einer schiefen Ebene steuerte.

Definitive Behandlung: Da nur noch drei Zähne, nämlich beidseits die zweiten Molaren im Oberkiefer und der zweite Prämolar auf der rechten Seite, vorhanden waren und zudem ein ausgedehnter Defekt des knöchernen Anteils des Oberkiefers ersetzt werden mußte, konnte eine Verankerung des festsitzend-abnehmbaren Zahnersatzes nur mit Hilfe von Teleskopen erfolgen (Abb. 31 a und b).

Bei der gegebenen Stellung der natürlichen Zähne im Unterkiefer gelang es nicht, eine optimale Okklusion mit Hilfe der subtotalen Prothese im Oberkiefer herzustellen. Der physiognomische Aspekt (Abb. 31 c und d) und die funktionelle Verbesserung können – bei den gegebenen Voraussetzungen – als befriedigendes Behandlungsergebnis angesehen werden.

Einfügen

Bei der Einprobe muß zunächst die Paßform der Kronen untersucht werden. Mit der *„Silikon-Probe"* können

– Sitz und Paßform überprüft werden: durchgedrückte Stellen weisen auf eine vorzeitige Berührung der Krone mit dem präparierten Pfeiler hin; dies erleichtert die Korrektur
– die Paßgenauigkeit am Kronenrand dargestellt und überprüft werden: das Abformmaterial muß in diesem Bereich gleichmäßig dünn weggedrückt werden

Vorgehen. Das leichtfließende Silikon (Xantopren®) wird in die trockene Krone gefüllt und auf den feuchten Stumpf gedrückt. Nach dem Abbinden des kondensationsvernetzenden Materials, das durch die Zugabe von Katalysator beschleunigt wird, kann die Krone entfernt und das Abformmaterial begutachtet werden (Abb. 32a). Jetzt gelingt es, die Innenwand der Krone im Bereich der durchgedrückten Stellen durch gezieltes Abfräsen zu entlasten, die Krone rutscht bei der nächsten Probe tiefer, der Randschluß wird verbessert (Abb. 32b). Die gleiche Funktion erfüllt „Tipp-Ex®"-ähnliches Farbpulver oder Guttapercha, die mit einem Lösungsmittel verflüssigt werden. Das Vorgehen ist auf S. 187 beschrieben. Es gibt uns jedoch keinen Hinweis auf die Randschlußdichte und kann daher die „Silikon-Probe" nicht ersetzen.

Die richtige Länge des Kronenrandes und seine Dimensionierung werden mit einer Häkchensonde ringsherum am Präparationsrand überprüft. Über- und Unterkonturierungen sind zu korrigieren. Die Kontrolle der approximalen Kontakte erfolgt mit Hilfe von Zahnseide; es ist wichtig, daß der Patient die Interdentalräume gut reinigen kann (Sonde soll dazwischenpassen).

Erst wenn die Kronen exakt auf ihren Stümpfen aufgepaßt sind, werden zunächst die Interkuspidationsposition und anschließend die exzentrischen Bewegungen kontrolliert und korrigiert. Es empfiehlt sich, eine Krone nach der anderen einzuschleifen und nicht alle gleichzeitig im Mund zu belassen.

Die Paßgenauigkeit des abnehmbaren Ersatzes kann im Bereich seiner Basis ebenfalls mit leichtfließenden Silikonmassen kontrolliert werden. Dies gilt auch für die richtige Lage des Sublingual- bzw. des Transversalbügels im Oberkiefer.

Erst wenn diese Kontrollen vollzogen sind, erfolgt die okklusale Justierung des abnehmbaren Teils der kombiniert festsitzend-abnehmbaren Prothese. Bei subtotalen, teleskopierend verankerten Prothesen ist es günstig, den abnehmbaren Teil ohne die Innenteleskope auf Lagestabilität und richtige Randlänge im Mund zu kontrollieren, bevor der Zahnersatz definitiv eingefügt wird.

Probetragen. Eine temporäre Eingliederung von festsitzenden Teilen der Rekonstruktion kann mit Hilfe von provisorischem Zement, meist auf Zinkoxid-Nelkenöl-Basis, geschehen. Über die Vor- und Nachteile einer probeweisen Eingliederung von Zahnersatz informiert Tabelle 9. Hinweise finden sich auch im Band 5, S. 178 ff. Wegen der Nachteile beschränken wir das Probetragen von festsitzend-abnehmbarem Zahnersatz auf die Fälle, die weiter überwacht werden müssen, weil sie eventuell einer Korrektur bedürfen.

Remontage

Die Remontage erlaubt die Kontrolle und Korrektur des bereits fertiggestellten Zahnersatzes nach erneuter Relationsbestimmung im Artikulator. Sie gestattet es, herstellungs- bzw. okklusionsbedingte Paßungenauigkeiten direkt vor dem Zementieren außerhalb des Mundes zu korrigieren und gezielter einzuschleifen (s. Bd. 7, S. 199–218).

Zu der Remontage wird ein neues Registrat in der terminalen Scharnierachsenposition benötigt, mit dem ein Kiefer dem anderen erneut im Artikulator

Tabelle 9 Vor- und Nachteile des temporären Zementierens von Restaurationen.

Vorteile
Überprüfung der Akzeptanz und der Adaptation (ästhetisch und funktionell)
Möglichkeit der späteren Remontage
Zugriffsmöglichkeit auf die Zähne bleibt erhalten
Überprüfung der Werkstoffqualität
Abwarten bei Schwierigkeiten in der Lautbildung

Nachteile
unbeobachtetes Lösen einzelner Kronen mit folgender, rascher Entkalkung und Zerstörung des Pfeilers (Pulpitis); Gefahr des Verschluckens
unter Umständen Beschädigung der Krone beim Entfernen; Gefahr der Extraktion des Zahnes beim Entfernen (reduziertes Parodontium)
unter Umständen Entfernung nicht mehr möglich
Gefahr der Dentinfraktur bei der Entfernung
Arbeit ist nicht definitiv eingefügt (Abrechnung)

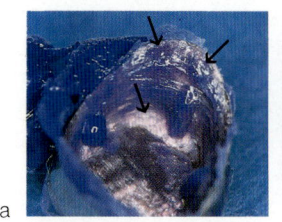

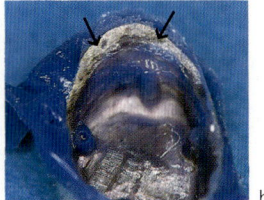

Abb. 32 „Silikon-Probe".
a) Innenwand der Krone nach der „Silikon-Probe": Bereiche, die sich vorzeitig berühren, sind „durchgedrückt" (Pfeil).
b) Durch eine gezielte Korrektur wird der Randschluß verbessert. Die Dichte läßt sich abschätzen; dies zeigt die Kontrolle (Pfeil).

zugeordnet werden kann [4]. Eine wichtige Voraussetzung ist allerdings, daß keine Differenzen zwischen dem Sitz des Zahnersatzes auf dem Modell und im Mund bestehen. Bei Differenzen sollten eine Überabformung erfolgen und neue Modelle hergestellt werden, bevor die Relationsbestimmung und Remontage erfolgen kann. Wegen des damit verbundenen Aufwandes versuchen wir, die Remontage bei kombiniertem Zahnersatz zu umgehen. Stellt sich bei den Einproben heraus, daß die Bißlage nicht richtig gewählt wurde, dann ist es sinnvoll, die Korrektur mit Hilfe eines neuen Registrates durchzuführen, bevor die Arbeit fertiggestellt wird.

Leider beruht die Notwendigkeit zur Korrektur der Kieferrelation nicht nur auf methodischen oder zahntechnischen Mängeln. Es wird auch beobachtet, daß sich die „Bißlage" am Patienten nach dem Einfügen des Zahnersatzes ändern kann: Der definitive Zahnersatz wirkte als therapeutisches Instrument. In diesem sicher seltenen Fall sind wir gezwungen, alle Behandlungsabschnitte bis zur „Relationsbestimmung" zurückzugehen und erneut zu beginnen.

Zementieren

Beim definitiven Zementieren der Kronen wird wie folgt vorgegangen [10, 93]:

– vorsichtige Reinigung der Stümpfe, eventuell mit Gummikelch und Zahnreinigungspaste zur Plaqueentfernung
– Desinfektion mit Chlorhexidindigluconat 0,2% oder Tubulicid®
– portionsweises, langsames Anrühren von feinpulvrigem Phosphatzement auf dicker, kalter Glasplatte zu zähsahnig, fadenziehender Konsistenz
– Einfüllen des Zementes in die sandgestrahlte Kroneninnenfläche, unter gleichmäßiger Bedeckung der Wände und der Okklusalfläche
– Trocknen des Stumpfes mit ölfreiem Luftstrom intervallweise für ca. 10 Sekunden tangential zu den Präparationsflächen
– Einfügen des Zahnersatzes unter zunehmend kräftigem (!) Druck
– Entfernen der Zementreste nach der vollständigen Abhärtung

Es empfiehlt sich immer, nur wenige Kronen gemeinsam zu zementieren; dies gilt auch für die teleskopierende Verankerung. Auf diese Weise werden die Fehlerquoten der „sensiblen" Paßungenauigkeiten zwischen dem Übergang der Krone zum Zahn zumindest herabgesetzt.

Pflege und Nachsorge

Nach dem Einfügen muß mit dem Patienten das Herausnehmen und das Einfügen des Zahnersatzes geübt werden. Die Pflege der abnehmbaren Prothese und des festsitzenden Zahnersatzes wird demonstriert. Ferner wird der Patient auf die Notwendigkeit der Nachkontrolle hingewiesen, die zur Beseitigung von Druckstellen bzw. Korrekturen der Okklusion erforderlich ist (unter Umständen sekundäre Remontage!). Auch wird die zu empfehlende Trageweise (nachts?) abgesprochen.

Nach der Adaptationsphase sind regelmäßige Kontrolluntersuchungen in Abständen zwischen drei und zwölf Monaten erforderlich; dies kann nicht genug betont werden [12, 13, 16, 17, 25, 27, 51, 59, 61, 77, 81, 97].

Literatur

[1] Aeschbacher, A., Brunner, Th.: Die abnehmbare Teilprothese – eine Literaturübersicht. Schweiz. Mschr. Zahnheilk. 88 (1978), 234.
[2] Ash, M.M., Ramfjord, S.P.: An introduction to functional occlusion. Saunders, Philadelphia 1982.
[3] Azzi, R., Tsao, T.F., Carrauza, F.A., Kenney, E.B.: Comparative study of gingival retraction methods. J. Prosth. Dent. 50 (1983), 561.
[4] Bauer, A., Gutowski, A.: Gnathologie. Quintessenz, Berlin 1975.
[5] Bergman, B.: Periodontal reactions related to removable partial dentures: A literature review. J. Prosth. Dent. 58 (1987), 454.
[6] Böttger, H.: Bißerhöhung und Bißverschiebungen bei Arthropathien und Parodontopathien. Dtsch. zahnärztl. Z. 22 (1967), 807.
[7] Boever, J.A. de: Prinzipien der prothetischen Versorgung nach systematischer Parodontalbehandlung. Quintessenz 11 (1978), Ref. 5851.
[8] Boever, J.A. de: Basis und Grenzen der rationalen Parodontalprothetik. Schweiz. Mschr. Zahnmed. 94 (1984), 355.
[9] Bollmann, F., Halavacek, J.: Die Lage des Unterzungenbügels. Dtsch. zahnärztl. Z. 30 (1975), 726.
[10] Brännström, M.: Kommunikation zwischen Mundhöhle und Pulpa in Zusammenhang mit restaurativen Zahnbehandlungen. Phillip J. 2 (1985), 77.
[11] Budtz-Jørgensen, E., Isidor, F.: Cantilever bridges or removable partial dentures in geriatric patients: A two year study. J. Oral Rehabil. 14 (1987), 239.
[12] Carlsson, G.E., Hedegård, B., Koivumaa, K.K.: Late results of treatment with partial dentures. An investigation by questionnaire and clinical examination 13 years after treatment. J. Oral Rehabil. 3 (1976), 267.

[13] Chandler, J.A., Brudvik, J.S.: Clinical evaluation of patients eight to nine years after placement of removable partial dentures. J. Prosth. Dent. 51 (1984), 736.

[14] Diedrich, P., Erpenstein, H.: Die Distalisierung endständiger Prämolaren zur Vermeidung von Freiendsätteln. Dtsch. zahnärztl. Z. 39 (1984), 644.

[15] Dolder, E., Wirz, J.: Die Steg-Gelenk-Prothese. Quintessenz, Berlin 1982.

[16] Ebersbach, W., Lesche, M.: Nachuntersuchung und klinische Bewertung von parodontal und parodontalgingival gelagertem Modellgußersatz. Stomatol. DDR 27 (1977), 723.

[17] Eismann, H.: Befunde nach systematischer Nachsorge von Patienten mit abnehmbaren gegossenen Teilprothesen. Prosthet. Stomatol. 33 (1982), 110.

[18] Erpenstein, H.: Was erwartet der „Parodontologe" vom „Prothetiker". Dtsch. zahnärztl. Z. 39 (1984), 563.

[19] Freesmeyer, W.B.: Konstruktion und Pflege von festsitzendem Zahnersatz. Zahnärztl. Mitt. 18 (1983), 1967.

[20] Freesmeyer, W.B.: Mundhygienische Maßnahmen – ein Auftrag für die zahnärztliche Helferin und Fachhelferin. Quintessenz 13 (1983), 473.

[21] Frömder, B.: Untersuchungen über Zusammenhänge zwischen der Zahnführung während der Laterotrusionsbewegung des Unterkiefers und der Bißlage. Med. Diss., Bonn 1988.

[22] Fuhr, K., Behneke, N.: Die Versorgung der einseitig verkürzten Zahnreihe mit Hilfe implantatverankerter Prothesen aus prothetischer Sicht. Dtsch. zahnärztl. Z. 40 (1985), 1060.

[23] Fuhr, K., Reiber, Th.: Die Kieferrelationsbestimmung. In: Ketterl, W. (Hrsg.): Deutscher Zahnärztekalender 1988. Hanser, München 1987.

[24] Galler, C., Selipsky, H., Phillips, C., Ammons, W.F.: The effect of splinting on tooth mobility. Part 2: After osseous surgery. J. Clin. Periodont. 6 (1979), 317.

[25] Germundsson, B., Hellman, M., Ödman, P.: Effects of rehabilitation with conventional removable partial dentures on oral health – a cross – sectional study. Swed. Dent. J. 8 (1984), 171.

[26] Gernet, W., Mitteldorf, J.: Untersuchungen über die Realisierbarkeit des supra-gingival gelegenen Kronenrandes. Dtsch. zahnärztl. Z. 39 (1984), 761.

[27] Gerstenberg, G.: Zur Funktionstüchtigkeit von herausnehmbarem Teilersatz – Ergebnisse einer Nachuntersuchung. Med. Diss., Köln 1979.

[28] Graber, G.: Psychomotorik und fronto-lateraler Bruxismus. Dtsch. zahnärztl. Z. 35 (1980), 592.

[29] Hedegard, B.: Die Mitarbeit des Patienten – ein Planungsfaktor. Zahnärztl. Welt 88 (1979), 680.

[30] Hedegård, B., Landt, H.: Die orale Rehabilitation mit der Teilprothese. Entwicklung und Weiterentwicklung der Behandlung des Lückengebisses mit der abnehmbaren Teilprothese. In: Schön, F., Singer, F. (Hrsg.): „Europäische Prothetik heute", S. 177. Quintessenz, Berlin 1978.

[31] Hicklin, B., Brunner, Th.: Ergebnisse einer Nachkontrolle von doppelseitigen Freiendprothesen im Unterkiefer aus der Kantonalen Volkszahnklinik Zürich. Schweiz. Mschr. Zahnheilk. 82 (1972), 735.

[32] Hildenbrand, G.Y.: Studies in the masticatory movements of the human lower jaw. Gruyter, Berlin 1931.

[33] Hobkirk, J.A., Strahan, J.D.: The influence on the gingival tissues of prothesis incorporating gingival relief areas. J. Dent. 7 (1979), 15.

[34] Hofmann, M.: Parodontale Aspekte bei herausnehmbarem Zahnersatz. Dtsch. zahnärztl. Z. 41 (1986), 913.

[35] Hofmann, M., Pröschel, P.: Geometrisch-mathematische Analyse von Übertragungsfehlern in den Artikulator und deren praktische Auswirkungen, Teil II. Dtsch. zahnärztl. Z. 33 (1978), 529.

[36] Hupfauf, L.: Zur prothetischen Versorgung von Patienten mit abgesunkenem Biß. Zahnärztl. Welt 58 (1957), 117.

[37] Hupfauf, L.: Die Rekonstruktion und Korrektur der Bißhöhe und Bißart im Lückengebiß. Zahnärztl. Prax. 10 (1959), 85.

[38] Hupfauf, L.: Funktionelle Beziehungen zwischen Okklusion und Kiefergelenk. Dtsch. Zahnärztebl. 23 (1969), 563.

[39] Hupfauf, L.: Die Beurteilung der dental abgestützten Teilprothese. Österr. Z. Stomatol. 69 (1972), 2.

[40] Hupfauf, L.: Prospektive Gesichtspunkte bei der Konstruktion und Ergänzungsmöglichkeiten des Zahnersatzes. Dtsch. zahnärztl. Z. 41 (1986), 150.

[41] Hupfauf, L.: Grenzfälle der Zahnerhaltung im Hinblick auf die prothetische Versorgung. Dtsch. zahnärztl. Z. 43 (1988), 237.

[42] Hupfauf, L., Hupfauf, T.: Ergebnisse der Nachuntersuchungen bei Patienten mit abgestützten Teilprothesen. Dtsch. zahnärztl. Z. 19 (1964), 369.

[43] Jung, F.: Die funktionell-elastische Deformation des Kieferknochens und die Eigenbeweglichkeit der Zähne. Schweiz. Mschr. Zahnheilk. 70 (1960), 17.

[44] Jung, T.: Zur Differential-Indikation von festsitzendem und herausnehmbarem Zahnersatz. Dtsch. zahnärztl. Z. 41 (1986), 127.

[45] Käyser, A.F., Plasmans, P.J.: Kronen- und Brückenprothetik. Ärzteverlag, Köln 1985.

[46] Kegel, W., Selipsky, H., Phillips, C.: The effect of splinting on tooth mobility. Part 1: During initial therapy. J. Clin. Periodont. 6 (1979), 45.

[47] Kerschbaum, Th., Meier, F.: Parodontalbefunde bei unterschiedlicher Lage des Sublingualbügels. Zahnärztl. Welt 5 (1977), 230.

[48] Kerschbaum, Th., Voss, R.: Der Einfluß der primären Verblockung des Restgebisses – Ergebnisse einer Nachuntersuchung an Teilprothesenträgern. Zahnärztl. Welt 86 (1977), 290.

[49] Kerschbaum, Th., Voss, R.: Guß- und metallkeramische Verblendkrone im Vergleich – Ergebnisse einer Nachuntersuchung bei Teilprothesenträgern. Dtsch. zahnärztl. Z. 32 (1977), 200.

[50] Ketterl, W.: Die Vorbereitung des parodontal geschädigten Gebisses für eine prothetische Versorgung. Zahnärztl. Welt 88 (1979), 715.

[51] Kirchhof, K.: Nachuntersuchungen über die Wirkung einiger klinisch-korrelativer Milieufaktoren bei parodontal-gingival-getragenen Teilprothesen. Med. Diss., Tübingen 1975.

[52] Klötzer, W.T.: Die traumatische Schädigung der Pulpa bei der Überkronung. Dtsch. zahnärztl. Z. 39 (1984), 791.
[53] Kobes, L.W.R.: Möglichkeiten und Grenzen der prothetischen Versorgung der reduzierten Zahnreihe. Dtsch. zahnärztl. Z. 34 (1979), 622.
[54] Koeck, B.: Experimentelle Untersuchungen zur Dynamik des Unterkiefers während des Nachtschlafes. Quintessenz, Berlin 1982.
[55] Koeck, B.: Artikulatoren und Registriersysteme. In: Haunfelder, D., Hupfauf, L., Ketterl, W., Schmuth, G. (Hrsg.): Praxis der Zahnheilkunde, Bd. 4. Urban & Schwarzenberg, München 1984.
[56] Koeck, B.: Die Versorgung der einseitig verkürzten Zahnreihe – Grundsätzliche Überlegungen. Dtsch. zahnärztl. Z. 40 (1985), 1049.
[57] Koeck, B., Sander, G.: Über die elastische Deformation der Unterkieferspange. Dtsch. zahnärztl. Z. 33 (1978), 254.
[58] Körber, E., Lehmann, K., Pangidis, C.: Kontrolluntersuchungen an parodontal und parodontal-gingival gelagerten Teilprothesen. Dtsch. zahnärztl. Z. 30 (1975), 77.
[59] Koivumaa, K.K., Hedegård, B., Carlsson, E.: Studies in partial dental prosthesis I. Finska Tandläkarsällskapets Förhandlingar. 56 (1960), 298.
[60] Kraft, E.: Über die Beziehung zwischen Zahnabrieb und Kaumuskeltätigkeit. Dtsch. zahnärztl. Z. 16 (1961), 307.
[61] Kratchovil, F.J., Davidson, P.N., Guijt, J.: Five-year survey of treatment with removable partial dentures. Part I. J. Prosth. Dent. 48 (1982), 237.
[62] Krejci, R.F., Kalkwarf, K.L., Krause-Hohenstein, U.: Electrosurgery – a biological approach. J. Clin. Periodont. 14 (1987), 557.
[63] Kröncke, A., Petschelt, A.: Parodontologische Aspekte bei restaurativen Maßnahmen. Dtsch. zahnärztl. Z. 41 (1986), 899.
[64] Kubein-Meesenburg, D., Meyer, G.: Die praktische Anwendung des individuellen Frontzahn-Rekonstruktionskonzeptes: Handhabung des Kontur-Kurven-Formers (Contour-Curve-Former – CCF) (I). Quintessenz 2 (1987), 1.
[65] Kubein-Meesenburg, D., Meyer, G.: Die praktische Anwendung des individuellen Frontzahn-Rekonstruktionskonzeptes: Handhabung des Kontur-Kurven-Formers (Contour-Curve-Former – CCF) (II). Quintessenz 3 (1987), 19.
[66] Lang, N.P.: Checklisten der Zahnmedizin. Thieme, Stuttgart 1984.
[67] Lang, N.P., Gerber, A., Hofstetter, H.: Der Interdentalraum – Problemzone für die rekonstruktive Zahnheilkunde, Bd. I, II. Quintessenz, Berlin 1981.
[68] Lange, D.E.: Parodontologische Aspekte bei rekonstruktiven Maßnahmen. In: Lange, D.E. (Hrsg.): Parodontologie in der täglichen Praxis. Quintessenz, Berlin 1983.
[69] Lange, D.E.: 10-Punkte-Programm zur Vermeidung iatrogener Schädigungen des Parodontiums durch restaurative zahnärztliche Maßnahmen im Sinne einer Überversorgung. Quintessenz zahnärztl. Lit. 36 (1985), 1675.

[70] Marinello, C., Brunner, Th.: Nachkontrolle von Unterkiefergerüstprothesen an der Zürcher Volkszahnklinik. Erste Erfahrungen mit dem Sublingualbügel nach Tryde und Brantenberg. Schweiz. Mschr. Zahnheilk. 93 (1983), 423.
[71] Marx, H.: Die funktionsbedingten elastischen Deformierungen der menschlichen Mandibula. Habil. Schr., Mainz 1966.
[72] Marxkors, R.: Betrachtungen zur effektiven restaurativen Zahnheilkunde. In: Voss, R., Meiners, H. (Hrsg.): Fortschritte der zahnärztlichen Prothetik und Werkstoffkunde, Bd. II. Hanser, München 1984.
[73] Meyer, E.: Die Bewährung von Stegverbindungen, Teleskopkronen und Kugelknopfankern im stark reduzierten Gebiß. Dtsch. zahnärztl. Z. 38 (1983), 1011.
[74] Nyman, St., Ericsson, I.: The capacity of reduced periodontal tissues to support fixed bridge work. J. Clin. Periodont. 9 (1982), 409.
[75] Nyman, St., Lindhe, J.: A longitudinal study of combined periodontal and prosthetic treatment of patients with advanced periodontal disease. J. Periodontol. 50 (1979), 163.
[76] Nyman, St., Lindhe, J., Lundgren, D.: The role of occlusion for the stability of fixed bridges in patients with reduced periodontal tissue support. J. Clin. Periodont. 2 (1975), 53.
[77] Peterhans, G., Brunner, Th.: Nachuntersuchung von Gerüstprothesen bei minderbemittelten Patienten. II. Resultate der Befunderhebung. Schweiz. Mschr. Zahnmed. 96 (1986), 755.
[78] Plischka, G., Wegscheider, W.A.: Der Sublingualbügel – kein Problem? Quintessenz 6 (1982), 1205.
[79] Posselt, U.: Physiology of occlusion and rehabilitation, 2. ed. Blackwell, Oxford 1969.
[80] Ramfjord, S.P.: Periodontal aspects of restorative dentistry. J. Oral Rehabil. 1 (1974), 107.
[81] Rantanen, T., Siirilä, H.S., Lehvilä, P.: Effect of instruction and motivation on dental knowledge and behavior among wearers of partial dentures. Acta Odont. Scand. 38 (1980), 9.
[82] Rateitschak, K.H.: The therapeutic effect of local treatment on periodontal disease assessed upon evaluation of different diagnostic criteria. J. Periodontol. 34 (1963), 540.
[83] Rateitschak, K.H.: Indikation, Wert und Unwert der Schienung. Dtsch. zahnärztl. Z. 35 (1980), 699.
[84] Rateitschak, K.H.: Gibt es noch eine Indikation für die Schienung im parodontal reduzierten Gebiß? Schweiz. Mschr. Zahnheilk. 92 (1982), 974.
[85] Reither, W.: Die Bedeutung der Stützzonen für die Fehlbelastung des Parodontiums und des Kiefergelenkes. Dtsch. zahnärztl. Z. 22 (1967), 931.
[86] Renggli, H.H.: Splinting of teeth – an objective assessment. Helv. Odont. Acta 15 (1971), 129.
[87] Renggli, H.H., Allet, B., Spanauf, A.J.: Splinting of teeth with fixed bridges: biological effect. J. Oral Rehabil. 11 (1984), 535.
[88] Reynolds, J.M.: Abutment selection for fixed prosthodontics. J. Prosth. Dent. 19 (1968), 483.
[89] Rissin, L., Feldman, R.S., Kapur, K.K., Chauncey, H.H.: Six-year report of the periodontal health of

fixed and removable partial denture abutment teeth. J. Prosth. Dent. 54 (1985), 461.
[90] Rissin, L., House, J.E., Conway, C., Loftus, E.R., Chauncey, H.H.: Effect of age and removable partial dentures on gingivitis and periodontal disease. J. Prosth. Dent. 42 (1979), 217.
[91] Schuyler, C.H.: Fundamental principles in the correction of occlusal disharmony. J. Amer. Dent. Ass. 22 (1935), 1193.
[92] Schuyler, C.H.: The function and importance of incisal guidance in oral rehabilitation. J. Prosth. Dent. 13 (1963), 1011.
[93] Schwickerath, H.: Was ist beim Einzementieren von Kronen und Brücken zu beachten? In: Ketterl, W. (Hrsg.): Deutscher Zahnärztekalender 1985. Hanser, München 1985.
[94] Seemann, S.: A study of the relationship between periodontal disease and the wearing of partial dentures. Aust. Dent. J. 33 (1963), 206.
[95] Slavicek, R.: Die Diagnose und Therapie der Funktionsstörungen des Kauorgans. Fortbildungskurs im Karl-Häupl-Institut, Düsseldorf 12.9.–15.9.1987.
[96] Smith, G.P.: Objectives of a fixed partial denture. J. Prosth. Dent. 11 (1961), 463.
[97] Spiekermann, H.: Nachuntersuchungen von Modellgußprothesen nach vierjähriger Tragezeit. Dtsch. zahnärztl. Z. 30 (1975), 689.
[98] Spiekermann, H.: Ausreifung und Altersinvolution des Kiefergelenkes – eine histologische Studie. Vortrag Jahrestagung DGZPW, Böblingen 1987.
[99] Tal, H.: Relationship between the interproximal distance of roots and the prevalence of intrabony pockets. J. Periodontol. 55 (1984), 604.
[100] Utz, K.-H., Lehner, B., Swoboda, R., Duvenbeck, H., Oettershagen, K.: Paraokklusale Axiographie: Zur Lage der individuellen terminalen Scharnierachse bei Vollbezahnten – Eine klinisch-experimentelle Untersuchung. Zahnärztl. Welt 96 (1987), 706.
[101] Utz, K.-H., Lehner, B., Swoboda, R., Duvenbeck, H., Oettershagen, K.: Paraokklusale Axiographie: Über die Protrusionsbahn bei Vollbezahnten – Eine klinisch-experimentelle Untersuchung. Schweiz. Mschr. Zahnheilk. 97 (1987), 438.
[102] Utz, K.-H., Lehner, B., Swoboda, R., Duvenbeck, H., Oettershagen, K.: Paraokklusale Axiographie: Über den Bennett-Winkel bei Vollbezahnten – Eine klinisch-experimentelle Untersuchung. Schweiz. Mschr. Zahnheilk. 98 (1988), 22.
[103] Valderhaug, J.: Periodontal conditions and carious lesions following the insertion of fixed prostheses: a 10-year follow-up-study. Int. Dent. J. 30 (1980), 296.
[104] Voss, R.: Grenzen der prothetischen Therapie. Dtsch. zahnärztl. Z. 21 (1966), 80.
[105] Voss, R., Kerschbaum, Th.: Neue Gesichtspunkte bei der Neuversorgung mit herausnehmbarem Zahnersatz. Dtsch. zahnärztl. Z. 36 (1981), 1.
[106] Voss, R., Kerschbaum, Th.: Indikation und Kontraindikation der Verblockung. Rhein. Zahnärztebl. 5 (1984), 20, 50.
[107] Vothknecht, R.: Der Randschluß von Vollgußkronen. Eine vergleichende Untersuchung mit verschiedenen zahnärztlichen Befestigungszementen. Med. Diss., Bonn 1987.
[108] Waerhaug, J.: Justification for splinting in periodontal therapy. J. Prosth. Dent. 22 (1969), 201.
[109] Wirz, J.: Parafix® – eine neue Parapulpärschraube. Schweiz. Mschr. Zahnmed. 96 (1986), 661.
[110] Wirz, J., Christ, R.: Korrosionserscheinungen an Schrauben und Stiften bei Zahnaufbauten. Eine In-vitro-Studie. Schweiz. Mschr. Zahnmed. 92 (1982), 408.
[111] Wirz, J., Johner, M., Pohler, O.: Zahnaufbauten mit nichtedelmetallhaltigen Schrauben und Stiften. Schweiz. Mschr. Zahnheilk. 89 (1979), 1162.
[112] Wüst, B., Rateitschak, K.H., Mühlemann, H.R.: Der Einfluß der lokalen Parodontalbehandlung auf die Zahnlockerung und den Entzündungsgrad des Zahnfleisches. Helv. Odont. Acta 4 (1960), 58.

Weiterführende Literatur

Böttger, H., Gründler, H.: Die Praxis des Teleskopsystems, 2. Aufl. Neuer Merkur, München 1978.

Drücke, W., Klemt, B.: Kiefergelenk und Okklusion. Quintessenz, Berlin 1980.

Drücke, W., Klemt, B.: Konzepte in der Teilprothetik. Quintessenz, Berlin 1983.

Freesmeyer, W.B.: Konstruktionselemente in der zahnärztlichen Prothetik. Hanser, München 1987.

Henderson, D., McGivney, G.P., Castleberry, D.J.: McCracken's removable partial prosthodontics. Mosby, St. Louis 1985.

Herrmann, H.W., Böttger, H., Gründler, H.: Das zahnärztliche Vorgehen beim Teleskopsystem in der Prothetik. Neuer Merkur, München 1978.

Körber, K.H.: Konuskronen – Teleskope. Einführung in Klinik und Technik, 6. Aufl. Hüthig, Heidelberg 1988.

Körber, E.: Die prothetische Versorgung des Lückengebisses. Hanser, München 1987.

Lotzmann, U.: Die Prinzipien der Okklusion. Neuer Merkur, München 1981.

Lotzmann, U.: Okklusionsschienen und andere Aufbißbehelfe. Neuer Merkur, München 1985.

Renggli, H.H., Mühlemann, H.R., Rateitschak, K.H.: Parodontologie. Thieme, Stuttgart 1984.

Rudd, K.-D., Morrow, R.M., Eissmann, H.F.: Dental laboratory procedures – removable partial dentures. Mosby, St. Louis 1981.

Schmidseder, J., Motsch, A.: Registrierung der Unterkieferbewegung. Quintessenz, Berlin 1982.

Voss, R., Meiners, H. (Hrsg.): Fortschritte der zahnärztlichen Prothetik und Werkstoffkunde, 3. Aufl. Hanser, München 1987.

Funktionelle, pathophysiologische und geriatrische Gesichtspunkte beim Einfügen von Prothesen

von Horst Landt

Inhaltsübersicht

Einleitung 233	Festsitzende Teilprothese 240
Adaptationsschwierigkeiten 235	Dimensionierung der Prothesen-
Problematik der Versorgung mit Zahnersatz 236	konstruktion 242
Behandlungsziel 237	Nachsorge 243
Behandlungsplan..................... 238	Zusammenfassung 243
Abnehmbare Teilprothese 238	Literatur 244

Einleitung

Das Einfügen von Prothesen ist erst dann therapeutisch sinnvoll, wenn als Ergebnis der Behandlung eine Rehabilitation der oralen Funktion angestrebt wird. Die Gebißinvalidität und die dadurch bedingte veränderte oralphysiologische Funktion stellen in der Regel die Ausgangslage für den Zahnarzt dar. Begrifflich wird deshalb die orale Rehabilitation mit der Wiederherstellung verlorengegangener stomatognather Strukturen und deren funktioneller Abstimmung definiert (s. S. 7, 165 und 197). Um sich damit vertraut zu machen, muß der Zahnarzt nicht nur eine Reihe orofazialer Faktoren kennen, sondern auch die Folgen von Veränderungen sehen, die durch den Verlust oraler Hart- und Weichteilgewebe entstehen. Nur unter dieser Voraussetzung ist eine Weiterentwicklung und Verbesserung der klinischen Rehabilitationstherapie bei invaliden orofazialen Situationen denkbar.

So kann man z. B. beobachten, daß die funktionellen Folgen des Verlustes eines oder mehrerer Zähne nicht selten durch *Anpassungsvorgänge* der oralen Funktionen an die veränderte Situation mehr oder weniger ausgeglichen werden. Das Kauorgan hat die veränderte Situation adaptiert. In diesem Fall liegt zweifelsfrei ein morphologischer Defekt vor; es besteht jedoch keine Funktionseinschränkung. Man spricht hier von einer natürlichen Kompensation morphologischer Defekte (Abb. 1).

> Eine funktionelle *Gebißinvalidität* und damit die Indikation zum Einfügen von Prothesen besteht erst dann, wenn Zahnverluste in solcher Größenordnung und/oder solcher topographischer Verteilung vorliegen, daß sie – neben der weitreichenden Gebißdestruktion – zu einer oralen Funktionsstörung führen.

Solche, durch natürliche Kompensation nicht mehr auszugleichenden Funktionsstörungen können sowohl *psychogener* (ästhetische bzw. Inkorporationsprobleme) als auch *neuromuskulärer* (Myalgie, Myodysfunktion) Genese sein. Am häufigsten werden sie vielleicht auf einer *gestörten Okklusionsharmonie* (Kiefergelenkbeschwerden, erhöhte Zahnmobilität, kontinuierliche Zahnwanderung und/oder Elongation) beruhen. Eine umfassende Extraktionstherapie (drastisch herabgesetzte Kaueffektivität, Bißsenkung, Kiefergelenkbeschwerden und maskierte Zwangsführung) kann ebenfalls zu einer funktionellen Gebißinvalidität verschiedenen Grades führen.

Eine manifeste Gebißinvalidität wird selbst nach totalem Zahnverlust als Folgeerscheinung der Behandlung mit der Vollprothese beobachtet, die ohne geordnete Nachsorge bleibt (Kauschwierigkeiten, Adaptationsprobleme, fortgesetzte gewebliche Veränderung des Teguments) [u. a. 43].

Die sich mit der *mandibulären Dysfunktion* befassende klinische Forschung weist sowohl auf den in gewissen Fällen vorhandenen Zusammenhang zwischen Störungen der Okklusionsharmonie und mandibulären Dysfunktionssymptomen (Myoarthropathien) hin als auch auf das bei anderen Patienten völlige Fehlen solcher Symptome, obwohl offensichtlich Okklusionsstörungen vorliegen [7, 14, 40]. Eine eindeutige Abhängigkeit der subjektiven und objektiven Dysfunktionssymptome von Anzahl oder Verteilung vorhandener Zähne ist nicht nachzuweisen, auch wenn Kiefergelenkstörungen bei Probanden ohne „Molarenstützzone" etwas häufiger vorzukommen scheinen als bei Patienten mit natürlicher Molarenstütze [u. a. 8, 30]. Histologische Studien am Kiefergelenk an Autopsiematerial [8] mit unterschiedlicher Bezahnung zeigen sowohl einen artikulären Umbau als auch Veränderungen im Sinne der Arthrosis deformans, die in jedem fünften Kiefergelenk zu finden sind [8]. Das gilt vor allem für die Gruppe der völlig Zahnlosen im höheren Alter (>60 Jahre). Die an Biopsiematerial beobachteten arthropathischen Schäden traten so gut wie ausschließlich lokal auf. Nur in 4 von 102 untersuchten Kiefergelenken wurden Veränderungen in allen Gelenkabschnitten beobachtet.

Der Eindruck, daß mandibuläre Dysfunktionen nicht unbedingt als Folge von Zahnverlust aufgefaßt werden können, wird durch kürzlich veröffentlichte epidemiologische Studien verstärkt [47], bei denen

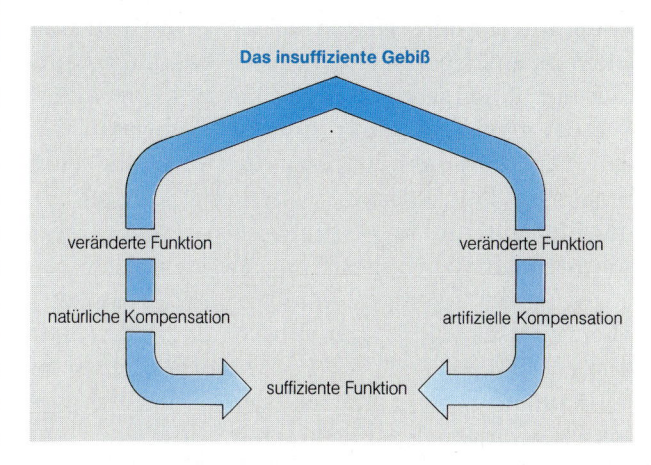

Abb. 1 Die Kompensation einer durch insuffiziente Gebißverhältnisse veränderten oralen Funktion (nach [1]).

die Teilbezahnung bei 70jährigen (Gruppenteilung nach EICHNER, also nach der Anzahl vorhandener Stützzonen) kaum mit den anamnestisch-klinischen Befunden nach dem HELKIMO-Dysfunktionsindex [23] in Einklang zu bringen sind. Die eigentlich erwartete Tendenz, daß eine Verringerung der vorhandenen Stützzonen ein erhöhtes Vorkommen von Dysfunktionssymptomen zur Folge hat, konnte nicht nachgewiesen werden.

Es scheint immer deutlicher zu werden, daß für die Entstehung mandibulärer Dysfunktionssymptome neben lokalen Voraussetzungen wie Okklusionsstörungen noch weitere kausale Faktoren notwendig sind, die sich unserer Diagnose und Therapie meist entziehen [40].

Bei totalem Zahnverlust ergibt die Rehabilitation mit der Vollprothese in den meisten Fällen zufriedenstellende Resultate. Epidemiologische Studien bei entsprechend versorgten Patienten ergaben, daß zwischen 70 und 90% dieser Vollprothesenträger mit ihren Prothesen *subjektiv* zurechtkommen [u. a. 4, 42, 46]. Eine zeitlich später erfolgte Nachuntersuchung derselben Probanden kommt zum gleichen Ergebnis. Die restlichen 10–30% der Patienten haben vor allem Schwierigkeiten mit der Retention der Unterkieferprothese. Sie klagen (in aufgeführter Reihenfolge) über [4, 49]:

– Empfindlichkeit des Prothesenteguments
– schlechtes Kauvermögen
– unbefriedigendes Aussehen
– Muskelschmerzen (Kopf/Halsbereich)
– Brechreiz
– gestörte Sprachfunktion
– Schleimhautbrennen

Aufgrund dieser Untersuchungen ist festzustellen, daß die Behandlung zahnloser Patienten mit der Vollprothese in den weitaus meisten Fällen zu subjektiv guten Ergebnissen führt. Welches Bild vermitteln nun die Ergebnisse der *klinischen Forschung?* Was die *maximale Kaukraft* betrifft, so wissen wir, daß der Vollprothesenträger im Vergleich zum bezahnten Probanden nur etwa ein Sechstel der maximalen Kaukraft auszuüben vermag [19]. Dabei sollte jedoch nicht außer acht gelassen werden, daß der Vollprothesenträger im allgemeinen bedeutend älter ist als der vollbezahnte Patient, und daß zumindest ein Teil der Reduktion der normalen maximalen Kaukraft auf die altersphysiologische Verringerung der maximalen Muskelkraft zurückzuführen ist [15]. Entsprechende Unterschiede findet man allerdings auch in den Bereichen, die als „normale"

Kaukraft bzw. „vorsichtiges" Zusammenbeißen aufgeführt sind (Abb. 2).

Wie aus Abbildung 2 ersichtlich, kann auch eine Optimierung der oralen Rehabilitation in Form einer Neuanfertigung der mangelhaft inkorporierten Vollprothese die Parameter der Kaukraft nicht wesentlich beeinflussen. Der beträchtliche Unterschied in der Kaukraft von bezahnten und unbezahnten, mit Vollprothesen rehabilitierten Patienten, beruht sicherlich auf dem bedeutend geringeren geweblichen Toleranzniveau und der erniedrigten Schmerzschwelle der Stützgewebe bei Zahnlosen.

Offensichtlich wird durch die Versorgung mit einer Vollprothese keine effektive Kompensation der verlorengegangenen Belastbarkeit der Stützgewebe erreicht, wie sie durch die parodontalen Strukturen mit ihrem Propriorezeptorsystem beim Bezahnten besteht. Auch optimale Paßform und Prothesengestaltung ändern nichts daran, daß die durch den Zahnverlust verminderte sensorische Empfindung, die nun ausschließlich auf den Rezeptoren der Mukosa, der oralen Muskulatur und der Kiefergelenke beruht, eine deutliche Herabsetzung der Kaukraft zur Folge hat.

Diese Reduktion drückt sich auch im Kaueffekt aus, also im Vermögen, einen Speisebolus zu zerkleinern [22]. In klinisch-experimentellen Untersuchungen wurde festgestellt, daß bei Prothesenträgern auch die Kaueffektivität nur etwa ein Sechstel

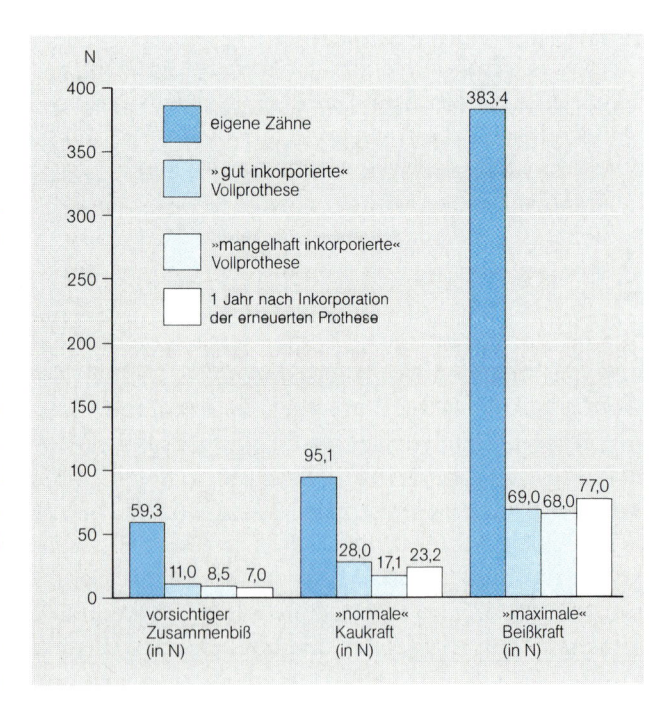

Abb. 2 Studien über die Kaukraft von Probanden in unterschiedlicher oraler Situation (nach [19]).

im Vergleich mit vollbezahnten Patienten beträgt [22].

Bisher kann noch nicht eindeutig nachgewiesen werden, daß die stark herabgesetzte Kaukraft und Kaueffektivität des Vollprothesenträgers für die Verdauung und die Gesundheit des Verdauungsapparates von größerer Bedeutung sind [12, 13]. Der in epidemiologischen Studien festgestellte, relativ geringe Zusammenhang zwischen dem Tragen von Vollprothesen und dem Auftreten einer Gastritis [46] könnte mit einseitiger Ernährung und/oder intensiver Zufuhr von Pharmaka in Zusammenhang stehen. Doch sind auch andere, neuere klinische Betrachtungsweisen im Schrifttum vorhanden [42].

Sinkt die Kaueffektivität, so werden größere Bissen verschluckt [13, 52, 53]. Erschwert jedoch die Größe des Bolus das Schlucken, so wird der Prothesenträger leicht zu zerkauende, also *einseitige Nahrung* bevorzugen. Die Zusammensetzung der Mahlzeiten älterer Prothesenträger ist deshalb nicht selten mangelhaft [41]. Hierbei spielen unterschiedliche Faktoren eine Rolle. So ist oft die Mahlzeit eines Alleinlebenden dürftiger als die Mahlzeit eines Haushaltes mit mehreren Familienmitgliedern. Ebenso sind die Tageszeit, an der eine Mahlzeit eingenommen wird, wie auch die Anzahl der Mahlzeiten und ihre Verteilung pro Tag hierbei von Bedeutung. Offenbarer Mangel an Spurenelementen wie Eisen oder Vitamin A und C können zum gehäuften Auftreten von Überempfindlichkeiten der Magenschleimhaut beitragen.

> Die Aufklärung über die Bedeutung einer sorgfältig zusammengesetzten Kost ist vor allem für den Vollprothesenträger von besonderer Wichtigkeit [48].

Durch den Verlust aller Zähne verliert der Betroffene zwar einen wichtigen Anteil der dem *stomatognathen Reflexgeschehen* zugrundeliegenden Innervation. Der reflektorisch-muskuläre Funktionsablauf als solcher scheint sich jedoch durch den Verlust sämtlicher Kaueinheiten nicht wesentlich zu verändern [51]. Das verwundert nicht, da relevante Rezeptoren sowohl in der oralen Mukosa als auch in der Kau- und Gesichtsmuskulatur sowie in den Kiefergelenken vorhanden sind. So ist es nur folgerichtig, daß nach dem Zahnverlust der prinzipielle Kauablauf beibehalten wird und in der Regel ein individuell charakteristisches Funktionsmuster bei wiederholter Registrierung festgestellt werden kann [24, 27, 51]. Ferner beobachtet man, daß sich primäre Funktionsmuster den Veränderungen anpassen, die als Folge einer oral-rehabilitierenden Behandlung unvermeidbar sind [25, 27]. Wenn man z. B. nach der Versorgung mit Vollprothesen nicht selten den Übergang zu einem mehr als „Hackbiß" zu bezeichnenden Kauablauf beobachtet, so steht dies in natürlichem Zusammenhang mit der Vermeidung von „Protheseninstabilität" durch laterale Kaubewegungen [20]. Indirekt wird diese Beobachtung dadurch bestätigt, daß die Stabilisierung der Prothesenbewegung und Retentionserhöhung durch myodynamische Formgebung sekundärer Stützflächen nicht selten zu einem Kaumuster führen, bei dem mahlende Bewegungen an Häufigkeit wiederum zunehmen [27]. Ähnliche Beobachtungen werden auch bei rehabilitierten Zahnlosen gemacht, die mit Implantaten versorgt wurden.

Röntgenkinematographische Studien zeigen, daß die *Mobilität einer Prothese* auf ihrer Unterlage und die der Unterlage eigene Beweglichkeit während des Kauens durch die Stützfunktion der Zunge und durch das Verlegen der Belastung in die am besten abgestützten Regionen (meist die Prämolarengegend) kompensiert werden [21, 27]; dies gilt vor allem für die schleimhautgetragene Prothese.

Ferner hat man festgestellt, daß das Plazieren des zu zerteilenden Speisebolus von der Beschaffenheit seiner Oberfläche und von seiner Konsistenz abhängig ist. Besonders zähe Nahrung wird von Voll- und Teilprothesenträgern bevorzugt in der Prämolarenregion zerteilt. Der Prothesenträger ist sich dabei im allgemeinen der – oft beträchtlichen – Mobilität seiner Prothese nicht bewußt. Dies gilt nicht für die Gruppe der insbesondere älteren Patienten, die sich nur schwer an den Zahnersatz gewöhnen.

Adaptationsschwierigkeiten

Es ist bekannt, daß es mit steigendem biologischem Lebensalter schwieriger wird, ein vor langer Zeit erlerntes und praktiziertes sensorisches und muskuläres Funktionsmuster plötzlich zu ändern. Das ist natürlich immer dann der Fall, wenn neue Voll- oder Teilprothesen inkorporiert werden müssen. Wenn auch die individuelle „funktionelle Lernfähigkeit" gerade im Alter sehr unterschiedlich ist [31], muß doch generell mit verminderter Anpassungsfähigkeit an neue oral-funktionelle Situationen gerechnet werden.

Auch andere Patientengruppen, wie z. B. vegetativ labile Patienten, psychisch Anfällige und auch psychisch Kranke, können adaptations-prognostisch als Risikogruppe gelten [34]. Ob das nun auf einer hochgradigen Empfindlichkeit für Formveränderungen in der Mundhöhle [3, 9, 38], auf psychischer Prothesenunverträglichkeit [39] oder auf noch nicht erkannten Besonderheiten beruht, kann nicht immer mit Bestimmtheit festgestellt werden. Vor allem sollte bei älteren Patienten an die Möglichkeit der Adaptationserleichterung (Erleichterung des Neuerlernens modifizierter oraler Funktionen) durch die Verbesserung der Funktionstüchtigkeit des Zahnersatzes mit Hilfe der Unterfütterung sowie einer Korrektur der vertikalen und horizontalen Dimension und damit der Duplikation einer vor langer Zeit inkorporierten Prothese gedacht werden (s. Bd. 7, S. 225 ff.).

Ist keine bereits früher einmal inkorporierte Prothese vorhanden, handelt es sich vielmehr um einen betagten „Prothesenneuling" oder um einen aus anderen Gründen „adaptationsschwachen" Patienten, bei dem die Inkorporation einer auf dem Standardweg hergestellten Prothese nicht erreicht werden kann, so sollte man den schrittweisen Aufbau einer Teilprothese bis zur Vollprothese versuchen [32, 33]. Sie wird im allgemeinen *Aufbauprothese* genannt (s. S. 111). Bereits diese zusammenfassende Darstellung zeigt, wie wichtig es ist, natürliche Zähne möglichst zu erhalten.

Problematik der Versorgung mit Zahnersatz

Ist aufgrund einer reduzierten Zahl und/oder einer ungünstigen Verteilung der Kaueinheiten eines Restgebisses die Rehabilitation mit rein parodontal abgestützten, festsitzenden Prothesen (Brücken) nicht mehr möglich, dann ist die am Restgebiß abnehmbar befestigte und auf den natürlichen Zähnen sowie auf dem zahnlosen Alveolarfortsatz und eventuell dem Gaumendach abgestützte Teilprothese indiziert. In diesem Fall hat der Zahnarzt folgende Aufgaben:

- Er soll der weitergehenden Gebißdestruktion Einhalt gebieten.
- Er muß mit Hilfe künstlicher Zähne eine eindeutige und störungsfreie Okklusionslage schaffen.
- Er hat dafür zu sorgen, daß sich die künstlichen Zähne während der oralen Funktion nicht bewegen.

Die Aufgabe des Zahnarztes besteht also darin, die Behandlung aus funktionsverbessernder und präventiver Sicht zu planen.

Die auf eine Teilprothese einwirkende funktionsbedingte Belastung muß auf die biologisch und physikalisch völlig verschiedenen Stützgewebe übertragen werden. Dies betrifft sowohl die unvermeidbare Belastung der Prothesenunterlagen als auch die zu erwartenden Folgen für das Restgebiß. Diese unterschiedlichen Voraussetzungen haben zu zahlreichen Überlegungen und damit zu vielen Konstruktionsprinzipien Anlaß gegeben: Das Schrifttum wird förmlich davon überschwemmt.

Die wichtigsten Folgen, die lange Zeit hindurch als ernste und so gut wie unvermeidbare Folgen der Belastung des oralen Milieus durch die abnehmbare Teilprothese angesehen wurden, sind:

- Lockerung und eventueller Verlust überlasteter Zähne
- Begünstigung bzw. Auslösung einer Parodontitis und/oder Karies an Zähnen mit Stütz- bzw. Halteelementen
- beschleunigte Resorption des zahnlosen Alveolarfortsatzes

Es scheint sinnvoll, diese Ansichten und Erfahrungen mit den in den letzten Jahren veröffentlichten Ergebnissen klinischer Forschung zu vergleichen.

Was die Folgen der Belastung des Restgebisses und die so oft beschworene Gefahr der Überlastung der Zähne betrifft, so haben sowohl die Ergebnisse der experimentellen Untersuchungen an Versuchstieren [35, 44] als auch die klinische Forschung gezeigt, daß an dem durch eine abnehmbare Teilprothese oder eine Brücke belasteten Restgebiß oder dem Einzelzahn solange kein Knochenverlust beobachtet wurde, wie es gelang, die parodontalen Gewebe gesund, also entzündungsfrei zu halten [2]. Voraussetzung sind allerdings sorgfältige und effektive orale Hygiene und Plaquekontrolle. Damit sind gleichzeitig günstige Bedingungen zur Verhütung von kariösen Läsionen verbunden. Der Kariesschutz kann dann durch lokale Fluorbehandlung, wie Fluortherapie, lokale Applikation von Fluorlösungen und auch durch Anwendung fluorhaltiger Zahnpasten, verbessert werden.

Die aufgezeichneten klinischen Forschungsergebnisse führen zu der Forderung, daß die Rehabilitation mit der Teilprothese erst dann vorgenommen werden darf, wenn die Erkrankungen des Parodontiums, der Zähne und der oralen Weichgewebe abgeheilt sind und die erkrankten Gewebe gesund erhalten werden können. Die hohe Belastung eines Zahnes kann weder zu einer Parodontitis noch zu einer Karies führen. Der alleinige Effekt einer wirklichen

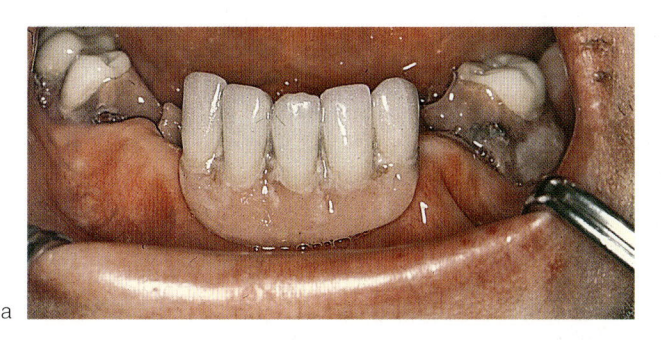

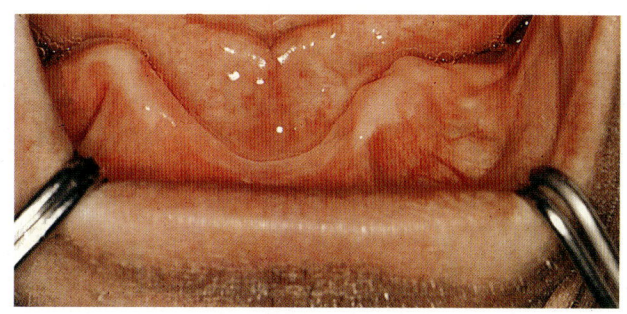

Funktionelle, pathophysiologische und geriatrische Gesichtspunkte beim Einfügen von Prothesen 237

Abb. 3a und b Umfassende Resorption unter „schleimhautgetragener" Teilprothese nach achtjähriger Tragezeit.

Überbelastung muß mit einem Trauma im Zusammenhang stehen, wie z. B. der Fraktur von Zahnhartsubstanz, Abrissen im Zahnhalteapparat und/oder der Fraktur des Alveolarfortsatzes.

Die Belastung des zahnlosen Alveolarfortsatzes durch den Druck des Prothesensattels während der Funktion führt zu einer erhöhten Resorptionsbereitschaft. Unter ausschließlich gingival, also nicht parodontal abgestützten Prothesen kommt es relativ schnell zu erheblichen resorptiven Veränderungen der knöchernen Prothesenunterlage [28]; man erkennt dies deutlich, wenn man versucht, den verlorengegangenen Okklusionskontakt durch mehrmalige Unterfütterung wiederherzustellen (Abb. 3). Im allgemeinen ist die Resorptionsbereitschaft im Unterkiefer bedeutend höher als im Oberkiefer.

Eine gleichmäßige Belastung der gesamten prothesentragenden Unterlage wirkt sich im Hinblick auf unvermeidbare Resorptionsvorgänge schonend aus [6]. Die Übertragung der hauptsächlichen Belastung auf die Stützzähne des Restgebisses setzt den Schwund der knöchernen Prothesenunterlage herab.

Lokale Belastungszentren an bestimmten Abschnitten der Stützfläche eines Prothesensattels führen zu einer verstärkten lokalen Resorption. Das gleiche gilt für instabile, kippende Teilprothesen.

Auch elastisch deformierende Veränderungen der Prothesen führen zu einer vermehrten Belastung der zahnlosen Kieferabschnitte, mit der Folge einer verstärkten Resorption, was wiederum zu einer Zunahme der Prothesenbeweglichkeit führt (Abb. 4).

Behandlungsziel

Aufgrund der bisherigen Überlegungen sollte man iatrogene Schäden möglichst vermeiden und den Alveolarfortsatz optimal schonen: Während der Funktion ist darauf zu achten, daß nur vertikale Bewegungen bei der am Restgebiß ausreichend abgestützten Freiend-Teilprothese wirksam werden. Diese vertikale Bewegung ist auf die Resilienz der Schleimhautunterlage des Prothesensattels zurückzuführen, die etwa 10mal höher ist als die Resilienz des Desmodonts. Aus diesem Grund ist ein Einsinken des dorsalen Sattelabschnitts in die Schleimhaut nicht zu vermeiden. Jede andere, insbesondere kippende Bewegung muß durch eine durchdachte Konstruktion des Befestigungs-/Verankerungssystems am Restgebiß, durch die Steifigkeit der Prothese und durch die Ausdehnung der Prothesenbasis in Abschnitte mit keiner oder nur geringer Resorptionstendenz – wie z. B. das Trigonum retromolare im Unterkiefer oder der harte Gaumen des Oberkiefers – vermieden werden. Entsprechend konstruierte Teilprothesen führen zu einer nur äußerst geringen Resorption der Alveolarfortsätze. Das haben Untersuchungen während einer vier Jahre andauernden Studie sowie Nachuntersuchungen der gleichen Probandengruppe 13 Jahre nach dem Einfügen der Prothesen deutlich bewiesen [5, 29].

Die Bedeutung des Ersatzes verlorengegangener Kaueinheiten durch die abnehmbare Teilprothese

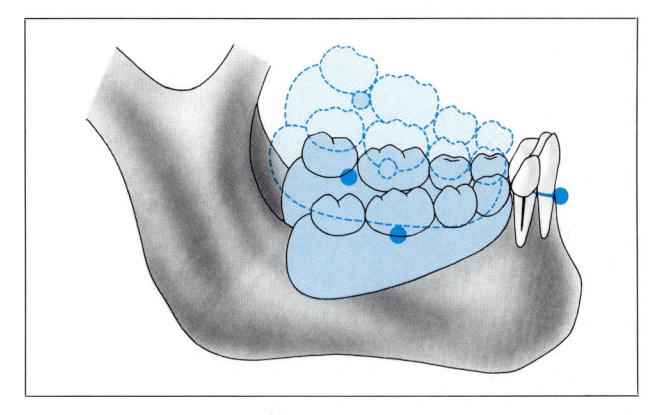

Abb. 4 Bewegungsverlauf einer partiellen doppelseitigen Freiendprothese bei Zusammenbiß (durchgezogene Linie) und bei maximaler Mundöffnung (gestrichelte Linie).

wurde u.a. in Untersuchungen diskutiert, die sich mit der Kaufunktion, der Lage des Speisebolus beim Kauen [50], dem Kaueffekt [51] und der Kaugeschwindigkeit befaßten. Den vorbeugenden, entlastenden Effekt der beidseitigen Freiendprothese im Unterkiefer auf den resorptionsanfälligen ventralen Abschnitt des Alveolarfortsatzes des mit einer Vollprothese versorgten Oberkiefers kennt jeder Kliniker. Auch ist die beschleunigte Adaptation an neue antagonistische Prothesen mit Hilfe des Aufbaus einer bilateralen Stütze im Bereich des Unterkiefers bekannt; dies gilt vor allem für ältere Patienten.

Die beschriebenen Untersuchungsergebnisse formulieren unser Behandlungsziel:

> Das Ziel der oralen Rehabilitation mit Zahnersatz muß darin bestehen, die defekte Zahnreihe aus ästhetischer, gebißfunktioneller, kaufunktioneller und phonetischer Sicht zu rekonstruieren.

Man erreicht dies durch Einfügen einer notwendigen Anzahl künstlicher Zähne,

– deren Retention am Restgebiß gewährleistet wird
– die durch das Restgebiß stabilisiert werden
– die die Belastung durch die Funktion hauptsächlich auf das Restgebiß und weniger auf den Alveolarfortsatz und den harten Gaumen übertragen
– die in einem steifen Konstruktionssystem eingefügt sind, das so gestaltet ist, daß eine gute Mundhygiene möglich ist

Ferner soll die Rekonstruktion weitergehende, negative Veränderungen im Restgebiß verhindern. Die eingegliederte Teilprothese soll zu einer abgestützten Okklusion und einer bilateralen Stütze des Unterkiefers führen, wobei jedoch die Überlegungen von KÄYSER berücksichtigt werden müssen [26]. Bei funktioneller Belastung darf sich die Prothese nur in vertikaler Richtung zu ihrer Stützachse bewegen. Jede andere Bewegung ist mit Hilfe der verschiedenen Elemente der Teilprothese zu vermeiden.

Behandlungsplan

Jede Behandlung mit der abnehmbaren Teilprothese muß dem Patienten im Hinblick auf seine Persönlichkeit, den Zustand seines Restgebisses und seiner übrigen oralen Gewebe angepaßt werden. Der Behandlungsplan hat die Aufgabe, die individuell verschiedenen therapeutischen Teilprobleme zu berücksichtigen und sie zusammenzuführen.

Dies setzt natürlich voraus, daß der Zahnarzt über den allgemeinmedizinischen und den oralen Befund seines Patienten insgesamt orientiert ist, damit er das für den bestimmten Patienten optimale Rehabilitationsniveau festlegen kann.

Mit der prothetischen Rehabilitation soll folgendes erreicht werden:

– eine eindeutige, abgestützte Okklusion des Unterkiefers zum Oberkiefer in einer Lage, aus der die funktionellen Lateral- und Protrusionsbewegungen ausgehen können; während der Funktion (z.B. Kauen und Sprechen) soll die Okklusion als neurophysiologische Referenzlage dienen
– eine ausreichende okklusale Stütze, um das Risiko myofazialer Störungen (sogenannte Kiefergelenkstörungen) so gering wie möglich zu halten; ausreichende Gelegenheit für Gleitbewegungen in Laterotrusion, um einen bequemen Transport des Speisebolus in die Seitenbereiche sicherzustellen
– eine störungsfreie Muskelfunktion beim Kauen durch zweckentsprechend geformte Okklusal-, aber auch der Bukkal- bzw. Lingualflächen der künstlichen Zähne sowie der Prothesenbasis
– eine ansprechende Ästhetik und störungsfreie Phonetik durch zweckmäßige Formgestaltung der bukkalen und lingualen Flächen

Abnehmbare Teilprothese

Die abnehmbare Teilprothese muß also den hohen Anforderungen der verschiedenen oralen Teilfunktionen entsprechen, ohne jedoch Anspruch auf eine völlige (totale) Restitution der verlorengegangenen natürlichen Verhältnisse zu erheben. Das Funktionsoptimum eines natürlichen Gebisses kann durch eine Versorgung mit Teilprothesen oder festsitzendem Zahnersatz, also mit den heutigen nichtbiologischen Werkstoffen, nie völlig erreicht werden. Die mit der erfolgreichen Behandlung verbundene Verbesserung der oralen Funktion wird allein durch die Form der Prothese und die Einzelheiten ihrer Konstruktion bestimmt und begrenzt. War die prothetische Versorgung von der Diagnose her indiziert und wurde der Zahnersatz nach den oben genannten Grundprinzipien konstruiert, dann sind die Voraussetzungen für die Adaptation des Gesamtorganismus an die durch die Prothese veränderte orale Situation gut; jetzt kann die Funktion auf dem Niveau bedingter, automatisierter Reflexe (unbewußtes Kauen) erfolgen. Wird dies erreicht, so wird die rehabilitierende Behandlung vom Patienten als motivierend empfunden.

Eine der notwendigsten Voraussetzungen zur Adaptation von Zahnersatz ist wiederum die durch die Zahnreihen der rehabilitierenden Prothese geschaffene, bilateral abgestützte, eindeutige Okklusionslage und ihre Beibehaltung während der Funktion. Aus diesen Gründen muß die Teilprothese an den Stützzähnen des Restgebisses so stabil verankert werden, daß die Lagebeziehung zwischen dem Restgebiß und der Prothese sich während der Funktion durch dislozierende Kräfte nicht ändern kann.

Eine solche Verankerung kann sicher auf unterschiedlichen Wegen erreicht werden. Für die klinische Situation ist die entsprechende Lösung zu finden. Dabei bestimmen Faktoren wie der Zustand und die topographische Verteilung des Restgebisses, ästhetische Erwartungen und der „Kaukomfort" weitgehend die Verankerungsmethode: die durch Klammern retinierte Prothese, die durch Geschiebe verankerte Prothese oder die Deckprothese (Cover denture). Wie auch immer die Frage der Retention gelöst wird, es gelten die oben gestellten Forderungen.

Die Behandlung mit der abnehmbaren Teilprothese, die eine möglichst optimale Funktion gewährleistet, muß drei Forderungen erfüllen:

- Alle Gewebe, denen die geplante Prothese auf- oder anliegt oder die mit ihr während der Funktion in Berührung kommen, müssen sich im gesunden Zustand befinden.
- Die Prothesenunter- und -anlage (das „Bett" der Prothese) muß so vorbereitet werden, daß während der Funktion keine lokalen Schäden an belasteten oder der Verankerung dienenden Geweben entstehen.
- Ferner muß die Ausdehnung der Prothesenstützfläche den „Funktionskomfort", also die „nicht irritierende Funktion" sicherstellen.

Um die Gesundheit der oralen Gewebe zu erreichen, besteht das präprothetische Programm aus mehreren Teilen. Folgende Vorbehandlungsschritte können notwendig sein:

– Extraktion nicht erhaltungswürdiger Zähne
– Behandlung der Karies und Restauration kariesgeschädigter Zähne sowie Behandlung von Parodontopathien
– Unterweisung des Patienten in seiner eigenen Zahnpflege
– Ernährungsvorschläge und Empfehlungen zur Änderung der Kost
– chirurgische Korrektur oraler Hart- und Weichgewebe
– orthodontische Zahnbewegungen wie z.B. das Aufrichten von Zähnen – aus prothetischer Sicht – zur Verbesserung der topographischen Beziehungen im Zahnbogen

Bei einer länger dauernden Vorbehandlung ist oft eine temporäre (zeitgebundene) Prothese aus ästhetischen und kaufunktionellen Gründen indiziert. Hierzu bietet sich das Einfügen einer abnehmbaren Teilprothese an, die bereits die Konstruktionsprinzipien der „definitiven" Prothese aufweist.

Das Optimieren der Prothesenunterlage („Prothesenbett") beinhaltet – neben der bereits erwähnten oralchirurgischen Korrektur von Hart- und Weichgeweben – eine Umformung des Restgebisses zur Erleichterung der Abstützung und zur Stabilisierung der Teilprothese sowie das Umformen des vorhandenen Okklusionsreliefs zu „okklusaler Harmonie" durch

– Einschleifen des Restgebisses zur beabsichtigten bilateralen Okklusion
– Aufbau von Kauflächen vorhandener Zähne bis zum Okklusionskontakt
– Veränderung der Kontur von Stützzähnen durch Einschleifen oder durch Kronentherapie (mit eventuellen Zusatzretentionen), um eine effektive Verankerung zu erzielen (Abstützung, Stabilisierung, Retention)
– Umformung der Zähne des Restgebisses, so daß eine eindeutige Richtungsgebung beim Einsetzen und Herausnehmen (Führungsflächen) des Zahnersatzes gegeben ist und die „Selbstreinigung" des Restgebisses erleichtert wird

Da die rehabilitierende Behandlung mit der Teilprothese auch bei älteren Patienten immer häufiger indiziert ist, hat sich eine „goldene Regel" bei der Planung von Teilprothesen durchgesetzt:

Planen Sie die abnehmbare Teilprothese so unkompliziert wie möglich.

Vermeiden Sie Konstruktionselemente, deren Funktion nicht klar definiert werden kann; dies gilt gleichfalls für Elemente, für die zum Einsetzen und Herausnehmen eine gute Feinmotorik des Patienten Voraussetzung ist.

Einfache, gut durchdachte, hygienefreundliche, mit kräftigen Klammern verankerte Prothesen, mit

Teleskopen oder Stegen retinierte Teilprothesen sowie Deckprothesen können, zumindest für ältere Patienten mit nur wenigen eigenen Zähnen, empfohlen werden. Ziel ist die Akzeptanz der verkürzten Zahnreihe als permanentes Therapeutikum unter den Voraussetzungen, die von KÄYSER angegeben worden sind [26].

Festsitzende Teilprothese

In den vorausgegangenen Abschnitten wurden Zielsetzungen und Richtlinien zur Rehabilitation des teilbezahnten Gebisses mit den Mitteln der Prothetik angegeben. Sie gelten ebenfalls für die Rehabilitation mit der festsitzenden Teilprothese: dem Kronen- und Brückenersatz (s. Bd. 5, S. 147 ff. und 219 ff.).

Bei der Kronen-/Brückenprothetik wird die Belastung, die auf die Konstruktion trifft, ausschließlich über die Parodontien auf das Kieferskelett weitergeleitet. Dies bedeutet, daß diese Belastung vor allem hinsichtlich der Prognose dieser Behandlungsform diskutiert werden muß. Wie bereits angedeutet, verursacht die auf einen Zahn oder eine Zahngruppe treffende Belastung keine Parodontitis mit parodontalem Knochenschwund, wenn es gelingt, das Parodontium durch die Entfernung entzündungsinduzierender Plaque gesund zu erhalten. Analog dazu finden sich an sauberen Zahnoberflächen keine kariösen Läsionen. Die Überbelastung kann als Ursache dieser beiden Krankheiten also nicht in Frage kommen. Dagegen kann Über- oder Fehlbelastung von Zähnen und Parodontien den Verlauf einer Erkrankung verschlimmern, wenn sie unentdeckt oder unbehandelt bleibt, d.h. infizierte Beläge sich ungestört weiterentwickeln können.

Überbelastung, d.h. eine zu hohe Belastung im Verhältnis zur Festigkeit der betroffenen Gewebe, bedeutet ein Frakturrisiko sowohl für den Stützapparat als auch für die Hartgewebe des Zahnes und für den Alveolarknochen. Eine solche Belastung kann entweder nur kurz oder auch so intermittent sein, daß die Fraktur als ein Ermüdungsbruch zu charakterisieren ist. Dies gilt vor allem für die Zahnhartsubstanzen. Deshalb muß gerade bei endodontisch behandelten, wurzelgefüllten Zähnen mit reduzierter Kronensubstanz, bei Brückenkonstruktionen mit großen Spannweiten und bei freiendenden Brückengliedern besonders darauf geachtet werden. Die Belastung ist durch technische Mittel zu neutralisieren. Dies gilt z.B. für freiendende Brückenglieder, bei denen der letzte und der vorletzte Pfeilerzahn in seinem zervikalen Abschnitt Biegekräften ausgesetzt wird, wobei der Form und der Abmessung von Lötstellen bei solchen Brückenarbeiten besondere Aufmerksamkeit zu widmen ist [10].

Eine besondere Problematik liegt vor, wenn parodontale Schäden zu einer verringerten Knochenstütze und zur Lockerung von Zähnen führten.

Die wichtigste Voraussetzung für eine prognostisch sinnvolle prothetisch-rehabilitierende Behandlung in einem parodontal vorgeschädigten, aber durch eine Parodontalbehandlung wieder gesunden Gebiß, ist in einer optimalen *Patientenkooperation* zu sehen.

Selbstverständlich ist der Standard oraler Hygiene für die Prognose jeglicher prothetischen Behandlung von Bedeutung. Das parodontal vorgeschädigte und danach vorbehandelte Gebiß ist jedoch für kariöse Läsionen und Parodontopathierezidive besonders anfällig, wenn eine unkontrollierte Neubildung von Plaque beobachtet werden kann. Es bedarf also besonderer Vorkehrungen, um Klarheit darüber zu schaffen, ob eine prothetisch komplizierte Behandlung einen lang andauernden Gewinn für unseren Patienten bedeutet oder nicht. Ferner muß man sich darüber im klaren sein, daß eine solche Behandlung mit der Eingliederung der festsitzenden Prothese keinesfalls abgeschlossen ist. Schematisch sind diese Gesichtspunkte in Abbildung 5 dargestellt.

Bei der Behandlung parodontal geschädigter Gebisse liegt in den meisten Fällen eine Indikation zur Extraktion eines oder mehrerer Zähne vor. Die Anlässe hierfür variieren – so kann es sich z.B. um eine progressive Mobilität eines Zahnes, den weitergehenden Verlust parodontaler Stützgewebe oder die unzugängliche Einbeziehung der Furkationen eines Molaren in das Krankheitsgeschehen handeln.

Bei der Differentialindikation zwischen festsitzenden und abnehmbaren Konstruktionen ist bei parodontal geschädigten Gebissen dem festsitzenden Zahnersatz im allgemeinen der Vorzug zu geben (s. S. 29 ff.). Der Grund hierfür muß in den besonderen biophysikalischen und technischen Voraussetzungen gesucht werden, die bei nicht völlig stabilen Stützzähnen vorliegen. Die Aufrechterhaltung der sogenannten „stabilen Instabilität" von Stützzähnen nach erfolgreicher Parodontalbehandlung [37] fordert besondere Rücksichtnahme auf die Steifigkeit einer rehabilitierenden Konstruktion. Dies kann einfacher mit fest verankerten Systemen erreicht werden als mit abnehmbaren Konstruktionen, bei denen die abstützende Unterlage in einigen Abschnitten auf eine bedeutend größere und in anderen Abschnitten auf eine bedeutend geringere Resi-

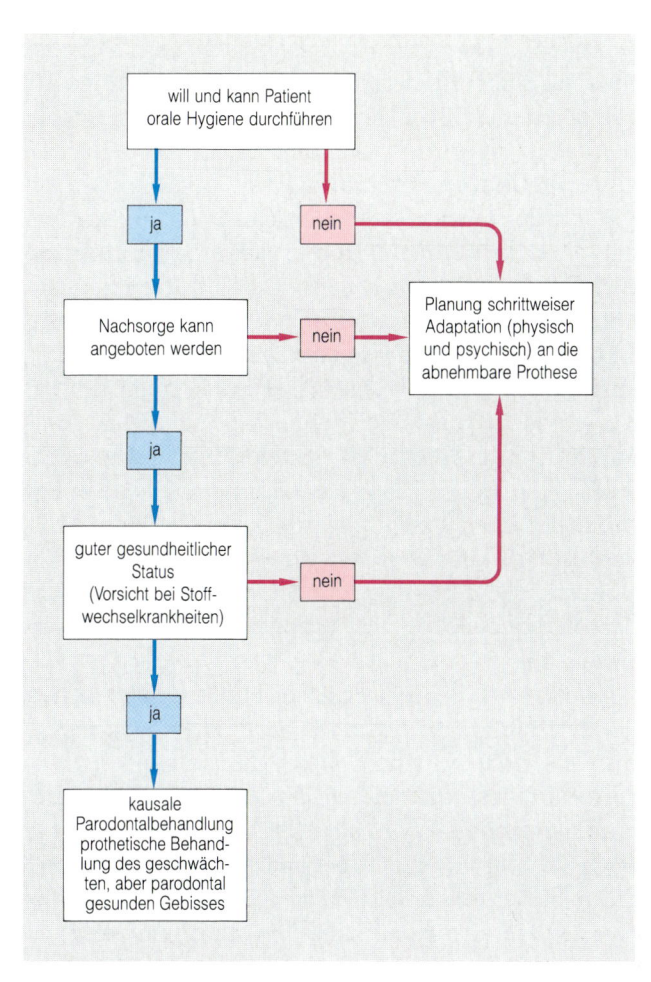

Abb. 5 Schematische Darstellung der Entscheidungskriterien für die Versorgung mit festsitzenden oder abnehmbaren Prothesen.

stenz trifft. Konstruktionsabschnitte mit weniger resistenter Unterlage sind hierbei erheblichen Spannungs- bzw. Dehnungskräften ausgesetzt. Damit soll nun keinesfalls gesagt werden, daß bei der prothetischen Rehabilitation des parodontal vorgeschädigten, jetzt aber parodontal ausgeheilten Gebisses kein Platz für abnehmbare Konstruktionen vorhanden ist. Wenn z.B. die Anzahl der Stützzähne sehr reduziert ist und vor allem, wenn diese noch vorhandenen Stützzähne relativ fest verankert sind, sollte eine Kombination zwischen festsitzendem und abnehmbarem Zahnersatz erwogen werden. Das Risiko technischer Komplikationen bei umfassenden Brückenarbeiten mit nur wenigen „festen Brückenpfeilern" ist nach GLANTZ und NYMAN sehr hoch [16].

Die Kombination festsitzend-abnehmbarer Zahnersatz ist ferner in solchen Situationen indiziert, in denen die anatomischen Voraussetzungen eine ausreichende Dimensionierung des Werkstoffes nicht gestatten.

Das Rehabilitationsinstrument „Brücke" darf nicht nur als ein zweckentsprechend geformter und mit Verkleidungsmaterial versehener Metallkörper gesehen werden. Man muß auch die biophysikalischen Eigenschaften der Brückenpfeiler, deren Parodontien und nicht zuletzt die Eigenschaften des Befestigungsmaterials in die Überlegungen einbeziehen: Während die von der Belastung betroffenen biologischen Gewebe infolge der guten Vaskularisation fähig sind, Kräfte aufzufangen und zu verteilen, sind zahnärztliche Metall-Legierungen, keramische Massen und auch Zemente recht steife Werkstoffe. Sie können nicht allzu hohen Dehnungskräften ausgesetzt werden, ohne permanent deformiert zu werden oder zu brechen.

Daraus könnte man folgern, daß relativ mobile Systeme besonders ungünstigen funktionellen Belastungen ausgesetzt sind, da ja die Unterschiede zwischen der Kraftaufnahme der verschiedenen Systemkomponenten sich offenbaren. Dies ist aber nicht der Fall, im Gegenteil: Die sorgfältig dokumentierte Erfahrung von umfassenden Brückenarbeiten zeigt, daß diese Konstruktion auch bei hoher funktioneller Beanspruchung durch lange Spannweiten oder distal freiendende Brückenglieder in parodontal geschädigten, relativ mobilen Gebissen prognostisch oft besser beurteilt werden als Konstruktionen, denen parodontal „feste" Brückenpfeiler zugrunde liegen. Wahrscheinlich ist die Erklärung hierfür in der Tatsache zu suchen, daß der Schwellenwert der Propriorezeptoren im Restdesmodont mehr oder weniger mobiler Zähne geringer ist als bei den entsprechenden Propriorezeptorsystemen festverankerter Zähne. Praktisch bedeutet dies, daß die reflektorische Reduktion der Kaumuskelaktivität bei mobilen Konstruktionen bedeutend früher eintritt als bei festeren. Deshalb werden wohl an der Gestaltung der Brücke beteiligten Komponenten wie Zement, Lötstellen, Kronen oder freiendende Brückenglieder nie oder nur selten so hohen Belastungen ausgesetzt, daß eine permanente Deformation und/oder eine Fraktur des Werkstoffes zu befürchten ist.

Das Einbeziehen von Brückenpfeilern mit nur geringer parodontaler Stütze wird heute kontrovers diskutiert; es befindet sich offenbar im Gegensatz zum „ANTES-Gesetz" aus dem Jahre 1926, in dem gefordert wird, daß „die gesamte Perizementfläche der Stützzähne einer Brücke gleich oder größer sein muß als die entsprechende Fläche der Zähne, die ersetzt werden sollen".

Kürzlich veröffentlichte Studien konnten jedoch zeigen, daß die Grenzen einer Brückenbehandlung bei Patienten mit nur wenigen Brückenpfeilern und reduzierter parodontaler Stütze auf technischen und biochemischen Unzulänglichkeiten beruhen [36, 45]. Sie können also nicht auf die mangelnde biologische Kapazität des reduzierten Parodonts zurückgeführt werden. Dies bedeutet, daß technische und biophysikalische Aspekte der brückenprothetischen Behandlung des parodontal geschädigten Gebisses von hervorragendem klinischen Interesse sind. Eine ausgezeichnete Zusammenfassung dieser Überlegungen wurde von GLANTZ und NYMAN über parodontologische prothetische Rehabilitationsbehandlung publiziert [16].

Im Vordergrund steht bei einer Behandlung die Frage, welcher Brückenanker im parodontal geschädigten Gebiß vorzuziehen ist. Folgende Überlegungen scheinen heute allgemein akzeptiert zu werden: Mit der Teilkrone erreicht man ausgezeichnete ästhetische Resultate. Diese Art des Zahnersatzes wird jedoch durch die funktionelle Belastung leichter deformiert als die Vollkrone, die den Pfeiler zirkulär umfaßt – man könnte sie mit einem geschlossenen Rohr vergleichen. Sprünge in der Teilkronen-Zementschicht und der damit zwangsläufig verbundene Verlust der Retention werden beobachtet. Aus diesem Grund wird bei parodontal geschädigten Zähnen die Vollkrone als Brückenanker der Teilkrone vorgezogen.

Dimensionierung der Prothesenkonstruktion

Die Anzahl und auch die topographische Lage der Stützzähne ist im Einzelfall außerordentlich verschieden. Darum ist es kaum möglich, exakte Daten über die Schwellenwerte zu errechnen, bei denen die verschiedenen Brückenkomponenten während der Funktion deformiert werden. In experimentellen Untersuchungen mit ähnlichen – vielleicht stilisierten – Konstruktionsmodellen wurde nachgewiesen, daß die Dimension der Konstruktion in der funktionellen Belastungsrichtung sowie die Begrenzung der Länge freischwebender Brückenglieder für die Steifigkeit einer Brücke von entscheidender Bedeutung sind. Bei großen Spannweiten besteht nicht nur für freischwebende, sondern auch für andere Brückenabschnitte die Gefahr einer Deformation des Werkstoffs. Die Begrenzung der Länge freischwebender Brückenglieder kann z.B. am besten erreicht werden, indem man Molaren mit freiliegenden Furkationen nicht extrahiert, sondern nach entsprechender Vorbehandlung als Brückenpfeiler einbezieht [11, 17, 18].

Können große Spannweiten oder distal freiendende Brückenglieder nicht vermieden werden, so muß die Höhe der Konstruktion die hohen Belastungen kompensieren, die in den funktionellen Belastungsrichtungen zu erwarten sind [10]. Bei parodontal geschädigten und vorbehandelten Gebissen kann diese Forderung, auch bei strikter Beachtung hygienischer Belange, im allgemeinen ohne Schwierigkeiten erfüllt werden. Die Stabilität der Konstruktion muß unbedingt gewährleistet sein (Abb. 6).

Wenn eine Brücke sich wie in Abbildung 7 dargestellt deformiert, treten bald Brüche entweder in der Zementschicht (Retentionsverlust) oder in der Metallkonstruktion der Brücke auf. Sogar Frakturen der Brückenpfeiler werden beobachtet.

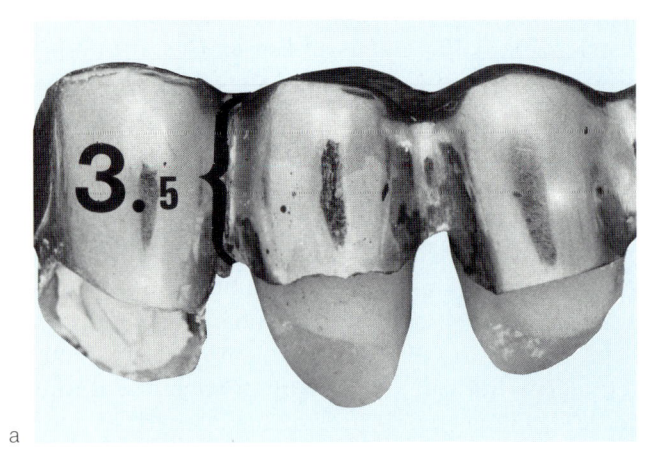

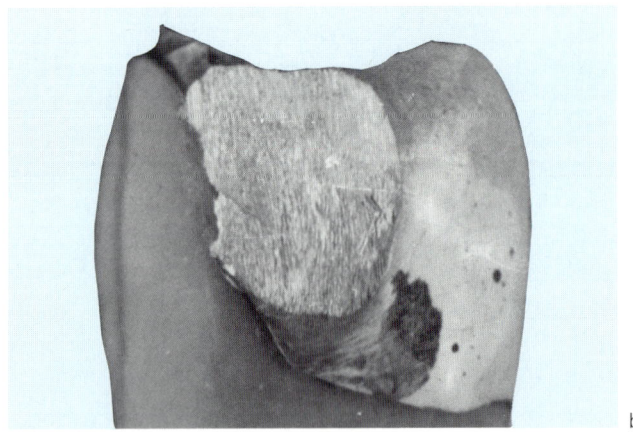

Abb. 6a und b Abmessung einer stark belasteten Konstruktion in der Belastungsrichtung. Diese Sektion einer Vollbrücke wurde nach neunjähriger Tragezeit in einem parodontal vorgeschädigten Gebiß aus Gründen entfernt, die nicht mit der Dimensionierung der Konstruktion zusammenhängen. Um die Höhe und Breite der Verbindungsstelle zu verdeutlichen, wurde die Brücke an der Verbindungsstelle zwischen Zahn 33 und 34 zersägt (b). Höhe sowie Breite betrugen 3,5 mm, was sich als ausreichend erwiesen hat.

Funktionelle, pathophysiologische und geriatrische Gesichtspunkte beim Einfügen von Prothesen 243

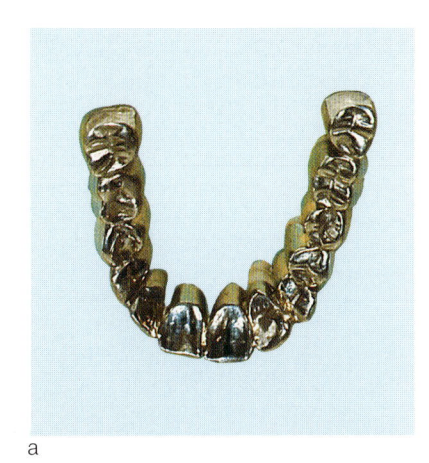

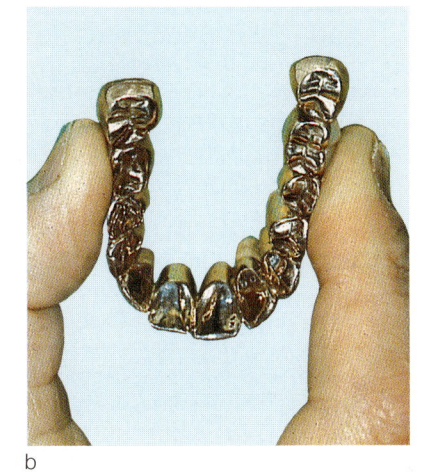

Abb. 7a und b
Ungünstige Dimensionierung des Werkstoffs einer totalen Brücke, die mit nur leichtem Fingerdruck deformiert werden kann.

Nachsorge

Sie ist ein wichtiger Bestandteil des beschriebenen Behandlungskonzeptes. Wir meinen, daß eine aufwendige parodontale und prothetische Behandlung gar nicht erst eingeleitet werden sollte, wenn diese Behandlungsphase aus organisatorischen Gründen nicht verwirklicht werden kann.

Es ist eine oft diskutierte Frage, ob ein Patient imstande ist, seinen Gingivalbefund selbst zu beobachten, um sich dann in Behandlung zu begeben, wenn sich Symptome entzündlicher Veränderungen zeigen. Wir stellen fest, daß dies nur sehr eingeschränkt möglich ist. Alle Erfahrung spricht dafür, daß es ohne professionelle Parodontalkontrolle auf die Dauer nicht geht. Das Risiko eines Rezidivs ist leider immer vorhanden. Die zeitlichen Intervalle zwischen den Nachsorgebesuchen sind selbstverständlich individuell verschieden.

Folgende Punkte sollen bei einer Kontrolluntersuchung beachtet werden:

- Beurteilung der oralen Hygiene
- Depuration (Wurzelglättung und -politur)
- Beurteilung, ob die Erkrankung rezidiviert

Praktische Hilfsmittel zur Erleichterung der Brückenhygiene sind auf dem Markt erhältlich und können individuell empfohlen werden. Ihre Anwendung ist zu demonstrieren.

Nun hat sich gezeigt, daß das Vorhandensein solcher Hygienehilfsmittel allein noch nicht ausschlaggebend ist, die uns hier interessierenden Probleme auf lange Sicht zu lösen. Unser Partner im Behandlungsteam – unser Patient – muß für ihre Anwendung motiviert werden. Einer „Re-Motivierung" und auch einer „Re-Instruktion" bei jedem Nachsorgebesuch ist darum zumindest die gleiche Bedeutung beizumessen wie dem Zugang zu unseren an und für sich wohldurchdachten Hilfsmitteln.

Zusammenfassung

Die prothetische Behandlung parodontal geschwächter, aber parodontal gesunder Gebisse veranlaßte uns – bisher in diesem Umfang unbekannt – biologische, biophysikalische, werkstofftechnologische, aber auch pädagogische Teilprobleme aufzugreifen. Wir sind uns dabei bewußt, daß diese Behandlung aus einer Ganzheitssicht eine straffe Behandlungsorganisation voraussetzt, die in dieser Form bisher nicht notwendig war. Natürlich ist noch eine ganze Reihe offener Fragen zu beantworten. Die klinische Forschung befaßt sich damit. Bis auf weiteres ist deshalb eine gewisse Vorsicht bei der Beurteilung und der Planung solcher Behandlungen anzuraten.

Nur wenn die zur Verfügung stehende Behandlungsorganisation eine langzeitige nachsorgende Betreuung gewährleistet, können wir aufwendige prothetische Behandlungen dieser Art empfehlen. Andererseits ist zweifellos festzustellen, daß ganz allgemein, aber besonders bei der rehabilitierenden Behandlung des parodontal gesunden Gebisses eine zunehmende Tendenz zum Einfügen eines festsitzenden Zahnersatzes besteht.

Es ist an der Zeit, die verschiedenen Formen der prothetischen Versorgung bewußt als Medien oralphysiologischer und damit somatischer und sozialer Rehabilitation zu sehen. In diesem Beitrag wurde der Versuch unternommen, einen, wenn auch nur summarischen Überblick über funktionelle Gesichtspunkte beim Einfügen prothetischer Rehabilitationsmedien in das orale Milieu zu geben. Die hierbei angeführten Gesichtspunkte spiegeln Auffassungen wider, die in Skandinavien von aktuellem Interesse sind.

Literatur

[1] Bergman, B.: Installationsvorlesung. Umeå 1970.
[2] Bergman, B., Hugosson, A., Olsson, C.O.: Caries and periodontal state in patients fitted with removable partial dentures. J. Clin. Periodont. 4 (1977), 134.
[3] Berry, D.C., Mahood, M.: Oral stereognosis and oral ability in relation to prothetic treatment. Brit. Dent. J. 120 (1966), 179.
[4] Brunner, T.: Spätresultate mit totalen Prothesen im Urteil der Patienten. Zahntechnik 39 (1981), 309.
[5] Carlsson, G.E., Hedegård, B., Koivumaa, K.K.: Late results of treatment with partial dentures. J. Oral Rehab. 3 (1976), 267.
[6] Carlsson, G.E., Ragnarsson, N., Åstrand, P.: Changes in height of the alveolar process in edentulous segments II. Svensk Tandläk. T. 62 (1969), 125.
[7] Carlsson, G.E., Öberg, T.: Sjukdomar och förändringar som har samband med funktionsrubbningar i tuggapparaten. In: Krogh-Poulsen, W., Carlsen, O. (Hrsg.): Bidfunktion/Bettfysiologi. Munksgaard, Kopenhagen 1974.
[8] Carlsson, G.E., Kopp, S., Öberg, T.: Arthritis and allied diseases. In: Zarb, G.A., Carlsson, G.E. (Hrsg.): Temporomandibular joints. Function and dysfunction. Munksgaard, Kopenhagen; Mosby, St. Louis 1979.
[9] Chauvin, J., Besette, R.: Oral stereognosis as a clinical index. IADR Abstracts 1974.
[10] Erhardson, S.: Form und Abmessung von Lötstellen bei Brückenarbeiten. Dtsch. zahnärztl. Z. 38 (1983), 626.
[11] Erpenstein, H.: A 3-year study of hemisectioned molars. J. Clin. Periodont. 10 (1983), 1.
[12] Ettinger, R.L.: Oral disease and its effect on the quality of life. Gerodontics 3 (1987), 103.
[13] Farrel, E.: Masticatory effect in patients with and without dentures. Int. Dent. J. 14 (1964), 226.
[14] Franks, A.S.T.: The dental health of patients presenting with tempomandibular joint dysfunction. Brit. J. Oral Surg. 5 (1967), 157.
[15] Franks, A.S.T., Hedegård, B.: Geriatric dentistry. Blackwell Scientific Publications, Oxford–London–Edinbourgh–Melbourne 1973.
[16] Glantz, P.-O., Nyman, S.: Tekniska och biofysikaliska aspekter på broprotetisk behandling av parodontalt skadade bett. In: Lindhe, J. (Hrsg.): Parodontologi. Munksgaard, Kopenhagen 1981.
[17] Hamp, S.-E., Nyman, S., Lindhe, J.: Periodontal treatment of multi-rooted teeth. Results after 5 years. J. Clin. Periodont. 2 (1975), 126.
[18] Hamp, S.-E., Nyman, S.: Behandlingsprinciper vid parodontalt furkationsinvolverade tänder. In: „Odontologi 79". Munksgaard, Kopenhagen 1979.
[19] Haraldsson, T., Karlsson, U., Carlsson, G.E.: Bite force and oral function in complete denture wearers. J. Oral Rehab. 6 (1979), 41.
[20] Heath, E.: A study of the morphology of the denture space. Dent. Pract. 21 (1970), 109.
[21] Hedegård, B., Lundberg, M., Wictorin, L.: Protesers mobilitet vid tuggning. Svensk Tandläk. T. 59 (1966), 403.
[22] Helkimo, E., Carlsson, G.E., Helkimo, M.: Chewing efficiency and state of dentition. Acta Odont. Scand. 36 (1978), 33.
[23] Helkimo, M.: Epidemiological surveys of the masticatory system. Oral Sciences Reviews 1 (1976), 54.
[24] Jemt, T.: Positions of the mandible during chewing and swallowing recorded by light-emitting diodes. J. Prosthet. Dent. 48 (1982), 206.
[25] Jemt, T., Lundquist, S., Hedegård, B.: Group function or canine protection. J. Prosthet. Dent. 48 (1982), 719.
[26] Käyser, A.F.: Gebißfunktionen und verkürzte Zahnreihen. Zahnärztl. Mitt. 76 (1986), 755.
[27] Karlsson, S.: Cineradiography in odontology. Swed. Dent. J. 3 (1979), Suppl. 4.
[28] Koivumaa, K.K.: Changes in periodontal tissues and supporting structures connected with partial dentures. Suom. Hammaslääk. Toim. 52 (1956), Suppl. 1.
[29] Koivumaa, K.K., Hedegård, B., Carlsson, G.E.: Studies in partial dental prosthesis. Suom. Hammaslääk. Toim. 56 (1960), 248.
[30] Kopp, S.: Pain and functional disturbances of the masticatory system – a review of etiology and principles of treatment. Swed. Dent. J. 6 (1982), 49.
[31] Landt, H.: Oral recognition of forms and oral muscular coordination ability in dentulous subjects of various ages. Laboratory cross-sectional study with special reference to the effect of learning. Swed. Dent. J. 67 (1974), Suppl. 5.
[32] Landt, H.: Adaptationsprobleme bei der oralen Rehabilitation des alternden Menschen. In: Körber, E. (Hrsg.): Die zahnärztlich-prothetische Versorgung des älteren Menschen. Hanser, München–Wien 1978.
[33] Landt, H., Hedegård, B.: Behandling av tandlösa patienter II. Steg-för-steg framställning av helprotes. Tandläk. tidn. 68 (1976), 922.
[34] Langen, D.: Psychosomatische Aspekte beim Einfügen des Zahnersatzes. In: Haunfelder, D., Hupfauf, L., Ketterl, W., Schmuth, G. (Hrsg.): Praxis der Zahnheilkunde, Bd. 1. Urban & Schwarzenberg, München–Wien–Baltimore 1969.
[35] Lindhe, J., Ericsson, I.: The influence of trauma from occlusion on reduced but healthy periodontal tissues in dog. J. Clin. Periodont. 3 (1976), 110.
[36] Lindhe, J., Nyman, S.: The role of occlusion in periodontal disease and the biological rationale for splinting in treatment of periodontitis. Oral Sciences Rev. 10 (1977), 11.
[37] Lindhe, J., Nyman, S.: Traumatiserande Ocklusion. In: Lindhe, J. (Hrsg.): Parodontologi. Munksgaard, Kopenhagen 1981.
[38] Litvak, H., Silverman, S.I., Garfinkel, L.: Oral stereognosis in dentulous and edentulous subjects. J. Prosthet. Dent. 25 (1971), 139.
[39] Marxkors, R., Müller-Fahlbusch, H.: Psychogene Prothesenunverträglichkeit. Ein nervenärztliches Consilium für den Zahnarzt. Hanser, München–Wien 1976.
[40] Molin, C.: Studies in mandibular pain dysfunction syndrome. Swed. Dent. J. 66 (1973), Suppl. 4.
[41] Nilsson, B., Sandström, B., Söremark, R.: Kostvanor bland äldre protesbärare. Svensk Tandläk. T. 62 (1979), 602.

[42] Nordenram, G., Böhlin, E.: De äldres tandvårdssituation – en litteraturgenomgång. Socialstyrelsens äldreomsorgsprogram. Rapport nr. 9, 1981.
[43] Nordenram, Å., Landt, H.: Hyperplasia of the oral tissues in denture cases. Acta Odont. Scand. 27 (1969), 481.
[44] Nyman, S., Ericsson, J.: The capacity of reduced periodontal tissues to support fixed bridgework. J. Clin. Periodont. 9 (1982), 409.
[45] Nyman, S., Lindhe, J.: The role of occlusion for the stability of fixed bridges in patients with reduced periodontal tissue support. J. Clin. Periodont. 2 (1975), 53.
[46] Österberg, T.: Odontologic studies in 70-year-old people in Göteborg. Habil.-Schrift, Göteborg 1981.
[47] Österberg, T., Carlsson, G.E.: Symptoms and signs of mandibular dysfunction in 70-year-old men and women in Gothenburg, Sweden. Community Dent. Oral Epidemiol. 7 (1979), 315.
[48] Steen, B.: Nutrition in the elderly – Implications for oral health care. In: Holm-Pedersen, P., Löe, H. (Hrsg.): Geriatric dentistry. Munksgaard, Kopenhagen 1986.
[49] Weber, J.: Mängelstatistik. ZWR 84 (1975), 459.
[50] Wictorin, L., Hedegård, B., Lundberg, M.: Cineradiographic studies of bolus position during chewing. J. Prosthet. Dent. 26 (1971), 236.
[51] Widmalm, S.-E., Hedegård, B.: Studies on reflexes in the masseter and the temporalis in relation to ageing. J. Oral Rehab. 4 (1975), 237.
[52] Yurkstas, A.A.: The masticatory act. J. Prosthet. Dent. 15 (1965), 248.
[53] Yurkstas, A.A., Manley, R.S.: Measurement of occlusal contact area, effective in mastication. Amer. J. Orthodont. 35 (1949), 185.

Sensibilisierung und allergische Reaktionen

von Siegfried Borelli,
Hans-Ulrich und Birgit Seifert

Inhaltsübersicht

Prothesenstomatopathie 249

    Einleitung 249
    Klinisches Bild 250
    Allergiediagnostik 250

    Anamnese 251
    Materialkenntnisse 251
    Besonderheiten der Mundschleimhaut 251
    Immunologische Grundlagen 252
    Epikutantest 252
    Epimukosatest 253
    Elimination/Reexpositionstest 253
    Feingoldfolienabdeckung 253
    Histologie 253
    Lymphozytentransformationstest 254
    Prick- und Intrakutantest, RAST 254

Reaktionen auf Metalle 254

    Edelmetall-Legierungen 254
    Gold 254
    Palladium 255
    Kupfer 255
    Andere Metalle 255
    Nichtedelmetall-Legierungen 256
    Nickel 256
    Kobalt und Chrom 257
    Konsequenzen 257

Reaktionen auf Kunststoffe 257

    Acrylate 258
    Hilfsstoffe 259

Reaktionen auf Abformmaterialien und
andere Werkstoffe 259

    Scutan®, Impregum® 259
    Silikone 260
    Zinkoxid-Nelkenöl-Massen 261

Zusammenfassung 261
Literatur 261

Prothesenstomatopathie

Einleitung

Bei der Vorbereitung und beim Einsatz von Teilprothesen kommen eine Vielzahl von chemischen Verbindungen und Metall-Legierungen zur Anwendung. Für den lebenden Organismus bedeutet dies kurzzeitiger oder langdauernder Kontakt zu Fremdmaterialien. Damit ist die Voraussetzung für eine Auseinandersetzung zwischen Wirt einerseits und Prothesenmaterial andererseits gegeben. Die Möglichkeiten der Ablehnung einer Fremdsubstanz sind vielfältig und reichen von organischen Veränderungen bis hin zur psychogenen Inakzeptanz (s. Bd. 7, S. 297 ff.). Die organischen Veränderungen gliedern sich in regressive, proliferative und entzündliche Prozesse. In diesem Kapitel soll auf die immunologischen Vorgänge und allergischen Reaktionen eingegangen werden, welche durch Auslösung von Entzündungsvorgängen eine Prothesenunverträglichkeit zur Folge haben können.

> Unter Prothesenstomatopathie versteht man objektivierbare morphologische Befunde jedwelcher Genese, ausgelöst durch die Prothese oder deren Inhaltsstoffe, sowie auch das Vorhandensein bloßer subjektiver Empfindungsstörungen ohne pathologisch-anatomische Veränderung.

Die morphologisch faßbaren entzündlichen Störungen werden als *Prothesenstomatitis*, die rein subjektiven Beschwerden als *Prothesenintoleranz* bezeichnet. Ursächlich für die Auslösung einer Prothesenstomatopathie, die sich in 10–30% der Fälle einstellen kann, kommen exogene, endogene und psychogene Faktoren in Frage, oft sind gar erst Kombinationen für die Manifestation des Beschwerdebildes verantwortlich.

Bei den *exogenen Gründen* spielen physikalische, v. a. mechanisch-traumatische Faktoren eine große Rolle. Vor der Überweisung an den Hautarzt ist abzuklären, ob

- eine gleichmäßige Belastung der Schleimhaut gegeben ist (Unterfütterung) bzw. vorzeitige Kontakte bestehen
- die Vertikalrelation richtig eingestellt ist (häufigste Ursache für Schleimhautbrennen)
- Gleithindernisse auf der Medio- oder Laterotrusionsseite vorhanden sind
- die Horizontalrelation nicht eingestellt wurde und der Patient den Weg in die Retrallage des Unterkiefers unbehindert durchführen kann

Dies gilt auch dann, wenn eine internistische Untersuchung vorgesehen ist.

Im weiteren kommt der bakteriellen und/oder mykotischen Besiedelung (Plaquebildung) eine nicht zu unterschätzende Bedeutung zu. Durch das Prothesenmaterial ausgelöste Symptome sind weit weniger häufig, als allgemein angenommen wird; zu berücksichtigen sind toxische Effekte der verschiedenen Stoffe, sehr selten pharmakologische Einflüsse und allergische Phänomene. Die allergischen Reaktionen sind mit Sicherheit selten, ihre Häufigkeit dürfte zwischen 0,5 und 5‰ liegen [23, 31, 37, 54]. Über die Inzidenz toxischer Reaktionen gibt es unterschiedliche Ansichten, in der Tat dürften auch sie nur selten als alleinige Ursache einer Prothesenunverträglichkeit in Frage kommen.

Unter *endogenen Faktoren* versteht man Störungen des Gesamtorganismus, die zu einer verminderten Toleranz der Prothese führen können. Dabei sind Kreislauferkrankungen (Hypertonie, Herzinsuffi-

Tabelle 1 Auslösende oder disponierende Faktoren einer Prothesenstomatopathie.

Exogen	Endogen	Neuropsychogen

physikalische Faktoren
   mechanisch-traumatisch
   thermisch
werkstoffliche Faktoren (Prothesenmaterial)
   toxisch
   allergisch
   pharmakologisch
mikrobielle Faktoren (Plaquebildung)
   Bakterien
   Pilze
	Herz-Kreislauferkrankungen
	hormonelle Störungen
	Anämie
	Anazidität
	Leberinsuffizienz
	Avitaminosen
	Diabetes mellitus
	Morbus Sjögren
	vorbestehende Schleimhauterkrankungen
		Parafunktion
		Neurosen
		Psychosen
		psychoorganisches Syndrom

zienz usw.), Blutkrankheiten (Anämie), Störungen des Verdauungstraktes, Stoffwechselstörungen, hormonelle Einflüsse (Gravidität, Klimakterium) von Bedeutung [46]. Im weiteren ist an Avitaminosen, Morbus Sjögren sowie präexistente Schleimhauterkrankungen (Pemphigus, Pemphigoid, Aphthosis usw.) zu denken. Auf die neuropsychogenen Faktoren soll an dieser Stelle nicht weiter eingegangen werden. Einige wichtige Punkte für die Auslösung einer Prothesenunverträglichkeit sind in Tabelle 1 zusammengestellt.

Klinisches Bild

Am häufigsten findet sich eine Rötung und Schwellung der Schleimhaut im Kontaktbereich von relativ scharfer Begrenzung, oft nimmt die Schleimhaut einen rötlich-violetten Farbton an und zeigt sich an der Oberfläche etwas verquollen und glänzend. In ausgeprägten Fällen kann es zu Erosionen, Ulzerationen oder Aphthosis kommen. Seltener wird das Bild der diffusen Stomatitis, der Glossitis und Cheilitis gesehen. Die Gingiva reagiert mit Schwellung und dunkler Rötung, die Schleimhaut ist leicht lädierbar und neigt zu Blutungen. Eine Sonderform stellt der Lichen ruber mucosae dar.

Tabelle 2 Klinisches Bild der Prothesenstomatitis.

Lokale Reaktion
Rötung und Schwellung der Schleimhaut, meist auf Kontaktbereich begrenzt
Erosionen, Ulzerationen
Gingivitis, Cheilitis, Glossitis
diffuse Stomatitis
Lichen ruber mucosae
Fernreaktion bzw. Streuung
lokalisierte Ekzeme
generalisierte Ekzeme
Urtikaria
Quincke-Ödeme
Asthma bronchiale
Rhinitis
Subjektive Symptome
Speichelfluß vermehrt oder vermindert
Schleimhautparästhesien und -dysästhesien (Brennen, Hitzegefühl, Pruritus)

Bezüglich Fern- bzw. Streureaktionen sind lokalisierte und generalisierte Ekzeme von großer Bedeutung, im weiteren soll das Auftreten von Urtikaria, Quincke-Ödemen, Atembeschwerden bis hin zu Asthma bronchiale und Rhinitis erwähnt werden.

Subjektiv besteht meist ein Brennen und Hitzegefühl, seltener Pruritus. Die Patienten berichten über gesteigerten oder verminderten Speichelfluß sowie gelegentlich über Sensibilitätsstörungen und Schmerzen in der Zunge (Glossodynie).

> Aufgrund des klinischen Bildes können nur selten Rückschlüsse auf Ätiologie bzw. Pathogenese der Prothesenstomatitis gezogen werden.

Die wichtigsten Punkte des klinischen Bildes sind in Tabelle 2 zusammengestellt.

Allergiediagnostik

> Eine vollständige allergologische Diagnostik bei Vorliegen einer Prothesenstomatopathie ist sehr aufwendig. Sie rechtfertigt sich nur, wenn vorgängig andere mögliche, wesentlich wahrscheinlichere Gründe wie mechanisches Trauma, mikrobielle Ursachen, internistische Leiden usw. ausgeschlossen sind.

Der Untersuchungsgang erfordert sowohl vom Arzt als auch vom Patienten viel Zeit und Engagement. Aufgrund der Komplexität der Fragestellungen ist eine enge Zusammenarbeit zwischen behandelndem Zahnarzt, Internisten und Allergologen unbedingt erforderlich.

Folgende Fragen sollten bei einer gründlichen Abklärung beantwortet werden:

- Kann das klinische Bild möglicherweise durch immunologische Phänomene ausgelöst sein?
- Welche Fremdmaterialien kommen dafür in Frage?
- Läßt sich durch Testungen sowie In-vitro-Untersuchungen eine Sensibilisierung nachweisen?
- Sind die erzielten Ergebnisse für das klinische Bild relevant oder sind sie zufällig entdecktes Begleitphänomen?

Die Klärung dieser Fragen ergibt sich aus Anamnese, Kenntnis der verarbeiteten Materialien, klinischen Befunden, Allergietestungen, Eliminations- und Reexpositionsversuchen sowie gegebenenfalls Probebiopsie.

Anamnese

Die Anamnese soll sowohl allergologische als auch allgemeinmedizinische Gesichtspunkte berücksichtigen. Wichtig sind Fragen nach früheren Hautausschlägen oder allergischen Reaktionen, speziell auch nach früheren Allergietestungen; oft kommen bereits daraus wichtige Hinweise wie z.B. Unverträglichkeit von Modeschmuck bei Nickel-Allergie. Daneben soll speziell der zeitliche Zusammenhang des Beschwerdebildes mit dem Einsatz des Prothesenmaterials erfragt werden. Wichtig ist dabei die Beobachtung, daß sich nach einer neuen Prothese aufgetretene Beschwerden nach einer Gewöhnungsphase oft innerhalb 6–8 Wochen vollständig zurückbilden. Vor Ablauf dieser Frist sollte nicht von einer Prothesenstomatopathie gesprochen werden. Zum Ausschluß internistischer Leiden sollte nach Medikamenteneinnahme sowie nach den oben genannten Krankheitsbildern oder deren Symptomen gefragt werden; sie sind gegebenenfalls abzuklären.

Materialkenntnis

Die wichtigsten in der Prothetik verwandten Materialien sind:

- Metall-Legierungen
- Kunststoffe
- Abformmassen

Metalle. In der Stomatologie kommen eine Vielzahl von verschiedenen Metall-Legierungen zur Anwendung. Deren Zusammensetzung ist abhängig von der gewünschten Funktion (z.B. mechanische Beanspruchung), vom Preis sowie vom jeweiligen Hersteller. Eingeteilt werden die Metall-Legierungen in Edelmetall-Legierungen und Nichtedelmetall-Legierungen. Bei den *Edelmetall-Legierungen* finden Gold, Palladium, Platin, Silber, Kupfer, Kobalt, Zinn, Zink sowie selten Indium, Gallium, Iridium und Ruthenium usw. Verwendung. Bei den *Nichtedelmetall-Legierungen* handelt es sich vor allem um Nickel, Kobalt, Chrom, Eisen, Titan, Molybdän, Niobium, Wolfram, Beryllium, Gallium und Silizium. Eine genaue Übersicht über die ungefähr 500 derzeit in der Bundesrepublik Deutschland im Handel befindlichen Dentallegierungen findet sich in einer Zusammenstellung des Forschungsinstituts für zahnärztliche Versorgung (FZV) [16].

Kunststoffe und Abformmaterialien. Die zur Prothesenherstellung verwendeten Kunststoffe beruhen derzeit vor allem auf Acrylat-Basis, oder es handelt sich um Polycarbonate und Polyvinylverbindungen. Bei den Abformmaterialien kommen Alginate, reversible Hydrokolloide, Polysulfide, Polyäther, Silikone, Zinkoxid-Nelkenöl-Massen, Wachs-Harz-Gemische sowie Gips zur Anwendung.

> In vielen Fertigprodukten ist meist eine geringe Menge von nicht auspolymerisierten Ausgangssubstanzen enthalten. Katalysatoren, Weichmacher, Starter und Pigmente müssen ebenfalls in die Überlegungen bei Verdacht auf eine allergisch bedingte Stomatitis einbezogen werden.

Besonderheiten der Mundschleimhaut

Zum besseren Verständnis des Folgenden soll vorweg auf einige Besonderheiten der Mundschleimhaut hingewiesen werden. Das Epithel der Mundhöhle ist dünner als jenes der Epidermis, zeigt nicht eine entsprechende Verhornung und ist nicht mit einem schützenden Lipidfilm überzogen.

> Somit kann die Mundschleimhaut ihrer Schutzfunktion gegenüber toxischen Einflüssen nicht in gleicher Weise nachkommen wie die Haut.

Voraussetzung für allergische Reaktionen ist indessen das Penetrieren eines Allergens durch die Epidermis. Gerade dieses Eindringen wird aufgrund der Speichelfunktion (Verdünnungseffekt, Wegspüleffekt) stark behindert. Weiter fehlen gegenüber der Haut die Haarfollikel, die eine mit entscheidende Rolle beim Eindringen von Allergenen spielen.

> Für allergische Reaktionen an der Schleimhaut müssen in der Regel wesentlich höhere Allergenkonzentrationen als an der Haut vorhanden sein (5–12mal höhere Konzentrationen [22]).

Als Ausnahme wurde dreiwertiges Chromalaun erwähnt, das an der Schleimhaut leichter Reaktionen auslösen soll [15]. Jedenfalls besteht keine sichere Korrelation zwischen epikutaner Reaktionsauslösung und Testung an der Schleimhaut. Die Unterschiede beziehen sich aber nicht nur auf die auslösenden Konzentrationen, sondern auch auf die Reaktionsdynamik, was möglicherweise mit dem Abtransport der Allergene über Blutweg und Lymphe in Zusammenhang steht. Bei Epimukosatestungen beobachtet man im allgemeinen flüchtigere und weniger ausgeprägte Reaktionen, vor allem fehlt oft das klassische Kreszendo der allergischen Reaktion auf der Haut.

Immunologische Grundlagen

Das Immunsystem dient dem Organismus zur spezifischen Abwehr und Beseitigung innerer und äußerer, belebter und unbelebter Noxen. Um dieser Funktion, die höchste Ansprüche an den Organismus stellt, gerecht zu werden, hat sich ein äußerst komplexes System entwickelt, das auch beim heutigen Wissensstand noch längst nicht abschließend aufgeklärt ist. Es soll im folgenden nicht auf die komplizierten und verflochtenen Details eingegangen, sondern eine vereinfachte Übersicht dargestellt werden:

Einteilung der allergischen Reaktionen nach COOMBS **und** GELL. Allergische Reaktionen können folgendermaßen eingeteilt werden:

- *Typ I: Allergische Reaktion vom Soforttyp,* die sich klinisch als Asthma bronchiale allergicum, Rhinitis und Conjunctivitis allergica, Urtikaria, anaphylaktische Schockreaktion usw. äußert. Ursache ist eine Degranulation mit spezifischen IgE-beladenen Zellen, die bei Antigenkontakt stattfindet. Durch die Degranulation werden Mediatoren freigesetzt, die für die klinische Symptomatik verantwortlich sind.
- *Typ II: Zytotoxische Reaktion,* die sich klinisch z. B. als immunhämolytische Anämie oder Thrombopenie äußert. Vermittelt wird die Reaktion durch gegen Zellen gerichtete humorale Antikörper und Komplementaktivierung.
- *Typ III:* Das klinische Bild entspricht der Serumkrankheit, Immunkomplexvaskulitis oder Alveolitis allergica. Humorale Antikörper verbinden sich mit zirkulierendem Antigen zu Immunkomplexen, die sich niederschlagen und entzündliche Reaktionen auslösen.
- *Typ IV: Zelluläre allergische Reaktion vom verzögerten Typ* (Tuberkulintyp), die sich klinisch meist als allergisches Kontaktekzem äußert. Sie soll etwas genauer erläutert werden, da sie in diesem Fall die häufigste ist. Die allergische Reaktion kann in zwei Phasen eingeteilt werden: den afferenten Schenkel (Allergie-Induktion, Sensibilisierungsphase), der klinisch stumm verläuft, und die Effektorphase (Auslösephase), die zum klinischen Bild des Kontaktekzems führt.

Afferenter Schenkel: Ein kleinmolekulares reaktives Allergen (Hapten) haftet auf der Hautoberfläche und penetriert in die Epidermis. Dort wird es in einer Reaktion mit Oberflächenproteinen zum Vollantigen. Nach Kontakt mit einem spezifischen Rezeptor auf der Oberfläche von T-Lymphozyten werden diese aktiviert, wandern in die parakortikale Zone eines Lymphknotens und vermehren sich dort. Die entstandenen Lymphozyten tragen alle denselben spezifischen Antigen-Rezeptor. Damit ist die Sensibilisierungsphase abgeschlossen. Daß es unter normalen Bedingungen nicht zu einer Sensibilisierung kommt, liegt an einem kompliziert aufgebauten Feedback-System.

Effektorphase: Kommt es zu erneutem Allergenkontakt, produzieren die nun zahlreich vorhandenen T-Lymphozyten Zytokine, Substanzen, die die Entzündungsreaktion auf zellulärer Ebene auslösen.

Die Einteilung in die vier Allergie-Typen hat immer noch ihre Gültigkeit, auch wenn man heute davon ausgeht, daß bei den meisten allergischen Reaktionen mehrere immunologische Mechanismen gleichzeitig beteiligt sind.

Epikutantest

Der Epikutantest ist nach wie vor die klassische Methode zum Nachweis einer Typ-IV-Sensibilisierung. Der Test beruht auf der iatrogenen Auslösung einer umschriebenen Ekzemmorphe durch epikutane Applikation einer Noxe über 24–48 Stunden unter Okklusivbedingungen in nicht toxischer Konzentration. Beurteilt werden Rötung, Infiltration, Bildung von Papulovesikeln, Flächenausdehnung und Reaktionsdynamik über 24–72 Stunden. In Einzelfällen kann auch eine Ablesung nach dieser Zeit erforderlich sein. Der Test wird üblicherweise unter standardisierten Bedingungen am Rücken paravertebral durchgeführt [1].

Vorteile dieser Testmethode sind:
- relativ hohe Sensitivität
- leichte Reproduzierbarkeit
- geringer Aufwand
- Möglichkeit, mehrere Allergene gleichzeitig zu prüfen

Ein *Nachteil* für die Fragestellung der Schleimhautallergie ist, daß bei der Epikutantestung die besonderen Verhältnisse im Cavum oris nicht berücksichtigt werden:

Ein positiver Epikutantest bedeutet nur das Vorliegen einer Sensibilisierung, nicht aber per se eine Unverträglichkeit des verdächtigen Materials im Mundschleimhautbereich.

Der Epikutantest kann in verschiedenen *Variationen* durchgeführt werden. In Abwandlung des oben beschriebenen Vorgehens kann die Epidermis durch mehrmaligen Tesafilm®-Abriß dünner und damit der Test wesentlich sensitiver gemacht werden. Die Epikutantestung kann bei fraglich toxischen Substanzen offen (nicht okklusiv) durchgeführt werden, ein Vorgehen, das sich vor allem bei Materialien nicht bekannten Inhalts bewährt.

Als weitere Abwandlung versuchte WERNER zum Nachweis einer Paladon-Allergie, die Verhältnisse in der Mundhöhle nachzuahmen [55]. Dabei wird Fließspeichel des Patienten 120 Stunden mit ungenügend polymerisiertem Paladon im Brutschrank inkubiert und anschließend in Adeps lanae anhydricum inkorporiert. Mit dieser Mischung wird nun die Epikutantestung wie üblich durchgeführt. Als Nachteil ergeben sich falsch-positive Resultate durch Candida-Besiedelung.

Epimukosatest

Der Epimukosatest ist eine Übertragung des Epikutantests auf die Schleimhaut. Er ist sehr aufwendig, kompliziert und in seiner Aussagekraft begrenzt. Lediglich bei besonderen Fragestellungen (negativer Epikutantest bei dringendem Verdacht auf allergische Reaktion an der Mundschleimhaut) ist dieses Testverfahren anzuwenden. Dabei werden die verdächtigen Substanzen in Vertiefungen auf der Gaumenseite eigens für diesen Zweck angefertigter Kunststoffgaumenplatten eingelassen. Bei der Beurteilung sind die der Mundschleimhaut eigenen Gegebenheiten (weniger starke Ausprägung, flüchtiger Ablauf der Testreaktion) zu berücksichtigen.

Als vereinfachte Verfahren zur Testung an der Schleimhaut sind bisher mehrere Methoden angewandt worden, z.B. die Orabase-Inkorporation eines Allergens sowie das Einlegen mit dem Allergen getränkter Watte oder Gaze und die Anwendung von Kautschuk- bzw. Gummisaugerkappen.

Über den Wert der Schleimhauttestungen und deren klinische Bedeutung gehen die Meinungen in der Literatur weit auseinander. So gibt es einmal die Ansicht, daß ein negativer Epikutantest eine Schleimhautallergie ausschließe [41, 47], andererseits ist auch die Möglichkeit positiver Schleimhautreaktionen bei negativem Epikutantest im Schrifttum erwähnt [23, 24].

Elimination/Reexpositionstest

Führt die Elimination von Prothesenmaterial zum Verschwinden und die Reexposition zum erneuten Auftreten von Beschwerden, ist ein Kausalzusammenhang zwischen Prothese und Symptomen gegeben. Dies ist indessen noch kein Beweis für ein allergisches Geschehen. Es kommen sowohl toxische, allergische wie mechanische, mikrobielle und psychogene Pathomechanismen in Frage. Beweisend für immunologisch/allergologische Vorgänge ist das Auftreten von Fernreaktionen am übrigen Integument.

Feingoldfolienabdeckung

Prothesenteile können zur Abdeckung der Schleimhautseite mit Feingoldfolie überzogen werden, wodurch die Prothesenstoffe nicht mehr mit Speichel und Schleimhaut in Kontakt kommen. Die mechanische Beanspruchung der Gewebe bleibt aufgrund der Feinheit der Folie, die das Relief nicht verändert, in gleicher Weise erhalten, so daß bei Wegfall der Symptomatik nach Goldfolienabdeckung eine stoffliche Ursache bewiesen ist [47]. Wie beim Elimination/Reexpositionstest kann auch hier keine Differenzierung zwischen toxischen Vorgängen und Allergien erwartet werden.

Bei diesem, vor einigen Jahren viel geübtem Verfahren ist jedoch zu berücksichtigen, daß nur die Schleimhaut des harten Gaumens abgedeckt wird. In anderen Bereichen der Mundhöhle (Wangen und Zunge) besteht mit dem Kunststoff weiterhin Kontakt.

Ein der Feingoldfolienabdeckung vergleichbares Vorgehen kann auch bei vermuteter Gold- oder Metall-Allergie mit einer Kunststoffabdeckung durchgeführt werden [26]. Früher wurde der Zahnersatz in einem solchen Fall aus ungefärbtem, glasklaren Kunststoff hergestellt.

Histologie

Die histologischen Kriterien für die Reaktionen an der Mundschleimhaut entsprechen der klassischen Ekzemreaktion nach MIESCHER mit Spongiose, epidermaler Vesikelbildung, Ödem und Rundzellinfiltrat in der Kutis. Sie können in Zweifelsfällen zur Diagnostik herangezogen werden.

> Besondere Bedeutung kommt der Histologie bei der Differenzierung zwischen toxischen und allergischen Reaktionen zu.

Lymphozytentransformationstest

Dieses in-vitro-Verfahren zum Nachweis einer Sensibilisierung vom Spättyp ist derzeit nur in Speziallaboratorien möglich und damit nicht für die Routinediagnostik geeignet.

Prick- und Intrakutantest, RAST

Prick- und Intrakutantestung sind die klassischen Methoden zum Nachweis einer IgE-vermittelten Sensibilisierung vom Sofort-Typ (Typ I nach COOMBS und GELL). Beim Intrakutantest können neben der Sofortreaktion auch verzögerte Reaktionen (sechs Stunden), die immunologisch dem Typ III entsprechen, und Spättyp-Reaktionen (Tuberkulintyp) beobachtet werden. Prinzipiell können auch kleinmolekulare Substanzen IgE-vermittelte Allergien auslösen; dies ist in einigen seltenen Fällen z. B. bei Nickel- und Quecksilberverbindungen beschrieben. Derartige Kasuistiken haben bisher im Schrifttum Seltenheitswert, so daß der Nachweis von Sofortreaktionen mittels Prick- bzw. Intrakutantest in der Routinediagnostik keinen Einsatz findet. Gleiches gilt für den RAST (Radio-Allergo-Sorbens-Test), ein In-vitro-Verfahren zum Nachweis von zirkulierendem allergenspezifischen IgE.

Die diagnostischen Schritte bei Verdacht auf allergische Reaktionen sind in Abbildung 1 schematisch dargestellt.

Reaktionen auf Metalle

Voraussetzung für eine schädigende Wirkung bestimmter Metall-Legierungen, sei sie toxischer oder allergischer Natur, ist das Freiwerden von Metallbestandteilen aus dem Verband. Gründe hierfür sind Korrosion und mechanischer Abrieb.

Unter *Korrosion* versteht man die Reaktion eines metallischen Werkstoffes mit seiner Umgebung, die eine Veränderung des Werkstoffes bewirkt und zu einem Korrosionsschaden führen kann. Meist sind diese Vorgänge chemischer oder elektrochemischer Natur im Sinne eines galvanischen Elementes. Die Theorie von WAGNER und TRAUD über die sogenannten Mischpotentiale legte die Grundlage zum Verständnis der Korrosionsvorgänge [53]. Entscheidend sind das Nebeneinander von verschiedenen Metallen und das Vorhandensein eines Elektrolyten, Bedingungen, die bei Metall-Legierungen im Mund erfüllt sind.

Edelmetall-Legierungen

Edelmetall-Legierungen zeigen hinsichtlich ihrer Zusammensetzung große Unterschiede. Die wichtigsten verwendeten Materialien sind Gold, Platin, Silber, Palladium, Kupfer, Zink und Indium, seltener Gallium, Kobalt, Eisen und andere. Ist der Gehalt an Gold 75% und höher, so spricht man von Legierungen mit hohem Goldgehalt, ist er auf ungefähr 50% vermindert, so handelt es sich um edelmetallreduzierte Legierungen. Herrscht der Gehalt an Silber oder Palladium vor, so werden sie in die Gruppe der Silber- und Palladium-Legierungen eingereiht.

Gold

Sensibilisierungen vom Spättyp auf Gold sind bisher im Schrifttum gelegentlich erwähnt worden. Dies ist um so erstaunlicher, als aufgrund des chemisch inerten Edelmetallcharakters von Gold Sensibilisierungen nicht so leicht zu verstehen sind. Metallisches Gold wird von wäßrigen Halogenen, oxidie-

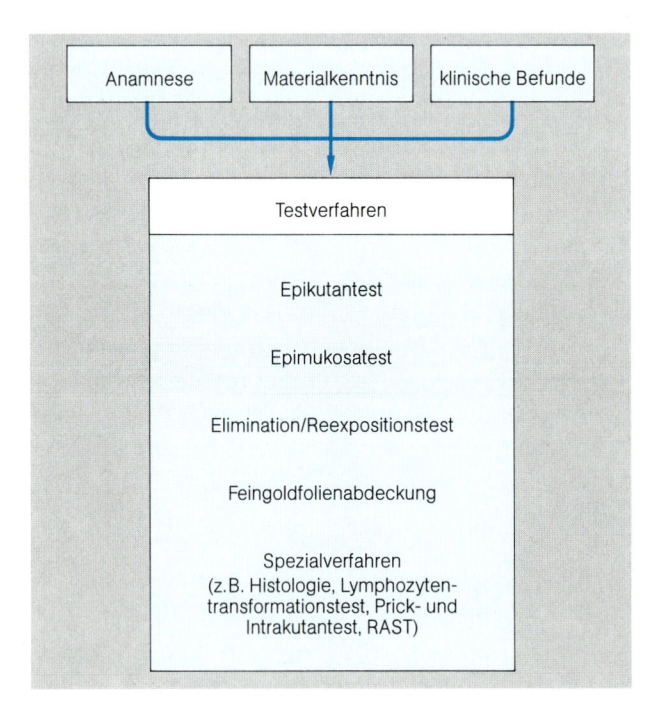

Abb. 1 Diagnostisches Vorgehen bei Verdacht auf allergische Reaktionen.

renden Säuren und Alkalicyaniden angegriffen; ein solches Milieu besteht aber im Cavum oris nicht, so daß eine Verbindung von Gold als Hapten mit einem Protein zum Vollantigen nur schwer vorstellbar ist. Dennoch wird in der Literatur bis 1979 bereits über 27 Fälle von Kontaktallergie auf Gold berichtet [18].

Interessant in diesem Zusammenhang ist eine Arbeit von Fox, Kennedy und Rosenberg [17]. Die Autoren wiesen in Epikutantest-Reaktionen mit Goldchlorid in spongiotischen Bläschen akantholytische Zellen nach und führten dieses Phänomen auf eine direkte Interaktion zwischen Metall und Enzymen zurück. Sie stellten damit die klassische allergische Genese der Reaktion auf Gold in Frage. Andere Autoren konnten die akantholytischen Eigenschaften von Gold ebenfalls bestätigen, sie kommen aber zum Schluß, daß es sich um ein kombiniertes toxisch-allergisches Phänomen handelt [40]. Andererseits ließ sich mittels Lymphozytentransformationstests eindeutig eine Sensibilisierung vom Spättyp auf Gold nachweisen [50].

Nach interner Aufnahme von Gold (z.B. Therapie der primär-chronischen Polyarthritis) sind Lichenruber-artige Exantheme beschrieben. Es bleibt zu diskutieren, inwieweit lokaler Kontakt zu Goldprothesen einen Lichen ruber mucosae hervorrufen könnte. Eine auffällige Häufung von Kontaktallergien auf zahnärztliche Materialien ist bei Lichenruber-mucosae-Patienten beschrieben [38].

Klinisches Bild. Es treten oft recht ausgeprägte Lokalreaktionen bis hin zu torpiden Ulzera auf. Interessanterweise können auch bei starken Lokalreaktionen im Mund Goldverbindungen als Schmuck problemlos toleriert werden. Als primärer Sensibilisierungsort sind sowohl die Mundschleimhaut [30, 50] als auch die Haut beschrieben [11, 40].

Diagnostik. Es wird hierzu eine 0,1–0,5%ige wäßrige Goldchlorid-Lösung epikutan empfohlen [22]. In Konzentrationen von 1–2% ergeben sich fakultativ toxische Reaktionen. Bei Epikutantestung mit Kaliumdicyanoaurat (0,001% in Äthanol) konnten ebenfalls klassische Reaktionen vom Spättyp erzielt werden. Kontrollen blieben selbst bei 0,01% stets negativ [18]. Gelegentlich können Testreaktionen erst nach einigen Tagen ihr Maximum erreichen und noch nach Wochen sichtbar sein [56]. Als weitere diagnostische Möglichkeiten sind Epimukosatest (in einem Kasus positiv bei negativer Epikutantestung [3]), Histologie sowie Lymphozytentransformation zu erwähnen. Entscheidende Hinweise für die klinische Aktualität der epikutanen Reaktionen ergeben sich schließlich aus dem Elimination/Reexpositions-Versuch.

Palladium

Palladium, ein Metall aus der Platin-Gruppe, findet vor allem in edelmetallreduzierten und in Silber-Palladium-Legierungen aufgrund seiner günstigen Eigenschaften und des niedrigen Preises Verwendung. Dieser Aufschwung führte auch zu gesteigertem Augenmerk auf eine eventuelle toxische oder allergologische Bedeutung dieses Metalls, dies um so mehr, als Mitte der siebziger Jahre in den Vereinigten Staaten Palladium-haltige Abgaskatalysatoren eingeführt wurden. Über die toxikologische Bedeutung liegen vor allem tierexperimentelle Untersuchungen vor, die in Analogie bei vorsichtiger Interpretation auch auf den Menschen übertragbar sind.

> Gesichert scheint die Annahme, daß die Menge der täglich freigesetzten Palladium-Ionen aus Dentallegierungen zumindest um den Faktor 1000 zu gering ist, um akut toxische Reaktionen auszulösen.

Über die chronisch resorptive Toxizität gibt es bislang keine verläßlichen Untersuchungen, auch keine Festlegung von Grenzwerten [45].

Über allergische Reaktionen auf Palladium gibt es wenige Hinweise aus der Literatur. Munro-Ashman und Mitarbeiter berichteten als erste über positive Reaktionen auf 0,1%iges und 1%iges Natrium-Palladiumdichlorid [43]. Bei einer weiteren Patientin mit Lokal- und Fernreaktionen, ausgelöst durch eine Palladium-haltige Brücke, erfolgte die Testung mit 2%igem Palladiumdichlorid in Wasser [29].

Kupfer

Allergische Reaktionen durch Kupfer-haltige Legierungen wurden in Fällen von Lichen ruber der Mundschleimhaut vermutet [19, 38]. Auch eine Gingivitis aufgrund einer Kupfer-Sensibilisierung ist beschrieben [52]. Derartige Fälle dürften eine ausgesprochene Rarität darstellen. Bei dringendem Verdacht auf das Vorliegen einer Kupfer-Allergie empfiehlt sich eine Epikutantestung mit einer 0,01–2%igen Kupfersulfatlösung [38].

Andere Metalle

Über die sensibilisierende Potenz anderer in der Stomatologie häufig verwendeter Bestandteile von Edelmetall-Legierungen wie Platin, Zinn, Zink, Silber, Iridium usw. liegen bisher kaum Mitteilungen von Unverträglichkeiten vor. Zwar konnten bei einigen Patienten Reaktionen im Epikutantest auf Platinchlorid, Silbernitrat und Zinksulfat beobachtet werden, es konnte aber in der Regel kein Zusammenhang zwischen Beschwerdebild und ermittelten Sensibilisierungen hergestellt werden [3, 56].

Berufliche Sensibilisierungen bei entsprechender Exposition sind für Platin, Zink- und Zinnverbindungen sowie für Iridium beschrieben. Dabei kommen in Einzelfällen auch Sensibilisierungen vom Sofort-Typ (IgE-vermittelt) vor. Theoretisch sind auch klinisch manifeste Allergien auf die genannten Metalle bei prothetisch versorgten Patienten denkbar. Für den Nachweis einer Sensibilisierung vom Spättyp wird Silbernitrat (2% in Wasser), Platintetrachlorid (1% in Wasser) oder metallisches Platinplättchen, Zinksulfat (1% in Wasser) oder reines metallisches Zinkplättchen empfohlen [1].

Nichtedelmetall-Legierungen

Die Nichtedelmetall-Legierungen werden nach den anteilmäßig bedeutendsten Metallen benannt. So spricht man von Nickel-Legierung, Kobalt-Legierung oder Eisen-Legierung. Die Metalle Chrom, Molybdän, Titan, Gallium sowie weitere Elemente können in unterschiedlichen Massenanteilen zugesetzt sein.

Nickel

Nickel-haltige Legierungen sind schon seit Jahrzehnten in großem Umfang in der Zahnmedizin angewendet worden. Seit bald 20 Jahren sind sogenannte hochnickelhaltige, edelmetallfreie Aufbereitungen für metallkeramischen Zahnersatz im Handel, deren Nickelanteil bei 70–80% liegt. Prinzipiell können zwei Fragen aufgeworfen werden:

- Induktion einer Sensibilisierung durch Nickel-haltigen Zahnersatz
- Auftreten von Lokal- und Fernreaktionen bei einer vorbestehenden Sensibilisierung durch Nickel-haltigen Zahnersatz

Obwohl eine Nickelsensibilisierung in der Bevölkerung sehr häufig anzutreffen ist, sind klinisch manifeste allergische Sensationen auf Nickel-haltige Dentallegierungen eine Seltenheit. Diese Tatsache wird dadurch unterstrichen, daß in der Literatur lediglich Einzelfallbeschreibungen auftauchen [7, 13, 26, 51]. Zumeist handelt es sich dabei um ekzematöse Fernreaktionen oder um Urtikaria, seltener um Lokalbefunde (Abb. 2). Bei hochnickelhaltigen Legierungen sind klinisch manifeste Überempfindlichkeitsreaktionen bisher nicht bekannt geworden [27], obwohl gerade hier aufgrund der hohen Nickelkonzentration die sensibilisierende Potenz heftig diskutiert wurde.

> Die Menge der durch Korrosionsvorgänge und Abrieb ausgelösten Nickel-Ionen ist nach verschiedenen In-vitro- und In-vivo-Untersuchungen sehr gering und liegt in der Regel unterhalb der mit der Nahrung aufgenommenen Menge [20, 27].

Anders sind die Verhältnisse bei Epikutantestung von Nickel- und hoch Nickel-haltigen Legierungen bei Nickel-Allergikern; es finden sich mehrere Mitteilungen über positive Reaktionen auf der Haut, auch Fernreaktionen sind beschrieben (Abb. 3). Im Epimukosatest waren seltener positive Reaktionen zu erzielen [14, 20, 27].

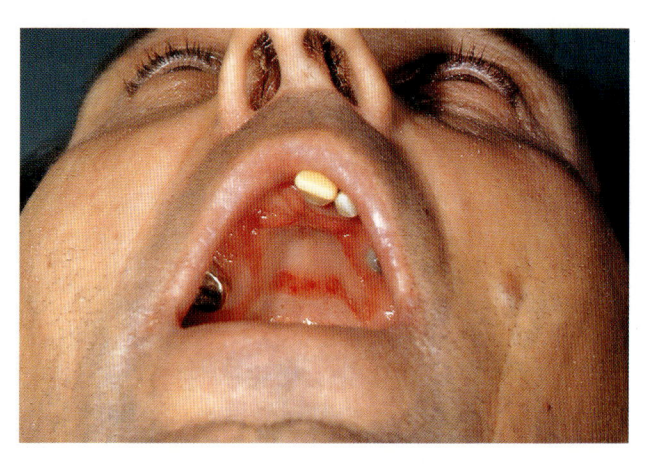

Abb. 2 Kontaktekzem im Mund bei Allergie gegen den Nickelanteil von zahnprothetischem Material (Metallbügel).

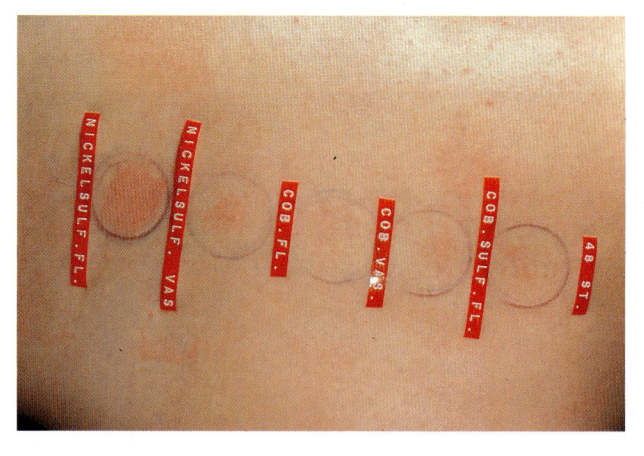

Abb. 3 Positive Reaktion im Epikutantest bei Nickelallergie.

Ein außergewöhnliches Phänomen (Fließschnupfen durch Metallteile von Zahnprothesen) wurde von BORK bei sechs Patienten beobachtet [4]. In der Epikutantestung zeigten sich Reaktionen auf Nickel und/oder Kobalt. Der Autor wertete dieses Phänomen als Verbindung einer Sofort- mit einer Spätreaktion. Die oben gestellten Fragen können also wie folgt beantwortet werden:

- Eine Induktion einer Sensibilisierung durch Nickel-haltigen Zahnersatz ist bisher nicht nachgewiesen.
- In seltenen Fällen kann es durch Nickel-haltiges Prothesenmaterial zur Auslösung von Lokal- und Fernreaktionen kommen; zumeist aber werden diese Fremdmaterialien auch bei bestehender Sensibilisierung gut toleriert.

Wahrscheinlich aufgrund eines günstigeren Korrosionsverhaltens, das mittels Schliffuntersuchungen mikroskopisch überprüft werden kann, scheint die Gefahr allergischer Reaktionen auf hochnickelhaltige Legierungen kaum zu bestehen.

Kobalt und Chrom

Kobalt-Chrom-Legierungen finden weite Verwendung sowohl in der Zahnheilkunde als auch bei Endoprothesen. Sie enthalten neben Kobalt und Chrom vor allem Molybdän, Eisen, Nickel, Mangan, selten Wolfram, Gallium und Niobium. Der Nickelgehalt liegt im allgemeinen unter 1%. Vergleichbar mit den Nickel-Legierungen sind die durch Korrosion und Abrasion freiwerdenden Mengen an einzelnen Ionen gering. Dennoch sind in Einzelfällen allergische Reaktionen auf Kobalt und Chrom beschrieben, wobei meist eine Verknüpfung mit einer Sensibilisierung auf ein weiteres Metall vorlag. Sie äußerten sich meist als ekzematöse Fernreaktion, als Urtikaria und in einem Fall als Stomatitis. Daß es sich bei den geschilderten Fällen um primäre Allergisierungen gehandelt hat, ist aufgrund der Häufigkeit von Kobalt- und Chromat-Allergien in der Bevölkerung nicht anzunehmen [4, 7, 13].

Allergische Reaktionen auf die in geringen Mengen zugesetzten Anteile von Mangan, Molybdän, Wolfram, Beryllium usw. sind lediglich bei entsprechender Berufsexposition aufgetreten und bei Verwendung in der Zahnheilkunde bisher nicht beobachtet worden. Dennoch kann aufgrund theoretischer Überlegungen eine eventuelle Sensibilisierung nicht mit Sicherheit ausgeschlossen werden; praktisch klinische Bedeutung dürfte diesen Elementen wohl nicht zukommen.

Neben der Epikutantestung mit standardisierten Fertigsubstanzen empfiehlt sich für die Diagnostik auch die Testung wäßriger Lösungen sowie die epikutane Auflage von Testplättchen aus den entsprechenden Legierungen.

Konsequenzen

Die Meinungen über die zu ziehenden Konsequenzen gehen in der Literatur weit auseinander.

> Einigkeit besteht darüber, daß bei einer vorbestehenden Sensibilisierung auf Metalle, wie Nickel, Kobalt und Chrom, klinisch relevante Beschwerden wie z.B. Stomatitis mit oder ohne Fernreaktionen selten auftreten. Dennoch kann ein gewisses Risiko nicht ganz von der Hand gewiesen werden. Bei bekannter Metallallergie mit und ohne klinische Symptome soll deshalb auf das entsprechende Metall für den Zahnersatz zum Verbleib im Cavum oris verzichtet und auf eine Alternativlegierung zurückgegriffen werden.

Bestehen erhebliche Schwierigkeiten, eine anders zusammengesetzte Legierung anzuwenden, und eine zwingende Indikation aus der Sicht des Zahnarztes, soll vorgängig zumindest eine Epikutantestung mit der Legierung (Plättchen) vorgenommen werden. In all den Fällen, bei denen es klinisch aufgrund des Fremdmaterials bereits zu Beschwerden kam, ist der absolute Verzicht auf das in den verschiedenen Untersuchungen nachgewiesene Allergen medizinisch notwendig.

Reaktionen auf Kunststoffe

Als Kunststoffe finden derzeit in erster Linie v.a. die Acrylate (Acrylharze) in der Zahnmedizin breiteste Verwendung. Polycarbonate sowie Kunststoffe auf Polyvinylchlorid(PVC)-Basis sind ebenfalls für den Verbleib in der Mundhöhle geeignet. Nicht allein nur von diesen Materialien, sondern auch von verschiedenen Zusätzen wie Benzoylperoxid, Hydrochinon, Dibutylphthalat, Farbstoffen, tertiären Aminen und anderen können Gesundheitsgefährdungen ausgehen. Im folgenden soll vor allem auf die Acrylate aufgrund ihrer großen klinischen Bedeutung eingegangen werden.

Acrylate

Unter Polyacrylaten versteht man eine Gruppe von Kunstharzen, die Polymerisationsprodukte der Acrylsäure und ihrer Ester darstellen (s. a. Bd. 2, S. 217f.) (Abb. 4).

Ausgangssubstanzen für die Herstellung von Polymethylmethacrylat-Prothesen sind eine flüssige Phase, in der Methylmethacrylatmonomer und verschiedene Hilfssubstanzen zur Polymerisation (z. B. Benzoylperoxid, Hydrochinon, Dibutylphthalat usw.) vorliegen, sowie ein Pulver aus hoch polymerisiertem Acrylat und Hilfsstoffen wie Farbzusätzen, Starter usw. Das Mischungsverhältnis beträgt z.B. für Paladon® 1:3. Die Reaktion (Polymerisation) kann bei unterschiedlichen Temperaturen ablaufen, so daß man von Kalt- oder Heißpolymerisat spricht. Läuft die Auspolymerisierung nicht vollständig ab, bleiben Restmonomere zurück. Sie betragen bei Kaltpolymerisaten bis zu 5%, bei Heißpolymerisaten ungefähr 1%. Weiter entstehen beim Reaktionsablauf Polymerisationszwischenstufen, die auch im Endprodukt z.T. noch nachweisbar sind. Gerade die Kaltpolymerisation, die unter anderem zu Reparaturzwecken von Prothesen angewendet wird, birgt aufgrund des hohen Anteils an Restmonomeren Gefahren.

Bei den von Acrylaten ausgehenden Gesundheitsgefährdungen muß man die toxischen und die sensibilisierenden Eigenschaften der verschiedenen Anteile berücksichtigen. Im Zentrum des Interesses steht diesbezüglich das monomere Methylmethacrylat, das in Konzentrationen von ungefähr 5% als fakultativ toxische Substanz angesehen werden muß und zudem als potenter Sensibilisator wirken kann [21, 26, 54]. So können also einer stofflich bedingten Unverträglichkeit von Acrylatprothesen sowohl rein irritative als auch immunologische Vorgänge zugrundeliegen. In Einzelfällen können auch vollständig auspolymerisiertes reines Polymethylmethacrylat sowie die bei der Reaktion entstehenden Zwischenprodukte sensibilisieren [32, 55].

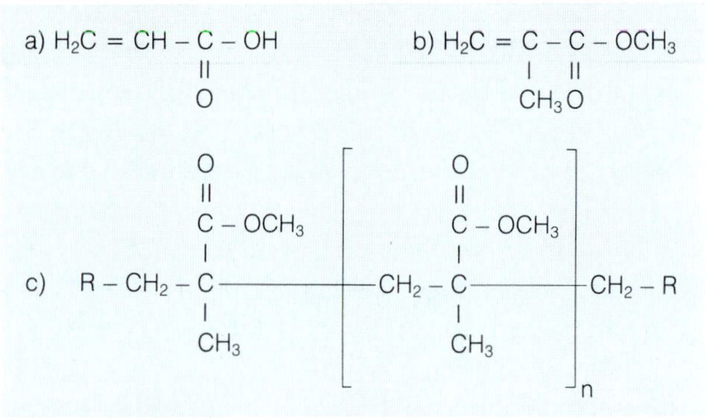

Neben dem Hauptvertreter Methylmethacrylat gibt es nach KLASCHKA und GALANDI eine ganze Reihe potenter, allergen wirksamer Dentalkunststoffe auf Acrylatbasis, einige davon seien an dieser Stelle genannt [31]:

- Methylmethacrylat
- Äthylmethacrylat
- 2-Hydroxyäthylmethacrylat
- Tetraäthylenglykol-di-methacrylat
- Acrylamid
- N-Methylolacrylamid
- NN'-Methylen-bis-acrylamid
- Acrylinitril
- 2-Äthyloxyacrylat

Obwohl Kreuzreaktionen bei diesen Substanzen häufig vorkommen, kann nicht immer davon ausgegangen werden, daß eine Testung mit dem Hauptvertreter Methylmethacrylat ausreichend ist. In diesen Fällen sollte bei negativem Ausfall der Testung mit Methylmethacrylat zusätzlich mit den einzelnen Substanzen getestet werden [48].

Diagnostik. Es empfiehlt sich eine *Epikutantestung* mit:

- der monomeren Flüssigkeit (Methylmethacrylat, 1% in Methyläthylketon [39], 2% in Azeton [1], 5% in Vaseline [28])

Wichtig: die Testung soll nur bei dringendem Verdacht durchgeführt werden, da aufgrund der großen sensibilisierenden Potenz dieser Substanz die Gefahr iatrogener Sensibilisierungen besteht. Keine Routinetestung.

- der Fräse gewonnenem Material der eigenen Prothese; nachteilig sind gelegentlich auftretende falsch positive Ergebnisse
- Polymethylmethacrylatpulver
- Fließspeichelextraktion nach der Methode von WERNER zur Erfassung eventueller Zwischenprodukte der Polymerisation [55]

Die *Epimukosatestung* ist bei diesen z.T. fakultativ toxischen Substanzen nicht genügend aussagekräftig, da die Schwelle für toxische Reize ja tiefer liegt, jedoch für die Auslösung allergischer Reaktionen auf der Schleimhaut höhere Konzentrationen erforderlich sind als bei der Hauttestung.

Abb. 4 Strukturformeln von Acrylsäure (a), Methylmethacrylat (b) und Polymethacrylat (c).

Hilfsstoffe

Es gibt einige Hinweise dafür, daß auch Hilfssubstanzen Anlaß zu Prothesenstomatitiden geben können. Es sind dies vor allem Hydrochinon und Benzoylperoxid.

Hydrochinon dient als Inhibitor bzw. Stabilisator und ist mit ca. 0,01% im Polymerisat enthalten. Sensibilisierungen auf Hydrochinon sind in der Berufsdermatologie schon seit Jahrzehnten bekannt und diskutiert. In der Zahnheilkunde konnte eine allergische Reaktion auf den Stabilisator Hydrochinon bereits 1956 ermittelt werden [37, 38].

Benzoylperoxid wird als Starter in Konzentrationen von 0,2–0,5% zugesetzt. Daß Benzoylperoxid sensibilisieren kann, ergibt sich aus mehreren Arbeiten über allergische Reaktionen auf diese Substanz in verschiedenen Bereichen, z.B. als Therapeutikum in der Medizin sowie als Hilfsstoff in der Metallindustrie. Auch bei zahnärztlichen Patienten wurden Sensibilisierungen beschrieben [9].

Als weitere Hilfsstoffe sind *Farbpigmente* und *Azofarbstoffe* erwähnenswert, die ebenfalls in Einzelfällen als Auslöser allergischer Reaktionen in Frage kommen [9, 35, 44, 46].

Den *tertiären Aminen*, die als Akzeleratoren Verwendung finden, kommt vor allem aufgrund ihrer toxischen Eigenschaften Bedeutung zu.

Dibutylphthalat dient als Weichmacher. Ähnlich wie bei Hydrochinon und Benzoylperoxid sind auch hier Sensibilisierungen in der Gewerbedermatologie schon lange bekannt. In Analogie dazu sind auch in der Zahnheilkunde Sensibilisierungen bei Patienten denkbar, da Dibutylphthalat bei längerem Tragen von Prothesen allmählich ausgelöst wird.

Diagnostik. Empfohlen wird die Epikutantestung mit Hydrochinon (1% in Wasser), Benzoylperoxid (5% in Vaseline), Azofarbstoffe (1% in Spiritus dilutus [1]), Dibutylphthalat (5% in Vaseline).

Reaktionen auf Abformmaterialien und andere Werkstoffe

Von den derzeit in der Zahnmedizin verwendeten Abformmaterialien spielen allergologisch die Polyätherkunststoffe Scutan® und Impregum® die größte Rolle. Im weiteren finden Alginate, reversible Hydrokolloide, Polysulfide, Silikone, Zinkoxid-Nelkenöl-Massen, Wachs-Harz-Gemische und Gips Verwendung.

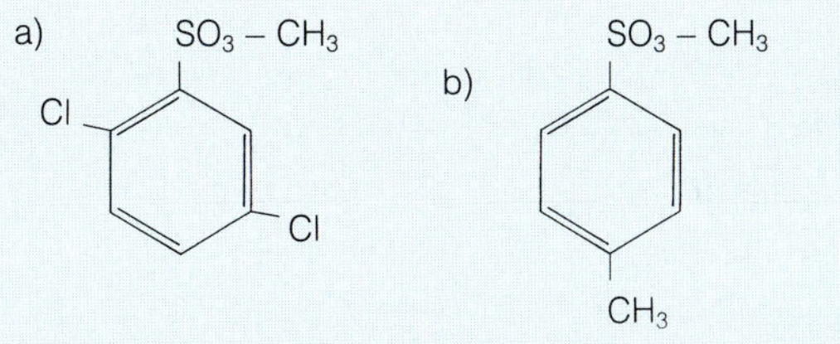

Abb. 5 Strukturformeln von Katalysatoren.
a) Katalysator für Impregum®: Methyldichlorbenzolsulfonat.
b) Katalysator für Scutan®: Methyl-p-toluolsulfonat.

Scutan®, Impregum®

Einige Jahre nach der Einführung der neuen Kunststoffe Scutan® und Impregum® 1965 traten Mitteilungen über die gesundheitsschädigende Potenz der verwendeten Materialien in der Literatur auf [8, 10]. Scutan®, ein Epimin-Kunststoff, findet zur Herstellung provisorischer Kronen und Brücken Verwendung. Impregum®, eine Polyäther-Gummi-Abdruckmasse, wird vor allem als Abdruckmaterial für Inlays, Kronen und Brücken eingesetzt [5, 6]. Das Prinzip beruht bei beiden auf dem Zusammenmischen des Ausgangsmaterials in Pastenform mit einem Katalysator. Innerhalb von wenigen Minuten kommt es zum Abbinden des Materials und zur Aushärtung, welche nach 30 Minuten vollständig ist. Als Katalysator für Impregum® dient Methyldichlorbenzolsulfonat, für Scutan® Methyl-p-toluolsulfonat (Abb. 5). Die Katalysatoren können auch im ausgehärteten Endprodukt noch in bis zu 4% nachweisbar sein.

Aufgrund umfangreicher Beobachtungen und Untersuchungen ist die hohe sensibilisierende Potenz der Katalysatoren eindeutig belegt [25, 36]. Im Tierversuch an Meerschweinchen konnte schon in sechs bzw. acht Tagen mit einer 4%igen bzw. 3,2%igen Lösung eine entzündliche Reaktion auf der Haut erzielt werden. Dabei scheint der Impregum®-Katalysator Methyldichlorbenzolsulfonat stärker wirksam.

> Von großer klinischer Bedeutung ist die auch im Tiermodell belegte immunologische Kreuzreaktion der Katalysatoren für Impregum® und Scutan®, die also nicht nur chemische, sondern auch allergologische Verwandtschaft zeigen [36].

Auf das Lösungsmittel der Katalysatoren Dibenzyltoluol konnten keine Sensibilisierungen festgestellt werden (Abb. 6).

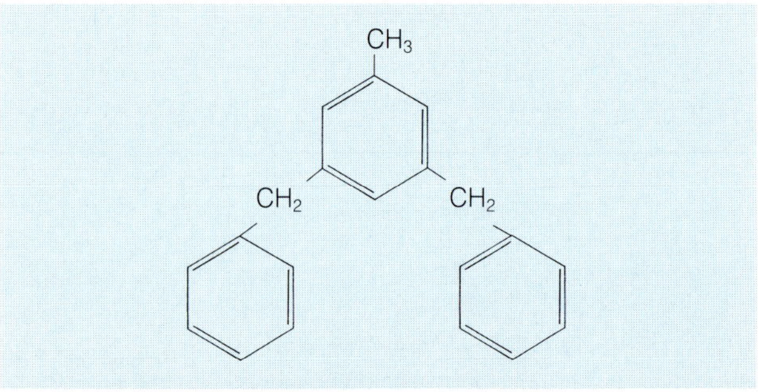

Abb. 6 Strukturformel des Dibenzyltoluol.

Auf die Komponente A der Scutan®-Paste ließ sich indessen in einem Fall eine allergische Reaktion im Test nachweisen (Abb. 7) [36]. Im Tierversuch reagierte diese Komponente A bei auf die Katalysatoren sensibilisierten Meerschweinchen nicht, so daß in diesem Fall eine Doppelsensibilisierung angenommen werden muß.

Neben der rein immunologischen Komponente spielen bei den Katalysatoren auch toxische Phänomene eine Rolle. Immerhin konnte die Grenze für toxische Reaktionen im Epikutantest für den Scutan®-Katalysator mit 0,4%, für den Impregum®-Katalysator mit 0,3% ermittelt werden [36]. Die Mundschleimhaut reagiert auf toxische Einflüsse wesentlich empfindlicher als die Epidermis (s. S. 251), so daß bei einem Anteil der Katalysatoren von bis zu 4% im ausgehärteten Material auch bei nur allmählicher Auslösung durch den Speichel Unverträglichkeitsreaktionen denkbar sind.

Diagnostik. Empfohlen wird die Epikutantestung mit dem Impregum®-Katalysator Methyldichlorbenzolsulfonat (0,1–0,5% in Dibenzyltoluol) und dem Scutan®-Katalysator Methyl-p-toluolsulfonat (0,1–0,5% in Dibenzyltoluol) [25, 36].

Silikone

Unter Silikonen versteht man eine Gruppe von polymeren chemischen Verbindungen von Silizium und Sauerstoffmolekülen (Abb. 8). Die einzelnen Silikone können sich in ihren physikalischen Eigenschaften sehr unterscheiden, so daß auch der Anwendungsbereich in der Medizin sehr breit gefächert ist. In der Prothetik sind Silikone in erster Linie als Abformmaterialien von Bedeutung.

Heiß polymerisiertes Silikon gilt biologisch als weitgehend inert [33]. Unter den selbstaushärtenden Silikon-Abformmaterialien muß man zwischen den Polykondensationsprodukten und den neueren polyadditiv aushärtenden Silikonen unterscheiden.

Für die *Polykondensation* sind Katalysatoren wie z. B. Zinnoktoat, Dibutylzinndilaurat und Dioktylmaleat erforderlich, die als toxisch angesehen werden müssen. Weiter entstehen beim Reaktionsablauf neben der Silikonkettenbildung z. T. ebenfalls toxische Reaktionsprodukte [42]. Das signifikant häufigere Auftreten von Herpes simplex nach Anwendung polykondensativ aushärtender Silikone unterstreicht ihre irritative Komponente [33].

Für die neueren *polyadditiv aushärtenden Silikonverbindungen* (Vinylpolysiloxane) werden verträglichere Katalysatoren, z. T. auf Edelmetall-Basis, eingesetzt. Nach Untersuchungen von SCHMALZ sind diese Silikone auch in frisch angemischtem Zustand weitgehend biokompatibel [49].

Über allergische Reaktionen durch Silikone bei Patienten liegen im Schrifttum bisher kaum Mitteilungen vor. Bei beruflicher Exposition indessen konnte bei Zahnärzten und Zahnarzthelferinnen nicht selten eine positive Reaktion auf Silasoft® 100% im Epikutantest erzielt werden [12].

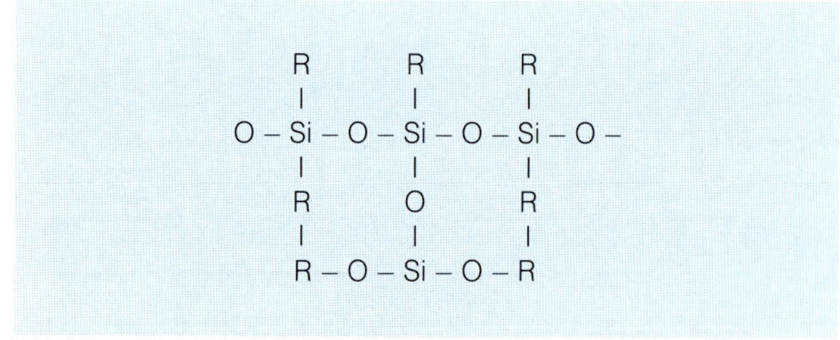

Abb. 8 Grundstruktur der Silikone.

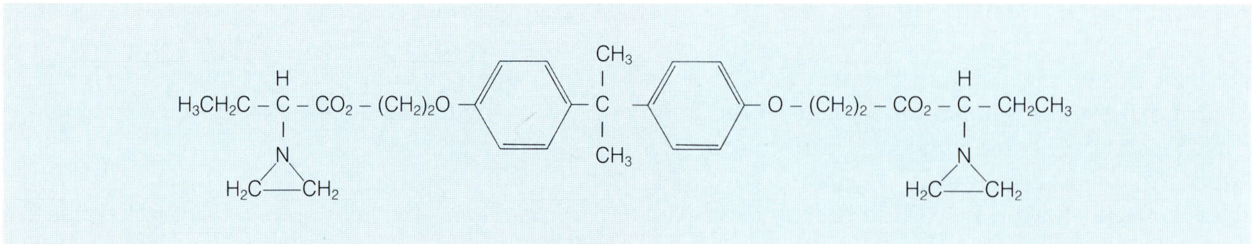

Abb. 7 Grundstruktur der Komponente A der Scutan®-Paste.

Zinkoxid-Nelkenöl-Massen

Für die Belange der Allergologie stellt Eugenol die wichtigste Substanz im Nelkenöl dar. Eugenol (4-Allylbenzkatechin-2-methyläther) findet sich daneben noch in Zimtöl, Pimentöl, Hyazinthenöl und anderen ätherischen Ölen. Es dient zur Parfümierung von Toilettenartikeln und wird als Ausgangsmaterial für die Herstellung von Vanillin verwendet [1]. In der Zahnheilkunde findet Nelkenöl breiteste Verwendung, u. a. in Abdruckmassen, Zement und Füllungsmaterial; daneben auch als Therapeutikum bei zahnärztlichen Eingriffen. Dennoch sind echte allergische Reaktionen bei Patienten, anders als bei Berufsexposition, nicht oft beschrieben [1, 2, 34].

Im allgemeinen handelt es sich bei der Allergisierung um eine Sensibilisierung vom Spättyp, aber auch Anaphylaxie-ähnliche Schockreaktionen kommen vor [2]. Immunologisch zeigt Eugenol eine große Verwandtschaft, so gesicherte Kreuzreaktionen auf Iso-Eugenol und z. T. auf Bestandteile von Perubalsam, um nur die wichtigsten zu nennen. Daneben bestehen auch Verbindungen zu vielen anderen Pflanzeninhaltsstoffen. Dies ist von um so größerer Bedeutung für den Patienten, als die genannten Substanzen in der Nahrungs- und Genußmittelindustrie, der Kosmetikindustrie und der Medizin sehr breite Verwendung finden.

Diagnostik. Epikutantestung mit Eugenol (5% in Vaseline); zur Testung frische Testsubstanz verwenden, da spontane Polymerisation [1].

Zusammenfassung

Allergien als Ursache von Prothesenstomatopathien sind sehr selten (0,5–5‰ aller Fälle). Die allergologische Diagnostik ist aufwendig, da die Besonderheiten der Mundschleimhaut nicht einfach eine Übertragung von Epikutantestreaktionen erlauben. So können trotz nachgewiesener Nickelsensibilisierung Nickel-haltige Legierungen im Cavum oris toleriert werden, während andererseits Stomatitis-Patienten mit Goldallergie oft Goldschmuck auf der Haut tragen können. Nicht zuletzt die niedrige Schwelle der Mundschleimhaut gegenüber toxischen Substanzen schränkt die Möglichkeit des Epimukosatests ein.

Bei den Edelmetall-Legierungen spielt als Allergen Gold die wesentlichste Rolle, bei den Nichtedelmetall-Legierungen Nickel, aber auch Chrom und Kobalt. Bei den Kunststoffen stehen die Acrylate im Vordergrund, außerdem die Katalysatoren von Scutan® und Impregum®.

Literatur

[1] Bandmann, H.J., Dohn, W.: Die Epicutantestung. Bergmann, München 1967.
[2] Barkin, M.E., Boyd, J.P., Cohen, S.: Acute allergic reaction to eugenol. Oral Surg. 50 (1984), 441.
[3] Bauer, E.: Allergie durch Edelmetallegierungen. Dtsch. zahnärztl. Z. 18 (1963), 1023.
[4] Bork, K.: Fließschnupfen durch Metallteile von Zahnprothesen. Z. Hautkr. 53 (1978), 814.
[5] Braden, M., Causton, B., Clarke, R.L.: An ethylene imine derivate as a temporary crown and bridge material. J. Dent. Res. 50 (1971), 536.
[6] Braden, M., Causton, B., Clarke, R.L.: A Polyether Impression Rubber. J. Dent. Res. 51 (1972), 889.
[7] Brendlinger, D.L., Tarsitano, J.J.: Generalized dermatitis due to sensitivity to a chrome cobalt removable partial denture. JADA 81 (1970), 392.
[8] Cronin, E.: Impregum (Dental Impression Material). Contact Derm. Newsletter 13 (1973), 362.
[9] Danilewicz-Stysiak, Z.: Allergy as a cause of denture sore mouth. J. Prosth. Dent. 25 (1971), 16.
[10] Döser, R.: Kontaktallergie bei Scutan. Quintessenz 8 (1972), 88.
[11] Elgart, M., Higdon, R.S.: Allergic contact dermatitis to gold. Arch. Derm. 103 (1971), 649.
[12] Forck, G.: Häufigkeit und Bedeutung von Kontakterkrankungen in der zahnärztlichen Praxis. Z. Hautkr. 53 (1976), 199.
[13] Forck, G.: Allergische Reaktionen der Mundschleimhaut bei Prothesenträgern. Dtsch. zahnärztl. Z. 31 (1976), 10.
[14] Forck, G.: Allergologische Aspekte bei der Verwendung von Dentallegierungen. In: Herber, R. (Hrsg.): Medizinische und technologische Aspekte dentaler Alternativlegierungen. Quintessenz, Berlin 1983.
[15] Forlen, H.P., Stüttgen, G.: Vergleichende Studien über die allergische Reaktion an Haut und Mundschleimhaut. Dermatologica 122 (1961), 417.
[16] Forschungsinstitut für die zahnärztliche Versorgung (Hrsg.): Übersicht über die Dental-Edelmetallegierungen und Dental-Nichtedelmetallegierungen in der Bundesrepublik Deutschland. Köln 1986.
[17] Fox, J.M., Kennedy, R.: Eczematous contact sensitivity to gold. Arch. Derm. 83 (1961), 956.
[18] Fregert, S., Kollander, M., Poulsen, J.: Allergic contact stomatitis from gold dentures. Contact Derm. 5 (1979), 63.
[19] Frykholm, K.O., et al.: Allergy to copper derived from dental alloys as a possible cause of oral lesions of lichen planus. Acta Derm. Venerol. 49 (1969), 268.
[20] Calandi, M.E.: Zur Allergenität nickelhaltiger Nichtedelmetallegierungen – Ergebnisse vergleichender Epikutan- und Epimukosatestungen. Dtsch. zahnärztl. Z. 39 (1984), 825.
[21] Gall, H.: Allergische Reaktionen auf zahnärztliche Werkstoffe. Dtsch. zahnärztl. Z. 38 (1983), 735.

[22] Gall, H.: Allergien auf zahnärztliche Werkstoffe und Dentalpharmaka. Der Hautarzt 34 (1983), 326.
[23] Gasser, F.: Auswirkungen von Prothesen auf die Gewebe des Prothesenbettes. Dtsch. zahnärztl. Z. 25 (1970), 784.
[24] Greither, A.: Die toxische Schwelle der Schleimhaut im Prothesentest verglichen mit dem Läppchentest an der Haut. Derm. Wschr. 129 (1954), 388.
[25] Groeningen, G. van, Nater, J.P.: Reactions to dental impression materials. Contact Derm. 1 (1975), 373.
[26] Herrmann, D.: Allergische Reaktionen durch zahnärztliche Werkstoffe. Münch. Med. Wschr. 119 (1977), 265.
[27] Herrmann, D.: Biokompatibilität dentaler Legierungen. Dtsch. zahnärztl. Z. 40 (1985), 261.
[28] Herrmann, D.: Allergie und Zahnheilkunde aus zahnärztlicher Sicht. Dtsch. zahnärztl. Z. 40 (1985), 358.
[29] Ketel, W.G. van, Niebber, C.: Allergy to palladium dental alloys. Contact Derm. 7 (1981), 331.
[30] Klaschka, F.: Contact allergy to gold. Contact Derm. 1 (1975), 264.
[31] Klaschka, F., Galandi, M.E.: Allergie und Zahnheilkunde aus dermatologischer Sicht. Dtsch. zahnärztl. Z. 40 (1985), 364.
[32] Kleine-Natrop, A.E.: Odontiatrogene Allergodermien bei Zahnkranken. Arch. Klin. Exp. Derm. 213 (1961), 425.
[33] Klötzer, W.T., Ben-Ur, Z., Bonn, B.: Zur Toxizität elastomerer Abformmaterialien. Dtsch. zahnärztl. Z. 38 (1983), 1020.
[34] Koch, G., Magnusson, B., Nyquist, G.: Contact allergy to medicaments and materials used in dentistry (II). Sensitivity to eugenol and colophony. Odont. Rev. 22 (1971), 275.
[35] Kuck, M.: Reizungen der Mundschleimhaut durch Farbzusätze der Prothesenwerkstoffe. Dtsch. zahnärztl. Z. 11 (1956), 678.
[36] Kulenkamp, D., Hausen, B.M., Schulz, K.H.: Kontaktallergie durch neuartige, zahnärztlich verwendete Abdruckmaterialien. Der Hautarzt 28 (1977), 353.
[37] Langer, H.: Das Schleimhautbrennen beim Tragen von Akrylplatten. Dtsch. zahnärztl. Z. 5 (1950), 1321.
[38] Lundström, I.M.C.: Allergy and corrosion of dental materials in patients with oral lichen planus. Int. J. Oral Surg. 13 (1984), 16.
[39] Magnusson, B., Mobacken, H.: Contact allergy to a self hardening acrylic sealer for assembling metal parts. Berufsdermatosen 20 (1972), 198.
[40] Malten, K.E., Mali, J.W.H.: Kontakt-Ekzem durch Goldverbindungen. Allergie u. Asthma 12 (1966), 31.
[41] McCarthy, P., Shklar, G.: Diseases of the oral mucosa. McGraw-Hill, New York–Toronto–London 1964.
[42] Meiners, H.: Abformgenauigkeit mit elastomeren Abformmaterialien. Hanser, München–Wien 1977.
[43] Munro-Ashman, D., Munro, D.D., Hughes, T.H.: Contact dermatitis from palladium. Transact St. John's Hosp. Dermatol. Soc. 55 (1969), 196.
[44] Pevny, J.: Allergische Kontaktreaktionen im Bereich der Lippen und Mundhöhle. In: Hornstein, O.P. (Hrsg.): Entzündliche und systemische Erkrankungen der Mundschleimhaut, S. 190. Thieme, Stuttgart 1974.
[45] Phielepeit, T., Legrum, W.: Zur Toxizität des Palladiums. Dtsch. zahnärztl. Z. 41 (1986), 1257.
[46] Reither, W.: Kontaktreaktionen im zahnärztlichen Bereich. Arch. Klin. Exp. Ohren-Nasen-Kehlkopfheilkunde 191 (1968), 505.
[47] Richter, G.: Stomatologika und stomatologische Werkstoffe als Allergene. Derm. Monatsschr. 167 (1981), 312.
[48] Rycroft, R.J.G.: Contact dermatitis from acrylic compounds. Brit. J. Derm. 96 (1977), 685.
[49] Schmalz, G.: Die Gewebeverträglichkeit zahnärztlicher Materialien – Möglichkeiten einer standardisierten Prüfung in der Zellkultur. Thieme, Stuttgart 1981.
[50] Schöpf, E., Wex, O., Schulz, K.H.: Allergische Kontaktstomatitis mit spezifischer Lymphozytenstimulation durch Gold. Der Hautarzt 21 (1970), 422.
[51] Schriver, W.R., et al.: Allergic response to stainless steel wire. Oral Surg. 42 (1976), 578.
[52] Trachtenberg, D.J.: Allergic response to copper – its possible gingival implications. J. Periodont. 43 (1972), 705.
[53] Wagner, C., Traud, W.: Über die Deutung von Korrosionsvorgängen durch Überlagerung von elektrochemischen Teilvorgängen und über die Potentialbildung an Mischelektroden. Z. Elektrochem. 44 (1938), 391.
[54] Wannenmacher, E.: Die Prothese als schädigender Faktor durch Reizwirkung auf die Schleimhaut. Dtsch. zahnärztl. Z. 9 (1954), 89.
[55] Werner, M.: Zur Diagnostik der Paladon-Allergie. Allergie und Asthma 4 (1958), 1.
[56] Young, E.: Contact hypersensitivity to metallic gold. Dermatologica 149 (1974), 294.

Weiterführende Literatur

[1] Borelli, S.: Gewerbedermatosen – einschließlich Begutachtung. In: Korting, G.W. (Hrsg.): Dermatologie in Praxis und Klinik. Thieme, Stuttgart 1980.
[2] Borelli, S.: Dermatologischer Noxen-Katalog. Springer, Berlin–Heidelberg–New York–Tokyo 1988.
[3] Borelli, S., Düngemann, H.: Berufsdermatologische Reihenuntersuchungen und Epicutantestungen. Arch. Klin. Exp. Derm. 219 (1964), 550.
[4] Budtz-Jørgensen, E.: Oral mucosal lesions associated with the wearing of removable dentures. J. Oral Path. 10 (1981), 65.
[5] Comaish, S.: A case of contact hypersensitivity to metallic gold. Arch. Dermatol. 99 (1969), 720.
[6] Djerassi, E., Berowa, N.: Kontakt-Allergie in der Stomatologie als Berufsproblem. Berufsdermatosen 14 (1966), 225.
[7] Fisher, A.A.: Allergic sensitization of the skin and oral mucosa to acrylic denture materials. J. Prosth. Dent. 6 (1956), 593.
[8] Foussereau, J., Laugier, P.: Allergic eczema from metallic foreign bodies. Clin. Derm. 52 (1966), 221.

[9] Hartmann, K., Vollrath, C.: Ein Fall von Kontaktallergie bei Scutan. Dtsch. Zahnärzteblatt 25 (1971), 489.

[10] Hjorthshøj, A.: Lichen planus and acne provoked by gold. Acta Derm. Venerol. 57 (1977), 165.

[11] Jobling, A. P.: Allergie de contact. Le chirurgien-dentiste et son patient. Le Chir. Dent. France 222 (1983), 55.

[12] Jones, T. K., Hansen, C. A., Singer, M. T., Kessler, H. P.: Dental implications of nickel hypersensitivity. J. Prosth. Dent. 56 (1986), 507.

[13] Knop, J.: Immunologische Grundlagen des allergischen Kontaktekzems. Der Hautarzt 35 (1984), 617.

[14] Mjör, I. A., Hensten-Pettersen, A.: The biological compatibility of alternative alloys. J. Int. Dent. 33 (1983), 35.

[15] Nielsen, C., Klaschka, F.: Teststudien an der Mundschleimhaut bei Ekzemallergikern. Dtsch. Zahn-Mund-Kieferheilk. 57 (1971), 201.

[16] Saunders, T. R., Pierson, W. P., Miller, R. I.: Effect of lead-containing elastic impression materials on whole blood lead levels. J. Prosth. Dent. 47 (1982), 209.

[17] Schwickerath, H., Merk, H. F.: Ergebnisse des Epikutan-Testes mit verschiedenen Legierungen. Dtsch. zahnärztl. Z. 41 (1986), 1253.

[18] Sheard, C.: Contact dermatitis from platinum and related metals. Arch. Dermatol. 71 (1955), 357.

[19] Wakkers-Garritsen, B. G., Timmer, L. H., Nater, J. P.: Etiological factors in the denture sore mouth syndrome: an investigation of 24 patients. Contact Derm. 1 (1975), 337.

[20] Weber, H.: The clinical acceptance of dental nickel-chrome alloys. Int. Dent. J. 33 (1983), 49.

[21] Weber, H.: Zum Korrosionsverhalten dentaler Legierungen. Dtsch. zahnärztl. Z. 40 (1985), 254.

[22] Yontchev, E., Meding, B., Hedegard, B.: Contact allergy to dental materials in patients with orofacial complaints. J. Oral Rehab. 13 (1986), 183.

[23] Zaun, H. Kontaktallergien durch zahnärztliche Arbeitsstoffe und Prothesen. Akt. Derm. 3 (1977), 89.

Langzeitergebnisse und Konsequenzen

von Thomas Kerschbaum

Inhaltsübersicht

Einleitung 267
   Notwendigkeit von Langzeit-
   untersuchungen 267
   Aussagefähigkeit von Langzeit-
   untersuchungen 267
Epidemiologie des Teilersatzes 268
Erfolgs-/Mißerfolgsbewertung 268
Funktionsperiode des Teilersatzes 271
   Funktionstüchtigkeit unter
   klinischen Bedingungen 271
   Funktionsperiode unter Praxis-
   bedingungen 272
   Gründe für den Funktionsverlust 273
Spezielle Langzeitergebnisse 276

Interaktionen mit den Geweben
der Mundhöhle 276
   (Sekundär-)Karies und Zahnverlust 276
   Parodontopathien 277
   Schleimhautveränderungen 279
   Alveolarfortsatz-Abbau 279
   Funktionsstörungen 279
Konstruktive Einflüsse 280
   Basisgestaltung 281
   Verbindungselemente 281
Adaptation und Compliance 282
Recall 283
Zusammenfassung und Konsequenzen 284
Literatur 285

Einleitung

Notwendigkeit von Langzeituntersuchungen

Die prothetische Behandlung mit herausnehmbarem Teilersatz steht meist unter der Vorgabe, über eine größere Zeitspanne wirksam zu bleiben. Dabei handelt es sich häufig um Zeiträume von mehr als 10 Jahren – eine Tatsache, die einerseits auf die Effektivität und Effizienz* dieser prothetischen Versorgungsform hinweist, andererseits aber auch komplexe Beobachtungsprobleme mit sich bringt: Auf den „klinischen Eindruck", der ansonsten gerne als Bewertungskriterium einer Therapie genutzt wird, kann man sich bei solchen Zeiträumen nicht verlassen. Systematische Nachkontrollen bilden daher eine wichtige Erkenntnisquelle. Nachuntersuchungsbefunde zur Bewertung einer Therapie heranzuziehen hat eine gute – vor allem europäische – Tradition.

Die Gründe, warum das Langzeitergebnis prothetischer Therapieformen erforscht werden sollte, lassen sich unter zwei Gesichtspunkten zusammenfassen:

- Fehlschläge in der Zahnheilkunde zeitigen wichtige soziale, psychische, ökonomische und rechtliche Folgen.
  Für den Patienten bedeutet ein Mißerfolg Beschwerden, Schmerzen, Zeitverlust und finanzielle Belastungen. Er kann sein Vertrauen in zahnärztliche Therapiemaßnahmen verlieren. Der Zahnarzt kann durch Mißerfolge und Enttäuschungen seine Arbeitsfreude einbüßen.
  Für ein sozial orientiertes Gesundheitssystem können kurze Verweilzeiten zahnärztlicher Restaurationen Verschwendung von Geld und Zeit in einer nicht vernachlässigbaren Größenordnung bedeuten. Wirtschaftliche Überlegungen spielen vor allem dann eine wichtige Rolle, wenn funktionell gleichwertige Therapieformen mit unterschiedlichem Aufwand zur Verfügung stehen. Gerade im teilbezahnten Gebiß bietet sich dem Therapeuten eine ungewöhnliche Vielfalt von Interventionsmöglichkeiten an.

> Wissenschaftliche Untersuchungen bilden die Basis jeder qualitativen Therapiebewertung; die Diskussion um den Stellenwert qualitätssichernder Maßnahmen gewinnt an Bedeutung. Minderwertige Leistungen werden heute häufiger und mit mehr Erfolgsaussicht kritisiert. Die zunehmende Zahl von Rechtsstreitigkeiten belegt dies.

- Dadurch, daß die Zahnmedizin selbst Mißerfolge im Rahmen restaurativer Arbeiten sorgfältig beobachtet, ihre Ursachen analysiert und Überlebenszeiten auf der Basis empirisch erhobener (möglichst repräsentativer) Daten schätzt, trägt sie dazu bei, Indikationen zu präzisieren, Ausführungsformen und Werkstoffe zu verbessern sowie Fehlerwiederholungen zu vermeiden.
  Medizin und Zahnmedizin sind Erfahrungs- und Handlungswissenschaften par excellence. Fortschritte werden häufig nach dem Prinzip von „trial and error" erzielt. Nur durch die kritische Würdigung der Behandlungsergebnisse bleibt dieser Prozeß intakt [74, 76, 77, 79].

Aussagefähigkeit von Langzeituntersuchungen

Die Aussagekraft von „Nachuntersuchungen" wird in der Regel *überschätzt*, vor allem, wenn ihre Ergebnisse vergleichend bewertet werden – eine Fehlinterpretation ihrer methodischen Möglichkeiten; *Vergleichbarkeit* ist nämlich in der Regel nicht gegeben. Meist fehlen Struktur-, Beobachtungs- und Repräsentationsgleichheit [89, 101, 118] als wichtigste Voraussetzungen; Vergleichbarkeit wird regelhaft nur in *randomisierten* (kontrollierten) Therapiestudien erreicht. Klinische Beobachtungsstudien sind primär geeignet, „Therapieformen zu überwachen (Monitoring, Surveillance) und auf ihre Langzeit(neben)wirkungen zu überprüfen" [14]. Den besten, zeitlich geordneten Überblick erlauben *longitudinale Untersuchungen*; Querschnittsstudien gewähren momentane Einblicke.

Fallkontrollstudien (Nachuntersuchungen) bilden jedoch zur Zeit die *einzige* und *wichtigste Informationsquelle* über die Bewährung von Zahnersatz und das Auftreten unerwünschter Nebenwirkungen. Therapeutische Belege für die Wirksamkeit und Überlegenheit unterschiedlicher Behandlungsmethoden in der Prothetik sollten jedoch von diesem Studientyp nicht erwartet werden. Dazu bedarf es zusätzlicher Evidenz durch die Wahl geeigneter Studientypen (Tab. 1) [76, 101].

DOLDER forderte zu Recht von einem neuen Behandlungsmittel, daß es an mindestens 100 Pa-

---
* Effektivität: Wirksamkeit des zahnmedizinischen Handelns als Verhältnis zwischen erreichtem und angestrebtem Ziel; Effizienz: Verhältnis zwischen Effektivität und benötigtem Aufwand.

Tabelle 1 Vergleich der Studienformen: Erfüllbarkeit von fünf Kriterien für den methodischen Aussagewert einer vergleichenden klinischen Prüfung [101].

Kriterium	Klinische Prüfung randomisiert	nicht-randomisiert	Fallkontrollstudie
Strukturgleichheit	ja	höchstens für wenige bekannte Einflußfaktoren	
Beobachtungsgleichheit	ja	ja	nein
Repräsentationsgleichheit	ja	erreichbar	erreichbar
Schätzung der Erfolgswahrscheinlichkeit in der Population	ja	ja	nein
„definitives Resultat"	ja	nein	nein

tienten in verschiedensten Situationen angewandt wurde, mindestens fünf Jahre durch klinische Kontrollen in seiner Bewährung bestätigt wurde und eine Anzahl von klinisch-werkstoffkundlichen Studien durchläuft, bevor es als „praxisreif" akzeptiert werden kann [32]. Gerade eine sozial orientierte Prothetik wäre nicht schlecht beraten, sich im Grundsatz an diese Definition zu halten.

Epidemiologie des Teilersatzes

Epidemiologische Studien zu prothetischen Fragestellungen sind in der Bundesrepublik weder verfügbar noch geplant. Dadurch fehlt jede Chance, bedeutsame Entwicklungen zu beobachten, zu interpretieren und gegebenenfalls begründet korrigierend eingreifen zu können. Therapeutisch wichtige und gesundheitspolitisch aktuelle Trends bleiben verborgen; meist wird die Größenordnung des Problems ohne die Kenntnis epidemiologischer Fakten nicht klar [110].

Legt man die verfügbaren skandinavischen Untersuchungen zugrunde (Tab. 2), ist zunächst festzustellen, daß nur rund 5–12% der Altersgruppe oberhalb von 15 Jahren mit herausnehmbarem Teilersatz versorgt werden. Totalprothesen wurden bei 15–20% registriert. Herausnehmbarer Zahnersatz betrifft also rund ein Drittel der Erwachsenenbevölkerung. Diese Maßzahl mag demjenigen, der täglich Zahnersatz eingliedert, zu niedrig erscheinen; sein Bild wird von der Krankenversorgung geprägt.

Tabelle 3 orientiert über das Verhältnis von Total- zu Teilzahnersatz. Sie zeigt, daß sich das ursprüngliche Verhältnis von etwa 50:50 in jüngeren Untersuchungen mehr zum Teilersatz (60% Anteil) verschob; dies bedeutet auch, daß mehr Menschen mit mehr natürlichen Zähnen in höhere Altersgruppen

gelangen. Zur Zeit läßt sich die These aber nicht stützen, daß deswegen herausnehmbarer Teilersatz in Relation zu anderen Ersatzarten an Bedeutung gewinnt; eher das Gegenteil scheint der Fall zu sein: Sowohl AINAMO [1] als auch SUNDBERG [145, 146] stellten unabhängig voneinander fest, daß die Häufigkeit von partiellen Prothesen in der letzten Dekade drastisch abgenommen hat. Dies ist trotzdem kein Widerspruch zu den oben genannten Zahlen: Die Therapie der verkürzten Zahnreihe (Nichtversorgung), Extensionsbrücken, festsitzender und implantatgetragener Zahnersatz verdrängten mehr und mehr die klassische Schalt- und Freiend-Teilprothese. Dies liegt nicht zuletzt an den publizierten Erfahrungen mit partiellen Prothesen [120].

Auch über den Konstruktionstyp des Teilersatzes herrschen nicht selten falsche Vorstellungen: Tabelle 4 weist aus, daß die gußklammerverankerte Modellgußprothese heute als Regelversorgung gewählt wird. Der Einsatz attachmentverankerter Prothesen erfolgt heute aber häufiger als früher, Kunststoffplatten-Teilersatz wurde zurückgedrängt.

Erfolgs-/Mißerfolgsbewertung

Zahlreiche Autoren haben sich zur Frage des Behandlungserfolges bzw. -mißerfolges in der Teilprothetik geäußert, ohne daß sich bisher ein *Beurteilungsstandard* oder ein Bündel von einheitlichen, objektiven *Bewertungskriterien* herauskristallisiert hat, mit deren Hilfe sich die Zielvariable „Erfolg" umfassend und gültig beschreiben ließe. Bei der Vielzahl möglicher biologischer, psychosozialer, funktioneller und technisch-konstruktiver Gesichtspunkte, die zur Erfolgsbewertung herangezogen werden können, erscheint dieses Unterfangen auch kaum lösbar. Der gerne verwendete Begriff

Tabelle 2 Untersuchungen zur Prävalenz von herausnehmbarem Zahnersatz. Bei der Autorangabe ist nur der Erstautor genannt (gilt für alle weiteren Tabellen).

Autor	Literatur-beleg	Land	Stich-proben	Alters-gruppe Jahre	Zahnersatztyp (%)			
					heraus-nehmbarer Zahnersatz	Teil-ersatz	Totalersatz Ober- und Unterkiefer	ein Kiefer
Ainamo	[1]	Schweden/Finnland	1000	>15	39	9	18	12
Ainamo	[1]	Schweden/Finnland	1000	>15	39	5	20	14
Axell	[3]	Schweden	20333	>15	30,3	6,2	15,4	26,2
Axelsson	[4]	Schweden	1000	15–70	18		8	
Björn	[16]	Schweden	543	41–65	30	13,8	5	11,2
Grabowski	[51]	Dänemark	560	65–92	–		59,1	
Heloe	[57]	Norwegen	1632	>15	30		–	
Laine	[91]	Schweden/Finnland	957	>15	39,7		20,4	
Markkula	[98]	Schweden/Finnland	975	>15	–	8	18	
Mikkonen	[104]	Schweden/Finnland	7190	>30	12,3		25,9	20,8
Rantanen	[123]	Schweden/Finnland	681	18–64	29	11	17	1
Schwarz	[139]	Dänemark	k.A.*	>15	38,2		–	
Widström	[152]	Schweden	147	20–80	–	22	15	23

* k.A. = keine Angabe

Tabelle 3 Anteil von Totalprothesen und Teilprothesen an den Eingliederungen von herausnehmbarem Zahnersatz (beide Ersatzarten = 100%; HKP = Heil-/Kostenplan).

Autor	Literatur-beleg	Land	Untersuchte Eingliederungen	Zahnersatztyp (%)		Untersuchung Bemerkung
				Total-prothesen	Teil-prothesen	
Eichner	[35]	BRD	k.A.*	49	51	HKP (AOK)
Eichner	[35]	BRD	k.A.*	51	49	HKP (AOK)
Eriksen	[40]	Schweden	250178	63,8	36,2	Versicherungsstatistik
Mühe	[105]	BRD	9762	41,2	58,8	HKP (AOK)
Mühlenbein	[106]	BRD	2375	38,9	61,1	Privatversicherung
Oelzner	[109]	DDR	16732	36,2	58,2	Klinikstatistik
Reichert	[124]	BRD	4802	44	66	HKP (AOK)
Sobanski	[143]	BRD	31396	46	53	HKP
Sundberg	[145]	Schweden	k.A.*	61,8	38,2	Versicherungsstatistik
Sundberg	[145]	Schweden	k.A.*	51,3	48,7	Versicherungsstatistik

* k.A. = keine Angabe

Tabelle 4 Anteil von Totalprothesen und Teilprothesen mit Konstruktionsmerkmalen in verschiedenen Untersuchungen (Teil- und Totalprothesen = 100%).

Autor	Literatur-beleg	Land	Untersuchte Eingliederungen	Teilprothesenkonstruktion			Total-prothese
				Modellgußprothese		Kunst-stoffplatte	
				Attachment	Gußklammer		
Mühe	[105]	BRD	9762	7,9	33,4	17,2	41,2
Mühlenbein	[106]	BRD	2375	16,8	36,9	7,3	38,9
Reichert	[124]	BRD	4802	13,8	42,2	–	44,0
Sobanski	[143]	BRD	31396	2,3	19,4	32,2	46,1

"Funktionstüchtigkeit" schließt zwar idealerweise alle diese Gesichtspunkte ein, stößt aber letztlich an die gleichen Grenzen wie der Terminus „Erfolg" [49]. Dies bedeutet, daß sich kaum Studien finden lassen, die gleiche oder ähnliche Klassifikationsmethoden und -kriterien der Erfolgsbeschreibung benutzen; Vergleichbarkeit ist auch unter diesem Gesichtspunkt kaum zu erzielen.

Da eine globale Erfolgsdefinition fehlt, hat man hilfsweise wichtige Parameter zur Erfolgsbeschreibung gewählt, die nachfolgend benutzt werden sollen. Dabei sind bestimmte Trends erkennbar:
- Wissenschaftlich ergiebig ist die Analyse des Eintretens bzw. Fehlens unerwünschter *Nebenwirkungen*, die durch das Tragen des Zahnersatzes ausgelöst werden (s. S. 276 ff.). Hierdurch wird vor allem die *biologische Wertigkeit* des Zahnersatzes charakterisiert. Kritisch ist anzumerken, daß die Interpretation der Kausalkette Teilprothese – chronische – traumatische Veränderungen durch eine Vielzahl von Faktoren, die im Verhalten des Teilprothesenträgers liegen (Pflege, Handhabung usw.), überlagert wird. Hinzu kommt noch, daß der konstruktive Aspekt oft genug unzureichend vom biologischen im Ursachen-Wirkungsgefüge abgetrennt werden kann.
- Ökonomisch aussagekräftig ist die Auswertung der zeitbezogenen *Funktionsdauer*, d.h. der Zeit, die bis zur Neuversorgung bzw. Änderung der bestehenden Versorgung vergeht. Dabei können der Grad der Funktionstüchtigkeit und die Gründe für den Funktionsverlust in der Regel *nicht* beurteilt werden.
- Unentbehrlich bleiben vorläufig *Einschätzungen* zur zeitbezogenen klinischen Funktionsdauer des Teilersatzes, die auf (relativ) eindeutig vorgegebenen Behandlungsmustern und Zielkriterien einer Klinik beruhen.

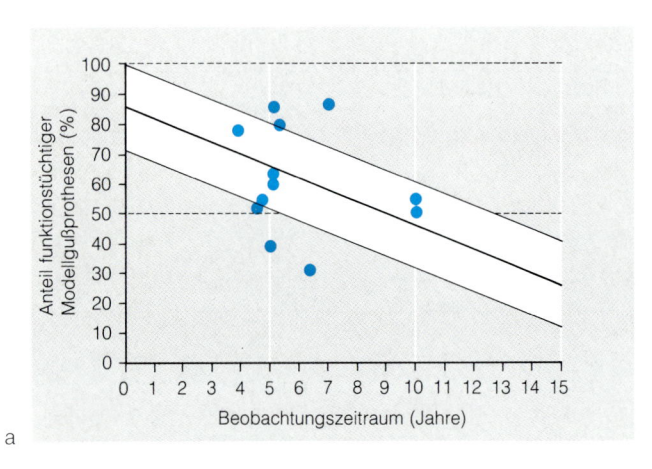

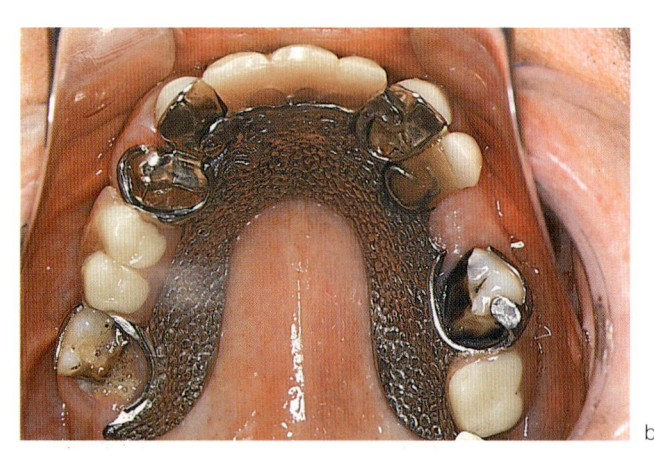

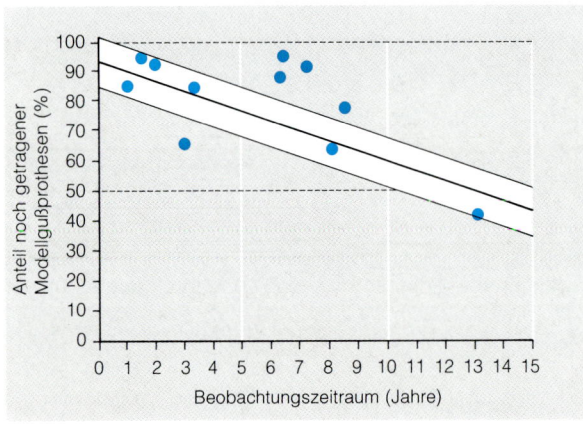

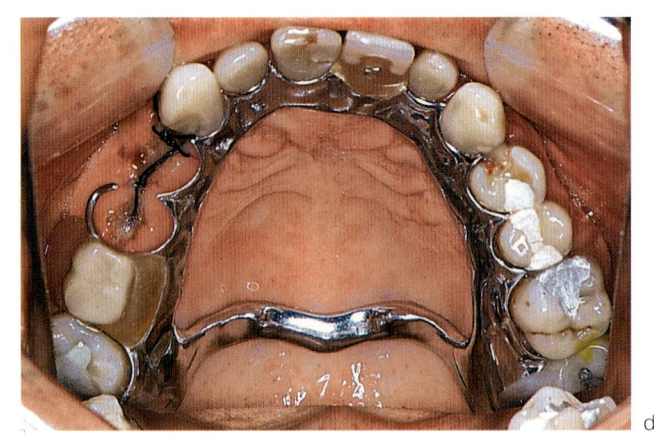

Abb. 1 Funktionstüchtigkeit von Modellgußprothesen.
a) Klinische Funktionstüchtigkeit von gußklammerverankerten Modellgußprothesen [34, 49, 52, 55, 63, 83, 85, 86, 108, 128, 144, 149]. Die Ausgleichsgerade zeigt den durchschnittlichen Verlauf, die Breite des weißen Sektors spiegelt den Standardfehler der Schätzung wider (dies gilt für alle folgenden, gleich aufgebauten Graphiken).
b) Funktionsuntüchtige, falsch gestaltete, abgestützte Modellgußprothesen nach 5½ Jahren Tragedauer.
c) Noch getragene Modellgußprothesen [2, 12, 27, 28, 30, 31, 37, 54, 60, 96, 137].
d) Oberkiefer-Kragenplatte mit dorsalem Bügel nach vier Jahren Tragedauer: fehlerhafte Indikationsstellung und Ausführungsform.

Funktionsperiode des Teilersatzes

Funktionstüchtigkeit unter klinischen Bedingungen

Gußklammerverankerte Modellgußprothese. Aus klinischer Sicht wird heute die Funktionstüchtigkeit von Modellgußprothesen mit Gußklammerverankerung mit 6–10 Jahren angesetzt. Dieser Aussage liegt die Definition zugrunde, daß 50% des Zahnersatzes („Halbwertszeit") nach dieser Trageperiode neu angefertigt, nicht getragen oder durch eine andere Rehabilitationsform ersetzt wurden. Wie schwierig es ist, aufgrund der unterschiedlich ausgelegten Erfolgseinschätzungen einen brauchbaren Überblick über die Funktionsperiode einer Teilprothese zu gewinnen, zeigt beispielhaft Abbildung 1, in der Daten aus den verfügbaren Untersuchungen unter den Gesichtspunkten „Erfolg/Funktionstüchtigkeit" bzw. „Nicht-Tragen/Erneuerung" ausgewertet wurden. Insbesondere bei der Beurteilung der Funktionstüchtigkeit wird deutlich, daß die Spanne bei den 5-Jahres-Werten bereits erheblich war: Sie variierte zwischen 40 und 80%. Dies ist vermutlich weniger auf das unterschiedliche Verhalten des Zahnersatzes, sondern auf die uneinheitliche Bewertung zurückzuführen. Zusätzlich kann nicht unerwähnt bleiben, daß durch die unterschiedliche, teils falsche statistische Verarbeitung des Zeitfaktors Ungenauigkeiten entstehen. Erst in neueren Arbeiten ist dies bereinigt worden; so errechnete VERMEULEN Überlebens- oder Verweilkurven von Modellgußprothesen – eine statistische Technik, die sich für diese Analyse besonders eignet (Abb. 2) [149]. Er ermittelte eine Funktionsperiode von 10 Jahren.

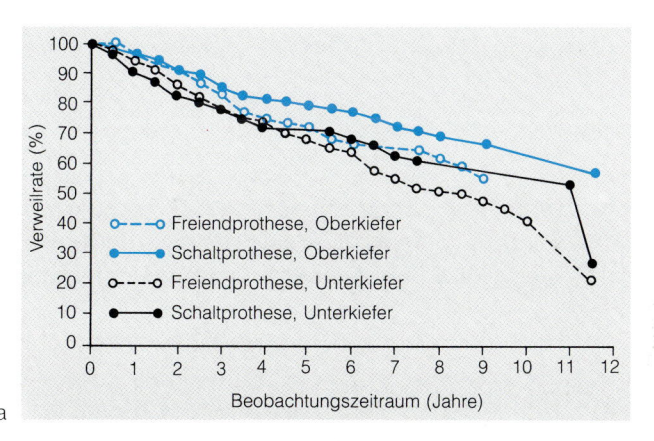

Abb. 2 Gußklammerverankerte Modellgußprothesen.
a) Überlebenskurven von VERMEULEN [149].
b) Klammerverankerte Modellgußprothese mit tangentialer Abstützung im reduzierten Gebiß.

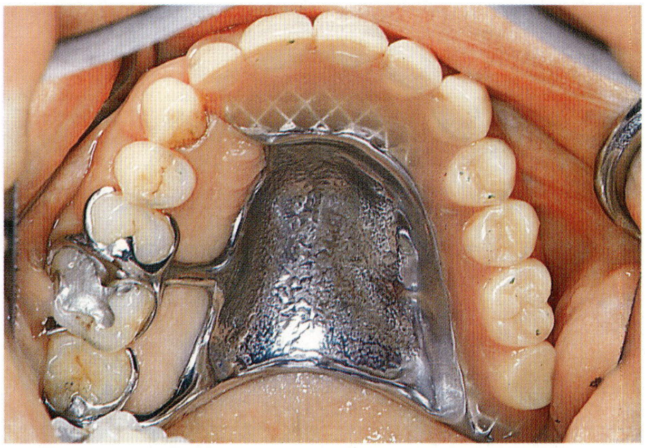

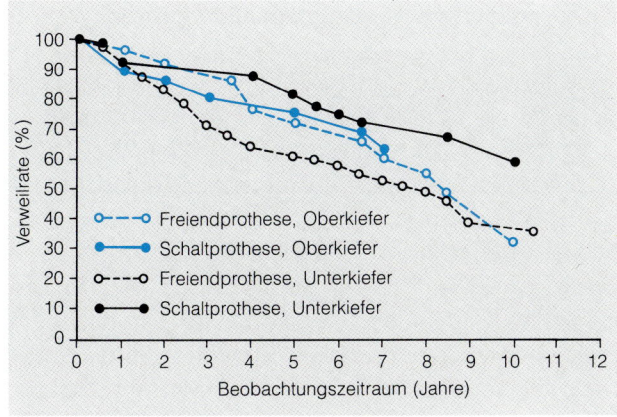

Abb. 3 Attachmentverankerte Modellgußprothesen.
a) Überlebenskurven von VERMEULEN [149].
b) Ceka-Attachment mit Steg, ein häufig eingesetztes, vorgefertigtes Verbindungselement.
c) Man beachte die schlechte Parodontalsituation am endständigen Pfeiler.

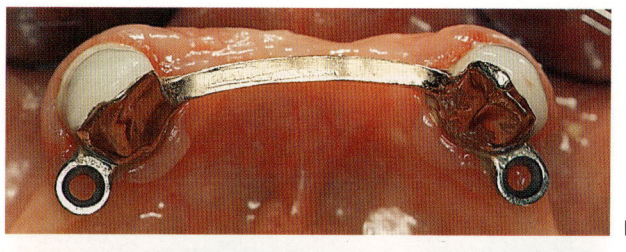

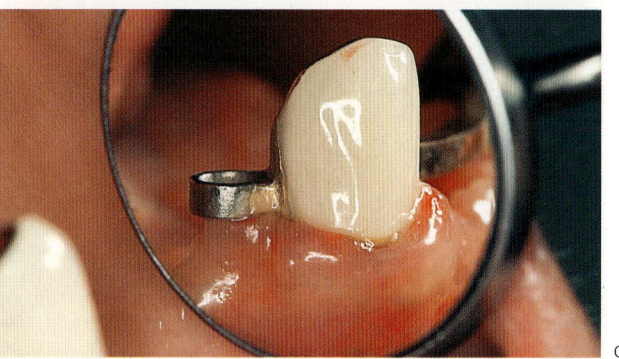

Attachmentverankerte Modellgußprothese. Häufig wird angenommen, daß die Phase der Funktionstüchtigkeit länger ausfällt, wenn die Verankerung des Zahnersatzes durch Attachments gewährleistet wird. Diese These läßt sich aufgrund von Nachuntersuchungsergebnissen *nicht* stützen. Die Untersuchungen von VERMEULEN besagen, daß mit einer ausgedehnteren Verweilzeit bis zum Funktionsverlust gerechnet werden darf (Abb. 3).

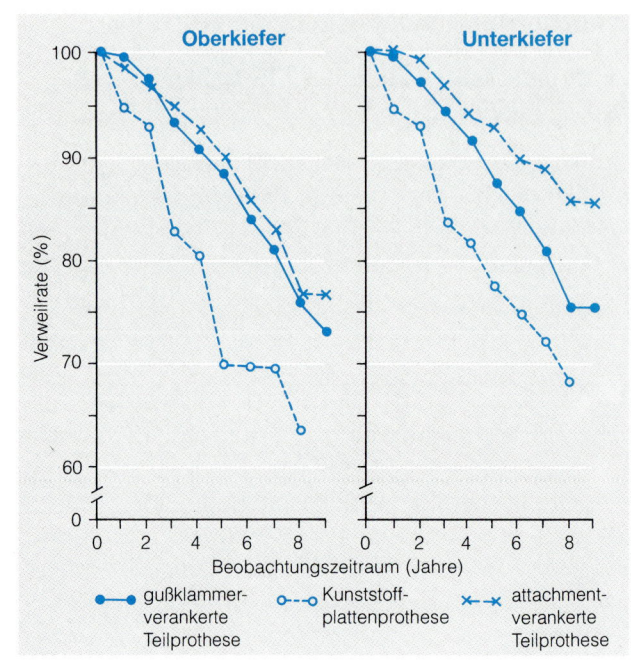

Abb. 5 Verweilrate verschiedener Teilprothesen unter Praxisbedingungen [80, 106].

Kunststoffplatte. Deutlich geringere Verweilzeiten wurden für einfachen nicht abgestützten Plattenersatz (mit gebogenen Halte- und Stützelementen) ermittelt. VERMEULEN überblickte 353 Fälle, die zu 50% nach durchschnittlich drei Jahren als nicht mehr funktionstüchtig bewertet werden mußten [149]. Die allgemeine Übersicht läßt erkennen, daß dies ohne ausgeprägte Schwankungen von anderen Autoren bestätigt wurde (Abb. 4).

Funktionsperiode unter Praxisbedingungen

Aufgrund von Untersuchungen muß angenommen werden, daß in der Praxis die oben genannten Funktionszeiten bei allen drei Ersatztypen *deutlich überschritten* werden.

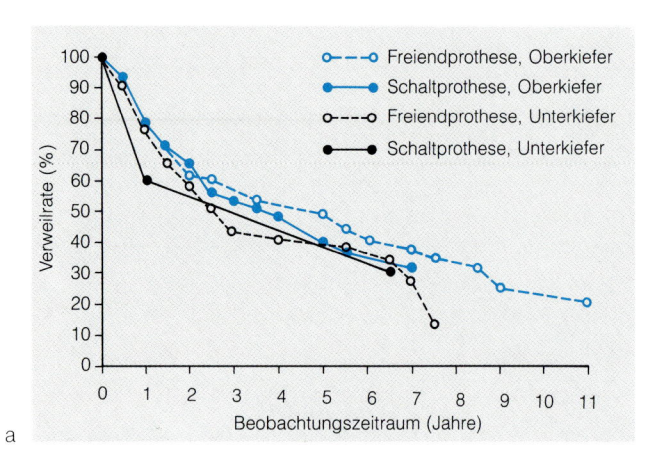

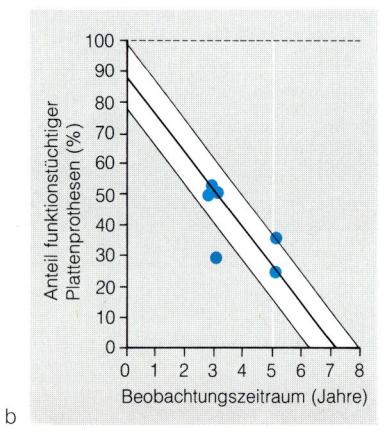

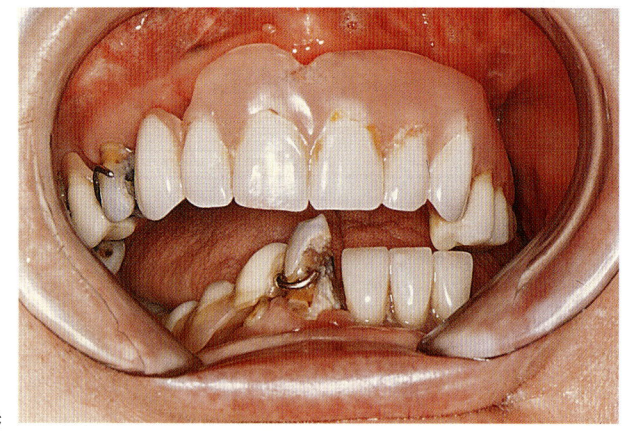

Abb. 4 Kunststoffplattenersatz.
a) Überlebenskurven von VERMEULEN [149].
b) Funktionsdauer nach verschiedenen Autoren [2, 38, 55, 126, 149].
c) Abgesunkener Kunststoffteilersatz nach 3½ Jahren Tragedauer.

Bezugspopulation für diese Untersuchungen von MÜHLENBEIN und KERSCHBAUM waren 2 375 Privatversicherte, die über 8–9 Jahre auf der Basis der eingereichten Rechnungen (Neuanfertigung, Änderung der Versorgung, kein Immediatersatz) lückenlos verfolgt werden konnten. Die Ergebnisse sind in Abbildung 5 veranschaulicht. Nach 8–9 Jahren Dauer wurden im *Oberkiefer* noch fast 77% der attachmentverankerten Prothesen, 76% der klammerverankerten Modellgußprothesen und 64% der Plattenprothesen getragen. Im *Unterkiefer* ergaben

Tabelle 5 Therapiewechsel zwischen den einzelnen Ersatzarten (Angaben in %; Mehrfachwechsel unterdrückt, nicht identifizierbare Prothesen ad 100%) [106].

Ursprünglich eingegliederter Ersatz	Totalprothesen	Versorgung bei Ende der Untersuchung		
		Teilprothesen		
		Modellgußprothese		Kunststoffplatte
		Gußklammer	Attachment	
Oberkiefer				
Modellgußprothese mit Klammern	3,4	92,1	3,0	0,7
Modellgußprothese mit Attachments	6,9	0,9	92,2	–
Kunststoffteilprothese	9,5	9,4	1,9	79,2
Unterkiefer				
Modellgußprothese mit Klammern	2,9	90,9	5,7	0,3
Modellgußprothese mit Attachments	0,6	1,9	95,5	–
Kunststoffteilprothese	5,6	9,9	1,4	83,1

sich geringfügig längere Spannen: 85% der Attachment-, 76% der Modellguß- und 68% der Plattenprothesen „überlebten". Signifikante Unterschiede wurden nur zwischen Plattenersatz und den beiden verbleibenden Restaurationstypen gefunden. Analysiert wurde auch der Übergang in eine andere Ersatzform: Tabelle 5 legt dar, daß der Eintritt der Zahnlosigkeit (Totalprothese) nicht mit dem ursprünglich gewählten Teilprothesentyp in Zusammenhang stand. Dies bedeutet, daß konstruktiver Aufwand und Dauer der Funktionsperiode häufig nicht in Einklang stehen.

Die verlängerte Verweildauer unter Praxisbedingungen ist vermutlich auf die oben gegebene Definition der Funktionstüchtigkeit zurückzuführen; unter Praxisbedingungen beobachtet man den Trend, die Gebrauchsperiode einer Prothese durch stetige Anpassung an den Zahnrestbestand auszudehnen.

Gründe für den Funktionsverlust

Ebenso unterschiedlich wie die Funktionsperiode von Modellgußprothesen eingeschätzt wird, fällt auch das Spektrum der Gründe aus, die zur Beendigung dieses Zustandes geführt haben (Tab. 6): Gerade in den wichtigen Kategorien (Pfeilerverlust, technische Gründe, kombinierte Ursachen) ergaben sich in zwei ähnlichen Analysen größere Diskrepanzen. Dies ist in der Materie begründet: Die Mißerfolgszuweisung „Pfeilerverlust" kann aufgrund eines primären oder sekundären technischen Mangels (z.B. Auflagebruch infolge Fehldimensionierung, unhygienisches Gerüstdesign, falsches Ein-

Tabelle 6 Gründe für den Funktionsverlust von partiellem Teilersatz [49, 85].

Grund	Studie KÖRBER [85]	Studie GERSTENBERG [49]
kein Grund (ohne Befund)	79,0	53,9
Pfeilerverlust	8,4	3,7
technische Gründe	5,8	14,7
Absinken	2,0	8,9
Pflege, Handhabung, Unfall	1,3	3,2
Allergie	0,8	–
psychische Gründe	2,6	0,2
Kombination von Gründen	–	15,4
Zahl der untersuchten Teilprothesen	722	462

schleifen der Rasten mit nachfolgender Sekundärkaries) sowohl der technischen als auch der biologischen Seite und damit auch Kombinationsgründen zugeordnet werden. Nicht selten muß die Einordnung eines Mangels ohne präzise Kenntnis von Ursache und Wirkung in der Zeitachse erfolgen; typischerweise interferieren technische und biologische Gründe (schlechte Mundhygiene, ungünstiges Gerüstdesign). Weitgehend einig ist man sich nur darin, daß bestimmte Gründe selten für den Funktionsverlust verantwortlich zu machen sind (psychische Gründe, Allergie, Handhabung, Trauma).

Aus der Häufigkeit von Gerüst- und Konstruktionselementbrüchen (Abb. 6 und 7) und der sich daraus ergebenden Notwendigkeit von regelmäßi-

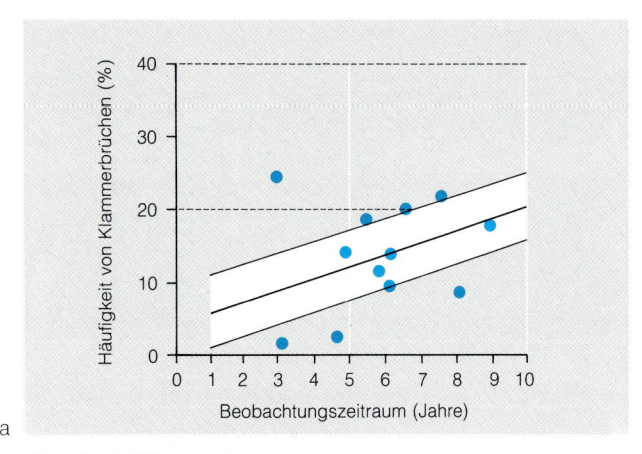

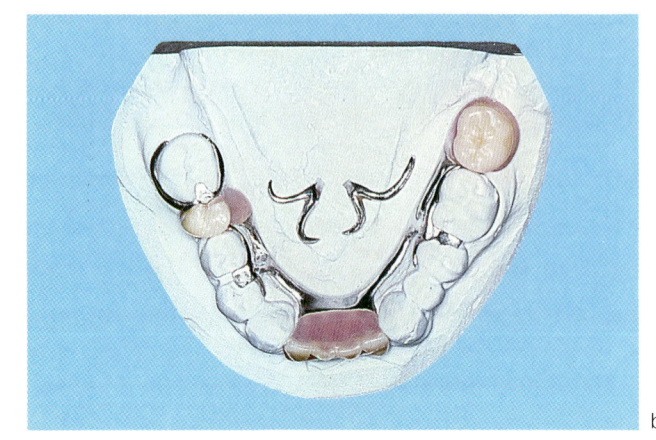

Abb. 6 Gußklammerfrakturen.
a) Häufigkeit von Gußklammerfrakturen nach verschiedenen Autoren [9, 31, 38, 39, 49, 52, 60, 63, 85, 86, 112, 144].
b) Beidseitiger Bruch der BONWILL-Klammer.

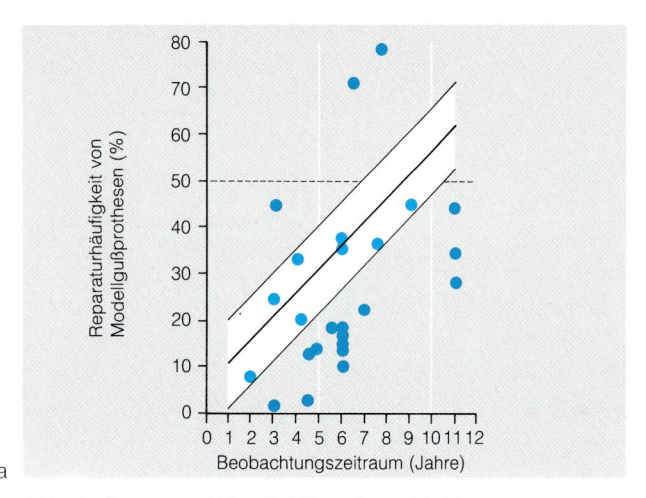

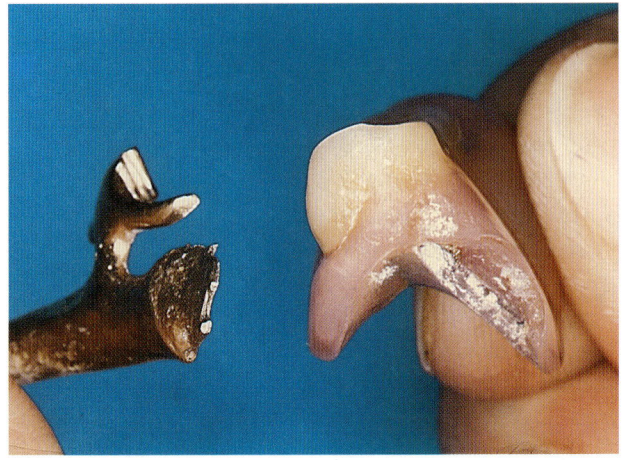

Abb. 7 Gerüst- und Konstruktionselementfrakturen.
a) Reparaturhäufigkeit von Teilprothesen nach verschiedenen Autoren [20, 31, 38, 39, 42, 49, 52, 85, 95, 112, 121, 133, 143, 153].
b) Unterzungenbügelfraktur im Übergang zum Freiendsattel nach einjähriger Tragedauer.

gen Kontrollen und Reparaturen dürfte sich ein Hauptgrund für den vorzeitigen Funktionsverlust oder -einschränkungen des Teilersatzes ergeben. Dies muß in Zusammenhang mit dem immer wieder erwähnten hohen Anteil zerstörter Konstruktionsteile bei Nachuntersuchungen gesehen werden [49, 111, 112]. Unwissenheit und Nachlässigkeit der Prothesenträger beim Recall ziehen sich wie ein roter Faden durch die meisten Publikationen.

Man muß damit rechnen, daß innerhalb der ersten Gebrauchsphase von fünf Jahren meist mehr als ein Drittel der Modellgußprothesen Frakturen von Klammern (allein ca. 15% nach fünf Jahren; Abb. 6), Auflegern, großen Verbindern u. ä. erleidet, die nur teilweise direkt repariert werden (Abb. 7). Inklusive Unterfütterung und Anpassung müssen nach fünf Jahren fast die Hälfte, nach 10 Jahren fast alle Teilprothesen (insbesondere Freiendprothesen) einer rein technischen Nachsorge unterzogen werden. Dabei zeigte sich, daß bestimmte Mängel (insbesondere solche, die der Patient gering einschätzt, z.B. Auflegerbruch) oft nicht saniert werden [49]. Fatale Folgen wie der Verlust der Abstützung mit biologischen Schäden können eintreten.

Wenn Präzisionsverbindungselemente eingesetzt werden, ändert sich die Situation nur unwesentlich. Brüche und Reparaturen treten fast genauso häufig auf wie bei Modellgußklammerprothesen (Tab. 7). Letztere weisen in 20–30% der Fälle bereits nach relativ kurzer Tragezeit deutlichen Retentionsverlust auf, wie HERMANNS in einer klinischen Analyse der Gründe darlegte (Abb. 8) [59]. SCHENK gab eine Übersicht über das – nur experimentell – geprüfte Retentionsverhalten von Präzisionsattachments: Auch hier mußte häufig ein erheblicher Verschleiß festgestellt werden [131]. Aktivierbarkeit

Tabelle 7 Brüche bzw. Reparaturen (nach [49, 76]).

Autor	Literatur-beleg	Unter-suchungs-zeitraum (Jahre)	Bruchhäufigkeiten (%)				Anteil der Reparaturen (%)
			Klammer/Attachment	Aufleger	Ersatz-zahn	Basis	
Benson	[9]	3,5	3,0				
Brose	[20]	1–6					13,0
Derry	[31]	2	2,0				
Eismann	[38]	5,5	20,4			23,9	71,0
Eismann	[39]	2,0	25,0		26,0		
Fisch	[42]	3,3	4,5*				21,0
Fürstenau	[45]		6,8*				29,0
Gerstenberg	[49]	4,7	11,5	5,6	12,3	7,6	36,2
Griesbach	[52]	5,1					42,3
Griesbach	[52]	7,1	9,2	1,5			
Hicklin	[60]	6,5	22,0		2,0	1,0	
Hupfauf	[63]	3,9	13,5	8,6			
Kirchhoff	[82]	8	–*				38,2
Körber	[85]	5	10,0		3,1	3,9	38,1
Körber	[86]	≈ 10	14,0		11,5		
Luci	[95]	6,7	2,4*				37,0
Peterhans	[112]	7,9	18,0	19,0	26	5,0	
Rantanen	[121]	1–4	9,0*				45,0
Rantanen	[122]	≈ 6,5	5,5*				34,0
Schmidt	[133]	1					≈ 9,0
Spiekermann	[144]	4,5	18,9		5,2		
Vermeulen	[149]	5					17,0
Vermeulen	[149]	10					≈ 40,0
Wiesmann	[153]	6,6	23,8*				78,9

* Attachment

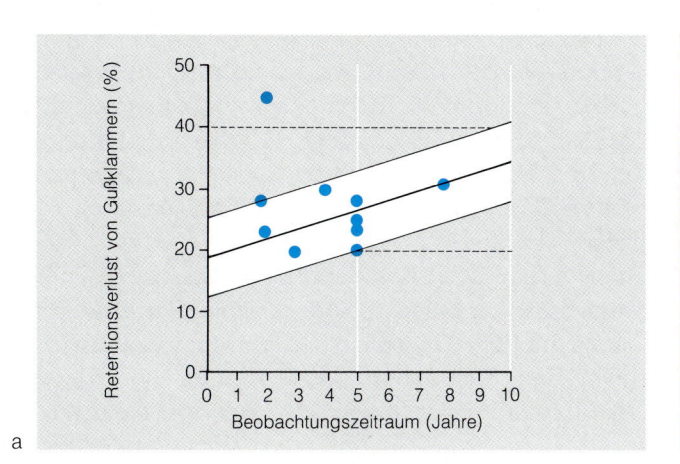

Abb. 8 Retentionsverlust von Gußklammern.
a) Zeitabhängiger Retentionsverlust von Gußklammern nach verschiedenen Autoren [9, 24, 31, 47, 52, 59, 83, 86, 112, 144].
b) Klinisches Beispiel für den Retentionsverlust einer Gußklammer.

führt bei wenigen Elementen zu einem brauchbaren Dauerresultat.

> Teilprothesen dürften in punkto Reparaturen die *nachsorgeträchtigste* therapeutische Versorgung in der Prothetik darstellen. Eine klare Zeit-Ursachen-Korrelation fehlt bisher. Typisch für Teilersatz ist, daß technische Mängel, wenn sie nicht umgehend beseitigt werden, meist biologische Nachteile nach sich ziehen.

Spezielle Langzeitergebnisse

Interaktionen mit den Geweben der Mundhöhle

Es gehört zu den vielfach formulierten Therapiezielen der prothetischen Versorgung mit herausnehmbarem Teilersatz, das Restgebiß des Prothesenträgers zu erhalten und dessen Funktionstüchtigkeit wiederherzustellen. Die Funktionen des Kauorganes (Kaufähigkeit, Phonetik, Ästhetik) sollen gebessert und zahnlose Kieferabschnitte erhalten (gegebenenfalls geformt) werden. Gleichzeitig muß der Teilersatz vom Patienten akzeptiert werden; dies setzt Zufriedenheit mit dem Behandlungsresultat und Adaptation an den Fremdkörper „Prothese" voraus („orales Wohlbefinden" [99]).

Vorrang bei der Therapieplanung ist die „Erhaltung dessen, was ist" [18], sekundär erscheint heute die „Vervollständigung" des Zahnbogens [64, 65]. Jeder Einsatz von prothetischen Medien ist sorgfältig hinsichtlich ihrer Nutzen/Schaden-Relation zu analysieren; ob dieses Verhältnis günstig ausfällt, kann vor allem durch die Wertung langfristiger Therapieresultate abgeschätzt werden.

Wechselwirkungen mit den Geweben werden insbesondere durch drei Faktoren ausgelöst, die sich in ihrer Wirkung überlagern [39]:

- mechanische Irritation und Kontaktwirkung des Zahnersatzes auf Schleimhäute, Parodontium und Hartsubstanzen
- Veränderung der ökologischen Verhältnisse in der Mundhöhle (Plaqueakkumulation, -maturation)
- unphysiologische Kraftübertragung durch übersteigerte (okklusales Trauma) oder abscherende (horizontale) Belastungen

Karies, Parodontopathien, Zahnlockerung, Schleimhautveränderungen, Alveolarfortsatz-Abbau sowie Funktionsstörungen gelten als typische Folgen, die nicht in Modellversuchen, sondern nur durch die Analyse der klinischen Exposition geklärt werden können. Die Kernfrage, ob unerwünschte Nebenwirkungen beim Teilersatzträger häufiger auftreten, als wenn auf diese Art der Therapie verzichtet würde, ist nach wie vor schwierig zu beantworten.

(Sekundär-)Karies und Zahnverlust

> Nach heutigem Erkenntnisstand muß man annehmen, daß das Restgebiß des Teilprothesenträgers, insbesondere die Halte- und Stützzähne, häufiger von (Sekundär-)Karies betroffen sind. Dies gilt für den *unüberwachten* Gebrauch des Zahnersatzes.

Ursächlich hierfür ist die gesteigerte Plaqueakkumulation und -reifung. Es gilt als gesichert, daß alle Zähne eines teilprothetisch versorgten Kiefers, vor allem aber der Prothese zugewandte Zahnflächen, z.B. endständige Halte- und Stützzähne, besonders betroffen sind [58, 72].

Im einzelnen wurden für die unüberwachte Trageperiode folgende Erscheinungen festgestellt:

- An die Prothese angekoppelte Zähne sind häufiger von Karies betroffen; es gelten die allgemeinen epidemiologischen Erkenntnisse (z.B. höheres Risiko für weiter distal stehende Zähne; seitensymmetrische Läsionen; Unterkieferzähne sind weniger betroffen als Oberkieferzähne usw.). Nicht überkronte Halte- und Stützzähne erkranken mit doppelter oder dreifacher Frequenz gegenüber unüberkronten Nicht-Halte- und Stützzähnen (Abb. 9). Am seltensten wurden Kontrollzähne bei Nichtträgern oder Nicht-Halte- und Stützzähne kariös oder extrahiert. Gefüllte Zähne zeigten häufiger Sekundärkaries und/oder neue Läsionen. Ehemals gesunde Halte- und Stützzähne wurden häufig kariös und mußten gefüllt bzw. überkront werden. Nach 10 Jahren waren zwischen 5 und 13% der Molaren-Halte- und Stützzähne im Oberkiefer aus verschiedenen Gründen extrahiert [149].
- Karies bzw. Sekundärkaries trat fast nie im direkten Verlauf der Klammerarme (außer bei Patienten, die ihren Ersatz nie bei der Pflege entfernten) auf, eher im „Windschatten" zwischen Klammerarm und marginalem Parodontium. Besonders häufig sind approximale Läsionen (z.B. bei Bonwill-Klammern). Ungünstig eingeschliffene Auflagen provozieren Kariesbefall [63]. Die Klammer selbst schadet dem Schmelz nicht; ihr geringer Abrasionseffekt wirkt eher kariesprotektiv [78].

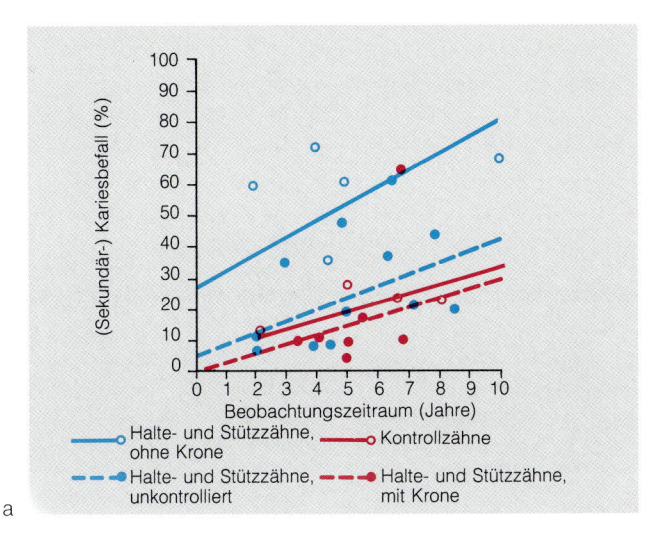

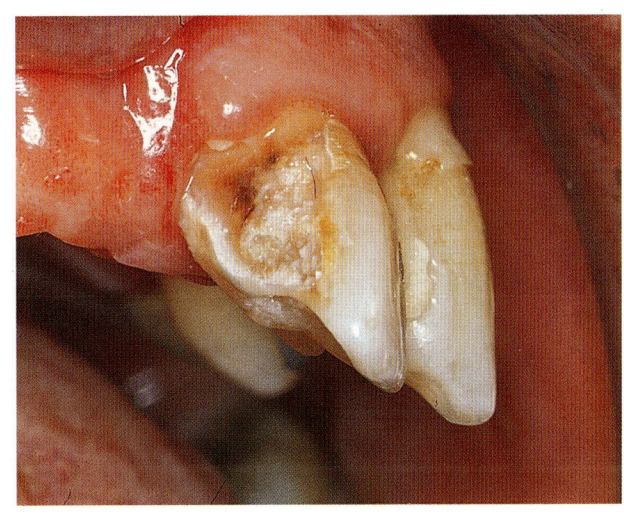

Langzeitergebnisse und Konsequenzen

Abb. 9 Kariesbefall von Halte- und Stützzähnen.
a) Zeitabhängiger Kariesbefall verschiedener Zahnfunktionsgruppen nach verschiedenen Autoren [23, 24, 28, 31, 37, 42, 54, 58, 60, 61, 63, 70, 95, 96, 112, 122, 126, 137, 144, 149, 151, 153].
b) Ausgedehnte Karies an einem Halte- und Stützzahn nach dreijähriger Tragedauer.

Der typische „Klammerschaden" ist also eine mittelbare Folge des Prothesentragens.

- Überkronung senkt das Risiko, an Karies zu erkranken, wie nicht anders zu erwarten ist, drastisch. Sekundärkaries am Kronenrand scheint aber häufiger aufzutreten; Wiederholungsüberkronungen sind weniger erfolgreich [50]. Überkronte Zähne wurden deutlich seltener extrahiert.
- Ausgedehnte Abdeckungen von Schmelz- und Zementpartien durch Kragenplatten, Lingualschienen o.ä. führten zu ausgeprägten Läsionen. Diese Partien sind der – ohnehin unzureichenden – Selbstreinigung dann völlig entzogen.
- Kariesaktivität beim Teilersatzträger ließ sich nicht durch Tests prognostizieren [13].
- Alle bekannten Schutzmaßnahmen sind wirksam und bei kleineren Patientengruppen erprobt (s. S. 283) [78, 142].

Kritisch muß man anmerken, daß die Untersuchungsmodelle, die zu den oben genannten Aussagen geführt haben, häufig nicht als angemessen betrachtet werden dürfen, da die Vergleichsbedingungen methodisch nicht dem Stand der Wissenschaft entsprechen. Erforderlich wären auch hier randomisierte Studien; hilfsweise wurden Modelle benutzt, die Halte- und Stützzähne mit solchen Zähnen vergleichen, die nicht mit dieser Funktion betraut waren. Deren Risiko, an Karies zu erkranken, ist aber nicht vergleichbar hoch. Daher ist dieses Analysemodell nicht tauglich, wenn nicht mindestens auch der Faktor „Zahntopographie" berücksichtigt wird. (Halte- bzw. Stützzähne sind in der Regel Eckzähne, Prämolaren oder Molaren; Frontzähne sind geringer exponiert; sie werden besser gepflegt.) Auch Patienten, die ihren Teilersatz nicht getragen haben, wurden als Vergleichsgruppe herangezogen: Selbstauswahl stellt ebenfalls ein unbrauchbares Selektionskriterium dar. Ferner wurde selten genug nach dem Grad des Vorschadens und der Therapie unterschieden: Überkronte, gefüllte und primär kariesfreie Zähne zeigten ein unterschiedliches Risiko, unter der Therapie zu erkranken [78, 149]. Es ist zu beachten, daß in vielen Untersuchungen nur neu aufgetretene Läsionen gezählt wurden; die Zeitabhängigkeit war oft nicht gewahrt; zwischenzeitlich erfolgte Therapiemaßnahmen blieben unerfaßt usw. Diese Aufzählung ließe sich fast beliebig verlängern.

Parodontopathien

Ähnlich – bei noch unschärferen, methodischen Voraussetzungen – stellt sich das Bild der von Zahnbetterkrankungen betroffenen Teilersatzträger dar. Drei Besonderheiten lassen sich aber unschwer aus den Nachuntersuchungsergebnissen ablesen:

- Zahnbetterkrankungen wurden nicht so häufig untersucht wie die Kariesproblematik.
- Es muß mit einer wesentlich höheren Erkrankungsrate gerechnet werden. Praktisch alle (90%) Restzähne dieser Patientengruppe gelten als mehr oder minder erkrankt, zu einem beträchtlichen Teil sogar als schwer – im Sinne einer profunden marginalen Parodontopathie (37%) [102]. Da das Eingliederungsalter bei Partialersatz regelhaft deutlich über 40 Jahre liegt, ist bereits aufgrund der Epidemiologie damit zu rechnen, daß Parodontalerkrankungen überwiegend für Zahnverluste verantwortlich sind. Im Rahmen von Planungsmaßnahmen für Teilersatz steht daher die Zahnentfernung aus parodontalen Gründen oben an [50].

- Es herrscht wenig Übereinstimmung unter den Untersuchern darüber, ob Halte- und Stützzähne häufiger von Veränderungen, wie sie typischerweise als Maßstab benutzt werden (Sondierungstiefe, Hypermobilität, Knochenabbau, Indices zur Abschätzung des Entzündungsgrades), betroffen sind als nicht angekoppelte Zähne.

Parodontopathien *bilden* das zentrale Problem des Teilersatzträgers.

Von rein prothetisch-technischen Mitteln ist keine Lösung dieses biologischen Problems zu erwarten; dies zeigten insbesondere Untersuchungen über die Verblockung und Stabilisierung [125, 150].

Tabelle 8 Parodontale Veränderungen an Halte- bzw. Stützzähnen nach verschiedenen Autoren (im unüberwachten Gebrauch).

Autor	Literaturbeleg	Untersuchungszeitraum (Jahre)	Parodontalzustand (Entzündung und Lockerung)
Anderson	[2]	≈ 4	guter Parodontalstatus
Bauer	[7]	4,6	67% marginale Entzündung, 48% Lockerung
Brose	[19]	1–6	75% Erkrankung
Carlsson	[23]	2,0	Halte- bzw. Stützzähne 90% Entzündung
Carlsson	[24]	4,0	Halte- bzw. Stützzähne 75% Entzündung, 25% Taschentiefe erhöht
Carlsson	[27]	13	Halte- bzw. Stützzähne 68% Entzündung, 48% Lockerung
Chandler	[28]	8–9	kein Unterschied zu Patienten ohne Ersatz
Derry	[31]	2,0	keine Entzündung, 5% Lockerung
Eisenhauer	[36]	0–0,6	Entzündungs-Indices steigen kurz nach der Eingliederung
Fisch	[42]	3,3	17,5% Entzündung, 3% Lockerung
Germundsson	[47]	k.A.*	65% Entzündung, 55% Lockerung
Griesbach	[52]	5,1	16,5% Lockerung
Hahn	[54]	2–4	günstiger Parodontalstatus
Hahn	[54]	≈ 7	Klammer „vorteilhaft" auf Parodontalgewebe
Haselhofer	[55]	5,0	16% Lockerung
Hicklin	[60]	6,5	8% entzündungsfrei
Hildebrandt	[61]	5,4	92% Entzündung, 17% Lockerung
Hupfauf	[63]	3,9	47% Entzündung im Bereich der Lingualbügel
Kerschbaum	[72]	4,5	Halte- bzw. Stützzähne mehr Entzündung und Lockerung
Koch	[83]	6,3	46% Lockerung
Lofberg	[94]	3,0	58% Entzündung
Luci	[95]	6,7	46% Entzündung, 17% Lockerung
Mäkilä	[96]	0,5–1,5	59% Erkrankung
Nakazawa	[107]	k.A.*	20–30% Lockerung
Nally	[108]	4–14	27% Lockerung
Ragnarsson	[119]	3–7	86% Entzündung
Rantanen	[121]	1–3	90% Erkrankung, 35% Taschentiefe >2 mm
Rantanen	[122]	3–5	90% Entzündung, 46% Lockerung
Roßbach	[129]	k.A.*	77% Entzündung, Abbau bei Teleskopen
Schwalm	[137]	2,0	Verbesserung der Indices
Seemann	[140]	k.A.*	Parodontal-Index bei Halte- bzw. Stützzähnen verdoppelt
Spiekermann	[144]	4,5	19% Lockerung
Tomlin	[148]	1–3	24% Lockerung
Wetherell	[151]	5,0	72% Entzündung, 30% Lockerung
Wiesmann	[153]	6,6	62% Entzündung, 34% Lockerung

* k.A. = keine Angabe

Langzeitergebnisse und Konsequenzen

Viele Studien, die nach längerer Zeit parodontale Probleme beim Teilersatzträger im unüberwachten Gebrauch bilanziert haben, machten deutlich, daß Entzündungserscheinungen, Knochenabbau und Mobilität der Pfeilerzähne häufig registriert wurden (Tab. 8). Unter dem Eindruck dieser Arbeiten wurden zwei Therapiemerkmale in der Prothetik gefördert:

– Entwicklung des parodontalfreundlichen Gerüst- und Verbindungselementdesigns (s. S. 281)
– systematische Nachsorge (s. S. 283)

Schleimhautveränderungen

Schleimhautveränderungen unter den Prothesensätteln sowie unter kleinen und großen Verbindern traten im Fünfjahres-Intervall etwa in einem Drittel aller Fälle auf (Abb. 10). In epidemiologischen Studien wurden ähnliche Prozentsätze ermittelt [41]. Bei Totalprothesenträgern wurden in der Regel geringfügig höhere Quoten gefunden [104].

Schleimhautläsionen durch *Bügelimpressionen* u. ä. bzw. *Prothesenstomatitis* deuten auf einen potentiell traumatischen Einfluß des Zahnersatzes hin. Unkontrolliertes Absinken der Freiendsättel unter der Funktion [112] und Einlagerungen der Verbindungselemente sind häufig, besonders unter dem Lingualbügel zu beobachten. Als Hauptursache der Prothesenstomatitis werden *mikrobielle Infektionen* angesehen (ungenügende Mund- bzw. Prothesenpflege); auch mechanische Traumen, Okklusionsstörungen und Passungsmängel kommen in Frage.

Alveolarfortsatz-Abbau

Die Erhaltung des zahnlosen knöchernen Lagergewebes stellt ein wichtiges Therapieziel dar; es ist kaum untersucht, inwieweit es erreicht wird. Die verfügbaren Studien datieren aus den 60er Jahren [25, 26]. Sie kommen zu dem Ergebnis, daß Freiendprothesenträger im Vergleich zu Patienten ohne Zahnersatz eher mit Knochenverlusten im zahnlosen Unterkieferabschnitt zu rechnen haben; hohe interindividuelle, nicht vorhersehbare Schwankungen wurden gefunden. Es liegen bisher keine Ergebnisse vor, die darauf hindeuten, daß eine Versorgung mit Zahnersatz den Alveolarfortsatz erhält.

Die klinische Erfahrung lehrt, daß die größten Strukturschäden zu erwarten sind, wenn auf die Abstützung auf dem Restgebiß verzichtet wird. Gingivalgelagerter Teilersatz kann extreme, typisch lokalisierte Abbauvorgänge einleiten [43]. Abstützung kann jedoch den „normalen Altersabbau" nicht verhindern. Nach der Konsolidierung der Extraktionswunden schreitet der Abbau geringfügig, aber kontinuierlich fort.

Funktionsstörungen

Nach allem, was wir wissen, treten Funktionsstörungen des Kauorganes bei Teilprothesenträgern nicht häufiger (aber auch nicht seltener) als in prothetisch anders versorgten Patientengruppen auf. Hierzu liegen drei Studien mit annähernd einheitlicher Befundung nach dem KROGH-POULSEN-Test vor (Tab. 9) [71, 87, 130]. Sie erbrachten ähnliche Ergebnisse. Danach muß damit gerechnet werden, daß ca. 90% der Patienten mit Teilprothesen Symptome zeigten, die für funktionelle Störungen sprachen, obwohl sie subjektiv beschwerdefrei waren. Bei

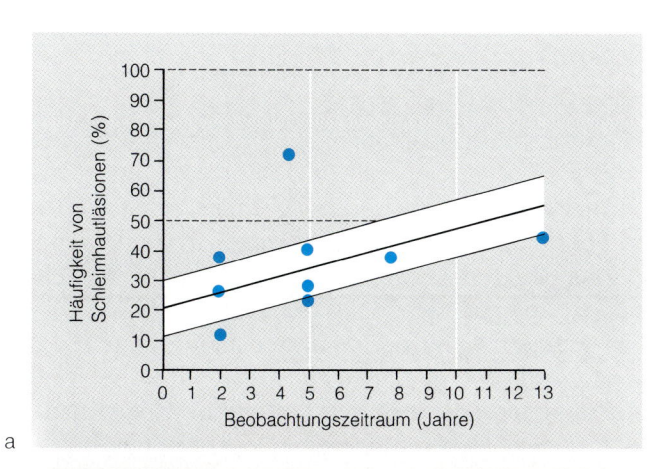

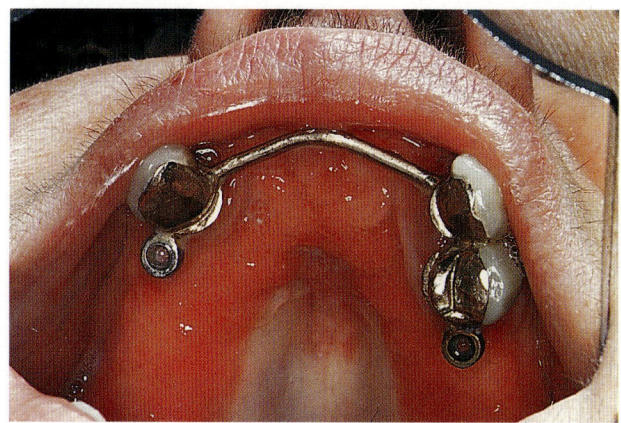

Abb. 10 Schleimhautveränderungen unter Teilprothesen.
a) Zeitabhängige Zunahme von Schleimhautveränderungen nach verschiedenen Autoren [27, 31, 52, 85, 96, 112, 128, 148, 151].
b) Prothesenstomatitis im Ausdehnungsbereich der Basis nach eineinhalbjähriger Tragedauer.

Tabelle 9 Funktionsstörungen nach drei Untersuchungen an Teilbezahnten und Teilprothesenträgern; Angaben in % positiver Befunde (gerundet) nach dem KROGH-POULSEN-Test.

Kriterium KROGH-POULSEN-Test	Untersuchung		
	KERSCHBAUM/ VOSS [71]	KÖRBER [87]	SASSEN [130]
Deviation des Unterkiefers	41	33	69
Mundöffnung eingeschränkt	25	37	22
Muskelpalpation	33	11	72
Druckempfindlichkeit des Kiefergelenks	6	2	k.A.*
Gelenkgeräusche	28	k.A.*	40
Gelenkknacken	23	18	13
Subluxation	k.A.*	21	k.A.*
Okklusionsgeräusche	14	k.A.*	k.A.*
Differenz retrale Kontaktposition – interkuspidale Position >1 mm	32	21	k.A.*
Abweichung beim Gleiten des Unterkiefers	13	k.A.*	k.A.*
symptomfrei	12	k.A.*	12
Zahl der Patienten	361	167	181

* k.A. = keine Angabe

Jugendlichen (Nicht-Prothesenträgern) fand SIEBERT die gleiche Größenordnung [141]. Totalersatzträger wurden ähnlich befundet (2–20% symptomfreie Patienten) [8, 117]. Weder SASSEN [130] noch KERSCHBAUM und VOSS [71] fanden eindeutige Beziehungen zwischen der Zahl der Stützzonen und der Häufung funktioneller Beschwerden bei teilbezahnten Patienten.

Es scheint aber notwendig zu sein, zwischen dem versorgten und unversorgten Gebiß zu unterscheiden, um auf den möglichen präventiven Charakter des Teilersatzes hinzuweisen.

> Es konnte gezeigt werden, daß nach *vollständigem* – auch einseitigem – Stützzonenverlust vermehrt Funktionseinschränkungen auftraten [6, 64]. Extreme Zahnreihenverkürzungen sind demnach behandlungsbedürftig.

Wesentlich erscheint der Hinweis auf die Konsequenzen, die eine routinemäßige funktionelle Untersuchung mit sich bringt: Eine präprothetisch-funktionstherapeutische Intervention erscheint bei einer geringen Befundhäufung nicht erforderlich [130]. Man hat es allerdings bisher versäumt, festzustellen, ab welcher Grenze Therapiemaßnahmen als notwendig erachtet werden.

Konstruktive Einflüsse

Traditionell widmet sich die Prothetik mit großem Eifer Konstruktionsplänen und -prinzipien von Teilprothesen. Nachkontrollen ist hingegen meist zu entnehmen, daß die unterschiedlichsten Konzepte zu ähnlichen klinischen Resultaten führten, wenn die Beobachtungen systematisch über längere Zeit ausgewertet wurden. Dies bedeutet letztlich, daß konstruktive Konzepte *nicht den signifikanten klinischen Einfluß* ausüben, der ihnen von ihren Verfechtern zugesprochen wird; Konstruktionsprinzipien werden – aus prothetischer Sicht verständlich – häufig überbetont. Sie entstammen meist wirklichkeitsfernen, mechanistisch orientierten Modellvorstellungen.

> Die Prognose der Rehabilitation mittels Teilersatz ist mehr von der Toleranz der Gewebe und dem Grad der Plaquekontrolle als von der technischen Konzeption des Zahnersatzes abhängig [47, 79]. Die Einhaltung grundlegender Konstruktionsmerkmale stellt eine *notwendige, aber nicht hinreichende Voraussetzung für den klinischen Erfolg* dar. Abstützung (soweit belastungsfähige Zähne vorhanden sind) und parodontalfreundliche Basisgestaltung sind essentielle Kriterien.

Basisgestaltung

Richtlinien für die Basisgestaltung sind kurzgefaßt (Abb. 11) (Übersicht bei [74, 77, 79]):

— einfaches Gerüstdesign (statisch notwendige Zahl von Verbindungselementen)
— dentale Sattelabstützung (Regelfall)
— parodontalfreundliche Gestaltung und Hygienefähigkeit (Finish)
— Nicht-Behinderung oraler Funktionen (z. B. Artikulationsstellen der Zunge)
— Sicherung bilateraler, simultaner Zahnkontakte
— Basisausdehnung entsprechend dem Zahnverfall und der Lagestabilität des Zahnersatzes
— Starrheit und Verwindungsfestigkeit
— Reparaturfreundlichkeit und Erweiterbarkeit

Neuere Erkenntnisse unterstützen diese Empfehlungen [22]. Die Grundgedanken sind durch viele Untersuchungen gedeckt, die auf spezifische, vor allem parodontale Schäden durch falsche Basisgestaltung hingewiesen haben [68, 69, 102, 113, 114, 115].

Den Forderungen an eine parodontalhygienische Basisgestaltung kann in der Regel nur mit einer Modellgußprothese entsprochen werden; sie lassen sich nicht mit dem gleichen Erfolg auf Kunststoffplatten übertragen [15]. Die Einhaltung dieser Prinzipien sichert aber keineswegs den Erfolg, wenn man die Gesundheit oraler Strukturen als Maßstab vor Augen hat. *Ohne intensivierte Pflege* durch den Prothesenträger und *professionelles Recall* lassen sich die Nachteile des partiellen Zahnersatzes nicht ausgleichen.

Verbindungselemente

Die große Anzahl verfügbarer Verbindungselemente steht ganz im Gegensatz zur Häufigkeit zitierbarer klinischer Studien über die Auswirkungen ihres Einsatzes. Wert und Unwert der unterschiedlichen Verbindungselemente werden daher überwiegend aufgrund subjektiver Präferenzen diskutiert. Klar erkennbar bleibt aber in diesem Disput, daß kein Halte- und Stützelement alle oder auch nur die wesentlichen Forderungen zu erfüllen vermag. So zeigten die klinischen Studien (s. S. 270), daß ab einem gewissen Standard (Modellgußprothese) kaum Unterschiede in den Auswirkungen offenbar wurden. Nicht vergessen werden darf, daß vor allem hinsichtlich Ästhetik und Komfort nicht ausgleichbare Differenzen zwischen der Gußklammer und (Semi-)Präzisionsverbindungselementen bestehenbleiben [79].

Einstmals festgefügte, überwiegend aus Modellbetrachtungen abgeleitete Standpunkte der Wirkungen von Halte- und Stützelementen gerieten unter dem Eindruck klinischer Studien ins Wanken, so daß heute mehr Toleranz in Fragen eingenommen wird, die früher unversöhnlich diskutiert wurden.

Allgemein durchgesetzt hat sich die starre Lagerung des Freiendersatzes, d. h. der Versuch der weitgehenden Kraftübertragung auf das Restgebiß. Das „biostatische Dilemma" [39] der unterschiedlichen Intrudierbarkeit zwischen Halte- und Stützzahn und Resilienz der Schleimhaut bei Freiendprothesen scheint so am besten überwunden zu werden; eine klinische Untersuchung belegte, daß das Ausmaß der Resilienz ohnehin geringer ausfällt als bisher angenommen [87]. Die Einschaltung von kraftbrechenden Elementen, die stets wenige Befürworter fand, wird damit noch fraglicher. Auch die Dogmen zur ausschließlichen Bevorzugung der starren (z.B. Teleskop, T-Geschiebe) oder scharnierartigen (rota-

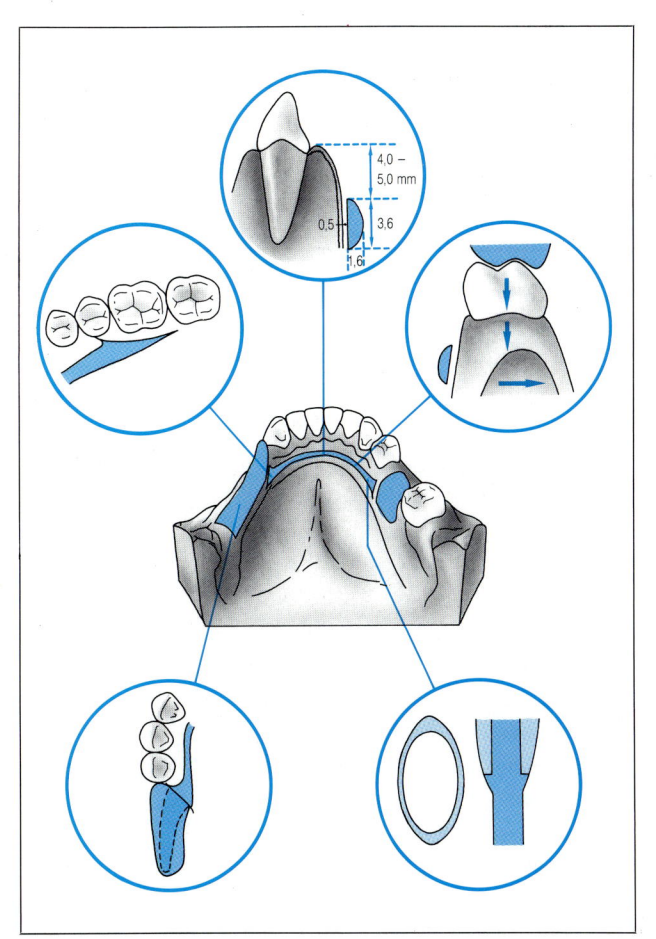

Abb. 11 Die wichtigsten konstruktiven Gesichtspunkte zur Basisgestaltung von Teilprothesen.

tionsfähigen) (z.B. Gußklammer mit Auflage, Steg-Gelenk) Ankopplung an die Halte- und Stützzähne sind klinisch nie belegt worden; gleiches gilt für die Bevorzugung der sattelnahen oder -fernen Lagerung. Klinische Studien erbrachten keinen Unterschied [74, 102, 147]. Der Sattelgestaltung, insbesondere seiner Ausdehnung, und der Form des Alveolarfortsatzes scheint in dieser Beziehung mehr Bedeutung für die Mobilität der Halte- und Stützzähne zuzukommen als der Art der Kraftübertragung.

Mobilitätszunahme und parodontale Affektionen dürften insgesamt eher aufgrund entzündlicher Veränderungen infolge Plaqueakkumulation auftreten als durch die gesteigerte Beanspruchung im Rahmen der Halte- und Stützfunktion; dies läßt sich indirekt auch aus den Recallergebnissen ablesen (s.S. 283). Gravierende parodontale Veränderungen sind aber mit bestimmten extrakoronalen Ankerelementen, die weit überkragen, auch bei guter Mundhygiene unabdingbar verbunden. Sie entsprechen nicht einer parodontalprophylaktisch orientierten Teilprothetik [44].

Adaptation und Compliance

Wie bei jedem prothetischen Therapiemittel, so wird auch mit herausnehmbarem Teilersatz in der Regel eine hohe Zufriedenheitsquote bei den Versorgten erreicht. Die meisten Untersuchungen weisen nur zwischen 3 und ca. 15% Unzufriedene aus (Tab. 10) [72, 75, 77]. Sie spiegeln überwiegend dauerhafte Adaptationsschwierigkeiten an Teilersatz wider [135]. Praktische Probleme im Umgang mit partiellen Prothesen sind häufiger: Wie PETERHANS und BRUNNER bei einer Befragung ermittelten, stehen Speiseretention (28%), Druckbeschwerden (27%) und Klagen über den Komfort (8%) an der Spitze der Klagen auch bei denjenigen, die den Teilersatz akzeptiert haben [111].

Es ist daher kaum verwunderlich, daß ein nicht gerade geringer Prozentsatz von partiellen Prothesen nie (oder selten) getragen wird (Non-Compliance), obwohl sie als indiziert betrachtet wurden (Tab. 11). Charakteristisch war, daß mehrheitlich Unterkieferprothesen betroffen waren (sechsmal häufiger); bis zu 30% der Prothesen bei KENNEDY-Klasse I wurden nicht benutzt. Bei vollständig erhaltenem frontalem Restgebiß und wenigen fehlenden Seitenzähnen ergaben sich die höchsten Quoten: Einseitige Freiendprothesen wurden zu 50% nie verwandt [72]. Der Konstruktionsaufwand spielte dabei keine entscheidende Rolle [149].

Tabelle 10 Untersuchungen zur Zufriedenheit mit dem Behandlungsergebnis bei Patienten mit herausnehmbarem Teilersatz.

Autor	Literaturbeleg	% zufrieden
Bergman	[12]	92
Carlsson	[24]	90
Carlsson	[27]	88
Derry	[31]	≈82
Fisch	[42]	97
Fürstenau	[45]	86
Gasser	[46]	75
Germundsson	[47]	87
Griesbach	[52]	87
Hicklin	[60]	94
Kerschbaum	[75]	≈87
Lenz	[93]	61
Luzi	[95]	97
Mäkilä	[96]	83
Peterhans	[111]	92
Ragnarson	[119]	63
Rantanen	[121]	76
Rantanen	[122]	87
Wiesmann	[152]	92

Tabelle 11 Untersuchungen zu den Tragegewohnheiten bei Patienten mit Teilersatz.

Autor	Literaturbeleg	% nie bzw. selten getragen im		
		Unter- und Oberkiefer	Unterkiefer	Oberkiefer
Anderson	[2]	–	30	11
Carlsson	[23]	20		
Deichsel	[29]	8		
Derry	[31]	–	9	9
Eismann	[34]	15	25	2
Hicklin	[60]	6		
Kerschbaum	[72]	6		
Koch	[83]	10		
Koivumaa	[89]	22		
Luzi	[95]	8		
Peterhans	[111]	7		
Rantanen	[121]	3		
Rantanen	[122]	6		
Roberts	[128]	13	14	2
Schwalm	[137]	7		
Tomlin	[148]	–	13	7
Vermeulen	[149]	–	8	4
Wetherell	[151]	20		

Recall

Einigkeit herrscht im Schrifttum darüber, daß gerade die Gruppe der Teilersatzträger besonderen Risiken ausgesetzt ist und daß eine Verschlechterung des Zustandes der oralen Hart- und Weichgewebe eintritt. Es liegt also nahe, eine regelmäßige Überwachung des Teilprothesenträgers mit professionellen Hygienemaßnahmen nicht nur zu fordern, sondern auch praktisch zu erproben. Hierzu liegen inzwischen drei spezielle Studien mit der allerdings geringen Zahl von insgesamt 88 Patienten über 2–10 Jahre nach der Eingliederung vor, die zeigen, daß die Einrichtung eines regelmäßigen Recalls *grundsätzlich sinnvoll* ist [10, 11, 12, 39, 66, 67]. Effizienz, Erreichbarkeit der Zielgruppe und Generalisierbarkeit der Ergebnisse müssen aber noch mit vielen Fragezeichen versehen werden. Die kritische Sichtung der Ergebnisse belegt:

- Die ausgewählten Parodontal-Indices zeigen, daß der Ausgangszustand in allen drei Studien gehalten bzw. teilweise sogar verbessert werden konnte (Abb. 12–14). Die Parodontien der Stützzähne zeigten trotz Intensivhygiene Läsionen, besonders distolingual, lingual und mesiolingual, also gerüstnah [39].
- Neue kariöse Läsionen traten selten auf, aber Füllungen mußten dennoch häufig erneuert werden – ein möglicher Widerspruch [12].
- Die Intensität der Hygienemaßnahmen schwankte erheblich zwischen den Studien (ein- bis viermal pro Jahr) wie es – befundabhängig – für notwendig erachtet wird. Die Befundverbesserung stimmte aber nicht mit der Häufigkeit der Betreuung überein. Ein einmaliges Recall wird als unzureichend erachtet, erbrachte aber dennoch die besten Ergebnisse [12]. Der Level der erreichten Werte in den drei Untersuchungen war deutlich unterschiedlich.

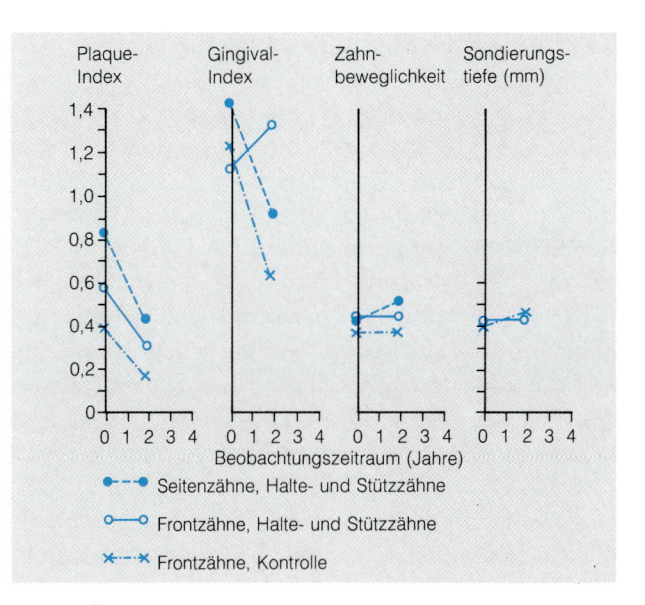

Abb. 13 Ergebnisse der zweijährigen Präventivbetreuung durch EISMANN [39].

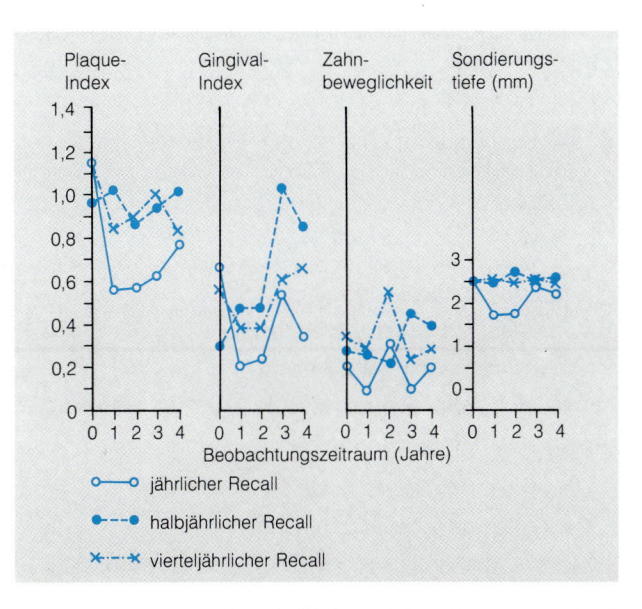

Abb. 14 Ergebnisse der vierjährigen Intensivbetreuung durch KATAY und KERSCHBAUM [67].

- Die Erneuerungsquote der Prothesen lag im Rahmen der bisher bekannten Funktionszeit, ließ also keine Verlängerung erkennen [12].
- Teilweise traten erhebliche Stichprobenverluste auf, die anzeigten, daß es gilt, vor allem Akzeptanzprobleme zu lösen [67]: Selbst ein kostenloser Service wird in dieser Altersgruppe nicht immer so angenommen, wie es gewünscht und geplant wird. Es erscheint sehr schwierig, über 50jährige zu einer Verhaltensänderung zu motivieren. Dieses Phänomen ist auch aus medizinischen Vorsorgeprogrammen bekannt (z. B. Krebsvorsorge).

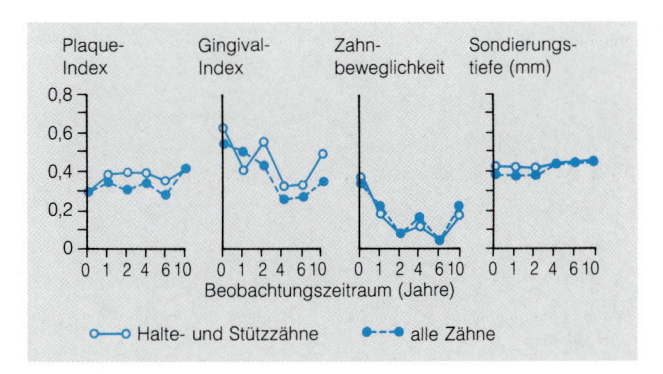

Abb. 12 Zehnjahresergebnisse der Halte- und Stützzähne [12].

Zusammenfassung und Konsequenzen

Die Schlußfolgerungen für die praktische Arbeit des Zahnarztes, die sich aus den dargelegten Resultaten ergeben, sind im Grunde einfach zu ziehen, aber nicht immer mit der gleichen Konsequenz durchzusetzen. Sie betreffen vor allem die Indikation, d.h. das Durchdenken und Prüfen von Alternativen bei der Therapieplanung. Dabei muß zuerst die Frage der Behandlungsbedürftigkeit sorgfältig geprüft werden – nicht jeder fehlende Zahn muß auch ersetzt werden. Da der biologische Preis der Versorgung mit herausnehmbarem Teilersatz und die daraus resultierenden Komplikationen hoch sind (Tab. 12) [17], ist es sinnvoll, die Indikation *strenger* zu stellen als dies bisher üblich ist. Sind Brücken aufgrund der Pfeilertopographie und -wertigkeit möglich (und nötig), so bildet die festsitzende Versorgung ein *in jeder Hinsicht überlegenes Therapiemittel*. Ihre Funktionsperiode wird von keinem prothetischen Medium bei ähnlich begrenztem Schaden und hohem Nutzen erreicht (Abb. 15), wie jüngste Untersuchungen [81, 92] offenbart haben. Dies gilt keineswegs nur für „kleine Brücken". Beide Langzeitstudien stimmen darin überein, daß gerade fünf- bis sechsgliedrige Brücken eine optimale Überlebenschance haben. Die Tendenz der neuen Richtlinien für die Versorgung mit Zahnersatz und -kronen,

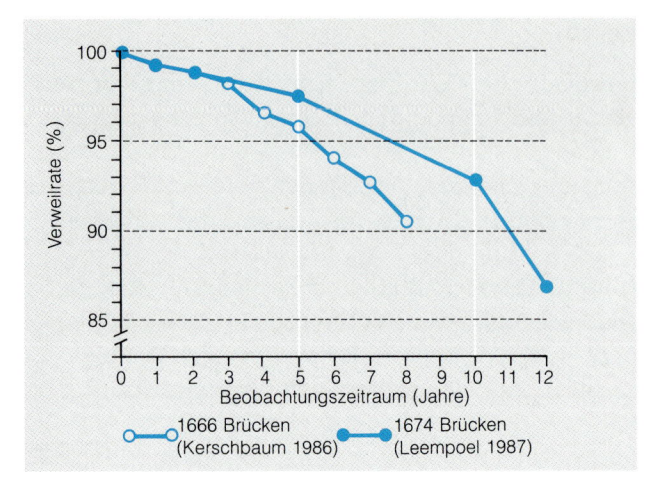

Abb. 15 Verweilrate von Brücken [81, 92].

Tabelle 12 Übersicht über wichtige Basiswerte für den unüberwachten Gebrauch der Teilprothese.

Kriterium	Schätzwerte (%) nach		Fehler (±)
	5 Jahren	10 Jahren	
Klinische Funktionstüchtigkeit			
Modellgußprothese (Gußklammer)	65	45	10
Modellgußprothese (Attachment)	75	60	10
Kunststoffplatte, gebogene Halte- und Stützelemente	25	k.A.*	7
Verweilzeit in praxi			
Modellgußprothese, Gußklammer	88	k.A.*	2
Modellgußprothese, Attachment	90	k.A.*	3
Kunststoffplatte, gebogene Halte- und Stützelemente	70	k.A.*	7
Häufigkeit der Wiederherstellungen			
Reparaturen	35	60	10
Reparatur-Unterfütterungen, Anpassungen	50	95	10
Retentionsverlust (Gußklammer)	25	40	7
Klammerbruch	20	25	5
Kariöse Läsionen			
unüberkronte Halte- bzw. Stützzähne	50	80	15
überkronte Halte- bzw. Stützzähne	15	30	13
Kontrollzähne (ohne Halte- bzw. Stützfunktion)	20	35	6
Weichgewebsläsionen			
Schleimhautveränderungen	33	45	10
Parodontium erkrankt	90	90	10

* k.A. = keine Angaben

die Planungen stärker auf herausnehmbaren Zahnersatz auszurichten, ist daher gesundheitspolitisch sehr bedenklich [127].

Für den Zahnarzt bedeutet dies vor allem, daß er alle Indikationen der Schaltprothese, seien ihre angeblichen Erfolgsquoten auch noch so hoch, sehr kritisch unter die Lupe nehmen muß. Freiendprothesen, die, als Faustregel, weniger als sechs (alle Molaren und zwei Prämolaren) ersetzen, sind häufig nicht nur überflüssig (Indikation zur verkürzten Zahnreihe [65]), sie verschwinden nicht selten in der Schublade, wenn die Frontzahnreihe komplett ist. Alternativ kommen Extensionsbrücken, implantatgetragener Brückenersatz und nach kieferorthopädischer Vorbehandlung (Distalbewegung eines endständigen Prämolaren) konventioneller Brückenersatz in Frage. Über die Langzeitbewährung dieser Therapieformen ist allerdings noch relativ wenig bekannt.

Ist eine Teilprothese unumgänglich, so muß konstruktiv dafür gesorgt werden, daß sie mindestens zwei Kriterien genügt:

– dentale Abstützung
– möglichst kompromißlos parodontalfreundliche, hygienefähige Basisgestaltung

Beides kann Dauerschäden, vor allem parodontale Läsionen, *nicht* verhindern, sondern nur in Grenzen halten. Jede Teilprothese bedingt, daß der Nachsorgeaufwand zwangsläufig höher angesetzt werden muß (biologische Schäden, Reparaturen), wenn langfristig ein akzeptables Resultat erwartet wird. Konstruktiver Aufwand beeinflußt vor allem Ästhetik und Komfort, nicht oder nur unwesentlich das funktionelle Resultat.

Literatur

[1] Ainamo, J.: Changes in the frequency of edentulousness and use of removable dentures in the adult population of Finland, 1970–1980. Comm. Dent. Oral Epidemiol. 11 (1983), 122.

[2] Anderson, J.N., Bates, J.F.: The cobalt-chromium partial denture. A clinical survey. Brit. Dent. J. 107 (1959), 57.

[3] Axell, T., Öwall, B.: Prevalences of removable dentures and edentulousness in an adult Swedish population. Swed. Dent. J. 3 (1979), 129.

[4] Axelsson, P.: Tandhälsotillståndet hos 1000 personer i aldrarna 3 till 70 ar inom Jönköpings kommun. II. Klinisk undersögning av hälsotillståndet och käker samt förekomst av proteiska rekonstruktioner. Tandläk Tidn. 67 (1965), 665.

[5] Bates, J.F.: Studies on the retention of cobalt-chromium partial dentures. Brit. Dent. J. 125 (1968), 97.

[6] Battistuzzi, P.G.F.C.M.: Het gemutileerde gebit. Habil.-Schrift, Nijmegen 1982.

[7] Bauer, E., Langer, H.: Mißerfolge mit abnehmbaren Teilprothesen. Zahnärztl. Welt/Ref. 82 (1973), 115.

[8] Bawendi, B.: Funktionelle Befunde bei mit Vollprothesen behandelten Patienten. Dtsch. zahnärztl. Z. 32 (1977), 931.

[9] Benson, D., Spolsky, V.W.: A clinical evaluation of removable partial denture with I-bar retainers, part I. J. Prosth. Dent. 41 (1979), 246.

[10] Bergman, B., Hugosson, A., Olsson, C.O.: Periodontal and prosthetic conditions in patients treated with removable partial dentures and artificial crowns. Acta Odont. Scand. 29 (1971), 621.

[11] Bergman, B., Hugosson, A., Olsson, C.O.: Caries and periodontal status in patients fitted with removable partial dentures. J. Clin. Periodont. 4 (1977), 134.

[12] Bergman, B., Hugosson, A., Olsson, C.O.: Caries, periodontal and prosthetic findings in patients with removable partial dentures: A ten-year longitudinal study. J. Prosth. Dent. 48 (1982), 506.

[13] Bergman, B., Ericson, G.: Cross-sectional study of patients treated with removable partial dentures with special reference to caries situation. Scand. J. Dent. Res. 94 (1986), 436.

[14] Biefang, S., Köpcke, W., Schreiber, M.A.: Manual für die Planung und Durchführung von Therapiestudien. Springer, Berlin 1979.

[15] Bissada, N.F.S., Ibrahim, S.I., Barsoum, W.M.: Gingival response to various types of removable partial dentures. J. Periodont. 4 (1974), 134.

[16] Björn, A.L., Öwall, B.: Partial edentulism and its prosthetic treatment – A frequency study within a Swedish population. Swed. Dent. J. 3 (1979), 15.

[17] Brill, N.G., Tryde, G., El Ghamrawy, E.A.: Ecologic changes in the oral cavity caused by removable partial dentures. J. Prosth. Dent. 38 (1977), 138.

[18] Brunner, Th.: Heutiger Stand der Teilprothetik aufgrund der aktuellen wissenschaftlichen Literatur. Schweiz. Mschr. Zahnheilk. 79 (1969), 815.

[19] Brose, D.: Zur Erfolgsbewertung der Therapie mit abnehmbaren Teilprothesen, 1. Mitteilung: Über den Stellenwert des Restgebisses. Stomat. DDR 28 (1978), 863.

[20] Brose, D.: Zur Erfolgsbewertung der Therapie mit abnehmbaren Teilprothesen, 2. Mitteilung: Fehlkonstruktionen als Ursache therapeutischer Mißerfolge. Stomat. DDR 29 (1979), 19.

[21] Brose, D., Häfner, H.: Zur Funktionsbewährung abnehmbarer gegossener Teilprothesen. Stomat. DDR 34 (1984), 413.

[22] Butz-Jörgensen, E.: Prosthetic considerations in geriatric dentistry. In: Pedersen, H., Löe, H. (Hrsg.): Geriatric dentistry, p.321. Munksgaard, Kopenhagen 1986.

[23] Carlsson, G.E., Hedegård, B., Koivumaa, K.K.: Studies in partial dental prosthetics, part III: A longitudinal study of mandibular partial dentures with double extension saddles. Acta Odont. Scand. 20 (1962), 96.

[24] Carlsson, G.E., Hedegård, B., Koivumaa, K.K.: Final results of a 4-year longitudinal investigation of dentogingivally supported partial dentures. Acta Odont. Scand. 23 (1965), 443.

[25] Carlsson, G.E., Ragnarsson, N., Astrand, P.: Changes in height of the alveolar process in edentulous segments. A longitudinal clinical and radiographic study of full upper denture cases with residual lower anteriores. Odontologisk Tidskr. 75 (1967), 193.

[26] Carlsson, G.E., Ragnarsson, N., Astrand, P.: Changes in height of the alveolar process in edentulous segments, part II: Svensk Tanklaek T. 62 (1969), 125.

[27] Carlsson, G.E., Hedegård, B., Koivumaa, K.K.: Late results of treatment with partial dentures. J. Oral Rehabil. 3 (1976), 267.

[28] Chandler, J.A., Brudvik, J.S.: Clinical evaluation of patients eight to nine years after placement of removable partial dentures. J. Prosth. Dent. 51 (1984), 736.

[29] Deichsel, E.: Tragegewohnheiten von herausnehmbarem Zahnersatz. Stomatol. DDR 32 (1982), 313.

[30] Deichsel, E.: Nachuntersuchungen an herausnehmbarem Zahnersatz nach einer Tragedauer von einem Jahr. Zahntechnik DDR 24 (1983), 373.

[31] Derry, A., Bertram, U.: A clinical survey of removable partial dentures after 2 years usage. Acta Odont. Scand. 28 (1970), 581.

[32] Dolder, E.: Steg-Prothetik, 3. Aufl. Hüthig, Heidelberg 1971.

[33] Ebersbach, W.: Zur Bewährung von schleimhautgetragenen und gestützten Teilplattenprothesen. Dtsch. Stomat. 17 (1967), 47.

[34] Ebersbach, W., Lesche, M.: Nachuntersuchungen und klinische Bewährung von parodontal-gingival gelagertem Modellgußersatz. Stomat. DDR 27 (1977), 723.

[35] Eichner, K.: Untersuchungen über prothetische Behandlungen (Vergleich 1963 und 1978) und epidemiologische Folgerungen. Dtsch. zahnärztl. Z. 35 (1980), 284.

[36] Eisenhauer, R.: Parodontale Reaktionen nach Inkorporation von Modellgußprothesen. Med. Diss., Hannover 1978.

[37] Eismann, H.: Erfolgsbewertung von Prothesen nach der Einstückgußmethode. Dtsch. Stomat. 21 (1971), 392.

[38] Eismann, H.: Klinische Bewertung der Effektivität partieller Plattenprothesen nach mehrjähriger Tragedauer. Stomat. DDR 24 (1974), 611.

[39] Eismann, H.: Zweijahresstudie zum Effektivitätsnachweis präventiv ausgerichteter Therapie mit abnehmbaren gegossenen Teilprothesen. Habil.-Schrift, Erfurt 1985.

[40] Eriksen, T., Marken, K.E., Sundberg, H.: Tandvardsförsäkringen: Behandlingspanorama 1973 och 1974. Tandläk Tidn. 68 (1976), 121.

[41] Ettinger, R.L., Beck, J.D., Jakobsen, J.: Removable prosthodontic treatment needs: A survey. J. Prosth. Dent. 51 (1984), 419.

[42] Fisch, M.: Die Steg-Gelenk-Prothese. Statistische Bearbeitung der klinischen Erfahrungen in 110 Fällen. Schweiz. Mschr. Zahnheilk. 69 (1959), 845.

[43] Frentzen, H.: Knochenatrophie durch Prothesen. Dtsch. zahnärztl. Z. 40 (1985), 1260.

[44] Friedrich, R., Kerschbaum, Th., Petraitis, D.: Der Parodontalzustand von Halte-/Stützzähnen nach Anwendung intra- und extrakoronaler Verbindungselemente für Freiendprothesen. Dtsch. zahnärztl. Z. 42 (1987), im Druck.

[45] Fürstenau, R.: Kontrolluntersuchungen von parodontal-gingival getragenen Teilprothesen mit Geschieben, Stegen und Teleskopen als Verbindungselemente. Med. Diss., Tübingen 1978.

[46] Gasser, F.: Spätergebnisse: Partielle Prothesen im Unterkiefer mit fortlaufenden Klammern. Schweiz. Mschr. Zahnheilk. 79 (1969), 342.

[47] Germundsson, B., Hellmann, M., Odman, P.: Effects of rehabilitation with conventional removable partial dentures on oral health – a cross-sectional study. Swed. Dent. J. 8 (1984), 171.

[48] Gernet, W., Adam, P., Reither, W.: Nachuntersuchungen von Teilprothesen mit Konuskronen nach K.H. Körber. Dtsch. zahnärztl. Z. 38 (1983), 998.

[49] Gerstenberg, G.: Zur Funktionstüchtigkeit von herausnehmbarem Teilersatz – Ergebnisse einer Nachuntersuchung. Med. Diss., Köln 1979.

[50] Gövert, S., Kerschbaum, Th.: Auswirkung und Bewährung prothetischer Planungsmaßnahmen im teilbezahnten Gebiß. Dtsch. zahnärztl. Z. 39 (1984), 844.

[51] Grabowski, M., Bertram, U.: Oral health status and need of dental treatment in the elderly Danish population. Comm. Dent. Oral Epidemiol. 3 (1975), 108.

[52] Griesbach, A.: Kontrolluntersuchungen über parodontal getragene Einstückguß-Prothesen. Die Beurteilung des Zahnersatzes durch den Patienten und Materialveränderungen. Med. Diss., Tübingen 1974.

[53] Grohs, W.: Erfahrungen mit Wurzelkappen, Knopf- und Ceka-Ankern. Österr. Zeitschr. Stomatol. 69 (1972), 382.

[54] Hahn, P.P.: Über 12jährige Erfahrungen mit der Einstückgußprothese nach Ney. Dtsch. Stomat. 21 (1971), 387.

[55] Haselhofer, J.: Das biologisch-technische Verhalten von parodontal-gingival getragenen Prothesen. Med. Diss., Tübingen 1974.

[56] Hebel, K.S., Graser, G.N., Featherstone, J.D.B.: Abrasion of enamel and composite resin by removable partial denture clasps. J. Prosth. Dent. 52 (1984), 389.

[57] Heloe, L.A., Valderhaug, J.: Forekomst av tenner og plateproteser i den voksne befolkning i Norge i 1973. Norske Tannlaegerforen Tid. 85 (1975), 348.

[58] Henrich, H.: Karies an Halte- und Stützzähnen von Teilprothesenträgern – Ergebnisse einer Nachuntersuchung. Med. Diss., Köln 1979.

[59] Hermanns, R.: Retentionsverlust von Co-Cr-Gußklammern – Ergebnisse einer klinischen Nachuntersuchung. Med. Diss., Köln 1987.

[60] Hicklin, B., Brunner, Th.: Ergebnisse einer Nachkontrolle von doppelseitigen Freiendprothesen aus der Kantonalen Volkszahnklinik Zürich. Schweiz. Mschr. Zahnheilk. 82 (1972), 735.

[61] Hildebrandt, H.: Spätergebnisse mit der Steg-Gelenk-Verbindung nach Dolder. Kritik und Bewertung. Dtsch. Stomat. 21 (1971), 428.

[62] Hofmann, M., Ludwig, P.: Die teleskopierende Totalprothese im stark reduzierten Restgebiß. Dtsch. zahnärztl. Z. 28 (1973), 2.

[63] Hupfauf, L., Hupfauf, T.: Ergebnisse der Nachunter-

suchungen bei Patienten mit abgestützten Modellgußprothesen. Dtsch. zahnärztl. Z. 19 (1964), 369.
[64] Käyser, A. F.: De Gebitsfunkties by verkorte Tandbogen. Habil.-Schrift, Nijmegen 1975.
[65] Käyser, A. F., Plasmans, P. J., Snoek, P. A.: Kronen- und Brückenprothetik. Deutscher Ärzteverlag, Köln 1985.
[66] Katay, L.: Intensivbetreuung von Patienten mit herausnehmbarem Teilersatz. Med. Diss., Köln 1985.
[67] Katay, L., Kerschbaum, Th.: Unveröffentlichte Ergebnisse.
[68] Kerschbaum, Th., Rauch, J.: Die Auswirkungen von Kragenplatten auf den Restzahnbestand. Dtsch. zahnärztl. Z. 31 (1976), 767.
[69] Kerschbaum, Th.: Zur Dauer der Funktionstüchtigkeit von parodontal unhygienischem Zahnersatz. Zahnärztl. Welt/Ref. 85 (1976), 725.
[70] Kerschbaum, Th.: Nachuntersuchungsergebnisse zur Abstützung von Teilprothesen. Dtsch. zahnärztl. Z. 32 (1977), 971.
[71] Kerschbaum, Th., Voß, R.: Statistische Überlegungen zur Bewertung der klinischen Funktionsanalyse nach Krogh-Poulsen. Dtsch. zahnärztl. Z. 33 (1978), 439.
[72] Kerschbaum, Th.: Zustand und Veränderungen des Restgebisses nach der Therapie mit herausnehmbarem Teilersatz und Zahnkronen. Habil.-Schrift, Köln 1978.
[73] Kerschbaum, Th., Henrich, H.: Karies an überkronten und nichtüberkronten Halte- und Stützzähnen. Deutsch. zahnärztl. Z. 34 (1979), 645.
[74] Kerschbaum, Th.: Herausnehmbarer Teilersatz. In: Voß, R., Meiners, H. (Hrsg.): Fortschritte der zahnärztlichen Prothetik und Werkstoffkunde, Band I. Hanser, München 1980.
[75] Kerschbaum, Th.: Die Zufriedenheit mit dem erzielten funktionellen und ästhetischen Behandlungsresultat – Eine Befragung von Patienten mit herausnehmbarem Teilersatz. Zahnärztl. Welt/Ref. 90 (1981), 32.
[76] Kerschbaum, Th.: Zur Bedeutung von Nachuntersuchungen in der zahnärztlichen Prothetik. Dtsch. zahnärztl. Z. 38 (1983), 990.
[77] Kerschbaum, Th.: Herausnehmbarer Teilersatz. In: Voß, R., Meiners, H. (Hrsg.): Fortschritte der zahnärztlichen Prothetik und Werkstoffkunde, Band II. Hanser, München 1984.
[78] Kerschbaum, Th.: Läßt sich die erhöhte Kariesfrequenz bei Patienten mit herausnehmbarem Teilersatz reduzieren? In: Ketterl, W. (Hrsg.): Deutscher Zahnärztekalender 1985, S. 87. Hanser, München 1985.
[79] Kerschbaum, Th.: Herausnehmbarer Teilersatz. In: Voß, R., Meiners, H. (Hrsg.): Fortschritte der zahnärztlichen Prothetik und Werkstoffkunde, Band III. Hanser, München 1987.
[80] Kerschbaum, Th., Mühlenbein, F.: Longitudinale Analyse von herausnehmbarem Zahnersatz privatversicherter Patienten. Dtsch. zahnärztl. Z. 42 (1987), 352.
[81] Kerschbaum, Th., Gaa, M.: Longitudinale Analyse von festsitzendem Zahnersatz privatversicherter Patienten. Dtsch. zahnärztl. Z. 42 (1987), 345.
[82] Kirchhof, K.: Nachuntersuchungen über die Wirkung einiger klinisch-korrelativer Milieufaktoren bei parodontal-gingival getragenen Teilprothesen. Med. Diss., Tübingen 1975.
[83] Koch, R. R.: Ergebnisse einer klinischen Nachuntersuchung von Patienten mit zahnärztlichen Einstückgußprothesen. Med. Diss. Berlin 1979.
[84] Körber, E.: Der Einfluß einiger Konstruktionselemente auf den Erfolg und Mißerfolg partieller Prothesen. Dtsch. zahnärztl. Z. 18 (1963), 992.
[85] Körber, E., Lehmann, K., Pangidis, C.: Kontrolluntersuchungen an parodontal und parodontal-gingival getragenen Prothesen. Dtsch. zahnärztl. Z. 30 (1975), 77.
[86] Körber, E.: Ergebnisse aus Nachuntersuchungen bei Trägern von Teilprothesen. Zahnärztl. Welt/Ref. 67 (1977), 403.
[87] Körber, E.: Die prothetische Versorgung des Lückengebisses. Befunderhebung und Planung, 3. Aufl., S. 224. Hanser, München 1987.
[88] Koivumaa, K. K., Hedegård, B., Carlsson, G. E.: Studies in partial dental prosthesis, part I: An investigation of dentogingivally supported partial dentures. Suom. Hammasläk Toim. 56 (1960), 248.
[89] Koller, S.: Auswertung. In: Handbuch der medizinischen Dokumentation und Datenverarbeitung. Schattauer, Stuttgart 1975.
[90] Kratochvil, F. J., Davidson, P. N., Gaap, J.: Five-year survey of treatment with removable partial dentures, part I. J. Prosth. Dent. 48 (1982), 237.
[91] Laine, P., Murtomaa, H.: Frequency and suppliers of removable dentures in Finnland in 1983. Comm. Dent. Oral Epidemiol. 13 (1985), 47.
[92] Leempoel, P.: Levensduur en Nabehandelingen van Kronen en conventionele Bruggen in de algemene Praktijk. Habil.-Schrift, Nijmegen 1987.
[93] Lenz, P., Mertins, P.: Untersuchungen der prothetischen Versorgung älterer Menschen. In: Körber, E. (Hrsg.): Die zahnärztlich prothetische Versorgung älterer Menschen, S. 60. Hanser, München 1978.
[94] Lofberg, P. G., Ericson, G., Eliasson, S.: A clinical and radiographic evaluation of removable partial dentures retained by attachments to alveolar bars. J. Prosth. Dent. 47 (1982), 126.
[95] Luci, C.: Die Steg-Geschiebe-Prothese – Nachuntersuchungen nach längerer Tragezeit. Schweiz. Mschr. Zahnheilk. 84 (1974), 261.
[96] Mäkilä, E., Koivumaa, K. K., Jansson, H.: Clinical Investigations of skeletal Partial Dentures with lingual splint (continuous clasp), part I: Periodontal and dental changes. Suom. Hammasläk Toim. 67 (1971), 312.
[97] Mäkilä, E., Koivumaa, K. K., Jansson, H.: Clinical investigations of skeletal Partial Dentures with lingual splint (continuous clasp), part II: Functional changes. Proc. Finn. Dent. Soc. 68 (1972), 124.
[98] Markkula, J., Ainamo, J., Murtomaa, H.: Suomalaisten hammashoitoa koskevat tiedot ja tottumukset. Proc. Finn. Dent. Soc. 69 (1973), 266.
[99] Marxkors, R.: Betrachtungen zur effektiven restaurativen Zahnheilkunde. In: Voß, R., Meiners, H. (Hrsg.): Fortschritte der zahnärztlichen Prothetik und Werkstoffkunde, Band II. Hanser, München 1984.

[100] Maryniuk, G. A.: In search of treatment longevity – a 30-year perspective. J. Amer. Dent. Ass. 109 (1984), 739.

[101] Mau, J.: Biometrie und medizinische Forschungsmethodik. Dtsch. Z. zahnärztl. Implantol. 2 (1986), 44.

[102] Meier, F.: Marginale Parodontopathien bei Teilprothesenträgern – Ergebnisse einer Nachuntersuchung. Med. Diss., Köln 1978.

[103] Meyer, E.: Die Bewährung von Stegverbindungen, Teleskopkronen und Kugelknopfankern im stark reduzierten Gebiß. Dtsch. zahnärztl. Z. 38 (1983), 1011.

[104] Mikkonen, M., Nyyssönen, V., Paunio, I., Rajala, M.: Prevalence of oral mucosal lesions associated with wearing removable dentures in Finnish adults. Comm. Dent. Oral Epidemiol. 12 (1984), 191.

[105] Mühe, M.: Erhebung über die Häufigkeit und die Art der prothetischen Versorgung in zahnärztlichen Kassenpraxen West-Berlins. Med. Diss., Berlin 1982.

[106] Mühlenbein, F.: Longitudinale Analyse der Versorgung mit herausnehmbarem Zahnersatz bei Versicherten einer privaten Krankenversicherung 1974–1982. Med. Diss., Köln 1986.

[107] Nakazawa, I.: A clinical survey of removable partial dentures – Analysis of follow-up examinations over a sixteen-year period. Bull. Tokyo Med. Dent. Univ. 24 (1977), 125.

[108] Nally, J.-N.: Nachträgliche Kontrollen an abnehmbaren partiellen Prothesen mit Klammern. Österr. Zahnärzteblatt 75 (1978), 125.

[109] Oelzner, W., Pleissner, L., Siegel, A.: Untersuchungen über Form und Verteilung der prothetischen Versorgung. Stomat. DDR 25 (1975), 184.

[110] Öwall, B.: Prosthetic epidemiology. Int. Dent. J. 36 (1986), 230.

[111] Peterhans, G., Brunner, Th.: Nachuntersuchungen von Gerüstprothesen bei minderbemittelten Patienten, part I: Resultate der Patientenbefragung. Schweiz. Mschr. Zahnmed. 96 (1986), 481.

[112] Peterhans, G., Brunner, Th.: Nachuntersuchungen von Gerüstprothesen bei minderbemittelten Patienten, part II: Resultate der Befunderhebung. Schweiz. Mschr. Zahnmed. 96 (1986), 755.

[113] Pfütz, E.: Nachuntersuchungsergebnisse bei Patienten mit Modellgußprothesen. Österr. Z. Stomatol. 67 (1970), 89.

[114] Pfütz, E.: Untersuchungen zur Korrelation zwischen Parodontalhygiene und parodontaler Abstützung bei Modellgußprothesen. Dtsch. zahnärztl. Z. 27 (1972), 526.

[115] Pfütz, E.: Unsachgemäße Gestaltung der Modellgußprothese: Gefährdung des Restgebisses. Zahnärztl. Prax. 36 (1985), 243.

[116] Phillips, R.W., Leonhard, L.J.: A study of enamel abrasion as related to partial denture clasps. J. Prosth. Dent. 6 (1956), 657.

[117] Plonka, B., Mazurek, R.: Unterkieferlage, Bewegungsbereich und Kiefergelenkgeräusche bei zahnlosen Patienten. Stomat. DDR 29 (1979), 194.

[118] Pocock, S.J.: Clinical trials. A practical approach. Wiley & Sons, Chichester 1984.

[119] Ragnarson, T., Astrand, P.: Nagra fall av protesförankering vid sma restbett – En efterkontroll. Svensk Tandläk Tidskr 56 (1963), 335.

[120] Randow, K., Glantz, P.-O., Zöger, B.: Technical failures and some related clinical complications in extensive fixed prosthodontics. Acta Odontol. Scand. 44 (1986), 241.

[121] Rantanen, T., Mäkilä, E., Yli-upro, A., Siirilä, H.S.: Investigations of the therapeutic success with dentures retained by precision attachments, part I: Root-anchored complete overlay dentures. Suom. Hammaslääk Toim. 67 (1971), 356.

[122] Rantanen, T., Mäkilä, E., Yli-upro, A., Siirilä, H.S.: Investigations of the therapeutic success with dentures retained by precision attachments, part II: Partial dentures. Proc. Finn. Dent. Soc. 68 (1972), 73.

[123] Rantanen, T.: Dental health survey in southwest Finnland II. Edentulousness and its frequency of removable dentures. Proc. Finn. Dent. Soc. 72 (1976), 84.

[124] Reichert, V.: Untersuchungen über die prophylaktische Überkronung von Zähnen. Med. Diss., Bonn 1986.

[125] Renggli, H.H., Allet, B., Spanauf, A.J.: Splinting of teeth with fixed bridges: biological effects. J. Oral Rehabil. 11 (1984), 535.

[126] Reumuth, E., Hahn, P.P., Raabe, F.U.: Einschätzung schleimhautgelagerter und gestützter Teilprothesen mit Halte- und Stützelementen aus gebogenem Draht. Dtsch. Stomatol. 20 (1970), 259.

[127] Richtlinien des Bundesausschusses der Zahnärzte und Krankenkassen für eine ausreichende, zweckmäßige und wirtschaftliche kassenzahnärztliche Versorgung mit Zahnersatz und Zahnkronen vom 25. Oktober 1977 in der ab 1. April 1986 geltenden Fassung.

[128] Roberts, B.W.: A survey of chrome-cobalt partial dentures. N. Zeal. Dent. J. 74 (1978), 203.

[129] Roßbach, A.: Der Kronenrand und das marginale Parodontium einzelner mit Teleskopkronen versorgter Zähne. Dtsch. zahnärztl. Z. 26 (1971), 730.

[130] Sassen, H.: Häufigkeit klinisch manifester Funktionsstörungen bei partiellem Gebißschaden. Dtsch. zahnärztl. Z. 37 (1982), 969.

[131] Schenk, O.: Präzisionsverbindungselemente – Eine Umfrage bei 146 Zahntechnikern. Med. Diss., Köln 1986.

[132] Schloderer, M.: Kontrolluntersuchungen von Einstückgußprothesen in Verbindung mit Geschieben, Stegen und Teleskopen. Beurteilung der Funktionstüchtigkeit nach einer Tragedauer von 4–8 Jahren. Med. Diss., Tübingen 1979.

[133] Schmidt, J.W.: Nachuntersuchungen von Patienten der Prothetischen Abteilung der Klinik für Zahn-, Mund- und Kieferkrankheiten der Universität München, die in den Jahren 1955–1964 mit sog. starr gelagerten partiellen Wisil-Prothesen versorgt wurden. Med. Diss., München 1966.

[134] Schneider, W.: Kontrolluntersuchungen über parodontal getragene Teilprothesen. Die Reaktion des Prothesenlagers. Med. Diss., Tübingen 1974.

[135] Schneller, Th., Sauer, R., Micheelis, W.: Psychologi-

sche Aspekte bei der zahnprothetischen Versorgung. Deutscher Ärzteverlag, Köln 1986.

[136] Scholle, K.: Ergebnisse einer Nachuntersuchung von Knopfankerprothesen. Dtsch. zahnärztl. Z. 28 (1973), 74.

[137] Schwalm, C.A., Smith, D.E., Erickson, J.D.: A clinical study of patients 1 to 2 years after placement of removable partial dentures. J. Prosth. Dent. 38 (1977), 380.

[139] Schwarz, E., Hansen, E.R.: Forekomst af aftagelige tandproteser hos den danske befolkning i 1975. Tandlaegebladet 80 (1976), 108.

[140] Seemann, S.K.: A study of the relationship between periodontal diseases and the wearing of partial dentures. Austr. Dent. J. 8 (1963), 206.

[141] Siebert, G.: Über Veränderungen der Kaumuskulatur durch Lückengebisse 14–19jähriger Patienten. Dtsch. zahnärztl. Z. 27 (1972), 625.

[142] Slee, A.L.v.: The abutment teeth, plaquecontrol and topical fluoride application in removable partial denture cases. The proc. of the EPA. Sec. annual meeting, Nordwijkerhout 1978.

[143] Sobanski, U.: Zahnersatz in der Kassenpraxis – Statistische Untersuchungen über die prothetische Versorgung Sozialversicherter in Westfalen-Lippe. Med. Diss., Münster 1977.

[144] Spiekermann, H.: Nachuntersuchungen von Modellgußprothesen nach vierjähriger Tragezeit. Dtsch. zahnärztl. Z. 30 (1975), 689.

[145] Sundberg, H., Öwall, B.: The Swedish National Dental Insurance scheme 1974–1981. Dental care in the National Service clinics and private practice in three counties during 1976, 1978 and 1981. Tandläkartidningen 76 (1984), 837.

[146] Sundberg, H., Öwall, B.: The Swedish National Dental Insurance scheme 1974–1981. Dental care in private practice. Tandläkartidningen 76 (1984), 3.

[147] Tebrock, O.C., Rohen, R.M., Fenster, R.K., Pelleu, G.B.: The effect of various clasping systems on the mobility of abutment teeth for distal extension removable partial dentures. J. Prosth. Dent. 41 (1979), 511.

[148] Tomlin, H.R., Osborne, J.: Cobalt-chromium partial dentures. Brit. Dent. J. 110 (1961), 307.

[149] Vermeulen, A.H.B.M.: Een decennium evaluatie van partiele prothesen. Habil.-Schrift, Nijmegen 1984.

[150] Voß, R., Kerschbaum, Th.: Indikation und Kontraindikation der Verblockung. Rh. Zahnärzteblatt 27 (1984), 20.

[151] Wetherell, J.D., Smales, R.J.: Partial denture failures – A long-term clinical survey. J. Dent. 8 (1980), 333.

[152] Widström, E.: Loss of teeth and the frequency and condition of removable and fixed dentures in Finnish immigrants in Sweden. Swed. Dent. J. 6 (1982), 61.

[153] Wiesmann, H.: Klinische Spätbefunde an hybriden Prothesen unterschiedlicher Konstruktion. Med. Diss., Zürich 1975.

[154] Wirz, J.: Die Steg-Gelenk-Prothese nach 10jähriger Tragedauer. Schweiz. Mschr. Zahnheilk. 77 (1967), 825.

[155] Zarb, G.A., Bergman, B., Clayton, J.A., MacKay, H.F.: Prosthodontic treatment for partially edentulous patients. Mosby, St. Louis 1978.

Maßnahmen zur Wiederherstellung von Zahnersatz

von Karl-Heinz Utz

Inhaltsübersicht

Unterfütterung partieller Prothesen 293
    Indikation 293
    Feststellen der Unterfütterungs-
    bedürftigkeit 293
    Vorbehandlung 294
    Behandlungsziel 294
    Direkte Unterfütterung mit kalt-
    polymerisierenden, weichbleibenden
    Kunststoffen 295
    Direkte Unterfütterung mit kalt-
    polymerisierenden, hartwerdenden
    Kunststoffen 295
    Indirekte Unterfütterung 295
    Probleme 297

Reparatur von abnehmbaren Prothesen 298
    Reparatur von Kunststoffprothesen 298
    Reparatur von Modellgußgerüst-
    prothesen 300
Erweiterung von abnehmbaren Prothesen ... 301
Reparatur von Kronen 303
    Überkronung bei vorhandenen Modellguß-
    gerüstprothesen 303
    Wiederherstellung überkronter,
    marktoter Zähne 305
    Reparatur defekter Keramik-
    verblendungen 306
Literatur 307

Unterfütterung partieller Prothesen

> *Unterfütterung* bezeichnet den Arbeitsgang, in dem mangelhaft sitzende Prothesenunterflächen dem Tegument wieder angepaßt werden. Dazu wird ein geeignetes Material vom Zahnarzt auf die Prothesenunterfläche gebracht und im Mund ausgeformt. Demgegenüber tauscht man bei der *Umpressung* den gesamten Kunststoff gegen neues Material aus; dabei werden die Prothesenzähne nicht erneuert [69, 99].

Indikation

Die Indikation zur Unterfütterung einer *Modellgußprothese* ist an bestimmte Voraussetzungen gebunden [99]. So muß noch ein guter Kontakt zwischen Gerüst und Restzahnbestand vorhanden sein. Darüber hinaus ist zu fordern, daß die vorhandene Basis den konstruktiven und funktionellen Anforderungen in bezug auf die transversale Versteifung und die hygienefreundliche Gestaltung Rechnung trägt. Schließlich sollte die Okklusion überprüft und darauf geachtet werden, daß die Prothesenzähne nicht zu stark abradiert sind. Insgesamt darf die Untersuchung keine Hinweise liefern, die in absehbarer Zeit eine Erneuerung der Prothese erfordern. Dies gilt auch für die Beurteilung von Prothesen, die rein schleimhautgelagerte Attachments aufweisen [51].

Vor der Unterfütterung einer gingival gelagerten *Kunststoffprothese* sollte immer erwogen werden, ob aufgrund der engen Indikationsstellung nicht die Möglichkeit zur Abstützung gegeben ist.

Umpressungen halten wir in diesem Zusammenhang nur selten für indiziert. Sie sind bei Alterung des Kunststoffes und bei neuen Prothesen dann angebracht, wenn Porositäten oder Lunker bzw. andere Verarbeitungsfehler eine Erneuerung erfordern.

Feststellen der Unterfütterungsbedürftigkeit

Die mangelhafte Paßform von Teilprothesen offenbart sich klinisch ähnlich wie bei funktionsuntüchtigen Vollprothesen (s. Bd. 7, S. 233). Um die Unterfütterungsbedürftigkeit partieller Prothesen zu erkennen, muß man unterscheiden, ob es sich um einen schleimhautgelagerten Zahnersatz, um eine parodontal-gingival oder eine rein parodontal abgestützte Prothese handelt.

Zeichen einer unzureichenden Paßform bei rein *parodontal gelagerten* Teilprothesen sind:

– Inkongruenzen zum Tegument
– die Ansammlung von Speiseresten unter der Basis
– Veränderungen im Sinne einer Prothesenstomatitis

Bei *schleimhautgelagerten* Teilprothesen findet man *zusätzlich*:

– eine mangelhafte Paßform zur Restbezahnung desselben Kiefers
– das Schaukeln des Zahnersatzes bei Belastung
– einen verminderten Halt
– mehrfache Sprünge oder Brüche
– eine durch Absinken bedingte Infraokklusion oder Okklusionsstufen
– Druckstellen
– Schlotterkamm oder Reizfibrome

Bei *parodontal-gingival abgestützten* Teilprothesen werden ferner beobachtet:

– Rotation und Schaukeln um die Stützlinie
– Bruch von Gerüstteilen

Handelt es sich um abgestützte Prothesen mit *Schaltsätteln* (rein parodontal gelagerter Zahnersatz), so ist der beschriebene Hohlraum zwischen der Basis des Ersatzes und dem Kieferkamm nicht immer deutlich zu erkennen. Hinreichende Sicherheit, ob die Indikation zum Unterfüttern gegeben ist, kann man oft nur erhalten, wenn ein Schwund des Tegumentes, z.B. durch Auftragen von leichtfließendem Silikon („Silikon-Probe") (s. S. 224) [60] (Abb. 1) oder Wachsgemischen (z.B. Disclosing Wax®), auf die Prothesenbasis dargestellt werden kann.

Die Paßform der *modellgegossenen Teilprothese* hinsichtlich ihres Kontaktes zur Restbezahnung wird bei *Freiendsätteln* geprüft, indem die Auflagen durch bimanuellen Fingerdruck auf die Ankerzähne gedrückt werden. Sie sollen Inlay-artig und span-

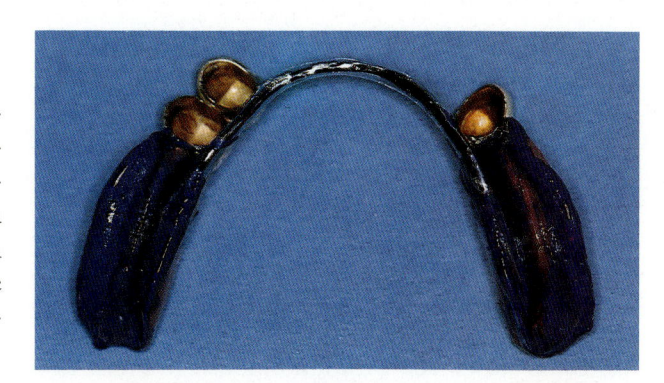

Abb. 1 „Silikonprobe" bei Teilprothesen. Die Schichtstärke der Abformmasse zeigt an, daß die Prothese unterfüttert werden muß.

nungsfrei anliegen. Ferner ist eine ausreichende Retention der Klammern erforderlich. Anschließend belastet man den Freiendsattel: Kommt es dabei zu einer Bewegung der Prothese oder werden zwischen Tegument und Prothesenbasis Luftblasen mit Speichel ausgepreßt, so deutet das auf einen bestehenden Raum zwischen der Basis und der Schleimhaut hin. Gleichzeitig verschlechtert sich der Sitz des Gerüstes an den natürlichen Zähnen. Durch die Kippung der Prothese wird die Okklusion in der Regel beeinträchtigt; reduzierte Kontakte bis hin zur Nonokklusion sind die Folge.

Bei der Unterfütterung eines Oberkiefer-Modellgußgerüstes spielt neben der Paßform zu den natürlichen Zähnen und der Okklusion mit den Antagonisten auch eine Rolle, ob die transversale Versteifung im Bereich des Gaumengewölbes hohlliegt. Speisereste, die sich nach dem Essen darunter befinden, sind oft ein Hinweis dafür.

Vorbehandlung

Nachuntersuchungen von Teilprothesenträgern haben gezeigt, daß es nicht selten zu Veränderungen der Schleimhaut im Sinne einer *Prothesenstomatitis* kommt (Angaben zwischen 8% und über 40%) (Abb. 2) [20, 35, 38, 76, 77, 94, 125]. Solche Entzündungen der Schleimhaut werden durch Prothesenplaque, prothesenbedingte Traumata, die Überwucherung mit Candida albicans oder in seltenen Fällen durch Allergien verursacht (s. S. 247 und Bd. 10) [152]. Vor der endgültigen Unterfütterung muß das Tegument behandelt werden, damit die Schwellungen abheilen. Dies kann – abhängig von den möglichen Ursachen – durch sorgfältige Zahn- und Prothesenpflege (vor allem der Prothesenunterfläche), die Korrektur der Okklusion, durch Spülungen mit Chlorhexidindigluconat-Lösungen sowie durch die Vorbehandlung mit kalthärtenden, weichbleibenden Kunststoffen erfolgen (s. Bd. 7, S. 236 ff.).

Sind *Lappen-* bzw. *Reizfibrome* vorhanden, so muß deren Entstehungsursache zunächst beseitigt werden. Dabei handelt es sich meist um zu lange Prothesenränder in Kombination mit mangelhafter Paßform und okklusalem Trauma. Hier ist es nach ausreichender Kürzung des Prothesenrandes und okklusaler Korrektur wichtig, durch eine partielle Unterfütterung (z.B. mit Hilfe von Autopolymerisat) zu verhindern, daß sich die lappige Schleimhaut weiterhin unter den Prothesenrand legt. Auf diese Weise heilen viele derartige Veränderungen nach unseren Erfahrungen ohne chirurgische Intervention ab. Nur wenn diese Maßnahmen keinen Erfolg haben, halten wir die operative Korrektur mit gleichzeitiger Vestibulumplastik für angezeigt.

Die chirurgische Beseitigung von *Schlotterkämmen* scheint uns in der Regel nur dann sinnvoll, wenn im Anschluß an die Operation noch genügend Alveolarkamm verbleibt, der die horizontalen Schübe, die auf die Sättel einwirken, aufzunehmen vermag. Sonst ist auch in diesem Fall eine Vestibulumplastik vorzunehmen (s. Bd. 7, S. 31 und 57 ff.).

Behandlungsziel

Ziel der Unterfütterung ist die Wiederherstellung der Funktionstüchtigkeit des Zahnersatzes. Hierzu muß die

– Wiederherstellung der Paßform zum gesunden Tegument

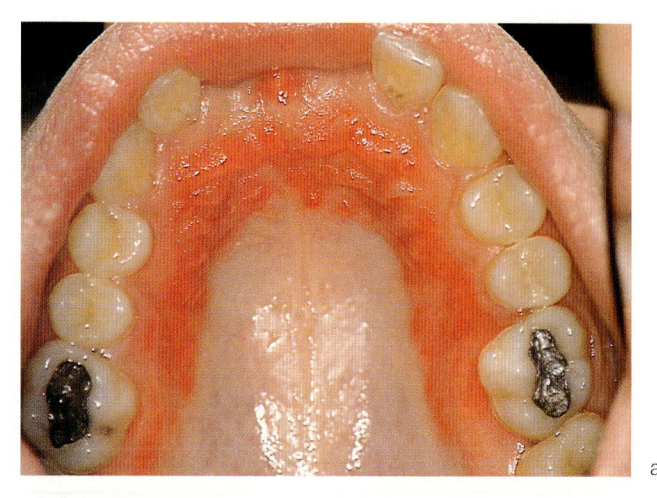

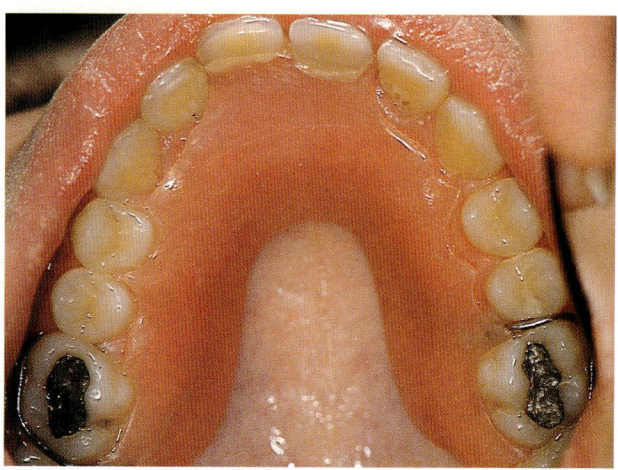

Abb. 2 Prothesenstomatitis.
a) Prothesenstomatitis der Oberkieferschleimhaut, die durch die mangelhafte Paßform einer Interimsprothese verursacht wurde.
b) Der entzündlich veränderte Schleimhautbereich deckt sich mit der Ausdehnung der Prothesenbasis.

- Wiederherstellung der Paßform zur Restbezahnung desselben Kiefers
- Wiederherstellung einer atraumatischen Interkuspidationsposition durch die Anhebung der Okklusionsebene
- Wiederherstellung der „Muskelgriffigkeit" durch die Formung der Außenventile

gewährleistet sein [152].

Direkte Unterfütterung mit kaltpolymerisierenden, weichbleibenden Kunststoffen

Indikation

Kaltpolymerisierende, weichbleibende Kunststoffe können bei Teilprothesen unter Umständen als *Schleimhaut-Konditioner* zur Behandlung einer Prothesenstomatitis eingesetzt werden. Ihre Indikation als Langzeit-Abformmaterial [51] oder als direkte weiche Unterfütterungsmassen kommt sicherlich nur in Ausnahmefällen zum Tragen.

Werkstoffe und methodisches Vorgehen

Bei Schleimhaut-Konditionern handelt es sich meist um Polymethylmethacrylat-Kunststoffe, denen Weichmacher (z.B. Butyl-Phthalyl-Butyl-Glycolat) zugefügt wurden. Man mischt sie aus Pulver und Flüssigkeit in fester Konsistenz an und bringt sie auf die Prothesenbasis. Die weiche Unterfütterungsmasse ist in der Lage, sich während der ersten Stunden geringen Formänderungen des Tegumentes anzupassen.

Direkte Unterfütterung mit kaltpolymerisierenden, hartwerdenden Kunststoffen

Indikation

Eine direkte Korrektur nicht passender Teilprothesen mit Hilfe von Kaltplasten halten wir nur bei *kleinen Sätteln* und bei *kleinen Interimsprothesen* für indiziert: Verformungen, Porositäten und Rauhigkeiten lassen sich kaum vermeiden. Ist die Prothesenbasis grob unterextendiert oder handelt es sich um großflächige Unterfütterungen, so ist die indirekte Methode vorzuziehen.

Werkstoffe

Als Materialien für direkte Unterfütterungen mit hartwerdenden Autopolymerisaten kommen Polymethylmethacrylat-Kunststoffe mit Barbitursäure-Katalysator in Frage (s.Bd. 7, S. 240f.). Ob neuere lichthärtende und damit Restmonomer-freie Werkstoffe bessere Resultate liefern, bleibt abzuwarten [123].

Methodisches Vorgehen

Zunächst entfernt man Überextensionen der Randlänge und unter sich gehende Stellen im Bereich der Sattelbasis. Ferner müssen die Interdentalräume der Restbezahnung durch Periphery®-Wachs oder Silikon ausgeblockt werden. Man schützt die polierte Prothesenaußenfläche mit Wachs oder Vaseline, fräst deren Unterfläche etwa 1–2 mm weit ab, frischt das Außenventil an und befeuchtet diese Stellen mit Monomer. Durch Anbringen von Flexaponal®-Wachs, 3–4 mm unter dem vestibulären Prothesenrand, kann die Bildung eines wulstförmigen Außenventils unterstützt werden.

Der Kunststoff (z.B. Palapress®-vario) wird angeteigt, blasenfrei und in gleichmäßiger Schicht auf die Unterfläche aufgebracht (nach ca. zwei Minuten) und seine Standfestigkeit abgewartet (Dauer ca. vier Minuten). Nachdem der Patient mit kaltem Wasser umgespült hat, kann man die Prothesen bei seidig-mattem Aussehen des Teiges in den Mund setzen, wobei darauf zu achten ist, daß das Modellgußgerüst paßgenau der Restbezahnung anliegt. Eine Freiendprothese sollte während dieses Arbeitsschrittes nicht im Bereich der Sättel belastet, sondern an den Auflagen und der transversalen Versteifung in ihre Position gedrückt werden. Aus diesem Grund ist bei nicht zahnbegrenzten Lücken eine mundoffene Abformung vorzuziehen. Die Unterfütterung bei schleimhautgelagerten Kunststoffteil- und rein parodontal abgestützten Modellgußprothesen kann dagegen unter Zahnkontakt in der Interkuspidationsposition erfolgen. Vorher müssen vorhandene Interferenzen beseitigt sein. Bei Teilprothesen werden die Außenventile und die Prothesenrandlänge am besten aktiv myodynamisch – vom Zahnarzt unterstützt – geformt. In jedem Fall ist eine Überextension des Randes zu vermeiden. Dies reduziert den Einfluß schädlicher horizontaler Schübe auf den Restzahnbestand.

Während der Phase der Ausformung ist es empfehlenswert, die Prothese einmal aus dem Mund zu nehmen, um interdentale Überschüsse abzuschneiden. Man läßt den Patienten umspülen und reponiert den Ersatz. Der richtige Zeitpunkt der definitiven Entnahme aus dem Mund (nach 7–12 Minuten) darf wegen der schwerwiegenden Folgen bei einer direkten Unterfütterung nicht versäumt werden (Wärmeentwicklung, Hartwerden in unter sich gehenden Stellen). Die endgültige Abhärtung erfolgt während 15 Minuten im Drucktopf (bessere Oberflächendichte). Bei der Eingliederung der unterfütterten Prothese müssen dieselben Kontrollen wie bei der Versorgung mit einem neuen Ersatz vorgenommen werden. Im besonderen ist auf eine ausreichende Entlastung der sattelnahen Papillen und der marginalen Gingivalsäume zu achten [69].

Indirekte Unterfütterung

Indikation

Die Indikation der indirekten Unterfütterung ist bei *großflächigen schleimhautgelagerten* und *Modell-*

gußprothesen gegeben. Voraussetzung ist, daß der Ersatz in absehbarer Zeit nicht erneuert werden muß.

Werkstoffe

Zur Abformung eignen sich Zinkoxid-Nelkenöl-Massen, gummielastische Werkstoffe oder Silikone [13, 52, 115]. Es ist zu berücksichtigen, daß die Konsistenz des Werkstoffes die Beschaffenheit und Oberflächenform des Tegumentes beeinflussen kann [160]. Der Einsatz der verschiedenartigen Abformmassen richtet sich jedoch im wesentlichen nach der Erfahrung des Zahnarztes. Wir bevorzugen aufgrund der guten Korrigierbarkeit Zinkoxid-Nelkenöl-Pasten.

Methodisches Vorgehen

Unterfütterungsverfahren und Unterfütterungsabformverfahren sowie deren Vor- und Nachteile wurden bereits beschrieben (s. Bd. 7, S. 238 ff.). Im folgenden beschränken wir uns deshalb auf die klinischen Arbeitsgänge.

Dazu prüft man die Paßform des Gerüstes zur Restbezahnung, korrigiert durch Verlängerung mit thermoplastischer Masse oder Abfräsen die Randlängen und beseitigt unter sich gehende Bezirke an der Unterfläche. Bei großflächigen Kunststoffprothesen im Oberkiefer sollten im Bereich der labialen Schürze und des Gaumens mit einem Rosenbohrer Perforationen angebracht werden (ISO-Nr. 014). In diesen Fällen ist auch die distale Randlänge besonders zu prüfen.

Bei der Unterfütterung von Zahnersatz, der auf einem *Steg* verankert ist, kann vor der Abformung ein Abstandshalter zwischen Steg und Stegreiter angebracht werden. Auf alle Fälle muß man den Bezirk unterhalb des Steges mit Wachs ausblocken [137].

Ist bei der Unterfütterung von Freiendsätteln der für das Abformmaterial zur Verfügung stehende Hohlraum erheblich, bewährt sich das Anbringen von kleinen Wachsstops, die die Position der Prothese während der Abformung absichern können.

In schwierigen Situationen kann man eine schwerfließende Zinkoxid-Nelkenöl-Masse (z.B. SS White®) zur besseren Kontrolle und Formung des Randverlaufes nutzen. Sie wird an den Rändern außen und innen aufgetragen und die Prothese anschließend eingefügt. Nach der funktionellen Ausformung und Abhärtung kürzt man den Rand überall dort, wo er sich durchdrückt. Die ausgeflossene Paste sollte auf der Innenfläche bis auf ein etwa 2 mm breites Innenventil abgetragen werden (Abb. 3 a). Erst dann folgt die eigentliche Abformung zur Unterfütterung der Sättel. Dazu trägt man das Abformmaterial gleichmäßig und nicht zu dick im Bereich der Außenventile, bei Modellgußersatz unter den Kauansätzen und bei Interimsprothesen an der ganzen Unterfläche auf.

Während nicht abgestützte *Kunststoffprothesen* unter Beachtung der Interkuspidation *mundgeschlossen* abgeformt werden können, ist – wie bereits erwähnt – bei *Modellgußgerüsten (Freiendsituationen) das mundoffene Verfahren* besser geeignet [21, 99, 115]. Die richtige Lage der Auflagen,

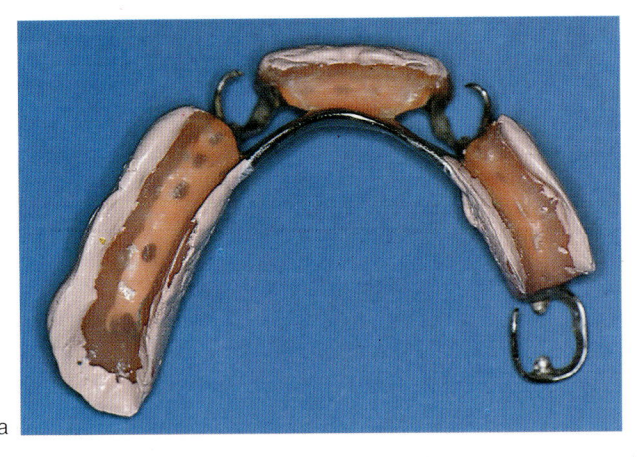

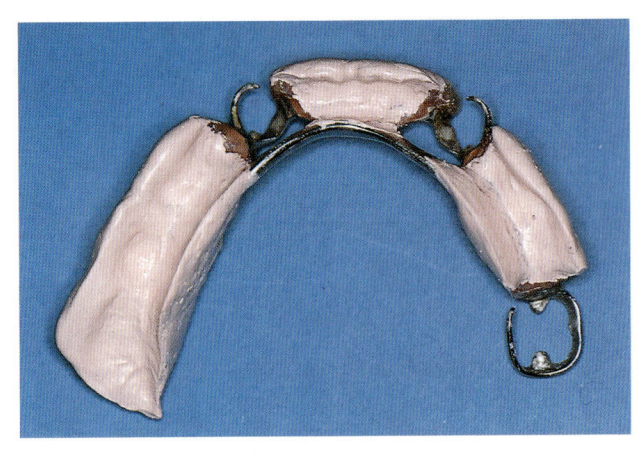

Abb. 3 Unterfütterung einer Modellgußprothese.
a) Kontrolle und Vorformung des Randes einer Modellgußprothese mit Zinkoxid-Nelkenöl-Paste (SS White®) vor der Unterfütterungsabformung: Die zu weit nach innen geflossene Masse wurde bereits entfernt; die durchgedrückten Stellen müssen noch gekürzt werden.
b) Unterfütterungsabformung der Prothese: Scharfe Kanten im Bereich der Papillen sollten weggeschnitten werden.

Abb. 3c und d siehe gegenüberliegende Seite.

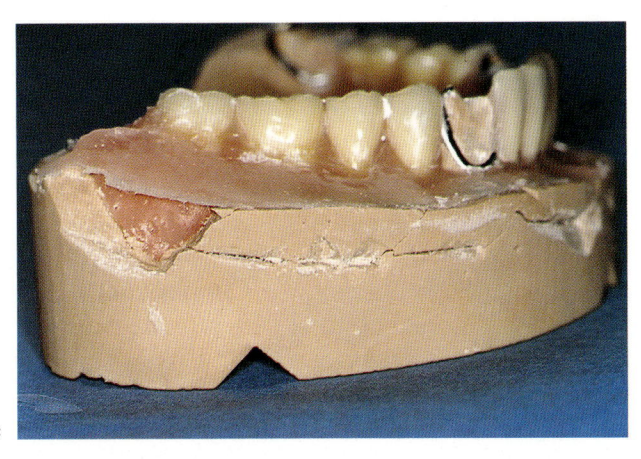

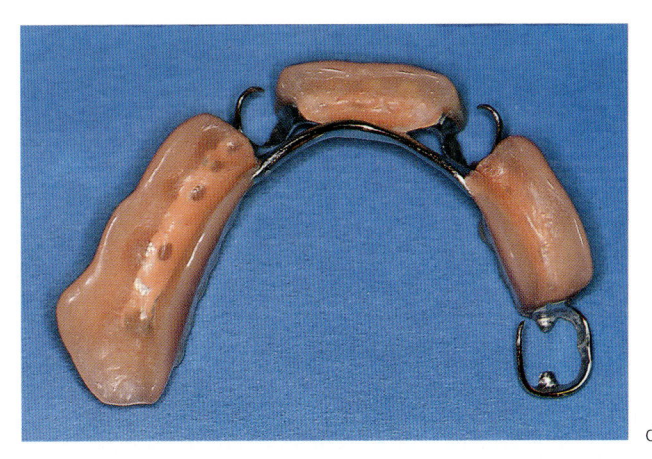

c) Die Unterfütterungsabformung wurde in Kunststoff umgesetzt: Der versenkte Rand im Bereich des Außenventils ist ebenso sichtbar wie die Unterstützung der Klammern durch Gips.
d) Die fertig unterfütterte Prothese nach der Ausarbeitung.

Klammern sowie der transversalen Versteifung in bezug zur Restbezahnung bzw. zur Schleimhaut ist zu beobachten und mehrfach zu kontrollieren. Bei der Unterfütterung von mit *T-Geschieben oder teleskopierend verankertem Zahnersatz* ist darauf zu achten, daß man während der Abformung nur die T-Geschiebe und deren orale Widerlager bzw. die Sekundärteleskope kräftig in ihre Endposition drückt. Andere Bereiche des Zahnersatzes sollten nicht belastet werden, weil das zu einem späteren Schaukeln der Prothese führt.

Nach der Entnahme der Abformung müssen durchgedrückte Stellen der Basis reduziert und korrigiert werden. Ebenso entfernt man scharfe Kanten und flacht die Übergänge zu den Ankerzähnen ab (Abb. 3b und 4). Es ist sinnvoll, die so geänderte Prothese in den Mund zurückzusetzen und ihre Paßform in bezug zur Schleimhaut und zur Restbezahnung sowie die Okklusion zu prüfen. Nach der Unterfütterungsabformung müssen sowohl ein Sublingualbügel wie auch ein transversales Band im Oberkiefer noch gut anliegen.

Labortechnische Hinweise

Im Labor sollte ein Unterfütterungsmodell mit versenktem Funktionsrand hergestellt werden. Dazu wird Superhartgips auf die korrigierte Prothesenunterfläche, die Außenventile und die den Sätteln benachbarten Gebiete gebracht. Nachdem der Gips etwas angezogen ist, muß man die Prothese umdrehen und den Sockel so gestalten, daß Auflagen, Klammern, Widerlager und transversale Versteifung durch Gips unterstützt werden. Auf diese Weise kann man die Prothese später ohne Verformung des Gerüstes abziehen. Gleichzeitig dürfen keine Modellgußteile abstehen (Abb. 3c und d). Das weitere labortechnische Vorgehen wurde bereits im Band 7 (S. 247 ff.) besprochen.

Probleme

Die Unterfütterung bei *Modellgußprothesen* kann insbesondere im *Oberkiefer* Schwierigkeiten bereiten, weil der transversale Verbinder nicht auf diese Weise korrigiert werden kann. Verbessert man hier die Basisgestaltung im Bereich der Kieferkämme durch Unterlegen von Material, so *hebt sich in ungünstigen Fällen der große Verbinder* und es entsteht ein Spalt zum Gaumen. Methoden, z.B. mit Hilfe von Silicoater®- oder Ätzverfahren [54] bzw. von adhäsiven Kunststoffen [167] eine spaltfreie Kunststoffschicht auf das Metall zu bringen, konnten uns bisher nicht überzeugen. Wir halten in solchen Fällen die Erneuerung des Ersatzes für indiziert.

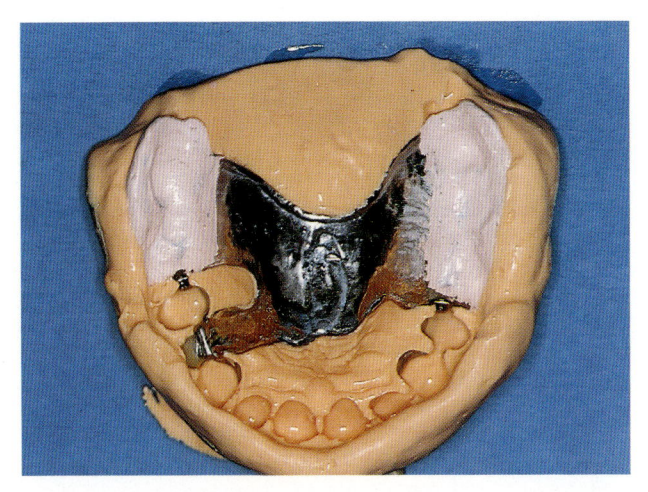

Abb. 4 Unterfütterungsabformung einer oberen mit Präzisionsattachments verankerten Modellgußgerüstprothese: Das Abformmaterial (SS White®) bedeckt nur den Sattelbereich. Das Alginat an den Außenventilen muß vor dem Ausgießen noch zurückgeschnitten werden!

Reparatur von abnehmbaren Prothesen

Reparatur von Kunststoffprothesen

Sind Reparaturen von Kunststoffprothesen notwendig, so liegen in der Regel Brüche der Prothesenbasis vor. Ebenso können Zähne beschädigt oder herausgefallen sein. Für eine erfolgreiche Reparatur ist es wichtig, die schadenauslösende Ursache zu ergründen.

Entstehungsursachen von Brüchen

Die Ursachen, die zur Entstehung von Brüchen führen, sind vielfältig. So verändern Teilprothesen nicht nur unter funktioneller Belastung, sondern auch während der Tragezeit ihre Form [129, 153, 162]. Dabei kommt es zu einer Extension und Ausweitung im Bereich der Tubera bzw. Tuberkula [12, 83, 92, 101, 162]. Die dadurch an der Vibrationslinie erfolgende Deformation liegt zwischen 0 und 0,6 mm [102, 148]. Durch den Einfluß der Muskulatur können sich die Prothesen während des Kauens bis etwa 2 mm von ihrer Unterlage abheben [144]. Nachgewiesen ist, daß es durch solche Belastungen bei der *oberen Vollprothese* zu einer Konzentration der Spannung im Bereich hinter den Schneidezähnen kommt [37, 81, 91, 92, 93, 96, 103, 113, 129, 141, 142, 148, 149, 154]. Der zur Umgehung des oberen Lippenbändchens oft ausgeprägte Einschnitt im Bereich des Funktionsrandes wirkt dabei als Sollbruchstelle [85, 91, 113, 164]. Deshalb ist die *Mittellinienfraktur* als Ermüdungsbruch für die obere Totalprothese typisch. Nach unseren Erfahrungen liegt die Bruchlinie allerdings häufig auch zwischen den oberen mittleren und den seitlichen Schneidezähnen.

Neben den funktionellen Belastungen haben aber auch noch weitere Faktoren Einfluß auf die Spannungsverteilung im Prothesenkunststoff. So werden verschieden steile Höckerneigungen (flache Neigung → geringere Spannung), die Zahnstellung (weiter orale Stellung → geringere Spannung), das Material der Molaren (Kunststoffzähne → geringere Spannung als bei keramischem Material) oder eine fehlerhafte Laborverarbeitung als spannungsbeeinflussend genannt [81, 101, 108, 122, 148, 154, 164].

Zusammenfassend lassen sich deshalb die folgenden *Ursachen für Brüche* aufzählen [17, 19, 30, 37, 49, 61, 66, 85, 142, 157, 163]:

– mangelhafte Paßform
– Hinfallen bei der Reinigung
– mangelhafte Okklusion
– große Belastung während des Kauens/der Parafunktion
– Deformation während der Funktion
– Resilienz des Tegumentes
– werkstoffkundliche Kunststoffveränderungen (Ermüdung)
– Art der Polymerisation
– Verarbeitungsfehler des Kunststoffes (Einschlüsse)
– Facettenneigung und Material der verwendeten Zähne
– Dicke der Prothesenbasis
– hoch ansetzende Bändchen
– ungünstige Belastung durch Antagonisten

Die *Ursachen der Brüche bei Kunststoffteilprothesen* sind demnach prinzipiell mit denen der Vollprothesen identisch. Die Form des Bruches ist jedoch durch den Restzahnbestand determiniert. Schleimhautgelagerter Zahnersatz wird deshalb in der Regel dort brechen, wo die Aussparung der natürlichen Zähne eine plötzliche Änderung des Prothesenumrisses entstehen läßt, da hier die Zugbeanspruchung am größten ist [65, 91, 163].

Verstärkungseinlagen bei Totalprothesen

Um insbesondere den Bruch der gingival gelagerten Teil- bzw. der Totalprothese im Oberkiefer zu vermeiden, liegt der Gedanke nahe, *Verstärkungseinlagen* in die Prothese zu integrieren. Untersuchungen zeigen, daß solche Verstärkungen nur dann wirksam sind, wenn

– die Elastizität der Einlage größer ist als die des Prothesenmaterials
– die Dauerbiegefestigkeit ausreichend hoch ist
– der Querschnitt ausreichend ist
– das Material eine feste Verbindung mit dem Kunststoff eingeht
– die Lage innerhalb des Prothesenkörpers richtig gewählt wurde

Dementsprechend sind Nylon®-, Perlon®- oder Metall-Netze ungeeignet; günstiger sind Bänder oder Bügel aus Stahl oder Chrom-Kobalt-Molybdän-Legierungen (Abb. 5) [5, 17, 79, 85, 91, 93, 110, 119, 136, 158, 163].

Indikation. Wir sehen die Indikation zum Einsatz von Verstärkungseinlagen heute nur noch bei Patienten, bei denen der Zahnersatz sehr grazil gestaltet werden muß oder außergewöhnlich großen okklusalen Belastungen ausgesetzt ist. Dies kann z. B. bei Patienten der Fall sein, die unter epileptischen Anfällen leiden. Aber auch dann ist die gegossene Basis vorzuziehen!

Die Bruchanfälligkeit der Prothesen ist jedoch nicht nur nachteilig zu werten. Die fortschreitende Resorption erfordert regelmäßige Nachkontrollen bei Patienten mit herausnehmbarem Zahnersatz. Bei nicht kooperativen Patienten bietet deshalb ein solches Ereignis dem Zahnarzt sowohl einen Hinweis auf eine unter Umständen mangelhafte Paßform (s. oben) als auch die Möglichkeit der Kontrolle.

Ursachen des Ausbrechens von Zähnen

Die Ursachen, die zum Bruch der Prothesen führen können (s. oben), sind teilweise auch für Beschädigungen der künstlichen Zähne verantwortlich. Einzeln stehende Zähne sind besonders gefährdet [163].

zähne stark von der Unterfläche gekürzt, so steht nur deren hoch vernetzter Teil in Verbindung mit der Basis. Dies führt möglicherweise ebenfalls zu einer reduzierten chemischen Haftung. Bei Keramikzähnen ist es wichtig, daß die Retentionen nicht zu stark beschliffen werden.

Einen Einfluß auf die Haftung scheint auch die Art der Polymerisation zu haben, da gehäuft Zahnausbrüche bei Kaltpolymerisaten beobachtet wurden [157]. Die Verbindung zwischen Heißpolymerisaten und Kunststoffzähnen ist dementsprechend auch fester [75, 118, 133].

Methodisches Vorgehen

Zunächst ist zu prüfen, ob die verschiedenen Bruchstücke vollständig sind und sich außerhalb des Mundes in eindeutiger Position zueinander fixieren lassen. Dies ist meistens der Fall, so daß die Teile ohne weiteres zur Reparatur in das zahnärztliche Labor gegeben werden können.

Lassen sich die Bruchstücke außerhalb des Mundes nicht eindeutig zueinander fixieren, so kann es hilfreich sein, die Teile in den Mund zu setzen und auf ihren Sitz zu kontrollieren. Gegebenenfalls können die einzelnen Bruchstücke im Mund mit Hilfe von Autopolymerisaten (z.B. Pattern Resin®, Palavit® G) zueinander fixiert werden. Anschließend wird die zusammengesetzte Prothese mit einer Alginat-Überabformung stabilisiert [73].

> Wenn ein eindeutiges Zusammenfügen der Fragmente zueinander im Mund nicht mehr möglich ist, muß der Zahnersatz erneuert werden.

Eine Kontrolle der Paßgenauigkeit der Prothese läßt sich unter Umständen erst nach dem Wiedereinfügen des Ersatzes durchführen. Die Reparatur kann dann oft weitere Maßnahmen wie Unterfütterung, okklusale Justierung o.ä. nach sich ziehen.

Bei *Zahnausbrüchen* ist es günstig, wenn der ausgebrochene Zahn noch vorhanden ist. In einem solchen Fall wird geprüft, ob der Zahn gut in seiner ursprünglichen Position reponiert werden kann. Ist dies nicht möglich oder fehlt der Zahn, dann sollte ein Gegenbiß die einwandfreie Fertigstellung der Reparatur sicherstellen.

Labortechnische Hinweise

Erhält das Labor die in einer Überabformung befindliche Prothese, so muß nach dem Ausblocken unter

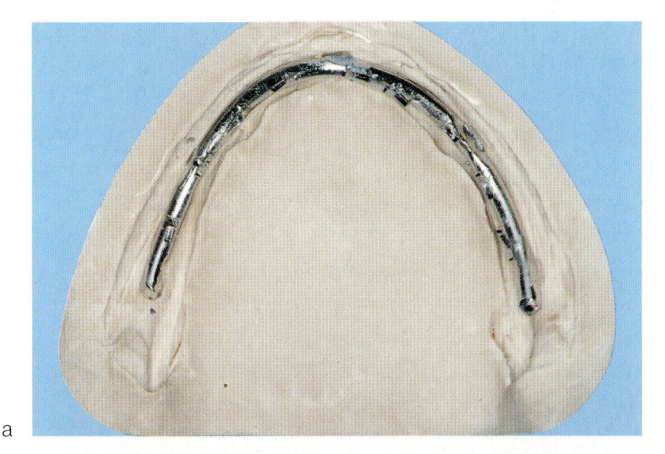

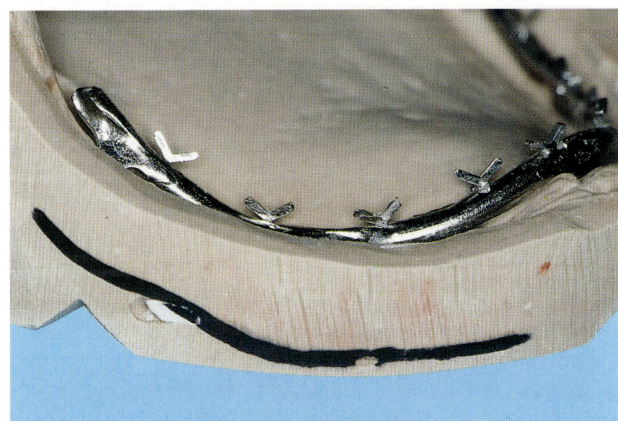

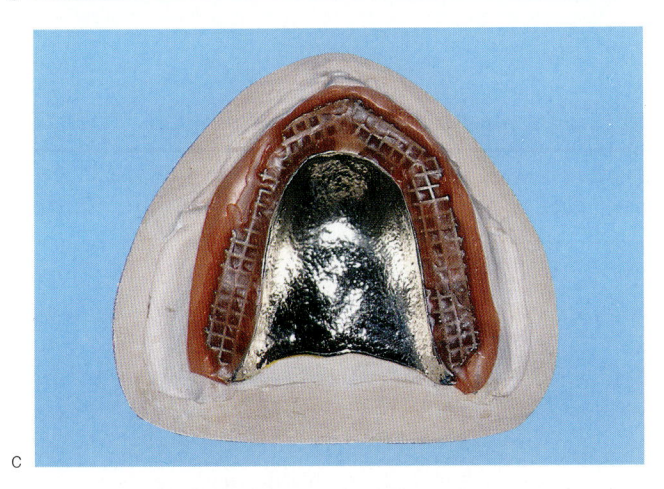

Abb. 5 Verstärkungseinlagen bei Vollprothesen.
a) Eine Verstärkungseinlage der unteren Vollprothese kann bei schmaler Kunststoffbasis im Frontzahnbereich indiziert sein.
b) Der Modellgußbügel im Unterkiefer ist unterfütterbar gestaltet.
c) Die Modellgußbasis einer oberen Vollprothese.

Fallen Zähne aus Prothesen heraus, ist die Ursache am ehesten in Verarbeitungsfehlern zu suchen. So ist es denkbar, daß die chemische Verbindung zwischen den Kunststoffzähnen und dem Basismaterial besonders durch einen Wachsfilm, aber auch durch die Alginatisolierung oder andere Unsauberkeiten gestört wurde [3, 75, 146]. Werden Kunststoff-

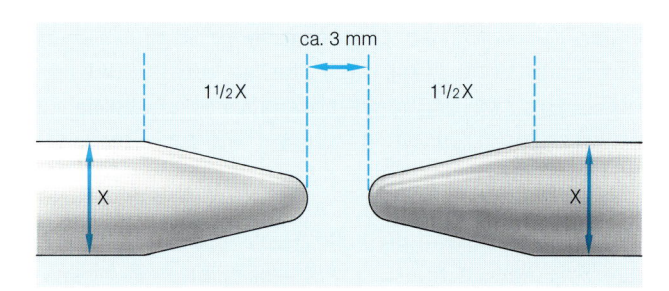

Abb. 6 Schematischer Querschnitt durch die Bruchenden einer Kunststoffplatte: Vor der Reparatur mit Autopolymerisat müssen die Kanten entsprechend abgerundet werden (nach [104]).

sich gehender Bezirke zunächst ein Modell aus Gips hergestellt werden. In der Regel wird die zerbrochene Prothese in einzelnen Teilen vorliegen. In diesem Fall wird sie mittels Klebewachs zusammengefügt und gegebenenfalls mit weiteren Hilfsmitteln (z. B. alte Bohrer) stabilisiert. In manchen Fällen mag hier auch die Fixierung der Teile mit angeteigter Silikon-Knetmasse genügen [22]. Wenn im Bereich unter sich gehender Prothesengebiete repariert werden muß, dann kann sich eine Kombination aus elastischem Material und Gips für eine Modellunterlage eignen [63].

Nach der Modellherstellung wird die Prothese abgezogen, gereinigt und das Modell isoliert. Die Bruchenden werden jetzt zu einer speziellen Form gefräst (Abb. 6). Untersuchungen haben gezeigt, daß *abgerundete Kanten* anderen Variationen überlegen sind [18, 68, 104, 163]. Es hat sich bewährt, den Bereich der Bruchstelle wegen der späteren besseren Benetzung durch den angeteigten Kunststoff mit Monomer zu befeuchten [18, 163]. Nach SHEN und Mitarbeitern beseitigt Chloroform am besten Schleifreste und führt damit zu höheren VAN DER WAALSschen Kräften [139]. Aufgrund der kanzerogenen Wirkung ist der Einsatz von Chloroform in Frage gestellt.

Die Materialien zur Anlösung des Kunststoffes sollten nur im Bereich der Reparatur verwendet werden, da sie Spannungsrisse (Kraquelée-Sprünge) im Basismaterial provozieren können [97].

Man mischt *Autopolymerisat* (Palapress®) entsprechend der Gebrauchsanleitung an (10 g Pulver / 7 ml Monomer), benetzt die Bruchenden damit, setzt die Prothesenteile auf das Modell und füllt den Reparaturspalt im Überschuß mit dem Kunststoff auf [104]. Das Material kann man ca. drei Minuten plastisch verarbeiten. Nach 5–8 Minuten muß die Reparatur in einem Drucktopf in 45 °C warmem Wasser bei 2 Bar ($\triangleq$ 200 kPa) Druck während 10 Minuten aushärten [100]. Die reparierte Stelle bleibt im Vergleich mit der Ausgangssituation immer mechanisch weniger widerstandsfähig [3, 103, 116, 147, 149, 163]. Die Widerstandsfähigkeit im Bereich der Reparaturstelle wird erheblich größer, wenn man mit der Ausarbeitung und Politur einige Stunden wartet (4–24 Stunden [18, 67]).

Herausgefallene Zähne werden – wenn sie beigefügt sind – über einen Vorwall aus Silikon mit Hilfe von Klebewachs oder Sekundenkleber fixiert, der Kunststoff der Prothese von oral etwas ausgeschliffen und beide Teile mit Monomer sorgfältig gereinigt [5, 31].

Ist der Zahn verlorengegangen und steht er in okklusaler Beziehung zu seinen Antagonisten, dann muß das Reparaturmodell zusammen mit der Gegenbezahnung in Interkuspidationsposition in einen Okkludator montiert werden. Man paßt den Zahn durch Beschleifen an, wachst ihn in der richtigen Position fest und geht wie oben beschrieben weiter vor [31]. Ein Anrauhen der Zahnunterseite oder das Einfräsen von Rillen bzw. Gruben führt nicht zu besseren Haftwerten (34, 75). Auf eine sorgfältige Entfernung des Wachses sollte besonders geachtet werden. Dazu sind Temperaturen von etwa 90 °C erforderlich [146].

Die beschriebenen traditionellen Methoden sind sinnvoller, als z.B. frakturierte künstliche Zähne mit Hilfe von Composite-Aufbauten zu reparieren [80] oder mit Schnellkleber zu befestigen. Im Falle abgeplatzter Facetten von Modellgußzwischengliedern ist dagegen neben einer Verblendung im Labor die Reparatur durch Composites und der Säureätztechnik durch den Zahnarzt möglich [138].

Reparatur von Modellgußgerüstprothesen

Nachuntersuchungen getragener Teilprothesen zeigen, daß nach der Eingliederung und während der Benutzung Schäden durch das Abbrechen von Klammern, Auflagen, Widerlagern u. ä. häufig auftreten. Brüche im Bereich der transversalen Versteifung sind dagegen seltener. Je nachdem, welche Defekte beobachtet werden, ist damit zu rechnen, daß innerhalb von 4–6 Jahren bei ca. zwei Drittel der Prothesen Reparaturen erforderlich sind [14, 28, 31, 35, 46, 48, 52, 56, 57, 64, 70, 77, 90, 94, 95, 117, 125, 134, 161].

Entstehungsursachen von Brüchen

Die Entstehungsursachen für Brüche von Modellgußgerüsten sind größtenteils identisch mit denen, die zum Bruch von Voll- bzw. Teilprothesen führen (s. S. 298). Meist handelt es sich um *Ermüdungsbrüche* bei mangelhafter Paßform, jedoch können auch Deformationen („Aktivieren" von Klammern) oder andere fehlerhafte Laborverarbeitungen (Einschlüsse, Porositäten, falsche Dimensionierung) ursächlich beteiligt sein. Weiterhin können gewaltsame Einwirkungen und das Herunterfallen des Zahnersatzes zu Brüchen führen [7, 8, 9, 29, 45, 51, 64, 105, 106, 151, 163, 164].

Einige Autoren vermuten, daß eine nicht auf die Legierung abgestimmte *Reinigungsflüssigkeit* zu einer negativen Änderung der Materialeigenschaften führen kann [23, 84, 127].

Methodisches Vorgehen

Der große Kostenaufwand für Modellgußgerüstreparaturen erfordert eine genaue Analyse der Schadensursachen. Andernfalls besteht die Gefahr, daß der gleiche Defekt in kurzer Zeit erneut auftritt. Liegt die Ursache des Bruches eines Stützelementes z.B. in der unzureichenden Präparation des Auflagenbettes, so muß die Mulde vor der Anfertigung einer neuen Abstützung vertieft werden. Vor der Reparatur eines Widerlagers kann ein Umschleifen der Pfeilerzähne angebracht sein. Anschließend ist zu prüfen, ob als Folge des Bruches eine Lageveränderung der Prothese in bezug zur Restbezahnung beobachtet werden kann. Dies ist oft bei Frakturen von Auflagen und fast immer bei Brüchen der transversalen Versteifung der Fall. Bei Bedarf muß deshalb die Lagebeziehung der Prothese zur Restbezahnung wiederhergestellt werden, indem man z.B. die Bruchstücke eines Sublingualbügels mit Hilfe von Autopolymerisat im Mund miteinander verbindet. Ebenso lassen sich im Bereich der kleinen Verbinder abgebrochene Klammern fixieren. Es folgt eine Alginat-Überabformung über den Restzahnbestand und die Prothese (Abb. 7). Dabei ist wichtig, daß sich der Sattel nicht verschiebt [27]. Einige Autoren empfehlen nur eine Quadrantenabformung zu diesem Zweck, damit man den Sitz der Prothese auf der anderen Seite besser kontrollieren kann [31].

Nach dem Entfernen der Abformung wird geprüft, ob die Prothese richtig im Alginat sitzt. Eventuell ist auch die Abformung des Gegenbisses notwendig [51, 69, 143, 145].

Soll die *Patrize eines T-Geschiebes* erneuert werden, so muß man das zur Matrize passende Fabrikat kennen. Das Geschiebeteil wird in die Matrize eingeführt, die Prothese so beschliffen, daß sie interferenzfrei darübergesetzt werden kann, und die Patrize mit dem abnehmbaren Gerüst im Mund unter Verwendung von Autopolymerisat verbunden.

Labortechnische Hinweise

Nachdem man unter sich gehende Bezirke ausgeblockt hat, wird die Abformung mit der Prothese durch Hart- oder Superhartgips ausgegossen; dabei müssen Kunststoffsättel vollständig unterstützt sein. Nach dem Abbinden des Gipses kann der Ersatz versuchsweise abgezogen werden. Hierbei sollten nach Möglichkeit keine Pfeilerzähne abbrechen, was sich aber trotz vorsichtigem Vorgehen nicht immer vermeiden läßt. In diesen Fällen sollte man den abgebrochenen Zahn bis zur Ausarbeitung in der Umklammerung der Prothese belassen. Fehlende Klammern, Widerlager oder Auflagen sind jetzt zu vermessen und neu in Wachs zu modellieren. Sie müssen anschließend gegossen, ausgearbeitet und mit dem Gerüst verbunden werden [31, 51, 143].

Aufgrund der Hitzeentwicklung erfordern herkömmliche Lötverfahren, daß die Position der Zähne in der Nähe der Reparaturstelle über Vorwälle aus Silikon gesichert wird, bevor man den Kunststoffanteil entfernt. Dies scheint allerdings bei neueren Löttechniken nicht mehr erforderlich zu sein [27].

Lötungen verringern die Festigkeit der Verbindung um etwa ein Drittel gegenüber der Ausgangssituation [31, 40, 41]. Deshalb sind Schweißungen den Lötungen überlegen [15, 42, 126, 159]. Dies gilt sowohl für die Verbindung von Nichtedelmetallen untereinander als auch für die Verbindung von Nichtedel- mit Edelmetallen [41]. Mit Laser- [15, 126, 159] und Schutzgas-Mikroplasmaschweißverfahren [2, 41, 42] kann die Hitze gezielter plaziert werden. Auf ein Modell aus Löteinbettmasse kann deshalb verzichtet werden; die Reparaturstellen weisen außerdem die Festigkeit des Originalmaterials auf. Mit dem Verfahren sind selbst Verstärkungen zu dünn geratener Stellen möglich. Es ist deshalb bedauerlich, daß sich Schweißungen aus Kostengründen bisher nicht durchsetzen können.

Erweiterung von abnehmbaren Prothesen

Unter einer Erweiterung versteht man den Arbeitsgang, bei dem bereits im Mund befind-

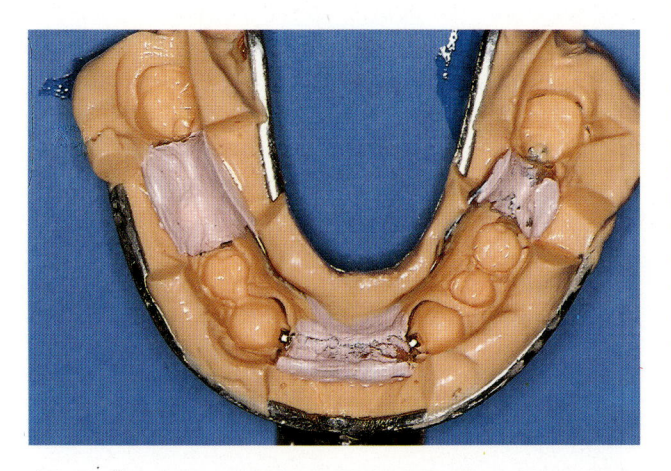

Abb. 7 Überabformung über eine defekte Prothese und den Restzahnbestand. Zur Lagesicherung wurde eine Unterfütterung vorgenommen. Die Auflagen und Konturen der Ankerzähne sollten exakt wiedergegeben sein.

liche Prothesen zur Versorgung neu entstandener Zahnlücken vergrößert werden. Nachuntersuchungen bestätigen, daß Teilprothesen im Verlauf ihrer Gebrauchsperiode häufig erweitert werden müssen [87, 125].

Indikation

Schleimhautgelagerte Prothesen mit gebogenen Klammern lassen sich ohne Schwierigkeiten erweitern. Voraussetzung zur Durchführung einer Erweiterung bei *Modellgußgerüstprothesen* ist, daß sich Gesamtkonstruktion und Prothesenkinematik durch das Anbringen einer neuen Auflage mit Klammer und Widerlager bzw. durch den Verlust einer Abstützung nicht negativ verändern. Läßt sich durch einfache Maßnahmen keine befriedigende Lösung erzielen, so ist die Erneuerung des Zahnersatzes in Betracht zu ziehen [62, 132, 145].

Methodisches Vorgehen

Grundsätzlich können zwei Möglichkeiten des Vorgehens gewählt werden [62]:

– Extraktion des Zahnes, Überabformung über Zähne und Prothese, Erweiterung der Prothese und Eingliederung
– Überabformung über Zähne und Prothese, Radieren des zu entfernenden Zahnes im Labor, Erweiterung des Ersatzes, Zahnextraktion und Eingliederung

Die erste Möglichkeit bietet den Vorteil, daß die Extraktion vor der Überabformung erfolgt. Frische Extraktionswunden lassen sich dabei durch eine mit Haftpulver versehene dünne Zinnfolie schützen (Burlew Dry Foil®). Ein Abwarten der primären Heilungsschritte bedeutet eine bessere Paßform des Zahnersatzes. Nachteilig ist, daß die entstehende Zahnlücke nicht sofort versorgt wird. Deshalb ist das Verfahren vor allem aus ästhetischer Sicht in der Regel nur im Seitenzahnbereich zumutbar (Abb. 8).

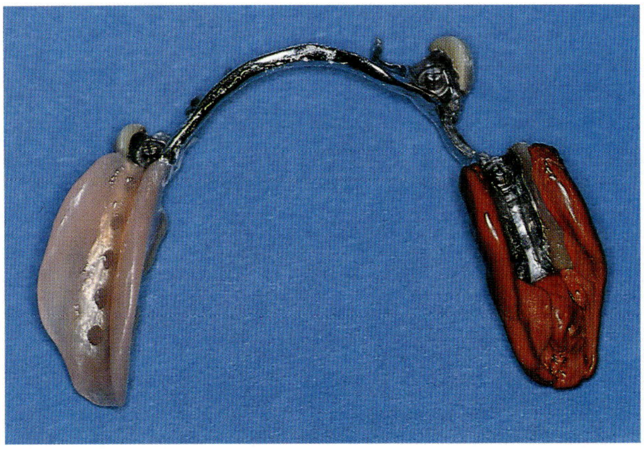

Der zweite Weg, nämlich den entsprechenden Zahn auf dem Gipsmodell zu radieren und dann die Erweiterung auszuführen, hat den Vorteil, daß die Prothese sofort nach der Extraktion eingegliedert werden kann. Dem ästhetischen, psychologischen und vielleicht funktionellen Vorteil steht der Nachteil der schlechteren Paßform entgegen. Die Prothese muß später unterfüttert werden.

Bei beiden Methoden ist es wichtig, während der Überabformung auf die sorgfältige Erfassung des Bereiches zu achten, in dem die Erweiterung erfolgen soll, da dies die spätere Funktion der Prothese positiv beeinflußt [83].

Ist ein Zahn zu entfernen, der ein Stütz- oder Halteelement trägt, wird eine Entscheidung über eine mögliche *Änderung der Stützelemente* erforderlich. Die neue Konstruktion sollte den allgemeinen Richtlinien der Prothesenkinematik entsprechen (s. S. 69 ff.). Den neuen Stützpfeiler bereitet man durch Einschleifen einer Auflage vor. Wenn eine parodontal abgestützte Teilprothese zu einer parodontal-gingival gelagerten Prothese umgewandelt wird, muß unter Umständen zusätzlich auch die Position der Auflage am distalen Klammerzahn abgeändert werden [132]. Im Anschluß erfolgt eine Überabformung mit Alginat.

Müssen *teleskoptragende Pfeiler* entfernt werden, so hängt das Vorgehen von der Position des zu extrahierenden Zahnes, der danach verbleibenden Abstützung sowie von einer noch vorhandenen Restbezahnung ab. Entfernt man z.B. Endpfeilerteleskope, ist gleichzeitig die Basis zu erweitern, um eine großflächige Bedeckung der belastbaren Schleimhautareale zu erreichen. Ist dagegen ein Zahn zwischen mehreren Doppelkronen betroffen, so genügt es oft, das Außenteleskop mit Kunststoff aufzufüllen und seine Unterfläche zu polieren.

Labortechnische Hinweise

Nach der Herstellung und gegebenenfalls nach dem Einartikulieren der Modelle müssen Auflagen, Klammern, Widerlager, Retentionen oder Rückenplatten zunächst vermessen, modelliert und gegossen werden, bevor man sie mit der Basis

Abb. 8 Die Prothese soll um den Zahn 38 erweitert werden. Wegen der Stegverbindung ist die Verlängerung mit thermoplastischer Masse und die nachfolgende indirekte Unterfütterung günstiger als die Erfassung dieses Bereiches durch eine Alginat-Überabformung.

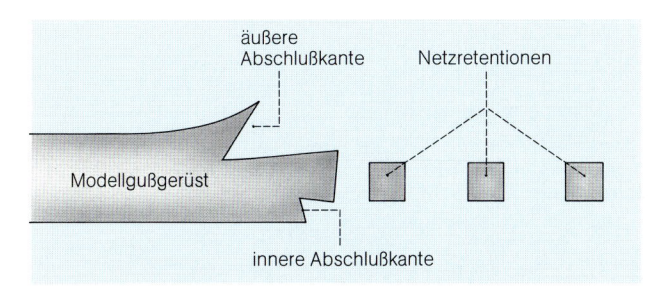

Abb. 9 Schematischer Querschnitt durch ein Modellgußgerüst im Bereich des Übergangs der Legierung zum Sattel: Eine scharfkantige Gestaltung ist für eine ausreichende Materialstärke des Kunststoffes wesentlich (nach [31]).

verbinden kann. Hier besteht eine Schwierigkeit darin, die gemeinsame Einschubrichtung auch für das neue Verbindungselement wiederzufinden, da die restlichen Ankerzähne bei der Entfernung der Prothese oft abbrechen [132].

Wichtig ist ein im Querschnitt scharfwinkliger Übergang zwischen Modellgußgerüst und Kunststoffbasis, der eine genügend dicke Schicht des Autopolymerisats erlaubt (Abb. 9). Dann werden zu ersetzende Zähne aufgeschliffen, in Wachs befestigt, ihre Position durch einen Vorwall aus Silikon und Klebewachs gesichert und die Reparatur in Kunststoff überführt.

Reparatur von Kronen

Überkronung bei vorhandenen Modellgußgerüstprothesen

Zahlreiche Nachuntersuchungen zeigen, daß die Eingliederung von Teilprothesen bei unzureichender Mundpflege zu einer erhöhten Plaquebildung im Bereich der Restbezahnung führt. Damit einher gehen eine vermehrte parodontale Anfälligkeit und eine erhöhte Kariesfrequenz. In der Regel sind die Ankerzähne bei abgestütztem Modellgußersatz besonders gefährdet [1, 16, 26, 35, 47, 70, 77, 86, 87, 98, 112]. Der Zahnarzt wird deshalb hin und wieder vor das Problem gestellt, bei einer vorhandenen Modellgußprothese die Überkronung eines kariös zerstörten, klammertragenden Zahnes durchzuführen.

Indikation

Voraussetzung für die nachträgliche Überkronung eines Ankerzahnes ist eine noch *funktionstüchtige* Modellgußprothese [46, 51, 77, 87, 90, 94]. Dies setzt voraus, daß

- das Gerüst der Restbezahnung exakt anliegt
- die Retention noch ausreichend ist
- die Prothesensättel nicht abgesunken sind oder die Paßform durch eine Unterfütterung wiederhergestellt werden kann

- die Prothesenzähne nicht zu stark abradiert sind
- Okklusion und Artikulation interferenzfrei sind
- der Zustand des Restgebisses keine weiteren Änderungen erfordert
- der Patient mit der Versorgung zufrieden ist

Bei den nachfolgenden Ausführungen ist zu bedenken, daß die nachträgliche Überkronung in jedem Fall in bezug zur Passung, der Einschubrichtung und der Retention einen Kompromiß darstellt.

Methodisches Vorgehen und labortechnische Hinweise

In der Literatur werden folgende Techniken beschrieben:

- Herstellung der Krone mit Autopolymerisat oder Wachs ganz oder teilweise im Mund des Patienten [4, 10, 59, 135, 140, 155]
- Herstellung eines Übertragungskäppchens aus Kunststoff im Mund, Eingliederung der Prothese, Überabformung und Herstellung der Krone im Labor [10, 55, 89, 109, 131, 132, 156, 165]
- Abformung über Prothese und Präparation, Herstellung der Krone im Labor [6, 10, 72, 78, 114, 128]
- Abformung der Präparation, Herstellung eines Übertragungskäppchens im Labor, Eingliederung des Coping und der Prothese, Überabformung und Herstellung der Krone im Labor [11, 51, 58, 82, 107]
- Abformung der Präparation, Herstellung der Krone im Labor, Eingliederung der Krone, Abtrennen des kleinen Verbinders der Teilprothese und Reparatur durch Neuherstellung des Klammersystems [53, 145]

Die Entscheidung für oder gegen das eine oder andere Verfahren wird von der Erfahrung des Zahnarztes, der Lagestabilität des Zahnersatzes und von der jeweiligen Situation abhängig sein. So gestatten es die ersten drei Methoden, daß der Patient unter Umständen die Teilprothese während der Herstellung der Kronen weiter tragen kann [55, 58, 59, 78, 109, 128, 140, 155, 156].

Das direkte und definitive Modellieren der Krone durch Autopolymerisat im Mund des Patienten [59, 155] ist nicht empfehlenswert, weil eine parodontienfreundliche und okklusal sinnvolle Gestaltung schwierig ist.

Benutzung eines Übertragungskäppchens. Bei der Präparation ist zu beachten, daß zwischen der abge-

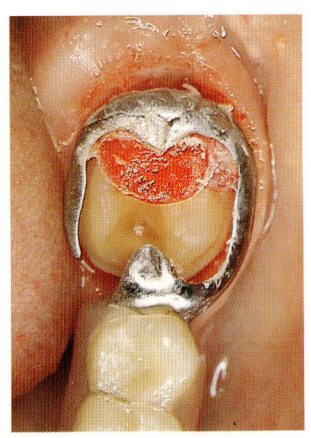

Abb. 10
Überkronung bei einer Modellgußgerüstprothese.

a) Zur nachträglichen Herstellung einer Krone unter eine bestehende Modellgußgerüstprothese wurden der Ankerzahn beschliffen, die Präparationsgrenzen elektrochirurgisch freigelegt und die Prothese auf dem Stumpf mittels Autopolymerisat (Pattern Resin®) abgestützt.
b) Hydrokolloidabformung über die Prothese und den Zahnersatz.
c) Im Labor werden die Anlagerungsflächen zu den Auflagen, Widerlagern und Klammern sowie die Okklusion auf dem ungesägten Meistermodell, der Randschluß jedoch auf einem zweiten Einzelstumpf aufgewachst.
d) Intraorale Situation nach der Eingliederung und einen Tag nach der Abformung.

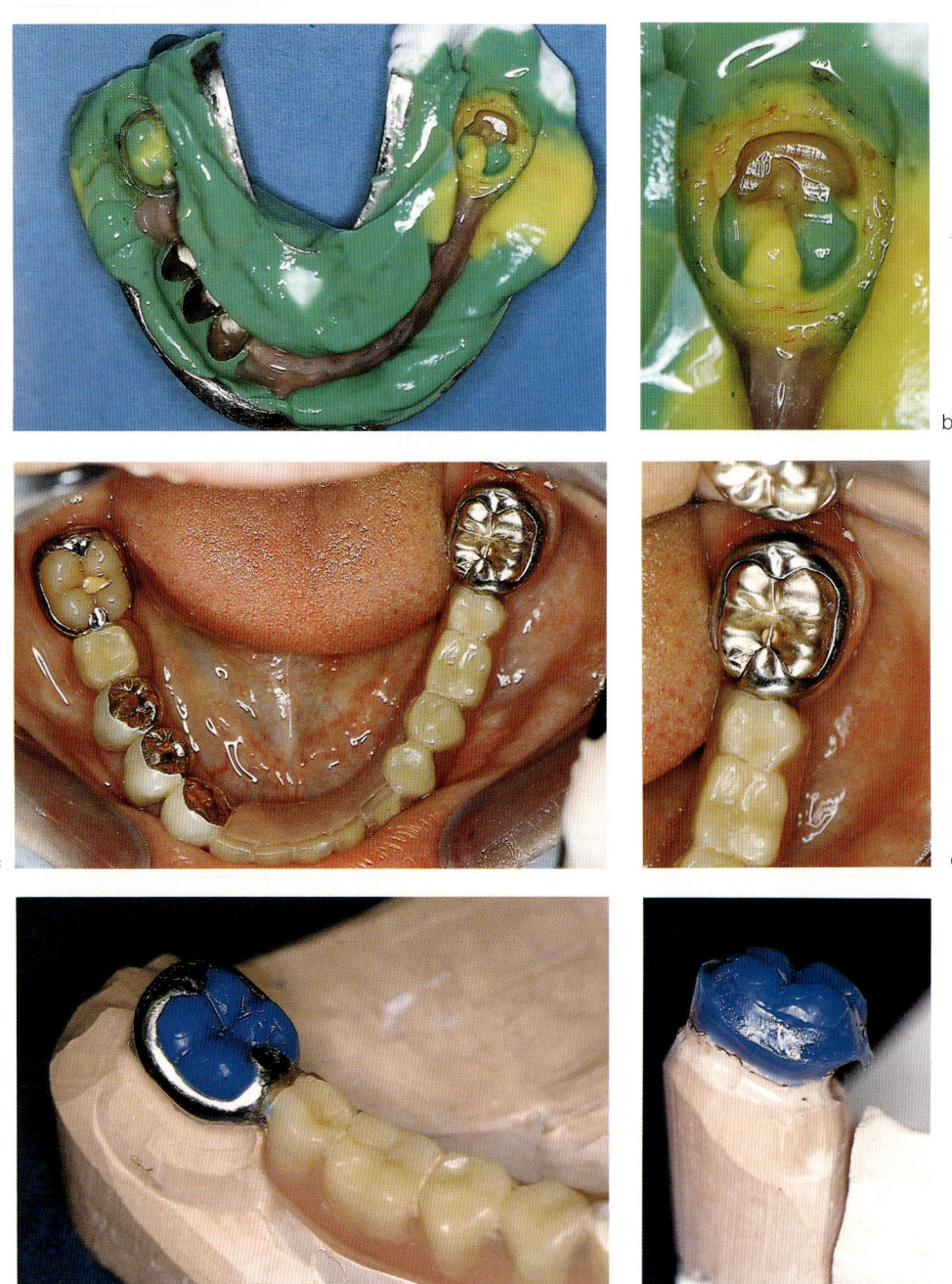

schliffenen Zahnsubstanz und den Verbindungselementen ein Raum von mindestens 1 mm entsteht. Man bringt Autopolymerisat (z.B. Pattern Resin®) auf den Zahnstumpf und formt daraus im Mund eine Kappe. Dieser Arbeitsschritt kann auch in das Labor verlegt werden, doch ist dann eine zusätzliche Sitzung erforderlich. Ist das Kunststoffhütchen dem präparierten Zahn und dem abnehmbaren Ersatz angepaßt, kann die Überabformung erfolgen.

Labortechnische Hinweise: Im Labor gießt man die Stumpfabformung aus und stellt daraus einen Einzelstumpf her, der in das Kunststoff-Übertragungskäppchen gesteckt wird. Es ist wichtig, den exakten Sitz des Stumpfes im Käppchen zu prüfen. Es folgt das Ausgießen mit Superhartgips. Das entstandene Meistermodell kann zusammen mit der Gegenbezahnung einartikuliert und die Krone recht paßgenau hergestellt werden.

Gleichzeitige Abformung von Prothese und Präparation. Die Vorbereitung und die Präparation entsprechen der üblichen Vorgehensweise. Man legt die Präparationsgrenze frei, setzt die Teilprothese in den Mund und stellt mit Autopolymerisat eine sichere Verbindung zwischen Prothese und Stumpf her (Abb. 10a). Es folgt die Relationsbestimmung.

Ein Hydrokolloid-Abdrucklöffel kann mittels Silikon so vorbereitet werden, daß die Prothese während der Abformung nicht kippt. Man entfernt den Ersatz aus dem Mund, umspritzt den Zahn mit Abformmasse, fügt die Prothese ein, drückt sie an ihren Platz und setzt den Löffel darüber (Abb. 10b). Die Präparation wird nochmals als Einzelstumpf abgeformt.

Hat sich der Sitz der Prothese während der Abformung nicht verschoben und reißen keine Teile der Abformmasse ab, so mag die gleichzeitige Abformung von Prothese und Ankerzahn ebenfalls ein zufriedenstellendes Verfahren sein (Abb. 10d).

Labortechnische Hinweise. Nach der Entnahme der Abformung und dem Ausblocken unter sich gehender Bezirke muß umgehend ein Modell aus Superhartgips hergestellt werden. Nach dem Einartikulieren werden auf dem Gesamtmodell die äußeren Konturen aufgewachst (Abb. 10c); der Einzelstumpf dient zur Randkontrolle.

Kronenherstellung und anschließende Reparatur der Teilprothese. Nach Vorbereitung und Präparation wird das Restgebiß mit dem Pfeilerzahn ohne Prothese abgeformt. Mit Hilfe eines Registrates kann das Modell dem Gegenkiefer zugeordnet und die Krone unter Einarbeitung von Auflagemulden und Führungsflächen für das Widerlager – ohne Rücksicht auf die Prothese – im Labor hergestellt werden.

Die Krone wird intraoral angepaßt, das Verbindungselement in diesem Bereich abgetrennt und die Teilprothese soweit korrigiert, bis die Krone nicht mehr stört. Nach der Überabformung erhält der abnehmbare Ersatz neue Verbindungselemente im Rahmen einer Reparatur. Im Vergleich zu den vorher beschriebenen Verfahren ist dieses Vorgehen weniger zeitraubend. Die Nachteile liegen in den zeitlich aufeinanderfolgenden Laborarbeiten und den höheren Kosten.

Wiederherstellung überkronter, marktoter Zähne

In über 10% der Fälle ist nach fünf Jahren mit einem Sensibilitätsverlust überkronter Zähne zu rechnen [87]. Der Zahnarzt muß in solchen Situationen entscheiden, ob eine Krone nach erfolgter Wurzelbehandlung erneuert oder der Versuch ihrer Reparatur unternommen werden soll.

Eine Reparatur zwingt zu Kompromissen, weil eine Stabilisierung des Zahnes durch einen endodontischen Stiftaufbau im nachhinein nicht mehr ohne weiteres möglich ist. Dies erscheint uns jedoch wesentlich, weil wurzelbehandelte Zähne durch die endodontische Aufbereitung geschwächt werden.

Indikation

Die nachträgliche Wurzelbehandlung eines Pfeilerzahnes durch die Krone und ihre anschließende Reparatur kommt hauptsächlich dann in Frage, wenn der marktote Zahn Teil eines größeren Brückenverbandes ist. Die Behandlung ist als Kompromiß zu betrachten.

Methodisches Vorgehen

Zeigt eine Sensibilitätsprobe an, daß ein überkronter Zahn avital geworden ist, so sollte zunächst eine Röntgeneinzelaufnahme Auskunft über die endodontischen Behandlungsmöglichkeiten geben. Entscheidet man sich zu einer Wurzelbehandlung, so müssen der Zahn okklusal großflächig durch die Krone eröffnet und – nach dem Anlegen von Kofferdam – die Kanaleingänge dargestellt werden. Beim Legen der Wurzelfüllung ist es sinnvoll, im größten Kanal Raum für den Wurzelstift (z.B. Kurer Kronen-Retter®, Para Post®-System oder Frontzahnschraube nach Wirz) zu lassen (Abb. 11a). Die Gefahr einer

175), das Kronenkavum mit Amalgam oder chemisch härtendem Composite ausgefüllt, eine Inlay-Kavität präpariert und nach Abformung oder direkter Modellation ein Inlay in einer weiteren Sitzung eingegliedert werden.

Reparatur defekter Keramikverblendungen

Während bei Kunststoffverblendungen in etwa 6% der Fälle mit Beschädigungen nach der Eingliederung gerechnet werden muß, scheint die Häufigkeit des Abplatzens von Keramikfacetten mit ca. 3–5% nur unwesentlich geringer zu sein [86, 111, 124]. Derzeit sind solche Schäden noch nicht dauerhaft und befriedigend zu reparieren. Die auf dem Markt befindlichen Kunststoffe haften weder ausreichend am Metall noch an der Mineralmasse. Haftvermittler sollen die Verbindung verbessern. Mit Fusion® und Silanit® wurden bei vergleichenden Untersuchungen gute Haftwerte erreicht [24, 25, 43, 44, 71, 74, 111, 120, 121], wobei die Ergebnisse der Untersuchungen differieren [33, 50]. Deshalb ist es günstig, wenn es gelingt, unter sich gehende Stellen zu schaffen. Trotzdem ist die Reparatur nur als ein Kompromiß anzusehen, da eine Haltbarkeit nicht über einige Wochen bis Monate hinauszugehen scheint.

Indikation

Es scheint immer noch sinnvoll, ästhetisch wenig auffallende Abplatzungen im Bereich der Keramik lediglich zu glätten und zu polieren. Ist jedoch Metall freigelegt, wird man um einen Versuch der Reparatur bzw. um eine Erneuerung der Krone nicht herumkommen.

Methodisches Vorgehen

Man rauht die Keramik und das gegebenenfalls freiliegende Metall im Bereich des Defektes mit einem groben Diamanten an [80], vermeidet dabei scharfe Kanten und präpariert – wenn möglich – unter sich gehende Stellen (Abb. 12a). Federränder sind aus Gründen der späteren Verfärbung zu vermeiden.

Bei den nachfolgend beschriebenen Arbeitsschritten ist auf sorgfältige Trockenhaltung zu achten (Kofferdam). Je nach Gebrauchsanweisung des Keramik-Reparatursystems reinigt man entweder mit Alkohol oder ätzt das Metall und die Mineralmasse. Bei der Verwendung von Silanit® muß eventuell freiliegendes Metall mit einem Opaker dünn abgedeckt und die aktivierte Silanit®-Lösung auf die

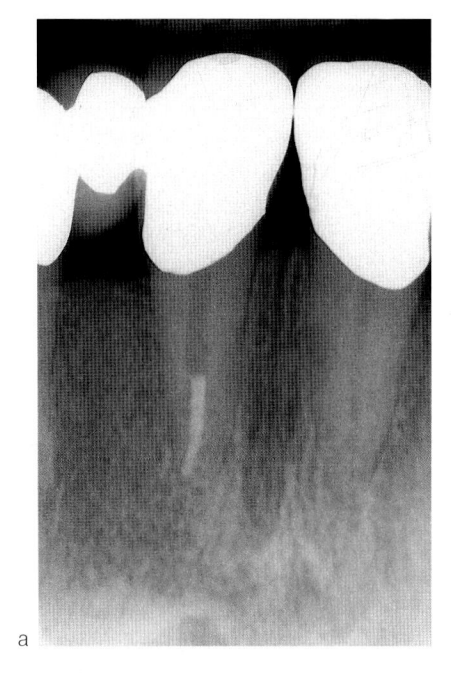

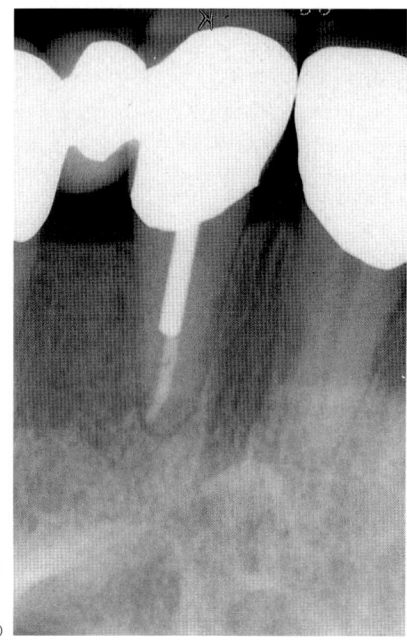

Abb. 11 Wurzelbehandlung überkronter Zähne.
a) Der Frontzahn unter einer ein Jahr alten Brücke verlor seine Sensibilität. Die Wurzelfüllung wurde durch die trepanierte Krone vorgenommen und läßt Platz für den endodontischen Stift.
b) Ein hochkorrosionsresistenter Wurzelstift (Para Post® Titan) ist zementiert und soll den Zahn stabilisieren.

Perforation des Wurzelkanals bei der Aufbereitung für den Wurzelstift reduziert sich damit. Die Trepanationsstelle wird provisorisch verschlossen. Nach der üblichen Wartezeit und bei klinischer sowie röntgenologischer Symptomlosigkeit kann der auf die richtige Länge geschnittene korrosionsresistente Wurzelstift zementiert (Abb. 11 b) (s. Bd. 5, S. 44 und

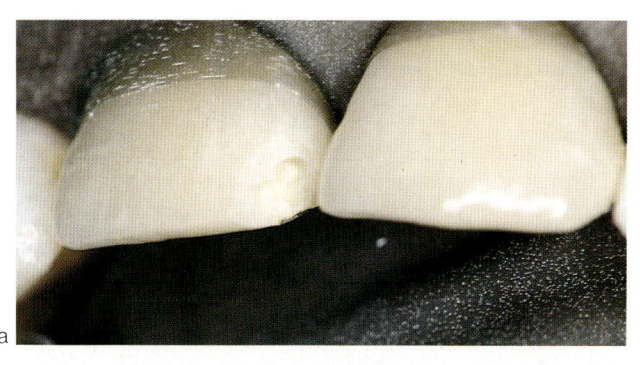

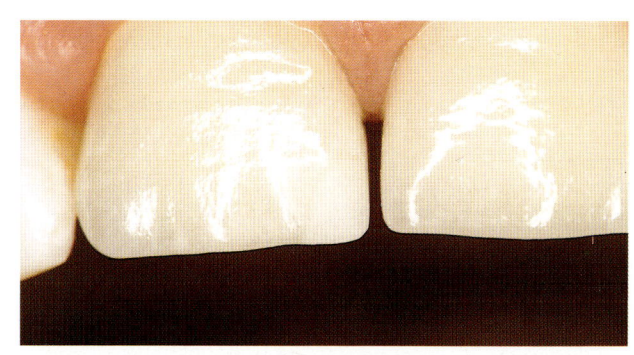

Abb. 12 Reparatur einer Keramikverblendung mit Composite.
a) Der Defekt einer Verblendkrone wurde im Bereich der Keramik angerauht und mit unter sich gehenden Stellen versehen.
b) Die mit Hilfe eines Silan-Haftvermittlers (Silanit®) und einem lichthärtenden Composite (Silux®) reparierte Keramikabsprengung.

Keramikfläche aufgetragen werden. Nach dreiminütiger Einwirkung wird der Überschuß weggeblasen, die gesamte Oberfläche mit „Contact-Resin®" bestrichen und der Füllungskunststoff sofort in Schichten aufgetragen (Abb. 12 b).

Manchmal lassen sich Reparaturen im Brückenzwischengliedbereich auch mit Hilfe individuell hergestellter Keramik-Stiftfacetten (Abb. 13) oder unter Verwendung von Kronen durchführen [32, 39, 130, 166]. Zur Herstellung einer Krone muß die Keramikmasse im Bereich des Zwischengliedes von vestibulär, oral oder okklusal bzw. inzisal bis in den Bereich des Stützmetalles abgeschliffen werden. Nach der Abformung kann man im Labor eine Keramikkrone gestalten, die im Mund mit Hilfe von Kunststoffklebern aufzementiert wird. Die beste Lösung besteht jedoch immer noch darin, die Krone bzw. Brücke zu erneuern.

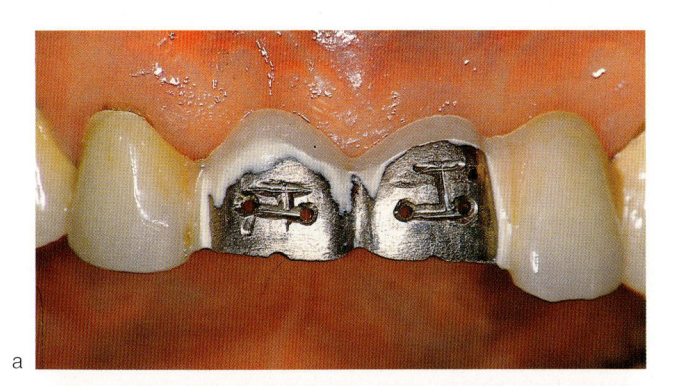

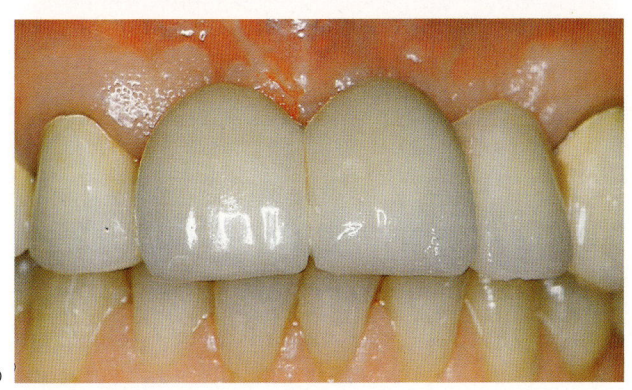

Abb. 13 Reparatur einer Keramikverblendung mit Keramik-Stiftfacetten.
a) Im Bereich des Zwischengliedes einer Frontzahnbrücke sind zwei Facetten abgeplatzt. Das Bild zeigt die Präparation für eine verblendete und über Stifte verankerte Facette.
b) Die keramisch verblendete Stiftfacette nach dem Zementieren mit einem Kunststoffkleber (Conclude®) im Mund. Die Versorgung ist als temporäre Lösung anzusehen (Situation zwei Jahre nach der Reparatur).

Literatur

[1] Aeschbacher, A., Brunner, Th.: Die abnehmbare Teilprothese – eine Literaturübersicht. Schweiz. Mschr. Zahnheilk. 88 (1978), 234.

[2] Aichhorn, W.: Plasmaschweißen – warum? Zahnärztl. Prax. 37 (1986), 331.

[3] Anderson, J. N.: The strenght of the joint between plain and copolymer acrylic teeth and denture base resins. Brit. Dent. J. 6 (1958), 317.

[4] Arnault, F. D., Willer, R. D.: Making a crown to fit an existing partial denture. Dent. Abstr. 29 (1984), 351.

[5] Bailey, L. R.: Denture repairs. Dent. Clin. N. Amer. 19 (1975), 357.

[6] Barrett, D. A., Pilling L. O.: The restoration of carious clasp-bearing teeth. J. Prosth. Dent. 15 (1965), 309.

[7] Bates, J. F.: Fatigue studies on a cast dental cobalt-chromium alloy. J. Dent. Res. 42 (1963), 1108.

[8] Bates, J. F.: Studies related to the fracture of partial dentures. Brit. Dent. J. 18 (1966), 79.

[9] Bates, J. F., Scott, J.: Studies related to the fracture of partial dentures – fractography of cobalt-chromium alloys. J. Biomed. Mater. Res. 7 (1973), 419.

[10] Battistuzzi, P. G. F. C. M.: Die Wiederherstellung der Pfeilerzähne unter einer bereits vorhandenen partiellen Prothese (I). Quintessenz 27 (1976), 49.

[11] Battistuzzi, P. G. F. C. M.: Die Wiederherstellung der Pfeilerzähne unter einer bereits vorhandenen partiellen Prothese (II). Quintessenz 27 (1976), 23.

[12] Bawendi, B.: Das Formverhalten von Vollprothesen

während der Tragezeit. Dtsch. zahnärztl. Z. 31 (1976), 861.

[13] Beckett, L. S.: Partial denture. The rebasing of tissue borne saddles. Theory and practice. Aust. Dent. J. 16 (1971), 340.

[14] Benson, D., Spolsky, V. W.: A clinical evaluation of removable partial dentures with I-bar retainers. Part I. J. Prosth. Dent. 41 (1979), 246.

[15] van Benthem, H., Vahl, J.: Korrosionsversuche an Dentallegierungen vor und nach dem Laserschweißen. Dtsch. zahnärztl. Z. 40 (1985), 286.

[16] Bergman, B.: Periodontal reactions related to removable partial dentures: a literature review. J. Prosth. Dent. 58 (1987), 454.

[17] Berry, H., Funk, O. J.: Vitallium strengthener to prevent lower denture breakage. J. Prosth. Dent. 26 (1971), 532.

[18] Beyli, M. S., von Fraunhofer, J. A.: Repair of fractured acrylic resin. J. Prosth. Dent. 44 (1980), 497.

[19] Beyli, M. S., von Fraunhofer, J. A.: An analysis of causes of fracture of acrylic resin dentures. J. Prosth. Dent. 46 (1981), 238.

[20] Bissada, N. F., Ibrahim, S. J., Barsoum, W. M.: Gingival response to various types of removable partial dentures. J. Periodont. 45 (1974), 651.

[21] Blatterfein, L.: Rebasing procedures for removable partial dentures. J. Prosth. Dent. 8 (1958), 441.

[22] Boone, M. E.: Denture repairs involving midline fracture. J. Prosth. Dent. 13 (1963), 676.

[23] Brauner, H., Ott, R. W.: Zum Einfluß von Schnellreinigungstabletten auf die Korrosion von abnehmbarem Zahnersatz. Dtsch. zahnärztl. Z. 42 (1987), 813.

[24] Breustedt, A., Felgentreff, K.: Silane als Haftvermittler zwischen dentalkeramischen Massen und Dental-Kunststoffen und Möglichkeiten für ihre Anwendung in der prothetischen Stomatologie. Dtsch. Stomat. 22 (1972), 676.

[25] Breustedt, A., Felgentreff, K., Wandelt, D.: Silane als Haftvermittler zwischen dentalkeramischen Massen und Dental-Kunststoffen und Möglichkeiten für ihre Anwendung in der prothetischen Stomatologie. Dtsch. Stomat. 22 (1972), 825.

[26] Brill, N., Tryde, G., Stoltze, K., El Ghamrawy, E. A.: Ecologic changes in the oral cavity caused by removable partial dentures. J. Prosth. Dent. 38 (1977), 138.

[27] Broering, F., Gooch, W. M.: Technique for the repair of removable partial denture backings. J. Prosth. Dent. 50 (1983), 582.

[28] Brose, D.: Zur Erfolgsbewertung der Therapie mit abnehmbaren gegossenen Teilprothesen. Stomatol. DDR 29 (1979), 19.

[29] Brown, D. T., Desjardins, R. P., Chao, E. Y. S.: Fatigue failure in acrylic resin retaining minor connectors. J. Prosth. Dent. 58 (1987), 329.

[30] Bruce, R. W.: Complete dentures opposing natural teeth. J. Prosth. Dent. 26 (1971), 448.

[31] Brudvik, J. S.: Repairs. In: Rudd, K. D., Morrow, R. M., Eissmann, H. F. (eds.): Dental laboratory procedures. Removable partial dentures. Mosby, London 1981.

[32] Bruggers, H., Jeansonne, E. E., Grush, L.: Repair technique for fractured anterior facings. J. Amer. Dent. Ass. 98 (1979), 947.

[33] Burgar, C. G., Barghi, N., Nowlin, T. P., Norling, B. K.: Procelain repairs: evaluation of three composite resin systems. J. Dent. Res. 59 (1980), 433.

[34] Cardash, H. S., Liberman, R., Helft, M.: The effect of retention grooves in acrylic resin teeth on tooth denture-base bond. J. Prosth. Dent. 55 (1986), 526.

[35] Carlsson, G. E., Hedegård, B., Koivumaa, K. K.: Studies in partial dental prothesis IV. Final results of a 4-year longitudinal investigation of dentogingivally supported partial dentures. Acta Odontol. scand. 23 (1965), 443.

[36] Carlsson, G. E., Hedegård, B., Koivumaa, K. K.: Late results of treatment with partial dentures. An investigation by questionnaire and clinical examination 13 years after treatment. J. Oral Rehabil. 3 (1976), 267.

[37] Craig, R. G., Farah, J. W., El Tahowi, H. M.: Three-dimensional photoelastic stress analysis of maxillary complete dentures. J. Prosth. Dent. 31 (1974), 122.

[38] Deichsel, E.: Tragegewohnheiten von herausnehmbarem Zahnersatz. Stomatol. DDR 32 (1982), 312.

[39] Dent, R. J.: Repair of porcelain-fused-to-metal restorations. J. Prosth. Dent. 41 (1979), 661.

[40] Dielert, E.: Mechanisch-technologische und metallographische Untersuchungen an Lötungen von Dentallegierungen. Dtsch. zahnärztl. Z. 33 (1978), 543.

[41] Dielert, E.: Zum Einsatz des gebündelten Lichtbogens beim Verbindungsschweißen von Gold- und Kobalt-Chrom-Molybdän-Legierungen. Dtsch. zahnärztl. Z. 33 (1978), 677.

[42] Dielert, E., Kasenbacher, A.: Lötung, Mikroplasma- und Laserstrahlschweißung an Dentallegierungen. Dtsch. zahnärztl. Z. 42 (1987), 647.

[43] Eames, W. B., Rogers, L. B.: Porcelain repairs: retention after one year. Operat. Dent. 4 (1979), 75.

[44] Eames, W. B., Rogers, L. B., Feller, P. R., Price, W. R.: Bonding agents for repairing porcelain and gold: an evaluation. Operat. Dent. 2 (1977), 118.

[45] Earnshaw, R.: Fatigue tests on a dental Cobalt-Chromium alloy. Brit. Dent. J. 110 (1961), 341.

[46] Ebersbach, W., Lesche, M.: Nachuntersuchung und klinische Bewertung von parodontal und parodontal-gingival gelagertem Modellgußersatz. Stomatol. DDR 27 (1977), 723.

[47] El Ghamrawy, E.: Quantitative changes in dental plaque formation related to removable partial dentures. J. Oral Rehabil. 3 (1976), 115.

[48] Ettinger, R. L., Beck, J. D., Jakobsen, J.: Removable prosthodontic treatment needs: a survey. J. Prosth. Dent. 51 (1984), 419.

[49] Farmer, J. B.: Preventive prosthodontics: Maxillary denture fracture. J. Prosth. Dent. 50 (1983), 172.

[50] Ferrando, J. M. P., Graser, G. N., Tallents, R. H., Jarvis, R. H.: Tensile strength and microleakage of porcelain repair materials. J. Prosth. Dent. 50 (1983), 44.

[51] Finger, I. M.: Trouble-shooting, repairs and relining. Dent. Clin. N. Amer. 29 (1985), 199.

[52] Fisher, R. L.: Factors that influence the base stability of mandibular distal-extension removable partial dentures: a longitudinal study. J. Prosth. Dent. 50 (1983), 167.

[53] Garfield, R. E.: Replacing an abutment crown for an

[53] existing removable partial denture. J. Prosth. Dent. 45 (1981), 103.
[54] Garfield, R. E.: An effective method for relining metal-based prostheses with acid-etch techniques. J. Prosth. Dent. 53 (1984), 719.
[55] Gavelis, J. R.: Fabricating crowns to fit clasp-bearing abutment teeth. J. Prosth. Dent. 46 (1981), 673.
[56] Germundsson, B., Hellman, M., Ödman, P.: Effects of rehabilitation with conventional removable partial dentures on oral health-a cross-sectional study. Swed. Dent. J. 8 (1984), 171.
[57] Gerstenberg, G.: Zur Funktionstüchtigkeit von herausnehmbarem Teilersatz – Ergebnisse einer Nachuntersuchung. Med. Diss., Köln 1979.
[58] Getz, I. I.: Making a full-coverage restoration on an abutment to fit an existing removable partial denture. J. Prosth. Dent. 54 (1985), 335.
[59] Goldberg, A. T., Jones, R. D.: Constructing cast crowns to fit existing removable partial denture clasps. J. Prosth. Dent. 36 (1976), 382.
[60] Grady, R. D.: Objective criteria for relining distalextension removable partial dentures: a preliminary report. J. Prosth. Dent. 49 (1983), 178.
[61] Grant, W. F.: Clinical observations of number of fractures of acrylic and modified copolymer vinyl dentures. J. Amer. Dent. Ass. 61 (1960), 578.
[62] Grove, H. F., Broering, L. F.: Die Wiederherstellung einer abnehmbaren partiellen Prothese. Quintessenz 36 (1985), 1849.
[63] Halperin, A. R., Abadi, B. J.: Repair of broken dentures in resin undercuts. J. Prosth. Dent. 44 (1980), 224.
[64] Harcourt, H. J.: Fractures of cobalt-chromium castings. Brit. Dent. J. 110 (1961), 43.
[65] Hargreaves, A. S.: The prevalence of fractured dentures. Brit. Dent. J. 126 (1969), 451.
[66] Hargreaves, A. S.: Polymethylmethacrylate as a denture base material in service. J. Oral Rehabil. 2 (1975), 97.
[67] Harrison, A., Belton, E. L., Meades, K.: Do self-curing acrylic resin repairs gain strength with age? J. Dent. 5 (1977), 334.
[68] Harrison, W. M., Stansbury, B. E.: The effect of joint surface contours on the transverse strength of repaired acrylic resin. J. Prosth. Dent. 23 (1970), 464.
[69] Henderson, D., McGivney, G. P., Castleberry, D. J.: McCracken's removable partial prosthodontics. Mosby, St. Louis 1985.
[70] Hicklin, B., Brunner, Th.: Ergebnisse einer Nachkontrolle von doppelseitigen Freiendprothesen im Unterkiefer aus der Kantonalen Volkszahnklinik Zürich. Schweiz. Mschr. Zahnheilk. 82 (1972), 735.
[71] Highton, R. M., Caputo, A. A., Matyas, J.: Effectiveness of porcelain repair systems. J. Prosth. Dent. 42 (1979), 292.
[72] Hill, G. M.: Construction of a crown to fit a removable partial denture clasp. J. Prosth. Dent. 38 (1977), 226.
[73] Hoyle, D. E.: Immediate stabilization of a broken maxillary denture. J. Prosth. Dent. 50 (1983), 289.
[74] Huber, H. P.: Untersuchung von Haftvermittlern zur Reparatur von Metallkeramik. Dtsch. zahnärztl. Z. 38 (1983), 26.
[75] Huggett, R., John, G., Jagger, R. G., Bates, J. F.: Strength of the acrylic denture base tooth bond. Brit. Dent. J. 7 (1982), 187.
[76] Hupfauf, L.: Die Beurteilung der dental abgestützten Teilprothese. Öst. Z. Stomatol. 69 (1972), 2.
[77] Hupfauf, L., Hupfauf, T.: Ergebnisse der Nachuntersuchungen bei Patienten mit abgestützten Teilprothesen. Dtsch. zahnärztl. Z. 19 (1964), 369.
[78] Jackman, M. P., Taylor, M. L.: Crown construction to the lingual margin of a partial denture. Aust. Dent. J. 23 (1978), 237.
[79] Jennings, R. E.: The effect of metal reinforcements on the transverse strength of acrylic resin. J. Dent. Child 27 (1960), 162.
[80] Jochen, D. G., Caputo, A. A.: Composite resin repair of porcelain denture teeth. J. Prosth. Dent. 38 (1977), 673.
[81] Johnson, W.: A study of stress distribution in complete upper dentures. Dent. Practit. 15 (1965), 374.
[82] Jordan, R. D., Turner, K., Taylor, Th. D.: Multiple crowns fabricated for an existing removable partial denture. J. Prosth. Dent. 48 (1982), 102.
[83] Kapur, K. K., Soman, S., Stone, K.: The effect of denture factors on masticatory performance. Part I: Influence of denture base extension. J. Prosth. Dent. 15 (1965), 54.
[84] Kastner, Ch., Scandrett, F. R., Kerber, P. E., Taylor, Th. D., Semler, H. E.: Effects of chemical denture cleaners on the flexibility of cast clasps. J. Prosth. Dent. 50 (1983), 473.
[85] Kelly, E.: Fatigue failure in denture base polymers. J. Prosth. Dent. 21 (1964), 257.
[86] Kerschbaum, Th.: Nachuntersuchungsergebnisse zur Abstützung von Teilprothesen. Dtsch. zahnärztl. Z. 32 (1977), 971.
[87] Kerschbaum, Th., Henrich, H.: Karies an überkronten und nichtüberkronten Halte- und Stützzähnen. Dtsch. zahnärztl. Z. 34 (1979), 645.
[88] Kerschbaum, Th., Voss, R.: Guß- und metallkeramische Verblendkrone im Vergleich – Ergebnisse einer Nachuntersuchung bei Teilprothesenträgern. Dtsch. zahnärztl. Z. 32 (1977), 200.
[89] Killebrew, R. H.: Crown construction for broken down partial denture abutments. J. Prosth. Dent. 11 (1961), 93.
[90] Kirchhof, K.: Nachuntersuchungen über die Wirkung einiger klinisch-korrelativer Milieufaktoren bei parodontal-gingival-getragenen Teilprothesen. Med. Diss., Tübingen 1975.
[91] Klötzer, W.: Zur Prothesenwiederherstellung: Wege zur Minderung der Bruchanfälligkeit der Kunststoffprothesen. Dtsch. zahnärztl. Z. 18 (1963), 961.
[92] Klötzer, W.: Spannungsoptische Festigkeitsuntersuchungen einiger Prothesentypen. Dtsch. zahnärztl. Z. 19 (1964), 375.
[93] Klötzer, W.: Über polarisationsoptische Untersuchungen an Prothesenmodellkörpern. Dtsch. zahnärztl. Z. 21 (1966), 894.
[94] Körber, E., Lehmann, K., Pangidis, C.: Kontrolluntersuchungen an parodontal und parodontal-gingival gelagerten Teilprothesen. Dtsch. zahnärztl. Z. 30 (1975), 77.

[95] Koivumaa, K. K., Hedegård, B., Carlsson, G. E.: Studies in partial dental prosthesis I. Finska Tandläkarsällskupets Förhandlingar 56 (1960), 298.
[96] Koran, A., Crig, R. G.: Three-dimensional photoelastic stress analysis of maxillary and mandibular complete dentures. J. Oral Rehabil. 1 (1974), 361.
[97] Kraft, E.: Über die Ursache der sogenannten Spannungsrisse an Kunststoffprothesen und Kunststoffzähnen. Dtsch. zahnärztl. Z. 17 (1955), 1189.
[98] Kratchovil, F. J., Davidson, P. N., Guijt, J.: Five-year survey of treatment with removable partial dentures. Part I. J. Prosth. Dent. 48 (1982), 237.
[99] Kuebker, W. A., Fowler, J. A., Espinoza, A. V.: Relining and rebasing. In: Rudd, K. D., Morrow, M.R., Eissmann, H. F. (eds.): Dental laboratory procedures. Removable partial dentures. Mosby, London 1981.
[100] Kulzer: Informationskatalog März 1984.
[101] Kydd, W. L.: The comminuting efficiency of varied occlusal tooth form and the associated deformation of the complete denture base. J. Amer. Dent. Ass. 61 (1960), 465.
[102] Lambrecht, J. R., Kydd, W. L.: A functional stress analysis of the maxillary complete denture base. J. Prosth. Dent. 12 (1962), 865.
[103] Ledley, R. S.: Theoretical analysis of displacement and force distribution for the tissue-bearing surface of dentures. J. Dent. Res. 47 (1968), 318.
[104] Leong, A., Grant, A. A.: The transverse strength of repairs in polymethyl-methacrylate. Aust. Dent. J. 16 (1971), 232.
[105] Lewis, A. J.: Failure of removable partial denture castings during service. J. Prosth. Dent. 39 (1978), 147.
[106] Lewis, A. J.: Radiographic evaluation of porosities in removable partial denture castings. J. Prosth. Dent. 39 (1978), 278.
[107] Loft, G. H., Reynolds, J. M., Lundquist, D. O.: An indirect – direct method of crown fabrication for existing removable partial denture clasps. J. Prosth. Dent. 38 (1977), 589.
[108] Lopuck, St., Smith, J., Caputo, A.: Photoelastic comparison of posterior denture occlusions. J. Prosth. Dent. 40 (1978), 18.
[109] Lubovich, R. P., Peterson, T.: The fabrication of a ceramic-metal crown to fit an existing removable partial denture clasp. J. Prosth. Dent. 37 (1977), 610.
[110] Manley, T. R., Bowman, A. J., Cook, M.: Denture bases reinforced with carbon fibres. Brit. Dent. J. 146 (1979), 25.
[111] Marx, H., Houcken, P.: Experimentelle Untersuchungen der Härte und Haftfähigkeit von Reparaturmaterialien für die Metallkeramik. Dtsch. zahnärztl. Z. 33 (1978), 465.
[112] Marxkors, R., Bollmann, F., Haubrock, M.: Basisgestaltung und Selbstreinigung. Dtsch. zahnärztl. Z. 30 (1975), 700.
[113] Matthews, E., Wain, E. A.: Stresses in denture bases. Brit. Dent. J. 100 (1956), 167.
[114] McArthur, D. R.: Fabrication of full coverage restorations for existing removable partial dentures. J. Prosth. Dent. 51 (1984), 574.
[115] McCartney, J. W.: Occlusal reconstruction and rebase procedure for distal extension removable partial dentures. J. Prosth. Dent. 43 (1980), 659.
[116] McCrorie, J. M., Anderson, J. N.: Transverse strength of repairs with self-curing resins. Brit. Dent. J. 109 (1960), 364.
[117] Meyer, E.: Die Bewährung von Stegverbindungen, Teleskopkronen und Kugelknopfankern im stark reduzierten Gebiß. Dtsch. zahnärztl. Z. 38 (1983), 1011.
[118] Morrow, R. M., Matvias, F. M., Windeler, A. S., Fuchs, R. I.: Bonding of plastic teeth to two heat-curing denture base resins. J. Prosth. Dent. 39 (1978), 565.
[119] Morrow, M. R., Reiner, P. R., Feldmann, E. E., Rudd, K. D.: Metal reinforced silicone-lined dentures. J. Prosth. Dent. 19 (1968), 219.
[120] Newburg, R., Pameijer, C. H.: Composite resins bonded to porcelain with silane solution. J. Amer. Dent. Ass. 96 (1978), 288.
[121] Nowlin, Th. P., Barghi, N., Norling, B. K.: Evaluation of the bonding of three porcelain repair systems. J. Prosth. Dent. 46 (1981), 516.
[122] Obeid, A. A., Stafford, G. D., Bates, J. F.: Clinical studies of strain behaviour of complete dentures. J. Biomed. Engng. 4 (1982), 49.
[123] Ogle, R. E., Sorensen, S. E., Lewis, E. A.: A new visible light-cured resin system applied to removable prosthodontics. J. Prosth. Dent. 56 (1986), 497.
[124] Pape, F.-W.: Der Einsatz von Nickel-Chrom-Legierungen für Kronen und Brücken. Vortrag gehalten auf der Tagung der DGZPW in Böblingen (18.–20. 6. 1987).
[125] Peterhans, G., Brunner, Th.: Nachuntersuchung von Gerüstprothesen bei minderbemittelten Patienten – II. Resultate der Befunderhebung. Schweiz. Mschr. Zahnmed. 96 (1986), 755.
[126] Preston, J. D., Reisbick, M. H.: Laser fusion of selected dental casting alloys. J. Dent. Res. 54 (1975), 232.
[127] Rabe, H., Miethke, R. R., Magwitz, A.: Ergebnisse werkstoffkundlicher und mikrobiologischer Untersuchungen von sogenannten Zahnspangenreinigern. Prakt. Kieferorthop. 1 (1987), 111.
[128] Raskin, E. R.: An indirect technique for fabricating a crown under an existing clasp. J. Prosth. Dent. 50 (1983), 580.
[129] Regli, C. P., Gaskill, H. L.: Denture base deformation during function. J. Prosth. Dent. 4 (1954), 548.
[130] Rehany, A., Stern, N.: A method of refacing cemented veneered crowns. J. Prosth. Dent. 38 (1977), 158.
[131] Reppel, P. D.: Die Überkronung klammertragender Zähne unter einer Modellgußprothese. Dtsch. Zahnärztebl. 91 (1982), 62.
[132] Rossbach, A.: Erweiterungsfähiger Zahnersatz. In: Parodont und Prothetik. Bayerische Landeszahnärztekammer, München 1985.
[133] Rupp, N. W., Bowen, R. L., Paffenbarger, G. C.: Bonding cold-curing denture base acrylic resin to acrylic resin teeth. J. Amer. Dent. Ass. 83 (1971), 601.
[134] Sauer, G.: Beurteilung und Tragegewohnheiten von Modellgußprothesen – Ergebnisse einer Patientenbefragung. Dtsch. zahnärztl. Z. 34 (1979), 196.

[135] Schomburg, W.: Herstellung von Gußkronen für klammertragende Zähne. Quintessenz 24 (1973), 57.
[136] Schroeder, A.: Perlon-Armierung der Methakrylatprothesen. Schweiz. Mschr. Zahnheilk. 64 (1954), 224.
[137] Scott, J., Bates, J. F.: The relining of partial dentures involving precision attachments. J. Prosth. Dent. 28 (1972), 325.
[138] Shay, J. S., Mattingly, S. L.: Technique for the immediate repair of removable partial denture facings. J. Prosth. Dent. 47 (1982), 104.
[139] Shen, C., Colaizzi, F. A., Birns, B.: Strength of denture repairs as influenced by surface treatment. J. Prosth. Dent. 52 (1984), 844.
[140] Sigaroudi, K.: Restoring abutment teeth with cast restorations to fit existing removable partial dentures. J. Prosth. Dent. 53 (1985), 628.
[141] Smith, D. C.: Fracture characteristics in polymethylmethacrylate. J. Dent. Res. 39 (1960), 1098.
[142] Smith, D. C.: The acrylic denture: mechanical evaluation: mid-line-fracture. Brit. Dent. J. 110 (1961), 257.
[143] Smith, R. A.: Clasp repair for removable partial dentures. J. Prosth. Dent. 29 (1973), 231.
[144] Smith, E., Kydd, W. L., Wykhins, W. A., Phillips, L. A.: The mobility of artifical dentures during comminution. J. Prosth. Dent. 5 (1963), 839.
[145] Spiekermann, H., Gründler, H.: Die Modellguß-Prothese. Quintessenz, Berlin 1977.
[146] Spratley, M. H.: An investigation of the adhesion of acrylic resin teeth to dentures. J. Prosth. Dent. 58 (1987), 389.
[147] Stafford, G. D., Bates, J. F., Huggett, R., Handley, R. W.: A review of the properties of some denture base polymers. J. Dent. 8 (1980), 292.
[148] Stafford, G. D., Griffiths, D. W.: Investigation of the strain produced in maxillary complete dentures in function. J. Oral Rehabil. 6 (1979), 241.
[149] Stafford, G. D., Huggett, R., Causton, B. E.: Fracture toughness of denture base acrylics. J. Biomed. Mater. Res. 14 (1980), 359.
[150] Stafford, G. D., Lewis, T. T., Huggett, R.: Fatigue testing of denture base polymers. J. Oral Rehabil. 9 (1982), 139.
[151] Stamenković, D.: Fractures of clasp-retained partial dentures. Acta Stomatol. Croat. 17 (1983), 189.
[152] Steffel, V. L.: Relining removable partial dentures for fit and function. J. Prosth. Dent. 4 (1954), 496.
[153] Stohler, C.: Etiology and occurence of denture stomatitis. A review of literature. Schweiz. Mschr. Zahnheilk. 94 (1984), 187.
[154] Swoope, C. C., Kydd, W. L.: The effect of cusp form and occlusal surface area on denture base deformation. J. Prosth. Dent. 16 (1966), 34.
[155] Teppo, K. W., Smith, F. W.: A technique for restoring abutments for removable partial dentures. J. Prosth. Dent. 40 (1978), 398.
[156] Thurgood, B. W., Thayer, K. E., Lee, R. E.: Complete crowns constructed for an existing partial denture. J. Prosth. Dent. 29 (1973), 507.
[157] Trudsø, H., Jørgensen, E. B., Bertram, U.: A four-year follow up study on processed pour acrylic resins. J. Prosth. Dent. 44 (1980), 495.
[158] Uhlig, H.: Dauerbiegefestigkeit metallnetzverstärkter Kunststoffe. Dtsch. zahnärztl. Z. 13 (1951), 707.
[159] Vahl, J., van Benthem, H., Schell, H.: Laserexperimente an Dentallegierungen und ihre Ausweitung auf spezielle zahntechnische Arbeiten (I. Mitteilung). Dtsch. zahnärztl. Z. 39 (1984), 778.
[160] Vakidi, F.: Vertical displacement of distal-extension ridges by different impression techniques. J. Prosth. Dent. 40 (1978), 374.
[161] Vermeulen, A. H. B. M.: A decennium evaluation of removable partial dentures. Proefschrift, Nijmegen 1984.
[162] Voss, R.: Der Einfluß der Elastizität, besonders der elastischen Nachwirkung der Prothesenwerkstoffe auf das Verhalten der Prothesen und des tragenden Gewebes. Dtsch. zahnärztl. Z. 12 (1957), 1474.
[163] Voss, R., Schwickerath, H.: Einige klinische und werkstoffkundliche Gesichtspunkte der Prothesenwiederherstellung. Dtsch. zahnärztl. Z. 18 (1963), 967.
[164] Waters, N. E.: The fatigue fracture of acrylic. Dent. Practit. 18 (1968), 389.
[165] Welsh, S. L.: Complete crown construction for a clasp-bearing abutment. J. Prosth. Dent. 34 (1975), 320.
[166] Welsh, S. L., Schwab, J. T.: Repair technique for porcelain-fused-to-metal restorations. J. Prosth. Dent. 38 (1977), 61.
[167] Yasuda, N., Sasaki, M., Mogi, T., Matsumoto, M. A. M.: New adhesive resin to metal in removable prosthodontic fields. J. Dent. Res. 59 (1980), 940.

Register

Die Zahlen beziehen sich auf die Buchseiten, wobei nur Anfangsseiten aufgeführt werden;
d.h., bei jeder Fundstelle können gegebenenfalls auch auf
den direkt folgenden Seiten Informationen zu dem gesuchten Begriff gefunden werden.
Fette Ziffern kennzeichnen die Hauptfundstelle.

Register

A

Abformlöffel 41, **43**
– individueller 44
– konfektionierter 44
Abformmassen
– Alginat 42, **45**
– allergische Reaktionen 259
– Elastomere 41, **42**, 49
– Polyäther 43
– Zinkoxid-Eugenol **43**
Abformung
– s.a. Funktionsabformung
– s.a. Modellherstellung
– s.a. Ringabformung
– s.a. Situationsabformung
– anatomische 41, **45**
– biodynamische 51
– Desinfektion 52
– Druckabformung 50
– drucklose 50
– mit integrierter Relationsbestimmung 190
– Kiefer, teilbezahnte **39**, 189
– Lückengebiß 45
– Materialien s. Abformmassen
– Modellgußprothese 155
– Patientenlagerung 45
– ringlose 49
– Schleimhautdeformation 50
– Schlüsselabformung 47
– stark reduziertes Restgebiß 49
– Stumpfabformung 189
– Teilprothesen 45, 189
– – Schleimhautresilienz 50, 189
– Unterfütterung 295
– Voraussetzungen 41
– Zahnersatz, abnehmbarer **45**
– – festsitzend-abnehmbarer **47**, 189
Abrasion 3, 198, 209
Abrasionsgebiß, prothetische Versorgung 198, 207, 212, 222
Abstützung, Teilprothesen
– – s.a. Auflagen
– – federnde 85
– – gingivale 75, 78
– – parodontal-gingivale 75, 137
– – parodontale 75
– – sattelferne 138
– – sattelnahe 138
– – Stützzonen 139
Acrylate, allergische Reaktionen 258
Adaptation, Prothesen 31, 161, 235, 249, 282
Adhäsiv-Attachment 183
Äquator, prothetischer 107, 113, 127
Alginat, Abbindung 42
– Abformung 42, **45**
– Schrumpfung 42
Allergien **247**
– Abformmassen 259
– Acrylate 258

Allergien
– Amine, tertiäre 259
– Autopolymerisate 258
– Azofarbstoffe 259
– Benzoylperoxid 259
– Chrom 257
– Dibutylphthalat 259
– Edelmetall-Legierungen 254
– Farbpigmente 259
– Gold 254
– histologische Grundlagen 253
– Hydrochinon 259
– immunologische Grundlagen 252
– Katalystor 259
– Kobalt 257
– Kontaktallergie 255
– Kunststoffe 257
– Kupfer 255
– Metall-Legierungen 254
– Nichtedelmetall-Legierungen 152, 256
– Nickel 256
– Palladium 255
– Silikone 260
– Zinkoxid-Eugenol 261
Allgemeinzustand, prothetische Behandlung 5, 200
Alveolarfortsatz, Atrophie 72, 236, 279
– Belastung 71
– Resorption, Immediatprothese 95
– Resorptionslinie, sagittale 80
– unbezahnter, Belastung 237
– – Resorption 237
Amine, tertiäre, allergische Reaktionen 259
Anamnese
– allgemeine 5
– Fragebogen 4
– Prothesenstomatopathie 251
– prothetische Behandlung 5, 199
– spezielle 5
Ankerzähne
– Auswahl 140
– Belastung 137
– Beschleifen 143
– Beurteilung 133
– provisorische Versorgung 191
– Teilprothesen, Belastung 19, 81, 86, 240
– topographische Verteilung 141
– Überkronung **145**, 303
– Wurzelbehandlung 305
Artikulation s.a. Okklusion
Artikulator 67, 215
– Auswahl 215, **216**
– Einstellung 217
– halbjustierbare 217
– Mittelwertartikulator 217
– teiljustierbarer 67, 217
– volljustierbarer 67

Atrophie, Alveolarfortsatz s. Alveolarfortsatz, Atrophie
Attachment 136, **173**, 175
– s.a. Geschiebe
– s.a. Riegel
– geklebtes 183
– individuelles 180
– Snap-Attachment 180
Aufbauprothese 111, 236
Aufbißbehelf, Vorbehandlung bei prothetischer Versorgung 18, 165, 206
Aufklärung, prothetische Versorgung 162
Auflagen, Teilprothesen **122**
– – s.a. Inzisalauflage
– – s.a. Krallenauflage
– – s.a. Okklusalauflage
– – Einschleifen 144
Autopolymerisate, allergische Reaktionen 258
– Bißschablone 59
– Unterfütterung 295

B

back-action-Klammer 130
Baldprothese 93
– s.a. Interimsprothese
Befundbogen **11**
Befunderhebung
– s.a. Untersuchung
– extraorale 5
– funktionelle 7, 32
– intraorale 5
– Kiefergelenk 8
– Mundschleimhaut 7
– Parodontalstatus 6
– Photo 9
– Prothesenlager 7
– prothetische Behandlung 131, 199
– Röntgenstatus 8
Behandlungsplan, prothetischer **10**, **32**, **132**, **136**, 154, 168, 202, 206, 238, 240
– – Modellstudium 6, 132, 202
– – Röntgenbefund 133
Benzoylperoxid, allergische Reaktionen 259
Bewegungsachse, Teilprothesen 81, 138
Bißhebung 207
Bißhöhe s. Kieferrelation, vertikale
Bißnahme s. Kieferrelation, Bestimmung
Bißschablone 59
Bona-Anker 182
Bonwill-Klammer 129
Bonyhard-Klammer 104, 109, 129
Brücken, abnehmbare 165, 176
– Behandlungsplan 240
– freiendende 242

Brücken
- Konstruktion 242
- Kupplungsbrücke 33

C

C-Klammer 105
Caries s. Karies
Checkbiß 154, 217
Chrom, allergische Reaktionen 257
Compliance, prothetische Versorgung 282
Coping 59, 303
- s.a. Transferkäppchen
Cover denture 239
- s.a. Prothesen, subtotale

D

Desinfektion, Abformung 52
Diagnostik s.a. Befunderhebung
- s.a. Funktionsanalyse
- s.a. Röntgendiagnostik
- Prothesenstomatopathie 250
Dibutylphthalat, allergische Reaktionen 259
Differentialindikation, festsitzend-abnehmbarer Zahnersatz 29, 241
Distraktionseffekt 56
Dokumentationspflicht 162
Dolder-Steg **181**
Doppelarmklammer 128
Doppelbiß 209
- s.a. Kieferrelation, Änderung
Doppelkrone 167, 177
- s.a. Resilienzteleskop
- s.a. Zylinder-Teleskopkrone
Druckknopf-System **182**
Druckstellen, Teilprothesen 113, 161
Dysfunktionen, mandibuläre 233
- s.a. Funktionsstörungen

E

Edelmetall-Legierungen
- allergische Reaktionen 254
- Modellgußprothese 151
- Werkstoffeigenschaften 152
Einarmklammer 107, 129
- s.a. C-Klammer
Einfügen, Teilprothesen 113, 224, 231
Einschleifen, vor prothetischer Behandlung 17, 140, 144
Einstückgußprothese s. Modellgußprothese
Elastomere, Abformung 41, **42**, 49
- Schrumpfung 43
Elektrotom 213

Elimination/Reexpositionstest **253**
Epidemiologie, Teilprothesenträger 268
Epikutantest **252**
Epimukosatest **253**
Erweiterung, Prothesen 173, 300
Eugenol, allergische Reaktionen 261
Extensionsarmklammer 129
Extraktion s. Zahnextraktion

F

Farbstoffe, allergische Reaktionen 259
Feingoldfolienabdeckung 253
FGP-Technik 67
Freedom in centric 213, **214**
- s.a. okklusales Konzept
Freiendbrücke 242
Freiendprothese 120
Front-Eckzahnführung 217
Frontzähne, Aufschleifen 110
Frontzahnführung 218
Frontzahnstop 62
Funktionsabformung 190
- Indikationen 49
Funktionsanalyse 32
Funktionsdauer, Zahnersatz 284
Funktionsstörungen s. Störungen, funktionelle

G

Gaumenplatte 82, **124**, 142
- Funktion 125
- Kippmeiderfunktion 125
- Konstruktion 125, 148
Geschiebe 146, **175**
- s.a. Attachment
- nach Brown-Soerensen 180
- Interlock 174
- konfektioniertes **179**
- offenes 25
- Rillen-Schulter-Stift 176, **178**
- Stab 176, 179
- Stern 179
- T-Geschiebe, Reparatur 297, 301
Gesichtsbogen 60, 215, **217**
Gesichtsbogenregistrierung, arbiträre 60
Gnathomat 67
Gold, allergische Reaktionen 254
Gruppenführung 218

H

Halteelemente
- s.a. Geschiebe
- s.a. Retentionselemente
- gebogene 106

Halteelemente
- gegossene 127
- Retentionszone 139
- Verbindungselemente 107
Harmonie, okklusoartikuläre 55
Hasenschrotfraktur 19
Hydrochinon, allergische Reaktionen 259
Hypodontie, prothetische Versorgung 112, 199, 210
Hypoplasie, Schmelz, orale Rehabilitation 199

I

Immediatprothese 18, **91**
- s.a. Interimsprothese
- Adaptation 98
- Definition 93
- Herstellung 95
- Nachsorge 97
- physiologische Vorteile 94
- postchirurgische 93
- prächirurgische 93
- psychologische Vorteile 93
- Wundverband 94
Impregum, allergische Reaktionen 259
Inaktivitätsatrophie, Parodontium 77
Infrawölbungsretention 128
Insuffizienz, parodontale 19, 72
- - prothetische Versorgung 22, 149, 189, 201
Interimsprothese 23, 93, 104
- Adaptation 98
- Herstellung 95
- Nachsorge 97
Interkuspidationsposition 213
Interlock-Geschiebe 174
Intrakutantest **254**
Inzisalauflage **123**

K

Karies, Teilprothesen 276
Katalysator, allergische Reaktionen 259
Kauabdruck 190
Kaukraft 231
Kaumuskulatur, Physiologie 19
- Untersuchung 8
Keramik, Verblendung, Reparatur 305
Kiefer s.a. Oberkiefer
- s.a. Unterkiefer
- teilbezahnter, Abformung **39**
Kiefergelenk, Belastung, durch Teilprothesen 21
- Untersuchung 8
Kieferrelation, Bestimmung **53**, 153, 213

Kieferrelation, Bestimmung
– – s.a. Registrierung
– – Änderung 55, 206, 226
– – Bißschablone 59
– – bei gesicherter Okklusion 58
– – individuelle 60
– – prophylaktische 56
– – Stützstift 62
– – Wachsbiß 58
– horizontale, Definition 55
– – Rekonstruktion 60
– Rekonstruktion 59
– Übertragung 215
– Veränderungen 55, 206
– vertikale, Änderung 55, 206
– – Bestimmung, elongierte Zähne 61
Kinder, Teilprothesen 111, 224
Kinematik Prothesensattel 75
Kippmeiderfunktion
– s.a. Retentionselemente, indirekte
– Okklusalauflage 122
– Resilienzteleskop 88
Klammer **106**, **127**
– s.a. Retentionselemente
– s.a. Verankerung
– Beschleifen der Zähne 144
– Bonwill 129
– Bonyhard 104, 109, 129
– C-Klammer 105, 109
– doppelarmige 128
– einarmige 107, 129
– Einschubrichtung 127
– Extensionsarm 129
– fortlaufende **126**, 148
– Kombinationsklammer 130
– Konstruktion 106, 128, 148
– Lagebestimmung 128
– Ney-System 128
– prothetischer Äquator 107, 127
– Ring 129
– rückläufige 129
– runde 106
– Verlauf 108
– Zahnfleischklammer 110
– zweiarmige 108
Klammerarm 107
Klammerelemente, Teilprothesen 106, 165
Klammerfraktur, Teilprothesen 274
Klammerprothese 120
Klammerverlauf 108, 128
Knirscherschiene 21
Kobalt, allergische Reaktionen 257
Kombinationsklammer 130
Kombinationsprothese s. Prothesen, partielle, parodontal-gingival gelagerte
Kompressibilität, Tegument 74
Konditioner, Schleimhaut 295
Konstruktionselemente 121, 127, 171
– s.a. Geschiebe

Konstruktionselemente
– s.a. Klammer
– s.a. Retentionselemente
– s.a. Verbindungselemente
Kontaktallergie 255
Kontaktposition, retrale 213, **214**
– – s.a. Scharnierachse, terminale
Konuskrone 176, **178**
Konzept, okklusales 60, 153, 213, 218
Kragenplatte 127
Krallenauflage **123**
Krallenschiene 123
Kronen
– Ankerzähne 145, 303
– Einprobe 224
– Einzementieren 226
– Indikationen 135, 145, 167
– Kariesbefall 277
– Präparation 211
– Probetragen 225
– Reparatur **303**
– temporäre 191
Kronenrand 212, 277
Kronenverblendung, Reparatur 140, 305
Kummet-Verankerung 83, 109
Kunststoffe, allergische Reaktionen 257
Kunststoffprothese
– Bruch 298
– Erweiterung 302
– partielle s. Immediatprothese
– – s. Prothesen, partielle
– Reparatur 298
– Unterfütterung 293
Kupfer, allergische Reaktionen 255
Kupplung 175
– s.a. Geschiebe
Kupplungsbrücke 33

L

Lagerung, Zahnersatz s. Abstützung
Lappenfibrom 294
Laterotrusion, Führung in 218
– – s.a. okklusales Konzept
Leukoplakie 9
Lichen ruber mucosae 255
Lingualschiene s. Sublingualbügel
long centric 209
Lückengebiß, Abformung 45
– Befunderhebung **6**, 167
– Funktionsabformung 49
– stark reduziertes, Abformung, 49
– – – Behandlung 22, 105, 177
– topographische Verteilung der Zähne 201
– Vorbehandlung 143, 155
Lymphozytentransformationstest **254**

M

Mandibula s. Unterkiefer
Maxilla s. Oberkiefer
Metalle, Korrosion 254
Metall-Legierungen, allergische Reaktionen 254
Mittelwertartikulator 217
Modell s.a. Sägemodell
– s.a. Situationsmodell
– Behandlungsplan, prothetischer 202
Modellgußprothese 23, **117**
– Abformung 155
– Abstützung **138**
– Ankerzähne, Auswahl 140
– – Belastung 137
– – Beschleifen 143
– – Überkronung 145, 303
– – – Anforderungen 145
– – – Fräsungen 145
– – – Indikationen 145
– – – Verblendung 146
– Aufbau 120
– Auflageflächen, Bestimmung 142
– Auflagen **122**
– Behandlungsplan **136**
– Bruch 300
– Definition 119
– Einprobe 158
– Einschubrichtung 140
– Erweiterung 142, 302
– Fehlerquellen 160
– forensische Hinweise 161
– Funktionsdauer 270
– Indikationen **134**
– Kieferrelationsbestimmung 152, 155
– Konstruktion 139, **147**
– Konstruktionselemente 121, 281
– Kontraindikationen 134
– Modellherstellung 155
– Mundhygiene 160
– Nachsorge 160
– Okklusionskorrektur 159
– Okklusionsstörungen 159, 161
– Pflege 160
– Prothesenbasis 120
– Prothesengerüst 150
– Prothesensattel 120, 130
– – Konstruktion 149
– – Reparatur 300
– Retention **120**, **147**
– Retentionselemente **121**
– – Eigenschaften 147
– – indirekte 130
– Rotationsachse 138
– Schädigungen, dentale 160
– – gingivale 161
– – parodontale 161
– – der Prothese 161
– schubkraftüberführende Elemente 121

Modellgußprothese
– Situationsabformung 152
– Stützelemente 120, **121**
– Tragen, nächtliches 160
– Unterfütterung 293, 296
– Verankerung **120**
– Verbindungselemente 120, **123**
– – s.a. Attachments
– – s.a. Teleskope
– – Festlegen 142
– – Konstruktion 148
– Wachsaufstellung 158
– Werkstoffe **151**
– Zähne, künstliche 120, 130, 158
Modellherstellung s.a. Abformung
– Modellgußprothese 155
– Ringabformung 49
Modellstudium, prothetische Versorgung 132
Mukosa s.a. Mundschleimhaut
– s.a. Tegument
– fixierte, Belastungsdeformation 74
Mundhygiene, Teilprothesen 36, 109, 160
Mundschleimhaut
– s.a. Mukosa
– s.a. Tegument
– allergische Reaktionen 251
– Befunderhebung 7
– Belastung durch Teilprothesen 103
– Deformation bei der Abformung 50, 74
– Resilienz 50, 74, 79, 189
– Vakatwucherung 161
– Veränderungen durch Teilprothesen 279
Muskulatur s.a. Kaumuskulatur
myozentrische Position 213, **214**

N

Nachsorge 160, 243, 283
– s.a. Compliance
– Immediatprothese 97
– Modellgußprothese 160
– Teilprothesen 160, 235, 243, 283
– Zahnersatz, festsitzend-abnehmbarer 226
Nachuntersuchung, Teilprothesen, Ergebnisse 265
Nelkenöl s. Eugenol
– s. Zinkoxid-Eugenol
Ney-Klammer 128
Nichtedelmetall-Legierungen
– allergische Reaktionen 152, 256
– Modellgußprothese 152
– Teleskope 185
– Werkstoffeigenschaften 152
Nickel, allergische Reaktionen 256

O

Oberkiefer, teilbezahnter, Abformung 39
– – s.a. Abformung
Okkludator 67
Okklusalauflage **122**
– Kippmeiderfunktion 122
– Konstruktion 122
okklusales Konzept 60, 153, 213, 218
– – s.a. Frontzahnführung
– – s.a. Kieferrelation, Bestimmung
Okklusion, balancierte 218
– Beurteilung 202
– Häufigkeit 219
– Teilprothesen 17, 85
Okklusionskorrektur,
– s.a. Einschleifen
– Modellgußprothese 159
Okklusionsstörungen 55
– Modellgußprothese 159, 161
okklusoartikuläre Harmonie 55

P

Palladium, allergische Reaktionen 255
Parafunktionen 20
parodontale Insuffizienz 19, 72
– prothetische Versorgung 22, 149
parodontale Resistenz 19
– biologische Wertigkeit 32, 270
– prothetische Versorgung 22
Parodontalhygiene 21
– Zahnverblockung 205
Parodontalstatus 6
– Bewertung 133
Parodontopathien, Teilprothesen 32, 277
Patient, Compliance, prothetische Behandlung 282
Patientengespräch 131
Pfeilerzähne s.a. Ankerzähne
Pfeilwinkel 62
Planung s. Behandlungsplan
Plaque, Teilprothesen 276
– – s.a. Parodontalhygiene
Plattenprothese 120
– s.a. Prothesen, partielle, gingival gelagerte
– Funktionstüchtigkeit 272
Polyäther-Abformmassen 43
Polymethylmethacrylate, allergische Reaktionen 258
Position, myozentrische 213, **214**
Präparation, Kronen 211
– Provisorium 191
Präparationsgrenze, subgingivale 212
Pricktest 254
Probetragen, Teilprothesen 225
Proglissement 80

Prothesen
– s.a. Aufbauprothese
– s.a. Immediatprothese
– s.a. Interimsprothese
– s.a. Zahnersatz
– Feingoldfolienabdeckung 253
– Funktionsdauer 270
– Funktionstüchtigkeit 271
– Langzeituntersuchungen **265**
– Mobilität 235
– partielle
– – s.a. Kunststoffprothese
– – s.a. Modellgußprothese
– – s.a. Zahnersatz
– – Abformung 45, 189
– – abnehmbare, Adaptation 238
– – – Behandlungsplan 239
– – – Behandlungsziel 239
– – – Folgen 236
– – – Kaukomfort 239
– – – Vorbehandlung 239
– – Abstützung 78, 81, **138**
– – Achsenverlauf 81
– – Adaptation 235, 281
– – Alveolarfortsatz, Belastung 237
– – – Resorption 72, 236, 279
– – Ankerzähne, Belastung 19, 81, 87, 240, 303
– – – Wurzelbehandlung 305
– – attachmentverankerte, Funktionsdauer 272
– – Aufgabe 119
– – Ausgleichselemente 82
– – Basisgestaltung 281
– – Befunderhebung **3**, 131, 167
– – Behandlungsplan 10
– – Bewegungsführung 81, 84, 85
– – Bewegungsverhalten 71, 137, 237
– – Bruch 298, 300
– – Compliance 282
– – Deformationsverhalten 85
– – Deformierbarkeit, elastische 138
– – Differentialdiagnostik 29
– – Druckweiterleitung 137
– – Einfügen 224, **231**
– – Einlagerung 137
– – Einschleifen 144
– – Epidemiologie 268
– – Erweiterung 142, **301**
– – federnd gelagerte 75, **85**
– – festsitzende 240
– – – s.a. Brücken
– – – s.a. Kronen
– – – Belastung 240
– – Friktionseinstellung 186
– – Frontzähne, Aufschleifen 110
– – – Aufstellung 110
– – Funktionsdauer 270
– – Funktionsstörungen 279
– – Funktionstherapie 18
– – Funktionstüchtigkeit 271

Prothesen, partielle
– – Funktionsverlust 273
– – Gaumenplatte 83
– – Gelenkprophylaxe 21
– – Geschiebe 146
– – Gewebeschäden 276
– – gingival gelagerte 75, **78**, 88, **101**, 120
– – – s.a. Plattenprothese
– – – Basisgestaltung 105
– – – Druckstellen 113
– – – Druckweiterleitung 137
– – – Einfügen 113
– – – Einschubrichtung 113
– – – Indikationen 23, 29, **104**
– – – Klammer 106
– – – Lagerung 78
– – – Okklusion, balancierte 218
– – – Remontage 225
– – – Retentionselemente 106
– – – – s.a. Klammer
– – – – s.a. Verankerung
– – – Schleimhautbelastung 103
– – – Schleimhautveränderungen 103
– – – Unterfütterungsbedürftigkeit 293
– – gußklammerverankerte, Funktionsdauer 271
– – Halteelemente 171
– – Karies 276
– – Kinder 111, 222
– – Kinematik **69**
– – Klammer **127**
– – – s.a. Rententionselemente
– – Klammerelemente 165
– – Klammerfraktur 274
– – Konstruktion 23, **170**, 242
– – Kronenreparatur 303
– – Kummet-Verankerung 83
– – Langzeituntersuchungen **265**
– – Lingualschiene s. Sublingualbügel
– – Mundhygiene 37, 160
– – Nachsorge 160, 226, 243, 283
– – Okklusion 17, 85
– – parodontal gelagerte 23, **75**, 120
– – – Abstützungszone 78
– – – Druckweiterleitung 137
– – – Einteilung 24
– – – Indikationen 23, 29
– – – Unterfütterungsbedürftigkeit 293
– – Parodontalbehandlung 16
– – Parodontalerkrankungen 278
– – parodontal-gingival gelagerte 23, **75**, 120
– – – Druckweiterleitung 137
– – – Einlagerung 137
– – – Unterfütterungsbedürftigkeit 293
– – plattengestützte s. Plattenprothese
– – Probetragen 225

Prothesen, partielle
– – Prothesenbasis 105, 281
– – Prothesensattel 82, 124, 130, 149
– – psychologische Aspekte 93
– – Randgestaltung 21, 106
– – – funktionelle 80
– – Reparatur **298**, **300**
– – resilient gelagerte 87
– – Retention **120**
– – Retentionselemente 106, **121**, **127**, 171
– – Rotationsachse 82, 138
– – Rückenplatte 83, 179
– – Schleimhautveränderungen 279
– – Seitenzähne, Aufstellung 111
– – stark reduziertes Gebiß 22
– – Stützelemente **121**, 171
– – Sublingualbügel 83, **125**, 142, 205
– – Teleskop, Erweiterung 302
– – – Unterfütterung 297
– – Tragen, nächtliches 21, 160
– – Transversalbügel 83
– – Unterfütterung **293**
– – – Behandlungsziel 294
– – – direkte **295**
– – – Indikationen 293
– – – indirekte **295**
– – – Voraussetzungen 294
– – Verankerung 18, **23**, 120
– – – s.a. Klammer
– – – klammerlose **171**
– – Verbindungselemente 25, 83, 120, **123**, 148, **171**, 281
– – Vorbehandlung 10, 143
– – – chirurgische 16
– – – Einschleifen 17
– – – kieferorthopädische 17
– – – konservative 16
– – Werkstoffe 105, 185
– – Zähne, Belastung 19, 81, 87, 240
– – – künstliche, Ausbrechen 298
– – Zahnaufstellung **110**
– – Zahnextraktion 302
– – Zahnverlust 276
– Retentionszone 139
– subtotale 36, 105, 182
– totale, Bruch 298
– – Einfügen **231**
– – Ermüdungsbruch 298
– – Kaukraft 234
– – Langzeituntersuchungen **265**
– – Mittellinienfraktur 298
– – teleskopierende 99
– – Verstärkungseinlagen 298
Prothesenanker, Verschleißverhalten 183
Prothesenbasis, Gestaltung 105, 120, 281
Prothesenfläche 80
Prothesengerüst, Modellgußprothese, Herstellung 150

Prothesenintoleranz 161, 249
Prothesenkinematik **69**, 80, 170
– stark reduziertes Gebiß 87
Prothesenkonstruktion **170**, 242
Prothesenlager
– Anatomie 72
– Befunderhebung 7
– chirurgische Korrektur 16
– Physiologie 72
– Schonung **76**
Prothesensattel, Ausdehnung 80
– Modellgußprothese 120, 130
– – Konstruktion 149
Prothesenstatik 80
Prothesenstomatitis 249, 279
Prothesenstomatopathie 10, 161, **249**, 294
– Ätiologie 249
– allergiebedingte 251
– Anamnese 251
– Diagnostik 250
– Klinik 250
Prothetik
– Behandlungsplan 168, 202, 206, 240
– – Modellstudium 202
– Behandlungsziel 237
– Diagnostik 199
– Nachsorge 160, 243, 283
prothetischer Äquator 127
Protrusion s. Frontzahnführung
Provisorium, Präparation 191

R

Radieren, Modell s. Modell
RAST (Radio-Allergo-Sorbent-Test) **254**
Recall 226, 283
Rechtsmedizin, Prothetik 162
Registrierung
– s.a. Kieferrelation, Bestimmung
– enorale 58, 62
– Gesichtsbogen 60, 215
– okklusale 58
– Stützstift 62
– Wachsregistrat 58
Rehabilitation, orale
– – festsitzend-abnehmbarer Zahnersatz **195**, 233
– – Indikationen 63, 197
– – s.a. Zahnersatz
Reizfibrom 294
Rekonstruktion, Kieferrelation s. Kieferrelation
Relation s. Kieferrelation
Remontage, Zahnersatz, festsitzend-abnehmbarer 225
Reparatur, Zahnersatz **291**, 305
Repositionstherapie 154
Resilienzteleskop 87, 105, 177

Resistenz, parodontale 19
– – prothetische Versorgung 22
Resorptionslinie, sagittale 80
Restgebiß s. Lückengebiß
Retention, Modellgußprothese **120**, 147
Retentionselemente 106, **121**, **127**, 171
– s.a. Halteelemente
– s.a. Klammer
– dentale 121
– direkte (aktive) 121, **127**
– Eigenschaften 147
– indirekte (passive) 121, **130**
– Infrawölbung 128
– Modellgußprothese **127**
– Suprawölbung 128
– tegumentale 121
Retentionswiderlager 130
Retentionszone, Teilprothesen 139
Retentionszylinder 182
Retraktionsfaden 213
Riegel **180**
Rillen-Schulter-Stift-Geschiebe 176, **178**
Ringabformung 47
– Modellherstellung 49
Ringklammer 129
Röntgendiagnostik, prothetische Versorgung 8, 133
Röntgenstatus 8
Rückenplatte, Teilprothesen 83, 179

S

Sägemodell 49
Sattelkinematik **80**
– s.a. Prothesensattel
Schaltprothese 120
Schaltsattel 120
Scharnierachse 60
Scharnierachsenposition, terminale 60, 214, 217
– – s.a. Kontaktposition, retrale
Schleimhaut s. Mukosa
– s. Mundschleimhaut
– s. Tegument
Schleimhaut-Konditioner 295
Schlotterkamm 294
Schlüsselabformung 47
Schmelz, Hypoplasie, orale Rehabilitation 199
Schmelzdefekt, prothetische Versorgung 199, 210
Scutan, allergische Reaktionen 259
Senkbiß, sekundärer 209
Sensibilisierung **247**
– s.a. Allergien
– Abformmassen 259
– Acrylate 258

Sensibilisierung
– Amine, tertiäre 259
– Autopolymerisate 258
– Benzoylperoxid 259
– Chrom 257
– Dibutylphthalat 259
– Edelmetall-Legierungen 254
– Gold 254
– Hydrochinon 259
– Katalysator 259
– Kobalt 257
– Kunststoffe 257
– Kupfer 255
– Nichtedelmetall-Legierungen 256
– Nickel 256
– Palladium 255
– Silikone 260
– Zinkoxid-Eugenol 261
Sensibilitätsprüfung 5
Silikone, Abformung 43
– allergische Reaktionen 260
– Ringabformung 47
Silikon-Probe 224, 293
Situationsabformung, Modellgußprothese **45**, 132, 152
– Teilprothesen 189
Snap-Attachment 180
Sofortprothese s. Immediatprothese
Stab-Geschiebe 176, 179
Stabilisierung, Ankerzähne s. Verblockung
Steg-Gelenk-Prothese 182
Steg-Verbindung 175, **179**
Stern-Geschiebe 179
Stifte, parapulpäre 207
Störungen, funktionelle, Teilprothesen 179, 279
Stomatitis, Prothesen 10, 161, **249**, 279, 294
stomatognathes System, Reaktionslage 200
– Untersuchung 131
Stützelemente, Teilprothesen 120, **121**, 171
Stützlinie, Teilprothesen 81, 138, 167
Stützstiftregistrierung 62
Stützzähne, Belastung 79
Stützzone
– s.a. Abstützung
– Verlust 55
– Wiederherstellung, prothetische 22
Stumpfabformung, Teilprothesen 189
Sublingualbügel 83, **125**, 142, 205
– Konstruktion 148
– Lage 142
– Nebenwirkungen 161
subtotale Prothesen s. Prothesen, subtotale
Sulkus, Eröffnung 213
Suprawölbungsretention 128

T

T-Geschiebe 173
– Reparatur 301
– Unterfütterung 297
Tegument
– s.a. Mukosa
– s.a. Mundschleimhaut
– Belastungsdeformation 74
– Belastungsverhalten 73
– Dicke 73
– Struktur 73
Teilprothesen s. Prothesen, partielle
Teleskop, Friktionseinstellung **186**
– – individuelle 187
– friktiver Kontakt 186
Teleskopkrone, Indikationen 87
– mit Resilienzausgleich 87, 177
– Zylinder-Teleskop 176
Tiefbiß, traumatischer **208**
– s.a. Kieferrelation, Änderung
– s.a. Kieferrelation, Rekonstruktion
– – s.a. Unterkiefer, sekundäre Haltungsveränderungen
Tiefziehfolie 191
Transferkäppchen 47, 59, 303
Transversalband 123
Transversalbügel 83, **124**
– s.a. Verbindungselemente, große

U

Überbiß, Behandlung 208
– tiefer 208
Überempfindlichkeitsreaktionen **247**
– s.a. Allergien
Übertragungskäppchen s. Transferkäppchen
Umpressung 293
Unterfütterung
– Indikationen 293, 295
– Probleme 297
– Teilprothesen **293**
– – Abformung 295
– – Behandlungsziel 294
– – direkte **295**
– – Indikationen 293
– – indirekte **295**
– – Prothesenstomatitis 294
– – Voraussetzungen 294
– – Vorgehen 295
– – Werkstoffe 295
Unterkiefer
– Freedom in centric 213, **214**
– – s.a. okklusales Konzept
– myozentrische Position 213, **214**
– sekundäre Haltungsveränderungen 201
– teilbezahnter, Abformung 39
Unterkieferposition
– manuell geführte 154, 157

Unterkieferposition
– muskelgeführte 153, 157
– stiftgeführte 154
– zahngeführte 153
Untersuchung s.a. Befunderhebung
– prothetische Behandlung 3, 199
– stomatognathes System 131

V

Vakatwucherung 161, 182
Verankerung
– Kummet-Verankerung 83, 109
– Modellgußprothese 120
– Teilprothesen 18, 106, 120, 138
– – s.a. Klammer
– – s.a. Retentionselemente
Verbindungselemente 83, 148
– s.a. Auflagen
– s.a. Druckknopf-System
– s.a. Gaumenplatte
– s.a. Klammer, fortlaufende
– s.a. Sublingualbügel
– s.a. Transversalbügel
– s.a. Vestibularbügel
– Modellgußprothese 120, **123**
– – Aufgaben 123
– – große 123
– – kleine 127
– – Konstruktion 148, 170
– – konstruktive Aspekte 142
– Teilprothesen 25, 83, 120, **123**, **171**, 281
– – Auswahl 173
– – extrakoronale 174
– – Friktion 172
– – Funktionsverlust 274
– – interkoronale 174
– – intrakoronale 173
– – klammerlose 173
– – Kontaktfläche 183
– Verschleißverhalten 183
Verblendung, Kronen 146
Verblockung 76, 146, **202**
– direkte 135, 146, 170, 203
– Indikationen 77, **170**, 202
– indirekte 135, 146, 204
– Parodontalhygiene 205
Verstärkungseinlagen, Prothesen 298
Vertikalrelation s. Kieferrelation, vertikale

Vestibularbügel **126**
Vitalitätsprüfung s. Sensibilitätsprüfung
Vorbehandlung, prothetische Versorgung 10, 206, 239, 294

W

Wachsaufstellung, Modellgußprothese 158
Wachsbiß 58
Wachsregistrat 58, 217
Wachsschablone 59
Werkstoffe
– Modellgußprothese **151**
– Teilprothesen 105, **151**, 185
– Unterfütterung 295
– Zähne, künstliche 158
Wiederherstellung, Zahnersatz 291, 305
Wundverband, Immediatprothese 94
Wurzelbehandlung, Zähne, überkronte 22, 168, 305

Z

Zähne, Belastbarkeit 137
– Belastung, Teilprothesen 106
– Belastungsverhalten 69
– Beweglichkeit 72
– Eignung als Ankerzahn 133, 168
– elongierte, Kieferrelationsbestimmung 61
– Erhaltungswürdigkeit 32, 133, 200
– künstliche 120, 130, 158
– Lockerungsgrad 5
– pulpentote, Prothenverankerung 22, 168, 305
– Statik 71
– Teilprothesen, Belastung 19, 81, 87, 240
– überkronte, Wurzelbehandlung 305
– Verblockung 76, 146, **202**
– – direkte 135, 146, 170, 203
– – Indikationen 77, **170**, 202
– – indirekte 135, 146, 204
– – Parodontalhygiene 205
Zahnäquator s. Äquator, prothetischer
Zahnaufstellung, Teilprothesen 71, 86, 101, 131
Zahnauswahl, Teilprothesen 158

Zahnersatz
– s.a. Prothesen
– abnehmbarer
– – s.a. Prothesen, partielle
– – Abformung 45
– – Differentialdiagnostik 29, 240
– – Erweiterung **301**
– – Funktionsdauer 284
– – Nachteile 32
– – Reparatur **298**
– – Vorteile 31
– festsitzend-abnehmbarer 35, **163**, **195**
– – Abformung 47, 189
– – Differentialindikationen 31, 241
– – Indikationen **166**, 197
– – Konstruktion **170**
– – Nachsorge 226
– – Pflege 226
– – Probetragen 225
– – Trageweise 226
– festsitzender s.a. Brücken
– – s.a. Kronen
– – Differentialdiagnostik 29, 33, 240
– – Indikationen 33
– – Konstruktion 242
– – Kontraindikationen 134
– – Nachteile 31
– – Vorteile 31
– Remontage 225
– subtotaler 36, 87, 177, 239
Zahnextraktion
– alternierende 16
– Folgen 95
– Indikationen 92, 133, **200**
– nicht kompensierte, orale Rehabilitation 197
– Kontraindikationen 201
Zahnfarbe, Teilprothesen 158
Zahnfleischklammer 110
Zahnform, Teilprothesen 158
Zahnstatus 5
Zahnunterzahl s. Hypodontie
Zementieren, Kronenersatz 226
Zinkoxid-Eugenol, Abformung 43
– allergische Reaktionen 261
– Materialeigenschaften 43
Zwangsbiß, progener 210
Zweiarmklammer 108
Zylinder-Teleskopkrone **176**